Lehrbuch der Chirurgie

Lehrbuch der Chirurgie

gemeinsam bearbeitet von

Professor Dr. P. SUNDER-PLASSMANN, Münster/Westf.,
Professor Dr. F. KÜMMERLE und Dr. H. BRÜNNER, Mainz,
Professor Dr. Dr. K. F. DIETRICH, München
Privatdozent Dr. G. MENGES, Münster/Westf.,
Professor Dr. W. SCHINK, Köln,
Privatdozent Dr. H. J. HERNÁNDEZ-RICHTER, Köln
Professor Dr. E. SCHNEPPER, Münster/Westf.

Herausgegeben von

Professor Dr. P. SUNDER-PLASSMANN, Münster/Westf.

Mit 331 teils farbigen Abbildungen

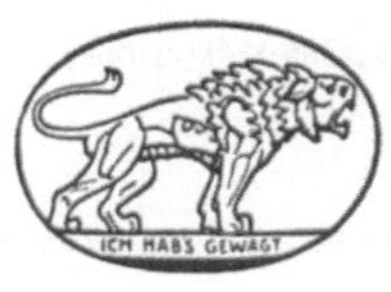

SPRINGER-VERLAG BERLIN HEIDELBERG GMBH 1968

ISBN 978-3-662-27016-5   ISBN 978-3-662-28494-0 (eBook)
DOI 10.1007/978-3-662-28494-0

Klischeeherstellung: Klischeeanstalt Igler, Landshut/Bay.

Inhaltsverzeichnis

<h1 align="center">Inhaltsverzeichnis</h1>

Vorwort

Bei aller Güte der vorhandenen großen Lehrbücher der Chirurgie, die dieses Buch weder ersetzen kann noch will, besteht der verständliche Wunsch nach einem kürzeren Lehrbuch.

Als der verdienstvolle Herausgeber (Prof. Dr. Dr. H. MAI) des in einem Band gefaßten kurzen Lehrbuches der Kinderheilkunde, Augenheilkunde, Hals-Nasen-Ohren-Heilkunde und Dermatologie (J. F. Lehmanns Verlag, München 1962) mit dem Wunsch des Verlages an uns herantrat, ein entsprechendes kurzes Lehrbuch für die Chirurgie zu schreiben, wurde damit ein von seiten der Medizinstudenten und Ärzte immer wieder geäußertes Anliegen aufgegriffen. Dafür sei ihm und dem Verlag an dieser Stelle unser Dank gesagt, den ich nicht minder auch den Herren Mitarbeitern gegenüber zum Ausdruck bringen möchte.

Dieses Buch will dem Leser zunächst die Bewältigung der sehr umfangreichen Lehrbücher zwar ersparen, ihn aber auch unabhängig machen vom Gebrauch „fragwürdiger Kollegskripten und Kompendien". Andererseits soll aber bei der bewußt kurzgefaßten Form das Interesse nicht erlahmen, sondern vielmehr angeregt werden, sich bei Bedarf an dieser oder jener Stelle in den großen Lehrbüchern ergänzend zu orientieren: Wer den *Grundstock* gut überblickt, wird erfahrungsgemäß eher veranlaßt, weitere Details zu lesen und zu erarbeiten, als derjenige, der ohne diesen *Überblick* vor der mühevollen Bewältigung des Ganzen steht.

Wir sind uns durchaus bewußt, daß dies ein „Kompromiß" ist, — aber wir werden im Gespräch mit den Medizinstudenten bei Untersuchungen am Krankenbett, in den Kolloquien und Laboratorien feststellen, wo Ergänzungen, Präzisierungen oder auch Änderungen erwünscht sind, — den verehrten Herren Kollegen leihen wir natürlich bei Verbesserungsvorschlägen besonders gern unser Ohr.

Münster i. Westf., Sommer 1967

P. SUNDER-PLASSMANN

I. Wunden und Wundbehandlung

Von P. SUNDER-PLASSMANN, Münster i. Westf.

Die Wundbehandlung stand am Anfang der Chirurgie — und auch heute noch erkennt man an der Art und Weise, wie der Arzt eine Wunde behandelt, ob er Gefühl für eine chirurgische Situation besitzt.

A. Wundarten und Wundheilung

Bei der Wunde kommt es zur Verletzung eines lebenden Zellgewebes. Dabei ist eine Eröffnung des Blut- und Lymphgefäßnetzes unvermeidbar; deswegen füllt sich jede frische Wunde alsbald mit *Wundsekret,* das zusammen mit den entstehenden Zell- und Gewebstrümmern bei nicht-infizierten Wunden gleichzeitig den *Anreiz zur Heilung* gibt.

Bei den **offenen Wunden** unterscheidet man gewöhnlich im Hinblick auf die einwirkende Gewalt *Riß-, Schnitt-, Hieb-, Quetsch-, Platz-, Schuß-, Stich- und Bißwunden,* die vielfach einen verschiedenen Verlauf nehmen und demgemäß unterschiedlich beurteilt werden müssen.

Die **geschlossenen, inneren Verletzungen** führen häufig zu schweren Organschäden (Milz-, Leberriß, Contusio cerebri, Knochenbruch); sie beeinträchtigen vielfach das Allgemeinbefinden stärker als die offenen, äußeren Wunden.

B. Örtliche und allgemeine Verletzungsfolgen

Als Folge der Gewebsdurchtrennung und der entstehenden Wundlücke ist immer eine unvermeidliche **Blutung** festzustellen. Diese kann *kapillärer, venöser oder arterieller Natur* sein und trägt zunächst zur „Säuberung" der Wunde insofern bei, als sie einen „Abfluß" erzeugt. Da bei jeder Verletzung auch das Nervennetz in Mitleidenschaft gezogen wird, kommt es zum Auftreten des **Wundschmerzes,** der Veranlassung gibt, den verletzten Körperteil zu schonen. Es gibt empfindlichere (Zunge, Fingerspitzen) und weniger empfindliche Gegenden. Nach ausgedehnten *stumpfen* Gewebsquetschungen kann für mehr oder weniger lange Zeit Schmerzunempfindlichkeit auftreten, ebenso bei Verletzungen in bestimmten Kältegraden.

Bei ausgedehnten Wunden, bei Verletzungen bestimmter Organe oder auch im Verlauf gewisser Operationen kann der Patient in einen **Schockzustand** geraten. Dieser führt zu einer erheblichen Beeinträchtigung des allgemeinen Befindens und zur Gefährdung wichtiger Regulationssysteme (Nebennieren), besonders natürlich des Blutkreislaufes. Daß ein solcher Schockzustand nicht bei allen größeren Operationen auftritt, hat seinen Grund in vorbeugenden Maßnahmen (S. 10) und in der *Schmerzausschaltung*.

C. Behandlung der Gelegenheitswunden

Jede Gelegenheitswunde muß als infiziert betrachtet werden, d. h. bei der Gelegenheitswunde sind *Bakterien* in die Gewebslücken eingedrungen und gefährden aufs stärkste die Heilung. Da die Keime zunächst an den Wundrändern haften, um von dort unter gleichzeitiger Vermehrung eine für den Verletzten gefahrvolle *Invasion* zu starten, müssen die Gelegenheitswunden sofort oder so schnell wie möglich — wenigstens innerhalb der ersten 6 Stunden nach der Verletzung — *sorgfältig umschnitten,* d. h. die zerfetzten **Wundränder exzidiert** (FRIEDRICH, 1898), und die so geglätteten Wundränder durch lockere bzw. spannungslose Naht vereinigt werden. Zur Schmerzausschaltung dient praktisch in den meisten Fällen die *Lokalanästhesie.* Auf diese Weise kann in vielen Fällen eine **Wundheilung per primam intentionem** („p.p.") erreicht werden; jede größere, primär versorgte Wunde sollte außerdem durch Drainage und Ruhigstellung „gesichert" werden. — Weil die eingedrungenen Bakterien sich in der Wunde sehr rasch vermehren und innerhalb kurzer Zeit weiter ins Gewebe vordringen, kann man sie nur in den ersten 4—6 Stunden noch durch die Exzision entfernen; eine Wundnaht nach dieser Frist (6—8 Stunden) ist bei irgendwie verdächtigen Wunden besser zu unterlassen. Solche Wunden heilen alsdann „sekundär", d. h.

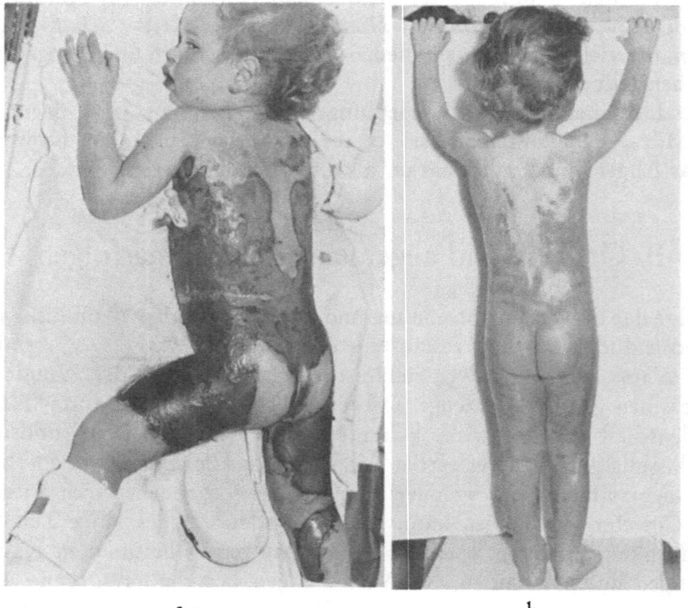

a   b

Abb. 1 a: Ausgedehnte Verbrennungen II. und III. Grades bei 3jährigem Kind.
Abb. 1 b: Heilung — Kontrakturen vermeiden!

per secundam intentionem. Dabei bildet sich zunächst ein „körneliges Keim-gewebe", das sog. *Granulationsgewebe,* das aus Kapillarsprossen, Leukozyten, Fibroblasten und Histiozyten besteht. Dieses Granulationsgewebe überbrückt bzw. verschließt vorerst die Gewebslücke, um sich dann in *Narbengewebe* umzuwandeln.

Bei schweren Hautdefekten, z. B. nach ausgedehnten Verbrennungen (Abb. 1a), wird die Wundheilung durch Transplantationen (S. 502) gesunder Haut erheblich beschleunigt (Abb. 1b).

Sonderfälle in der Behandlung von Gelegenheitswunden stellen Verbrennungen, Strahlen-, Kälte-, elektrische und chemische Schäden dar.

D. Behandlung der Verbrennungen und Verbrühungen

4 Schweregrade: Rötung, Blasenbildung, Gewebsnekrose, Verkohlung.

Bei Verbrennungen (Abb. 1a, b) sowie den häufigen Verbrühungen der Kinder ist es vor allem wichtig, neben den lokalen Gewebsschäden die Auswirkungen auf den Allgemeinorganismus (Mineralhaushalt, Nebennieren, Nierenschädigung!) im Auge zu halten (Schockbekämpfung S. 15). An den Gliedmaßen muß der Bildung von *Kontrakturen* entgegengewirkt werden; frühzeitige Hauttransplantationen sind wichtig (S. 506). An Stelle der Verband- hat sich bestens die *Freiluftbehandlung* mit Anwendung eines abdeckenden Films (z. B. Aristamid-Gel) bewährt, während Flüssigkeitszufuhr und Kreislaufmittel den Allgemeinorganismus stützen.

Sorgfältige Blutstillung und Beseitigung aller Gewebsfetzen sind weitere wesent-liche Faktoren für eine „glatte Wundheilung".

E. Behandlung der Operationswunden

Weil die Infektion mit Bakterien das schwerste Hindernis im Heilungsprozeß einer Wunde darstellt, ist bei den Operationswunden natürlich die erste und wich-tigste Forderung: **„Prophylaxe gegen die Wundinfektion"!** Dazu dient einerseits die Vorbereitung des Operateurs selber (Händedesinfektion, Mundschutz, Gummi-handschuhe, sterile Wäsche), andererseits die Desinfektion des Operationsgebietes und die Sterilisation von Instrumenten, Nahtmaterial und Verbandstoffen. Sowohl für die Gelegenheitswunden als auch manche Operationswunden gilt bezüglich der „Chemoprophylaxe" bzw. Anwendung der *Antibiotika:* Sie kommen für besondere Fälle in Frage — aber keinesfalls kann man sich auf ihre Wirkung verlassen, wenn man nicht die *bewährten Methoden der Chirurgie* gleichzeitig zur Anwendung gebracht hat.

F. Wundinfektionen

Die größte Rolle spielt die *Kontaktinfektion.* Die eingedrungenen Bakterien finden besonders in zerfetzten Wunden beste Lebensbedingungen, wohingegen glatte Wunden (Stich- und Schnittwunden) primär heilen können, auch wenn das ver-letzende Messer tatsächlich nicht keimfrei war. Die Wundinfektion läßt alsbald die klassischen Symptome der **Entzündung** erkennen:

Rötung (rubor), *Wärme* (calor), *Schmerz* (dolor) und *Schwellung* (tumor).

Der Schmerz führt bei jeder Entzündung unwillkürlich zur Ruhigstellung und weist daher von Natur aus auf einen der wichtigsten Faktoren für die Heilung hin. Ein bemerkenswertes klinisches Zeichen der Gewebsentzündung bzw. einer bakteriellen Wundinfektion ist auch das **Fieber,** das immer einen ausschlaggebenden Hinweis zur *Wundrevision* darstellt.

Die lokale Wundinfektion kann jederzeit zur lebensbedrohenden Allgemeininfektion führen *(Sepsis)* oder zu metastatischen Eiterherdbildungen *(Pyämie).*

Therapie: Bei ihrer Bekämpfung spielen neben den bewährten chirurgischen Maßnahmen die **Antibiotika** eine bedeutende Rolle. Niemals kann man sich auf die alleinige Wirkung der Antibiotika verlassen!

Die wichtigsten Faustregeln bei eingetretener Wundinfektion:

Breite Eröffnung von Eiterherden, Ableitung durch weites Offenhalten bzw. *Drainage*, Ruhigstellung und Hochlagerung.

G. Wund-Infektionskrankheiten

Gegenüber den anaeroben Wundinfektionen, Gasbrand, malignes Ödem, Noma, sowie den selteneren Wundinfektionen (Milzbrand, Wunddiphtherie, Tollwut) spielt der Frequenz nach das **Erysipel** (Wundrose) eine größere Rolle.

Das Erysipel wird durch Streptokokken hervorgerufen und stellt eine *Infektion der Haut und deren Lymphbahnen* dar; besonders häufig wird das Gesicht betroffen. Es beginnt mit hohem Fieber, starker Rötung, manchmal Schüttelfrost und deutlicher Schwellung der betroffenen Hautbezirke.

Therapie: Salbenverbände und Verabreichung von Antibiotika (z. B. Supracillin).

H. Tetanus (Wundstarrkrampf)

Die wichtigste Wundinfektionskrankheit ist zweifellos der Wundstarrkrampf, der zwar *de facto nicht allzu häufig vorkommt* (immerhin noch etwa 200 Todesfälle/Jahr in Deutschland!) — aber dieses Gespenst lauert im Hintergrund bei jeder erd- oder staubverschmutzten Wunde! Die anaerob wachsenden Tetanusbazillen befinden sich überall im Erdreich, aber es gibt Gegenden, in denen die Infektion häufiger beobachtet wird als anderswo.

Klinik: Die Inkubationszeit kann zwischen 2—4 Tagen und 6—8 Wochen schwanken; meist wird ein Zeitraum von 6—10—12 Tagen beobachtet. Die Patienten klagen über zunehmende Nackenschmerzen, Rückenschmerzen und Schlafstörungen. Tritt der Krampf der mimischen Gesichtsmuskulatur auf, so schwinden alle Zweifel (Abb. 3 c). Der Mund kann nicht mehr geöffnet werden infolge Verkrampfung der Kaumuskeln (Trismus). Krampf der Rückenmuskulatur führt zum Opisthotonus (Abb. 2a). Äußere Reize sind möglichst fernzuhalten, da sie schließlich zu tonisch-klonischen Gesamtkrämpfen führen können. Es besteht meist hohes Fieber, das Bewußtsein ist bei alledem erhalten. Schluckkrämpfe, Aspirationspneumonie und Wirbelfrakturen können das Bild komplizieren. Die Prognose ist um so ungünstiger, je kürzer die Inkubationszeit des jeweiligen Falles war.

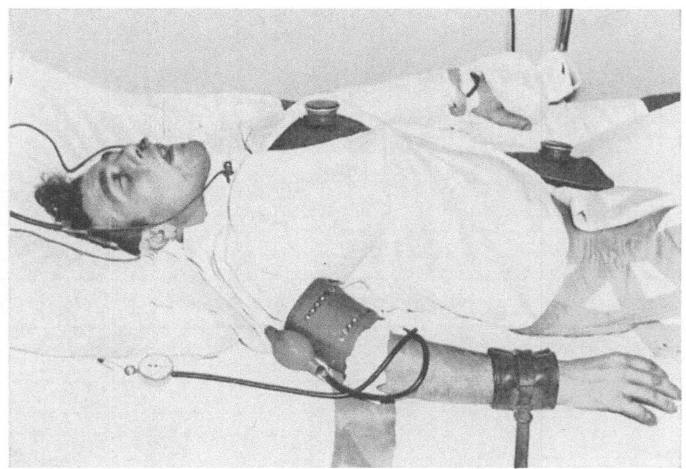

Abb. 2 a: Tetanusinfektion, Opisthotonus.

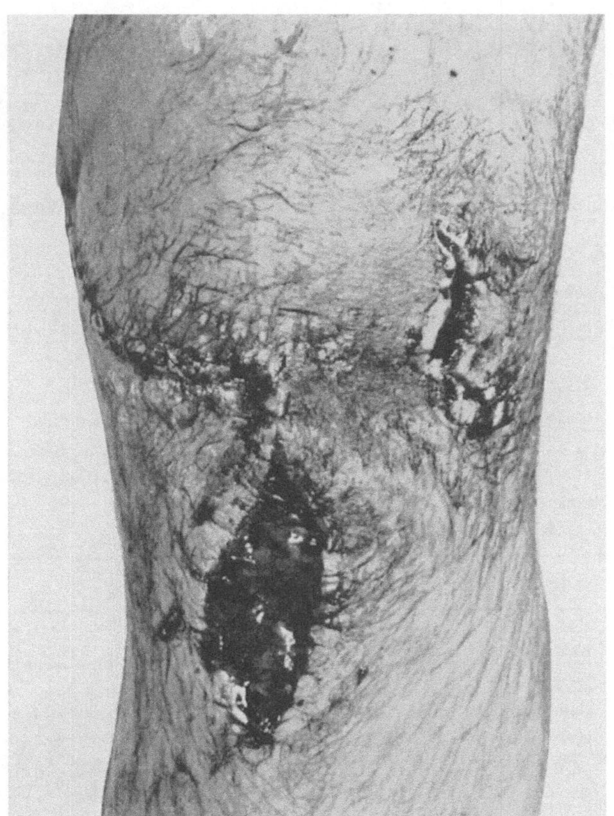

Abb. 2 b: Infizierte Wunde am Knie beim gleichen Patienten wie Abb. 2 a, auswärts genäht *ohne Wundexzision*.

Chirurgische Klinik u. Poliklinik
der Universität Münster
Direktor: Professor Dr. med. P. Sunder-Plassmann

Name: .... geb. ....

wurde infolge einer Verletzung passiv/aktiv gegen Wundstarrkrampf schutzgeimpft mit:

Dosis:	Tierart:	Datum:	Unterschrift:
ccm i.m.	Tetanusserum vom		

und gleichzeitig mit:

Dosis:	Datum:	Unterschrift:
1. Impfung (sofort) 0,5 ccm Tetanol		
2. Impfung (nach 16 Tagen) ccm Tetanol		
Auffrisch-Impfung (nach 2¹/₂ Mon.) ccm Tetanol		

Bei der aktiv-passiven Schutzimpfung ist die 2. Impfung mit Tetanol nach 16 Tagen und eine einmalige Auffrisch-Impfung nach 2¹/₂ Monaten zur Erzielung eines langanhaltenden, sicheren Impfschutzes erforderlich.

Abb. 3 a: „Tetanuskärtchen" der Chirurg. Universitätsklinik Münster/Westf., Vorderseite.

Name: .... geb.: ....

wurde <u>aktiv</u> gegen Wundstarrkrampf mit Tetanol schutzgeimpft:

Dosis:	Datum:	Unterschrift des Arztes
1. Impfung (sofort) 0,5 ccm Tetanol		
2. Impfung (nach 16 Tagen) ccm Tetanol		
Auffrisch-Impfung (nach 2¹/₂ Mon.) ccm Tetanol		

In den Personalausweis einzulegen und bei Verletzung dem behandelnden Arzt vorzuzeigen! - Die 2. Impfung muß nach etwa 16 Tagen zur Erzielung eines sicheren Impfschutzes durchgeführt werden. Eine Auffrischimpfung nach 2¹/₂ Monaten (bei Verletzungen immer zweckmäßig) bewirkt noch nach Jahren sofort Schutzstoffbildung und damit erhöhten Dauerschutz.

Abb. 3 b: Rückseite.

Therapie: Zur Behandlung kommt der Kranke in ein ruhiges Einzelzimmer mit besonderem Wach- bzw. Pflegepersonal, nachdem *Wundexzision* (Abb. 2b) und evtl. Fremdkörperentfernung (Holzsplitter!) durchgeführt sind. Lokale und allgemeine Gaben von *Antibiotika,* hohe Dosen von **Tetanus-Antitoxin,** evtl. Tracheotomie mit häufigem Absaugen des Bronchialsekretes, künstliche Ernährung (Wasser- und Elektrolythaushalt), Muskelrelaxantien, künstliche Beatmung (Engström-Respirator) beim *Status tetanicus,* Behandlung des peripheren und zentralen Kreislaufes (Dauertropfinfusion) sind je nach Lage des Einzelfalles sinngemäß zur Anwendung zu bringen.

Prophylaxe: Von großer Bedeutung ist die Prophylaxe: Sorgfältige Anwendung der chirurgischen Methoden der Wundbehandlung (Exzision, Drainage, Ruhigstellung), Vorsicht mit primärer Naht, sowie bei allen *verdächtigen Wunden* (Erd-, Staub-, Pferdedungverunreinigung) vorsorglich 3000 E. Tetanus-Antitoxin, das wir nach 24stündiger Vordosis geben (evtl. mit Kalzium und Antistin bei sensiblen Typen) und unter Belehrung der Patienten mit **aktiver Schutzimpfung** *(Tetanol)* kombinieren. Darüber bekommen unsere Patienten ein Personalkärtchen ausgehändigt, das alle diesbezüglichen Eintragungen enthält, auch die noch notwendigen Daten aller weiteren Impfungen (Abb. 3). Dieses Kärtchen fügt der Patient zu seinem Personalausweis. So ist bei späteren Verletzungen für den behandelnden Arzt eine klare Situation gegeben, während sonst bei Laien diesbezügliche Angaben wenig brauchbar sind. Die genannte aktive Schutzimpfung sollte möglichst *allgemein* durchgeführt werden, da bei der heutigen Verkehrssituation (Auto) jeder sehr rasch in eine Tetanus-Gefährdung geraten kann.

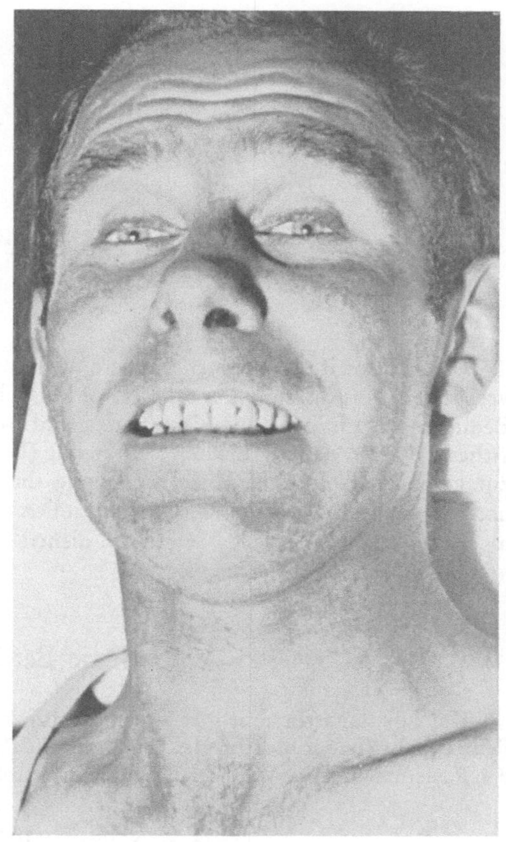

Abb. 3 c: „Risus sardonicus" bei Tetanusinfektion.

II. Anästhesie

Von P. Sunder-Plassmann, Münster i. Westf.

Die Fortschritte der Chirurgie sind aufs engste mit denjenigen der Anästhesie verbunden. Ausschaltung des Schmerzes, Muskelerschlaffung und jederzeit optimale Bedingungen für den Organismus: das sind die Grundpfeiler der modernen Anästhesie. Neben der psychischen Beruhigung (Belehrung) des Patienten spielen heutzutage pharmakologische Mittel eine Rolle, die das Nervensystem (Vagus) sedieren und eine günstige Ausgangslage schaffen sollen („Prämedikation"). Vagolytika, Analgetika, Antihistaminika, Barbiturate dienen (evtl. kombiniert) zur Ruhigstellung von Soma und Psyche.

A. Örtliche Betäubung

Die Lokalanästhesie eignet sich mehr für kleinere Operationen. Sie schont die Zentren, aber leider nicht in gleichem Maße die Psyche. Man wird das bei entsprechenden Patienten und der Wahl des Betäubungsmittels immer in Rechnung stellen müssen.

1. Oberflächenanästhesie

Die Oberflächenanästhesie kommt eigentlich nur im Bereich der Schleimhäute in Frage (Rachen, Urethra) unter Benutzung von Pantocain.

2. Infiltrationsanästhesie

Die Infiltrationsanästhesie wird gewöhnlich mit $^1/_2$—1%iger *Novocain-Lösung* durchgeführt. Dieser Lösung wird auf etwa 10 ccm 1 Tropfen einer 1%₀igen Adrenalin- bzw. Noradrenalinlösung zugefügt, um eine lokale Gefäßkontraktion gegen rasche Ausschwemmung des Anästhetikums zu erreichen. An den Fingern nimmt man besser eine 2%ige Novocainlösung und verzichtet auf die Adrenalin-Zufügung, weil sonst (besonders bei Vasospastikern und Graviden) eine Gangrän auftreten kann. Die Infiltration an den Fingern (nach Oberst) geschieht an der Finger*basis*, von dorsal nach volar beiderseits; sie stellt bereits die einfachste Form der „Leitungsanästhesie" dar.

3. Leitungsanästhesie

Die Leitungsanästhesie kommt praktisch nur noch in Form des *Kulenkampff-schen „Schulterstiches"* zur Ausschaltung des Plexus brachialis (Einstich oberhalb des mittleren Drittels der Clavicula in Richtung auf 1. Rippe) und des N. alveolaris inferior an der Lingula vor.

4. Sakralanästhesie

Die Sakralanästhesie dient heutzutage mehr zur *Bekämpfung chronischer Schmerzzustände* (Kokzygodynie, Ischias) als zur eigentlichen Schmerzausschaltung bei operativen Eingriffen. In Knie-Ellenbogen-Lage gelangt man bei Abtastung der Cornua sacralia horizontal mit einer stabilen längeren Nadel in den Hiatus sacralis und injiziert dann etwa 20 ccm einer $^1/_2$—$1^0/_0$igen Novocain-Lösung (ohne Adrenalin).

5. Lumbalanästhesie

Die Lumbalanästhesie (A. BIER) wurde früher viel häufiger angewandt; sie hat für den Patienten gegenüber der modernen Intubationsnarkose (s. unten) tatsächlich erhebliche Nachteile (Kopfschmerzen, Versager, Zwischenfälle).

Bei zum „Katzenbuckel" gebeugten Rücken wird in Höhe der Spinae iliacae sup. zwischen 2 Dornfortsätzen eine mit Mandrin versehene Hohlnadel in leichter Aufwärtsrichtung eingeführt. Nach Überwindung des Ligamentum-Widerstandes spürt man in 7—8 cm Tiefe deutlich einen leichten Ruck, alsdann ist man im Duralsack: nach Vorziehen des Mandrins fließt klarer Liquor ab. Man injiziert langsam etwa 2 ccm Tropakokain.

Weitere Angaben über spezielle Anästhesie bei Eingriffen an den Extremitäten siehe dort.

B. Allgemeinnarkose

Wer eine Allgemeinnarkose ausführt, muß eine entsprechende Ausbildung erfahren haben. Die Einleitung jeder Allgemeinnarkose muß mit großer Ruhe und ohne Hetze erfolgen. Unruhe und Angst führen beim Patienten zur Adrenalin-Ausschüttung und beeinträchtigen den Verlauf der Narkose und Operation.

Im *I. Stadium* (Einschlafen) können während der 2. Phase zwar kleinere Eingriffe (Repositionen, Verbandwechsel, Abszeßspaltung) vorgenommen werden, aber

im II. Stadium (Exzitation) soll dieses ganz vermieden werden. Die eigentliche Operationsfähigkeit liegt erst

im III. Stadium (Toleranz) vor: Großhirnrinde und Rückenmarkreflexe sind bis auf die Zentren der Medulla oblongata ausgeschaltet.

Als „IV. Narkosestadium" wird vielfach die Asphyxie angeführt. Das ist meines Erachtens falsch, denn die Asphyxie ist eine Narkosestörung: das IV. Stadium der Narkose ist das *Erwachen.*

Während das Chloroform heute mehr historisches und nur unter besonderen Voraussetzungen noch praktisches Interesse beanspruchen kann, ist der **Äther** ($C_2H_5OC_2H_5$) auch heute noch in Gebrauch. Explosibel, feuergefährlich! Er wird durch Auftropfen auf eine Mullmaske zum Verdampfen gebracht und muß in jeweils angepaßter Tropfenzahl verabfolgt werden.

Für kleine, kurzdauernde Eingriffe eignet sich sehr gut die **Stickoxydul**-Narkose (Lachgas, N_2O), die mittels eines Narkosegerätes (Abb. 4) im jeweils zweckmäßigen

Gemisch mit Sauerstoff verabreicht wird. Ist ein längerer Eingriff zu erwarten, so leitet man besser mit einem *Barbiturat* (intravenös) ein und unterhält lediglich die Narkose mit dem Lachgas-Sauerstoff-Gemisch.

Seit einigen Jahren hat sich **Halothan** als Narkosemittel bestens bewährt; es ist nicht entflammbar, hat eine starke narkotische Wirkung und muß daher über einen kalibrierten Verdampfer appliziert werden.

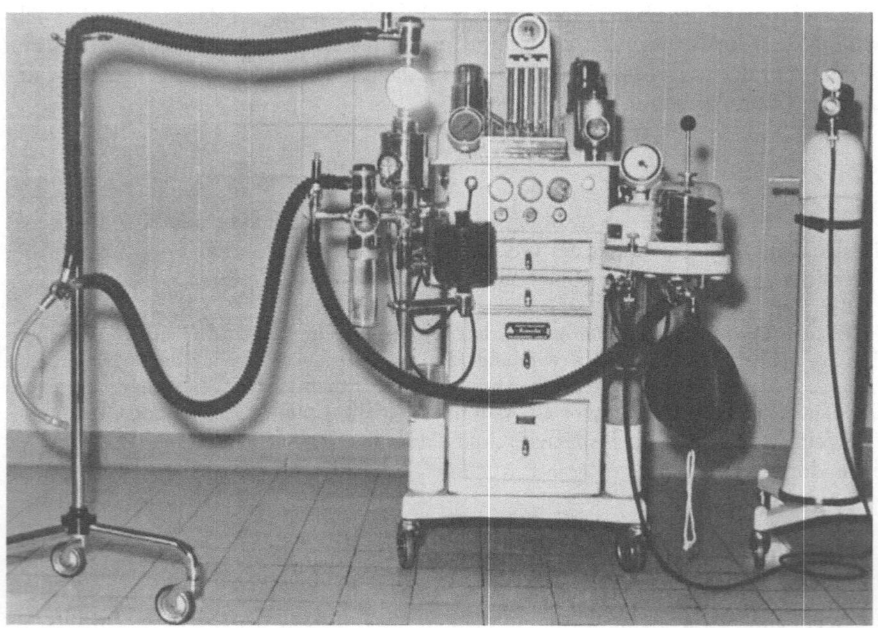

Abb. 4: Modernes Narkosegerät mit Zubehör: Pulmonat, Verbindungsschläuche mit y-Stück und Endotrachealtubus, Balg zur Wechseldruckbeatmung, Beatmungsbeutel.

Keine eigentliche „Narkose", sondern einen *Schlafzustand* erzeugen die **intravenös injizierten Barbiturate** (Evipan, Eunarcon, Inactin, Thiogenal). Sie erfreuen sich großer Beliebtheit bei kurzfristigen Eingriffen, haben aber auch ihre Gefahren (z. B. bei entzündlichen Prozessen im Halsbereich). In der großen Chirurgie werden sie vielfach zur Einleitung der Narkose benutzt.

C. Potenzierte bzw. Kombinationsnarkosen

Der moderne *Anästhesist* versucht heute weniger mit einem einzigen Narkosemittel auszukommen — er setzt vielmehr mit Vorbedacht *mehrere Narkotika* jeweils zwecksprechend ein. Durch die verschiedenen Angriffspunkte kommt es weniger leicht zur Kumulation eines Narkosemittels, und trotzdem erreicht er ein optimales Narkosestadium. So lassen sich zwecksprechend Antihistaminika (Phenothiazine), Infiltrationsanästhesie und Barbiturate kombinieren bzw. hinsichtlich ihrer Endwirkung „potenzieren".

D. Muskelrelaxantien

Von wesentlicher Bedeutung für große chirurgische Eingriffe ist die *Beseitigung der Muskelspannung*.

Das souveräne Mittel ist **Kurare** (langwirkend), das alte Pfeilgift der Indianer. Mittel der Kurare-Gruppe werden auch heute noch allenthalben verwandt, daneben solche der **Succinylcholin**-Gruppe (kurzwirkend). So gelingt es dem Erfahrenen, jeden Grad und jede Dauer der Muskelerschlaffung herbeizuführen. Dies ist natürlich nur möglich unter gleichzeitiger Verwendung eines tadellosen *Narkoseapparates* (Abb. 4), *der mittels eines endotrachealen Tubus die Durchführung der Beatmung gewährleistet.*

E. Gelenkte Hypothermie („Hibernation")

Bei Kälte reagiert der Mensch mit vegetativen *Abwehrreaktionen* (Zittern, Stoffwechselsteigerung), die den Allgemeinorganismus, speziell den Kreislauf, stark belasten. Werden diese Abwehrreaktionen durch tiefe Narkose oder Phenothiazine ausgeschaltet, so nimmt der Organimus die Temperatur seiner Umgebung an.

Die **Unterkühlung** erfolgt durch Kühlmatten, Eishülle, Eisbad oder Kaltwindkühlung. Sinkt die Körpertemperatur unter 29° C, so tritt Gefahr des *Kammerflimmerns* auf. Bei herabgesetzter Körpertemperatur sinkt das O_2-Bedürfnis der Gewebe, speziell auch des Zentralnervensystems. Dies macht man sich zunutze für kurzdauernde *Eingriffe am offenen Herzen* mit Kreislaufunterbrechung. Bei einer Körpertemperatur von 29° C kann man für 6—8 Minuten am offenen Herzen operieren. Während der Hypothermie müssen die Regulationssysteme des Organismus vom Anästhesisten ständig überwacht werden: ein „Polygraph" (ELEMA-Werke, Stockholm) registriert bei uns laufend EKG, EEG, venösen und arteriellen Blutdruck, Pulsfrequenz, Konzentration $O_2 : CO_2$ usw.; Temperaturmessung im Ösophagus und Rektum; Vorsicht bei Wiedererwärmung (Cave Verbrennung bei Kurzwelle!).

F. Narkosestörungen

An erster Stelle müssen **Störungen der Atmung** (Cyanose!) vermieden werden, was heute am besten gewährleistet wird durch die *Intubation;* denn sie gestattet oberflächliche Anästhesie, künstliche Beatmung und gleichzeitige Anwendung von Muskelrelaxantien. Bei *Atemstillstand* Absetzen des Narkotikums und *künstliche Beatmung* mit reinem Sauerstoff.

Reflektorisch (Vagus) ausgelöste **Spasmen** (Glottiskrampf, Bronchospasmus, vago-vagale und vago-kardiale Reflexe) sind am besten prophylaktisch durch richtige *Prämedikation* zu vermeiden (Vagolytikum *Atropin*, Antihistaminika, Atosil, Novocain).

Zurücksinken der Zunge und des Kiefers werden durch Einlegen eines Mundtubus und Vorhalten des Kieferwinkels vermieden. Verschleimung und Erbrochenes werden durch sofortiges *Absaugen* des Nasen-Rachen-Raumes beseitigt.

Äußere Narkosestörungen

In jeder Operationsabteilung muß größte *Disziplin* herrschen. Flaschen und Behälter mit den Anästhetika, Gasgemischen, Spritzen usw. müssen sorgfältig *gekennzeichnet* und aufgestellt sein.

Wichtig ist auch die *Vermeidung von Zwischenfällen durch elektrischen Strom* (funkenfreie Sicherheitsschalter, Erdung der benutzten Geräte, Vermeidung von statischer Elektrizität durch entsprechendes Material und Schuhwerk mit *Holz*sohle).

G. Kreislaufstörungen

Bei der Operation stehen *Herz* und *Blutvolumen* im Mittelpunkt. Manche Herzrhythmusstörungen sind funktioneller Art und können durch Novocain oder besser Novocainamid bzw. Procainamid beseitigt werden. Echte kardiale Insuffizienz sollte *vor* der Operation erkannt und durch Kardiaka (Strophanthin, Digipurat) behandelt werden.

Beim **Herzstillstand** ist *sofortiges* Vorgehen unbedingt notwendig. Gelingt es nicht, durch **äußere (indirekte) Herzmassage** (rhythmische Stöße der Sternumspitze gegen die Wirbelsäule), den Stillstand zu beseitigen, so muß schnellstens *thorakotomiert* (ohne sonst übliche besondere Vorbereitungen) und die **direkte Herzmassage** durchgeführt werden. Durch direkte Herzmassage ist schon mancher gerettet worden. Gleichzeitig wird vom Anästhesisten mit *reinem Sauerstoff beatmet*.

Evtl. kommen intrakardial Noradrenalin und Kalziumchlorid zur Anwendung, bei **Kammerflimmern Elektroschock:**

Defibrillation mittels Stromstoßes von 0,1 Sek. bei 220 Volt und 2,2—2,8 Amp. durch 2 gegen die Herzkammermuskulatur gedrückte Metall-Löffel.

H. Thrombose, Embolie

Die Situation des Operierten bringt eine gewisse Gefährdung im Sinne einer *Thrombose-Entstehung* mit sich (Blutdrucksenkung, Stauungen).

Prophylaxe: Die beste Prophylaxe ist frühzeitige Bewegung und Aufstehen. Wir beginnen daher bei allen Operierten alsbald nach dem Eingriff mit täglichen *systematischen Bewegungs- und Atemübungen*, die bei besonders disponierten Patienten schon *vor* der Operation einstudiert werden. Diese Übungen werden von geschulten Kräften durchgeführt (Krankengymnastik). In besonders gelagerten Fällen (Anamnese) kommt eine Behandlung mit gerinnungshemmenden Mitteln in Frage (Heparin, Kumarine); vgl. Kap. Gefäß-Chirurgie, S. 282).

Therapie: Bei der **Embolie** (Schmerzen bei Extremitätenembolie, Atemnot, Bluthusten bei Lungenembolie) wird sofort *Eupaverin forte* (intraarteriell oder intravenös) gegeben, und möglichst sofort oder wenigstens innerhalb der ersten 6 Stunden die *Embolektomie* (besonders bei Aorten- und Femoralisembolie) durchgeführt. Durch genügend hohe Gaben von Eupaverin forte i.v. wird der stets vorhandene Kollateralspasmus gesprengt, was sich in vielen Fällen sehr segensreich auswirkt.

Zur Operation einer **massiven Lungenembolie** muß die *Diagnose* feststehen und ein geschultes Operationsteam jederzeit einsatzbereit sein. Das technische Vorgehen ähnelt demjenigen bei der Pulmonalstenose (S. 80); vgl. auch S. 288, Ligatur der V. cava caudalis.

Luftembolie

Luft kann in Venen mit negativem Druck, am Hals und in Nähe des Herzens gelangen bei Struma-Operationen oder intrathorakalen Eingriffen. Es entsteht ein „schlürfendes" Geräusch. Man muß *sofort* mit dem Finger komprimieren, Kochsalzlösung darüber schwemmen und den *intrathorakalen Druck* (bei Endotrachealnarkose) *erhöhen*, sonst die Atemwege freimachen, notfalls die rechte Herzkammer punktieren.

J. Blutersatz und Schockbekämpfung

Schwere Schockzustände sind immer mit einer **Verminderung der zirkulierenden Blutmenge** verbunden. Deshalb müssen größere Blutverluste bei Operationen und in der Unfallchirurgie unbedingt ersetzt werden. Zu diesem Zweck stehen uns *Blutkonserven* zur Verfügung (Blutbank). Grundsätzlich soll nur gruppengleiches Blut (A, B, AB, 0, Rh, rh) nach entsprechenden Untersuchungen (Blutgruppenbestimmung, Kreuzprobe, Oehleckersche Vorprobe) transfundiert werden. In Notfällen, wenn keine Blutkonserven zur Verfügung stehen, kommen *Blutersatzmittel, Plasmaexpander* und *Elektrolytlösungen* für den Volumenersatz in Frage. Während die kolloidalen Blutersatzmittel längere Zeit in der Blutbahn verweilen, werden reine Elektrolytlösungen relativ schnell wieder ausgeschieden und eignen sich daher nicht so gut für die Auffüllung des Kreislaufes. Sie finden Anwendung in der Substitutionstherapie zur Regulierung des Mineral- und Wasserhaushaltes. Dabei ist die **Funktion der Nebennieren** zu berücksichtigen und evtl. Substitution bzw. Anregung (ACTH) erforderlich. Hypoglykämie, Hypotonie, Erniedrigung des Natriumspiegels, Erhöhung des Kaliumspiegels sind wichtige Hinweise (siehe auch Kap. Verbrennungen, S. 5, Kap. Nebennieren, S. 291).

Zu wenig bekannt ist, daß bei größeren Knochenbrüchen sich das Begleit-Hämatom innerhalb 3 Tagen verdoppeln kann. Durch eine „Verblutung ins Gewebe" wird der Schockzustand verlängert; dabei kann eine **Fett-Embolie** provoziert werden. Frühzeitige Volumen-Auffüllung des Kreislaufs ist daher dringend erforderlich!

III. Chirurgie des Kopfes

Von P. Sunder-Plassmann, Münster i. Westf.

A. Traumatologie des Schädels

1. Verletzungen der Kopfschwarte

(Schnitt-, Stichverletzung, stumpfe Gewalt) bluten meist stark, klaffen, zeigen gute Heilungstendenz.

Therapie: Blutstillung, Exzision, Drainage von Taschen, Wundverschluß in den ersten 6 Stunden. Immer gute *Übersicht* verschaffen, damit *Knochenverletzung* nicht übersehen wird, Röntgenbild in 3 Ebenen.

Skalpierungsverletzungen erfordern Hauttransplantationen.

2. Frakturen des Hirnschädels

Die Schwere der Verletzung wird stets bestimmt durch den Grad der *Hirnverletzung*. Immer müssen Röntgenbilder in 2—3 Ebenen angefertigt werden, außerdem besondere Schädelbasis-Aufnahmen.

Während am Schädeldach einfache **Fissuren** (Abb. 5) meist nur röntgenologisch nachweisbar sind, werden **Impressions- oder Depressionsfrakturen** vielfach auch äußerlich erkennbar, wenngleich über die eigentliche Tiefe und Anzahl der Splitter erst wiederum das Röntgenbild sicheren Aufschluß gibt (Abb. 6a).

Therapie: Während die Fissuren innerhalb 4 Wochen Bettruhe konservativ ausheilen, müssen alle Impressionsfrakturen des Schädeldaches *operativ* versorgt, d. h. nach Wundrevision *gehoben* werden. Ist die *Dura* verletzt, so müssen Splitter entfernt, Blutung gestillt, Hirndetritus abgesaugt und die Dura geschlossen werden (Abb. 6b).

3. Frakturen der Schädelbasis

Diese setzen sich teils als Fissuren vom Schädeldach auf die Basis fort, teils sind es echte **Berstungsbrüche.** Wegen der zahlreichen Arterien, Venen und Nerven, die an der Schädelbasis ein- bzw. austreten, kommt es in ihrem Bereich immer zu mehr oder weniger beträchtlichen Verletzungen. Deswegen ergeben sich **Blutungen** oder **Liquorfluß** aus Nase, Ohr und Mund. Das Blut sickert im Bereich der vorderen Schädelgrube oft in die Umgebung der Augen und führt dann zum sog. „Brillenhämatom" (Abb. 7), das natürlich auch bei isolierten Orbitafrakturen vorkommt. Von den Hirnnerven sind am häufigsten der N. acusticus und N. facialis betroffen. Eine Commotio oder Contusio cerebri ist fast immer mit dem Schädel-

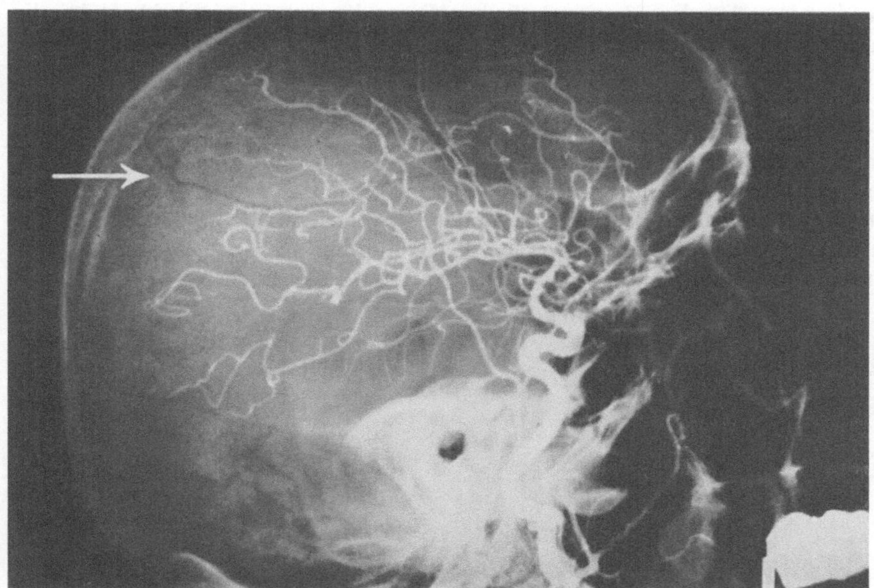

Abb. 5: Schädeldachfissur mit Hirnblutung.

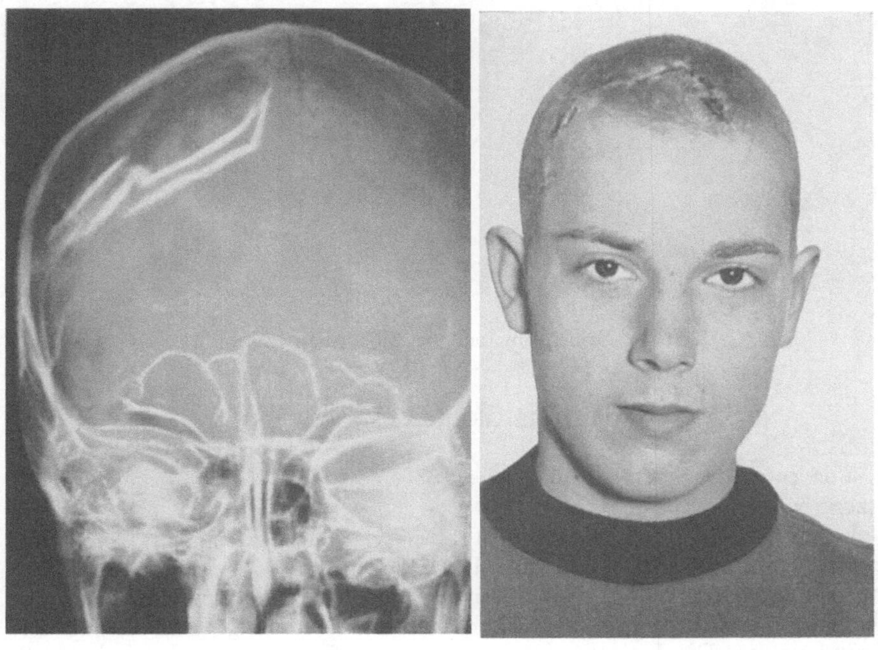

a   b

Abb. 6a: Frontale Impressionsfraktur.
Abb. 6b: Dasselbe wie Abb. 6a: Entlassungsbild, 3 Wochen nach operativer Versorgung

basisbruch verbunden; das Ausmaß der Hirnverletzung ist entscheidend für die Prognose. Verletzungen der A. carotis int. und deren Komplikationen vgl. S. 19.

Die **Therapie** der Schädelbasisfrakturen ist zwar an sich *konservativ*, aber jede Schädelbasisfraktur gehört auf eine chirurgische Abteilung, weil jederzeit die Möglichkeit einer Komplikation auftreten und alsdann chirurgische Maßnahmen notwendig werden können. Puls, Blutdruck, Atmung, Temperatur sind ständig *schriftlich* zu registrieren. Ergeben sich Zeichen zunehmenden Hirndruckes, Herdsymptome, Paresen, so muß angiographische Lokalisation erfolgen und bei entsprechenden Befunden *operativ* vorgegangen werden. Bei Liquorfluß aus Nase und Ohr werden Antibiotika verabreicht. Zur Behandlung späterer Liquorfisteln vgl. S. 25.

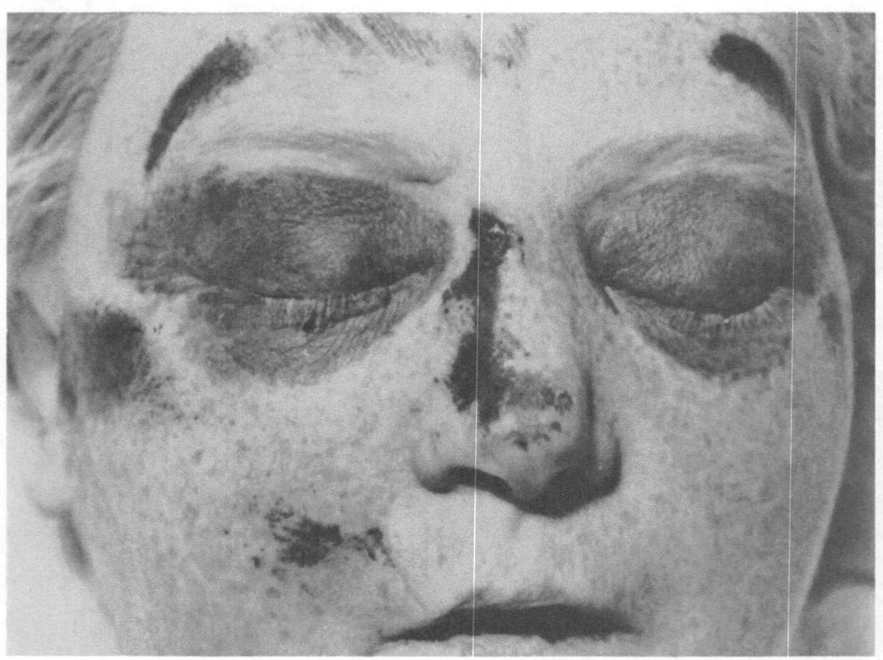

Abb. 7: „Brillenhämatom" bei Schädelbasisfraktur.

B. Traumatologie des Gehirns

Von entscheidender Bedeutung ist es, ob eine *gedeckte* oder *offene* Hirnverletzung vorliegt.

Bei den meisten gedeckten (stumpfen) Hirnverletzungen kommt eine **Commotio cerebri** (Hirnerschütterung) zustande. Dabei finden sich: 1. meist schlagartig einsetzende Bewußtseinsstörung, oft verbunden mit *retrograder* Amnesie und Kopfschmerzen; 2. Erbrechen oder starker Brechreiz; 3. baldige Rückbildung der Veränderungen. Die Patienten reagieren auf eine Commotio cerebri individuell sehr verschieden; danach muß sich auch die Dauer der Bettruhe richten. Versicherungstechnische Zusammenhänge müssen psychologisch richtig bewertet werden.

Bei der **Contusio cerebri** kommt es zu organischen Hirnveränderungen im Sinne von Blutungen ins Marklager, in den Bereich der Hirnhäute oder von *Rindenprellungen*. Dabei finden sich sehr oft Herdsymptome, die neurologisch zu fixieren sind. Massive Blutungsherde sind angiographisch nachzuweisen und bei lokalen Massenverdrängungen operativ zu beseitigen.

1. Akute Hirnblutungen

Bei der akuten massiven Hirnblutung ist mit der rechtzeitigen *angiographischen Lokalisation* gleichzeitig die Klärung der jeweiligen Ursache der Blutung für Behandlung und Prognose von größter Bedeutung. Am einfachsten ist die Situation beim epi- und subduralen Hämatom.

a) Epidurales Hämatom

Es ensteht gewöhnlich durch Verletzung der A. meningea media bei Schädeldachfrakturen (Fissuren, im Röntgenbild sichtbar: Abb. 8a, 8b). Nach anfänglicher Bewußtlosigkeit kann ein „freies Intervall" und danach erneute Bewußtlosigkeit auftreten. Herdzeichen, Paresen, Pupillenerweiterung (auf der kranken Seite!) sind wichtige Hinweise. Perkutane Karotisangiographie verifiziert die Diagnose und zeigt mit der Lokalisation den Weg der

Therapie: *Trepanation* mit Entleerung des Hämatoms und Stillung der zumeist arteriellen Blutung.

b) Subdurales Hämatom

Es hat gewöhnlich eine längere Anamnese als das epidurale Hämatom und ist im Gegensatz zu letzterem auch fast immer *nichtarteriellen Ursprungs*. Zwar können auch traumatische subdurale Hämatome „chronisch werden" und in monatelangem „Wachstum" den langsam zunehmenden Hirndruck, Paresen und Pupillenerweiterung (auf der kranken Seite) in Erscheinung treten lassen, — aber die meisten subduralen Hämatome sind *nichttraumatischen Ursprungs* im Sinne einer Pachymeningeosis haemorrhagica interna sui generis.

Für die Diagnose ist wiederum die zerebrale Angiographie von größter Bedeutung (Abb. 9a, 9b, 9c, Abb. 10a, 10b, 10c, 10d).

Therapie: Trepanation, Bohrloch, Hämatom-Entleerung.

Die Prognose ist bei rechtzeitiger Operation sehr gut — im krassen Gegensatz zur konservativen Behandlung solcher Fälle.

c) Chronisches subdurales Hämatom

Nach unseren klinischen Erfahrungen zieht sich die Entstehung eines chronischen subduralen Hämatoms (Pachymeningeosis haemorrhagica interna) meist über Monate und Jahre hin. Anfänglicher Kopfschmerz wird mißdeutet und erst zunehmender Hirndruck, Paresen und schließlich Koma lassen den Verdacht aufkommen. Gesichert wird die Diagnose durch zerebrale Angiographie (Abb. 9a, 9b, 9c), die eine sehr charakteristische *sichelförmige* Abdrängung des Hirngefäßbaumes von der Schädelkalotte erkennen läßt. Außerdem ist die A. cerebri

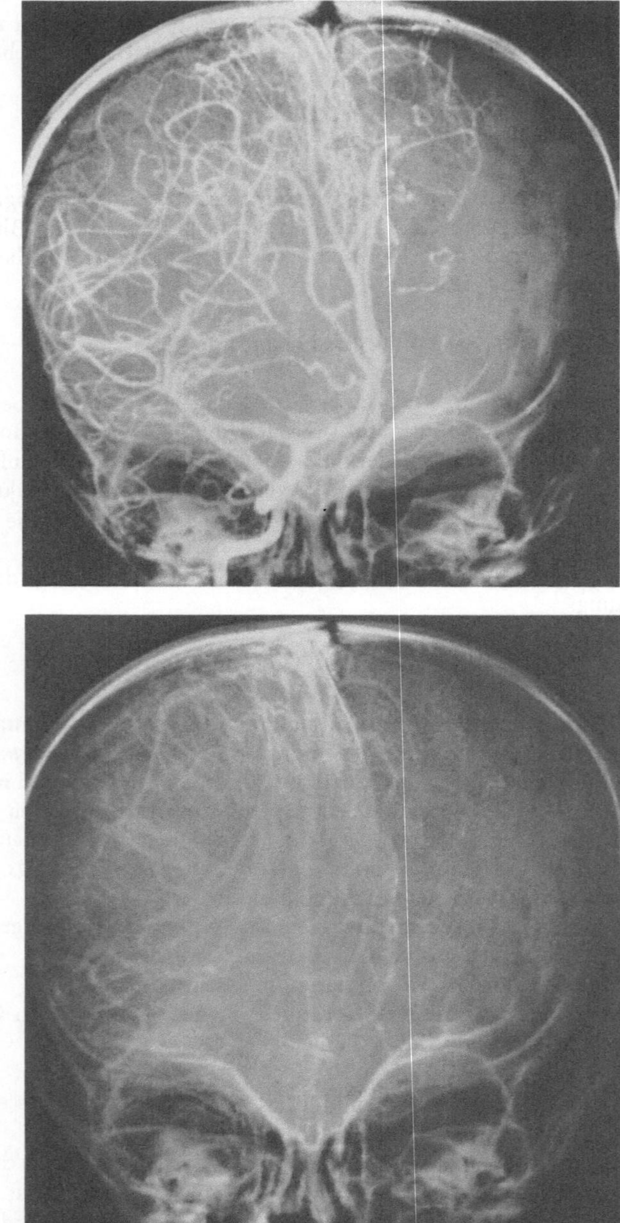

Abb. 8a und b: Epidurales Hämatom mit Schädelfissur.

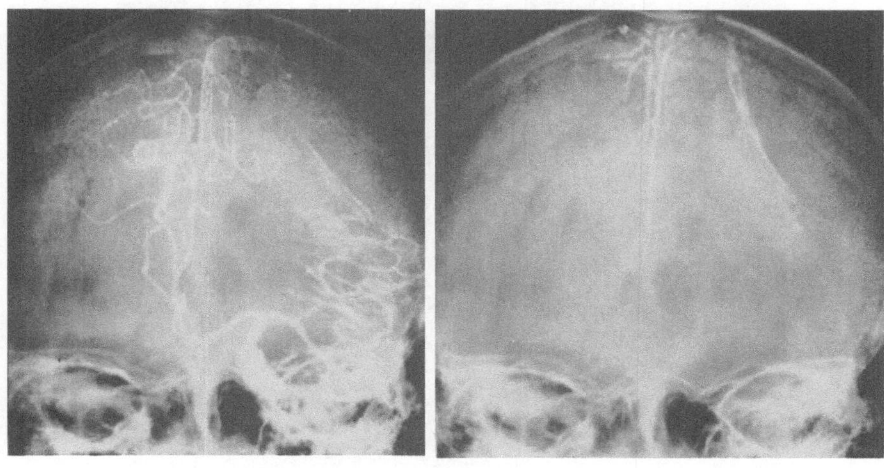

a   b

Abb. 9a und b: Subdurales Hämatom mit sichelförmiger Abdrängung von der Schädelkalotte (Arteriogramm, Phlebogramm).

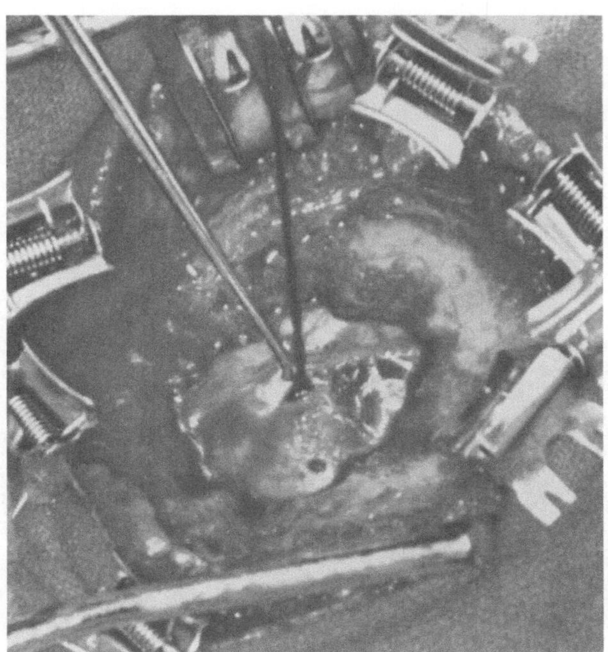

Abb. 9c: Dasselbe wie Abb. 9a und b. Bohrloch: Schon beim Schlitzen der Dura spritzt
bei hohem Hirndruck das Hämatom in senkrechtem Strahl.

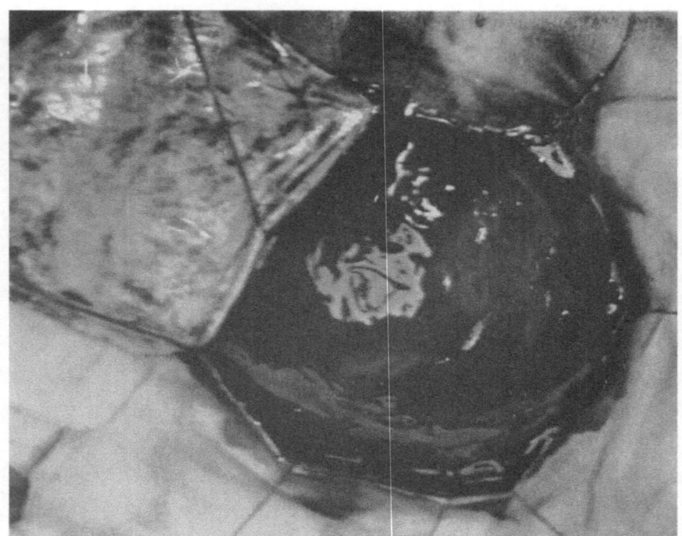

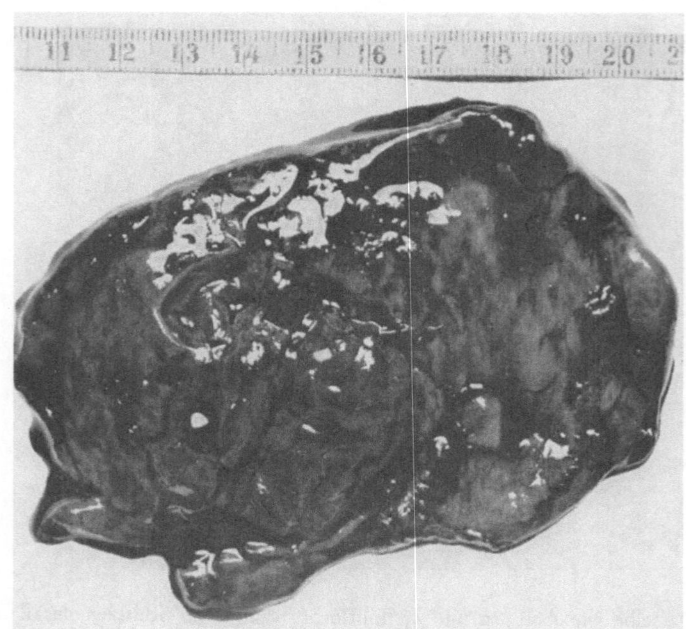

Abb. 10 a und b: Das *feste* subdurale Hämatom muß *osteoplastisch* entleert werden.

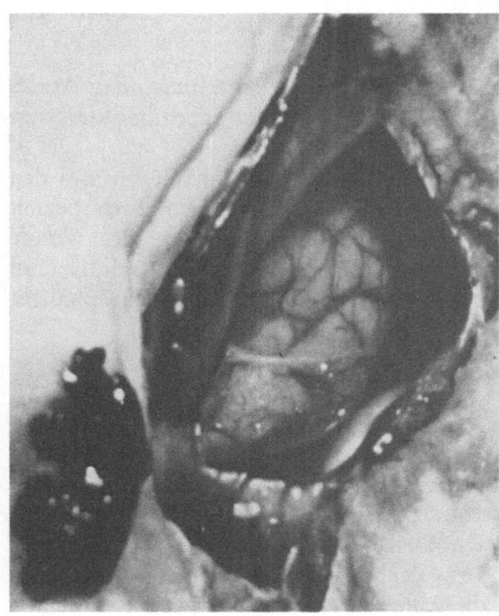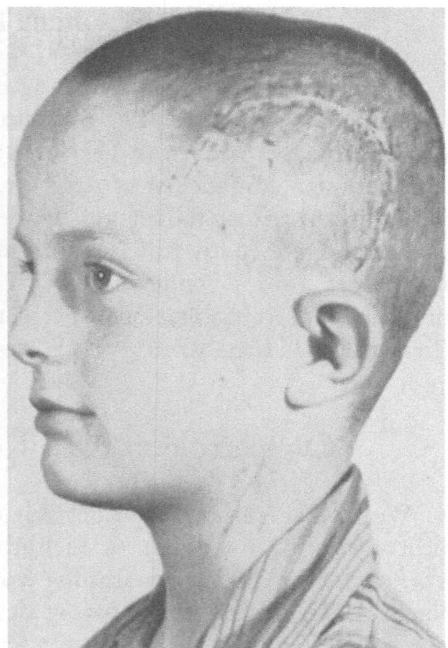

c   d

Abb. 10c: Blutung in Arachnoidalzyste nach Trauma.
Abb. 10d: Dasselbe wie Abb. 10c: Entlassungsbild nach 3 Wochen.

antica zur Gegenseite verschoben (letzteres *nicht* bei doppelseitigem subduralem Hämatom!).

Therapie: Der Diagnose folgt in allen Fällen die sofortige Trepanation mit operativer Entleerung des subduralen Hämatoms; die *Prognose* ist alsdann *günstig*.

2. Trauma und Hirndruck

Neben Volumenvermehrung durch Blutung kann es bei jedem Schädel-Hirn-Trauma zum Hirndruck durch Ödem kommen.

Vom **Hirnödem** sprechen wir dann, wenn es zu einer extrazellulären Flüssigkeitsvermehrung im Gehirn gekommen ist, während bei intrazellulärer Flüssigkeitsvermehrung eine **Hirnschwellung** vorliegt.

Die klinischen Zeichen des zunehmenden *Hirndruckes* sind: Kopfschmerzen, Brechreiz bzw. „morgendliches" (zerebrales) Erbrechen, Stauungspapille, Atmungsveränderung bis zum Cheyne-Stokesschen Typus, Druckpuls durch Vagusreizung, Untersichlassen, *Koma*.

Therapie: „Entquellende" Maßnahmen (60—100 ccm 50%ige Traubenzuckerlösung i.v. oder hypertonische Kochsalzlösung) bringen nur kurzfristige, vorübergehende Besserung: diese Besserung muß zum Transport des Kranken in die Klinik benutzt werden, wo Angiographie und Ursachenklärung des Hirndruckes die Voraussetzungen für kausale (operative) Therapie abgeben. Vor Lumbalpunktionen muß bei Hirndruck nachdrücklich gewarnt werden, da Einklemmung der Medulla oblongata ins Foramen occipitale magnum mit Exitus in tabula erfolgen kann.

3. Offene Hirnverletzungen

Bei jeder offenen Hirnverletzung ist das Verhalten des *erstbehandelnden* Arztes von besonders schicksalhafter Bedeutung! Es kommt darauf an, auch bei kleineren Wunden die *perforierende Verletzung zu erkennen.*

Therapie: Alsdann ist es das beste, einen sterilen Verband anzulegen und den Patienten zur nächsten Chirurgischen Abteilung zu transportieren, wo durch speziell geschulte Ärzte (nach Röntgenbildern) eine sehr sorgfältige *Revision* der Wunde und *sofort* anschließende *hirnchirurgische Versorgung* erfolgt. Anderenfalls muß mit schweren Komplikationen gerechnet werden (Infektion, Meningoenzephalitis, Hirnprolaps, Hirnabszeß), vgl. S. 25—26.

C. Spätfolgen nach Kopf- und Hirnverletzungen

Wurde bei Verletzungen des Schädels die Perforation von Knochen und Dura nicht erkannt, so kommt es vielfach trotz Abheilung der äußeren Wunde zur *Narbenbildung* und Verwachsung von Knochen-Dura-Hirngewebe („Hirn-Dura-Narbe"). Bei derartiger Fixierung des Hirngewebes kommt es leicht (bes. in „epileptogenen Zonen") zu Reizzuständen, die schließlich zu einer schweren traumatischen Epilepsie führen.

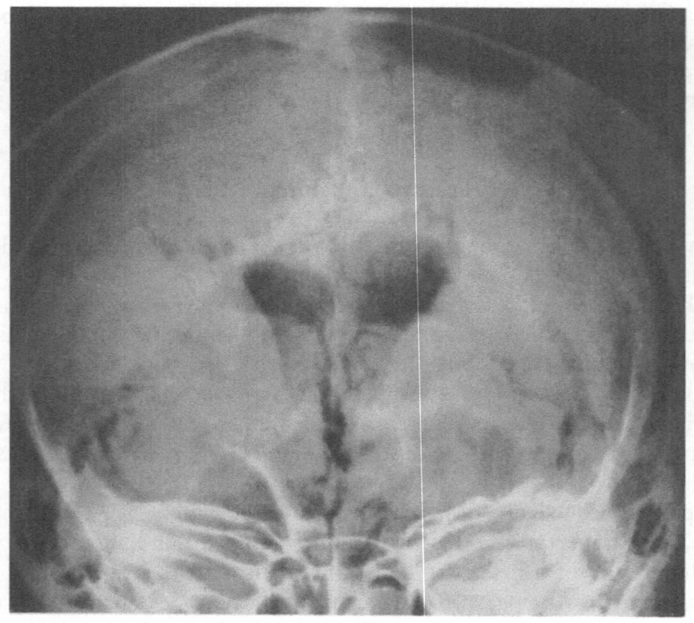

Abb. 11: Traumatische Epilepsie. Zipfelförmig ausgezogener Seitenventrikel zur Hirn-Dura-Narbe hin.

1. Traumatische Epilepsie

Dabei kommt es zur Atrophie im Rinden-Narbenbereich und manchmal auch zu Zystenbildungen. Der Seitenventrikel „zieht" sich zipfelförmig zur Hirn-Dura-Narbe hin aus und ist erweitert (Abb. 11).

Therapie: Sie besteht in operativer Exzision der Hirn-Dura-Narbe und plastischem Verschluß der Dura. Die Knochenlücke braucht nur bei größeren Defekten geschlossen zu werden.

2. Traumatische Liquorfistel

Nach Schädelbasisfrakturen, bes. im Bereich der vorderen Schädelgrube, kann es bei Verletzung der basalen Dura zur Liquorfistel kommen. Der Liquor fließt dann aus Nase oder Ohr ab, und es besteht jederzeit die Möglichkeit einer aufsteigenden *Meningitis*.

Therapie: Wegen dieser Gefahr müssen solche Fisteln operativ versorgt werden, wenn sie sich nicht alsbald spontan schließen. Die Operation besteht in extraduraler Freilegung der vorderen Schädelgrube und Schließung der Fistel mit Hilfe eines gestielten Periostlappens.

Die Prognose derartig operierter Liquorfisteln ist gut.

D. Entzündliche Erkrankungen im Schädel- und Hirnbereich

1. Äußere Infektionen

Diese Infektionen sind deshalb gefährlich, weil sie leicht *fortgeleitet* werden können, besonders in den Bereich der Hirnhäute und des Gehirns selber.

Therapie: Furunkel, Karbunkel, infizierte Atherome sind gewöhnlich zu beherrschen, aber bei einer Phlegmone der Galea muß frühzeitig breit *inzidiert* und ausgiebig *drainiert* werden. Desgleichen sind Antibiotika anzuwenden, da immer die Gefahr der Fortleitung speziell der *Gesichtsvenenthrombose* mit Meningitis besteht.

Die *Osteomyelitis* ist langwieriger und hartnäckiger noch als diejenige der Röhrenknochen (S. 391).

2. Meningitis

Die Infektion der weichen Hirnhäute entsteht entweder *fortgeleitet* (s. o.) oder *metastatisch* bzw. hämatogen.

Im Gegensatz zur Hirnblutung entstehen die Symptome der Meningitis meist *allmählich*: Kopfschmerzen, Erbrechen, Bewußtseinsstörungen, *Nackensteifigkeit*. Für die Diagnose entscheidend ist der *Liquorbefund*: Zellvermehrung, Eiweiß stark erhöht.

Therapie: Häufige Lumbalpunktionen, Antibiotika.

Meningitische „Reizerscheinungen" (Meningitis serosa) finden sich ab und zu als Begleitung oder im Gefolge anderer Infektionskrankheiten. Vielleicht spielen allergisch-hyperergische Reaktionen (auch bei Kindern) eine Rolle. Sie heilen oft spontan, sonst nach 1—2 Lumbalpunktionen gewöhnlich ab.

3. Hirnabszeß

Der Hirnabszeß bildet eine schwere Komplikation als Folge oder Begleiterscheinung anderer Krankheiten oder Verletzungen.

Harmlos erscheinende Verletzungen des Schädels können äußerlich schon ab-
geheilt sein — trotzdem geht (wenn nicht erkannt und frühzeitig fachlich
richtig versorgt) die Infektion in der Tiefe weiter, und nach Wochen und Monaten
noch kann es zum Auftreten eines *traumatischen Spätabszesses des Gehirns* kommen.
Ein Hirnabszeß kann aber auch *fortgeleitet* (otogen, rhinogen) oder *metastatisch*
(Bronchiektasen) entstehen. Für die Diagnose ist daher die Anamnese von großer
Bedeutung (offene Hirnverletzung, Schädelschuß, Splitter, Otitis media, eitrige
Erkrankungen der Brusthöhle). Die *Lokalisation* erfolgt durch die Hirnangio-
graphie (Abb. 12a).

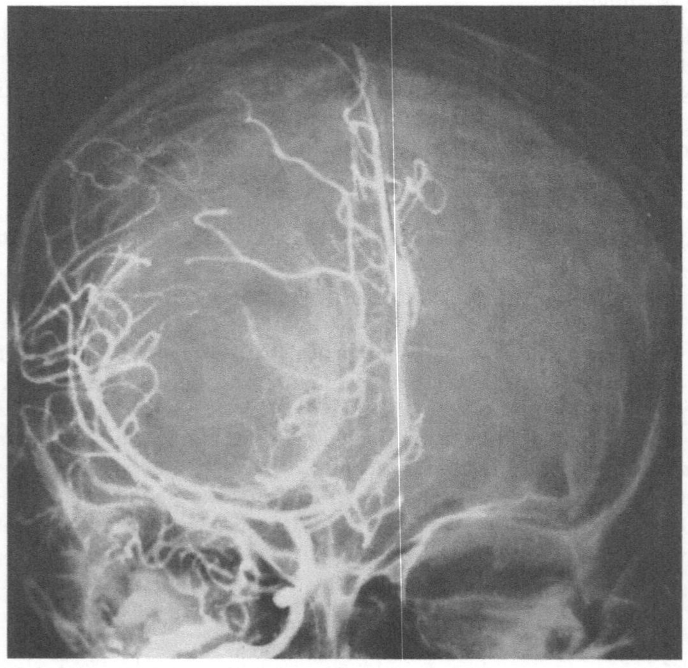

Abb. 12a: Angiographische Darstellung des Hirnabszesses; Verdrängung der A. cerebri
antica zur Gegenseite!

Therapie: Sie besteht zumeist in Anlegung eines Bohrloches über dem Abszeß,
Punktion durch geschlossene Dura mit Entleerung des Eiters und Instillation eines
Antibiotikums. Hat der Abszeß eine derbe Kapsel und füllt er sich immer wieder,
wird er in toto („wie ein Tumor") *exstirpiert* (Abb. 12b, 13); danach meist rasche
Erholung. Bildet sich nach alleiniger Punktion und anfänglich guter Erholung
später eine Epilepsie aus, so muß das Narbengewebe exstirpiert werden.

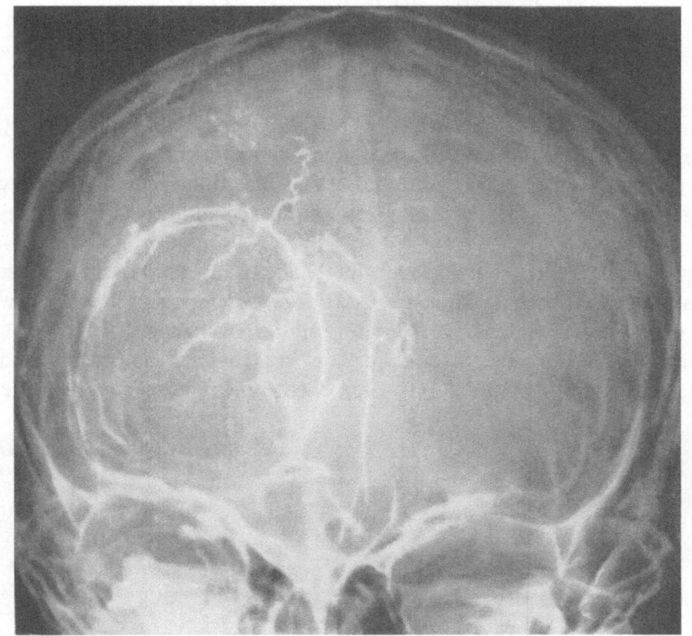

Abb. 12b: Hirnabszeß im Phlebogramm klar lokalisiert.

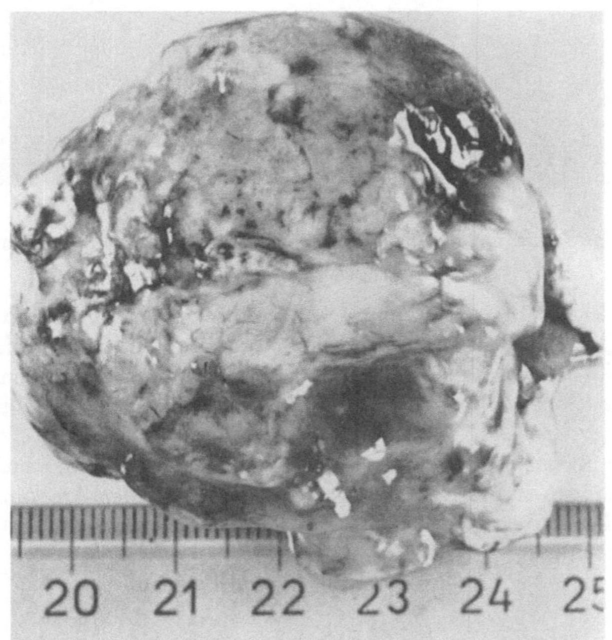

Abb. 13: Total exstirpierter Hirnabszeß.

E. Gefäßkrankheiten des Gehirns

1. Aneurysma, Subarachnoidalblutung, Angiom

Sie bilden die häufigste Ursache schwerer zerebraler Komplikationen (Blutung, *Erweichungsherd*). Im jüngeren und „besten" Lebensalter sind es meist die **Aneurysmen** (spontane oder kongenitale), die Veranlassung zu einer **Subarachnoidalblutung** geben: plötzliche heftigste Kopfschmerzen, Nackenschmerzen, blutiger Liquor.

Therapie: Erholt sich der Patient unter Sedativa, Hämostyptika, so *wartet* man zur angiographischen Lokalisation das *Intervall ab;* sinkt er aber weiter ins Koma, so muß notgedrungen *sofort angiographiert* werden.

Sackförmige Aneurysmen werden nach sorgfältiger Präparation und Gefäßversorgung exstirpiert (Abb. 14a, 14b, 14c), ebenso die *arterio-venösen* Aneurysmen

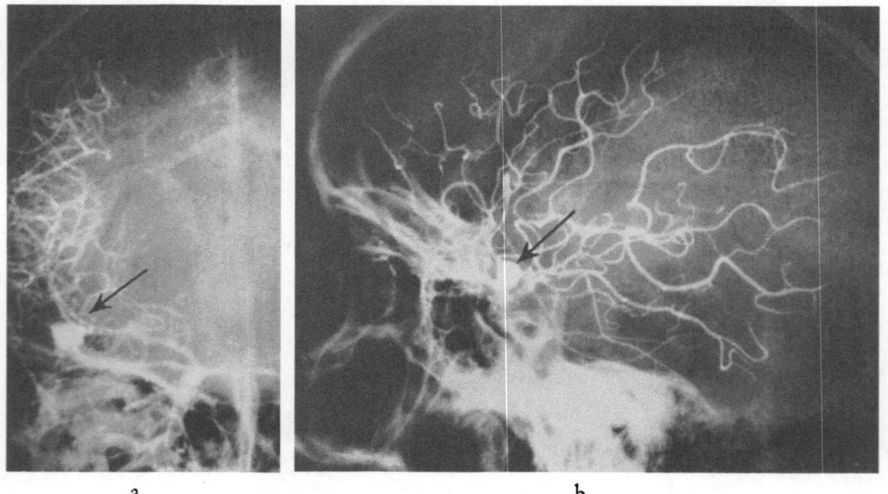

a   b

Abb. 14a und b: Sackförmiges Aneurysma im Bereich der A. cerebri media im a.p.- und Seitenbild.

im Rindenbereich nach Umstechung der Rindengefäße (Abb. 15a, 15b, 15c, 15d). Gegebenenfalls wird gelenkte Hypotension (Ganglienblocker) zu Hilfe genommen.

Die **arterio-venösen Angiome** des Gehirns sind immer angeboren, treten aber oft erst später (Pubertät) in Erscheinung durch epileptiforme Anfälle, Blutungen, Paresen.

Therapie: Reichen sie tief ins Marklager, so kann es notwendig sein, den ganzen Hirnlappen zu exstirpieren mit dem darin sitzenden Angiom (P. SUNDER-PLASSMANN: Dtsch. med. Wschr. *75*, 163 [1950]).

2. Pulsierender Exophthalmus

Die *traumatischen* arterio-venösen Aneurysmen im Karotissyphon-Sinus-cavernosus-Bereich machen das Symptom des pulsierenden Exophthalmus (Abb. 16a).

Sie lassen sich durch „Muskel-Emboli" nach Brooks (durch die A. carotis int. heraufgeschickt) zur Thrombosierung bringen (Abb. 16b, 16c).

3. Zerebralsklerose, Thrombangitis obliterans des Gehirns

Während bis vor wenigen Jahren die **Zerebralsklerose** noch ein alleiniges Zuständigkeitsgebiet der Inneren Medizin war, ist sie insofern auch in den Bereich

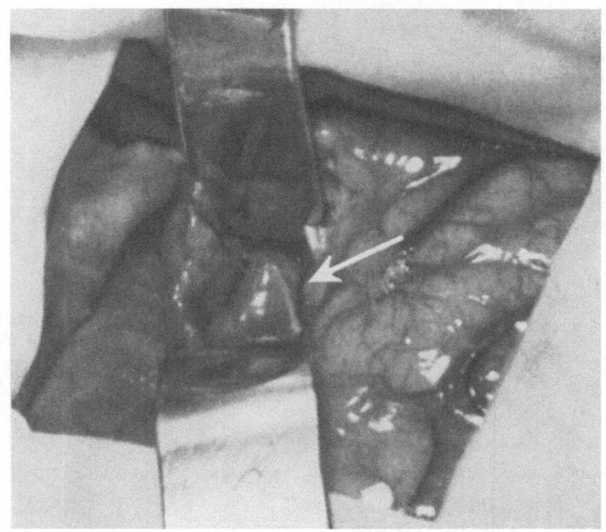

Abb. 14 c:
Dasselbe wie Abb. 14a nach operativer Freilegung (und Ligatur mit Exstirpation).

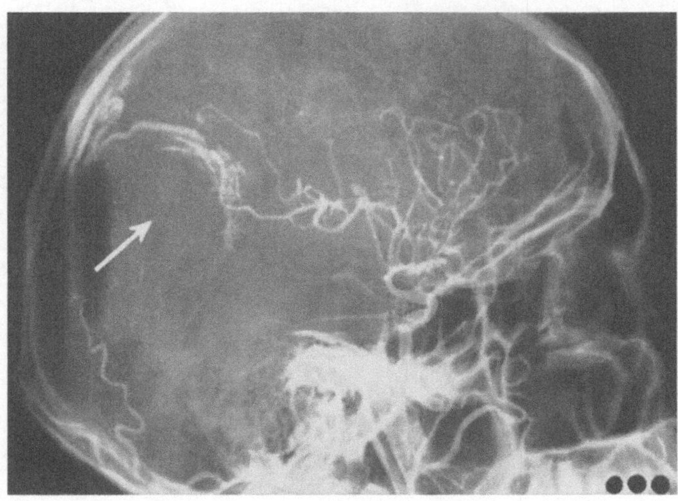

Abb. 15 a: Arterio-venöses Rindenangiom mit spontaner Subarachnoidalblutung bei 18jährigem Mann. Serienangiogramm (8 Aufnahmen), 3. Bild. Einlieferung in tiefem Koma. Das Angiom umfaßt halbmondförmig den Blutungsherd. Es wird von der A. cerebri media gespeist.

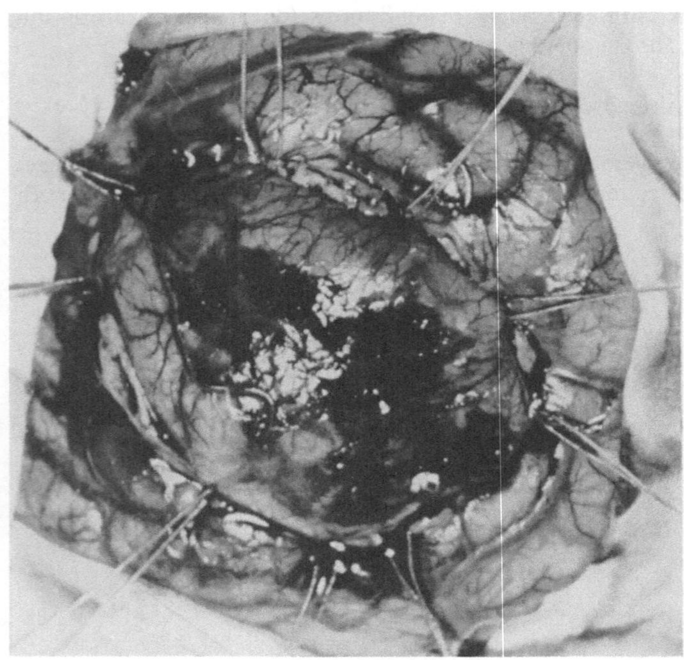

Abb. 15 b: Dasselbe wie Abb. 15 a. Operationsbild nach Anlegung der Umstechungsligaturen.

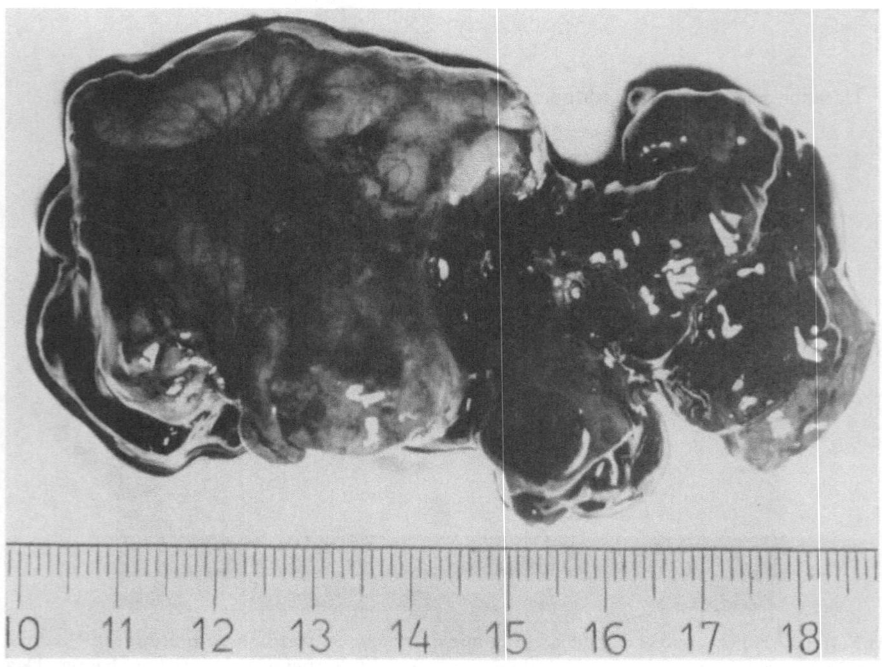

Abb. 15 c: Dasselbe. Exstirpiertes Rindenangiom mit Blutungskoagula.

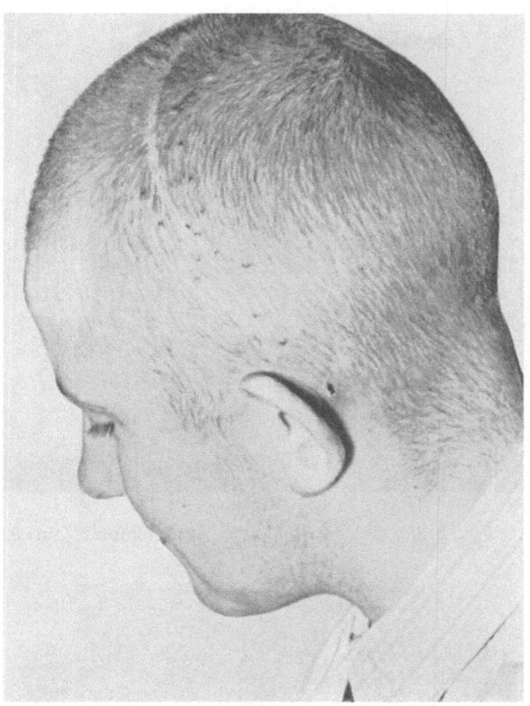

Abb. 15 d: Dasselbe. Entlassungsbild 3 Wochen nach der Operation. Beschwerdefrei.

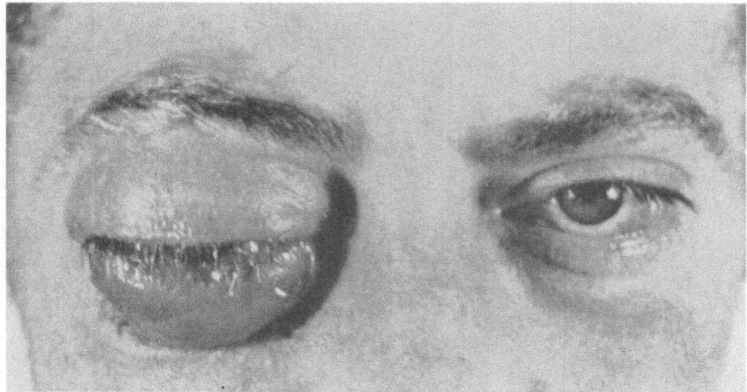

Abb. 16 a: „Pulsierender Exophthalmus" bei traumatischem arteriovenösem Aneurysma im Karotissyphon-Sinus-cavernosus-Bereich.

der Chirurgie geraten, als es möglich wurde, massive Blutungen mit Massenverschiebungen des Hirns angiographisch zu lokalisieren und erfolgreich zu operieren. Natürlich ist es hier ähnlich wie bei den arteriosklerotischen Aneurysmen: Nach Beseitigung der lokalen Störung bleibt die allgemeine *Anfälligkeit* des Gefäßsystems. Ist diese **nicht** vorhanden, z. B. bei Hirnblutungen Jugendlicher mit Aortenisthmusstenose, so ist der chirurgische Behandlungserfolg noch eklatanter.

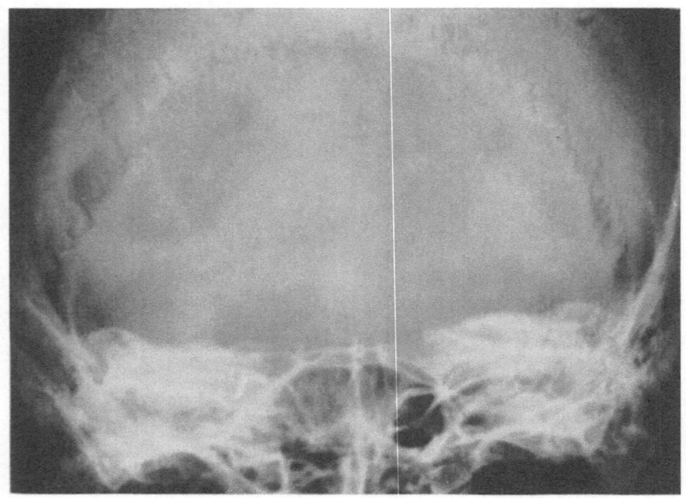

Abb. 16 b: Mit Silberklips versehene „Muskelemboli" im Aneurysma.

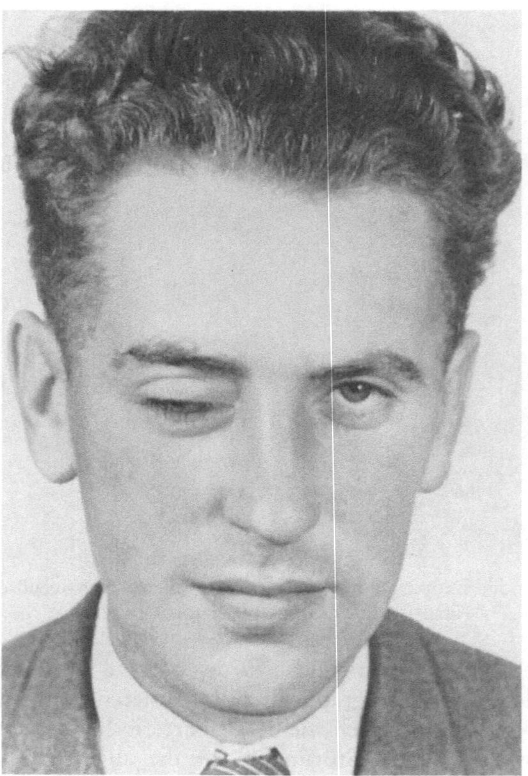

Abb. 16 c: Dasselbe. Entlassungsbild.

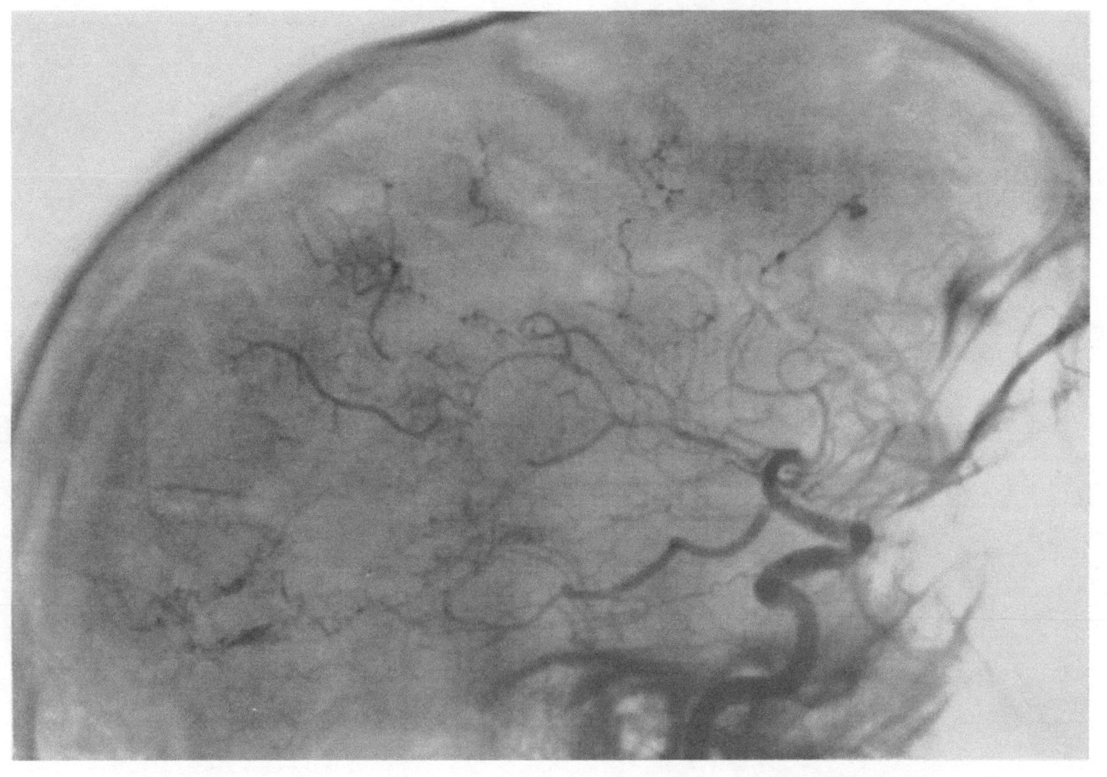

Abb. 17: Thrombangitis obliterans des Gehirns: Starrer Karotissyphon, Obliterationen im Bereich der kleineren Hirngefäße, fleckförmige Anzeichnung im Parietal- und Okzipitalbereich; granuläre Hirnatrophie.

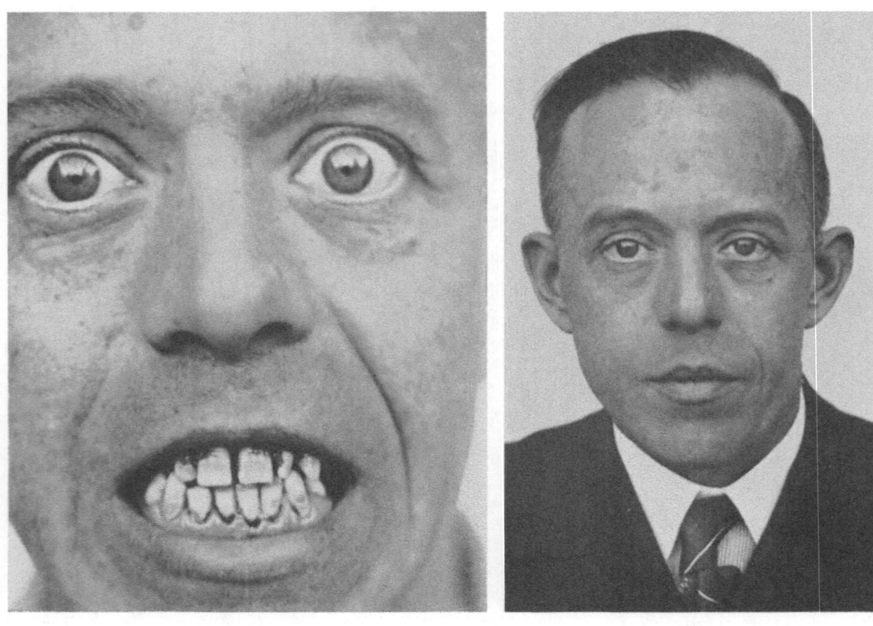

a   b

Abb. 18 a: Thrombangitis obliterans des Gehirns: Klinisches Bild, geringer Exophthalmus, schwere Paradentose.
Abb. 18 b: Derselbe nach beiderseitiger zervikaler Grenzstrangresektion, 21 Jahre lang nachuntersucht.

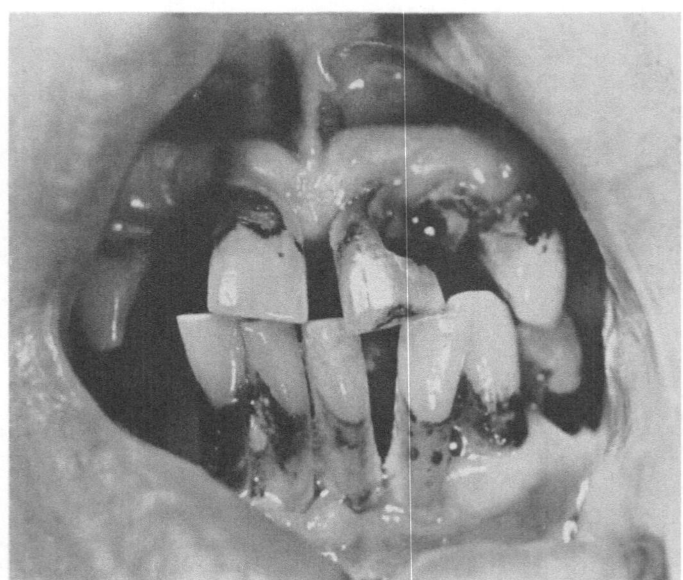

Abb. 19: Schwerste Paradentose bei zerebraler Endangitis obliterans.

Wir haben einen Jungen mit Aortenisthmusstenose (S. 77, 79) operiert, bei dem einige Jahre vorher das Hämatom einer massiven Hirnblutung (infolge der Hypertonie) erfolgreich ausgeräumt werden konnte.

Ähnlich wie bei der **Thrombangitis obliterans** der peripheren Gefäße, die bekanntlich besonders Männer in den besten Jahren befallen kann, gibt es auch bei ihrer *zerebralen Form* einen Typus mit frühzeitigen thrombangitischen Verschlüssen der Hauptgefäße (Anfangsteil der A. carotis int., Sinus caroticus) und einen 2. Typ, bei dem es zur Obliteration der kleineren intrazerebralen Arterien kommt (Abb. 17).

Diese Abb. 17 stellt übrigens die *erste* angiographisch beim Lebenden nachgewiesene Thrombangitis obliterans des Gehirns dar (SUNDER-PLASSMANN). Der Patient (Abb. 18a, 18b) konnte *21 Jahre* lang nach der zervikalen Grenzstrangresektion des Sympathikus, die eine wesentliche Besserung brachte, nachuntersucht werden. Beachtlich ist in diesem Falle, wie auch in dem der Abb. 19, die mit der Thrombangitis obliterans des Gehirns vergesellschaftete schwerste *Paradentose!*

Bezüglich der lokalisierten Verschlüsse im Anfangsteil der A. carotis interna vgl.: Gefäßchirurgie S. 277.

F. Tumoren des Gehirns

In der Praxis werden sowohl die hirneigenen als auch die nicht vom Hirngewebe selbst ausgehenden Tumoren zumeist als „Hirntumoren" bezeichnet, weil sie letzten Endes doch immer das Gehirn selbst früher oder später in Mitleidenschaft ziehen. Für die Therapie und Prognose ist es jedoch von großer Bedeutung, ob ein wirklich hirneigener Tumor vorliegt oder ob der „Hirntumor" von extrazerebralem Gewebe seinen Ausgang nimmt.

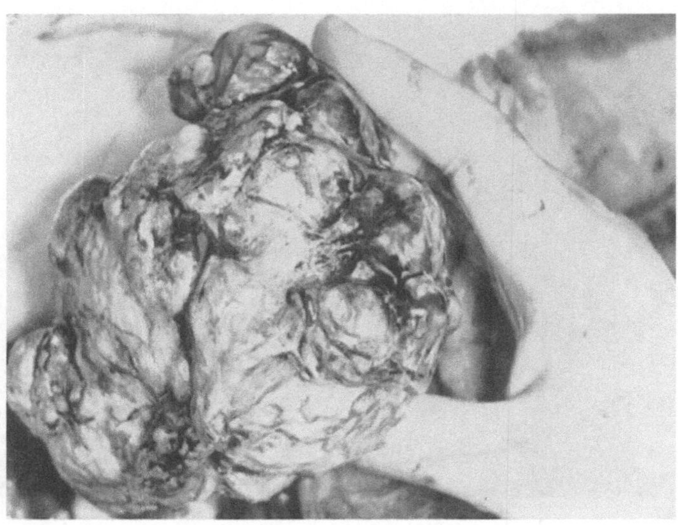

Abb. 20: Operationsbild eines Hemisphärenmeningeoms von 520 g bei 19jährigem Mann.

1. Gutartige Hirntumoren

a) Meningeome

Die wichtigste Gruppe der extrazerebralen Hirntumoren sind die Meningeome. Im jugendlichen Alter sind sie selten, befallen meist das 4.—6. Lebensjahrzehnt. Sie nehmen ihren Ursprung wahrscheinlich im Bereich der Paccioni-Granulationen (Dura-Endotheliome), wachsen sehr langsam und haben daher zumeist eine lange Anamnese. Sie können in den Schädelknochen einwachsen und beträchtliche Größe erreichen (Abb. 20).

Die Meningeome haben ausgesprochene *Lieblingssitze:* Hemisphären-, para-sagittale (Sinus longitud.), Falx- (Abb. 21), Keilbeinflügel-, Tentorium-cerebelli-Meningeome (Abb. 22a, 22b) und solche der Olfaktoriusrinne. Sie sind meist gefäß-reich, und die angiographisch dargestellten Hauptversorgungsgefäße sucht man bei der Operation möglichst als erste zu ligieren. Die Prognose nach der Exstirpation ist ausgesprochen günstig (Abb. 23a, 23b, 23c).

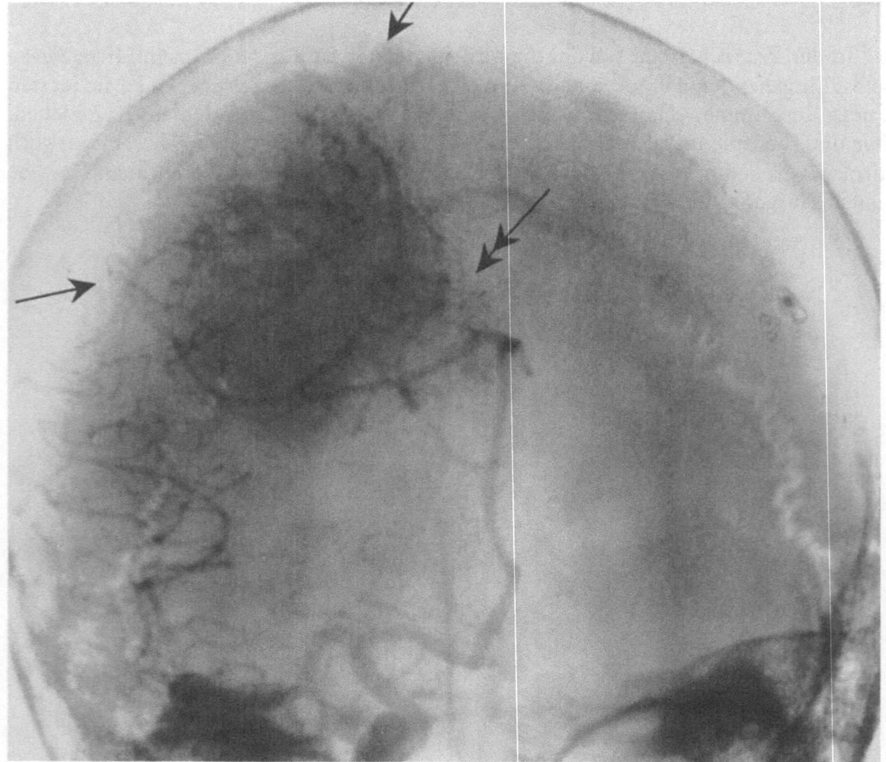

Abb. 21: Falx-Meningeom bei einem Patienten, der 2 Jahre lang wegen „multipler Sklerose"
behandelt worden war.

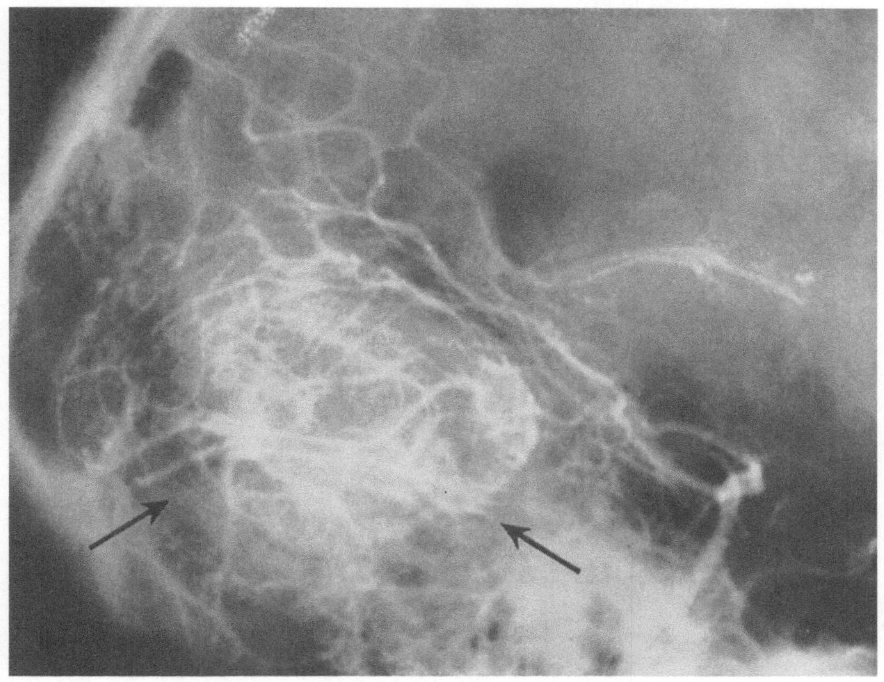

Abb. 22 a: Tentorium-cerebelli-Meningeom bei Ordensschwester.

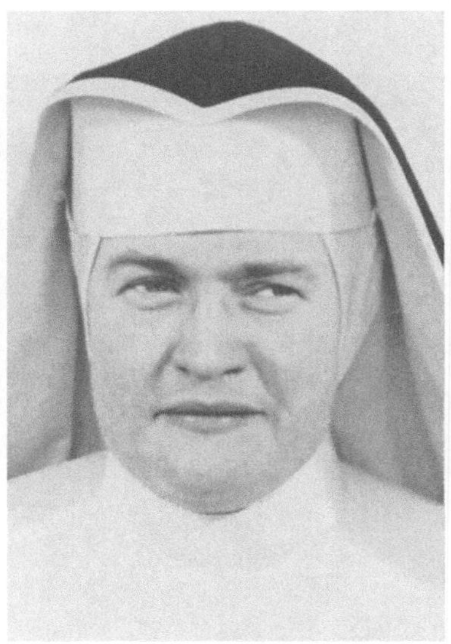

Abb. 22 b: Dieselbe. Nach Totalexstirpation seit 12 Jahren wieder voll berufstätig.

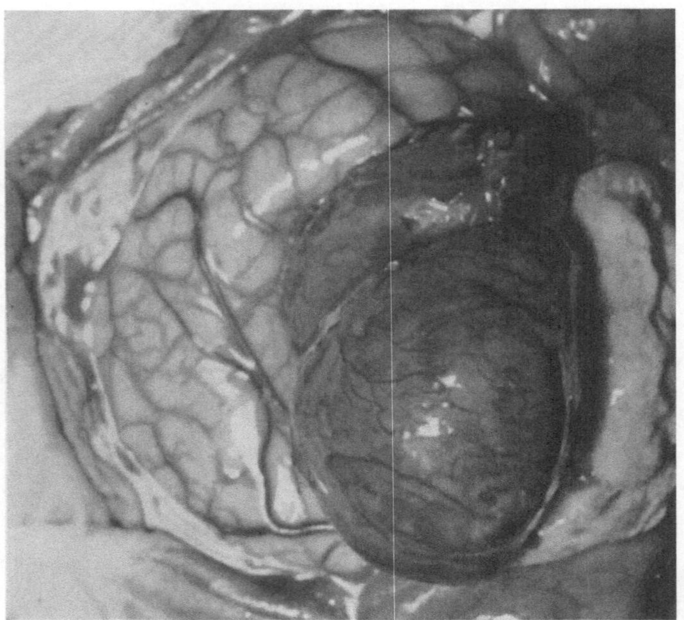

Abb. 23 a: Parasagittales Meningeom. Operationsbild.

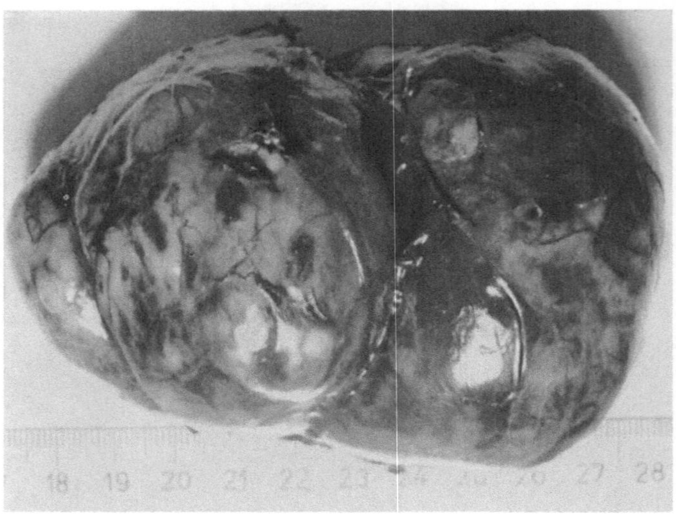

Abb. 23 b: Dasselbe. Totalexstirpation.

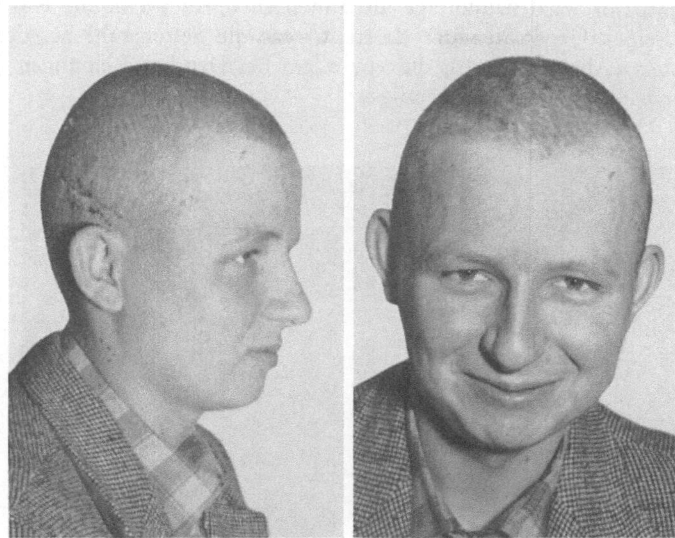

Abb. 23 c: Derselbe. Entlassungsbild.

b) Akustikusneurinom

Von den gutartigen Tumoren der **hinteren** Schädelgrube ist in erster Linie das Akustikusneurinom zu nennen. Es kann durchaus bereits vom praktischen Arzt in der Sprechstunde diagnostiziert werden, da es infolge seiner Lage im Klein-hirn-Brücken-Winkel sehr charakteristische Druckerscheinungen (Paresen) an den Hirnnerven seiner unmittelbaren Umgebung macht: Schwerhörigkeit bzw. Taubheit, Schwindel mit Gangabweichung zur kranken Seite, Trigeminusparesen mit Herab-setzung bzw. Fehlen des Kornealreflexes auf der kranken Seite, Fazialisparese vom *peripheren* Typ: Patient kann die Stirn auf der Tumorseite nicht runzeln; *Stauungspapille.* Da diese Neurinome ausgesprochen gutartig sind, bringt die chir-urgische Entfernung Heilung. Differentialdiagnostisch ist das *Menière-Syndrom* zu erwägen (Schwindel, Ohrensausen, Schwerhörigkeit).

Seltenere gutartige Geschwülste der hinteren Schädelgrube sind *Lindau-Tumoren (Angiokavernome)* und parasitäre Zysten.

c) Hypophysentumoren

Im Bereich der vorderen Schädelgrube sind praktisch am wichtigsten die Hypo-physentumoren. Auch sie können in der Sprechstunde diagnostiziert werden: endo-krine Störungen im Sinne der **Akromegalie** *(eosinophiles Hypophysenvorderlappen-Adenom)* oder des **Morbus Cushing** mit Vollmondgesicht, Striae und Hypo-genitalismus *(basophiles Hypophysenvorderlappen-Adenom)*[1], Ausweitung der Sella turcica im Röntgenbild, bitemporale Hemianopsie weisen eindeutig den Weg. Der

---

[1] Die Hypersekretion der *Nebennierenrinde* (S. 291) steht beim ausgeprägten Krank-heitsbild im Mittelpunkt.

Hypophysentumor wird heutzutage alsdann noch durch perkutane Karotisangiographie in seiner Größe genauer darstellt, was die Seitenwahl bei der Operation erleichtert (Abb. 24a, 24b), die vor allem bei Druckerscheinungen (Chiasma N. optic.) und Hemianopsie notwendig ist.

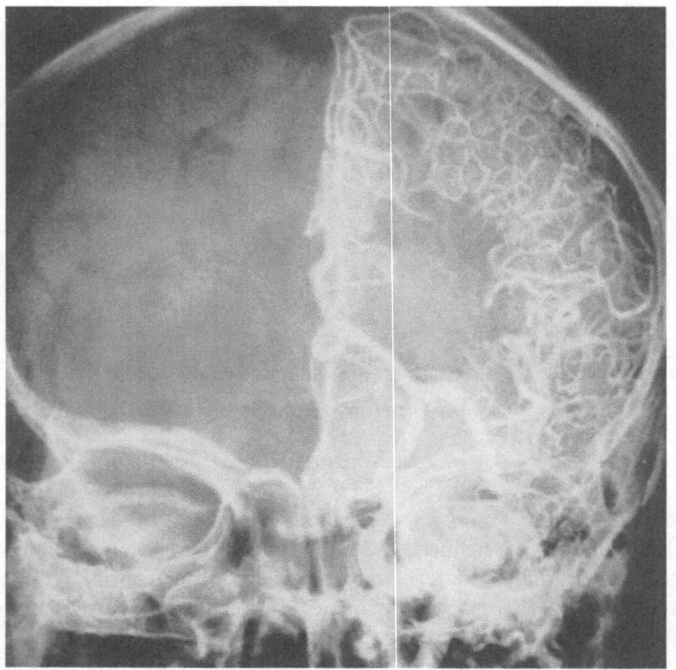

Abb. 24 a: Hypophysentumor: Aufrichtung der Karotisgabel.

Eine 3. Gruppe der Hypophysentumoren stellen die **Kraniopharyngeome** dar. Sie bilden sich aus Resten der Rathkeschen Tasche bzw. des Ductus cranio-pharyngicus. Sie sind meist zystisch mit Verkalkungen, neigen aber auch zu frühzeitiger Karzinombildung. Da sie sich mehr zum Boden des III. Ventrikels hin entwickeln, machen sie neben der Gesichtsfeldeinengung „gern" *vegetative* Syndrome: Veränderungen des Schlaf-Wach-Rhythmus, zentrales Fieber, Polydypsie, Polyurie usw., seltener Anisokorie (Sympathikusreizung) bei starkem Wachstum nach hinten und um den Karotissyphon (Abb. 25a, 25b).

Nach Eindringen in den III. Ventrikel sind sie *inoperabel* (Abb. 26).

2. Maligne Hirntumoren

Obwohl die **Gliome** unter den bösartigen Hirngeschwülsten bei weitem die erste Stelle einnehmen, gibt es doch unter ihnen sehr verschiedene Grade der Malignität. Im Kindesalter ist das sehr bösartige *Medulloblastom* zu nennen, gewöhnlich im Bereich des Kleinhirnwurmes entlang der „Liquorbahn" wachsend.

Demgegenüber bildet beim Erwachsenen die wichtigste Gruppe der ausgesprochen malignen Hirntumoren das *Glioblastoma multiforme* mit meist kurzer Anamnese und schlechter Prognose. Etwas weniger maligne sind die *Astroblastome* (Abb. 27a, 27b, 27c, 27d, 27e, 27f). Astrozytome (oft zystisch), Oligodendrogliome (oft verkalkt) und Ependymome zeigen hinsichtlich des Malignitätsgrades nicht selten „gemischten" Charakter. Wer viele Hirntumoren operiert hat, erlebt die erstaunliche Erfahrung, daß manche Gliome offenbar „ihren Charakter ändern können" sowohl nach der gutartigen als auch nach der bösartigen Seite; Rezidivoperationen, die gerade hier notwendig und nützlich sein können, geben in pathogenetischer Hinsicht interessante Einblicke in dieses noch immer nicht abgeschlossene Gebiet.

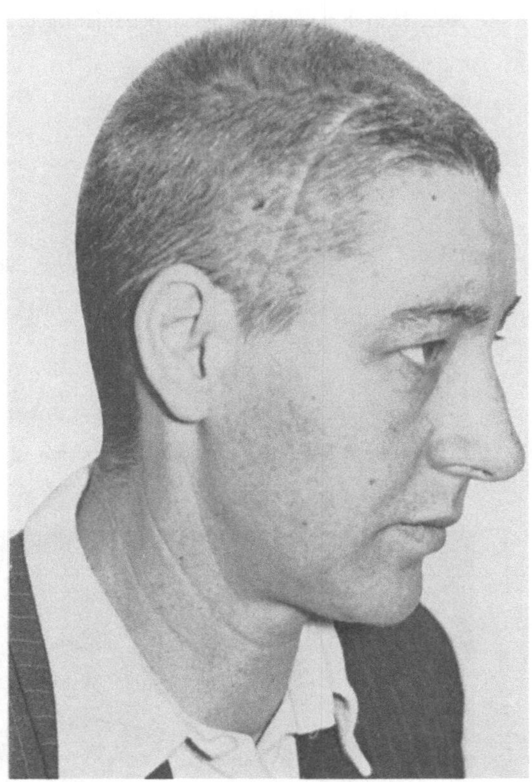

Abb. 24 b: Dasselbe. Entlassungsbild, 3 Wochen nach Operation.

3. Hirnmetastasen

Was die Hirnmetastasen betrifft, so hat sich heute der Standpunkt insofern geändert, als die durch Angiographie präzise nachgewiesene *Einzel*-Metastase durchaus erfolgreich zu exstirpieren ist, zumal man manche der Primärkarzinome, z. B. das Lungenkarzinom operativ, und *hormonsensible* Karzinome (Mamma-Ca., Prostata-Ca.) durch zusätzliche *Eingriffe an der Hypophyse* lange Zeit in Schach halten kann (s. S. 540).

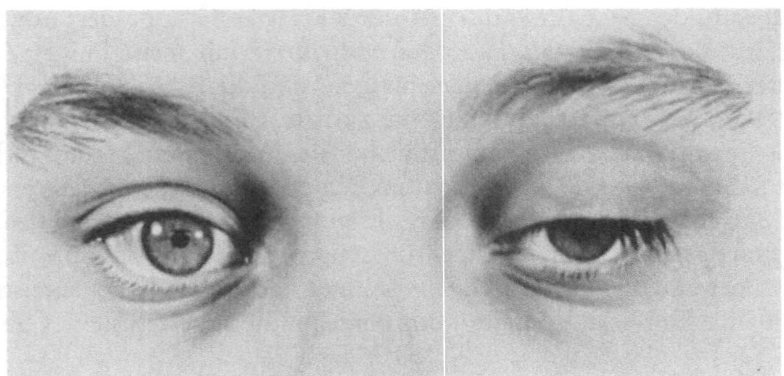

Abb. 25 a: Kraniopharyngeom bei 17jährigem Mädchen. Anisokorie.

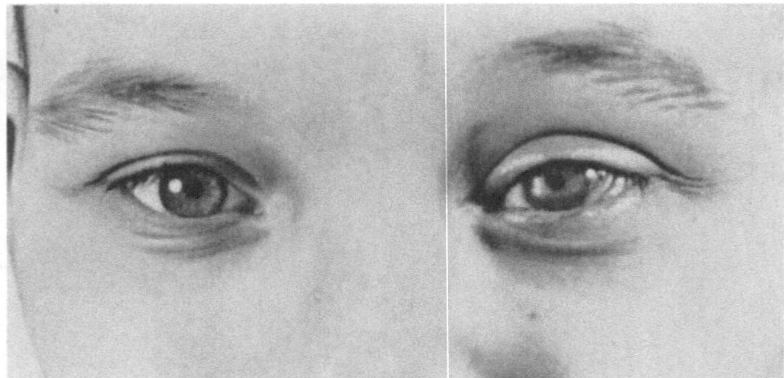

Abb. 25 b: Dieselbe. 3 Wochen nach Totalexstirpation ist die Anisokorie verschwunden.

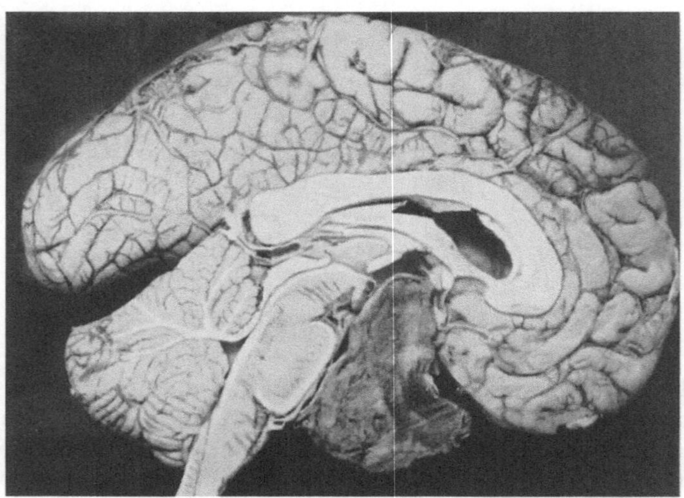

Abb. 26: Kraniopharyngeom, in III. Ventrikel infiltriert.

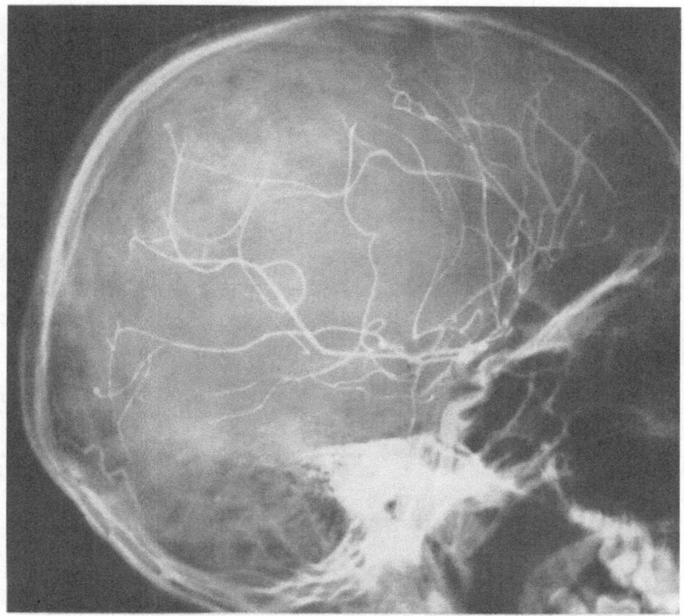

Abb. 27 a: Astroblastom bei 10jährigem Mädchen. Gefäßarmer Bezirk im Mediabereich, Herabdrängung des letzteren.

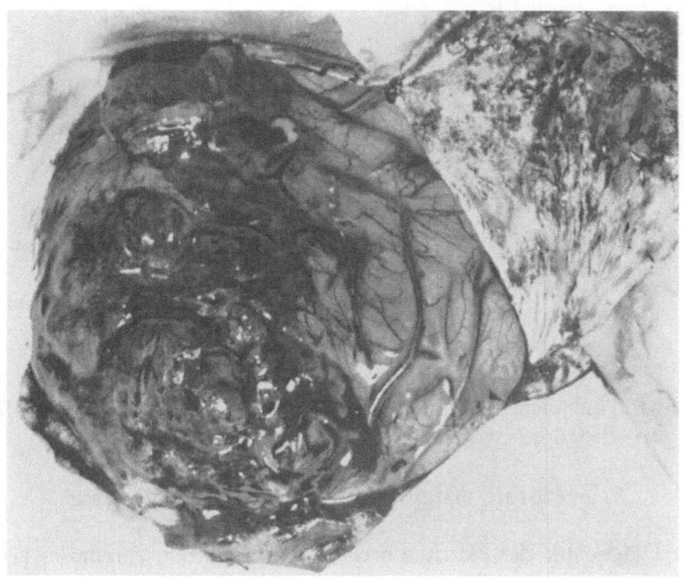

Abb. 27 b: Dasselbe wie 27 a. Operationsbild.

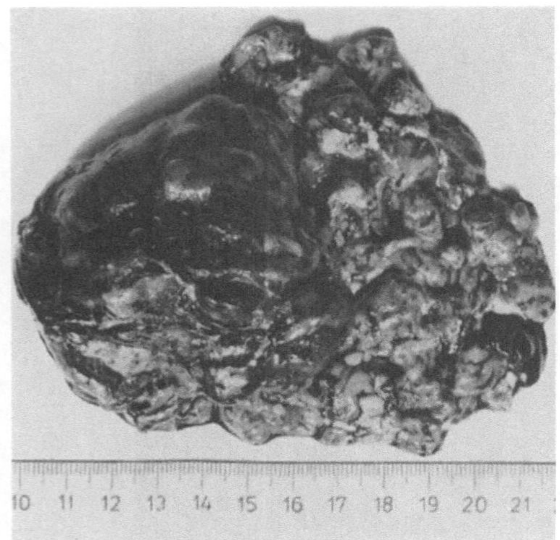

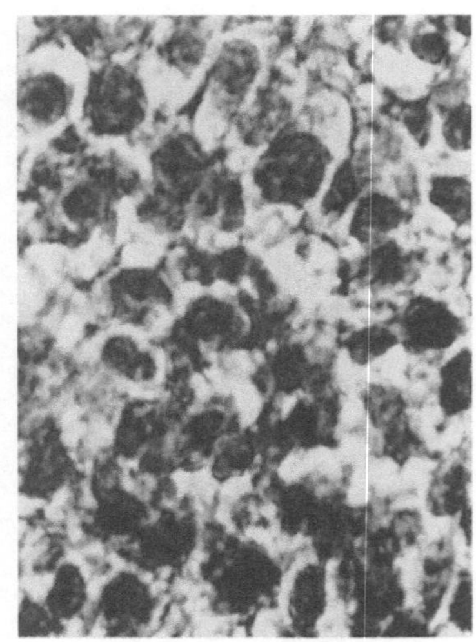

Abb. 27 c: Dasselbe. Lappenresektion.

Abb. 27 d:
Dasselbe. Histologischer Schnitt.

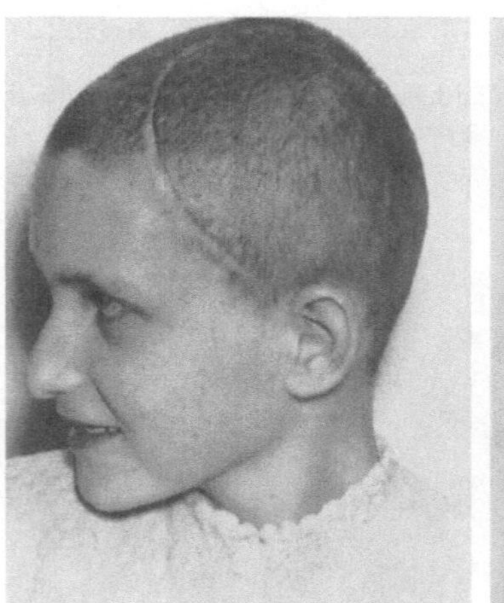

e   f

Abb. 27 e: Dasselbe. Entlassungsbild 3 Wochen nach Operation.
Abb. 27 f: Dasselbe. Nachuntersuchungsbild.

Multiple Hirnmetastasen finden sich besonders „gern" bei den *Melanomen*
(Abb. 28); ihre Prognose ist infaust.

4. Zerebrale Angiographie, Ventrikulographie

Für die Diagnostik der Hirntumoren (Kopfschmerzen, zerebrales [Nüchtern-]
Erbrechen, Schwindel, Sehstörungen, neurologische Ausfälle, epileptische Anfälle)
ist es heute von entscheidender Bedeutung, daß *frühzeitig* (!) eine *Angiographie*

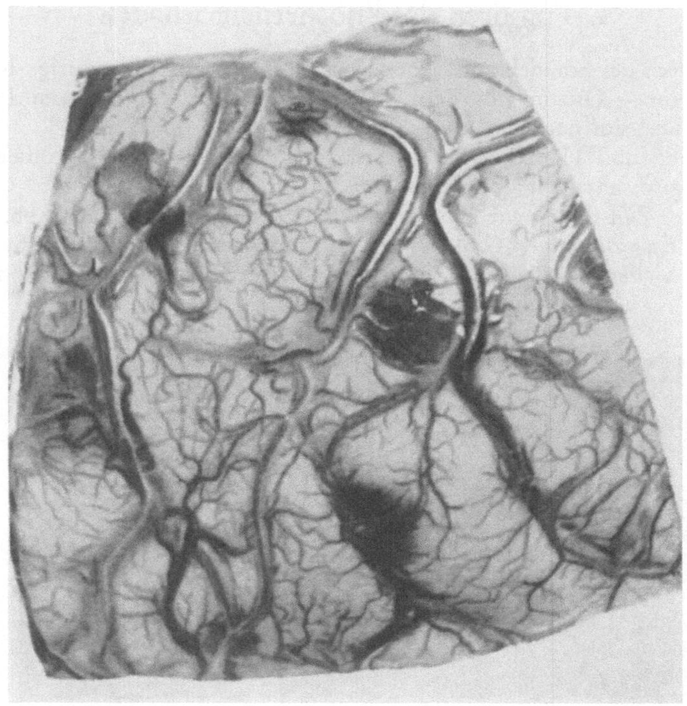

Abb. 28: Multiple Hirnmetastasen bei Melanom.

(Karotis- oder Vertebralis-Angiographie) veranlaßt wird. Diese ist praktisch gefahrlos, *perkutan* in wenigen Minuten (auch bei Säuglingen) durchführbar und liefert weitgehenden Aufschluß über alle drei Schädelgruben; wir überblicken an der Chir. Univ.-Klinik Münster mehr als 10 000 zerebrale Angiographien.

Nur in Ausnahmefällen nehmen wir noch die *Ventrikel-Luftfüllung* zu Hilfe, *die eine wesentlich größere Belastung des Patienten* darstellt (Ödem).

Nur mittels der Angiographie kann in vielen Fällen differentialdiagnostisch entschieden werden zwischen: Apoplexie, subduralem Hämatom, intrazerebralem Aneurysma, Carotis-interna-Verschluß, langsam wachsendem Hirntumor (Meningeom).

5. Operation der Hirntumoren

Die operative Therapie der Hirntumoren ist heute so perfektioniert, daß sie an größeren Kliniken routinemäßig tagtäglich durchgeführt wird und *optimale* Erfolge zu verbuchen sind. Für die einzelnen Hirntumor-Arten sind Standardoperationen entwickelt, die zusammen mit der Anästhesie, dem organisierten Bluttransfusionswesen, der gelenkten Hypotension und Hypothermie in tausenden Fällen sich bestens bewährt haben.

5*

G. Tumoren des knöchernen Schädels

Im Bereich des Schädeldaches kommen gar nicht so selten gutartige Knochenauswüchse vor — *Osteome,* die gern am Stirn- oder Schläfenbein sitzen. Ihre Entfernung richtet sich nach der klinischen Auswirkung.

Dermoide und Hämangiome können den Schädelknochen arrodieren und röntgenologisch nachweisbare Defekte zeigen.

In letzter Zeit finden wir häufig rundliche Defekte im Cranium (Abb. 29), die als Ursache ein *eosinophiles Granulom,* dessen Pathogenese noch nicht recht klar ist, aufweisen; vielleicht spielen lokale immunologische Mesenchymreaktionen eine Rolle.

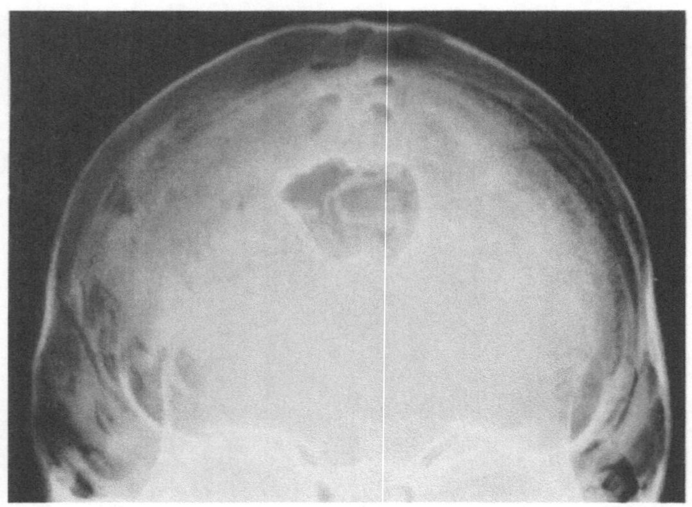

Abb. 29: Rundlicher Schädeldefekt: eosinophiles Granulom.

Während die Knochensarkome im Bereich des Schädels selten vorkommen, finden sich doch immer wieder Fälle mit multiplen Karzinommetastasen im Cranium, nicht selten von heftigen Neuralgien begleitet. Letztere schwinden bei hormonsensiblen Karzinomen häufig schlagartig nach Hypophysenausschaltung durch Radiogold-Seeds (S. 540).

H. Tumoren der Schädelweichteile

1. Atherome

Die häufigsten Geschwülste des äußeren Schädels sind die Atherome, die durch Verschluß einer Haarbalgdrüse entstehen und in allen Größen (je nach Indolenz des Trägers) vorkommen. Die Haut, die über ihnen nicht verschieblich ist, wird gespalten und das Atherom wie „ein Kern aus der Kirsche" durch Auseinanderziehen der Hautränder mit zwei kleinen Häkchen in toto entwickelt.

2. Dermoide

Dermoide sitzen gern im Bereich der früheren Gesichtsspalten. Sie stellen embryonale Verlagerungen des *Ektoderms* in die Tiefe dar; die Haut ist darüber verschieblich. Manchmal durchwachsen sie „kragenknopfartig" den Knochen und drücken nun auf die Dura; sie müssen dann nach Erweiterung der Knochenlücke entfernt werden.

3. Angiome, Angiokavernome

Angiome und Angiokavernome finden sich ab und zu im Bereich der oberen Trigeminusäste. (Abb. 30). Sie können isoliert aber auch als Teil des Morbus Sturge-

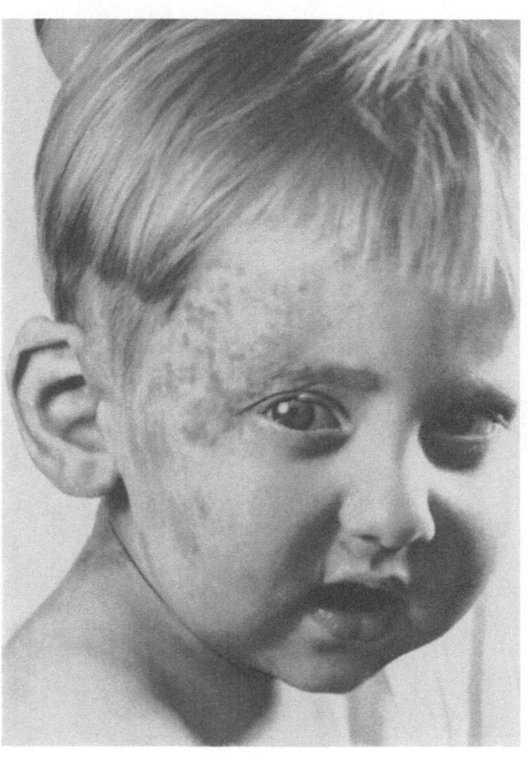

Abb. 30:
Morbus Sturge-Weber:
Gesichtsangiom.

Weber vorkommen, d. h. mit Verkalkungen in bestimmten Hirnlappenteilen, die angiographisch nachweisbar und operativ exstirpierbar sind (Abb. 31). Wie in Abb. 32 nachgewiesen, liegt den Gesichtsangiomen und der Hirngefäßmißbildung in solchen Fällen eine gemeinsame ontogenetische Störung zugrunde.

4. Kephalhämatome

Ausgedehnte Kephalhämatome bei Neugeborenen (Abb. 33a, 33b) müssen entleert werden, wenn sie sich nicht alsbald spontan resorbieren.

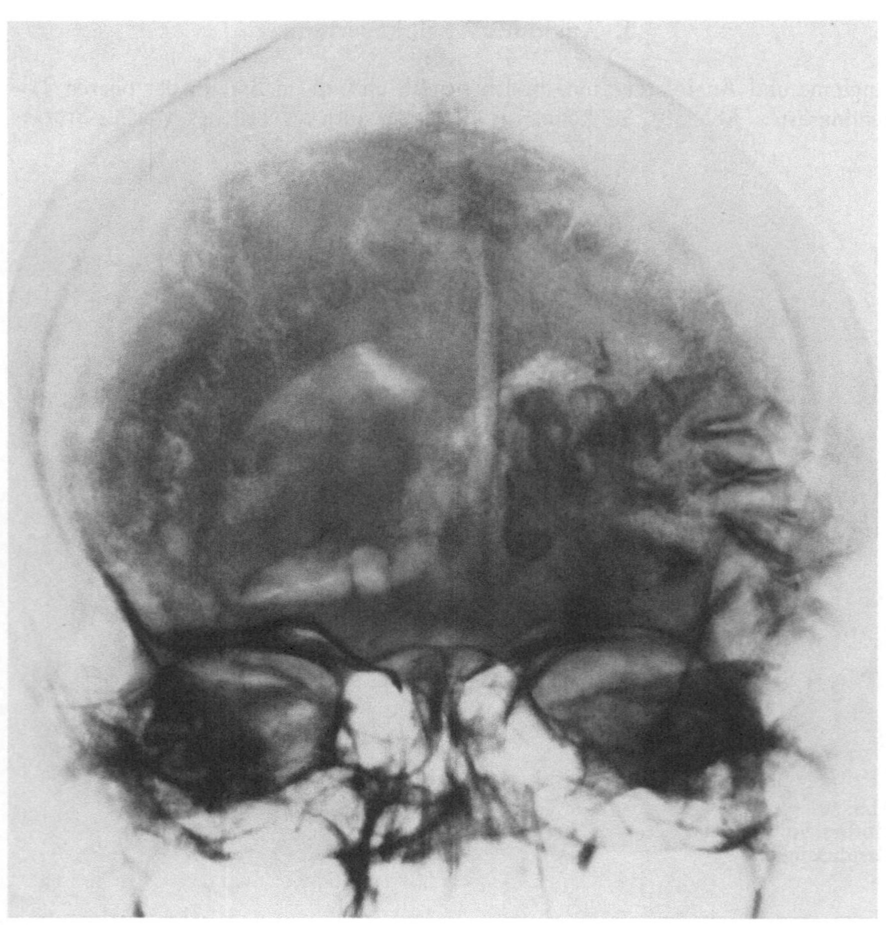

Abb. 31: Morbus Sturge-Weber: Hirnlappenverkalkung mit Ventrikelverdrängung.

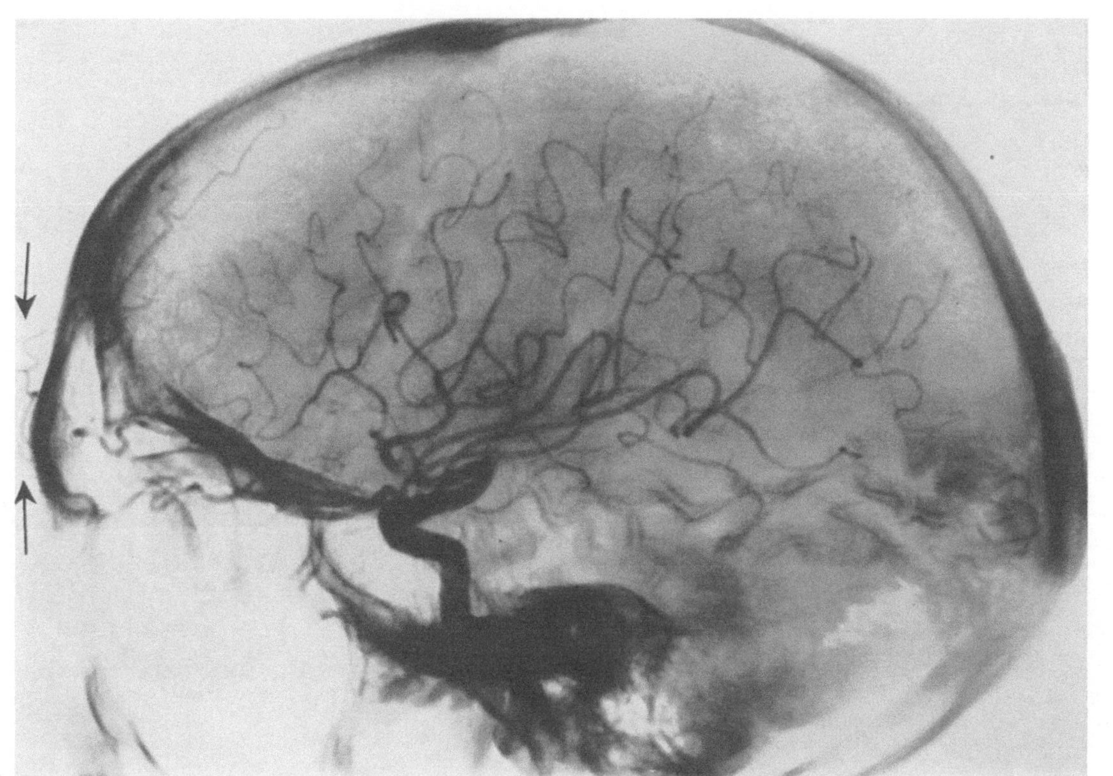

Abb. 32: Morbus Sturge-Weber: Das Angiogramm zeigt erstmalig die Verbindung des Angiomgeflechtes im Gesicht, kontinuierlich im Zusammenhang, Knochen und Stirnhöhle perforierend, mit den Zerebralgefäßen.

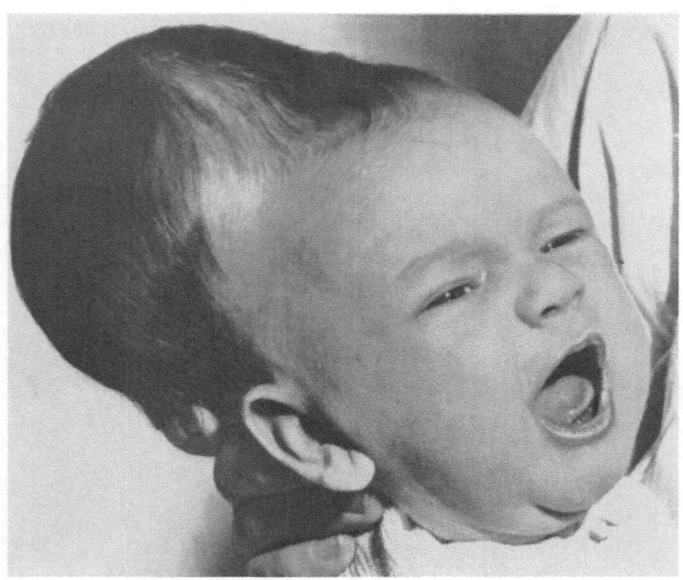

Abb. 33 a: Kephalhämatom beim Neugeborenen.

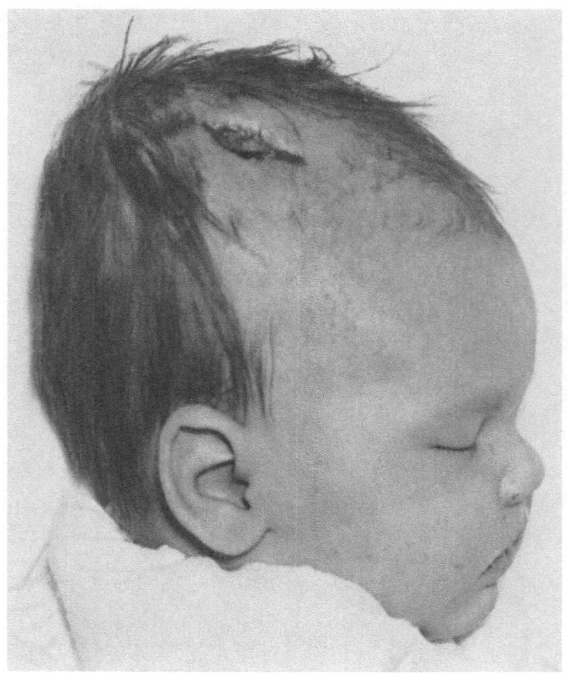

Abb. 33 b: Dasselbe nach Entleerung.

J. Neuralgie der Hirnnerven

1. Trigeminusneuralgie

Am häufigsten ist die Trigeminusneuralgie, meist symptomatischer Natur (Zähne, Tonsillen, Nebenhöhlen, Kiefer). Sie wird „genuin" genannt, wenn sich keine faßbaren Veränderungen finden.

Therapie: Bestehen die quälenden Anfälle trotz exakter Herdsanierung und konservativer Behandlung (Medikamente, Diät) fort, so kommen Ausschaltungseingriffe im Trigeminusbereich selber in Frage: *periphere*[1] und zentrale *Elektrokoagulation,* subzerebellare Durchtrennung der sensiblen Äste nach DANDY und Traktotomie nach SÖQUIST.

2. Neuralgie des N. glossopharyngicus

Sie geht mit Schmerzen am Zungengrund und Gaumen sowie beim Schlucken einher und kann zunächst mit Pantocain-Anästhesie der Gaumenbögen, definitiv mit Nervdurchtrennung (wie beim Trigeminuszugang nach DANDY) beseitigt werden.

3. Okzipitalneuralgie

Die Okzipitalneuralgie mit heftigen Nackenschmerzen läßt sich in den meisten Fällen durch Novocain-Aufquellungen (ohne Adrenalin) beseitigen; nur in Ausnahmefällen müssen wir die Exhairese vornehmen.

K. Hirn- und Schädelmißbildungen

Die praktisch bedeutsamsten Mißbildungen im Bereich des Gehirns und des Hirnschädels sind der Hydrocephalus congenitus und die Meningo-Encephalocele.

1. Hydrocephalus congenitus

Der kongenitale Hydrozephalus ist eine schwere Mißbildung. Da der Liquorabfluß gewöhnlich frei ist, dürfte es sich um primäre überschüssige Liquorproduktion handeln. Die schlechte Prognose macht es aber wahrscheinlich, daß die eigentliche Ursache doch wohl in einem tiefer gelegenen Defekt des Zentralnervensystems liegt.

2. Meningoenzephalozele

Bei den Meningoenzephalozelen stülpt sich der mit Liquor und Hirnteilen gefüllte Sack durch eine Knochenlücke vor, meist im Bereich des Hinterhauptes (Abb. 34), aber auch (seltener) der Nasenwurzel. Wenn nicht zuviel Hirn darin sitzt, kann man sie operativ abtragen und verschließen; aber es besteht die Gefahr

---

[1] Die periphere Elektrokoagulation, die RULAND an der Chir. Universitätsklinik Münster entwickelte, führt in den weitaus meisten Fällen zum Ziel.

des Hydrozephalus, der sich jedoch mit der Drainage nach SPITZ-HOLTER behandeln läßt: Es wird ein Plastikventil zwischen Seitenventrikel und rechtem Herz angelegt.

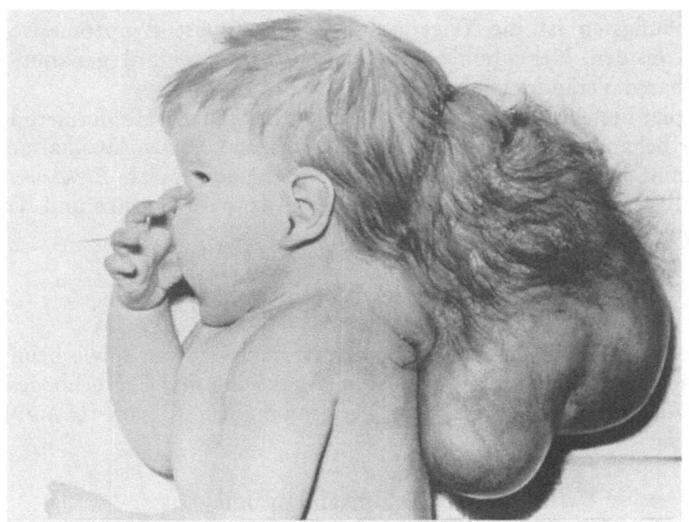

Abb. 34: Enzephalozele mit gesamtem Kleinhirn und Liquor als Inhalt.

L. Chirurgie des Gesichts, der Mundhöhle und der Kiefer

1. Verletzungen

Verletzungen im Bereich des Gesichtes zeigen gute Heilungstendenz. Bei primären Nähten verwenden wir vielfach für die Haut feines Katgut, weil die Narbenbildung dabei günstiger wird, was im Gesicht ja besonders wünschenswert ist.

2. Gesichtsfurunkel, Erysipel

Unter den entzündlichen Erkrankungen des Gesichtes steht praktisch an erster Stelle der **Oberlippenfurunkel** oder überhaupt der Gesichtsfurunkel im Bereich oder nahe der *Mittellinie* (V. angularis, V. ophthalmica, Sinus cavernosus). Seine Bösartigkeit wird häufig durch laienhaftes Drücken oder Kneten in seinen Anfangsstadien provoziert. Dann kann in wenigen Stunden die Oberlippe rüsselartig anschwellen und die Gesichtshälfte sich brettartig verhärten. Gleichzeitig treten starke Kopfschmerzen auf, die Folge der sich entwickelnden Sinusthrombose und Meningitis sind.

Therapie: Das erste Gebot beim Oberlippen- und Gesichtsfurunkel ist die *absolute Ruhigstellung* (Bettruhe, Schnabeltasse, Redeverbot). Alsdann muß durch Salbenauflage und konzentrierte Wärme eine lokale Einschmelzung erstrebt werden; gleichzeitig Gaben von *Antibiotika*.

Das **Gesichtserysipel** kann heute durch Penicillin immer beherrscht werden.

3. Tumoren

Unter den Tumoren des Gesichtes kommen im Kindesalter hauptsächlich *Nävi*, *Hämangiome* und *Dermoide* vor. Dermoide sitzen *unter* der Haut, Atherome (= Retentionszysten der Haarbalgdrüsen) sitzen *in* der Haut (vgl. S. 46). Dermoide sitzen meist am Augenwinkel und in Nähe der Nasenwurzel. Seltener sind Knochensarkome (Abb. 35 a, 35 b).

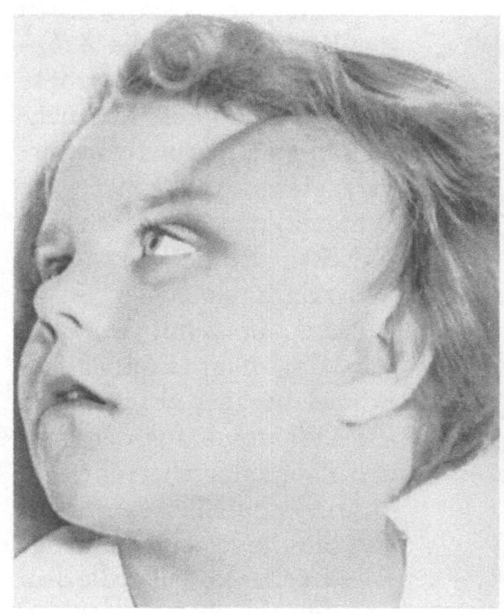
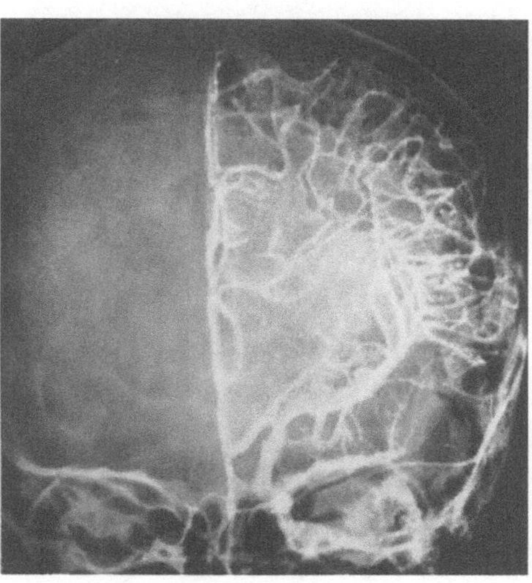

Abb. 35 a: Knochensarkom im Gesicht.   Abb. 35 b: Dasselbe im Angiogramm.

Bei den *Basaliomen* älterer Leute handelt es sich um oberflächliche Epithelwucherungen, die zentralen Zerfall zeigen können; sie bilden keine Metastasen und werden mit gutem Erfolg bestrahlt, ebenso wie die einfachen Hämangiome.

Unter den Tumoren des **Gesichtes** nimmt das Karzinom (Abb. 36) die 1. Stelle ein. In Form des verhornenden Plattenepithelkarzinoms macht es frühzeitig Metastasen. Sein Lieblingssitz ist die Unterlippe; es kommt überwiegend häufig bei älteren Männern vor. Die Behandlung besteht in frühzeitiger, keilförmiger Exzision im Gesunden und sorgfältiger Ausräumung der submentalen Drüsen beiderseits; Röntgennachbestrahlung. Elephantiasische Verdickungen der Unterlippe (Abb. 37a, 37b) stellen eine seltenere Erscheinung dar und sind angeboren.

In der **Mundhöhle** kommen von gutartigen Geschwülsten *Hämangiome, Lymphangiome* und die *Ranula* vor. Bei letzterer handelt es sich um Retentionszysten der Gl. sublingualis, die den Patienten ein Aussehen geben „wie mit der Kehlblase eines Frosches".

Die *Karzinome* der Mundhöhle haben keine gute Prognose, weil sie anfangs oft nicht radikal genug operiert werden. Raucher sind offensichtlich stärker disponiert; scharfe Zahnkanten sind frühzeitig zu beseitigen.

Kiefersarkome sind sehr maligne und zeigen schnelles, knochendestruierendes Wachstum.

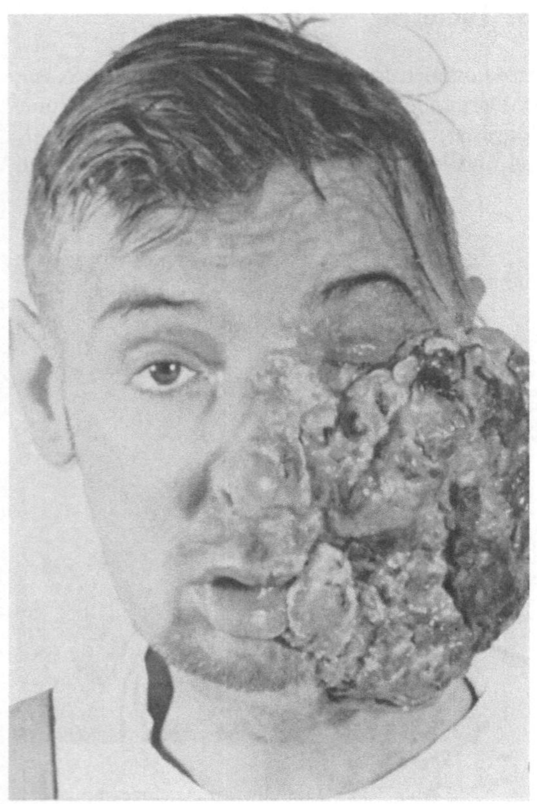

Abb. 36: Gesichtskarzinom, *homöopathisch* behandelt!

An der **Zunge** kommen alle möglichen Tumoren vor, aber am wichtigsten ist das Karzinom, weil es besonders bösartig ist. Frühzeitige Radikalexzision weit im Gesunden und Nachbestrahlung sind notwendig.

Unter den Geschwülsten der Kiefer spielen die *Zahnzysten* praktisch die größte Rolle. Die Follikelzysten nehmen ihren Ursprung von versprengten Zahnkeimen, die Wurzelzysten entstehen aus kariösen Zähnen bzw. den Wurzelgranulomen.

Die *Adamantinome* leiten sich vom Epithel des Schmelzorganes ab, während die *Odontome* aus der ganzen Zahnanlage herrühren.

Im Zahnfleisch entwickelt sich die *Epulis*, eine gutartige Riesenzellgeschwulst, die dem „Kiefer aufsitzt" (meist Unterkiefer). — Von den Schleimdrüsen können „Zylindrome" ausgehen, sind aber selten.

Von den malignen Kiefertumoren kommen zwar im Jugendalter Sarkome vor, aber bei weitem am wichtigsten sind die *Karzinome*, die vom Mundhöhlenepithel ihren Ausgang nehmen und dann den Kiefer durchsetzen. Sie erfordern Radikaloperation mit Kieferresektion.

Neben angeborenen, zystischen Erweiterungen im Bereich der **Speicheldrüsen** spielen die *Mischgeschwülste*, die sich aus mesenchymalen und epithelialen Bestandteilen zusammensetzen, die größte Rolle. Sie sollen *frühzeitig* mit Kapsel und Lobus sup. entfernt werden (Abb. 38) (Cave N. facialis), während die Karzinome der Parotis Totalexstirpation erfordern.

4. Angeborene Spaltbildungen

Unter den angeborenen Spaltbildungen des Gesichtes spielen die keimplasmatisch fixierten und somit vererbbaren *Hasenscharten* und *Gaumenspalten* die wichtigste Rolle. Die Hasenscharte (ein- und doppelseitig) wird schon bald nach der Geburt, die Gaumenspalte im 3.—4. Lebensjahr plastisch geschlossen.

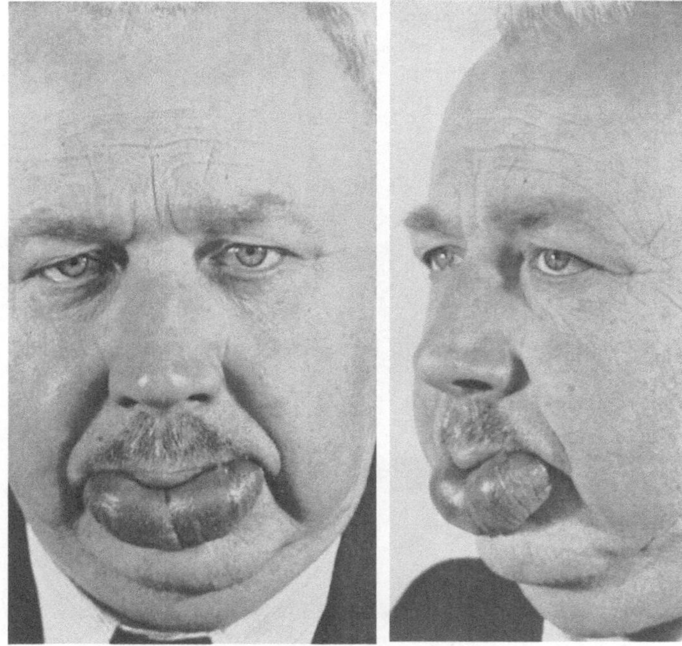

Abb. 37 a: Elephantiasis der Unterlippe.

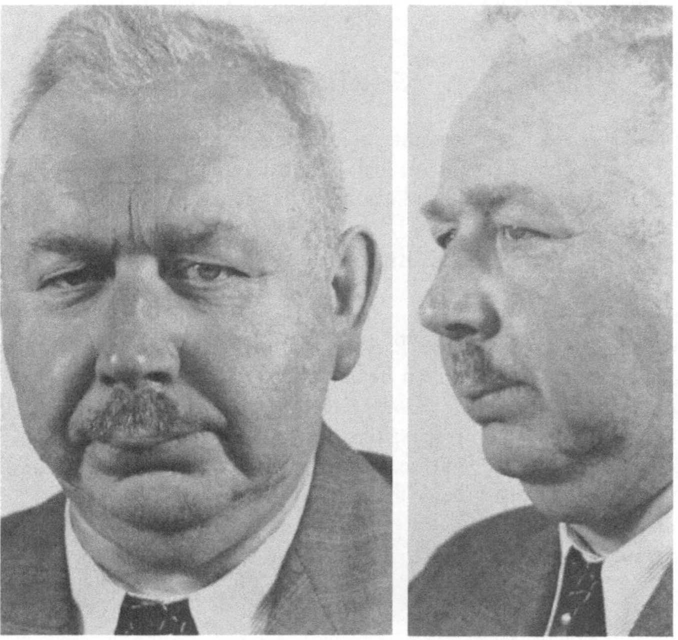

Abb. 37 b: Dasselbe nach Operation.

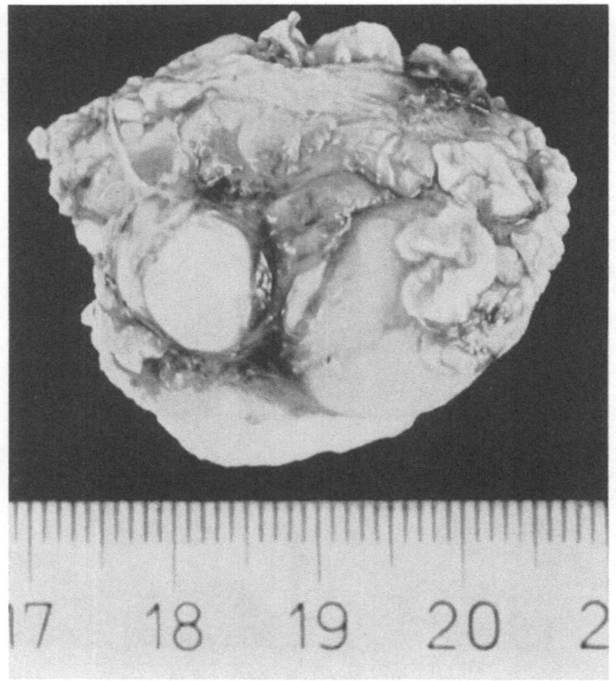

Abb. 38: Parotismischgeschwulst, mit Kapsel und Lobus superior exstirpiert, Fazialis intakt.

5. Kieferfrakturen

Bei den Kieferfrakturen kommt es auf Ausgleichung der Dislokation durch Drahtfixierung an den Zähnen an; bei Unterkieferfrakturen genügt häufig eine „Kinnschleuder", wenn keine Dislokation vorhanden ist.

6. Entzündungen

Die *entzündlichen Erkrankungen der Kiefer* gehen meist von den Zähnen und dem Zahnfleisch aus, weshalb die Periostitis und auch Osteomyelitis des Kiefers heute vorzugsweise in Zahnkliniken behandelt werden.

Die akuten Entzündungen der *Ohrspeicheldrüse* kommen als Parotitis epidemica (Mumps) und sporadisch nicht so selten bei kachektischen Patienten in postoperativen Stadien vor. Lokale Wärme, Antibiotika und bei Einschmelzung Inzision am unteren Pol sind anzuwenden; Trasylol im Dauertropf.

IV. Chirurgie des Halses

Von P. Sunder-Plassmann, Münster i. Westf.

A. Lymphknoten, Tumoren

Die Lymphknoten des Halses schwellen bei vielen Infektionen im Bereich des Gesichtes und der Mundhöhle an. Die *tuberkulösen* Lymphomata colli bilden zusammenhängende Pakete, die entzündlich miteinander verbacken, wobei es oft zur einschmelzenden Abszedierung kommt.

Demgegenüber bildet die *Lymphogranulomatose* (Morbus Hodgkin) „kartoffelartige" zusammenhängende Knollen (Abb. 39a, 39b, 39c), histologisch aus zellreichem Granulationsgewebe mit Eosinophilie und Sternbergschen Riesenzellen bestehend.

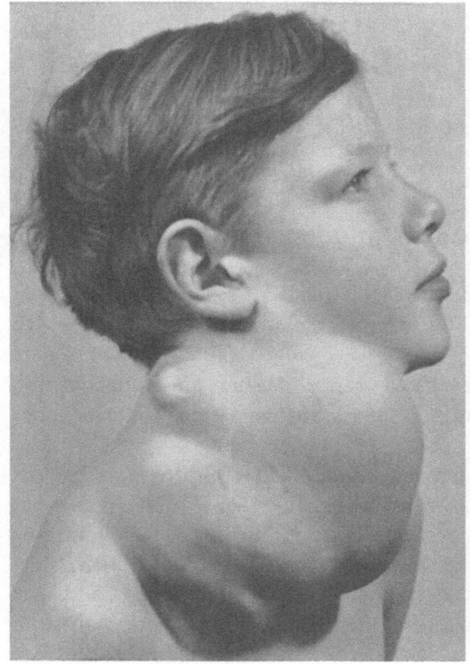
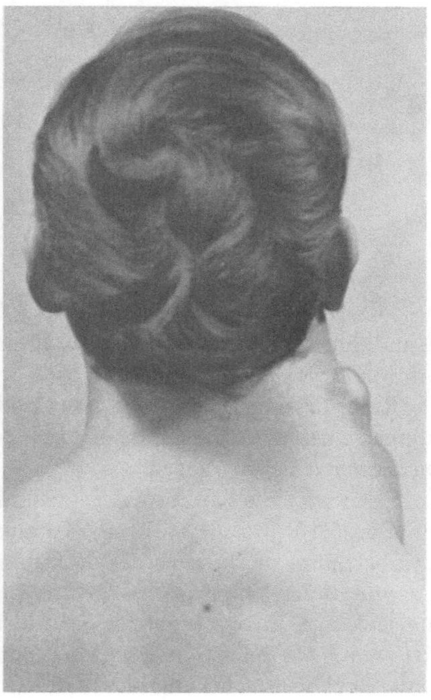

a   b

Abb. 39a: Lymphogranulomatose bei 14jährigem Jungen.
Abb. 39b: Dasselbe.

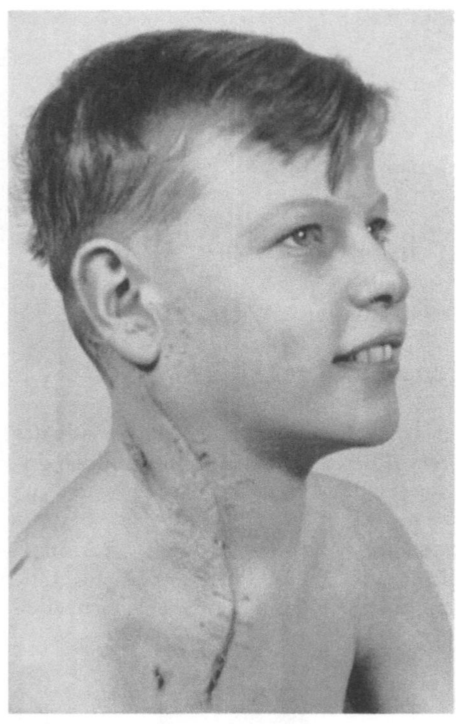

Abb. 39c: Dasselbe nach Operation und anschließender Bestrahlung!

Das *Lymphosarkom* durchbricht schon sehr früh die Lymphdrüsenkapsel und infiltriert das Nachbargewebe, so daß der Druck sich auf Nerven, Gefäße, Trachea und Ösophagus auswirken kann.

Als Abflußgebiet von Gesicht, Lippe, Zunge, Kiefer, Mundbucht kommt es auch nicht selten zu *Karzinommetastasen* in den Halslymphdrüsen.

Von *gutartigen Tumoren* kommen am Hals Lipome, Fibrome, Hämangiome, Lymphangiome und Neurinome vor. Große Lipome in allen Gewebslücken des Halses sind als „Madelungscher Fetthals" beschrieben.

Aus Resten der ehemaligen embryonalen Kiemengänge können sich die *branchiogenen Karzinome* entwickeln. An gleicher Stelle des seitlichen Halsdreieckes finden sich aber auch *zystische Lymphangiome*.

Seltener sind die *Tumoren des Glomus caroticum;* wir konnten in einem Fall (29j. Mann) eine isolierte Hirnmetastase gleichzeitig erfolgreich operieren.

B. Chirurgie der Schilddrüse

Die Schilddrüse ist entodermalen Ursprungs und senkt sich, ausgehend vom Mundhöhlenepithel, schon frühzeitig kaudalwärts, um schmetterlingsartig vor den Schildknorpel zu rücken.

Reste des Ductus thyreoglossus bilden das Foramen caecum am Zungengrund, können aber auch Veranlassung zur Bildung einer „Struma baseos linguae" oder *medianen Halsfistel* geben.

Der wirksame Bestandteil des Schilddrüsenhormons — das Thyroxin — enthält zu etwa 62% Jod. Es wirkt als Katalysator auf das Zellgeschehen des Organismus und bestimmt die Energie des Stoffumsatzes. Die Bestimmung des Ruhe-Nüchtern-*Grundumsatzes* (normalerweise um +10 bis —10% schwankend) objektiviert die jeweilige Auswirkung der Schilddrüsentätigkeit. Eine *Hypothyreose* oder gar *Athyreose* hat beim Kind schwere Entwicklungshemmungen im Längenwachstum und der Differenzierung des Zentralnervensystems zur Folge. Die Schilddrüse steht einerseits unter dem tonisierenden Einfluß des thyreotropen Hormons, das von den β_2-Zellen des Hypophysenvorderlappens produziert wird, wobei ein induzierender Faktor des Zwischenhirns („releasing factor") von Bedeutung ist. Andererseits sind die einzelnen Zellen der Schilddrüse aufs engste durch das vegetativ-neurale *Terminalretikulum* mit dem *Nervensystem* direkt verankert (SUNDER-PLASSMANN). Auch das klinische Bild spricht auf der ganzen Linie für die engen Beziehungen zwischen Nervensystem und Schilddrüse.

1. Struma

Die ständige und deutliche Vergrößerung der Schilddrüse wird Struma genannt; sie kann groteske Formen annehmen und findet sich *endemisch* in Hochgebirgstälern (Alpen) mit relativem Jodmangel der Nahrungsstoffe, während zur Meeresküste hin keine endemische Struma beobachtet wird. Charakteristisch für die Struma ist die *Retention des Kolloids,* während bei Hyperthyreosen und dem Morbus Basedow ganz im Gegensatz zur Struma das Kolloid verflüssigt und transzellulär in den Organismus abgegeben wird.

Häufig findet sich eine diffuse Vergrößerung der Schilddrüse: Struma colloides diffusa, manchmal eine knotige Vergrößerung: Struma nodosa; wenn Gefäße überwiegen, kommt es zur Struma vasculosa; wenn Bindegewebe vermehrt vorhanden ist, spricht man von der Struma fibrosa. Es kann auch zur Verkalkung kommen: Struma calculosa, ja „petrificata".

Im Gegensatz zu anderen Halstumoren (s. o.) verschiebt sich die Struma beim Schlucken „auf und ab". Versprengtes Schilddrüsengewebe kann zur Bildung einer Struma retrosternalis mediastinalis (Abb. 40 a, 40 b) und intrathoracalis Veranlassung geben. Da bei den Strumen das Kolloid gestaut ist und nicht in den Organismus abgegeben wird, kommt es weniger zur allgemeinen Auswirkung. Statt dessen wirkt sich die örtliche Vergrößerung durch *Druck* auf die Umgebung, besonders auf die *Trachea* mit mehr oder weniger starker Beeinträchtigung der *Atmung* aus (Abb. 41 a, 41 b).

Während sich in Endemiegebieten die *Kropfprophylaxe* in Form des Vollsalzes mit homöopathischen Jodgaben bei täglichem Gebrauch günstig auswirkt, kann vor der Jodbehandlung der sporadischen Struma nicht genug gewarnt werden, ganz gleich, ob innerlich verabreicht oder in Form von Salbeneinreibungen.

Therapie: Die beste und rascheste Strumabehandlung ist die *Operation,* unter Belassung eines kastaniengroßen Schilddrüsenrestes beiderseits der Trachea und sorgfältiger Schonung von Epithelkörperchen und N. recurrens! — Wir führen diese Operation nur noch in Intubationsnarkose aus; die Ergebnisse sind ausgezeichnet.

2. Hyperthyreose, Morbus Basedow

Im Gegensatz zur gewöhnlichen Struma wird bei den Hyperthyreosen und dem Morbus Basedow (Merseburger Arzt, 1840) das *Kolloid* nicht in der Schilddrüse retiniert, sondern vielmehr *verflüssigt* und unökonomisch in den Organismus *abgegeben.* Die Basedow-Schilddrüse ist also *kolloidarm.*

Pathogenetisch ist ein konstitutioneller oder immunologischer Faktor zur *Sensibilisierung* der neuro-hormonalen Grundlagen ebenso von Bedeutung, wie ein auslösendes Moment bzw. ständig sich auswirkende Reize. Von der „Merseburger Trias": Struma, Exophthalmus, Tachykardie — steht eines der Symptome oft stär-

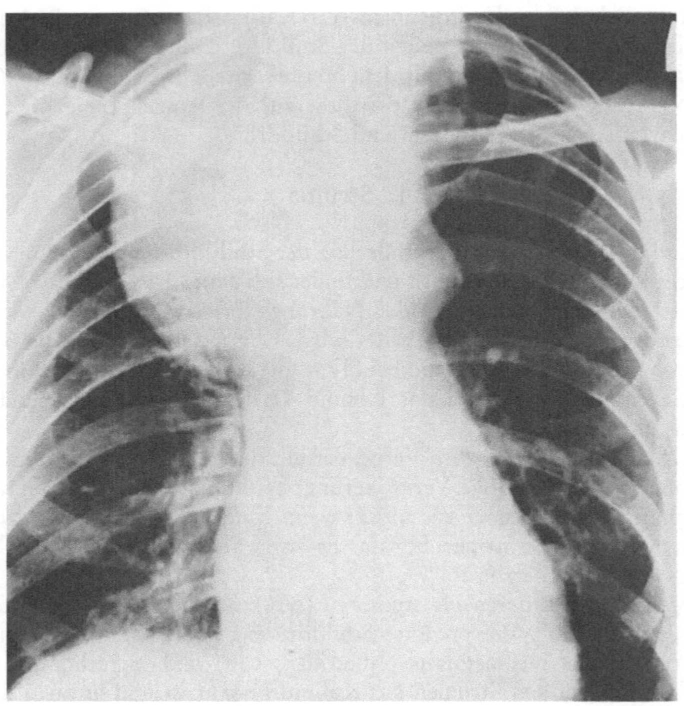

Abb. 40a: Struma mediastinalis bei 56jährigem Patienten mit absoluter Arrhythmie im EKG.

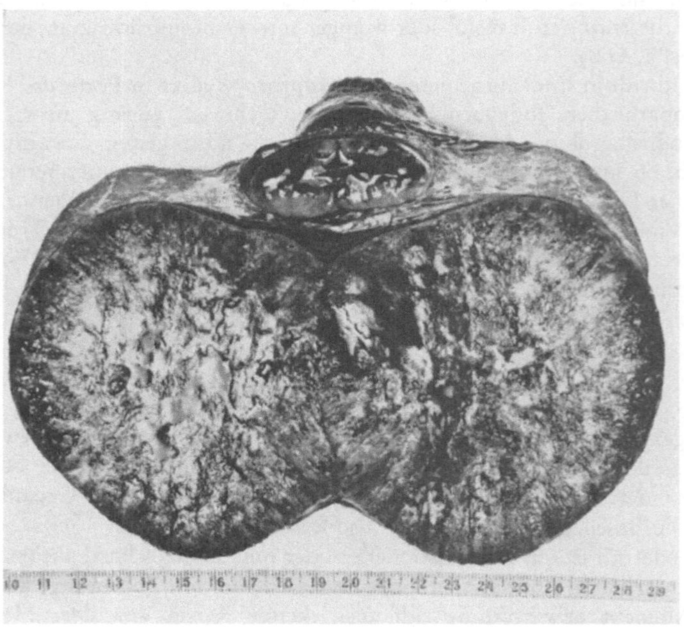

Abb. 40 b: Dasselbe. Operationspräparat. Danach normales EKG.

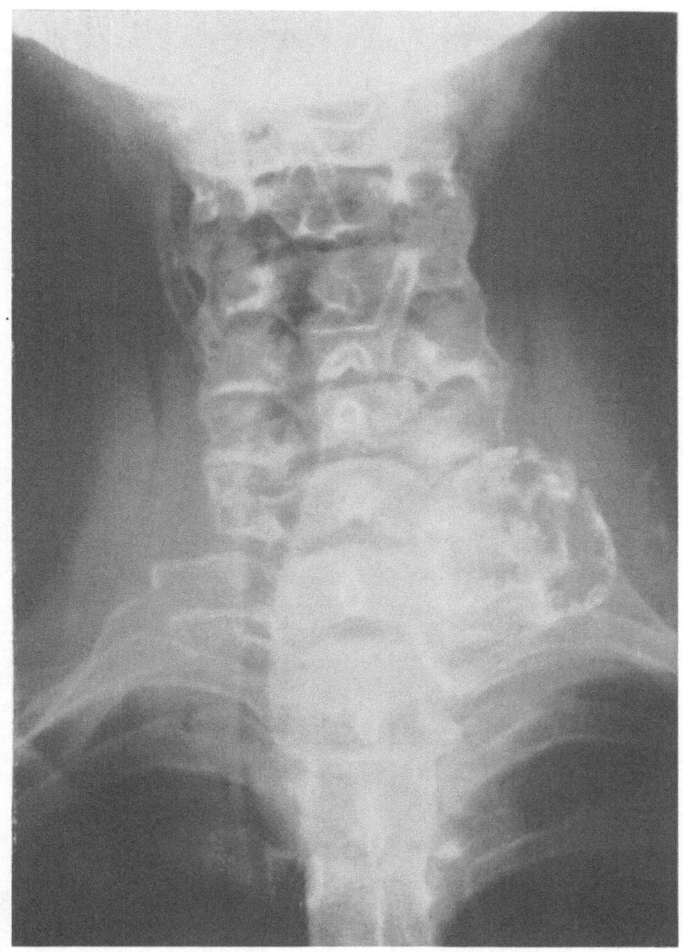

Abb. 41 a: Struma colloides et calculosa mit Verdrängung und Kompression der Trachea.

ker im Vordergrund. Die Struma ist meist nicht groß, zeigt vielmehr eine diffuse parenchymatöse Vergrößerung, die einfach *das ganze Organ mehr hervortreten läßt.*

Demgegenüber weist das **toxische Adenom** eine solitäre, solide Knotenbildung auf mit thyreotoxischem Syndrom, aber ohne Beteiligung der ganzen Drüse.

Das Bild des „fixierten Schrecks" unterstreicht im Gesicht des Basedow-Patienten am eindrucksvollsten der **Exophthalmus** (Abb. 42a, 42b). Bei seiner Entstehung spielen immunologische Faktoren ebenso eine spezielle Rolle wie bei der Pathogenese der Thyreotoxikose überhaupt; dabei tritt neuerdings auch der Thymus wieder mehr in den Mittelpunkt (s. u.). — Der Grundumsatz ist meist über + 30⁰/o erhöht und kann Werte von + 130—150⁰/o erreichen.

Therapie: Während leichtere Fälle einer konservativen Therapie zugängig sind, ist bei schweren Fällen die Behandlung der Wahl die *Operation nach sachgemäßer Vorbereitung.*

6*

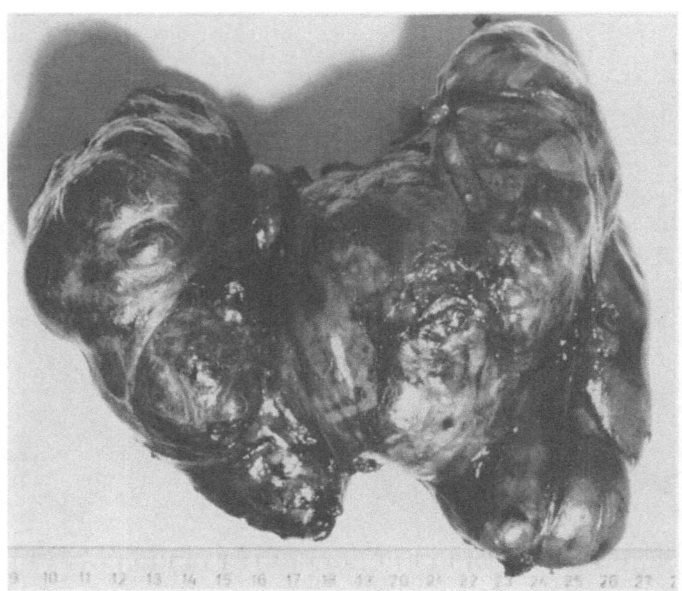

Abb. 41 b: Dasselbe. Operationspräparat.

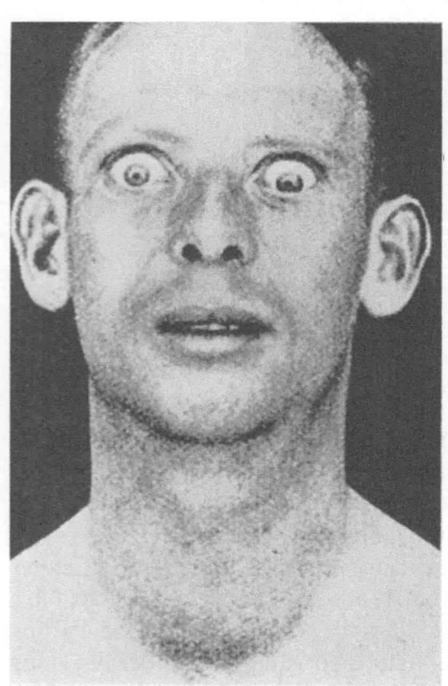

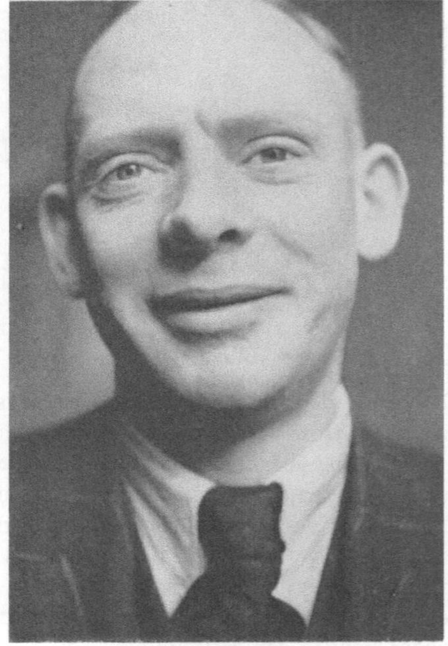

Abb. 42 a   Abb. 42 b

Abb. 42 a: Morbus Basedow, nach schwerem Schreckerlebnis (Todesangst bei Bombenangriff);
in kurzer Zeit 50 Pfund Gewichtsabnahme, Grundumsatz +132% — „fixierter Schreck".
Abb. 42 b: Derselbe nach der Operation.

Dabei spielt die *Jodvorbehandlung* nach Plummer die wichtigste Rolle: 3mal 3 Tropfen Lugol-Lösung täglich, bis 3mal 15 Tropfen ansteigend, bewirken eine vorübergehende Kolloidanschoppung in der Basedow-Struma und dementsprechend einen Rückgang der thyreotoxischen Allgemeinerscheinungen. Diese *zeitlich begrenzte* Situation muß *unbedingt* für die Operation ausgenutzt werden, da sonst leicht eine erhebliche Verschlimmerung eintreten kann. Deswegen soll Jod nur als Operationsvorbereitung, sonst bei Hyperthyreosen grundsätzlich *überhaupt nicht* gegeben werden.

Thiouracile, internistisch zur Behandlung leichterer Fälle gegeben, hemmen die Thyroxin-Synthese, müssen aber über längeren Zeitraum gegeben werden und können in einzelnen Fällen sogar einen Exophthalmus provozieren.

Psychische Beruhigung und Barbiturate spielen bei der Operationsvorbereitung neben der „Plummerung" eine sehr wichtige Rolle. Ist der Grundumsatz gesunken, die Pulsfrequenz heruntergegangen, der Patient ruhig geworden, so muß operiert werden: Vorgehen wie oben bereits von der Struma geschildert.

Die *Ergebnisse* sind *ausgezeichnet*, die Mortalität ist beim erfahrenen Operateur sehr gering. Es ist zweckmäßig, nach der Operation eine Zeitlang Thyreoidin (tägl. 1 Tabl.) zu geben. — Indikation bezüglich des radioaktiven Jodes (^{131}J) s. Kap. Strahlenheilkunde (S. 564) und Lehrbuch der Inneren Medizin, J. F. Lehmanns Verlag, München 1966.

3. Maligner Exophthalmus

Es liegt in der Situation des einzelnen Patienten begründet, daß in *seltenen* Fällen sowohl nach Strumaresektion als auch nach konservativer Behandlung mit Thiouracilen ein schnell *progredienter Exophthalmus* sich entwickelt, der unter sehr starker Protrusio bulbi, Bildung von Hornhautulzera und schwerer Chemosis in kürzester Zeit eine Spontanperforation der Augen und damit eine Amaurose zur Folge haben kann. Deswegen wurde der klinische Begriff „maligner Exophthalmus" geprägt, dessen pathologisches Substrat (Ödem, Rundzelleninfiltrate des retrobulbären Fettgewebes) an sich keine Malignität aufweist.

Therapie: Während einzelne Patienten auf Hypophysenbestrahlung und Thyreoidin ansprechen, müssen hochgradige Fälle *operiert* werden nach dem Vorgehen von Naffziger. Obwohl diese Operation (Orbitadekompression und Entdachung des Canalis N. optici) den momentanen Druck beseitigt, wirkt sich zweifellos auch ein unspezifischer Heilfaktor (lokale Umstimmung) und möglicherweise noch eine Beteiligung des Zwischenhirns und der Hypophyse aus (Abb. 43a, 43b). In einzelnen Fällen hat sich Cortison (anfangs täglich 100 mg) bewährt.

4. Struma maligna

Die Struma maligna wächst schon frühzeitig infiltrativ in die Umgebung und hat durch Druck auf den N. recurrens *Heiserkeit* zur Folge. Außerdem führt sie besonders stark zur *venösen* Kompression mit Einflußstauung zum Herzen und Dilatation der äußerlich geschlängelten Venen.

Therapie: Frühzeitige Radikaloperation, radioaktives Jod (^{131}J) und Hypophysenausschaltung durch Radiogold (S. 540) sind die einzigen Möglichkeiten der Hilfe.

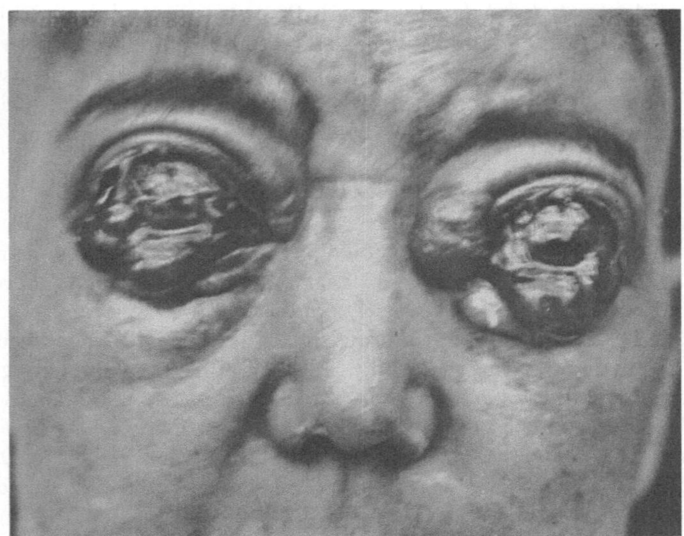

Abb. 43 a: „Maligner Exophthalmus" bei 55jähriger Frau nach schwerem Schreckerlebnis
(Todesangst bei Sturz in Löschteich während Bombenangriff), keine Grundumsatzerhöhung.
Hornhautulzera, Chemosis, starke Schmerzen, drohende Perforation!

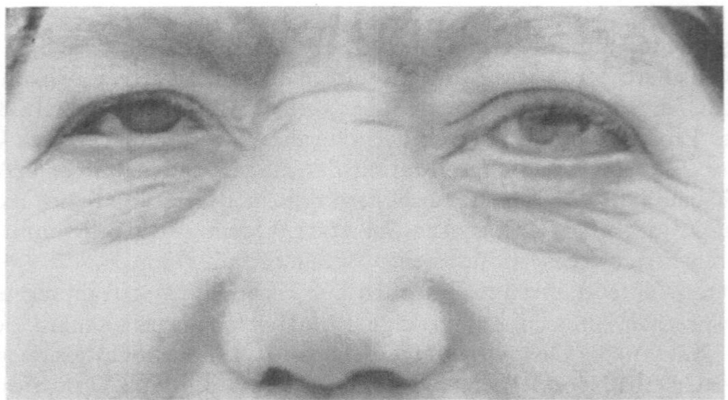

Abb. 43 b: Dasselbe nach der Operation: völlige Gesundung!

5. Strumitis

Eine Strumitis oder Thyreoiditis (RIEDEL) ist sehr selten bakteriellen Ursprungs.
Wahrscheinlich spielen immunologische Faktoren im Sinne einer Sensibilisierung
der Schilddrüse eine Rolle, so daß nach Art einer allergisch-hyperergischen Reaktion
eine Verquellung und Infiltration mit Ersatz durch lymphatisches Gewebe statt-
findet (HASHIMOTO).

Pathogenetisch spielt der Thymus eine Rolle und möglicherweise ein Virusinfekt
(= „infektinduzierte Auto-Aggression").

Therapie: Zur Behandlung empfehlen sich keilförmige Exzision und Entzün-
dungsbestrahlung sowie lokale Hirudoid-Salbenverbände, Cortison.

C. Chirurgie der Epithelkörperchen

Es sind gewöhnlich 4 linsengroße Körperchen, die in Nähe der Polgefäße der Schilddrüse sitzen (aber auch ausnahmsweise bis ins Mediastinum verlagert sein können) und eine entscheidende Rolle im *Kalkstoffwechsel* spielen. Das *Parathormon* (COLLIP, 1925) wird in tonischer Abhängigkeit vom parathyreotropen Hypophysenvorderlappenhormon in den Epithelkörperchen produziert und regelt in feinsten Graden den Kalzium- und Phosphorgehalt im Blutserum. Der normale Kalziumspiegel bewegt sich um 9—11 mg%, der Phosphorgehalt zwischen 2 und 4 mg%.

1. Parathyreoprive Tetanie

Wird bei Struma-Operationen Epithelkörperchengewebe versehentlich mitentfernt oder geschädigt, so entsteht das Krankheitsbild der parathyreopriven Tetanie: Infolge der Kalium-Kalzium-Verschiebung kommt es zur neuromuskulären Übererregbarkeit mit positivem Chvostek-Zeichen (Klopfen auf Fazialisäste ergibt Zucken des Mundwinkels) und positivem Trousseau-Zeichen (Druck auf Armnerven ergibt Pfötchenstellung der Finger); schließlich können tetanische Krampfzustände mit Krampf der Atem- und Kehlkopfmuskulatur das Leben ernstlich bedrohen.

Therapie: Zur Behandlung ist Kalzium intravenös zu geben, ferner Parathormon und mit Gaben von A.T. 10 („antitetanisches Präparat Nr. 10, HOLTZ) zu beginnen. Letzteres ist eine ölige Lösung (bestrahltes Ergosterin), wird *peroral* gegeben *unter ständiger Kontrolle des Blutkalkspiegels!*

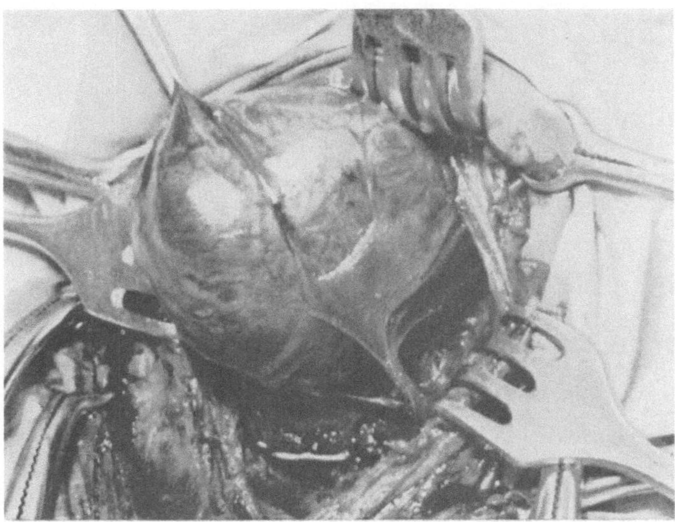

Abb. 44: Ostitis fibrosa generalisata: freigelegtes Epithelkörperchenadenom.

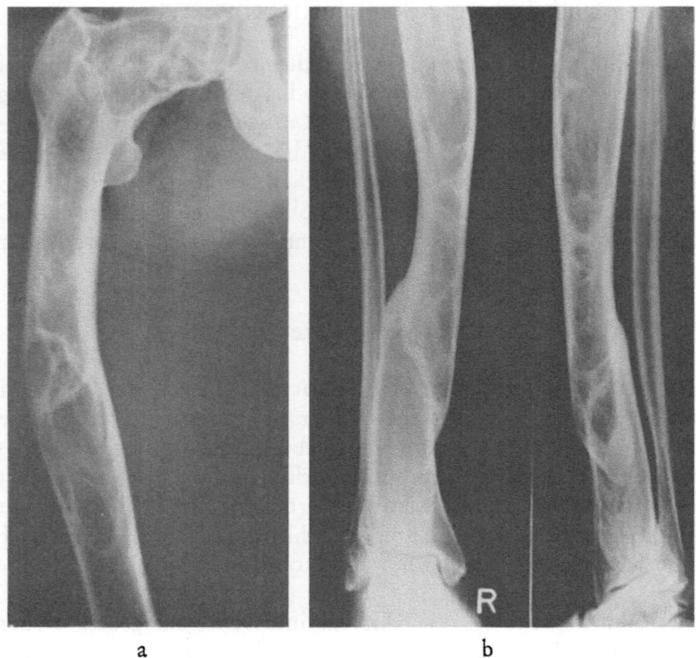

Abb. 45 a: Ostitis fibrosa generalisata: mehrkammerige Zystenbildung im Femur
und Coxa vara.
Abb. 45 b: Ostitis fibrosa generalisata: abgeheilte Spontanfraktur der Tibia nach Exstirpation des Epithelkörperchenadenoms.

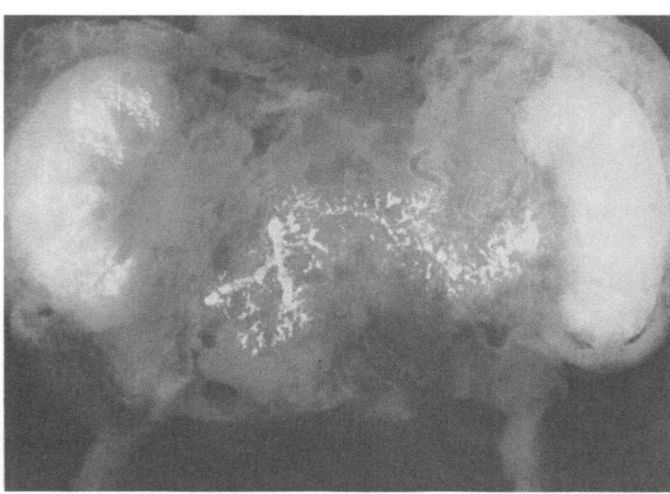

Abb. 46: Schwerste Ostitis fibrosa generalisata mit Kalzifizierung von Nieren und Pankreas.
Präfinal eingeliefert.

2. Osteodystrophia fibrosa generalisata (M. Recklinghausen)

Im Gegensatz zur parathyreopriven Tetanie kommt es bei der Osteodystrophia fibrosa generalisata (v. Recklinghausen) zu einem erheblichen *Anstieg des Blutkalziums* (17—20—30 mg%) und Absinken des Phosphorspiegels (1,5 mg%). Nach wahrscheinlich initialer Störung des Kalium-Kalzium-Gleichgewichtes (Nieren!) treten die Epithelkörperchen in den Mittelpunkt des Geschehens, indem eines davon sich *adenomatös* verändert. Durch die ständige unökonomische Ausschüttung von Parathormon aus dem **Epithelkörperchenadenom** (Abb. 44) kommt es zu einer enormen allgemeinen *Knochenentkalkung*, Atrophie, Ersatz durch fibröses Gewebe mit Riesenzellbildung und *mehrkammerigen Zysten* (Abb. 45 a, 45 b).

Therapie: Die Exstirpation des Epithelkörperchenadenoms bringt weitgehende Besserung, sofern nicht schon die Nieren und das Pankreas durch Kalzifikation bereits zu sehr gelitten haben (Abb. 46).

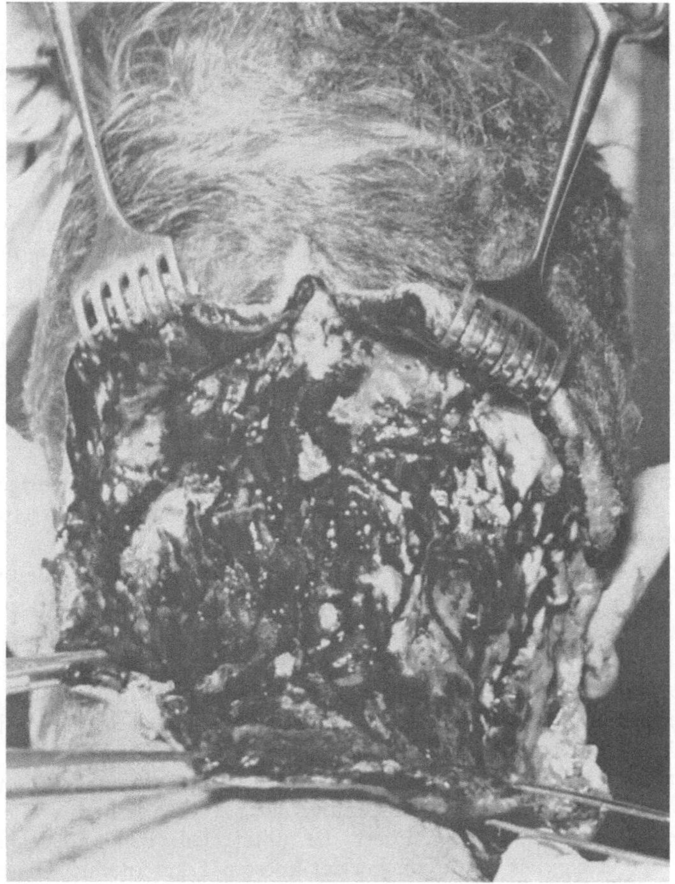

Abb. 47: Nackenkarbunkel; kreuzweise elektrische Spaltung, Exzision der Nekrosen.

D. Entzündungen im Halsbereich

Phlegmonen und Abszesse am Hals gehen entweder von der Mundhöhle oder den Lymphknoten aus. Sie sind vielfach „subakut" und nehmen einen schleichenden Verlauf. Das ist besonders bei der „**Holzphlegmone**" und der **Aktinomykose** (Strahlenpilz) der Fall, die mit derben Infiltrationen einhergehen.

Im Nacken entsteht nicht selten durch ein Zusammenrücken mehrerer Furunkel (Haarbalginfekt mit Staphylokokken) der große und sehr schmerzhafte **Nackenkarbunkel.** Die Nekrosen reichen meist bis auf die Nackenfaszie (Abb. 47). Kragen und scheuernde Kleidungsstücke bilden oft die Ursache; Diabetiker (!) sind besonders disponiert.

Therapie: Heiße Packungen, alsbaldige kreuzweise Spaltung mit Exzision der Nekrosen und offene Tamponade mit Penicillin-Salbe sind erforderlich.

E. Fehlbildungen im Halsbereich

Die **mediane Halsfistel** entsteht aus Resten des Ductus thyreoglossus. Sie ist manchmal mit Flimmerepithel ausgekleidet und sondert ein schleimiges Sekret ab. Die Operation muß radikal durch das Zungenbein bis zum Zungengrund erfolgen, da es sonst Rezidive gibt.

Die **seitliche Halsfistel** bildet sich aus Resten des Ductus thymopharyngicus und muß ebenfalls radikal entfernt werden.

Das **Skalenus-Syndrom** (Parästhesien, Schmerzen, Kältegefühl im Arm) wird durch Druck des Nervenbündels in der Skalenuslücke hervorgerufen. Sympathikusreizung ist dabei unvermeidlich, manchmal ist auch eine Halsrippe im Spiel. Im allgemeinen kommt man mit Novocain-Blockaden zum Ziel, nur in Ausnahmefällen ist zu operieren.

F. Tracheotomie

Die Chirurgie des Halses wäre unvollständig, wenn man eine wichtige Notfall-Operation nicht erwähnte, die schon für manchen Patienten lebensrettend war: *die Tracheotomie.*

Dazu muß der Patient ein Kissen unter die Nacken-Schulter-Partie bekommen und der Kopf nach hinten gebeugt werden. Zur **Tracheotomia inferior** wird ein Längsschnitt in der Mitte bis zum Jugulum gelegt, Muskeln und Halsfaszie werden durchtrennt, Venae imae stumpf zur Seite geschoben oder ligiert, Isthmus der Schilddrüse nach oben mit stumpfem Haken geschoben und die Trachea eröffnet. Der Tracheotomieschnitt muß etwas *ovalär* gelegt werden, damit keine Nekrosen durch Kanülendruck entstehen.

Bei sehr kurzem Hals kann man auch die **Tracheotomia superior** in gleicher Weise durchführen, nimmt dabei den Isthmus der Schilddrüse nach unten, um den Ringknorpel zu schonen und inzidiert die unter dem Ringknorpel liegenden 3 Trachealringe in gleicher Weise wie bei der unteren Tracheotomie. Die eingelegte Kanüle wird durch kleine seitliche Tampons und durch im Nacken fixierte Bändchen gesichert.

V. Chirurgie des Thorax

Von P. Sunder-Plassmann, Münster i. Westf.

Daß wir heute im Thorax mit der gleichen Sicherheit operieren können wie in der Bauchhöhle, verdanken wir vor allem den Fortschritten der modernen *Anästhesie* (Intubationsnarkose), der *Chemotherapie* und dem *Bluttransfusionswesen*.

Der Hauptunterschied bei Operationen an den Organen des Thorax gegenüber denen der Bauchhöhle ist der, daß man beim Thorax an tätigen (Lunge, Herz) und immer *in situ* belassenen Organen operieren muß, während man in der Bauchhöhle (Magen, Appendix) die Organe mit Vorliebe während der Operation mehr oder weniger „luxiert". Wesentlich für den Erfolg bei Thorax-Operationen sind auch die modernen *Lungen- und Herzfunktionsprüfungen* vor und die ständige Überwachung durch den *Anästhesisten* während der Operation. Absolute Vorbedingungen sind spezielle Diagnostik (Herzkatheter) und Indikationsstellung, welches nur im Zusammenwirken mit Pädiater und Internist am besten möglich ist.

A. Verletzungen im Thoraxbereich

Sie haben ihre Besonderheiten; speziell perforierende Verletzungen führen wegen des negativen Druckes in der Pleurahöhle zu schwersten Komplikationen.

1. Frakturen

Bei Frakturen des Sternums und der Rippen geht es im allgemeinen glimpflich ab, selbst ein ausgedehntes Hautemphysem pflegt gewöhnlich spontan resorbiert zu werden. Ein Heftpflaster-Dachziegelverband dient der Ruhigstellung; er muß in der Exspirationsphase mit breitem Heftpflasterzug von der Wirbelsäule zum Sternum hin angelegt werden. Praktisch ist auch ein breiter „Rippengürtel", wie er neuerdings von einigen Firmen im Handel ist.

2. Pneumothorax, Hämatothorax

Wichtiger als die Rippenfrakturen sind bei stumpfen Thoraxtraumen *innere Verletzungen* in Form von Blutungen, Pneumothorax, Hämatothorax, Bronchusrissen, Mediastinalemphysem, Aortenruptur, Pleuraemphysem, vgl. S. 485. Leichtere Blutungen werden resorbiert und ebenso die Luft bei leichten Graden eines geschlossenen **Pneumothorax.** Gefährlich ist dagegen, wenn durch eine Lungenwunde oder ventilartige Verletzung der Thoraxwand Luft bei der Einatmung in den Pleuraraum eindringt aber nicht wieder bei der Ausatmung herauskann („Ventil-Spannungspneumothorax"): aufgehobenes Atemgeräusch, Schachtelton, Zyanose, kleiner Puls, im Röntgenbild kollabierte Lunge, Mediastinum zur anderen Seite verschoben, sind unverkennbare Zeichen. Die Thoraxwunde muß sofort geschlossen, die Pleuraluft mit Pneu-Gerät abgesaugt werden; bei späterer Blutung aus Lungengewebe Thorakotomie und Versorgung unter Sicht.

Ein **Hämatothorax** muß alsbald durch Punktion *entleert* werden, da sonst schwere Pleuraschwarten entstehen; kommt nach mehrfacher Entleerung die Lunge nicht zur Entfaltung, so muß die Bülau-Drainage (S. 97) Anwendung finden. Bei Bronchusrissen sind große Thorakotomie und Bronchusnaht erforderlich. Noch nach längerer Zeit kann bei Thoraxverletzungen ein Pleuraempyem (S. 97) bzw. Lungenabszeß (S. 104) auftreten, die eine besondere Behandlung erfordern.

Bei den gefährlichen perforierenden *Zweihöhlenverletzungen* muß jede Höhle für sich versorgt und geschlossen werden, nachdem auch die Zwerchfellnaht durchgeführt wurde.

B. Tumoren des Mediastinums

Am häufigsten sind retrosternale Strumen (s. o.).

Bei Myasthenia gravis finden sich nicht selten gutartige Thymusgeschwülste (Thymome), nach deren Exstirpation Besserung eintreten kann. (Abb. 48a, b, c). — Histologie: deutlich von Rinde abgegrenztes Mark, wenig Hassal-Körperchen.

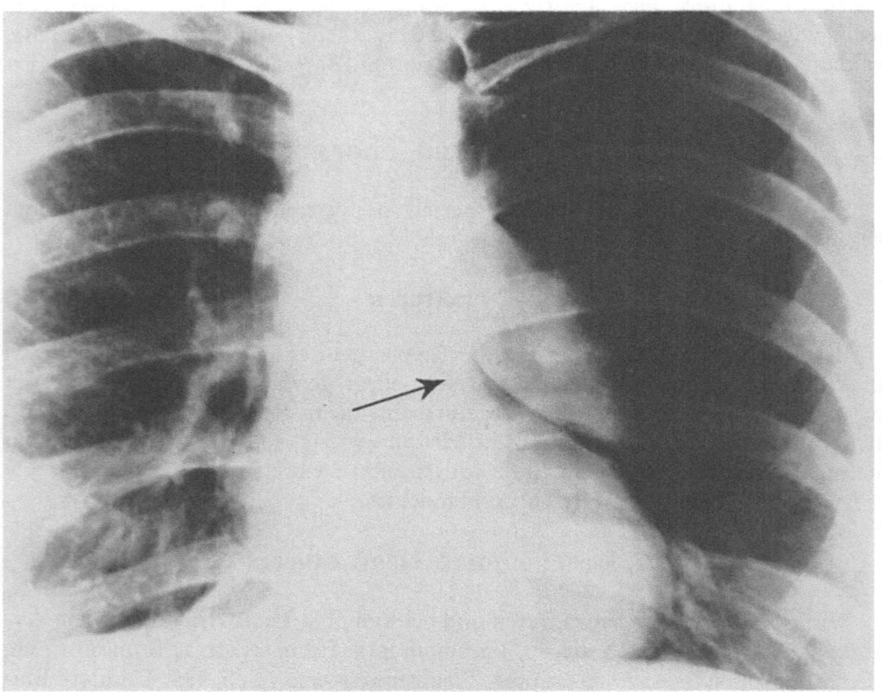

Abb. 48a: Das Pneumomediastinum zeigt ein Thymom (→) bei Myasthenia gravis. 42jährige Frau.

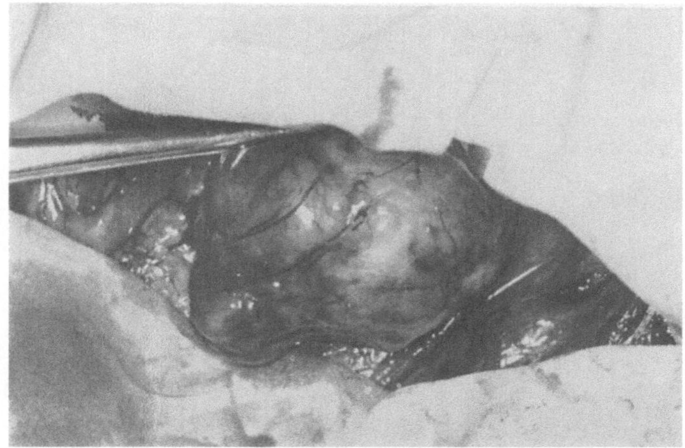

Abb. 48 b: Dasselbe. Operationssitus des freigelegten Thymoms bei Myasthenia gravis.

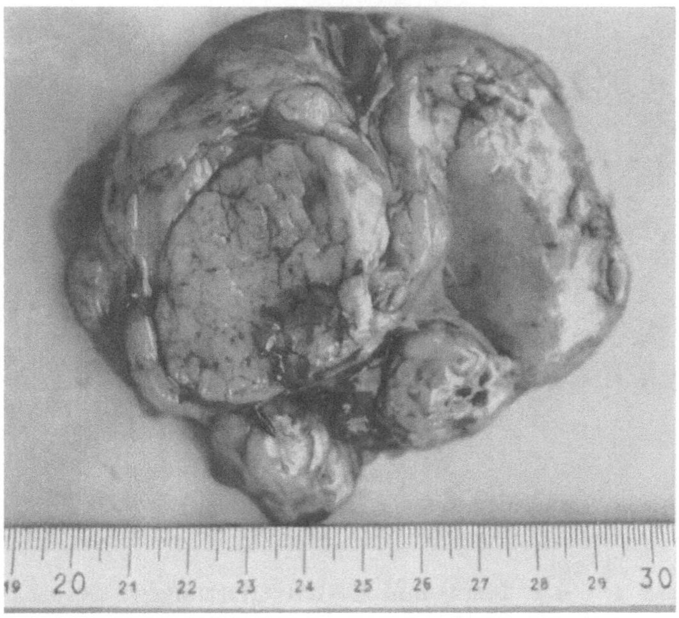

Abb. 48 c: Dasselbe. Exstirpiertes Thymom bei Myasthenia gravis; weitgehende Besserung.

Neben dystopischen Strumen entstehen im Mediastinum vor allem noch *Dermoide* (Abb. 48 d) und Teratome sowie Neurinome.

Die Lymphogranulomatose (HODGKIN) kann durch dicke Drüsenpakete erhebliche Verbreiterung des Mediastinums bewirken; desgleichen ein Aortenaneurysma; letzteres kann heute erfolgreich operiert werden (S. 91).

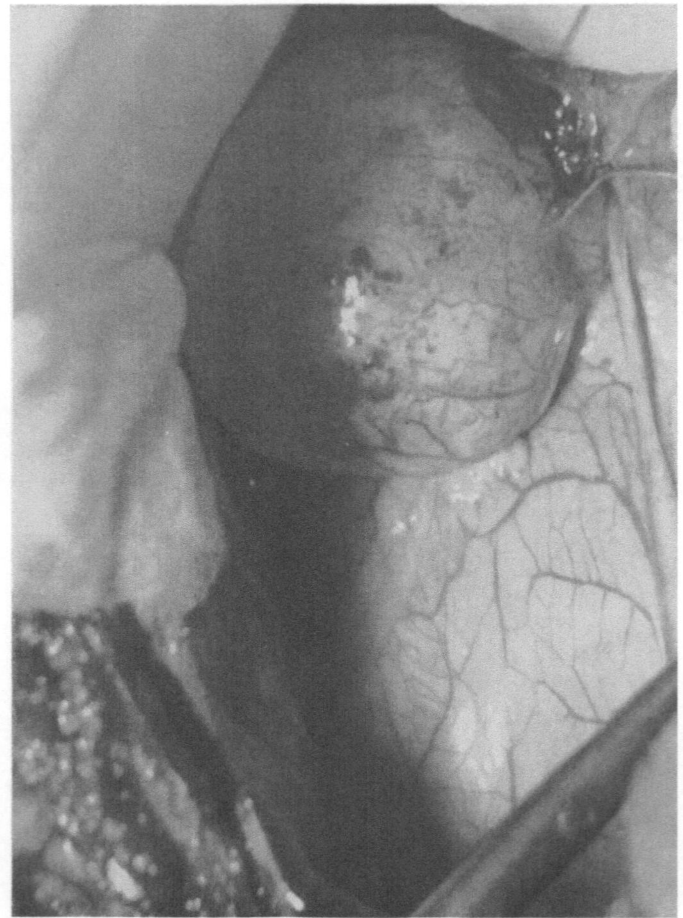

Abb. 48 d: Dermoid im Mediastinum, Operationssitus.

C. Chirurgie des Herzens und der herznahen Gefäße

1. Herz- und Aortenverletzungen

Herzverletzungen können spontan heilen. Die Indikation zum Eingriff besteht bei starken Blutungen mit *„Herztamponade"* (Verbreiterung der Herzdämpfung, leise Herztöne, Einflußstauung), Schmerzen mit Ausstrahlung in linken Arm oder Oberbauch. Technisch bietet die Herznaht heute keine Schwierigkeit mehr.

Verletzungen der herznahen großen Gefäße sind meist tödlich. Kommt es zu Intimarissen der Aorta, so kann ein Aneurysma dissecans entstehen, das über die ganze Thorax-Aorta reicht. In günstig gelagerten Fällen können sie erfolgreich operiert werden.

2. Panzerherz

Neben der operativen Versorgung verletzter (an sich gesunder) Herzen begann die Herzchirurgie ihren Siegeszug zunächst mit der Operation des Panzerherzens: Die schwielige und verkalkende *Concretio pericardii* kommt meist auf tuberkulöser, auch auf rheumatischer Grundlage zustande. Das Herz kann durch Kalkplatten so ummauert sein, daß es kaum mehr eine richtige Systole und Diastole zustande bringt (Abb. 49 a—c), wobei durch Einmauerung besonders des rechten Vorhofes vor allem noch eine *venöse Einflußstauung auftritt,* manchmal mit hochgradiger Aszitesbildung und Leberstauung.

Bei der Operation wird das Herz aus den Kalkplatten geschält wie die „Kokosnuß aus der Schale". Vor allem im Bereich des rechten Vorhofes muß die Befreiung des Herzens von den schnürenden Kalkplatten (Abb. 49 b, 49 c) vollständig sein; dann sind die Erfolge ausgezeichnet.

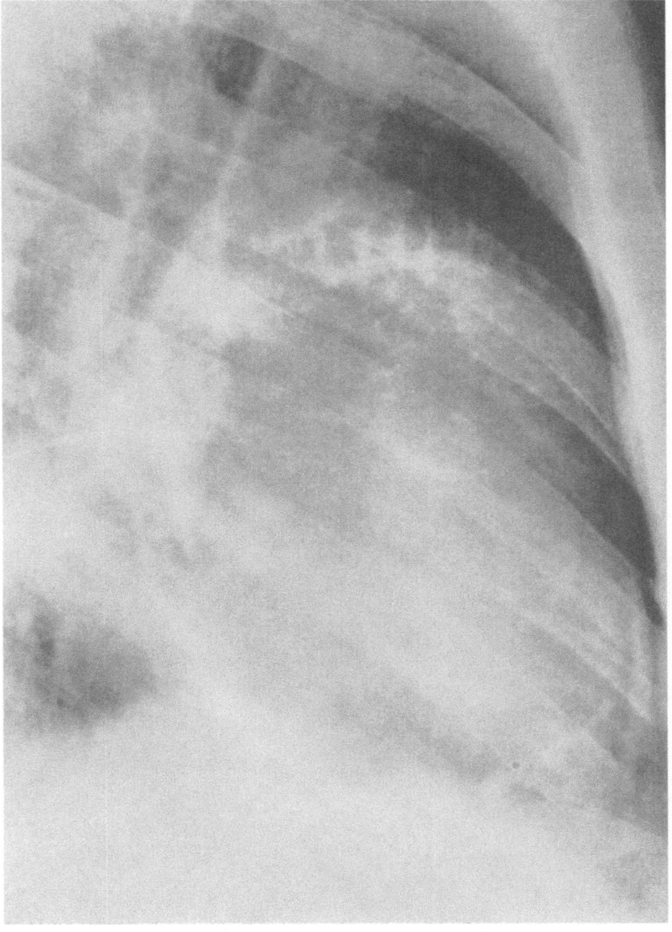

Abb. 49 a: Panzerherz: Das Herz ist von Kalkplatten rings eingeschlossen.

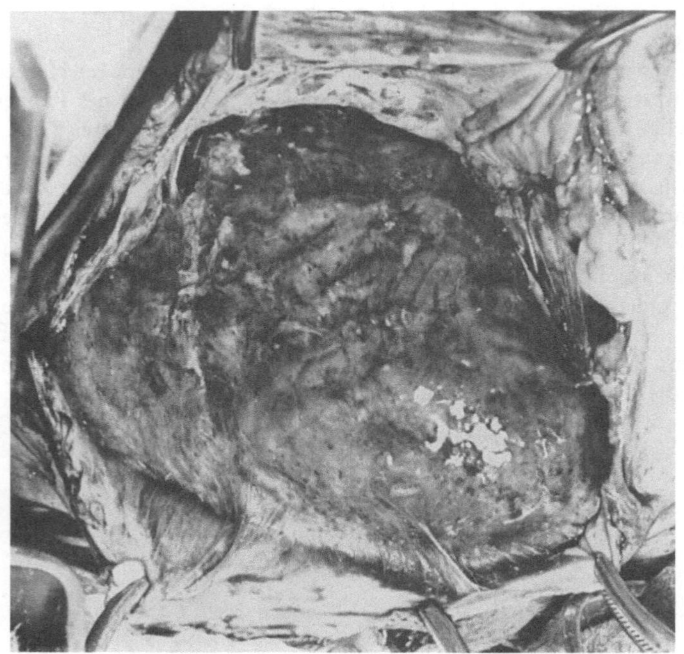

Abb. 49 b: Freigelegtes Panzerherz, Operationssitus.

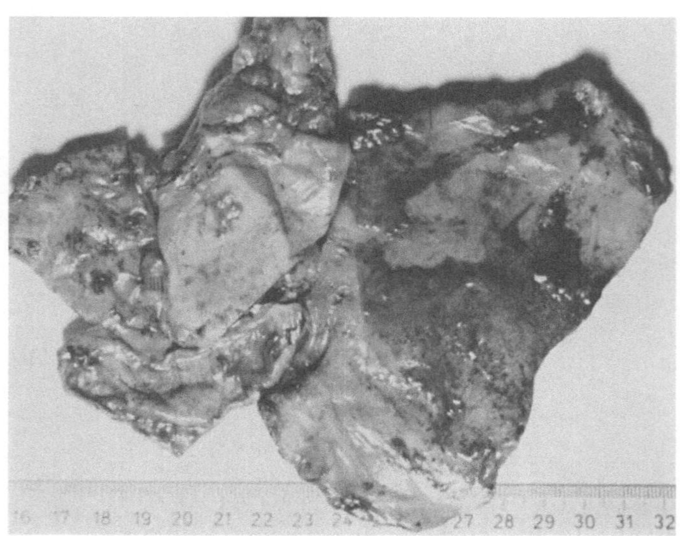

Abb. 49 c: Dasselbe. Die entfernten Kalkplatten.

Für die rasche Entwicklung der modernen Herzchirurgie sind von entscheidender Bedeutung die Intubationsnarkose, der Herzkatheterismus mit den Möglichkeiten der intrakardialen Druckmessungen, Gasanalysen und Erkennung *kombinierter Vitien,* die Kardio-Angiographie, das Bluttransfusionswesen und die Antibiotika. Dazu kommt eine ganze Reihe technischer Perfektionen, neuerdings zum Beispiel im „Physiographen" der ELEMA-Werke (Stockholm) praktisch zusammengebaut, bis zur *Herz-Lungen-Maschine (Pumpoxygenerator)* (Abb. 49 d, 49 e) der verschiedenen Modelle, deren wesentliche Aufgabe im Transport eines genügenden Blutvolumens pro Minute (Pumpsystem) und der Oxygenierung des Blutes besteht; neuerlich kombiniert man sie auch mit einer Unterkühlungsmöglichkeit.

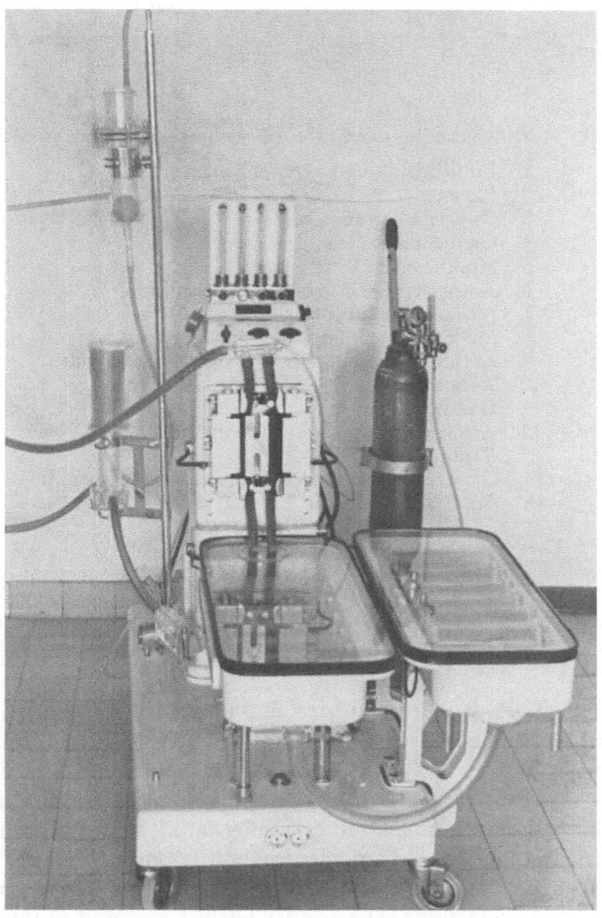

Abb. 49 d: Crafoord-Senning-AGA-Herz-Lungen-Maschine mit zwei Oxygenatorwannen. Gesamtansicht.

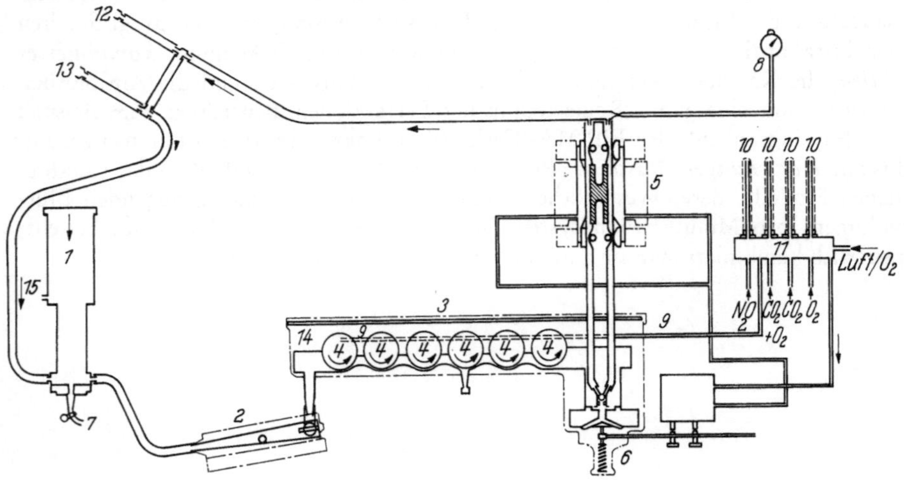

Abb. 49 e: Aufrißzeichnung der Crafoord-Senning-Herz-Lungen-Maschine.

    1   Einfüllgefäß und venöses Reservoir
    2   Flowmeter
    3   Oxygenatorwanne mit
    4   Oxygenatorrollen
    5   Modifizierte Covanpumpe
    6   Automatischer Flow-Regelmechanismus
    7   Auslaßtülle für Entleerung
    8   Mechanischer Pumpendruckanzeiger
    9   Zuführungsleitung für Oxygenator-Gasgemisch
   10   Rotameter für O_2, CO_2 und N_2O
   11   Gasmischkammer
   12   Arterieller Zufluß zum Patienten
   13   Venöser Rückfluß
   14   Oxygenatorwannen-Abdeckplatte aus Plexiglas
   15   Anschlußstutzen für Koronarsauger

3. Angeborene Herzfehler

a) Ductus Botalli apertus

In der Fötalzeit ist der Druck in der A. pulmonalis größer als in der Aorta,
nach der Geburt ist es umgekehrt. Schließt sich daher der D. Botalli nach der Geburt
nicht, so kommt es jetzt zu einem *Links-Rechts-Shunt;* der Druck in der A. pulmonalis steigt, sie erweitert sich, und in den kleinen Lungenarterien kann es auf die
Dauer zur Sklerose kommen mit Druckerhöhung im kleinen Kreislauf. Demgemäß
tritt eine Mehrbelastung des rechten Herzens ein („Cor pulmonale"). Außerdem
setzt sich erfahrungsgemäß am offenen D. Botalli gern eine *Viridansinfektion* fest,
die zur Endocarditis lenta führt. Die Kinder bleiben zart und in ihren Leistungen
zurück. Über der A. pulmonalis hört man im 2. Interkostalraum links vom Sternum
ein *Maschinengeräusch.* Im Röntgenbild wölbt sich der Pulmonalisbogen stärker

vor. Endgültigen Aufschluß liefert die direkte Sondierung mittels *Herzkatheter* (Abb. 50a), die die erhöhten Druckwerte in der A. pulmonalis (50 mm Hg und darüber, gegenüber 20 mm Hg normal) ergibt und die Gasanalysen ermöglicht.

Therapie: Die Behandlung besteht im operativen Verschluß des offenen D. Botalli (Abb. 50b), entweder mittels einer aortalen, pulmonalen und mittleren Durchstechungsligatur oder bei breitem Ductus mittels Durchtrennung zwischen 2 Crafoord-Klemmen und Naht. Die Kinder verlassen die Klinik nach 3 Wochen und holen die Entwicklung schnell nach. Es ist erstaunlich, wie rasch nach der Ligatur bei Erwachsenen eine Viridansinfektion ausheilen kann. Bei unserer gesamten Ductus-Serie (Münster) *kein* Todesfall oder Rezidiv seit 15 Jahren!

b) Isthmusstenose der Aorta

Sie findet sich meist in Höhe des ehemaligen (oder noch offenen) *D. Botalli*, dicht unter dem Abgang der linken A. subclavia. Die Aortenisthmusstenose kann

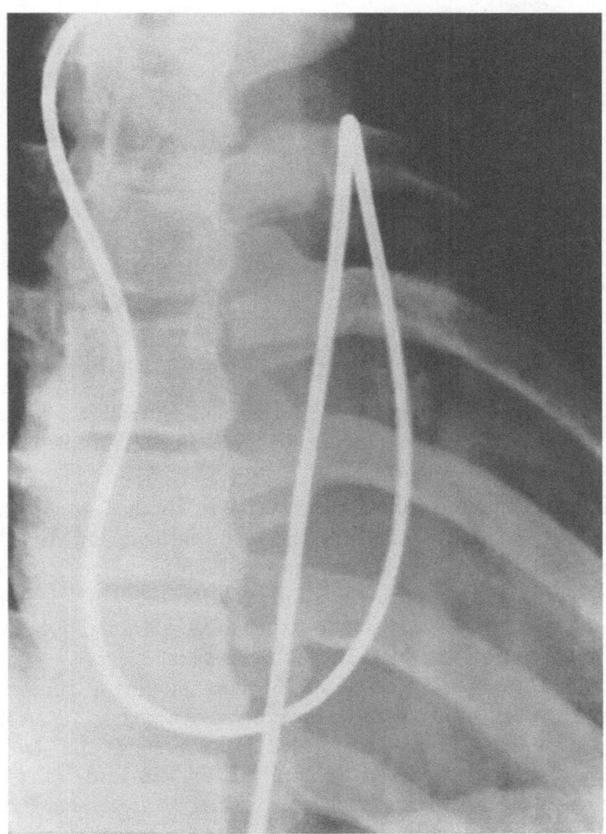

Abb. 50a: Offener Ductus Botalli: Herzkatheter von Armvene, über obere Hohlvene, rechten Vorhof, rechten Ventrikel, A. pulmonalis durch offenen D. Botalli direkt in Aorta descendens.

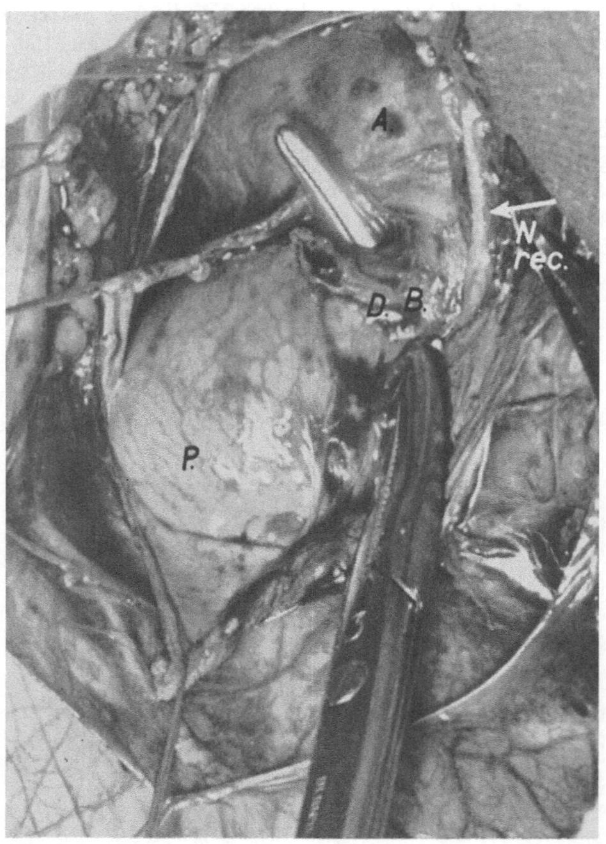

Abb. 50b: Offener Ductus Botalli mittels Klemme unterfahren. A = Aorta,
D. B. = Ductus Botalli, N. rec. = Nervus recurrens, P. = A. pulmonalis.

durchaus bereits in der Sprechstunde diagnostiziert werden, wenn daran gedacht
wird: fehlende Pulse an den Beinen, meist *hoher Blutdruck* an der oberen, kaum
meßbarer Druck an der unteren Körperhälfte, Kopfschmerzen, kalte Beine, ein
„Düsengeräusch" links hinten nahe der Wirbelsäule und Rippenusuren (Thorax-
aufnahme) zeigen den Weg. Nach FREY sterben über 40% der Kranken zwischen
dem 16. und 30., weitere 25% bis zum 40. Lebensjahr.

Therapie: Für eine operative Behandlung ist möglichst genaue Situations-
klärung vorher erforderlich. Dazu dient die Kardio-Angiographie (Abb. 51a, 51b).

Bei der Operation findet man meist distal der Stenose die *Aorta erweitert.*
Häufig läßt sich nach Resektion der Stenose die End-zu-End-Naht durchführen,
(Abb. 51d), die nachfolgenden Druckbelastungen (im vorliegenden Fall Gravidität
und Geburt) durchaus standhält. Ist die *Stenose lang,* so muß ein Transplantat
den Defekt überbrücken, wobei in letzter Zeit alloplastische „gewebsfreundliche"
Plastikprothesen (Teflon, Dacron) das Homoiotransplantat völlig verdrängt haben
(Abb. 52 a—e). Jedenfalls ist gerade auch bei der Aortenisthmusstenose *frühzeitige*

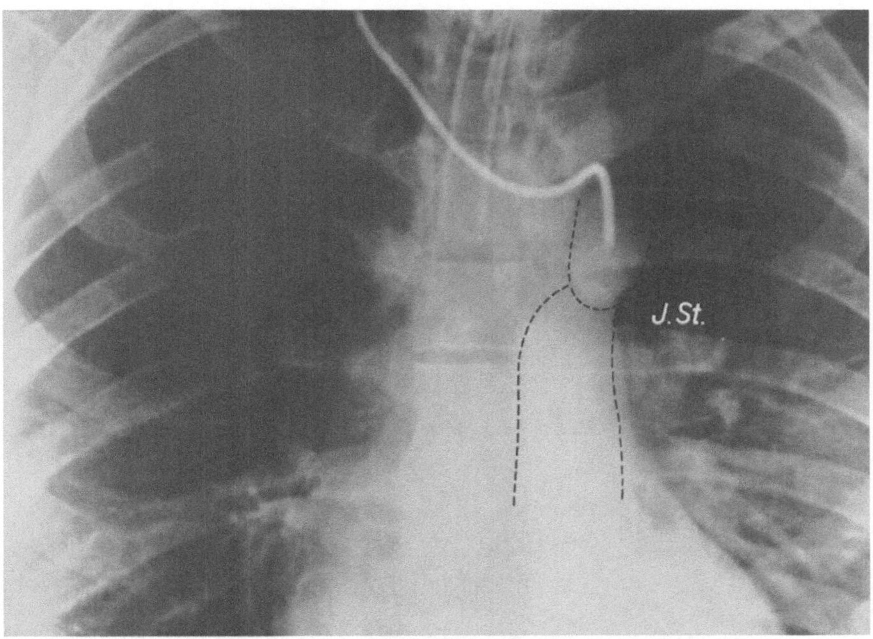

Abb. 51 a: Aortenisthmusstenose. Retrograde Angiokardiographie. I. St. = Isthmusstenose der Aorta.

Operation wichtig, weil sich im Kindesalter alles leichter wieder normalisiert und auch schon im Kindesalter Apoplexien vorkommen (in unserer Serie 4 Fälle mit Hemiparese in der Anamnese).

Daß sich auch hier neben der ständigen Gefahr der Apoplexie schon bei Jugendlichen **Aneurysmen** in der Nähe der Stenose bilden können, zeigt das Operationsbild der Abb. 52 a. Die Stenose, deren Lumen vollständig verschlossen war (Abb. 52 c), hatte den Arcus aortae nach *unten-konvex* unter Spannung gesetzt, und nach ihrer Resektion mußte der Defekt durch eine *Teflonprothese* (Abb. 52 b) überbrückt werden. Das am distalen Ende der Stenose abgehende besonders starke Interkostalgefäß wurde während der Operation mit einer Bulldogg-Klemme versehen und blieb erhalten. Nach der Naht zeigte sich gute Pulsation der distalen Aorta und Erwärmung beider Beine.

Bei der Entlassung des beschwerdefreien Jungen 5¹/₂ Wochen nach der Operation war der Blutdruck bereits von 200 mm Hg auf 160 mm Hg gesunken.

In manchen Fällen hat sich die Isthmusplastik nach VOSSSCHULTE bewährt (Abb. 52 e), besonders im Kindesalter.

Den schweren Fall einer **Arkusstenose** in Verbindung mit einer tiefer liegenden Isthmusstenose der Aorta konnten wir ebenfalls durch Teilersatz des Aortenbogens mittels Teflonprothese und End-zu-Seit-Anastomosierung der A. subclavia in die Teflonprothese erfolgreich operieren: Das Kind treibt seit 7 Jahren wieder Sport, hat wieder Pulse an Armen und Beinen und ist beschwerdefrei; eine aneurysmatische Erweiterung der rechten A. carotis comm. hat sich zurückgebildet.

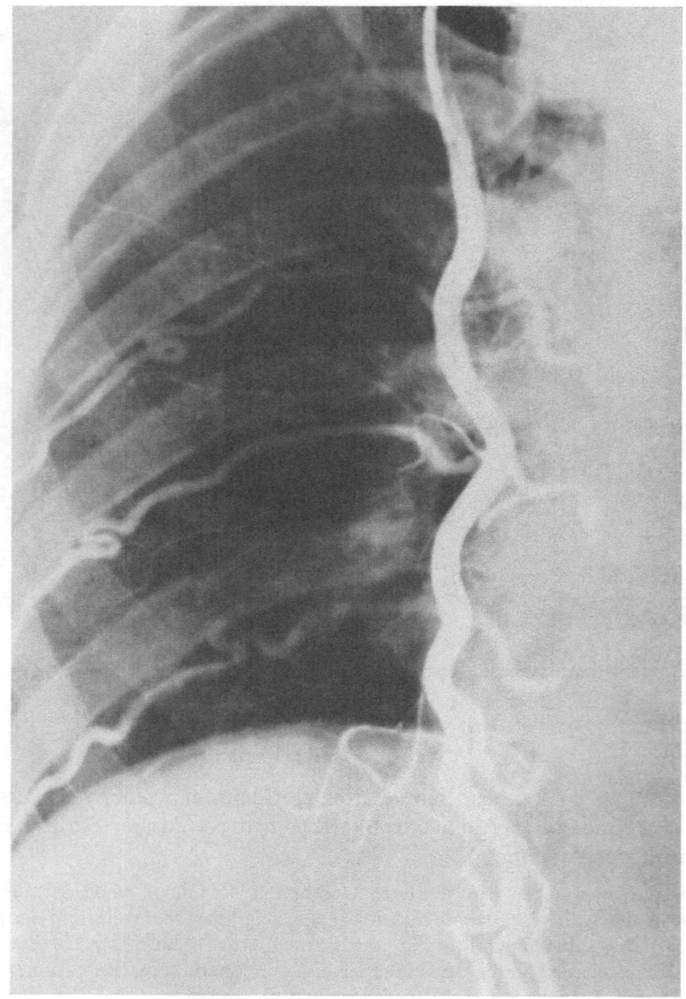

Abb. 51 b: Aortenisthmusstenose. Retrograde Angiokardiographie: Kollateralkreislauf der erweiterten A. thoracica (mammaria) int. und Interkostalgefäße. Rippenusuren am unteren Rand der Rippen.

c) Kongenitale Pulmonalstenose

Blaue Lippen, Zehen und Finger, Systolikum über dem Pulmonalostium im 2. ICR links vom Sternum, rechtes Herz im Röntgenbild dilatiert: das sind die Zeichen der kongenitalen Pulmonalstenose. — Diese kann *valvulär, infundibulär* oder von *kombinierter* Form sein.

Die Diagnose wird durch Herzkatheter und Kardiographie gesichert: hoher Druck im rechten Ventrikel, herabgesetzter O_2-Gehalt im peripheren arteriellen Blut (Zyanose).

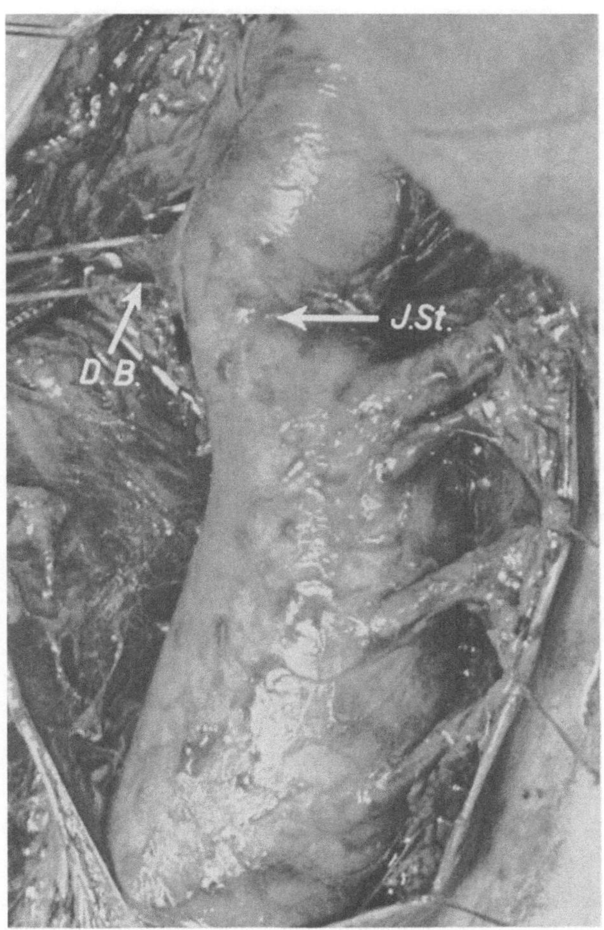

Abb. 51 c: Dasselbe. Aortenisthmusstenose (I. St.) D. B. = offener Ductus Botalli. Operationssitus: erweiterte distale Aorta mit abgehenden Interkostalgefäßen.

Therapie: Die Operation, früher transventrikulär nach BROCK, wird heute in *Hypothermie* (29—30° C) *offen* durchgeführt (SWAN), da einige Minuten zur valvulären Stenosebeseitigung genügen.

Bei dem Patienten der Abb. 53 a—d betrug *vor der Operation* der Druck im re. Ventrikel 80/5, in der A. pulmonalis 20/10 mm Hg; *nach der Operation* im re. Ventrikel 20/0, in der A. pulmonalis 15/5 mm Hg. — Im *Phonokardiogramm* (Abb. 53 d) sieht man sehr schön das Verschwinden des systolischen Spindelgeräusches sowie der Doppelung des 2. Tones nach der Operation *am offenen Herzen* in Hypothermie.

Bei ausgedehnter Infundibulumstenose nimmt man den *Pumpoxygenator* („Herz-Lungen-Maschine") zu Hilfe.

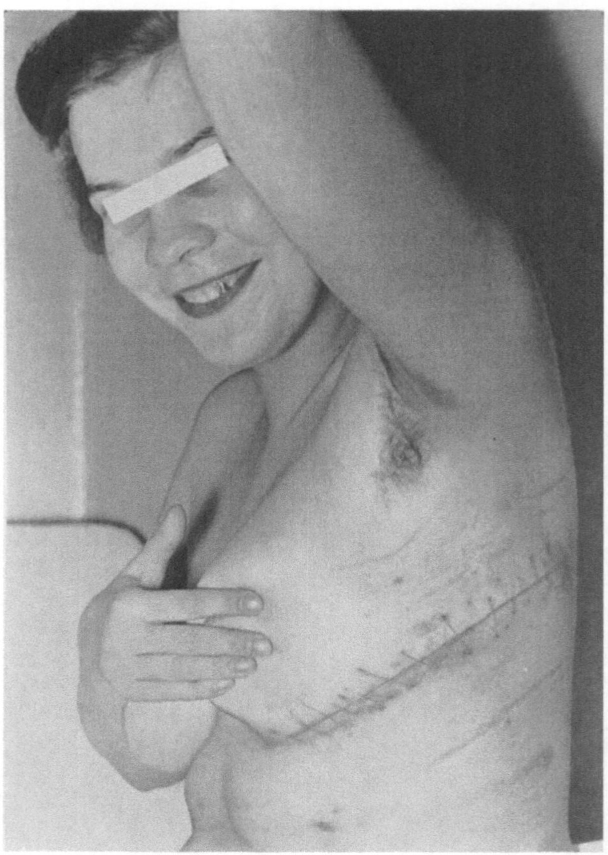

Abb. 51 d: Dasselbe. Entlassungsbild. Resektion der Stenose und quere End-zu-End-Naht
der Aorta. Inzwischen geheiratet und glatte Geburt durchgemacht.

d) Fallotsche Tetralogie

Sie besteht in Pulmonalstenose, Hypertrophie des rechten Ventrikels, hohem
Ventrikelseptumdefekt, Dextroposition („überreitend" aus re. + li. Ventrikel) der
Aorta (Abb. 54). — Fallotsche Trilogie: statt des Ventrikelseptumdefektes ein
Vorhofseptumdefekt.

Fallotsche Pentalogie: Es kommt zur Tetralogie *noch ein Vorhofseptumdefekt.* — Ist
die Zyanose geringer und fehlt bei der Tetralogie die Pulmonalstenose, so liegt ein
Eisenmenger-Komplex vor.

Klinisch findet man bei *M. Fallot* ausgeprägte *Zyanose* (Bluebabys) Systolikum
im 2. und 3. ICR links vom Sternum, Trommelschlegelfinger, Hockerstellung, Poly-
globulie, helle Lungenzeichnung. Herzkatheter und Kardio-Angiographie verifi-
zieren den Befund im einzelnen.

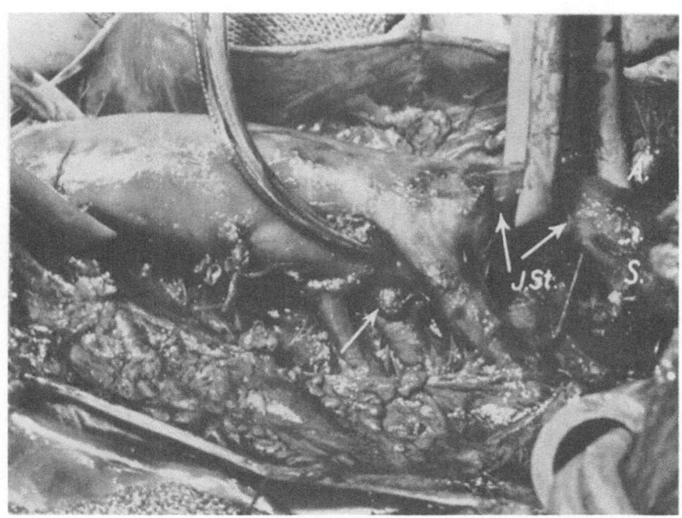

Abb. 52 a: Aortenisthmusstenose. 17jähriger Junge. I. St. = Stenose, A. = Aortenbogen, S. = A. subclavia, → = kleines Aneurysma am Abgang eines hinteren Interkostalgefäßes.

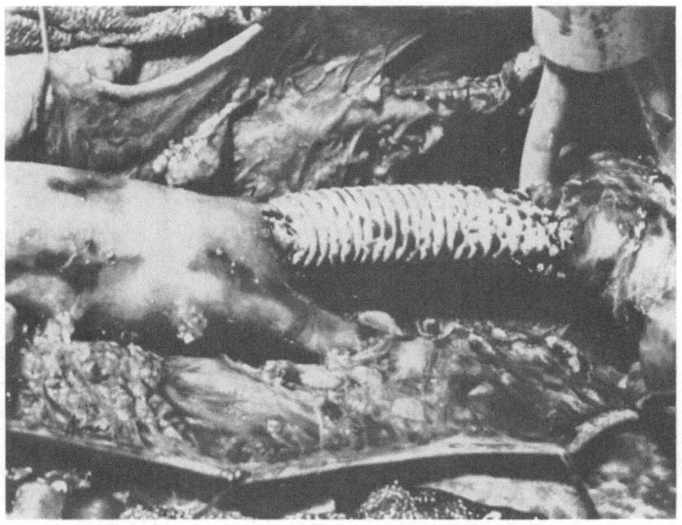

Abb. 52 b: Teflon-Prothese überbrückt den Defekt nach Resektion der Isthmusstenose.

Die früher vielfach geübte Blalocksche Anastomosenoperation nach Vorschlag von Helen Taussig zwischen A. subclavia und A. pulmonalis wird nur noch beim Kleinkind ausgeführt; einige Jahre später erfolgt *direkte* Operation der Pulmonalstenose und Verschluß des Septumdefektes unter Sicht am offenen Herzen mittels des *Pumpoxygenators*.

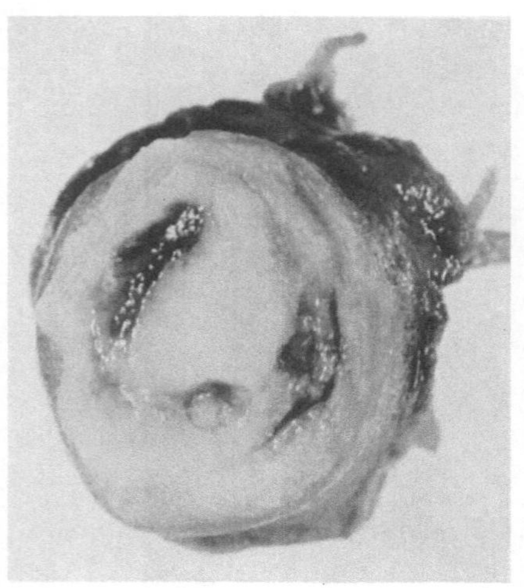

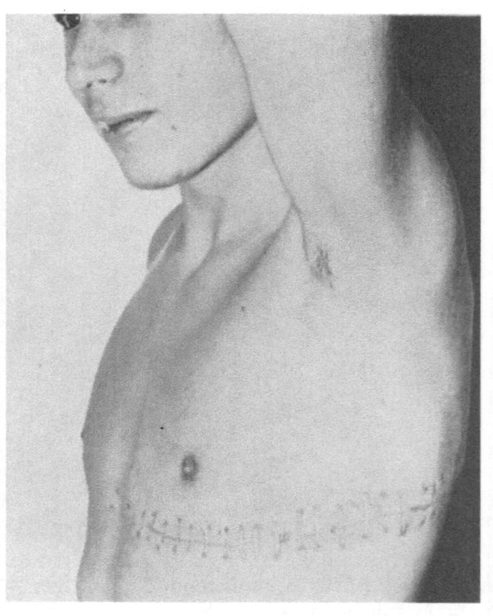

Abb. 52 c: Dasselbe. Die resezierte Stenose
zeigt das verschlossene Lumen.
Lupenvergrößerung.

Abb. 52 d: Dasselbe. Entlassungsbild.

e) Vorhofseptumdefekt

Dieser angeborene Herzfehler gehört zu den häufigsten Herzmißbildungen,
da ihm als natürliche „Vorbildung" das Foramen ovale zugrunde liegt. Man unterscheidet den hohen Vorhofseptumdefekt *(Ostium secundum persistens)*; liegt die
Öffnung am kaudalen Ende des Vorhofseptums, so handelt es sich um einen tiefen
Vorhofseptumdefekt *(Ostium primum persistens)*; fehlt das Vorhofseptum ganz,
so spricht man vom *Cor triloculare.*

Infolge des höheren Druckes im linken Vorhof kommt ein „Links-Rechts-Shunt"
zustande; nach längerem Bestehen kann eine Pulmonalsklerose und der zufolge
eine Drucksteigerung im kleinen Kreislauf und *nunmehr* ein „Rechts-Links-Shunt"
entstehen. Gleichzeitig mit dem Vorhofseptumdefekt liegt in einigen Fällen eine
angeborene Mitralstenose vor: *Lutembacher-Syndrom.*

Klinisch findet sich ein stark pulsierendes rechtes Herz mit kräftigem systo-
lischem Geräusch im 3. ICR links neben dem Sternum, außerdem Vorwölbung
des Pulmonalisbogens und verstärkte Lungenzeichnung. Der Septumdefekt kann
direkt sondiert und seine Größe mit einer Ballonsonde bestimmt werden.

Therapie: Die operative Behandlung findet heutzutage nur noch *am eröffneten
Herzen unter direkter Sicht* statt (Abb. 55 a—c). Beim Secundum-Defekt genügt
dazu die Hypothermie, beim Primum-Defekt muß die Herz-Lungen-Maschine eingesetzt werden.

Im Blickwinkel der Praxis erscheint heute der Hinweis wichtig, daß bei angeborenen Herzfehlern die *Prognose* durchweg um so günstiger ist, je frühzeitiger
operiert wird. Daraus ergibt sich für den praktischen Arzt die Notwendigkeit,

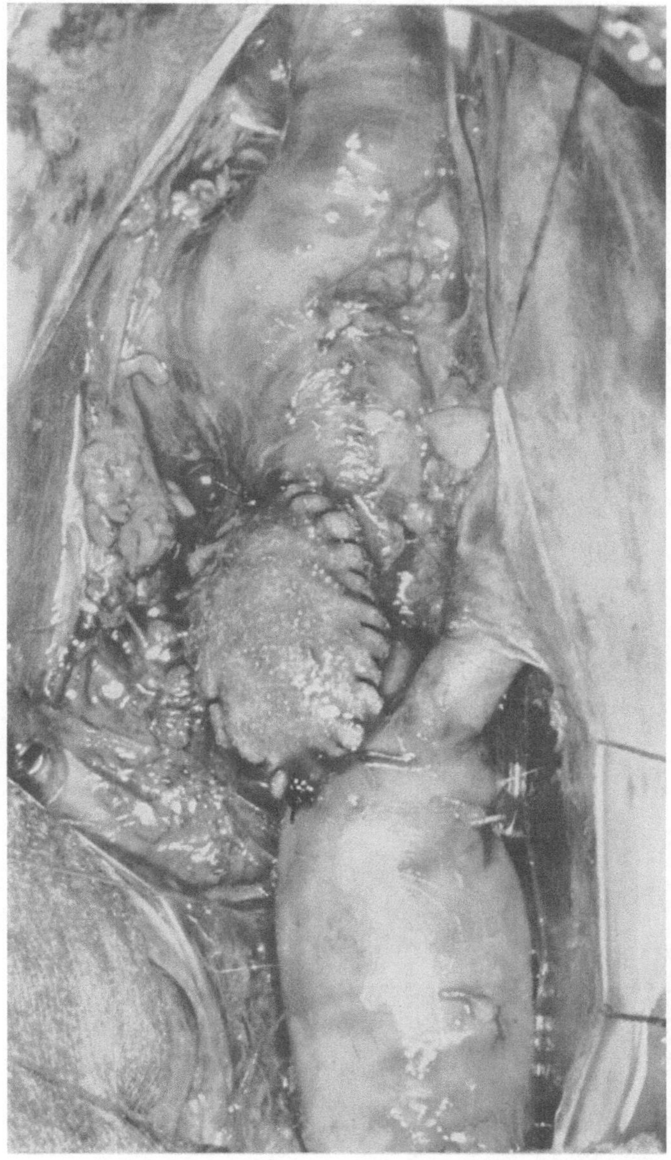

Abb. 52 e: In manchen Fällen ist es zweckmäßig, die Isthmusstenose zu spalten und einen Teflon-Patch einzunähen (Isthmusplastik nach VOSSSCHULTE). 16jähriger Junge, postoperativ Normalisierung des Blutdruckes, sehr gute Fußpulse.

bei jeder auffälligen Abnormität im Kreislaufgeschehen eines Kleinkindes eine *kardiologische Spezialuntersuchung* zu veranlassen. Bei Mißbildungen des Herzens (außer den genannten gibt es noch eine Reihe seltenere) und an den herznahen großen Gefäßen sind Herzkatheterismus und Angio-Kardiographie fast immer unentbehrlich; gar nicht selten stellen sich dabei *kombinierte* Vitien heraus. Diese

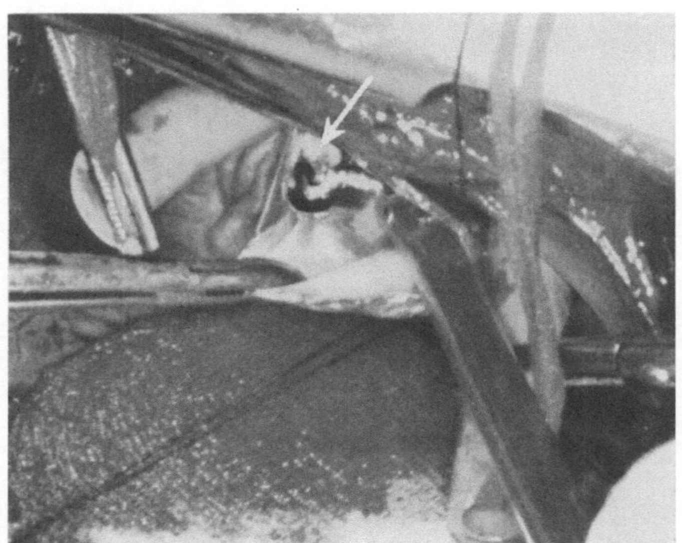

Abb. 53 a: Valvuläre Pulmonalstenose, Operationssitus in Hypothermie. Man sieht deutlich die düsenförmige Stenose am eröffneten Gefäß (→)

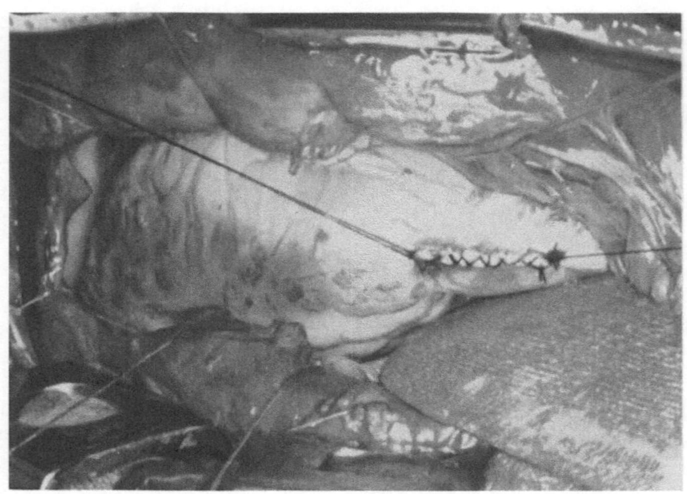

Abb. 53 b: Dasselbe. Nach Beseitigung der Stenose und Naht der A. pulm.

spezialisierten Untersuchungen erfordern engste Zusammenarbeit mit Internisten und Pädiatern; wir schicken auch postoperativ alle herzoperierten Patienten vor der Entlassung zur Nachuntersuchung in die Medizinische oder Kinder-Klinik zurück, um die Ergebnisse zu objektivieren. Vgl. auch die entsprechenden Kap. im Lehrb. d. Kinderkrankheiten und Inneren Medizin, Lehmann-Verlag, München, 1962, 1966.

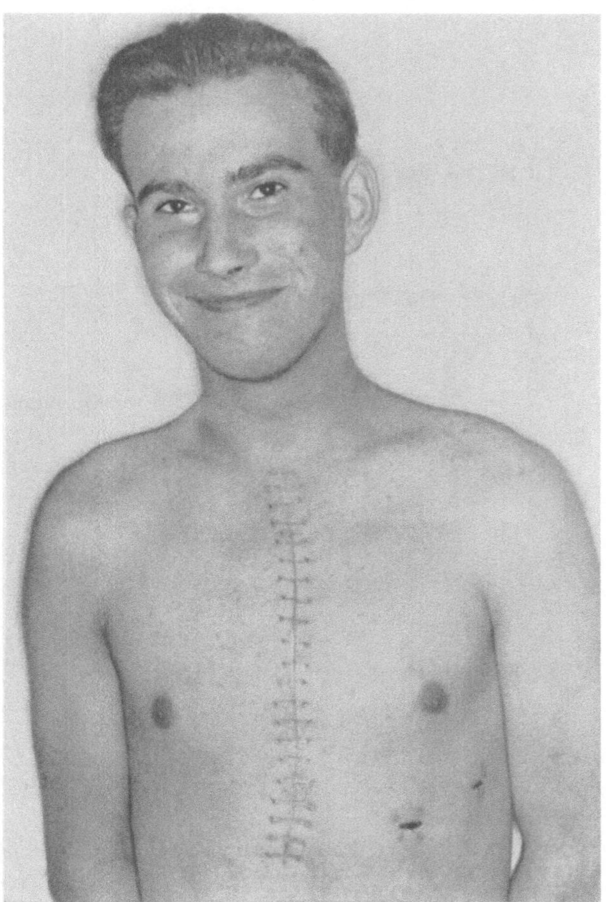

Abb. 53 c: Dasselbe. Der Patient 3 Wochen nach der Operation (valvuläre Tulmonalstenose), beschwerdefrei!

4. Erworbene Herzfehler

a) Mitralstenose

Die Mitralstenose kommt am häufigsten zur Operation. Sie tritt gewöhnlich als Folge einer Polyarthritis rheumatica auf, in deren Verlauf es zu Verquellungen der Kläppen, Verklebungen der Komissuren und schließlich zur fibrösen Verengung, ja knorpeligen und verkalkten Stenose kommen kann.

Normalerweise öffnet sich die Mitralklappe 4—6 cm, um bei jeder Systole 40—60 ccm Blut passieren zu lassen. Bei der Mitralstenose kommt es häufig zur Verengung bis 0,8—1,0—1,2 cm, so daß natürlich eine enorme *Rückstauung* resultiert. Es kommt zu Druckerhöhung im li. Vorhof, Lungenstauung, Lungenfibrose und Mehrbelastung des re. Herzens. Die Hauptgefahren sind *Lungenödem* und *Thrombose* (Embolie!) des linken Vorhofs — beides *keine* Gegenanzeige zur Operation.

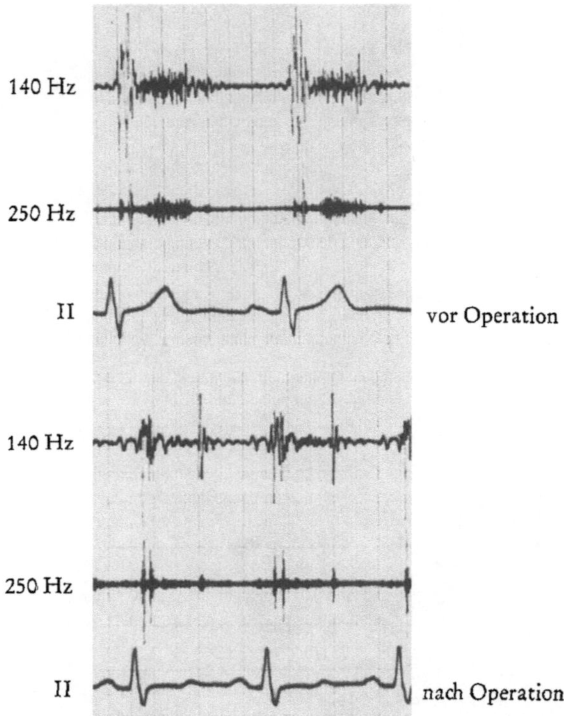

Abb. 53 d: Dasselbe. Nach Beseitigung der Pulmonalstenose (in Hypothermie) Verschwinden des systolischen Spindelgeräusches (im Phonokardiogramm) sowie der Doppelung des 2. Tones!

Therapie: Da jegliche medikamentöse Therapie unwirksam ist, kommt nur die operative *Klappensprengung* in Frage bei entsprechender Indikation und eingehender Diagnostik (präsystolisches Geräusch, paukender 1. Ton, vermehrte Lungenzeichnung, erhöhte Druckwerte in A. pulmonalis und li. Vorhof bei Herzkatheterung).

Operation der Mitralstenose: Thorakotomie im 4. ICR, Eröffnung des Perikards längs des N. phrenicus, Abnahme der direkten Druckwerte, digital durch linkes Herzohr eingehen und direkte Sprengung der Mitralstenose oder Kommissurotomie mit Valvulotom; danach Kontrolle der direkten Druckwerte, die nach der Sprengung sofort fallen. — Man sieht

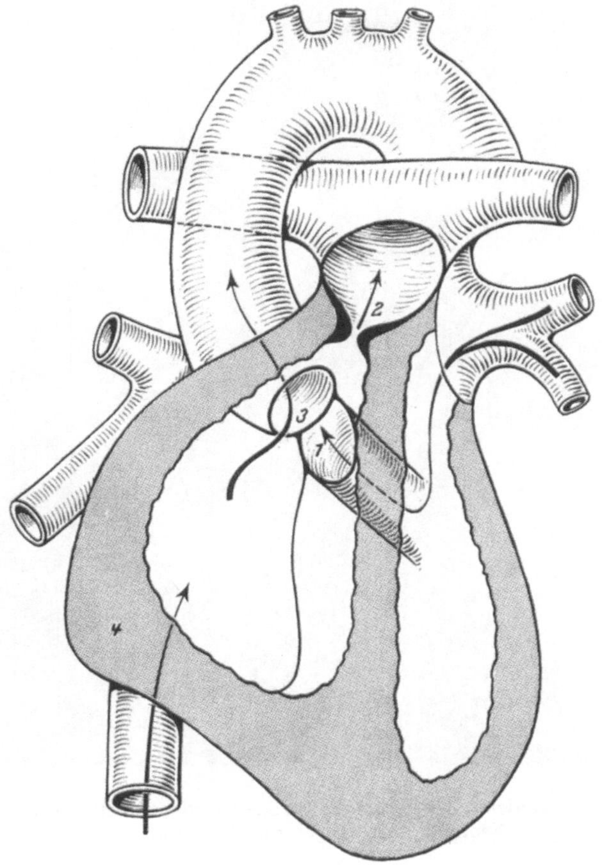

Abb. 54: Fallotsche Tetralogie (n. BLALOCK).
1 = Ventrikelseptumdefekt, 2 = Pulmonalstenose, 3 = über dem Defekt reitende Aorta,
4 = Hypertrophie des re. Ventrikels. Pfeile geben Richtung des strömenden Blutes an.

übrigens auch schon makroskopisch (und fühlt) die Druckerhöhung in der dilatierten
A. pulmonalis und im li. Vorhof (Abb. 56a). Direkt nach der Klappensprengung und Naht
des li. Herzohres sieht (und fühlt) man ebenso das Zusammensinken des linken Vorhofs
und Dünnerwerden der A. pulmonalis (Abb. 56b).

Liegt eine *Thrombose des li. Vorhofs* vor, so muß der Thrombus ausgeräumt werden
(Abb. 56c, d), anschließend erfolgt Sprengung der Klappe.

In den meisten Fällen benutzen wir zur Sprengung den Tubbs-Dilatator (Abb. 56e, f),
der durch eine kleine Inzision an der Herzspitze in den linken Ventrikel eingeführt wird,
während vom linken Herzohr aus der eingeführte Finger die richtige Lage im Mitral-
ostium kontrolliert; man kann alsdann die am Dilatator genau eingestellte Klappenöffnung
erzielen. Wir haben die *Branchen des Dilatators grob geribbelt*, so daß sie bei der Sprengung
nicht abrutschen können: ein kleiner, aber sehr praktischer Kniff!

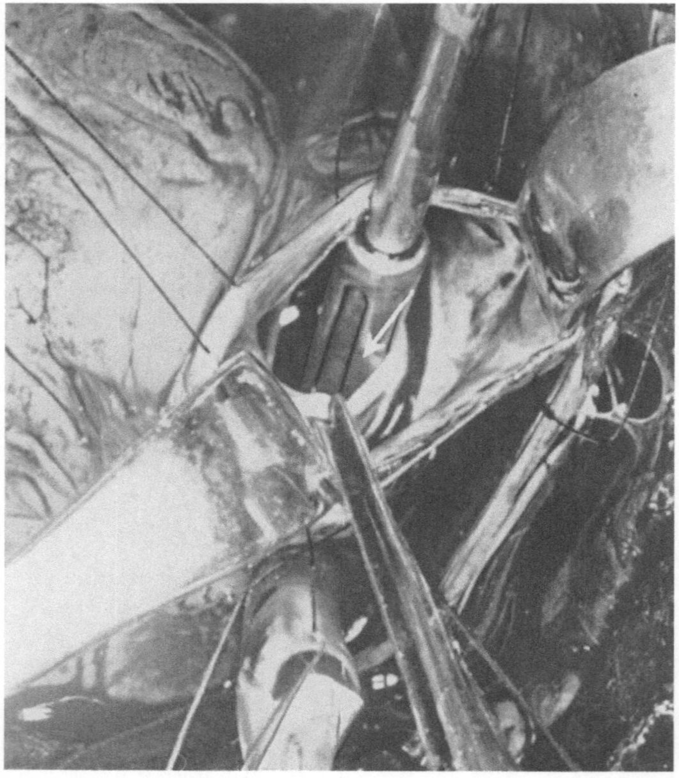

Abb. 55 a: Vorhofseptumdefekt (→), in Hypothermie freigelegt, fortlaufende Naht. In dem Septumdefekt Sauger zum li. Vorhof.

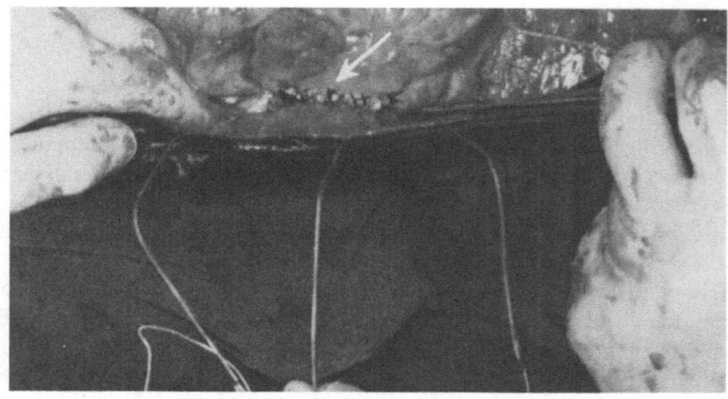

Abb. 55 b: Dasselbe. Naht des re. Vorhofes (→).

Das geschädigte Myokard (Rheumaknötchen) braucht natürlich eine Zeitlang bis zur völligen Erholung: Abb. 56 g—i zeigen die Umstellung der Herzkonfiguration und die zunehmend bessere Belüftung der Lungen nach der Operation.

b) Aortenstenose, Mitralinsuffizienz, Herz- und Aortenaneurysma

Gegenüber der Mitralstenose tritt die *Aortenstenose* an Häufigkeit erheblich zurück; sie wird heutzutage unter direkter Sicht und Anwendung der Herz-Lungen-(HL)-Maschine operiert, u. U. mit heterologem Klappenersatz!

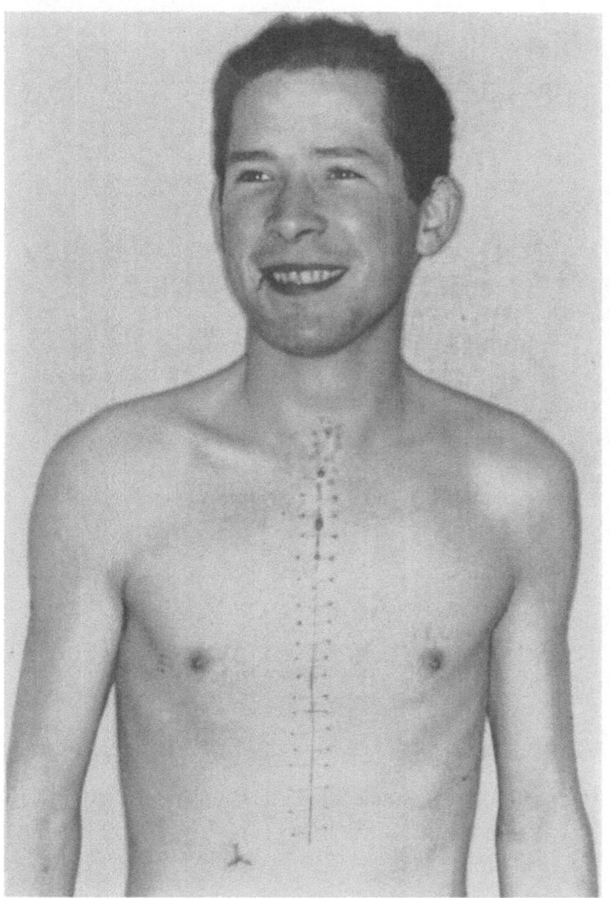

Abb. 55 c: Dasselbe. Unter Sicht am eröffneten Herzen (in Hypothermie) verschlossener Vorhofseptumdefekt, 4 Wochen nach der Operation; beschwerdefrei.

Auch die operative Behandlung der *Mitralinsuffizienz* ist unter Anwendung der HL-Maschine und künstlicher Klappen (STARR-EDWARDS) möglich.

Ebenso werden *Herzaneurysmen* und herznahe *Aortenaneurysmen* unter Benutzung der HL-Maschine und Plastikmaterials erfolgreich operiert.

5. Angina pectoris

Die Angina pectoris und speziell der Herzinfarkt stellen in erster Linie und ganz überwiegend ein Behandlungsgebiet des Internisten dar. Aber es gibt bei gewissen Formen der Angina pectoris *sehr schmerzhafte Anfälle,* wo schließlich auch die internen Mittel und Möglichkeiten versagen.

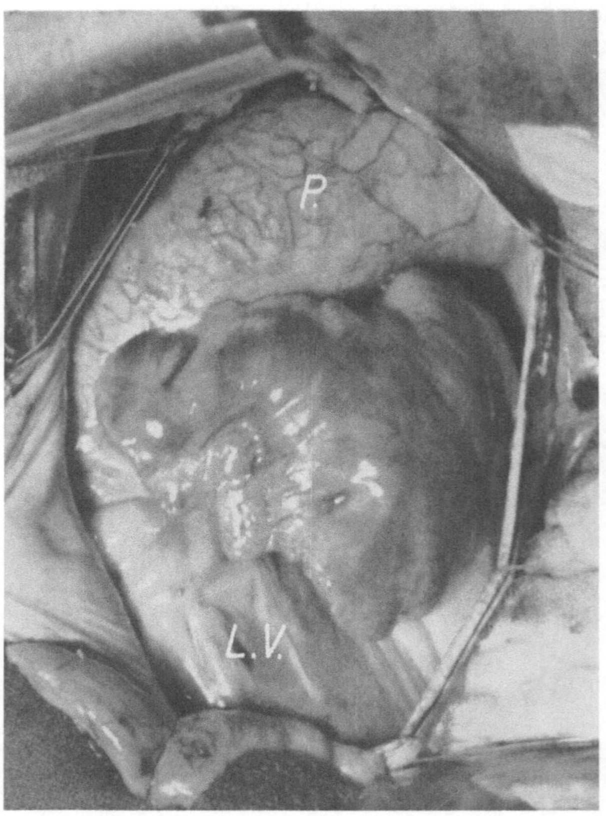

Abb. 56 a: Mitralstenose: Man erkennt die dilatierte A. pulmonalis (P) und den erweiterten li. Vorhof. (L. V.).

Therapie: Dann kann man bei vorsichtiger Indikation *Stellatumblockaden* mit *Novocain* ($^1/_2^0/_0$ig, ohne Adrenalin!) und im Einzelfall eine zervikodorsale Grenzstrangresektion machen. Andererseits ist es möglich, die Vaskularisation des Myokards dadurch zu unterstützen, daß man die Herzoberfläche nach ihrer Freilegung anrauht, mit dem Perikard oder einem Lungenteil nach Aufsteppen zur Verwachsung bringt und auf diese Weise neue Gefäße zuführt. Aber diesen Methoden haftet noch eine gewisse Unsicherheit an. Endarteriektomie und plastische Operation an den Herzkranzgefäßen nach angiographischer Lokalisation des Verschlusses sind bislang über Einzelerfolge noch nicht recht hinausgekommen. — Bezüglich weiterer Einzelheiten über Herzkatheterismus, -diagnostik und Indikation siehe MAI und Gen.: Kurzes Lehrbuch der Kinderheilkunde, Augenheilkunde, Hals-, Nasen-, Ohrenheilkunde und Dermatologie, J. F. Lehmanns Verlag, München 1962, desgl. W. H. HAUSS: Lehrbuch für Innere Medizin, J. F. Lehmanns Verlag, München 1966.

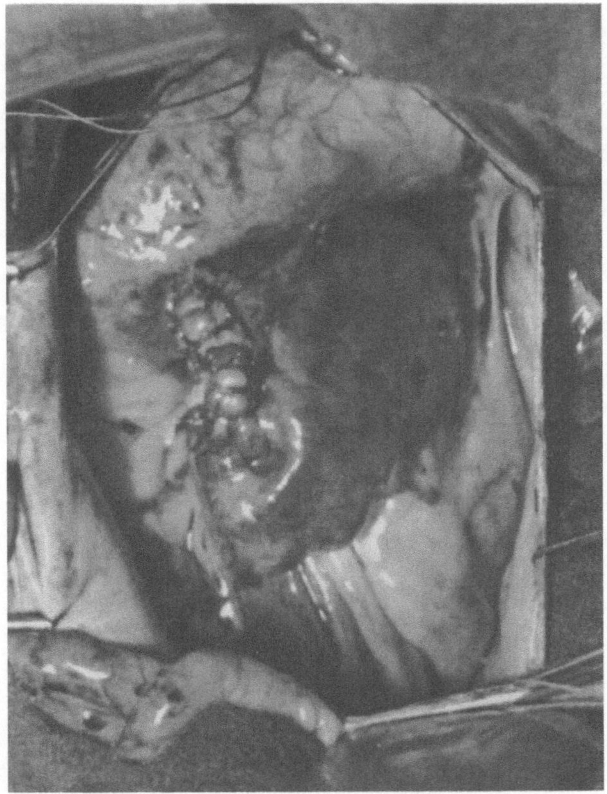

Abb. 56 b: Mitralstenose nach der operativen Sprengung: A. pulmonalis und li. Vorhof sind zusammengesunken. Li. Herzohr ist durch Naht verschlossen.

6. Reizleitungsstörungen des Herzens

Sie unterliegen zunächst der konservativen Behandlung. In manchen Fällen aber des gehäuften Adams-Stokes-Typus, in denen die medikamentöse Therapie nicht zum Ziele führt, ist chirurgische Implantation eines elektrischen Kleinst-Schrittmachers (transistorierte, batteriebetriebene Sperrschwinger) mit fester Frequenz von etwa 70/Min. möglich (Abb. 57). Bei der Indikationsstellung zur Operation leistet das „Cardalarm-Gerät" nach PORTHEINE wertvolle Dienste.

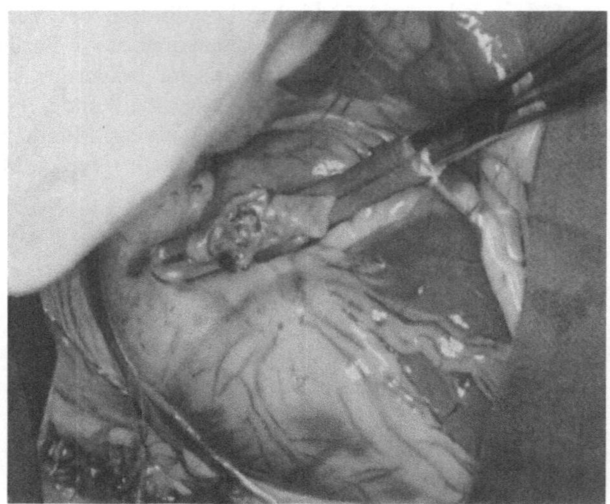

Abb. 56 c:
Mitralstenose mit Vorhofthrombose, am eröffneten li. Herzohr eine Satinsky-Klemme.

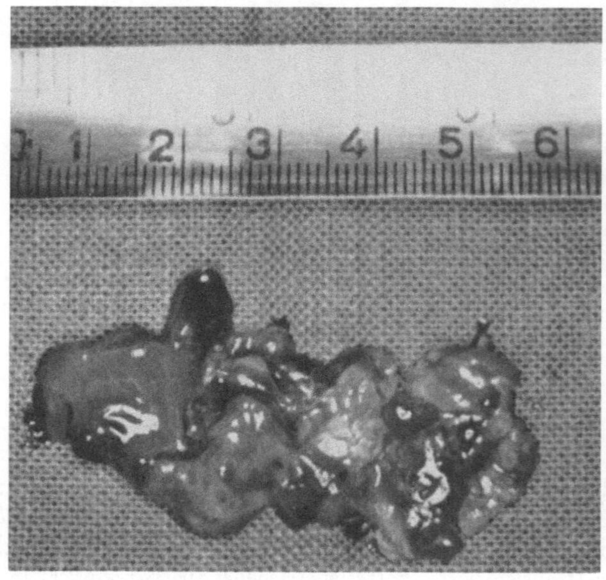

Abb. 56 d:
Bei Mitralstenose (dasselbe wie Abb. 56 c) ausgeräumter Vorhofthrombus.

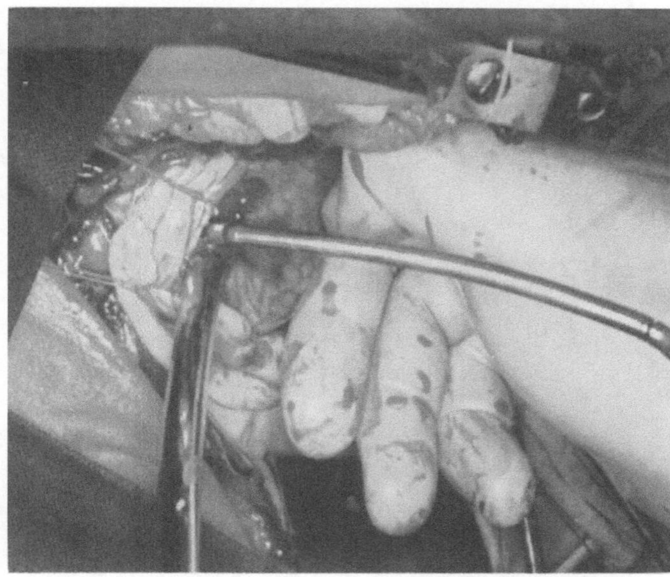

Abb. 56 e: Transaurikulär-transventrikulär gesprengte Mitralstenose: Der Tubbs-Dilatator liegt im li. Ventrikel, dessen Inzision mit Tourniquet gehalten wird. Der Zeigefinger liegt im li. Vorhof und kontrolliert das Instrument.

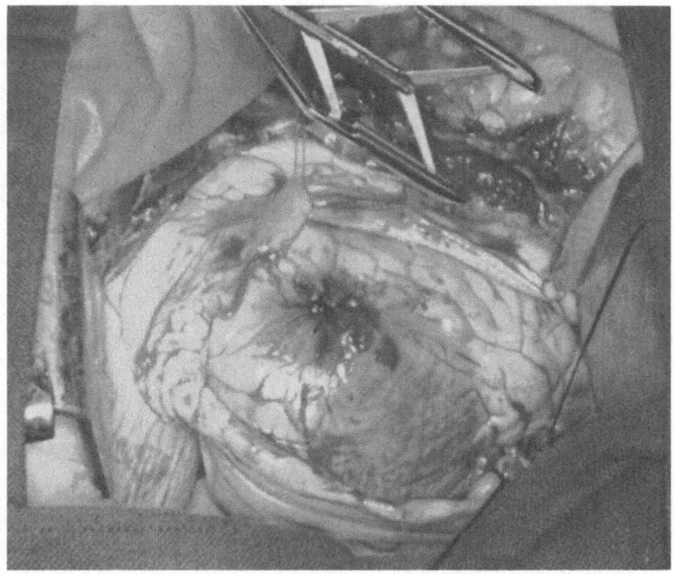

Abb. 56 f: Dasselbe: Herzohr und Ventrikelinzision sind durch Naht verschlossen. Über der Ventrikelnaht der gespreizte Dilatator.

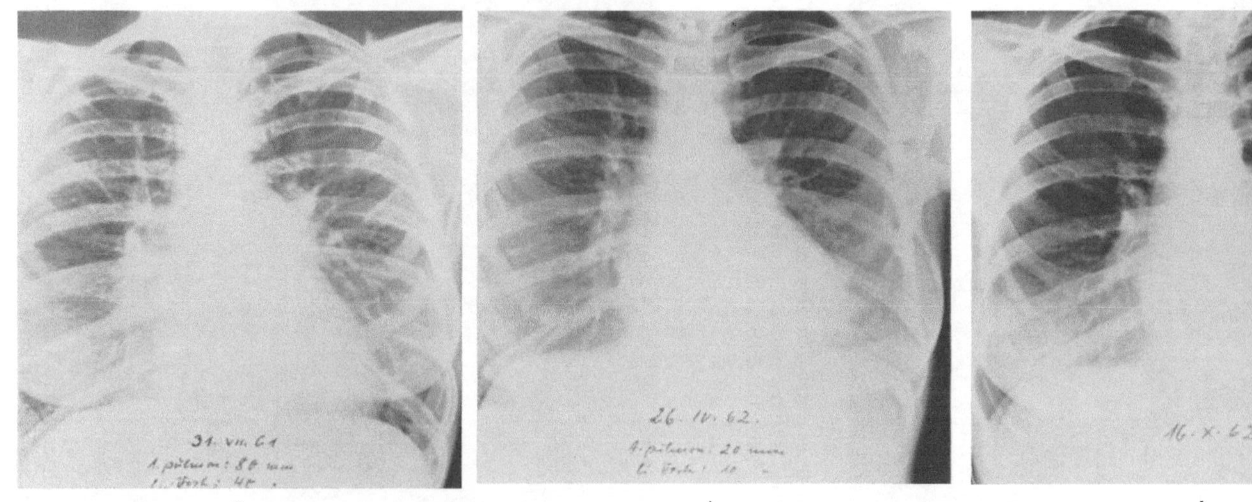

g   h   i

Abb. 56 g—i: Mitralstenose vor (g) und nach operativer Sprengung (h, i); man erkennt deutlich die Umstellung der Herzkonfiguration und die Aufhellung der Lungenfelder nach der Sprengung.

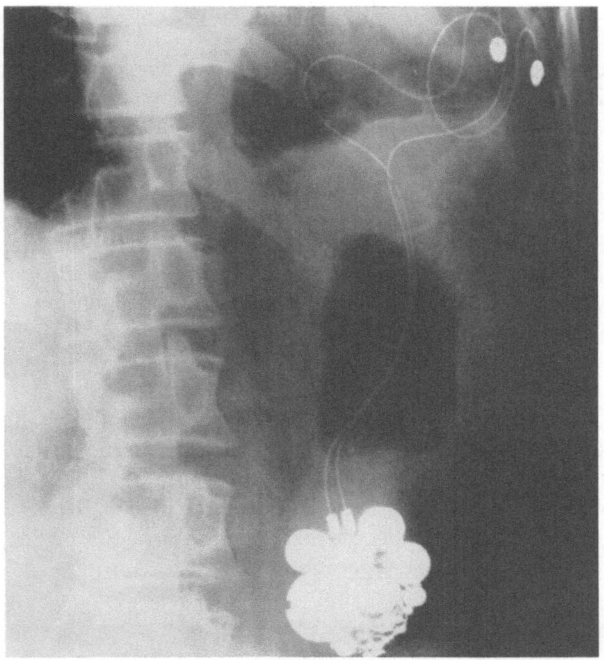

Abb. 57: Implantierter ELEMA-Schrittmacher mit epikardialen Elektroden bei 61 jährigem Patienten mit schwersten Adams-Stokesschen Anfällen. 1961 in der Chir. Univ.-Klinik Münster operiert.

D. Krankheiten des Rippenfelles

1. Pleuraempyem

Am häufigsten kommt das *metapneumonische* Pleuraempyem vor, das durch Pneumokokken hervorgerufen wird und eine gute Prognose hat. Das *Grippeempyem* ist nicht selten mischinfiziert und hat eine viel ernstere Prognose. Auch das *metastatische* und *fortgeleitete Pleuraempyem* hat eine ernstere Prognose. Das *traumatische* Empyem ist verhältnismäßig selten.

Nach Sitz und Ausdehnung spricht man auch noch vom Totalempyem oder Teilempyem, vom basalen, interlobären oder mediastinalen Empyem.

Die *Diagnose* ergibt sich aus dem Fieber (oder Wiederanstieg des Fiebers nach Pneumonie), Nachschleppen der kranken Brusthälfte beim Atmen, Dämpfung bei Perkussion; bei Auskultation findet sich aufgehobenes Atemgeräusch. Nach Röntgenaufnahme sichert Punktion des Eiters die Diagnose.

Therapie: Sie besteht in ausgiebiger Punktion und Instillation von Antibiotika, Bülau-Drainage, schließlich Thorakotomie mit Rippenresektion und ausgiebiger Drainage, wenn man sonst nicht zum Ziele kommt. Frühzeitige Atemübungen mit Aufblasen von Schläuchen oder Gummitieren sind wichtig, damit sich die Lunge gut entfaltet und eine **Empyemresthöhle** vermieden wird, die gegebenenfalls eine große Operation *(Dekortikation)* erforderlich macht.

2. Pleuratumoren

Pleuratumoren sind relativ selten (Endotheliome, Sarkome); sie erfordern operative Behandlung.

E. Chirurgie der Bronchien und Lungen

Neben der *Anamnese* (chronischer Reizhusten, Auswurf, Blut) stehen heute zur Diagnostik der Bronchialwege und Lungen vor allem die *Bronchoskopie*, das *Röntgenschichtverfahren* und die *Bronchographie* zur Verfügung.

1. Gutartige Lungentumoren

Von den gutartigen Tumoren sind im Atemtrakt praktisch bedeutsam das Bronchialadenom, die Lungenzyste und das Angiokavernom der Lunge. Das **Bronchialadenom** ist selten, ebenso das **Angiokavernom** der Lunge. Letzteres kann Beziehung zur Pleura parietalis haben und alsdann in den Rippenzwischenraum hernienartig vordringen (Abb. 58 a). Es macht dann starke Schmerzen, hochgradige Dyspnoe und erfordert sofortige Operation (Abb. 58 b).

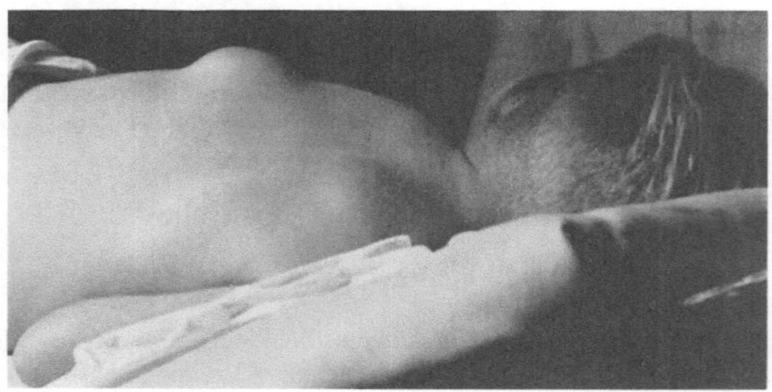

Abb. 58 a: Lungenkavernom, das hernienartig in den Rippenzwischenraum vorgedrungen ist und schwersten Schockzustand verursachte.

Die **Lungenzysten** lassen sich leicht röntgenologisch nachweisen (Abb. 59 a) und mit bestem Erfolg operativ entfernen (Abb. 59 b).

Die sog. *Rundherde* (Abb. 60) der Lunge sind meist **Tuberkulome;** es kann sich in ihnen aber auch ein gut- oder bösartiger Tumor verbergen, so daß letzten Endes immer erst die histologische Untersuchung definitive Klärung bringt.

2. Lungenkarzinom

Die häufigste Form des „Lungenkarzinoms" ist das Karzinom des *Bronchialbaumes* (Abb. 61). Es gehört zu den Karzinomen, die im 20. Jahrhundert zweifellos *erheblich zugenommen haben.* Männer sind sehr viel häufiger betroffen als Frauen.

In der „Synkarzinogenese" (K. H. BAUER) — dem Zusammentreffen mehrerer pathogenetischer Faktoren beim Individuum — ist mit großer Wahrscheinlichkeit dem **Rauchen** (speziell dem Inhalieren des Zigarettenrauches) eine dominierende Rolle zuzuschreiben, da erwiesenermaßen in der Verbrennungszone des Tabaks *karzinogene Stoffe* (Benzpyren) entstehen.

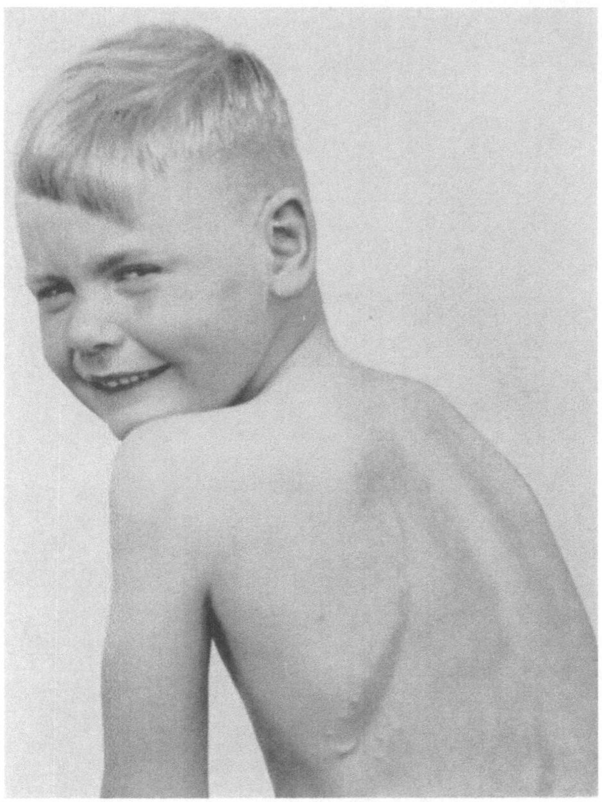

Abb. 58 b: Operiertes Lungenkavernom der Abb. 58 a.

Leider sitzen die meisten Bronchialkarzinome im Stammbronchus oder den hilusnahen Verzweigungen (Abb. 61 a, 61 b). Als erstes Symptom macht sich häufig ein *chronischer Reizhusten* bemerkbar, der bedauerlicherweise fast immer längere Zeit verkannt wird („Raucherbronchitis"). Stellt sich aber *Auswurf mit Blutbeimengungen* ein, so muß mit allen Mitteln die Diagnose erzwungen werden (Röntgenschichtverfahren, Bronchographie). Da das Karzinom durch Epithelwucherung den Bronchusstamm alsbald mehr oder weniger verlegt, sieht man bei der Bronchographie den charakteristischen queren Abbruch.

Therapie: Für die Behandlung (Lobektomie Pneumektomie) ist es natürlich von entscheidender Bedeutung, wie weit sich Anhaltspunkte für Metastasen ergeben; das kann meist erst bei der Thorakotomie definitiv entschieden werden (Abb. 62 a—c).

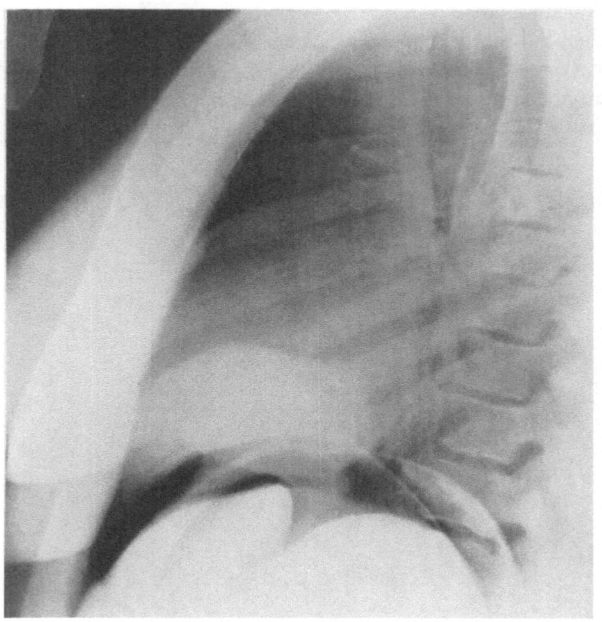

Abb. 59 a: Lungenzyste.

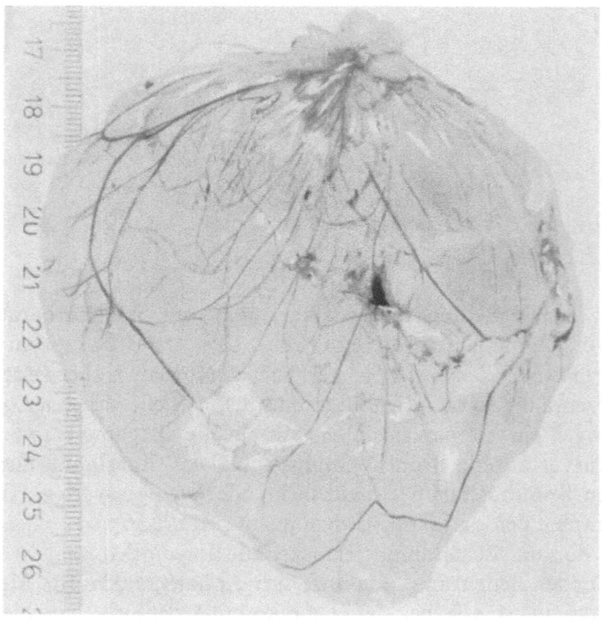

Abb. 59 b: Operativ entfernte Lungenzyste der Abb. 59 a.

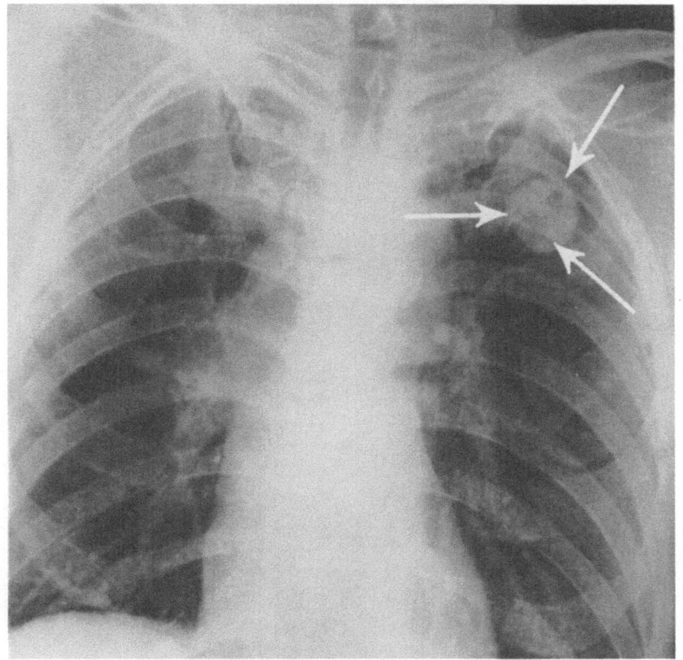

Abb. 60: „Rundherd" der Lunge.

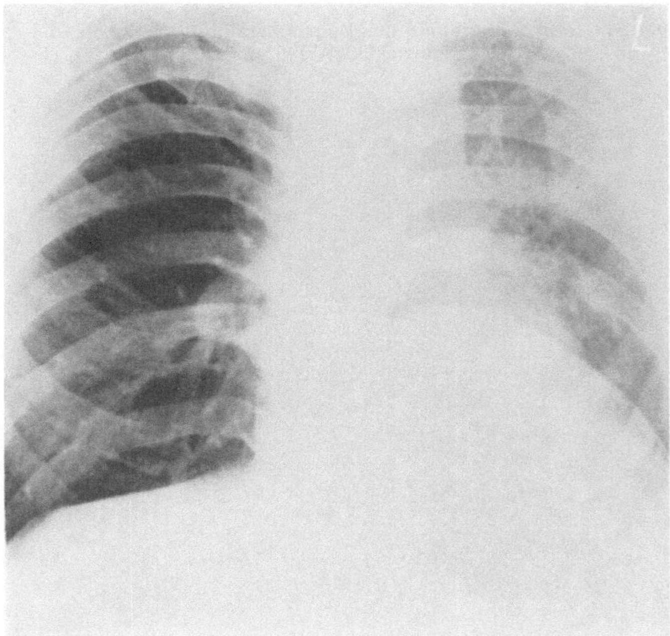

Abb. 61 a: Lungen-(Bronchial-)Karzinom bei 52j. Mann.

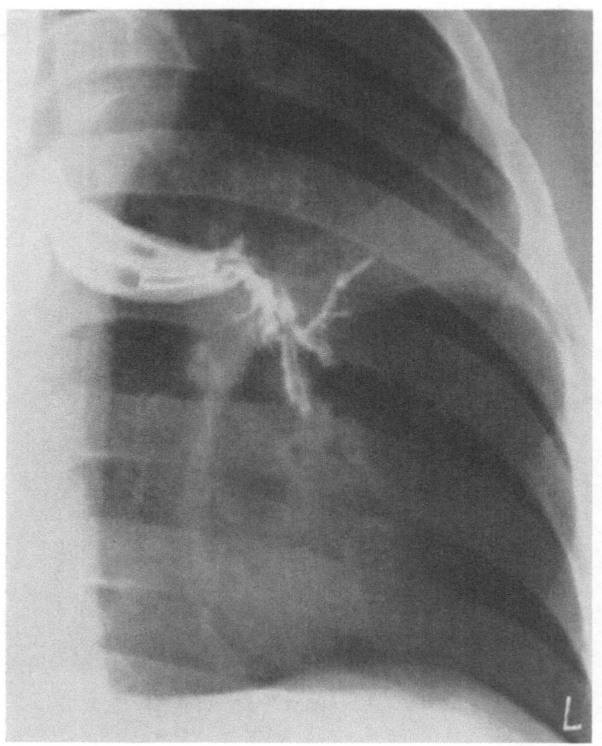

Abb. 61 b: Bronchographie des Lungenkarzinoms der Abb. 61 a. „Querer Abbruch" des Hauptbronchus.

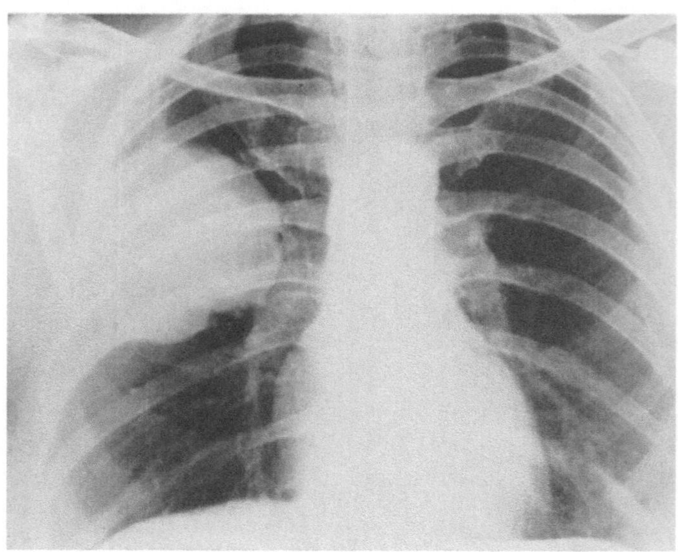

Abb. 62 a: Lungenkarzinom bei 60j. Frau.

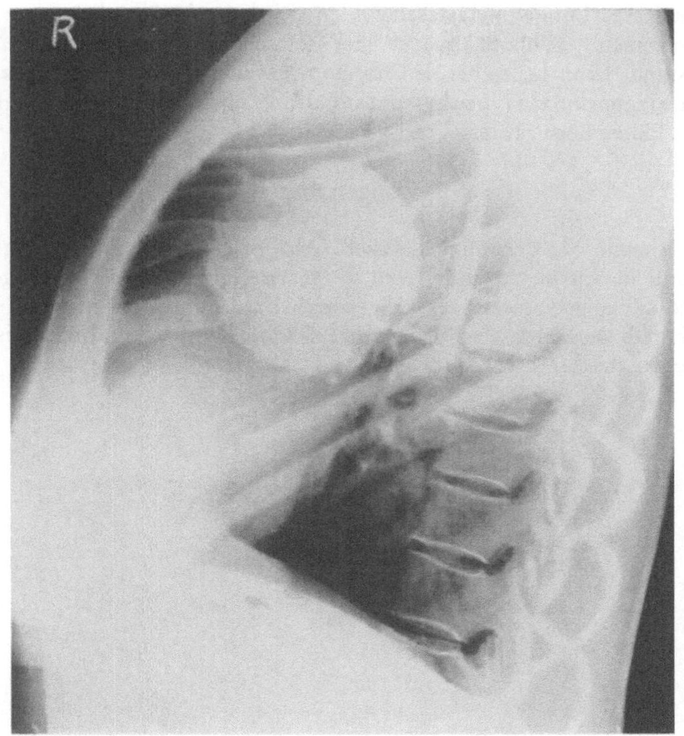

Abb. 62 b: Dasselbe in seitlicher Aufnahme

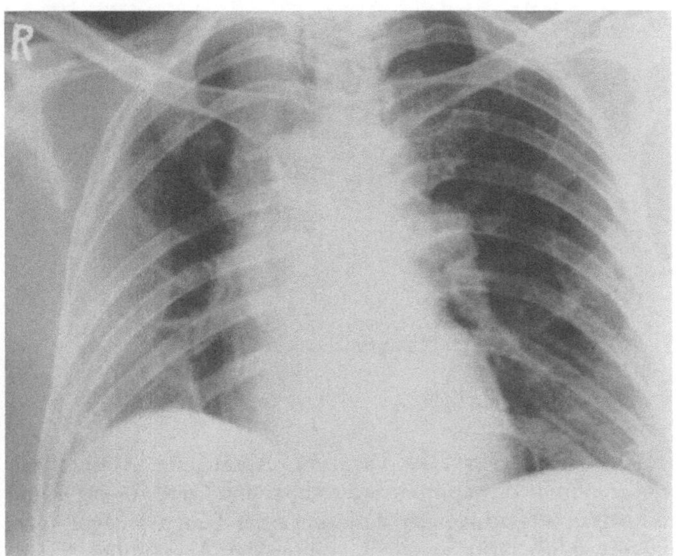

Abb. 62 c: Dasselbe. 3 Wochen nach Operation.

Die häufigsten **Lungenmetastasen** finden sich beim Mammakarzinom und den Knochensarkomen. Während man früher solchen Krankheiten völlig machtlos gegenüberstand, kann heute bei den hormon-sensiblen Karzinomen, speziell beim Mammakarzinom durch Hypophysenausschaltung mit radioaktivem Gold (S. 540) in manchen Fällen noch Hilfe gebracht werden.

3. Lungenabszeß

Kennzeichnend für den Lungenabszeß (Abb. 63 a—c) ist die „Massigkeit" des Sputums und dessen penetranter Geruch. Hervorgerufen wird ein Lungenabszeß durch Fremdkörper-Aspiration, Lungensteckschuß, Übergreifen aus infizierter Nachbarschaft, Bronchiektasen. Lungenabszesse können mit zentral-nekrotisierenden Karzinomen verwechselt werden!

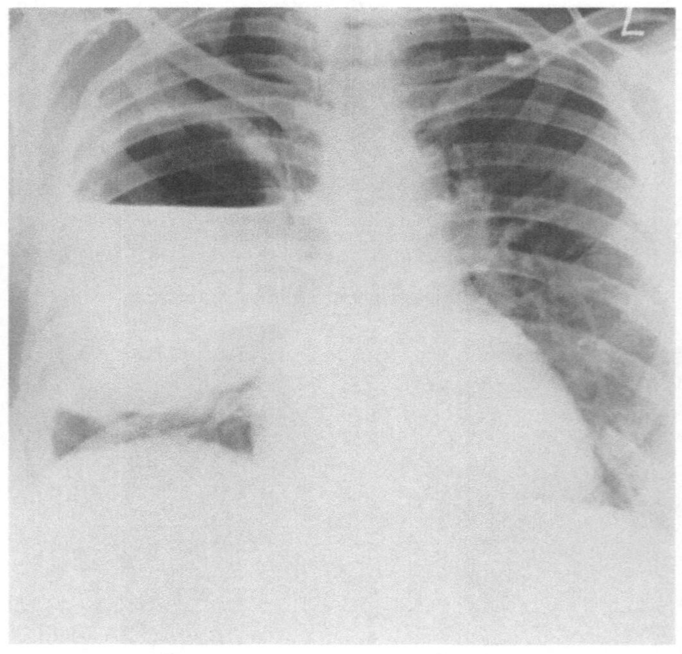

Abb. 63 a: Lungenabszeß bei 55j. Frau.

Therapie: Zunächst konservativ: Lagerung, Absaugung, Antibiotika; sinkt das Fieber nicht oder nimmt das Sputum nicht ab, so muß nach 6—8 Wochen *operiert* werden: bei Pleura-Verwachsungen Anlegen einer Saugdrainage; sonst Lappenresektion, da tatsächlich nicht so selten „hinter der Abszeßhöhle" ein Karzinom verborgen liegt.

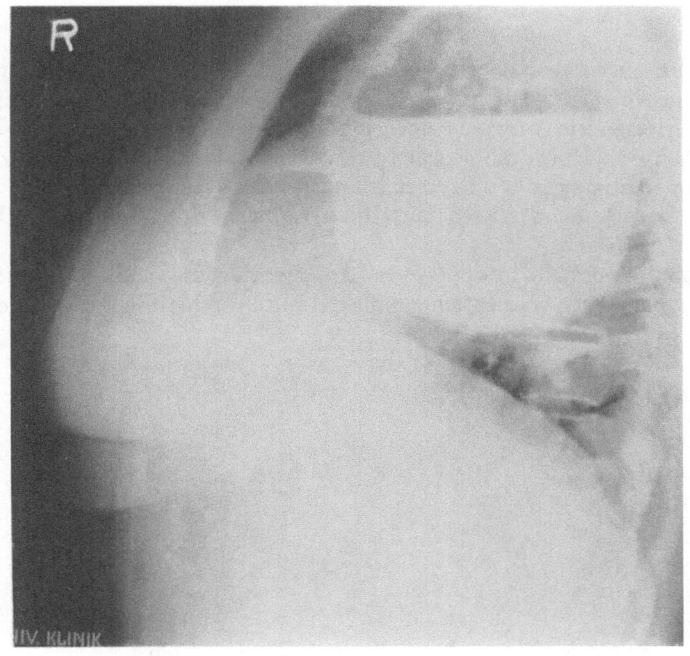

Abb. 63 b: Dasselbe in seitlicher Aufnahme.

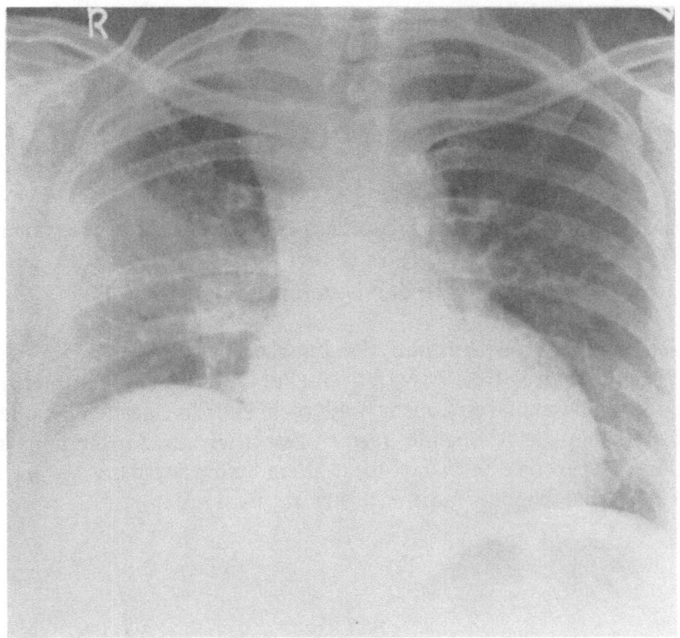

Abb. 63 c: Dasselbe. Heilung durch Operation.

4. Bronchiektasen

Sie stellen angeborene oder erworbene säckchenartige Ausbuchtungen der Bronchien dar, gehen immer mit schweren Bronchitissymptomen und meist mit erheblichem, übelriechendem Auswurf einher. Die Diagnose wird gesichert durch Bronchographie (Abb. 64). Durch die schwere chronische Intoxikation kommt es zu erheblicher Beeinträchtigung des Allgemeinbefindens, des Kreislaufs und der Atmung. Toxische Auswirkungen stellen auch die *Trommelschlegelfinger* und „Uhrglasnägel" dar.

Therapie: Sie besteht in operativer Lappenentfernung nach *eingehender Vorbereitung,* wobei evtl. Tracheotomie mit täglicher Bronchialtoilette erforderlich ist.

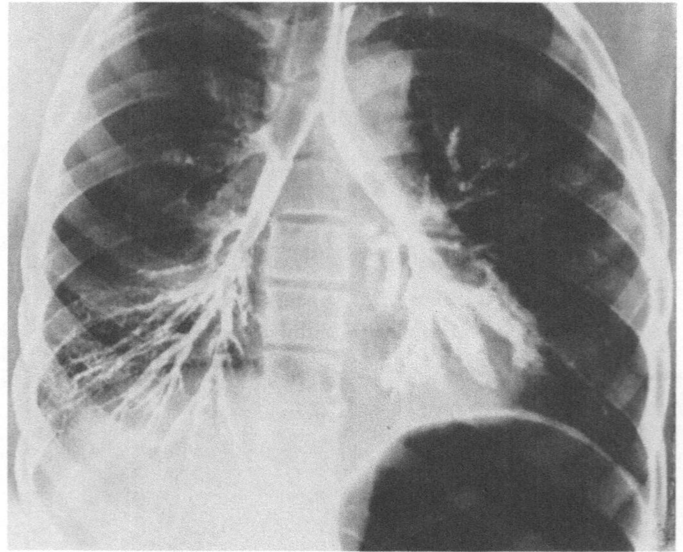

Abb. 64: Kongenitale Bronchiektasen bei 12j. Mädchen im Bronchogramm.

5. Chirurgie der Lungentuberkulose

Die gezielte operative Behandlung der Lungentuberkulose hat sich bei strikter *Indikation* gegenüber dem Kollapsverfahren (Pneumothorax, Plombierung, Thorakoplastik, Phrenicusexhairese) mehr und mehr durchgesetzt. Vor allem kann in zahlreichen Fällen die schonende *Segmentresektion* zur Anwendung kommen, doch die technisch-operative Seite darf nicht allein betont werden: längere Nachkur und Tuberkulostatika können nicht entbehrt werden.

VI. Chirurgie der Brustdrüsen

Von P. SUNDER-PLASSMANN, Münster i. Westf.

Die weibliche Brustdrüse ist auf Grund der wichtigen Beziehungen zum *Follikelhormon* sehr viel häufiger Wachstumsentgleisungen ausgesetzt als die männliche (99 : 1).

A. Brustdrüsenkarzinom

Das Carcinoma mammae ist praktisch der wichtigste Tumor der Brustdrüse: „Jeder *Einzelknoten* der Brustdrüse ist solange als *Karzinom* anzusehen, bis das Gegenteil *bewiesen* ist!!"

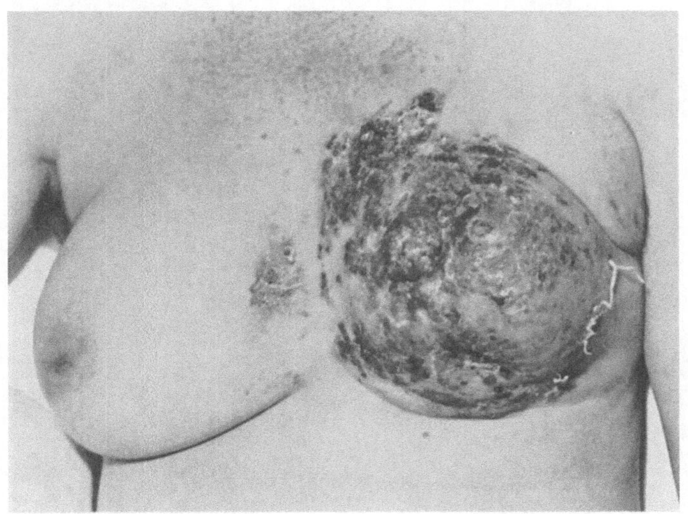

Abb. 65: Inoperables Mammakarzinom.

Für Karzinom spricht:
Nichtverschieblichkeit gegen das Brustdrüsengewebe, Einziehen der Haut („Apfelsinenschalen-Haut"), Einziehen der Mamille. *Immer* ist auch die Untersuchung der Achselhöhlen-Lymphdrüsen notwendig, die am Thorax liegen und bei Tastbarkeit Verdacht auf Metastasen ergeben.

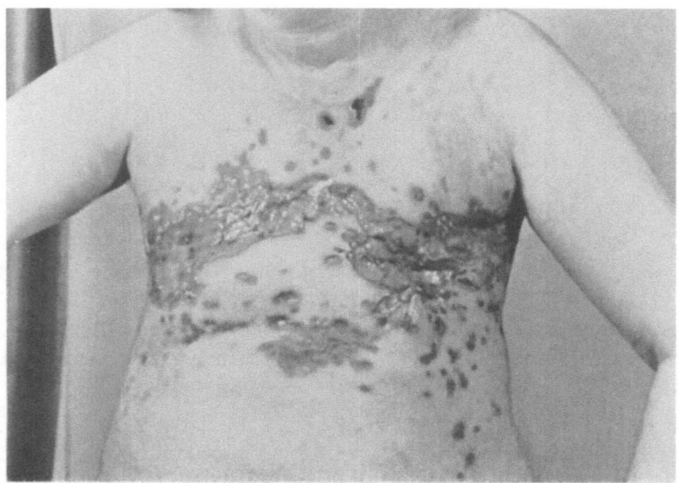

Abb. 66:
Inoperables Mammakarzinom, das zur Schrumpfung und „Panzerbildung" geführt hat.

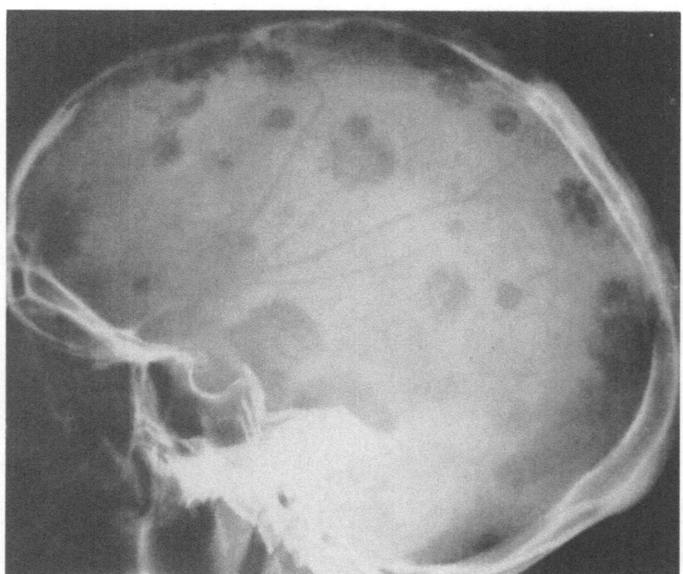

Abb. 67: Schädelmetastasen bei Mammakarzinom.

Therapie: Sichere Klärung bringt die **Probeexzision,** die *nur dort* ausgeführt werden sollte, wo *sofortige* feingewebliche Festlegung der Diagnose unter dem Mikroskop erfolgen kann, und bei positivem Ausfall die **Radikaloperation** (Amputatio mammae „en bloc" mit Pectoralismuskulatur und Achsellymphknoten) *in gleicher Sitzung* durchzuführen ist. Anschließend erfolgt intensive Nachbestrahlung

(Kobalt-60). Desgleichen kann **gegengeschlechtliches (männliches) Keimdrüsen-hormon** gegeben werden (Testosteron) als antihormonelle Behandlung, wenn die Zelluntersuchung den *weiblichen Typus ergeben hat* („Barrsche Körperchen"); allerdings sind die Ansichten über die effektive Wirkung der „gegengeschlechtlichen Hormonbehandlung" noch nicht einheitlich.

Bei jüngeren Frauen muß in solchen Fällen besonderer Malignität auch zur *Ovarektomie* zwecks definitiver Ausschaltung des Follikelhormons geraten werden. Zwar läßt sich auch durch Röntgenbestrahlung eine Ausschaltung der Ovarien erreichen, aber die operative Ovarektomie ist im allgemeinen vorzuziehen, weil sie sofort und ganz den Einfluß des Follikelhormons beseitigt und außerdem in etwa 20% ovarielle Metastasen vorliegen.

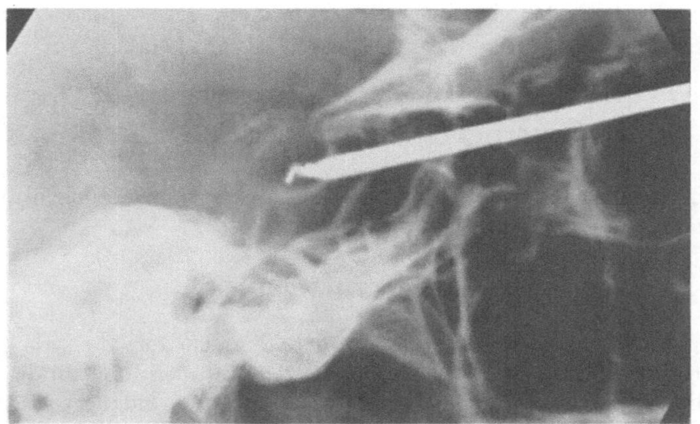

Abb. 68 a: Radiogold-Implantation in die Hypophyse durch paranasal-transethmoidal ein-geführte Hohlsonde.

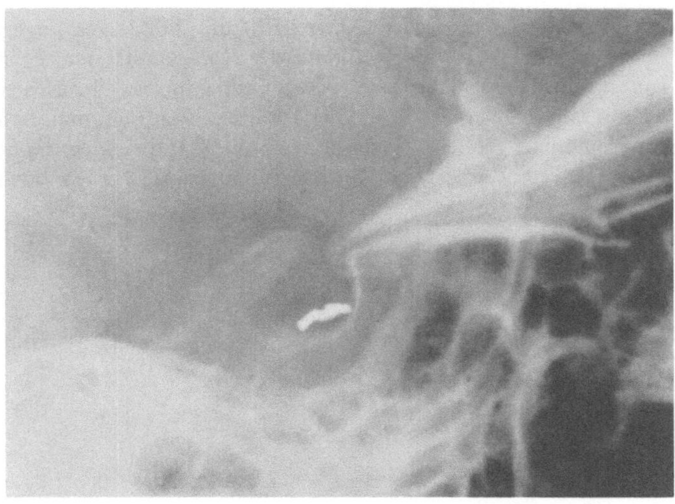

Abb. 68 b: Dasselbe. 3 radioaktive „Goldseeds" (je 10 mCi) im Innern der Hypophyse.

9*

In anderen Fällen finden sich nicht selten die Metastasen in der Lunge. Die Knochenmetastasen des Mammakarzinoms gehen häufig mit heftigsten Schmerzen einher, so daß früher Morphium in großen Mengen und Chordotomie (Vorderseitenstrang-Durchtrennung im Rückenmark zur Schmerzbahnunterbrechung) unvermeidbar waren. Heute haben wir in der **Hypophysen-Ausschaltung** durch *Radiogold,* das transethmoidal (K. H. BAUER), paranasal mittels Hohlnadel eingeführt wird, ein relativ einfaches Verfahren zur Hand, um vielen solcher Kranken noch helfen zu können (Abb. 67, 68 a, b); vgl. Strahlenheilk., S. 540.

Immer aber muß es das Bestreben des praktischen Arztes sein, *Frühdiagnosen* zu stellen, da dann natürlich die Heilaussichten am günstigsten liegen, während in Fällen, wie sie in Abbildung 65 und 66 dargestellt sind, dieser Zeitpunkt leider bereits verpaßt ist.

Das Karzinom der Mamille ist ein Hautkarzinom (PAGET) und verläuft unter den Zeichen eines Ekzems.

B. Gutartige Tumoren der Brustdrüse

Gegenüber dem Karzinom, das als Einzelknoten auftritt, kommen die häufigsten gutartigen Tumoren zumeist in der *Mehrzahl* vor.

1. Fibroadenom

Das Fibroadenom weist rundliche, derbere Knoten auf, die sich gegenüber dem eigentlichen Drüsengewebe *verschieben* lassen und meist glattrandig sind. Sie kommen allerdings auch einzeln vor, häufiger aber multipel und nicht selten doppelseitig; im Zweifelsfalle ist Probeexzision erforderlich.

2. Mastopathia chronica cystica

Bei der Mastopathia chronica cystica werden häufig Schmerzen angegeben, die zur Achsel ziehen und kurz vor oder während der Menses auftreten. Es sind meist mehrfache, rundliche, glatte oder derbe (Mastopathia fibrosa) Knötchen zu palpieren, die sich gut verschieben lassen. Bei der Probeexzision sieht man häufig schon makroskopisch kleine und größere Zysten mit glatter Wand. Gegen die Schmerzen sind kleine Dosen Testosteron (Notandron-Linguetten) 8 Tage ante menses erfolgreich.

VII. Chirurgie des Ösophagus

Von P. SUNDER-PLASSMANN, Münster i. Westf.

Auch für die Operationen am Ösophagus sind Intubationsnarkose und Antibiotika diejenigen Faktoren, die neben der chirurgischen Technik entscheidende Fortschritte ermöglichten.

A. Kongenitale Mißbildungen des Ösophagus

1. Ösophagusatresie

Praktisch am wichtigsten ist die kongenitale Ösophagusatresie, die unter verschiedenen Formen auftreten kann (Abb. 69). Nicht selten besteht eine *Fistel* zwischen Ösophagus und Trachea, so daß sehr schnell eine Aspirationspneumonie zustande kommt. Entscheidend ist daher auch hier die *Frühdiagnose, bevor* die Pneumonie vorhanden ist (Luftnachweis der Magenblase)!

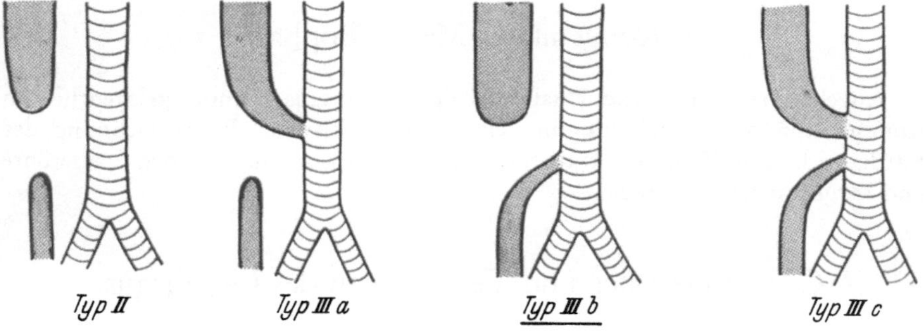

Abb. 69:
Kongenitale Ösophagusatresie. Schema von VOGT. Häufigste Form: Typ III b = 92⁰/o.

Therapie: Sofort nach Diagnosestellung muß operiert werden und nach Thorakotomie entweder eine direkte Vereinigung der eröffneten Enden des Ösophagus und Schließung einer vorhandenen Trachealfistel stattfinden (Abb. 70a, 70b) oder teilweise Verlagerung des Magens in den Thorax erfolgen.

Die Prognose hängt neben Technik und Gefahr der Pneumonie auch wesentlich von *sachgemäßer Nachbehandlung* durch den Pädiater ab.

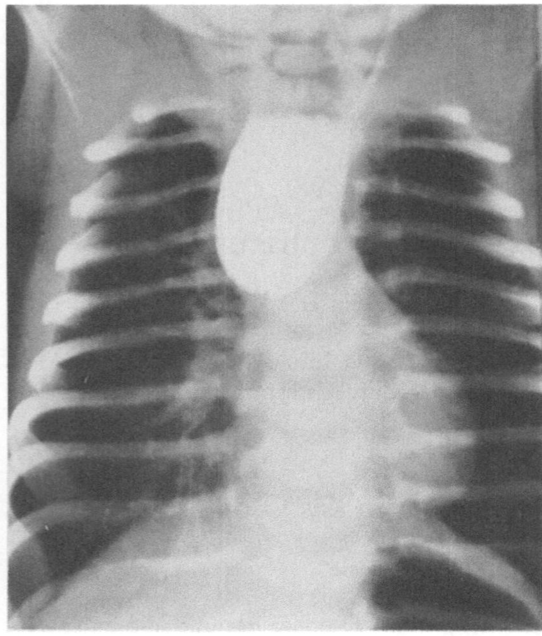

Abb. 70 a: Kongenitale Ösophagusatresie beim Neugeborenen.

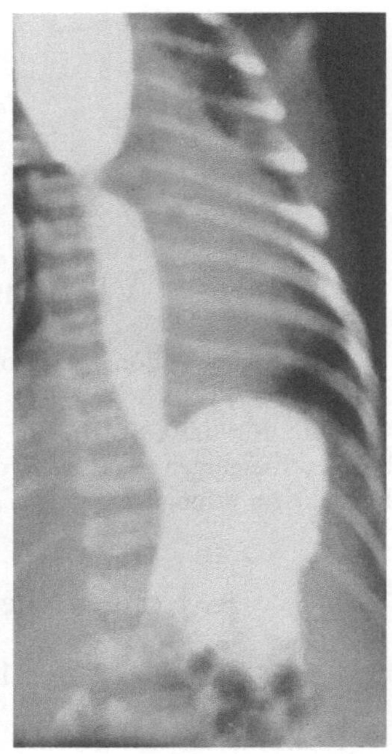

Abb. 70 b: Dasselbe. Operativ beseitigte kongenitale Ösophagusatresie; anschließend noch Bougierung.

B. Kongenitaler Mega-Ösophagus

Angeborene sehr starke Dilatation des Ösophagus kommt gelegentlich in Kombination mit Megakolon und einer Megazystis vor. Führt Dehnung der Kardia nicht zum Ziel, muß evtl. eine operative Anastomose zwischen Speiseröhre und Magen angelegt werden.

C. Fremdkörper und Verätzungen des Ösophagus

Geringere Verletzungen können bei Sondenernährung und Gaben von Antibiotika ausheilen. Sonst ist Freilegung und operative Versorgung erforderlich, wobei die Naht mit Gewebe der Umgebung oder einem gestielten Zwerchfell-Lappen gesichert wird.

Die meisten **Fremdkörper** können mittels Ösophagoskop eingestellt und extrahiert werden; andere Fremdkörper passieren die Speiseröhre und den Darm, um bei breiiger Kost per vias naturales abzugehen (Abb. 71a und b). Setzt sich der Fremdkörper aber fest, so kann es leicht zu Nekrose und Perforation kommen, die natürlich eine Operation erforderlich machen (Abb. 72).

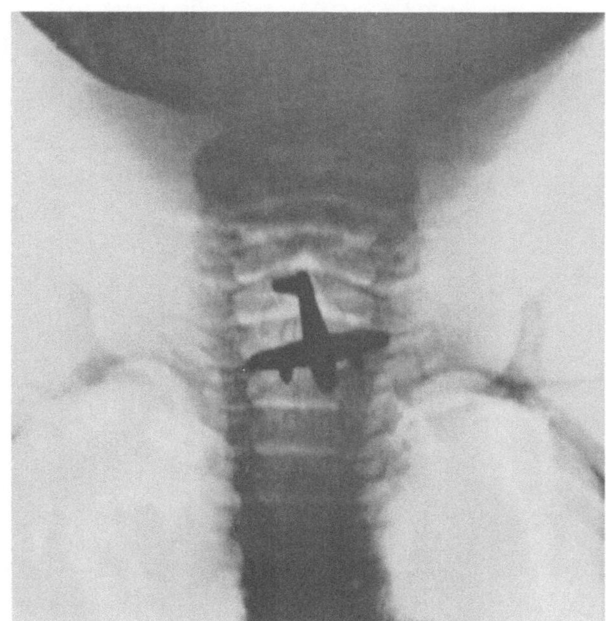

Abb. 71 a:
Fremdkörper
(„Flugzeug")
im Ösophagus.

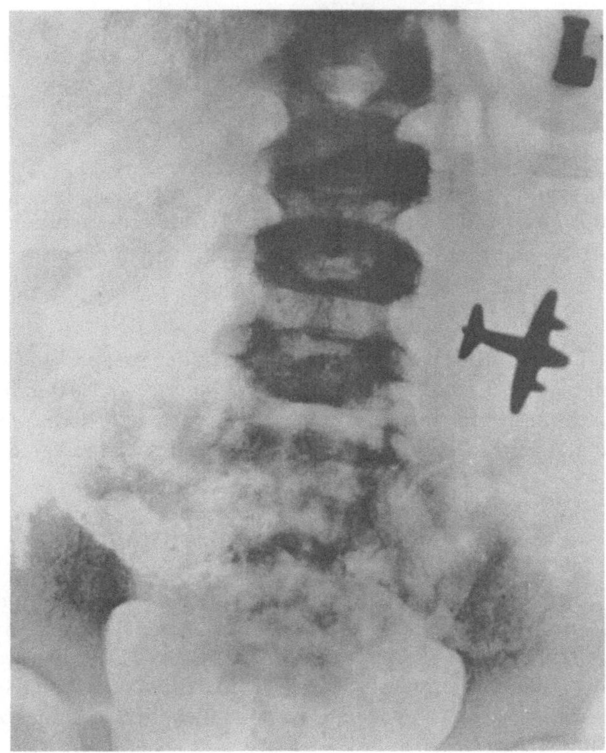

Abb. 71 b:
Der Fremdkörper
(„Flugzeug") geht „per
vias naturalis" bei
breiiger Kost unter
Röntgenkontrolle ab.

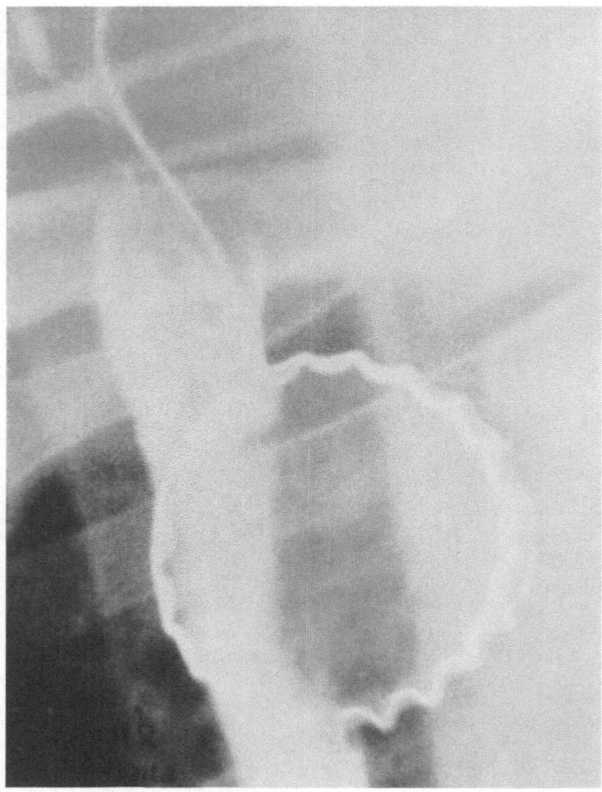

Abb. 72: Fremdkörper im Ösophagus eines 50j. Mannes (verschluckter Flaschenverschluß) hat zur Perforation und Verbackung mit Wirbelkörper geführt; operative Entfernung durch Thorakotomie, Heilung.

Die praktisch wichtigen **Verätzungen** der Speiseröhre (versehentlich bei Kindern, suizidal bei Erwachsenen) erfordern *Dauersonde*, später Bougierung und lange Beobachtung, evtl. sind plastische Operationen erforderlich (thorakale Magenverlagerung, Ersatz des Ösophagus durch gestieltes Kolonsegment).

D. Ösophagusdivertikel

Schluckbeschwerden, Druck am Hals und Hervorwürgen unverdauter Speisen, die nicht sauer schmecken, müssen immer den Verdacht eines Hypopharynx- oder *Grenzdivertikels* der Speiseröhre erwecken. Der röntgenologische Nachweis ist leicht zu erbringen (Abb. 73a). Diese Grenzdivertikel entstehen bei einer Schwäche des M. constrictor pharyngis und können beträchtliches Ausmaß (Abb. 73b) annehmen.

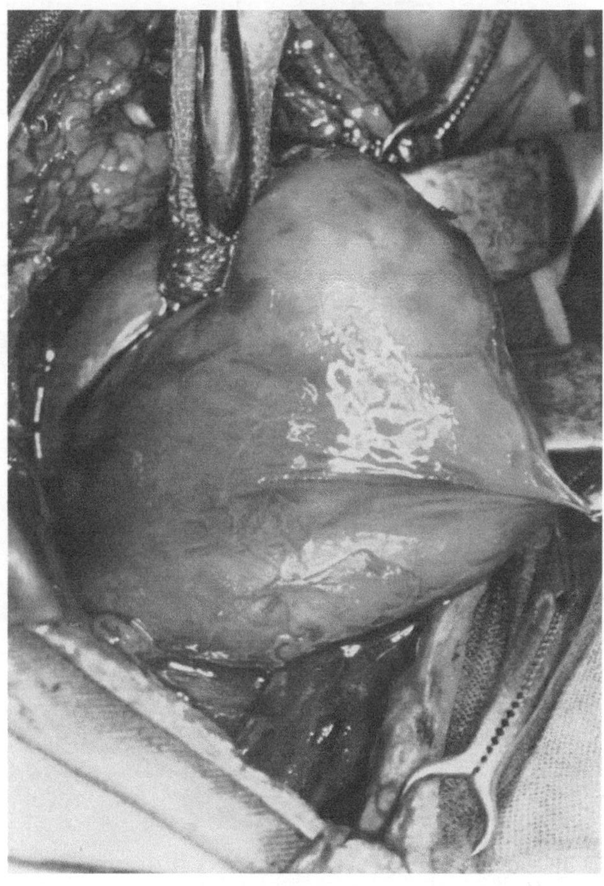

a

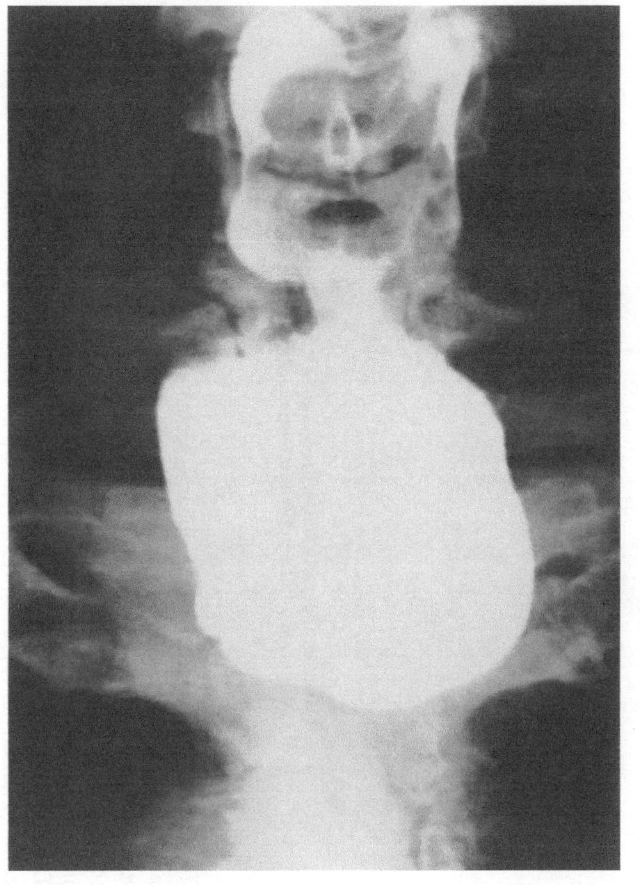

b

Abb. 73 a und b: Hypopharynx-(„Grenz-")Divertikel des Ösophagus: a = Rö.-Bild, b = Operationssitus.

Therapie: Grenzdivertikel erfordern operative Behandlung. Sie werden durch seitlichen Halsschnitt freigelegt, nach Vorziehen des seitlichen Schilddrüsenlappens mit einer Faßzange angezogen und abgetragen (Abb. 73 c); der Ösophagus wird sorgfältig mehrschichtig übernäht, nachdem nasal eine Magensonde eingelegt wurde. Die Prognose ist dann sehr gut, auch noch bei alten Leuten.

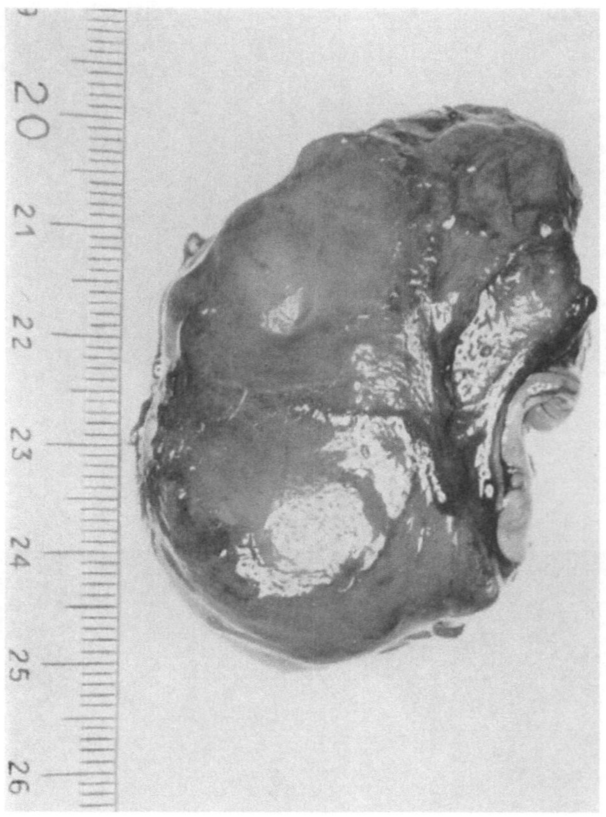

Abb. 73 c: Dasselbe. Operativ entferntes Grenzdivertikel des Ösophagus.
61j. Mann am 11. Tag post op. beschwerdefrei entlassen.

Die **Traktionsdivertikel** des Ösophagus sitzen tiefer, sind manchmal multipel vorhanden (Abb. 74), als Folge von Schrumpfungsvorgängen und trichterförmigen Ausziehungen nach Tuberkulose, Anthrakose oder Silikose der benachbarten Lymphdrüsen. Sie machen selten größere Beschwerden und bedürfen im allgemeinen keiner besonderen Behandlung.

Die epiphrenalen Divertikel treten gegenüber den collaren an Häufigkeit und Bedeutung zurück.

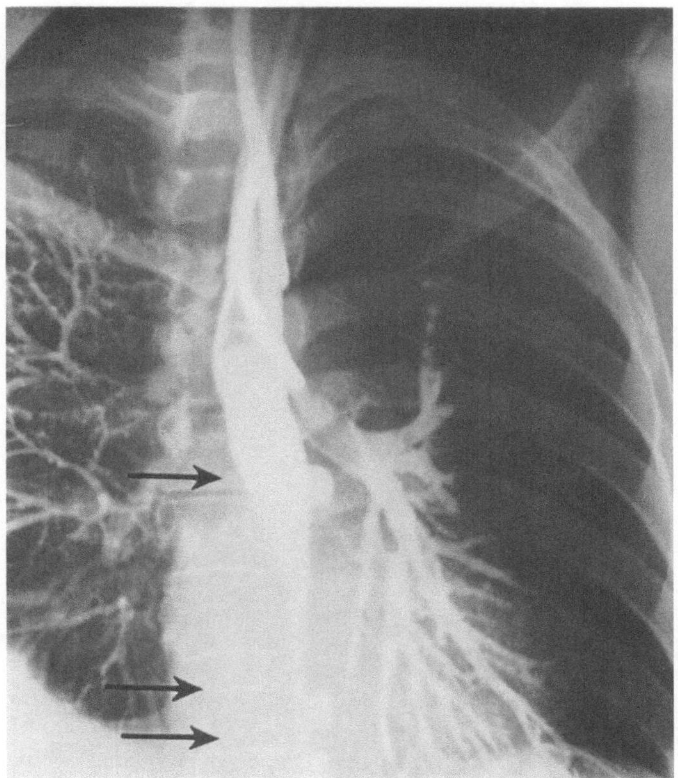

Abb. 74: Multiple „Traktionsdivertikel" des Ösophagus.

E. Ösophaguskarzinom

Während gutartige Tumoren der Speiseröhre (Myome, Neurinome, Fibrome) ausgesprochen selten sind, hat das Ösophaguskarzinom eine große Bedeutung. Bezüglich seiner Ätiologie betont K. H. BAUER mit Recht die Bedeutung exogener Faktoren, (Trinker, *Raucher*, Kautabak usw.). Meist handelt es sich um ein *Plattenepithelkarzinom*, dessen besondere Malignität sich auch im frühzeitigen Übergreifen auf Lymphdrüsen der Umgebung dokumentiert. Anfänglich haben die Kranken wenig Beschwerden; wenn Schmerzen hinter dem Sternum, Schluckbeschwerden und Gewichtsabnahme auftreten, findet sich röntgenologisch meist bereits ein fortgeschrittener Tumor (Abb. 75). Deswegen frühzeitige Ösophagoskopie!

Therapie: Radikal operabel (Resektion im Gesunden und Anastomosierung mit in den Thorax verlagertem Magen) sind leider nur wenige Fälle. Die früher bei der großen Zahl inoperabler Ösophaguskarzinome stets angewandte Gastrostomie (Witzel-Fistel) wird heutzutage zweckmäßiger durch einen in Ösophagus und Magen eingelegten *Plastikschlauch* ersetzt (Abb. 76a, b), der sich auch bei fortgeschrittenen Fällen nach ^{60}Co-Bestrahlung gut einführen läßt und den Patienten noch bei späterem Fortschreiten des Tumors das Schlucken ermöglicht.

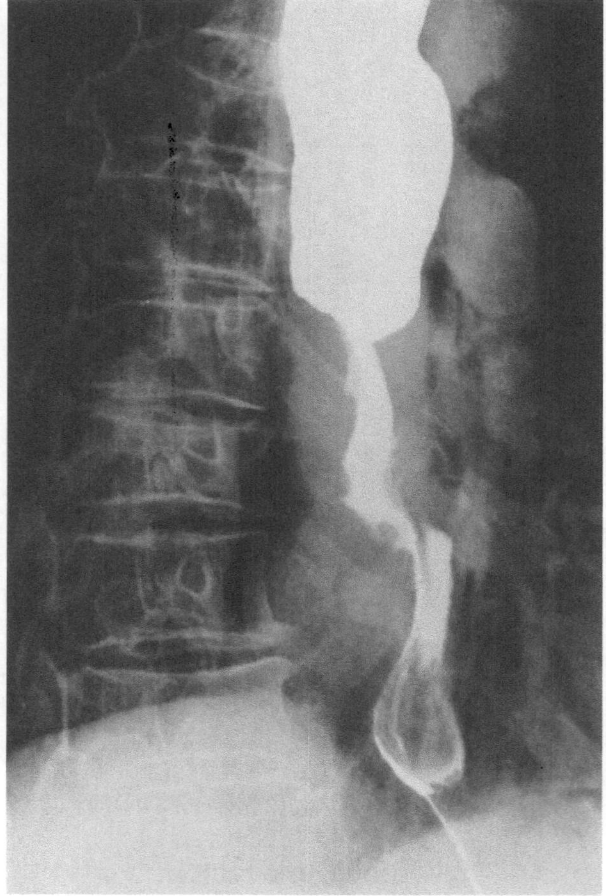

Abb. 75: Ösophaguskarzinom: unregelmäßige Aussparungen.

F. „Kardiospasmus"

In Wirklichkeit handelt es sich beim sog. „Kardiospasmus" um das *Fehlen des Kardia-Öffnungsreflexes*. Meist liegen psychische Ursachen zugrunde, und in den Frühphasen kommen Psychotherapie und Spasmolytika therapeutisch in Frage. Röntgenologisch findet sich eine zipfelmützenartige, glattwandige Stenose (Abb. 77a, b). Hochsitzendes Magenulkus, epiphrenales Divertikel und Hiatushernie (S. 122), sind differentialdiagnostisch zu erwägen. Ist es beim „Kardiospasmus" erst zu lokalem Ödem und nachfolgender Wandfibrose gekommen, dann muß die Stenose beseitigt werden — entweder mit Starckscher Sonde (Abb. 77b) — oder operativ (GOTTSTEIN-HELLER); in den meisten Fällen führt die Starcksche Sonde zum Ziel.

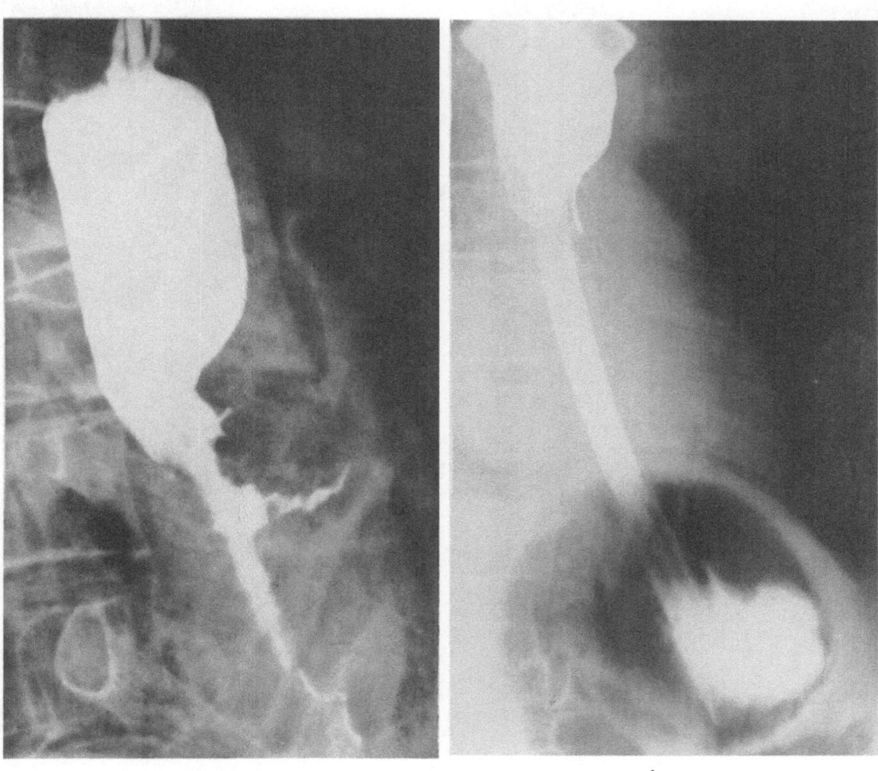

a   b

Abb. 76: Perforierendes inoperables Ösophaguskarzinom (a); nach Einlegung des Plastik-
tubus (b) glatte Passage.

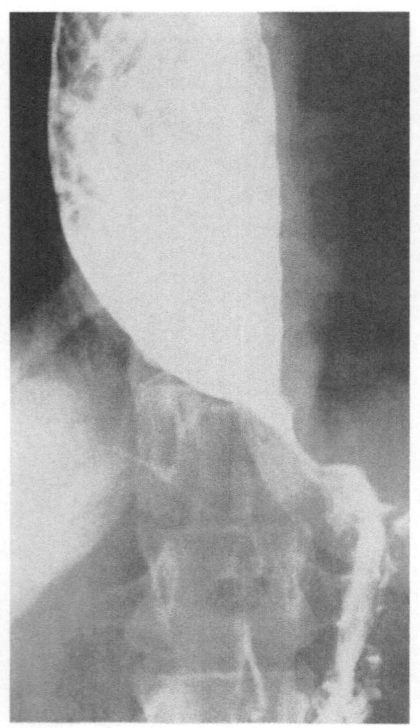
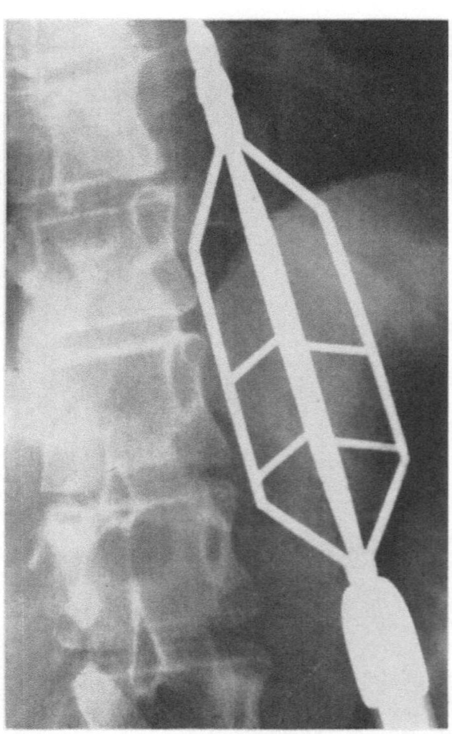

a   b

Abb. 77 a:
„Kardiospasmus": glattwandige, zipfelmützenartige Konfigurierung des Ösophagus.
Abb. 77 b:
„Kardiospasmus" mit liegender, gespreizter Starckscher Sonde.

VIII. Chirurgie des Zwerchfelles

Von P. Sunder-Plassmann, Münster i. Westf.

Als Grenzwand zwischen zwei Körperhöhlen gibt uns der Stand des Zwerchfelles im Röntgenbild Auskunft über Vorgänge im Thorax (Empyem) oder in der Bauchhöhle (subphrenischer Abszeß, Lebertumor, Leberblutung, Luftsichel bei Perforationen).

A. Verletzungen und traumatische Zwerchfellhernien

Neben direkten Zwerchfellverletzungen (Schuß, Messerstich) spielen vor allem die *indirekten Rupturen* oder Einrisse des Zwerchfelles eine große Rolle. Sie kommen meist bei stumpfen Bauch- oder Thoraxtraumen (Rippenbrüche) zustande und bleiben nicht selten zunächst unerkannt. Schließlich kommt es durch zunehmende Verlagerung von Bauchorganen (Magen, Milz, Dickdarm, Leber) in den Thorax zur *traumatischen Zwerchfellhernie,* die durch Röntgenuntersuchung verifiziert wird (Abb. 78 a).

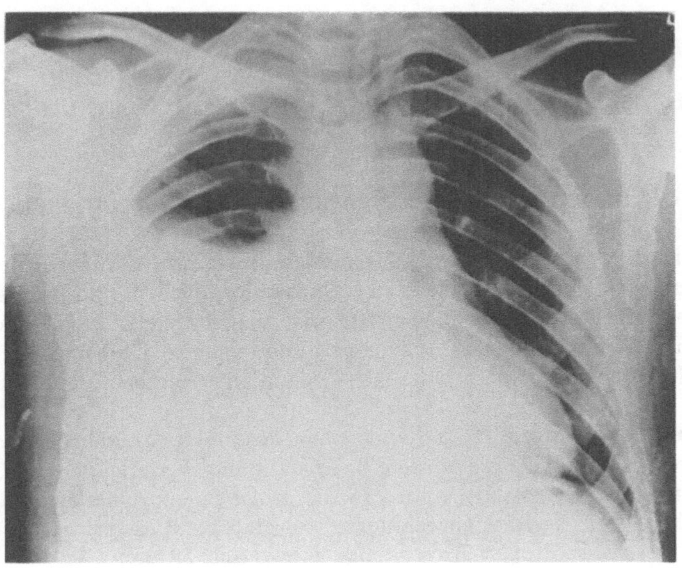

Abb. 78 a: Traumatische Zwerchfellruptur mit Leberverlagerung in den Thorax.

Therapie: Die Behandlung ist eine *operative:* Thorakotomie im Bereich der 8. oder 9. Rippe, Rückverlagerung der abdominellen Organe und Zwerchfellnaht (Abb. 78 b). Die Prognose ist dann sehr gut.

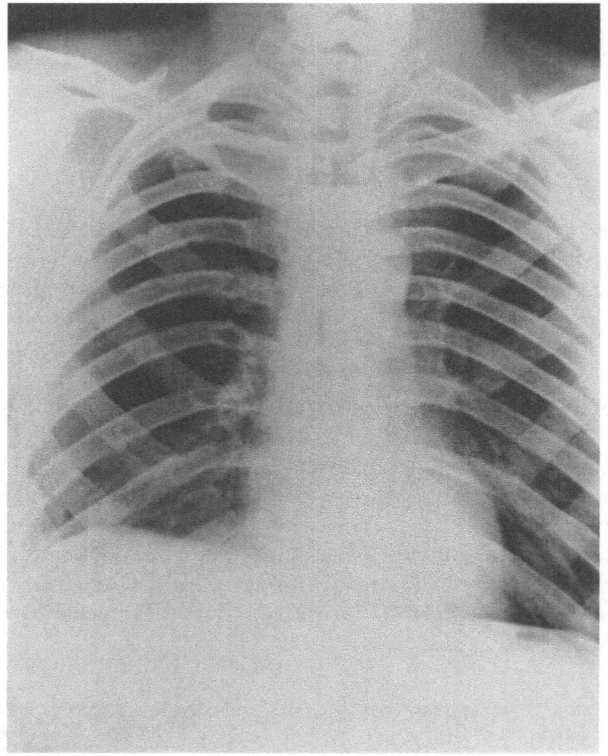

Abb. 78 b: Dasselbe. Rückverlagerung der Leber und Zwerchfellnaht.

B. Kongenitale Zwerchfellhernien und -anomalien

Meist handelt es sich bei den kongenitalen Anomalien des Zwerchfelles um *Hiatushernien.* Sie können lange Zeit symptomlos bleiben und werden auch bei tatsächlichen Beschwerden häufig erst spät diagnostiziert. Bei Druck hinter dem Sternum, Magenblutungen, Anämie und unbestimmten Erscheinungen ermöglicht die Röntgenkontrastuntersuchung — manchmal erst bei Tieflagerung des Thorax — die exakte Diagnose.

Therapie: Während die Hiatushernie schon durch *Gastropexie* (Naht des heruntergezogenen Magens an die vordere Bauchwand und Fixierung am Zwerchfell) geheilt werden kann (NISSEN), erfordern die größeren kongenitalen Zwerchfellhernien (Abb. 79a) immer Thorakotomie, sorgfältige Rückverlagerungen und Schließung des meist großen Zwerchfelldefektes (Abb. 79 b).

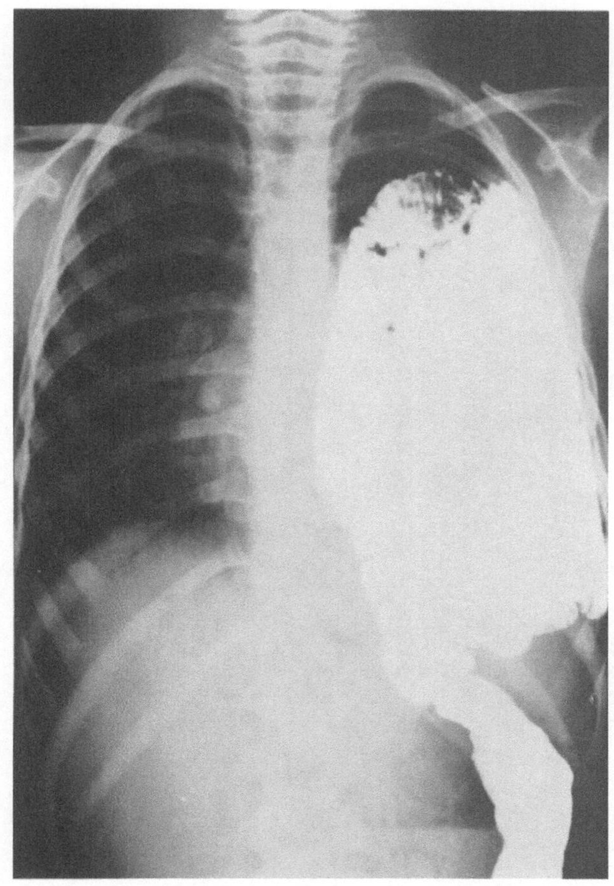

Abb. 79a: Kongenitale Zwerchfellhernie beim Kind mit Dünn- und Dickdarmverlagerung in den Thorax.

C. Singultus

Während nach diesen Operationen am Zwerchfell ein Singultus kaum jemals beobachtet wird, kann er merkwürdigerweise nach irgendwelchen abdominellen Operationen aus bisher unbekannten Gründen bei manchen Menschen auftreten und subjektiv *sehr lästig werden*.

Therapie: Uns hat sich in vielen Fällen bestens bewährt, die Kranken *kurz vor* dem Auftreten des nächsten „Schluckers" *ganz tief* einatmen und in tiefster Inspiration den Atem solange wie eben möglich anhalten zu lassen; außerdem wirkt Buscopan i.v. kupierend.

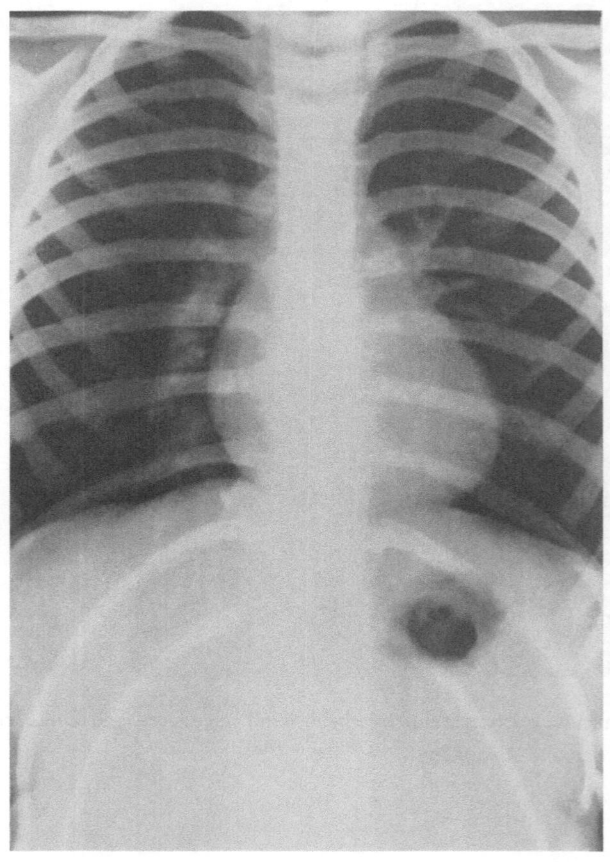

Abb. 79 b: Dasselbe. Rückverlagerung des Darmes und Naht der Zwerchfellhernie.

IX. Chirurgie der Bauchorgane

Von P. SUNDER-PLASSMANN, Münster i. Westf.

Angeborene *Mißbildungen* im Bereich der Bauchdecken und speziell des Nabels werden je nach Ausdehnung und Auswirkung auf innere Organe konservativ oder operativ behandelt. *Verletzungen* im Bereich des Abdomens treten zwar zahlenmäßig gegenüber der Gesamtzahl von Verletzungen zurück, erfordern aber allgemein größte Aufmerksamkeit und im speziellen Fall sorgfältige Beachtung.

A. Stumpfe Bauchverletzungen

Meist handelt es sich bei Einwirkungen stumpfer Gewalt auf das Abdomen um Hufschlag, Stoß oder Aufprall. Es kommt sofort zum *Schock* mit starker Blässe und schnellem Puls. Häufig tritt Erbrechen oder Brechreiz auf, desgleichen ist wichtig die *Bauchdeckenspannung.*

In *jedem* Fall eines stumpfen Bauchtraumas muß an eine intraabdominelle *Blutung gedacht* werden (Pulsbeschleunigung!). Am häufigsten stammt die Blutung aus *Leber-, Milzruptur* oder Riß eines Mesenterialgefäßes. Ist der Magen oder Darm selber gerissen, kommt es neben Pulsbeschleunigung alsbald auch zu Temperaturerhöhungen, desgleichen *steigen die Leukozytenwerte* im Blut.

B. „Akutes Abdomen"

Sind Bauchdeckenspannung, Pulsbeschleunigung, Erbrechen oder Brechreiz vorhanden, darf keine Zeit mit längerem Zuwarten vertan werden: Es muß eine *Laparotomie* erfolgen, und nach sorgfältiger Revision sind die verletzten Organe zu versorgen (Bluttransfusion, Antibiotika).

Ganz allgemein ist die bekannte Faustregel, nach der alle akuten Abdominalaffektionen mit konstantem Schmerzherd von über 6 Stunden Dauer bei zuvor beschwerdefreiem Patienten ein „chirurgischer Bauch" sind, für die tägliche Praxis äußerst wertvoll (DIETRICH).

C. Offene Bauchverletzungen

Bei offenen Bauchverletzungen (Schuß, Stich, grobe Gewalt = Auto-, Flugzeug-, Zugunglück) ist es entscheidend wichtig, ob der Magen-Darm-Trakt perforiert ist oder nicht. In jedem Fall muß *sofortige* operative Versorgung erfolgen (Bluttransfusion, Antibiotika).

D. Geschwülste der Bauchdecke

Hier kommen Atherome, Dermoide, Lipome vor; letztere können als „präperitoneale Lipome" oberhalb des Nabels mit einer Hernia epigastrica verbunden sein. Spezielle Tumoren der Bauchdecken sind die sog. *Desmoide*. Sie gehen als Fibrome meist von der Faszie aus, können aber zu Fibrosarkomen werden. Sie müssen im Gesunden exstirpiert werden, der Defekt ist evtl. plastisch zu decken.

E. Peritonitis

In den meisten Fällen handelt es sich dabei um eine bakterielle Infektion der Bauchhöhle (Perforation, Inkarzeration), auf die das Peritoneum mit den ihm eigenen Reaktionen antwortet: Exsudation, Fibrinbildungen, Adhäsionen. Diese Reaktionen sind Abwehrmaßnahmen: ein „Bestreben", die Entzündung zu lokalisieren.

Jede **akute, diffuse Peritonitis** ist eine schwere Krankheit mit unsicherer Prognose quoad vitam, mag es sich um Koli-, Staphylokokken- oder Streptokokken-Infektionen handeln. Die ausgedehnte Resorptionsfläche des Peritoneums ermöglicht auch ein massives Eindringen der Toxine in den Organismus. Es kommt zu raschem Fieberanstieg (besonders rektal), starker Pulsbeschleunigung, Schweißausbruch, verfallenem Gesicht mit spitzer Nase und halonierten Augen („Facies Hippocratica"), trockener Zunge, flacher Atmung. Der *Bauch* ist im ganzen druckschmerzhaft, natürlich besonders an der Ausgangsstelle der Peritonitis (Perforation, Inkarzeration), wird aber bald *bretthart* infolge Muskelspannung. Schon zu Beginn besteht Brechreiz, Erbrechen, das schließlich fäkulent werden kann („Miserere"). Peristaltik ist nicht mehr zu hören („Grabesstille"); die toxische *Darmatonie* bei der Peritonitis ist die *paralytische Form des dynamischen Ileus*.

Bei der **akuten Perforationsperitonitis** (Magen-, Duodenalulkus, Appendizitis, Gallenempyem, Adnexe) sind alle diese Erscheinungen der diffusen Peritonitis in rasanter Reihenfolge festzustellen, und alles kommt darauf an, sofort die richtige Diagnose zu stellen. Jede Stunde Zeitgewinn ist von größter Bedeutung für den Erfolg der unbedingt notwendigen *Operation*.

Therapie: Die Behandlung der Peritonitis ist eine operative: Der frühzeitigen Diagnose muß die Operation mit Ausschaltung der Entzündungsquelle und Anwendung von Antibiotika auf dem Fuße folgen. Jede Stunde Zeitgewinn ist dabei wichtig.

Nach der Operation steht die *Darmatonie* im Vordergrund: Prießnitz-Aufschläge auf den Leib, Darmrohr, Prostigmin, Splanchnikusblockaden mit Novocain (D VI—XI), Infusionen mit hypertonischer Kochsalzlösung i.v., Müller-Abbott-Sonde und schließlich (nicht zu spät) eventuelle Anlegung einer *Darmfistel* müssen im Einzelfall je nach Situation zur Anwendung kommen.

Die **hämatogene Pneumokokken-Peritonitis** der Kinder verläuft im allgemeinen nicht so stürmisch wie die akute diffuse Peritonitis. Es findet sich meist eine Druckschmerzhaftigkeit um die *Nabelgegend* und später ein Exsudat.

Peritonitis tuberculosa

Die Peritonitis tuberculosa verläuft chronisch. Es finden sich meist viel Exsudat und diffus multiple Knötchen über das ganze Peritoneum verstreut. Die Diagnose wird häufig erst bei der Laparotomie gestellt, die sich selbst günstig auswirkt; mit Gaben von Tuberkulostatika kann die Prognose heute als relativ gut bezeichnet werden.

F. Aszites

Im Gegensatz zum entzündlichen Exsudat handelt es sich beim Aszites um eine Flüssigkeitsansammlung in der Bauchhöhle, die nicht durch eine Entzündung hervorgerufen wurde. Es liegt vielmehr ein „Transsudat" vor als Folge eines Vitium cordis (Panzerherz) oder durch Stauungen im Pfortadergebiet (Thrombose, Zirrhose, Karzinose) hervorgerufen.

Therapie: Während eine Punktion mit Troikart natürlich nur symptomatisch wirkt, kann in einem Teil der Fälle auf operativem Wege kausal Heilung oder erhebliche Besserung erzielt werden (Panzerherz, extrahepatischer Block, s. dort).

G. Chirurgie der Leber

a) Leberverletzungen

Leberverletzungen führen oft zum Tod, wenn sie einen größeren Umfang angenommen haben. Aber auch kleinere Leberrupturen können durch starke Blutung sehr gefährlich sein. Unfallhergang, Druckschmerz, Zeichen der inneren Blutung erzwingen *alsbaldige Laparotomie.*

b) Leberabszeß, Leberzysten

Erkrankungen der Leber chirurgischer Art (Abszeß, Echinokokkus) erfordern Laparotomie und Drainage bzw. Exstirpation. Die Diagnose des Echinokokkus (Zystenstadium der Taenia echinococcus des Hundes, Schafe als Zwischenwirt) ergibt sich aus dem Röntgenbild (Abb. 80a, b).

1. Gallenchirurgie

Bei Erkrankungen der Leber- und Gallenwege spielt die *Ernährung* eine große Rolle, die beim heutigen Menschen durchweg zu unnatürlich ist; viele sind Gallensteinträger, ohne es zu wissen; aber auch solche mit Beschwerden können durch sachgemäße Ernährung viel erreichen. Andererseits soll die chirurgische Indikation nicht zu lange hinausgezögert werden.

2. Gallensteinkolik

Der „Gallensteinanfall" wird häufig durch eine reichliche, fetthaltige Mahlzeit ausgelöst. Nicht selten sprechen die Patienten von „Magenkrämpfen" und sagen, sie hätten „sich den Magen verdorben". Das ist verständlich, da Galle, Magen, Duodenum und Pankreas einen physiologisch zusammengehörenden Komplex darstellen. Solche Koliken (ohne nachfolgenden Ikterus) kommen zumeist durch einen

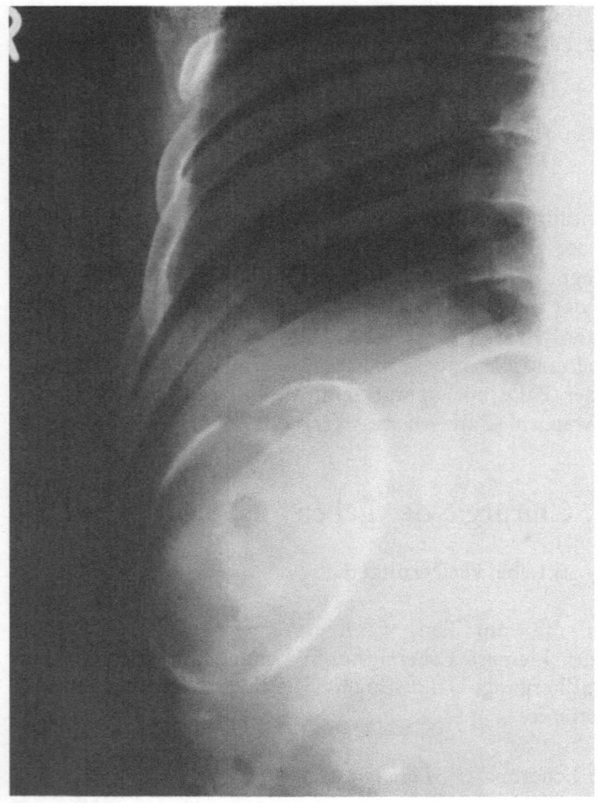

Abb. 80 a:
Leberechinokokkus.

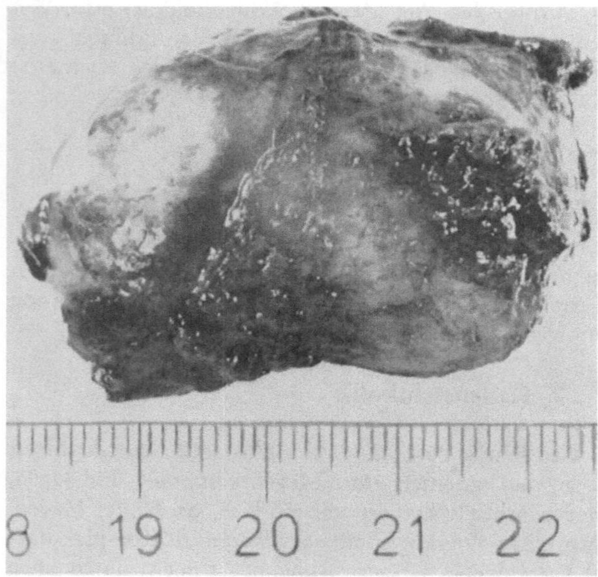

Abb. 80 b:
Exstirpierter
Leberechinokokkus.

im Ductus cysticus sitzenden Stein zustande. Es treten bei allen Gallenkoliken *heftige Schmerzen* auf, die in die rechte Schulter auszustrahlen pflegen. Die Gallenblase selbst ist im Anfall meist vergrößert, und ein lokaler Druckschmerz unter dem rechten Rippenbogen bleibt auch nach dem Anfall noch länger bestehen. Nicht selten kann man auf einer Röntgenleeraufnahme (Abb. 81) die Gallensteine zur Darstellung bringen. Anderenfalls liefert die Gallenblasendarstellung mit Kontrastmitteln ein Füllungsbild, gegen das sich die Steine abheben können (Abb. 82).

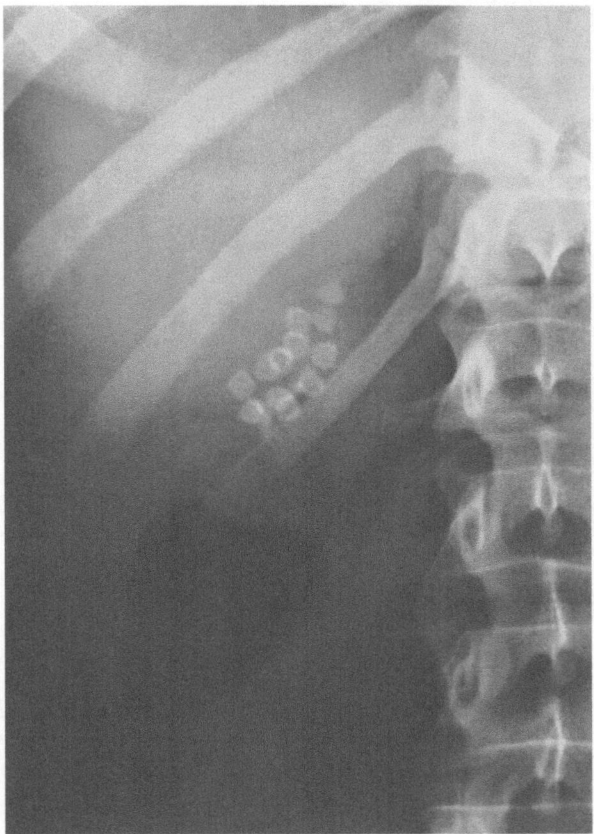

Abb. 81: Cholelithiasis: Leeraufnahme.

Während ein größerer Stein im Ductus cysticus fast immer Koliken macht, können kleinere Konkremente einen allmählichen Verschluß des Zystikus bewirken (negatives Cholezystogramm!) mit einem nachfolgenden **Hydrops** der Gallenblase, der jederzeit in ein *Empyem* übergehen kann und deshalb operiert werden soll.

Auch bei der **chronisch-rezidivierenden Cholezystitis** sollte man die Operation nicht zu lange aufschieben, weil die chronische Cholezystitis einerseits als *Fokus* wirken kann, und sich andererseits schließlich erhebliche Adhäsionen und Verlötungen der Gallenblase zum Leberhilus hin bilden können.

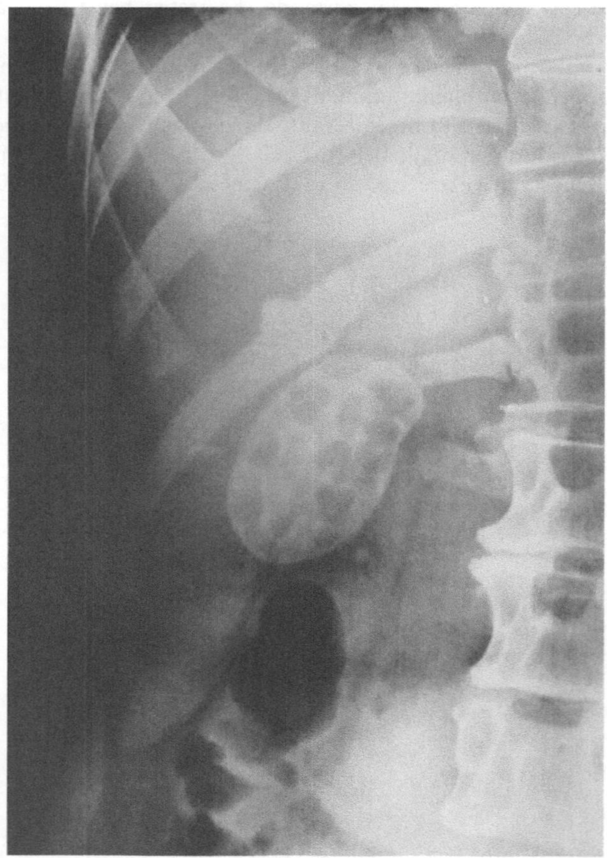

Abb. 82: Cholelithiasis: Kontrastaufnahme.

Das akute **Empyem der Gallenblase** ist selbstverständlich zu operieren; es bildet sich nicht selten stürmisch im Anschluß an eine Cholezystitis, wenn Darmbakterien in die Gallenblase eindringen: hohes Fieber, schweres Krankheitsgefühl, starker Druckschmerz der Gallenblase sind stets vorhanden.

Therapie: Wenngleich man bei der Gallenkolik zunächst Spasmo-Analgetika, Bettruhe, heiße Umschläge und strenge Diät verordnet, soll man doch eine notwendige Operation nicht zu lange aufschieben, da Rückwirkungen auf Leber (Ikterus!) und Bauchspeicheldrüse jederzeit möglich sind.

3. Choledochus-Stein

Im Gegensatz zur Gallenblase bringt ein Stein im Ductus choledochus neben den *sehr schmerzhaften Koliken* mit Ausstrahlung in die rechte Schulter immer eine *Rückstauung der Galle* und derzufolge eine **Gelbsucht** mit sich („Lithogener Stauungsikterus"). Der Stuhl wird hellgrau („acholisch"), der Urin bierbraun mit erheblich verstärkten Gallenfarbstoffreaktionen. Ist ein ähnlicher Zustand *ohne*

Schmerzen und Kolikanfälle vorhanden, so muß man immer an einen *Tumor* (Pankreaskopf-Ca.) im Bereich der Papilla duodenalis denken.

Therapie: Da ein länger bestehender Stauungsikterus schwere Schädigungen (Leber, Blutgerinnungssystem, peripherer Kreislauf) nach sich zieht, darf mit der Operation nicht zu lange gezögert werden (nicht über 8 Tage!). Der Choledochusstein ist zu entfernen, glatte Durchgängigkeit der Gallengänge nach zentral und peripher zu gewährleisten. Im Zweifelsfall ist eine intraoperative *Cholangiographie* erforderlich (Abb. 83).

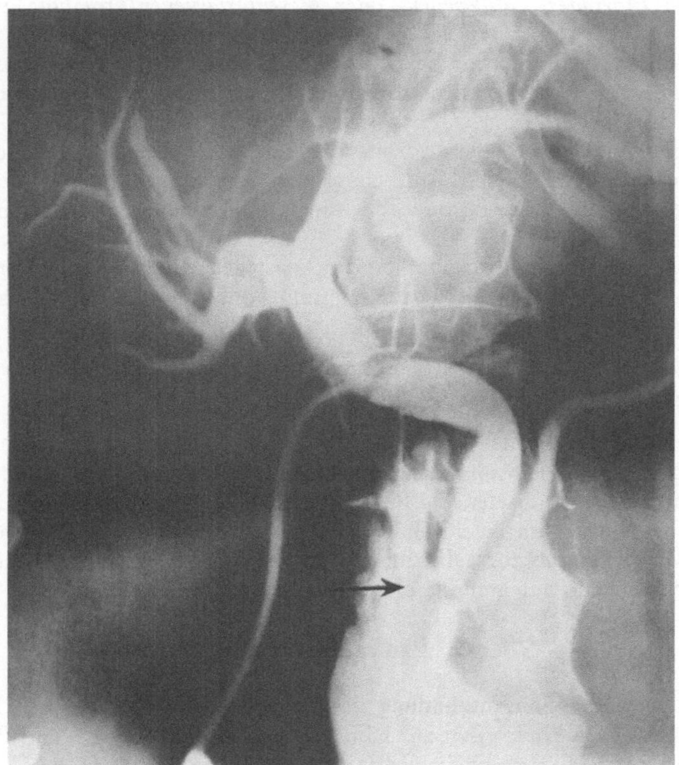

Abb. 83: Intraoperative Cholangiographie: Papillenstein (→). Gallengangerweiterung.

Bei stark verengter Papille, bei Tumoren im Papillenbereich und dilatiertem Choledochus hat sich die Choledocho-Duodenostomie (oder die Papillotomie) gegenüber der Choledochusdrainage bestens bewährt.

4. Leber- und Gallentumoren

Während primäre Lebertumoren selten sind, kommen in der Leber jedoch recht häufig *Metastasen* zu Gesicht. Deshalb gilt bei jeder Laparotomie wegen Karzinom des Magens und Dickdarmes der erste Blick der Leber. Zwar kann man heutzutage in seltenen Fällen durch anatomiegerechte Leberresektion den ein oder anderen Fall zunächst retten, im ganzen gesehen ergibt jedoch die Feststellung von Leberkrebs oder -metastasen eine infauste Prognose. Dasselbe gilt vom Gallenblasenkarzinom; meist ist es inoperabel, nur ausnahmsweise gelingt es, die karzinomatöse Gallenblase mit angrenzendem Leberparenchym radikal zu operieren.

5. Portale Hypertension

Zum Druckanstieg im Pfortadergebiet kommt es am meisten im Gefolge einer *Leberzirrhose* („intrahepatischer Block"). Der günstigere extrahepatische Block kommt bei *Pfortader-, Milzvenen- oder Mesenterialvenenthrombose* zur Beobachtung.

Die häufigste Komplikation beim Pfortaderhochdruck ist die (nicht selten tödliche) *Blutung* aus den kompensatorisch stark erweiterten submukösen Venengeflechten der Speiseröhre *(Ösophagusvarizen)*.

Therapie: Im akuten, lebensbedrohenden Stadium einer solchen Blutung kommen Ballonsondentamponade, lokale Umstechung der Varizen nach Thorakotomie (VOSSSCHULTE), schließlich Ektomie des unteren Ösophagus und oberen Magenendes in Frage.

Zur *Drucksenkung* des Pfortaderhochdruckes stehen Milzexstirpation und *Shunt-Operationen* zur Verfügung: Anastomosierung von V. portae und V. cava (oder Milzvene mit Nierenvene).

H. Chirurgie der Bauchspeicheldrüse

Die enge Nachbarschaft und das gemeinsame Mündungsgebiet der Ausführungsgänge verursachen pathogenetische Beziehungen bei Erkrankungen von Leber und Pankreas. Bei Entzündungen im Gallengangssystem, aber auch Rückstauungen im Pankreas selbst, kann es zur gefürchteten *Pankreatitis* kommen; evtl. spielen auch „Auto-Aggressionen" auf immunbiologischer Grundlage eine Rolle.

1. Pankreasnekrose

Wegen der mit einer Entzündung des Pankreas stets verbundenen Fermentstörungen kann es in kurzer Zeit zur hämorrhagischen Infarzierung und Pankreasnekrose kommen, eine Krankheit, die das Leben aufs stärkste bedroht.

Solche Patienten haben meist nach einer „Gallen-Anamnese" plötzlich *Schmerzen im linken Oberbauch* oder direkt im Epigastrium mit Ausstrahlung in die *linke* Schulter, Brechreiz, Übelkeit bis zum Vernichtungsgefühl, hohe *Diastasewerte* im Urin.

Therapie: Die Behandlung ist zunächst konservativ, also nasale Magensonde zur Entlastung, heiße Prießnitz-Aufschläge auf den Oberbauch, Morphium-Atropin, i.v. Dauertropf mit Fermenthemmer (Trasylol).

Eine Laparotomie soll erfolgen, wenn die *peritonealen* Erscheinungen fortschreiten bzw. immer mehr in den Vordergrund treten. Bei Eröffnung der Bauchhöhle sieht man alsdann sofort ein *fleischwasserfarbenes Exsudat*, weiße Stippchen am Peritoneum (Fettgewebsnekrosen) und ein gequollenes, mißfarbenes Pankreas, dessen *Kapsel gespalten und drainiert wird*. Kreislaufüberwachung, Elektrolyt-Ausgleich!

Hat sich statt der Pankreasnekrose ein lokaler **Abszeß** gebildet, so wird er eröffnet und drainiert. Die Prognose ist wesentlich besser als im Falle der diffusen Pankreasnekrose.

Bei der **chronischen Pankreatitis bzw. Pankreasfibrose** kommt internistische (Ferment-) Behandlung in Frage. Die gelegentlich recht schmerzhaften Zustände sprechen nicht selten auf *Splanchnikusblockaden* (D_6—D_9) mit Novocain gut an.

2. Pankreastumoren

a) Insulom

Der interessanteste Tumor des Pankreas ist das sog. Insulom, ein kleiner, kirsch- bis walnußgroßer, oft etwas bläulich aussehender Tumor des Inselzellsystems (Abb. 84). Es produziert unökonomisch Insulin („Hyperinsulinismus"), und es kommt zu *hypoglykämischen Anfällen* mit Bewußtseinstrübung. Mehrere solcher Patienten wurden unter zerebraler Diagnose in die Klinik eingewiesen.

Therapie: Im akuten Anfall Zuckerzufuhr; alsdann Exstirpation des Insuloms (Abb. 84), wonach die Anfälle schlagartig verschwinden.

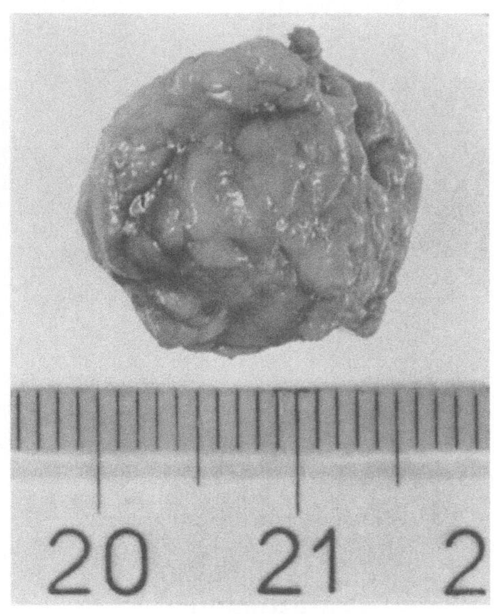

Abb. 84: Insulom des Pankreas.

b) Pankreaszyste

Pankreaszysten sind ziemlich selten. Sie wölben sich zwischen Magen und Dickdarm vor, enthalten Pankreasfermente. Sie werden entweder exstirpiert oder „marsupialisiert": in die Bauchwand eingenäht und verödet.

c) Pankreaskarzinom

Beim Pankreaskarzinom gelingt es nur in Ausnahmefällen durch Radikaloperation Heilung zu erzielen; meist muß palliativ operiert werden (s. o. bei Gallenchirurgie).

J. Chirurgie der Milz

1. Milzrupturen

Bei „stumpfen Bauchverletzungen" (Sturz, Schlag, Überfahren) kommt es nicht selten zu Milzrupturen (Abb. 85), die stets mit einer erheblichen Blutung einhergehen. Druckschmerzhaftigkeit, Bauchdeckenspannung, kleiner Puls und Blässe des Gesichtes müssen unter der Diagnose „akutes Abdomen" sofortige Laparotomie veranlassen: Splenektomie und Bluttransfusion beseitigen alsdann die Gefahr (Abb. 85).

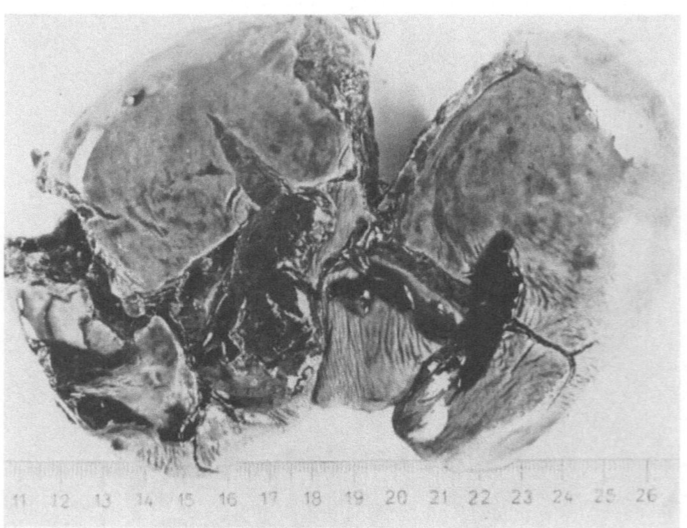

Abb. 85: Traumatische Milzruptur.

2. Milztumoren

Wenn die Milz *palpabel* wird, ist sie immer bereits vergrößert: Man erkennt sie an dem *gezähnelten* Rand.

Beim **hämolytischen Ikterus** (*genfixierte* Erkrankung) werden in der Milz zuviel Erythrozyten zerstört; es kommt zu Ikterus, Anämie und starker Vergrößerung der Milz. Exstirpation dieses Milztumors ist alsdann angezeigt.

Die **essentielle Thrombopenie** (Morbus Werlhof) zeigt eine Verminderung der Blutplättchenzahl (von 300 000 auf etwa 20 000 bis 30 000); es kommt zu pathologischen Blutungen, demzufolge zur Anämie. In schweren Fällen kommt Exstirpation der Milz in Frage.

Von der Problematik der Milzexstirpation bei Milzvenenthrombose wurde oben (Pfortaderhochdruck) bereits gesprochen.

K. Chirurgie des Magens und Duodenums

Bei Erkrankungen des Magens spielt stets die sorgfältig zu erhebende *Anamnese* eine wichtige Rolle.

1. Ulcus ventriculi

Die häufigste Krankheit des Magens, das Ulcus ventriculi, verläuft ausgesprochen chronisch, wobei jahreszyklische Schwankungen (Frühjahr-, Herbstgipfel) charakteristisch sind. Manche Schleimhautulzera heilen spontan ab und vernarben, wenn die auslösenden Reize fortfallen (Nikotin, Koffein, Milieu, falscher Ehrgeiz). Es besteht deutliche konstitutionelle bzw. familiäre Anfälligkeit; vielfach sind es hagere Typen, die ihren „Ärger in sich hineinfressen". Auch bei operativen Magenfisteln kann man im Endoskop die Wirkung verschiedener psychischer Zustände (Wut, Ärger, unausgeglichene Stimmung) auf die Magenschleimhaut ablesen (Hyperämie, Anämie, Erosionen). Nikotin bzw. Tabakabusus spielen eine beachtliche Rolle; auch „nicht befriedigter Ehrgeiz" ist gerade hier von Bedeutung.

Die häufigsten Symptome des Ulcus ventriculi sind Schmerzen nach dem Essen, Übelkeit, saures Aufstoßen („Sodbrennen"), Erbrechen: Blut-Erbrechen oder kaffeesatzartiges Erbrechen (Blut durch HCl bräunlich), „Teerstuhl".

Beim Magenulkus zeigt die Röntgendurchleuchtung und -aufnahme Veränderungen der Peristaltik und vielfach infolge des Wanddefektes die deutliche *Ulkusnische* (Abb. 86).

Nicht selten reicht das Ulkus in die Tiefe, durchbohrt die Wandschichten und dringt gegen benachbarte Organe (Leber, Kolon, Pankreas) vor (Ulcus penetrans). Auf die Dauer kommt es zu mehr oder weniger ausgedehnten fibrösen Schwielenbildungen (Ulcus callosum). Das Ulcus callosum kann auf die Dauer (Alter) zum *Karzinom* entarten.

Das Ulcus ventriculi kann jederzeit und sehr überraschend zur **Perforation** in die freie Bauchhöhle führen. Meist kommt es dann zum stürmischen Verlauf des „akuten Abdomens": Die Perforationsperitonitis bedingt brettharten Bauch, trockene Zunge, raschen Puls, Leukozytose, Luftsichel unter dem Zwerchfell. Viel seltener ist eine Verklebung mit der Umgebung („gedeckte Perforation").

Sitzt das Ulkus in Pylorusnähe, so kommt es früher oder später zur **Pylorusstenose** mit nachfolgender Ektasie, Ptose und Aufhebung der Peristaltik des Magens. Die Patienten magern bis zum Skelett ab, da bei vollständiger Pylorusstenose im Magen auch keine Flüssigkeit mehr resorbiert werden kann; sie müssen also subkutane Infusionen bekommen, bevor zur Operation geschritten wird.

2. Ulcus duodeni

Sitzt das Ulkus unterhalb des Pylorusringes, so macht es als „Ulkus XII" weniger Schmerzen bei gefülltem als vielmehr bei *leerem* Magen („Nüchtern-

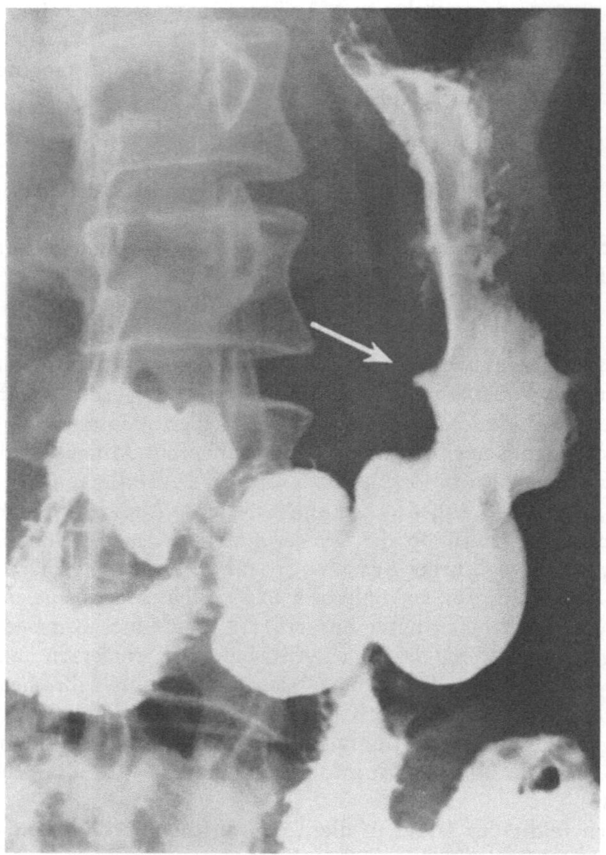

Abb. 86: Ulcus ventriculi (→): „Nischenbildung".

schmerz"). Es bestehen gleichzeitig starke Übersäuerung des Magens (Hyperazidität) und deutlicher Druckschmerz etwas mehr rechts im Epigastrium, desgleichen liefert die Benzidinprobe des Stuhls nach 3 fleischfreien Tagen den Nachweis für „okkulte Blutung". Das Röntgenbild (Abb. 87) zeigt — wie beim Magenulkus — meist eindeutige Nischen- oder *Fleckbilder*, hier meist im Bulbus duodeni, mit Verziehungen des letzteren.

Eine längere Magenanamnese des Patienten muß *differentialdiagnostisch* an Gallenkolik, Gastritis, Hernia epigastrica oder diaphragmatica und schließlich auch an Angina pectoris denken lassen.

Führt konservative Behandlung des Magen- und Duodenalulkus nicht zum Ziele, so soll man die Operation (Magenresektion) vornehmen, da auf diese Weise die Gefahren der Ulkusperforation und massiver Blutungen am besten ausgeschaltet werden (Abb. 88, Abb. 91).

Therapie: Auf dem allgemeinchirurgischen Fundament der klassischen Magenchirurgie (Abb. 91) hat sich in jüngerer Zeit eine spezielle Magenchirurgie ent-

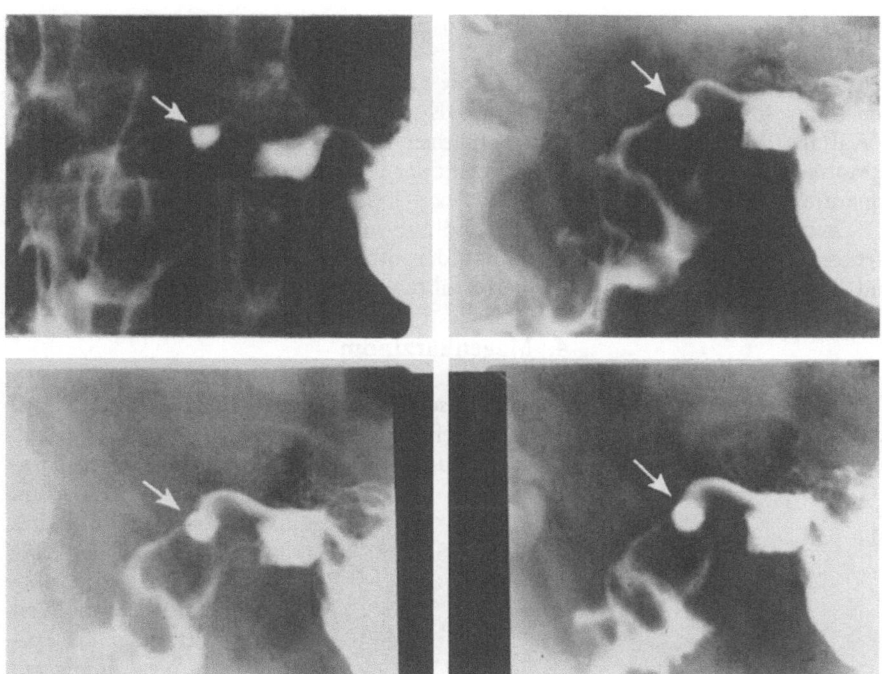

Abb. 87: Ulcus duodeni: konstanter Fleck bei Serienaufnahmen.

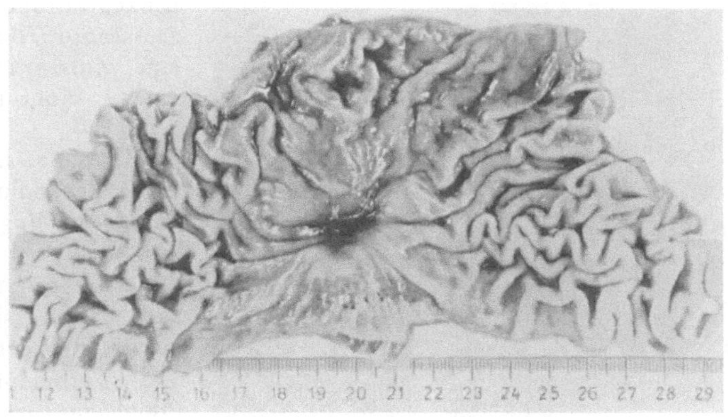

Abb. 88: Resezierter Magen mit Ulkus.

wickelt, die es heute in gewissen Fällen erlaubt, in der Ulkuschirurgie *individuali-
sierend* vorzugehen (selektive Vagotonie, Ulkus-Exzision, Pyloroplastik).

Bei der akuten **Ulkusperforation** kommt nach der „Bauchtoilette" die Über-
nährung des Ulkus in Frage. Bei relativ gutem Allgemeinzustand, frischer Perforation, Erfahrung und sicherer Technik des Operateurs ist auch *gleichzeitige*
Magenresektion durchführbar.

Die Gastroenterostomie wird heute so gut wie gar nicht mehr ausgeführt.

3. Pylorospasmus

Von der ulkusbedingten Pylorusstenose beim Erwachsenen streng zu trennen ist der Pylorospasmus des Säuglings (vgl. Kurzes Lehrbuch der Kinderheilkunde, 2. Auflage, J. F. Lehmanns Verlag, München 1962). Hier spielen konstitutionelle Faktoren eine Rolle im Zusammenhang mit der Reaktionsart intramuraler Nervenapparate.

Therapie: Führt konservative Behandlung nicht zum Ziel, so ist die Pyloromyotomie (WEBER-RAMSTEDT) angezeigt, die sofortige Öffnung des Pyloruswulstes und Beseitigung der Beschwerden herbeiführt.

4. Magenkarzinom

Das Magenkarzinom hat meist eine wesentlich kürzere Anamnese als das Ulkus. Appetitlosigkeit, Gewichtsabnahme, Magendruck bei bis dahin „ganz Gesunden" müssen sofort eingehende Diagnostik veranlassen: Palpation, herabgesetzte Salzsäurewerte (Milchsäure vorhanden), okkultes Blut. Den sichersten Aufschluß bringt die Röntgenuntersuchung. Weil das Karzinom als epitheliale Neubildung gegen das Lumen vorwächst, ergibt das Röntgenkontrastbild (im Gegensatz zur *Ulkusnische*) eine *Aussparung* bzw. einen Kontrastdefekt (Abb. 89).

Therapie: Die operative Behandlung muß immer eine *Magenresektion weit im Gesunden* erstreben (Abb. 90), auch wenn sich die *totale* Magenentfernung und Verbindung des Ösophagusstumpfes mit einer Dünndarmschlinge als notwendig erweisen sollte.

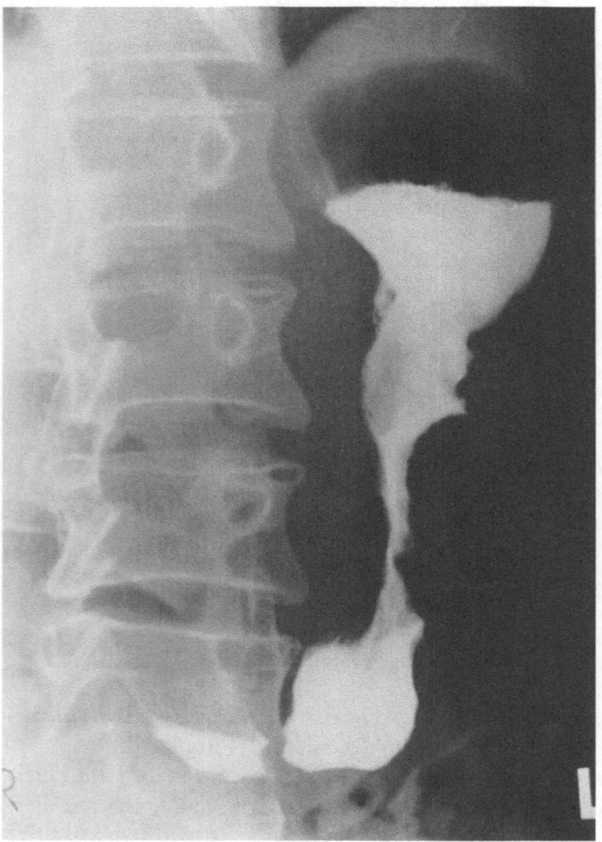

Abb. 89: Carcinoma ventriculi: „Defektbildung", Einengung des Lumens.

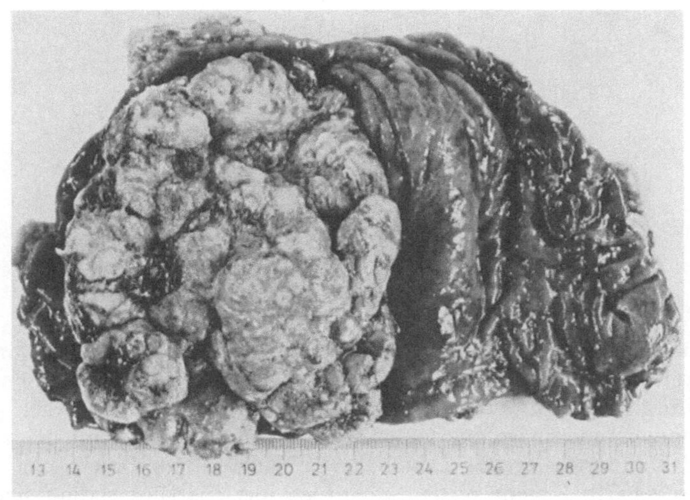

Abb. 90: Subtotal resezierter Magen bei Carcinoma ventriculi.

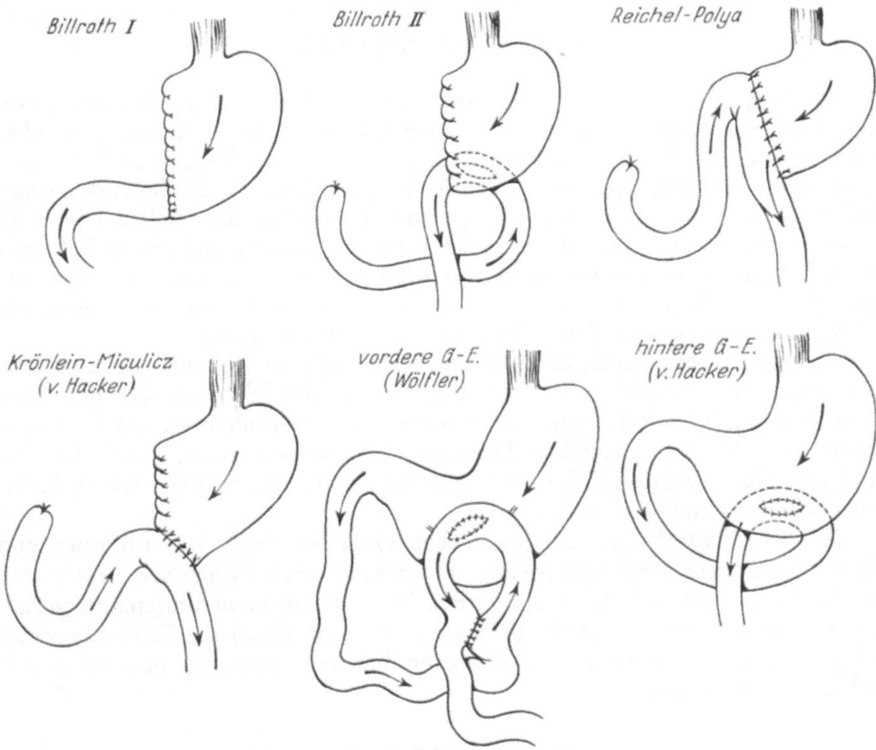

Abb. 91: Schema der Magenresektionen.

X. Chirurgie des Dünndarms

Von F. Kümmerle und H. Brünner, Mainz

Der Dünndarm ist der längste und oberflächenmäßig größte Abschnitt des Magen-Darm-Traktes. In ihm vollziehen sich Verdauung und Resorption.

Den chirurgischen Erkrankungen des Dünndarms liegen in der Regel morphologische Wandveränderungen zugrunde. Für die Untersuchung stellt der zwischen Magen und Dickdarm liegende Dünndarm ein ungünstiges Objekt dar, weil er keinen unmittelbaren Zugang bietet. So wurden spezielle Untersuchungsmethoden entwickelt, um die funktionellen und krankhaften organischen Störungen am Dünndarm zu diagnostizieren.

1. Dünndarmdiagnostik

Zur Dünndarmdiagnostik dienen folgende Verfahren: Lange Darmsonden für die Dauerabsaugung des Darmes, Schleimhautbiopsien durch Aspirationssonden, Verwendung einer besonderen Kapsel zur Entnahme von Darminhalt für mikrobiologische Untersuchungen und Prüfung der Bakterienflora. Ballonsonden geben Aufschluß über die Bewegungsvorgänge und ermöglichen die fortlaufende Registrierung der Dünndarmmotilität. Ergänzt werden diese Befunde durch bakteriologische Stuhluntersuchungen. Auch die Röntgenkinematographie ist ein ausgezeichnetes Verfahren, funktionelle Störungen der Darmmotorik zu erfassen, vor allem auch im Hinblick auf ihre pharmakologische Beeinflussung.

Weiterhin ist es möglich, unresorbierte Nahrungsstoffe im Stuhl *quantitativ* zu bestimmen, ein Vorgehen allerdings, das sich auf den Nachweis der Fette und ihrer Spaltprodukte beschränkt, da Eiweiß- und Kohlenhydrate im Dickdarm bakteriellem Abbau anheimfallen. Die kalorimetrische Bestimmung des Stuhles gibt Auskunft über die quantitative Nahrungsausnutzung. An routinemäßigen Stuhluntersuchungen sind noch zu nennen:

Die *Benzidinprobe* zum Nachweis einer okkulten Magen-Darm-Blutung und die *mikroskopische Stuhluntersuchung* auf Parasitenbefall (Wurmeier, Protozoen). Der Wirkstoff *Serotonin*, der in spezifischer Weise von den enterochromaffinen Zellen bzw. vom Karzinoidgewebe gebildet wird, kann durch die Bestimmung der 5-Hydroxyindol-Essigsäure, einem Abbauprodukt des Serotonins, methodisch einfach bestimmt werden.

a) Symptomatologie und Diagnose

Der Dünndarm bietet keine direkten pathognomonischen Symptome und Befunde. Oftmals handelt es sich um völlig unklare abdominale Beschwerden; Appetit-

losigkeit, Meteorismus, Stuhlunregelmäßigkeiten, Gewichtsabnahme oder uncharakteristische allgemeine Symptome: Müdigkeit, Leistungsschwäche, Anämie oder nicht
faßbare Mangelsymptome als Ausdruck einer Resorptionsstörung, die den Verdacht
auf eine Darmkrankheit wecken, jedoch für eine spezifische Dünndarmkrankheit
keineswegs obligat sind.

Die klinische Diagnostik stützt sich auf die Anamnese, die klassischen Untersuchungsmethoden der Inspektion, Palpation, Perkussion und Auskultation. Diese
werden durch Laboratoriumsuntersuchungen und die Röntgenuntersuchung ergänzt.

α) *Anamnese*

Von größter Bedeutung ist die Erhebung einer eingehenden Vorgeschichte, die neben
allgemeinen, insbesondere die speziellen auf das Abdomen hinweisenden Faktoren zu
berücksichtigen hat. Folgende Gesichtspunkte sind bei der Vorgeschichte zu beachten:

Nahrungsaufnahme: Appetit, Abneigung gegen und Unverträglichkeit von bestimmten
Speisen, Übelkeit, Brechreiz. Zeitlicher Zusammenhang abdominaler Beschwerden mit der
Nahrungsaufnahme.

Stuhlentleerung: Regelmäßigkeit, Durchfälle, Verstopfung, Wechsel von Durchfall und
Verstopfung, Menge, Geruch, Beschaffenheit, Farbe, abnorme Beimengungen, wie unverdaute Nahrungsbestandteile, Blut, Schleim, Schleimhautfetzen, Darmparasiten. Art und
Beschaffenheit unverdauter Nahrungsbestandteile im Stuhl und Zeitpunkt ihrer Entleerung
im Vergleich zur Nahrungsaufnahme.

Erbrechen: Aussehen, Farbe, Menge, Geruch, Geschmack, Beschaffenheit und Beimengungen: unverdaute Nahrungsbestandteile, Blut, Schleim. Zeitlichen Zusammenhang
mit der Nahrungsaufnahme klären!

Schmerzen: Charakter; kolikartig, Dauerschmerz, Druckschmerz. Lokalisation, Abhängigkeit von der Nahrungsaufnahme und von bestimmten Speisen, Zusammenhang mit
Darmgeräuschen und Blähungszustand. Jahreszeitliche Abhängigkeit. Wirkung schmerz-
stillender Maßnahmen (Medikamente).

Windabgang: Blähungszustand, Darmsteifungen, Darmgeräusche.

Wichtig ist auch zu eruieren, ob früher abdominale Eingriffe vorgenommen worden
sind. Art und Zeitpunkt des Eingriffs, postoperativer Verlauf, Effekt der Operation.
Bei Frauen muß nach dem genauen Datum der letzten Menses, Regelmäßigkeit der Men-
struation, ferner nach Zahl und Verlauf durchgemachter Schwangerschaften gefragt werden.

β) *Inspektion*

Die Ergiebigkeit der Inspektion hängt von der Dicke der Bauchdecken ab. Es ist
besonders zu achten auf:

1. alte Laparotomienarben (Lokalisation, Beschaffenheit)
2. Vorliegen größerer Brüche (Nabel- und Narbenbrüche, Leisten- und Schenkelhernien)
3. Striae (Folge von Schwangerschaft, aber auch im Zusammenhang mit Überdehnung der Bauchwand aus anderer Ursache, wie Fettleibigkeit, Zysten
   und Tumoren)
4. abnorme Konfigurationen, Auftreibungen und Vorwölbung des Abdomens
   (raumfordernde intra- bzw. retroperitoneale Tumoren!)
5. allgemeiner oder lokalisierter Meteorismus (Dünndarmmeteorismus ergibt umschriebene Vorwölbung in Bauchmitte, Blähung des Dickdarms führt entsprechend seiner Lage zur Entwicklung eines Flankenmeteorismus!)

11*

6. normale oder eingeschränkte respiratorische Bewegungen der Bauchwand (selten erreichen Dünndarmtumoren eine derartige Größe, daß sie durch die Bauchdecken sichtbar werden. Ist ein solcher Tumor vorhanden, so zeigt er in der Regel keine respiratorische Verschieblichkeit).

Bei schlaffen und dünnen Bauchdecken ist schon der normale Ablauf der Dünndarmperistaltik zu erkennen. Sind mechanische Passagestörungen vorhanden, so können Auftreten und Wiederverschwinden von Darmsteifungen beobachtet werden.

γ) *Palpation*

Zur manuellen Untersuchung des Abdomens soll der Patient auf dem Rücken liegen. Nach der sorgfältigen, mehr oberflächlichen, folgt die tiefe Palpation. Dabei hat man sich wie folgt zu orientieren:
1. Über Grad und Ausdehnung der muskulären Abwehrspannung.
Merke: Besonders ängstliche Patienten und Kinder spannen die Bauchdecken oft stark an, ohne daß ein intraabdominaler Krankheitsprozeß vorliegt. Hier muß die bestehende reflektorische Bauchdeckenspannung durch kontinuierlichen Druck langsam überwunden und zur tieferen Palpation übergegangen werden.
2. Über lokalisierte schmerzempfindliche Bezirke.
Merke: Bei entzündlichen Prozessen verstärkt sich der Druckschmerz nach Überwindung des Muskelwiderstandes, während bei mechanischen Verlegungen in der Regel keine erhöhte Muskelspannung vorliegt!
3. Über umschriebene Vorwölbungen, die Tumoren, Darmsteifungen oder lokalen Meteorismus darstellen können.
Bei Tumoren erlaubt die Palpation Lokalisation, Größe, Form, Konsistenz, Verschieblichkeit und Druckschmerzhaftigkeit festzustellen. Lokaler Meteorismus weist auf umschriebene Auftreibung einer oder mehrerer gasgefüllter Darmschlingen hin. Die Palpation beider Lendengegenden wird bimanuell durchgeführt. Zu Routineuntersuchungen gehört die sorgfältige Abtastung aller Bruchpforten.
Merke: Inkarzeration ist die häufigste Ursache des mechanischen Darmverschlusses!

δ) *Rektale oder vaginale Untersuchung*

Die rektale bzw. vaginale Untersuchung schließt sich grundsätzlich der Palpation des Abdomens an. Dabei ist von besonderer Wichtigkeit die Beurteilung des *Douglasschen Raumes:* Schmerzhaftigkeit, Vorwölbung infolge Exsudatansammlung, Nachweis von Tumorkonglomeraten und Douglas-Metastasen.

ε) *Perkussion*

Die Perkussion dient der Feststellung von Gas- und Flüssigkeitsansammlungen im Dünndarm. Prall mit Luft gefüllte Schlingen lassen sich gut herausperkutieren. Dämpfungsbezirke und ihre Beweglichkeit bei Lagewechsel ändern den Perkussionsschall. Durch Undulation wird freie Flüssigkeit in der Bauchhöhle nachgewiesen.

ζ) Auskultation

Die Auskultation des Abdomens ermöglicht die Beurteilung der Darmgeräusche und gibt Auskunft über Art und Stärke aktiver Darmbewegungen, über die Spannung der Darmwand, über den Inhalt des Darmes an Gas und Flüssigkeit. Die Auskultation ist besonders in der Ileusdiagnostik von größter Bedeutung.

Merke: Gesteigerte aktive Darmgeräusche beim mechanischen Ileus, typische Durchspritzgeräusche bei Darmstenosen, metallisch klingende Geräusche bei erhöhter Spannung der Darmwand, keine spontanen Darmgeräusche bei paralytischem Ileus oder Peritonitis (Darmlähmung, „Totenstille" im Leib!).

η) Laboruntersuchungen

Zahlreiche spezielle Methoden der Labordiagnostik sind notwendig:
1. Gesamter Urinstatus, positive Indikanprobe im Harn gilt als typisches Zeichen beim Ileus, ist aber nicht obligatorisch,
2. Blutuntersuchungen, BSG, rotes und weißes Blutbild u. a.,
3. Chemische Untersuchung des Stuhles: Benzidinprobe zum Nachweis von Blutbeimengungen,
4. Mikroskopische Untersuchung des Stuhles: Nachweis von Parasitenbefall,
5. Bakteriologische Untersuchung des Stuhles: zum Ausschluß infektiöser Darmkrankheiten.

Die Bestimmungen der Blutkonstanten zur Erfassung von Wasser- und Elektrolytstörungen, des Standardbikarbonats zur Erkennung von Störungen im Säure-Basen-Gleichgewicht und der Reststickstoffkonzentration im Blut zur Beurteilung der Nierenleistung benötigt man weniger für die Diagnostik als für die einzuleitende Therapie. Ihre Bestimmung ist besonders bei allen Ileuszuständen unerläßlich.

ϑ) Röntgenuntersuchung

Die Röntgenuntersuchung des Dünndarms soll bei entsprechender klinischer Symptomatologie immer durchgeführt werden. Sie ermöglicht den Nachweis von Lageanomalien, funktionellen Störungen, organischen Veränderungen (z. B. lokalisierten oder diffusen entzündlichen Wandveränderungen, Dünndarmdivertikeln, Tumoren), Nachweis von Fremdkörpern (verschluckten Gegenständen, Askaridenbefall).

Besondere Bedeutung kommt der Röntgenuntersuchung in der *Ileusdiagnostik* zu: abnorm lufthaltige Dünn- und Dickdarmabschnitte, Flüssigkeitsspiegel sind charakteristische Merkmale. Die retrograde Kontrastmitteluntersuchung mit Bariumbrei gibt Hinweise für Stenosen im Kolonbereich.

2. Kongenitale Anomalien des Dünndarms

a) Darmatresien und -stenosen

Darmatresien sind seltene Mißbildungen. Die primären Atresien und Stenosen des Darmkanals stellen Hemmungsmißbildungen dar, die sich zwischen der 5. und

12. Embryonalwoche entwickeln. Sekundäre Atresien und Stenosen haben ihre Ursache in krankhaften Vorgängen während der Fötalzeit, die sich mechanisch auf die Darmwand auswirken. Es kommen hierbei in Frage: Abschnürung durch Strangbildungen, innere Einklemmungen, Volvulus, Invagination, Ernährungsstörungen durch Torsion der Nabelschleife oder des Mesenteriums, Vernarbungen nach Drucknekrose durch eingedicktes Mekonium. Eine komplette Darmstenose ist mit dem Leben nicht vereinbar und muß sofort operiert werden.

b) Doppelbildungen

Die Doppelbildungen sind ebenfalls sehr selten und werden im Verlauf des gesamten Verdauungstraktes vom Zungengrund bis zum Rektum angetroffen. Bevorzugte Lokalisation sind der Dünndarm und die Ileozökalgegend. Die Doppelbildungen können röhrenartig, rundlich-zystisch sein und einzeln oder multipel vorkommen. Ihre Schleimhautauskleidung kann dem anliegenden Darmabschnitt entsprechen oder dystope Schleimhautpartien enthalten, ähnlich wie beim Meckelschen Divertikel (Magenschleimhaut — Ulkus — Blutung).

c) Lageanomalien des Darmes

Die kongenitalen Lageanomalien des Darmes sind von großer praktischer Bedeutung, weil sie im Säuglings- und Kindesalter Ursache eines akuten oder auch chronisch-rezidivierenden Darmverschlusses sein können.

In der embryonalen Entwicklung wird das Darmrohr durch komplizierte asymmetrische Verlagerungen und Drehungen in seine endgültige Position gebracht und fixiert. Vereinfacht ausgesprochen führt das Zökum eine Rotationsbewegung vom linken bis zum rechten Unterbauch entgegen dem Uhrzeigersinn aus. Rotationsstörungen, die vom Drehungsgrad und der Drehungsrichtung bestimmt werden, führen zum Bilde der *Nonrotation, Malrotation I* und *Malrotation II*. Hierbei kann es zum *Zökumhochstand* in der Nähe des Duodenums kommen.

Bleibt die Befestigung des gesamten Mesocolon ascendens mit der hinteren Bauchwand aus, so resultiert ein *Mesenterium commune*. Erfolgt nur eine teilweise Befestigung, so bleibt das Zökum beweglich. Man spricht von einem *Coecum mobile*, das bei 4⁰/o aller Menschen gefunden wird. Zuweilen verursacht ein Coecum mobile abdominale Beschwerden. Ferner begünstigt es eine ileokolische Invagination. Durch Anheften des beweglichen Darmabschnittes an das parietale Peritoneum (Zökopexie) wird den Beschwerden entgegengewirkt.

Weitere Lageanomalien: Duodenum mobile, Duodenum inversum und Anomalien des Mesenteriums, wie ein Mesenterium breve, abnorme Lage des Mesosteniums und der Mesenterialgefäße bei inkompletter Rotation des Darmes, die zum sog. *arteriomesenterialen Darmverschluß* am Duodenum führen kann.

d) Mekoniumileus

Der Mekoniumileus des Neugeborenen verläuft unter dem Bilde eines Dünndarmverschlusses und hat seine Ursache in pathologischer Beschaffenheit des Mekoniums. Er wird in etwa 40⁰/o der Dünndarmverschlüsse bei Neugeborenen angetroffen. Frühzeitiges Erbrechen, Ausbleiben von Mekoniumabgang und zunehmende

Auftreibung des Leibes bestimmen das Bild. Nur operatives Vorgehen kann Hilfe bringen.

Der *Mekoniumperitonitis* liegt eine während des Fötallebens erfolgte Dünndarmperforation zugrunde, bei der Mekonium in die freie Bauchhöhle austritt. Die Prognose ist bei dem ohnehin schon schlechten Allgemeinzustand des Neugeborenen meist infaust.

e) Persistierender Ductus omphaloentericus und Meckelsches Divertikel

Der Dottergang verbindet im frühembryonalen Stadium den Scheitelpunkt der Nabelschleife mit dem Dottersack. Der Gang obliteriert normalerweise in der 7. Fötalwoche. Bleibt die Obliteration ganz oder teilweise aus, so können sich folgende *Rückbildungsstörungen* ergeben:

1. Vollständiges Offenbleiben des Ganges: *Komplette Nabelfistel*, Dottergangsfistel, Nabelkotfistel.
2. Persistieren des distalen Gangendes: *Inkomplette Nabelfistel.* Stülpt sich der distale Blindsack in mehr oder weniger großer Ausdehnung nach außen vor, so entsteht ein Nabelpolyp oder Nabeladenom.
3. Persistieren des proximalen Gangendes: *Meckelsches Divertikel* (häufigste Rückbildungsstörung!).

Bei etwa 2% aller Menschen findet sich an der dem Mesenterialansatz gegenüberliegenden Darmseite eine fingerartige Ausstülpung der Darmwand, die gewöhnlich 20—80 cm oberhalb der Bauhinschen Klappe zu finden ist. Meist bleibt ein Meckelsches Divertikel klinisch stumm, oft wird es als Zufallsbefund bei Laparotomien, insbesondere bei der Appendektomie entdeckt. Die klinischen Erscheinungen manifestieren sich häufig bereits im Kindesalter.

α) Komplikationen

Folgende Komplikationen, der Reihenfolge ihrer Häufigkeit nach, sind möglich:

Darmverschluß

Entzündliche Strangreste zum Nabel oder flächenhafte Briden durch entzündliche Veränderungen des Divertikels selbst können Ausgangspunkt einer Abknickung oder einer Strangulation von Darmschlingen sein. Die Drehung des frei flottierenden Divertikels um seine Längsachse führt zum Volvulus mit Infarzierung und Darmgangrän. Inversion des Meckelschen Divertikels in das Darmlumen mit nachfolgender Invagination des divertikeltragenden Darmabschnittes sind selten.

Divertikulitis

Die Unterscheidung der akuten Entzündung eines Divertikels von einer akuten Appendizitis ist praktisch nicht möglich. Häufig sind Fremdkörper im Divertikel die auslösende Ursache. Bei fortgeschrittener Entzündung kann es zur gedeckten oder freien Perforation in die Bauchhöhle kommen!

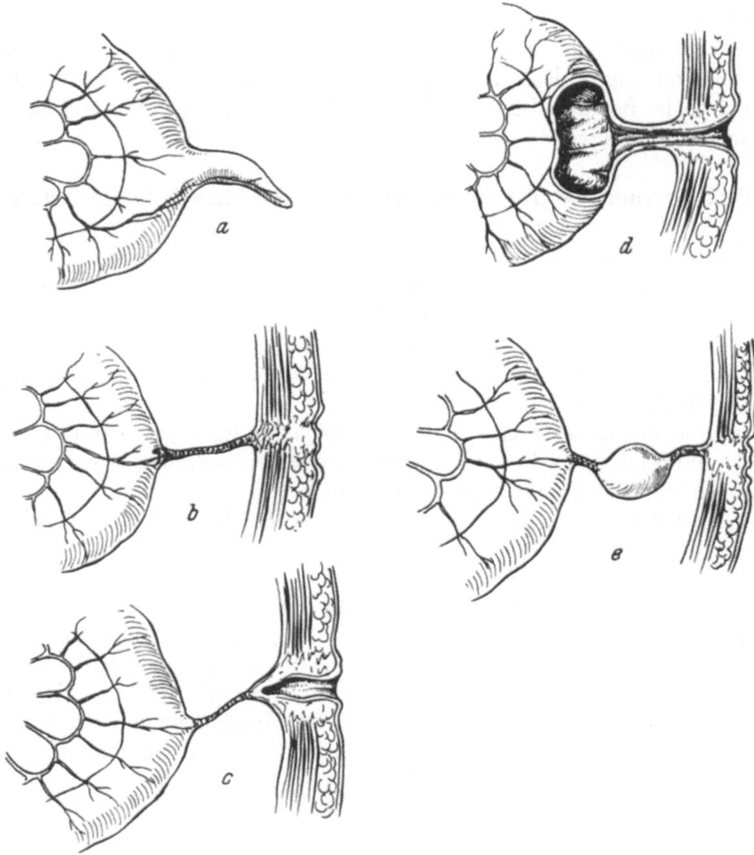

Abb. 92: Rückbildungsstörungen des Ductus omphalo-entericus.

a) Meckelsches Divertikel.
b) Strangförmige Obliteration des Dotterganges, sog. Filium terminale.
c) Inkomplette Nabelfistel mit kleinem Meckelschem Divertikel und im Mittelteil verödetem Ductus omphalo-entericus.
d) Komplette Nabelfistel: Offenbleiben des Dotterganges mit direkter Verbindung zum Darm.
e) Dottergangzyste mit Verödung des inneren und äußeren Anteils des Ductus omphalo-entericus.

Geschwürsbildung und Blutung des Divertikels

In 20% der Fälle sind Magenschleimhautinseln in das Divertikel versprengt. Hieraus entwickelt sich nicht selten ein peptisches Geschwür, das zu allen vom Magenulkus her bekannten Komplikationen wie Blutung, Penetration, Perforation und maligne Entartung führen kann.

Inkarzeration des Meckelschen Divertikels in Hernien

Zuweilen kann das Meckelsche Divertikel als Bruchinhalt in Leisten- und Schenkelhernien gefunden werden. Die Einklemmung vollzieht sich nicht selten unter dem Bild einer Littréschen Hernie.

Tumoren des Meckelschen Divertikels

sind sehr selten. Sie können von der dystopischen Schleimhaut ihren Ausgang nehmen.

Therapie: Wie das akut entzündliche wird auch das im Zusammenhang mit einer Appendektomie als Nebenbefund entdeckte Meckelsche Divertikel grundsätzlich operativ abgetragen.

3. Divertikel des Dünndarms

a) Divertikel des Duodenums

Sie sind sehr selten. Der häufigste Sitz ist die Pars descendens duodeni. In der Regel deckt die Röntgenuntersuchung das Divertikel auf. Nur wenn das Divertikel nachweislich Krankheitsursache ist, wird es operativ beseitigt.

b) Divertikulose des Dünndarms

Auch sie ist verhältnismäßig selten. Die Wand des *echten* Divertikels wird von allen Wandschichten des anliegenden Darmabschnittes gebildet; es ist in der Regel angeboren. Bei den *falschen* Divertikeln handelt es sich lediglich um Schleimhauthernien, die durch kleine Lücken der Muscularis propria ausgestülpt werden und somit erworben sind. Die Divertikelbildung geschieht am Mesenterialansatz entlang den Gefäßlücken.

Bedrohliche *Komplikationen* der Divertikulose sind Perforation, Blutung und Darmverschluß.

Die Divertikulitis wird durch Stagnation und Zersetzung des Darminhaltes im Divertikel ausgelöst. Schwelt die Entzündung weiter, so kann es zur Darmgangrän und freier oder gedeckter Perforation kommen. Durch Gefäßarrosion oder durch ein Ulkus im Divertikelinneren tritt eine intestinale Blutung auf. Neben intermittierenden Passagestörungen können die Divertikel Ausgangspunkt einer Invagination oder eines Volvulus sein. Auch intestinale Resorptionsstörungen mit Vitaminmangel werden beobachtet. Die dabei auftretenden Fettstühle sind Ausdruck einer gestörten Fettverdauung und Fettresorption. Die dabei entstehende chronische Anämie wird auf ungenügende Vitamin-B_{12}-Resorption im Zusammenwirken mit bakteriellen Schädigungen der Darmschleimhaut zurückgeführt.

Therapie: Entsprechende Diät, Vitamin B_{12} und Eisengaben sowie Antibiotika. Nur bei Fortbestehen der Beschwerden oder bei Komplikationen (Blutung, Perforation, Darmverschluß) muß die divertikeltragende Dünndarmschlinge reseziert werden.

4. Verletzungen des Dünndarms

Beschränkt sich eine stumpfe Gewalteinwirkung nur auf die Bauchdecken, so sprechen wir von einer einfachen **Bauchprellung.** Sind aber abdominale Organe und besonders Teile des Darmes mitbetroffen, so sind *Blutung* und *Peritonitis* die lebensbedrohlichen Komplikationen.

a) Stumpfe Bauchverletzungen

Während früher die häufigste Ursache stumpfer Bauchverletzungen landwirtschaftliche Unfälle und solche bei handwerklicher Tätigkeit waren, überwiegen heute bei weitem die Verkehrsunfälle, gefolgt von den Arbeits- und Sportunfällen.

Drei Typen werden bei Verletzungen des Magen-Darm-Kanals unterschieden: die **Quetschung,** die **Berstung** und der **Abriß.** Weitaus am häufigsten ist die Quetschung. Hierbei wird der betroffene Darmteil durch eine von vorn wirkende Gewalt gegen die Wirbelsäule oder das Becken gepreßt. Bei der Berstung steht durch die meist flächenhafte Gewalteinwirkung die Erhöhung des Innendruckes im Vordergrund. Dem Abriß des Darmes liegt eine Zugwirkung zugrunde, die direkt oder indirekt angreifen kann.

Symptome und Diagnose: Größtenteils stehen zunächst die Schocksymptome im Vordergrund. Neben der entsprechenden Schocktherapie muß aber die diagnostische Klärung so rasch wie möglich erfolgen.

Darmperforation: Bei Verdacht auf Darmperforation soll die Verlaufsbeobachtung die Zweistundengrenze nicht überschreiten. Folgende Symptome weisen auf eine Darmperforation hin: Pulsbeschleunigung, Temperaturdifferenzen zwischen rektaler und axillarer Messung, lokalisierter Schmerz bei der Palpation mit Bauchdeckenspannung, stechender Hustenschmerz an umschriebener Stelle, vorzugsweise thorakale Atmung. Die wiederholte Kontrolle des lokalen Befundes mit Perkussion und Auskultation des Abdomens (Darmparese, Meteorismus, Leberdämpfung) ist genau so wichtig wie die rektale Untersuchung des Douglasschen Raumes (Druckschmerzhaftigkeit, Vorwölbung). Zusätzliche Kontrolle der Blutwerte (Leukozytose!) und Röntgenkontrolle durch Abdomenleeraufnahme (subphrenische Luftsichel durch freie Luft unter dem Zwerchfell) sind erforderlich.

Therapie: Bei der Laparotomie muß besonders auf Mehrfachverletzungen am Dünndarm geachtet werden. Vom Ausmaß der Verletzung hängt es ab, ob Übernähung, Resektion oder Vorlagerung des Darmes in Frage kommt. Ein Mesenterialabriß erfordert meistens eine ausgedehnte Dünndarmresektion.

b) Offene oder penetrierende Bauchverletzungen

Sie kommen durch *Schnitt-, Stich-, Pfählungs- oder Schußverletzungen* zustande. Während eine stumpfe Gewalteinwirkung meist nur zu einer isolierten Dünndarmruptur führt, bewirken penetrierende Verletzungen infolge der anatomischen Anordnung der Dünndarmschlingen mit ihrer exponierten Lage auf engem Raum häufig mehrere Perforationen.

Bei *Pfählungsverletzungen* dringt der penetrierende Gegenstand vom Damm her oder durch die Bauchdecken mit großer Gewalt in die Bauchhöhle ein.

Meist kommt es zur gleichzeitigen Verletzung mehrerer Organe. Im Vordergrund steht der schwere traumatische oder bei innerer Blutung der hämorrhagische Schock.

Instrumentelle Verletzungen mit dem Rektoskop, Fieberthermometer, Klistierspritzen oder Bougies betreffen vorwiegend den Mastdarm, der entweder in seinem extraperitonealen Anteil perforiert oder nach der freien Bauchhöhle zu durchstoßen wird. Im letzteren Falle sind Mitverletzungen des Dünndarms möglich.

Schußverletzungen zeigen in der Regel von Anfang an schwere Erscheinungen.

Therapie: Alle offenen oder penetrierenden Dünndarmverletzungen machen ein sofortiges operatives Eingreifen dringend erforderlich.

5. Fremdkörper

Im Zusammenhang mit der Nahrungsaufnahme werden häufig unbeabsichtigt Fremdkörper, wie unverdauliche Nahrungsreste, Knochensplitter, Fischgräten, Obstkerne, Zähne oder Teile eines künstlichen Gebisses verschluckt. Kinder verschlucken aus Unachtsamkeit Haarklammern, Knöpfe, Nadeln und Geldstücke. Gewöhnlich passieren die verschluckten Fremdkörper den Magen-Darm-Trakt und gehen auf natürlichem Wege wieder ab. Die durchschnittliche Passagezeit beträgt 4—6 Tage. Nur etwa 5% der verschluckten Fremdkörper bleiben in der Darmwand hängen und führen zu Komplikationen. Prädilektionsstellen sind der Übergang der Pars descendens in die Pars horizontalis duodeni, die Flexura duodeno-jejunalis und der Ileozökalbereich. Die Indikation zur operativen Entfernung des Fremdkörpers ergibt sich bei Ileussymptomen und Zeichen einer beginnenden Peritonitis.

6. Darmparasiten

Der Wurmbefall des Darmes durch **Askariden** als lebende Fremdkörper führt zur Obturation des Darmlumens und durch abgesonderte Toxine der Askariden zu Darmspasmen. So resultiert oftmals ein gemischter mechanisch-spastischer Ileus. Der *Ileus verminosus* betrifft vor allem das Kleinkindesalter. Erbrochene oder mit dem Stuhl abgegangene Würmer geben eindeutige Hinweise auf die Diagnose. Bestehen keine Komplikationen, so ist die Durchführung einer medikamentösen Wurmkur erforderlich. Scheitert der konservative Versuch, so ist die Laparotomie unumgänglich. Gelegentlich können auch Askariden durch die Darmwand gelangen und zum Bilde der *Askaridenperitonitis* führen.

7. Unspezifische Entzündungen des Dünndarms

a) Unspezifische Enteritis
b) Enteritis necroticans (Darmbrand)
c) Enteritis phlegmonosa (Dünndarmphlegmone)
d) Enteritis regionalis (Crohnsche Krankheit)
e) Nicht sklerosierende Ileitis (Goldensche Krankheit)
f) Ulcus simplex
g) Enterocolitis acuta postoperativa (pseudomembranacea)

a) Unspezifische akute Enteritis

Die unspezifische akute Enteritis wird nicht selten als akute Appendizitis fehlgedeutet. Häufig sind Kinder von dieser Krankheit betroffen (reichlicher Obstgenuß, Sommerdiarrhoen!).
Die Behandlung der akuten Enteritis besteht in Bettruhe, Tee und Schondiät
sowie Chemotherapie mit Entero-Vioform und schwerresorbierbaren Sulfonamiden.

b) Enteritis necroticans (Darmbrand)

Die Enteritis necroticans bevorzugt die oberen und mittleren Dünndarmabschnitte. Sie wird eingeteilt in 3 Stadien:
1. Frühstadium mit frischen Verätzungen der Schleimhaut,
2. Fortschreitende Entzündung der Darmwand und des Mesenteriums. Es treten Wandödem
   und -starre auf.
3. Schleimhautnekrosen und Geschwürsbildungen.

Der Darmbrand ist ätiologisch noch ungeklärt, die meisten Erkrankten befinden
sich in einem schlechten Ernährungszustand. Neurovaskuläre sowie allergische Komponenten werden verantwortlich gemacht.

c) Enteritis phlegmonosa (Dünndarmphlegmone)

Als Ursache der Darmwandphlegmone sind mechanische Schleimhautläsionen
anzusehen, wie sie durch Fremdkörper, Parasiten, stumpfe Bauchtraumen oder
auch durch chemische, toxische oder bakterielle Schädigung zustande kommen.
Durch die Schleimhautläsionen treten Streptokokken oder Staphylokokken aus, so
daß es zu multiplen Abszessen in der Submukosa und zu diffuser phlegmonöser
Wandinfiltration kommt. Neben der enterogenen Entstehung ist auch eine hämatogene Infektion möglich.
Therapie: Sie besteht in der Resektion der phlegmonös veränderten Dünndarmabschnitte. Die Prognose der Dünndarmphlegmone ist sehr ungünstig.

d) Enteritis regionalis (Ileitis terminalis, Crohnsche Krankheit)

Sie ist eine unspezifische Entzündung, deren Ätiologie noch unklar ist. Besonders
junge Leute (10—30 Jahre) werden von der Krankheit betroffen. Es können alle
Darmteile erkranken, aber in über 80% der Fälle werden die terminalen Ileum-
schlingen befallen. Die Darmwand ist verdickt, ödematös und sklerotisch verändert:
Elephantiasis des Darmes. Charakteristisch ist die Mitbeteiligung des Mesenteriums,
die Anhäufung, Vergrößerung und Sklerosierung der regionären Lymphknoten
mit entsprechenden Abflußstörungen. Der Darm weist eine tiefrote Farbe auf und
ist von fester Konsistenz (Gartenschlauchphänomen). Im Rahmen des Entzüngungs-
prozesses treten oft schwere und *ausgedehnte Ulzerationen mit Wandabszessen,
inneren und äußeren Fistelbildungen* auf. Ausgedehnte granulomatöse Veränderungen, vor allem der Submukosa, die obliterierende Lymphangitis und Endarteri-
itis bestimmen das weitere Bild. Lymphblockade und Lymphödem und Drosselung
der Blutzufuhr sind die Folge. Röntgenologisch ist oft im terminalen Ileum ein
stricknadelartig verengtes Lumen nachzuweisen („String-sign"). Auch derbe Wulst-

bildungen, sog. Kopfsteinpflasterrelief, können röntgenologisch einen Hinweis geben und sind für das Krankheitsbild charakteristisch.

Ohne daß in allen Fällen klinisch eine klare Trennung möglich ist, unterscheidet man eine *akute* und eine *chronische* Form. Wahrscheinlich ist die akute Form das

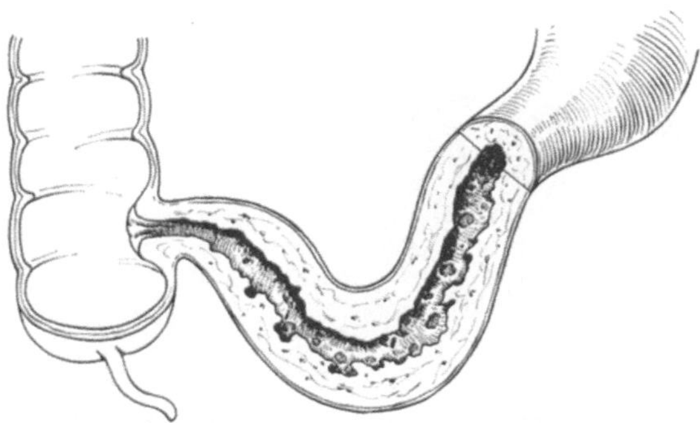

Abb. 93: Regionale Enteritis auf das terminale Ileum beschränkt. Hochgradige Wandverdickung des hyperplastischen und entzündlichen Darmsegments (Gartenschlauch-Phänomen).

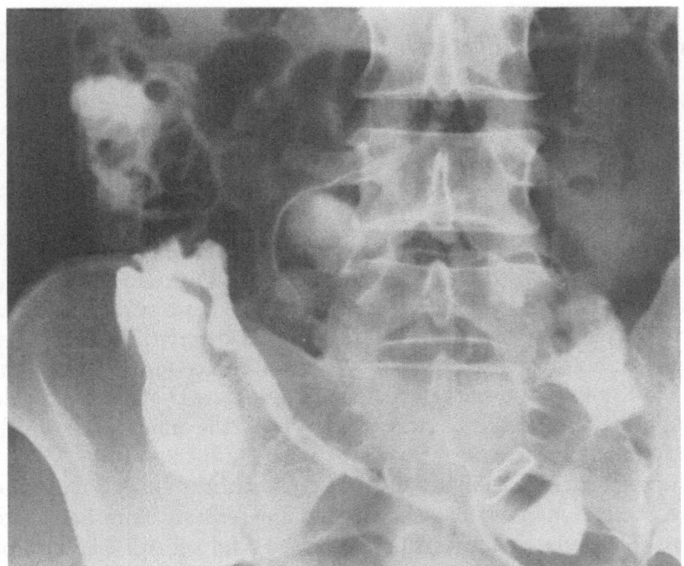

Abb. 94: Typischer Röntgenbefund bei Enteritis regionalis: strangförmige Darstellung des eingeengten Lumens („string sign"). (Aus: F. KÜMMERLE: „Die chirurgischen Erkrankungen des Dünndarms", Enke Verlag, Stuttgart 1963).

Primärstadium der chronischen, die mit ihrem chronisch-rezidivierenden Verlauf zahlenmäßig im Vordergrund steht. Nicht selten wird bei der akuten Form der Krankheit unter der Verdachtsdiagnose „Appendicitis acuta" operiert. Nach Eröffnung der Bauchhöhle finden sich akut entzündliche Veränderungen mit Wandödem im Bereich des distalen Ileum, während der Wurmfortsatz selbst keine oder nur sehr geringe Zeichen einer Entzündung aufweist. Dennoch ist die Appendektomie nicht gleichgültig, da sich anschließend oftmals eine hartnäckige Fistel im Bereich der Operationsnarbe bildet.

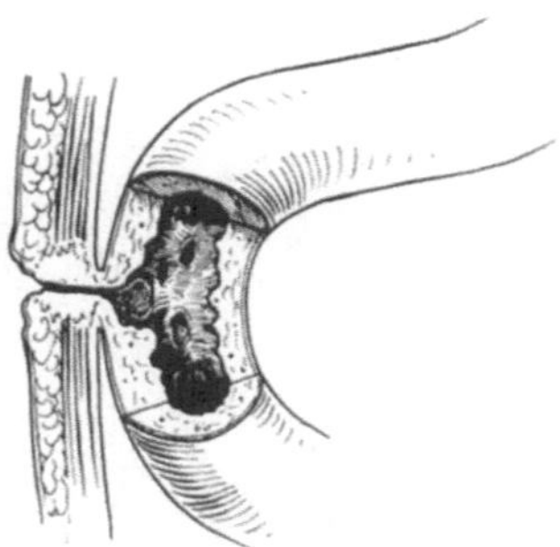

Abb. 95: Äußere Fistel bei Enteritis regionalis, eine typische Komplikation, vor allem im Bereich von Operationsnarben (Appendektomie).

Chronische Form der Enteritis regionalis

Man unterscheidet folgende Stadien:
1. Entzündliches Stadium
2. Geschwürsbildung
3. Eiterung und Abszedierung
4. Fistelbildung
5. Stenosierung

Symptome und Diagnose: Die chronische Ileitis terminalis entwickelt sich schleichend oder selten aus der akuten Form, zeigt oft jahrelang spontane Remissionen, jedoch werden in fortgeschrittenen Stadien die beschwerdenfreien Intervalle kürzer. Der Zeitpunkt zwischen dem Auftreten der ersten Beschwerden bis zum Behandlungsbeginn schwankt zwischen wenigen Wochen und vielen Jahren. Oft führen erst die Komplikationen den Kranken zum Arzt. Dies geschieht gelegentlich wegen einer nicht ausheilenden anorektalen Fistel, die immer den Verdacht auf eine Ileitis terminalis lenken sollte.

Die Symptome der Krankheit sind nicht einheitlich. Im Vordergrund stehen krampfartige Leibschmerzen, die vorwiegend im rechten Unterbauch lokalisiert sind. Bahnt sich bereits eine Darmstenose an, so sind oftmals heftige kolikartige Schmerzen vorhanden. Im Gegensatz zur akuten Appendizitis werden Brechreiz und Erbrechen selten beobachtet. Schwäche, Müdigkeit, Abgeschlagenheit sowie Durchfall, Fieber und Gewichtsabnahme sind die wesentlichsten Symptome.

Folgende **Komplikationen** können auftreten:
1. Charakteristisch ist eine ausgesprochene Neigung zur **Fistelbildung,** von der 3 Formen unterschieden werden:
   a) *äußere* Fistel zwischen Ileum und vorderer Bauchwand,
   b) *innere* Fistel zwischen Ileum und benachbarten Darmschlingen, Dickdarm oder Harnblase,
   c) *anorektale* Fistel, mit und ohne Verbindung zum Ileum.

2. *Subileus bzw. Ileus.* Stenosen und damit Passagestörungen treten bei der Crohnschen Krankheit erst in späteren Stadien auf.

3. Seltene Komplikationen sind die freie Perforation oder eine intestinale Blutung.

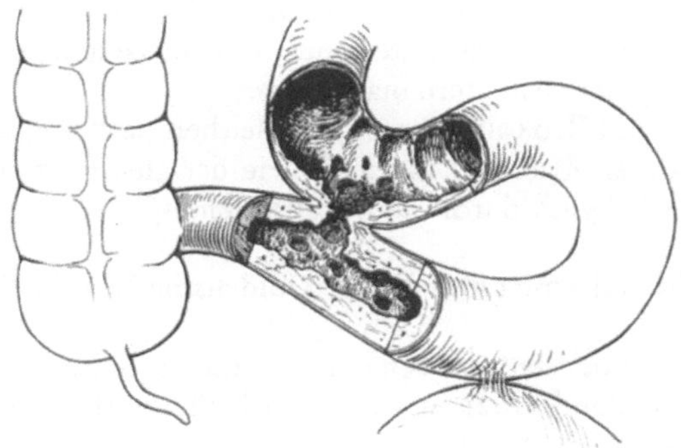

Abb. 96: Lokale Abszedierungen führen zu inneren Fistelbildungen zwischen benachbarten Dünndarmschlingen (Abb.) oder zwischen Dünndarm und Dickdarm (vor allem Sigmoid) bzw. Harnblase.

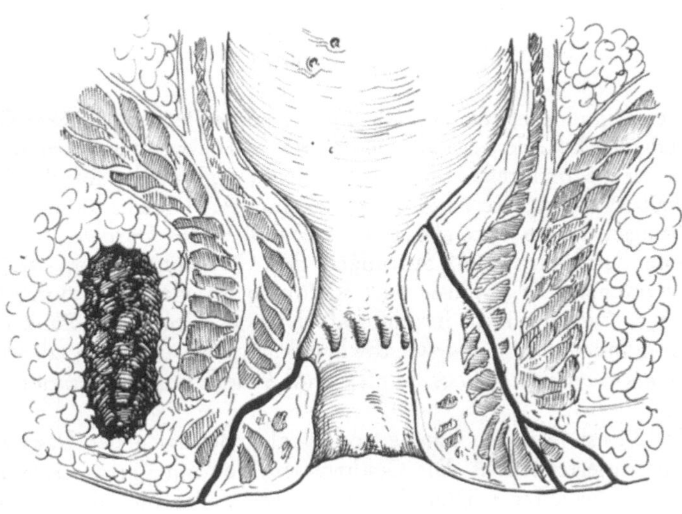

Abb. 97: Anorektale Fisteln bzw. periproktitische Eiterungen geben oftmals ersten Hinweis auf eine regionale Enteritis.

Therapie: Die Behandlung soll zunächst *konservativ* durchgeführt werden. Sie besteht in Bettruhe, Verabreichung einer eiweiß- und kohlenhydratreichen, fettarmen und milchfreien Diät. Vitamine, schwer resorbierbare Sulfonamide und Antibiotika werden verabreicht. Bei Anämien empfehlen sich Eisenpräparate und kleine Bluttransfusionen.

Operationsindikationen: Die chronisch rezidivierende Ileitis, die auf konservative medikamentöse Behandlung nicht anspricht („ausgebranntes Stadium"); Stenosen mit Subileus- bzw. Ileuserscheinungen; äußere und innere Fistelbildungen;
anorektale und retrovaginale Fisteln; Blutungen; Perforationen.

Beim operativen Vorgehen wird der erkrankte Darmabschnitt entweder durch
eine Umgehungsanastomose ausgeschaltet oder weit im Gesunden reseziert. Leider
ist die Rezidivneigung der Ileitis terminalis groß.

Der **Ileojejunitis** und **Ileokolitis** liegen die gleichen pathologisch-anatomischen
Veränderungen unklarer Ätiologie zugrunde wie der Ileitis terminalis. Sie unterscheiden sich von ihr lediglich durch die Lokalisation.

e) Nichtsklerosierende Ileitis (Goldensche Krankheit)

Die nichtsklerosierende Ileitis ist von der Crohnschen Ileitis terminalis zu unterscheiden. Sie tritt im Kindesalter auf und wird oft als chronisch rezidivierende
Appendizitis oder sog. „Nabelkoliken der Kinder" fehlgedeutet und daher auch
operiert. Meist sind Durchfälle, Leibschmerzen und Leukozytose vorhanden. Das
verdickte untere Ileum ist tastbar und druckschmerzhaft. Die Krankheit neigt nicht
zur Stenose oder zu anderen Komplikationen, wohl aber zum Rezidiv.

Therapie: Die Behandlung besteht in Bettruhe, feucht-warmen Kataplasmen,
Schonkost und Gaben von Sulfonamiden oder Antibiotika. Chirurgisches Vorgehen
ist nicht angezeigt.

f) Ulcus simplex

Beim Ulcus simplex handelt es sich um ein unspezifisches primäres Geschwür
des Dünn- oder Dickdarmes, das am Dünndarm vorzugsweise am oberen Jejunum
und distalen Ileum anzutreffen ist. Das Geschwür tritt in der Regel solitär auf.
Die Krankheit ist selten, ihre Ätiologie unbekannt. Als Ursachen kommen Durchblutungsstörungen, kleine Thrombosen oder Embolien der Darmgefäße, entzündliche Prozesse der Darmwand, Störungen der Gefäßinnervation, mykotische,
toxische und traumatische Einflüsse oder schädliche Auswirkungen durch Medikamente in Frage. Auch das nicht insulinproduzierende Adenom des Pankreas (Zol-
linger-Ellison-Syndrom) führt zur Geschwürsbildung im Duodenum oder Jejunum.

Die Komplikationen des Ulcus simplex sind: Penetration, Perforation, Blutung
oder Stenose.

Therapie: Sie ist jeweils abhängig von lokalen Befunden der Darmwand im
Bereich des perforierten Ulkus. Die Geschwürsexzision mit Querübernähung oder
die Resektion des betroffenen Dünndarmabschnittes stellen die chirurgischen Maßnahmen dar.

g) Enterocolitis acuta postoperativa

Eine längere postoperative Behandlung mit einem *Breitbandantibiotikum* führt
vor allem bei resistenzgeschwächten Kranken zum Bilde einer nekrotisierenden
pseudomembranösen Enterokolitis des Dünn- und Dickdarms. Durch die Einwirkung der Breitbandantibiotika wird die normale intestinale Bakterienflora verändert. Resistent gewordene Stämme von Staphylokokken, Proteus- und Pyo-

zyaneus-Bakterien u. a. verursachen durch ihre hoch toxischen Enterotoxine schwere Darm- und Kreislaufkomplikationen.

Die **Symptome** in der Reihenfolge ihres Auftretens sind: Verminderte Darmgeräusche, Tachykardie, Fieber, Brechreiz, Erbrechen, Diarrhoen, Oligurie, Blutdruckabfall, Schock, Delirien, Leukozytose, Sturz der Serumproteine, Darmparese.

Die gehäuften Durchfälle führen schnell zur Dehydration und beträchtlichen Elektrolytverlusten. Derartige Kranke können binnen weniger Stunden völlig austrocknen.

Therapie: Sie besteht in einer sofort durchzuführenden umfassenden Infusionsbehandlung zur Deckung der Wasser- und Salzverluste. Das bislang verabreichte Antibiotikum ist *sofort* abzusetzen und die resistenten Bakterienstämme sind gezielt mit einem geeigneten anderen Präparat zu bekämpfen (z. B. halbsynthetische Penicilline, Erythromycin u. a.). In schweren Fällen sind Cortison-Gaben angezeigt.

8. Spezifische Entzündungen des Dünndarms

a) Tuberkulose des Dünndarms
b) Aktinomykose
c) Lues
d) Typhus abdominalis
e) Milzbrandphlegmone des Dünndarms

a) Dünndarmtuberkulose

Neben der Kehlkopftuberkulose ist die Darmtuberkulose die klinisch wichtigste Komplikation der Lungentuberkulose. Durch das Schlucken tuberkulösen Sputums kommt es zur Infektion des Darmes, wobei Dünn- und Dickdarm häufig gemeinsam befallen werden. Die Prädilektionsstelle der Darmtuberkulose ist das Ileozökum. Die Darmtuberkulose tritt in den verschiedensten pathologisch-anatomischen Formen auf. Einzelne flache Geschwüre können durch Epithelisierung ausheilen. Selbst multiple frische Geschwüre kommen durch die modernen Tuberkulostatika zur Heilung. In die Hand des Chirurgen gelangen lediglich die Patienten mit **Komplikationen:**

Geschwürsperforation, Darmstriktur nach Vernarbung und der tuberkulöse *Darmtumor.* Bei letzterem ist klinisch wie röntgenologisch die differentialdiagnostische Abgrenzung zum Karzinom oder zur Ileitis terminalis schwierig. Selbst histologisch kann die Unterscheidung zur Ileitis terminalis erhebliche Schwierigkeiten bereiten, da auch diese typische Riesenzellformationen aufweist.

Therapie: Unter dem Schutz von Tuberkulostatika wird bei tuberkulösen Darmtumoren und Strikturen die einzeitige Darmresektion vorgenommen. Seit der Einführung der modernen Chemotherapie sind chirurgische Eingriffe bei der Dünndarmtuberkulose nur noch selten notwendig.

b) Dünndarmaktinomykose

Die Aktinomykose kommt so gut wie nie am Dünndarm allein vor. Prädilektionsstellen *sind das Ileozökum, das proximale Kolon, die Appendix* und das Rektum. Die geschwürig zerfallenden Krankheitsherde haben eine große Neigung, an die Oberfläche des Körpers zu gelangen und Fisteln zu bilden. Aus diesen Fistelöffnungen entleert sich Eiter, in dem Aktinomykosedrusen nachgewiesen werden können.

Therapie: Die Heilungsaussichten der Aktinomykose haben sich durch die Chemotherapie wesentlich gebessert. Ein aktinomykotischer Ileozökaltumor wird durch Resektion beseitigt.

c) Dünndarmlues

Die kongenitale Lues befällt bevorzugt den Dünndarm, die erworbene den Dickdarm. Prädilektionsstelle der luetischen Veränderungen am Dünndarm ist das *Jejunum*. Die geschwürig zerfallenden Plaques haben die Neigung, sich ringförmig auszubreiten und führen nach bindegewebiger Obliteration zur Ausbildung multipler Stenosen, die eine Resektion erforderlich machen.

d) Typhus abdominalis

Geschwürsperforation und Darmblutung sind die gefürchtetsten Komplikationen, die in etwa 5% der Fälle auftreten. Die Geschwürsperforation ereignet sich in der 3. Woche.

Therapie: Gute Erfolgsaussichten bestehen bei der Kombination des operativen Eingriffes (Übernähung des Geschwürs) mit der antibiotischen Behandlung (Chloramphenicol). Die typhöse Darmblutung ist konservativ mit Bluttransfusionen, Hämostyptika und Nahrungskarenz zu behandeln.

e) Milzbrandphlegmone des Dünndarms

Die Milzbrandphlegmone entwickelt sich hauptsächlich im Dünndarm. Sie ist sehr selten, verläuft äußerst stürmisch und endet fast immer tödlich.

9. Pneumatosis cystoides

Bei dieser chronischen Krankheit bilden sich submukös oder subserös zahlreiche kleine, hell durchscheinende Gasbläschen, die sich zu traubigen Konglomeraten von beträchlicher Größe vereinigen können. Die Prädilektionsstelle ist vor allem das Ileum in seinem distalen Abschnitt. Eine Verbindung mit dem Darmlumen ist in der Regel nicht nachweisbar. Während die subserösen Blasen vorzugsweise auf der kontramesenterialen Darmseite liegen, ragen die submukösen ins Darmlumen vor und können Ileussymptome auslösen.

Die Ätiologie ist noch unbekannt. Eigenartigerweise treten in der Mehrzahl der Fälle die Gaszysten im Zusammenhang mit Magen- oder Zwölffingerdarmgeschwüren auf. Hinsichtlich der Lokalisation ist der Dünndarm mit 80%, der Dickdarm nur mit 20% betroffen. Die Symptome sind völlig uncharakteristisch. Im Röntgenbild können Aufhellungen gesehen werden. Freie Luft unter dem Zwerchfell ist nach Platzen von größeren Gaszysten röntgenologisch nachzuweisen. Die Gaszysten können sich spontan zurückbilden. Auch nach Resektion eines Magen- oder Duodenalgeschwürs verschwinden sie in der Regel.

10. Strahlenschädigungen des Dünndarms

Nach Bestrahlung eines weiblichen Genitalkarzinoms kommt es nicht selten zu Strahlenschäden am Rektum, an der Blase, am Dick- und Dünndarm.

Der Strahlenschaden am Dünndarm kann sich durch Resorptionsstörungen und chronische Obstipation, hervorgerufen durch flächenhafte Adhäsionen, bemerkbar machen. Ulzerationen verursachen Nekrosen der Darmwand mit Perforation und Peritonitis. Ebenso können Darmblutungen, Strikturen und innere Fistelbildungen auftreten. Stenoseerscheinungen führen zum Bild eines intermittierenden oder kompletten Ileus. Die Probelaparotomie (Probebiopsie) muß die Klärung bringen, ob nur ein Strahlenschaden oder bereits ein Rezidiv des Karzinoms vorliegt.

Therapie: Zur Beseitigung der Darmunwegsamkeit ist die Darmresektion angezeigt, bei Inoperabilität eine Umgehungsanastomose.

11. Durchblutungsstörungen des Dünndarms

Es werden relative und absolute Durchblutungsstörungen unterschieden.

a) Relative Durchblutungsstörungen

Den relativen Durchblutungsstörungen liegt ein generalisiertes Gefäßleiden zugrunde (schwere Arteriosklerose der Bauchgefäße, Endangiitis obliterans, Panarteriitis nodosa). Klinisch tritt uns das Krankheitsbild als Angina abdominalis oder *Dyspragia angiosklerotica intermittens abdominalis* (Morbus Ortner) entgegen. Hierbei kommt es zu uncharakteristischen abdominalen Symptomen mit Meteorismus und Störungen der Darmmotorik.

b) Absolute Durchblutungsstörungen

Bei den absoluten Durchblutungsstörungen tritt plötzlicher Verschluß im Bereich der arteriellen oder venösen Mesenterialgefäße auf. Wir unterscheiden
1. Mesenterialvenenthrombose im Pfortadergebiet
2. Mesenterialarterienthrombose
3. Mesenterialarterienembolie.

Bei einem plötzlichen embolischen oder thrombotischen Gefäßverschluß kommt es unter lebensbedrohlichen Erscheinungen zur Nekrose der Darmwand mit Darmlähmung und Durchwanderungsperitonitis bzw. Darmperforation.

Symptome und Diagnose: Die hämorrhagische Infarzierung des Dünndarmes führt klinisch zu heftigsten Bauchkrämpfen, Erbrechen, Vernichtungsgefühl und schwerem Schockzustand. Zu Beginn treten häufig noch blutig-schleimige Darmentleerungen auf. Im Gegensatz zum Ileus besteht also zunächst keine Stuhl- und Windverhaltung. Bei der Palpation findet sich diffuse abdominale Druckempfindlichkeit. Die aktiven Darmgeräusche verschwinden frühzeitig. Darmsteifungen fehlen aber. Bei anhaltendem Kreislaufschock entwickelt sich unter zunehmendem Meteorismus das Bild des *paralytischen Ileus* mit rasch folgender **Durchwanderungsperitonitis.**

Die Sicherung der Diagnose ist durch eine angiologische Darstellung der A. mesenterica superior möglich, die aber im akuten Stadium dem Kranken kaum zugemutet werden kann.

Therapie: Sie besteht bei embolischen Verschlüssen — wenn möglich — in der Embolektomie (A. mesenterica superior) mit Wiederherstellung der Gefäßdurchgängigkeit; bei allen anderen akuten Zirkulationsstörungen muß die Resektion des infarzierten Darmabschnittes, der oft sehr ausgedehnt ist, vorgenommen werden. In der postoperativen Behandlung werden neben Spasmolytika und Antibiotika Antikoagulantien gegeben, um Rethrombosierungen zu verhüten. Trotz aller operativen und konservativen Maßnahmen ist die Letalität mit 80—90% sehr hoch. Zu späte Erkennung, Verschleppung der schweren Krankheit und Fortbestehen des Grundleidens führen meist zu der ungünstigen Prognose des Mesenterialverschlusses.

12. Dünndarmtumoren

Der Dünndarm ist im Gegensatz zum Magen und Dickdarm nur selten Sitz primärer Geschwülste. Über 50% aller benignen und 5% aller malignen Darmtumoren liegen im Dünndarm. Der Anteil der Dünndarmtumoren an den Darmgeschwülsten überhaupt beläuft sich auf ca. 5%. Die drei *charakteristischen Leitsymptome* bei Dünndarmtumoren sind *Ileus, Blutung* und *Perforation*.

a) Gutartige Dünndarmtumoren

Die benignen Dünndarmtumoren nehmen aboralwärts an Häufigkeit zu. In der Reihenfolge ihrer Häufigkeit kommen vor: Adenome, Lipome, Myome, Polypen, Fibrome, Angiome und neurogene Geschwülste.

Gutartige Tumoren bleiben klinisch häufig stumm oder führen erst sehr spät zu Komplikationen. Innere Tumoren, die sich ins Darmlumen entwickeln, erzeugen Obturation oder Invagination mit entsprechenden *Ileuserscheinungen.* Bei intramuraler Tumorausbreitung bilden sich dagegen Strikturen. Nehmen die Tumoren ihren Ausgang von der Subserosa, so breiten sie sich in die freie Bauchhöhle aus und erreichen oft beträchtliche Größe (äußere Geschwülste).

Neben dem Ileus ist die *Darmblutung* die gefährlichste Komplikation sowohl bei gutartigen als auch bei bösartigen Tumoren. Als Ursache der Blutung kommen in Frage:

Exulzeration, Infarzierung, rezidivierende Invagination, Tumorzerfall und Gefäßarrosion bei infiltrativem Wachstum. Darmperforationen sind seltener. Bei gedeckter Perforation entsteht eine lokale Peritonitis, eine Abszedierung oder ein Kotabszeß.

Bricht dagegen ein Dünndarmtumor in die freie Bauchhöhle durch, entwickelt sich eine diffuse Perforationsperitonitis.

Fibrome und **Lipome** können einzeln oder multipel auftreten. Auch Mischtumoren (Fibroadenome, Fibromyxome, Fibromyome und Fibrolipome) werden im Dünndarm angetroffen. Bei den **neurogenen Tumoren** sind die Neurofibrome nicht selten mit der Recklinghausenschen Krankheit vergesellschaftet. Auffallende Hautpigmentierungen oder Neurofibrome der Haut können bei einer intestinalen Blutung ein erster Hinweis auf die Blutungsquelle sein.

Die **Myome** haben eine ausgesprochene Tendenz, sarkomatös zu entarten (Leiomyosarkom). Nach dem Magen ist das Ileum häufigster Sitz eines Myoms.

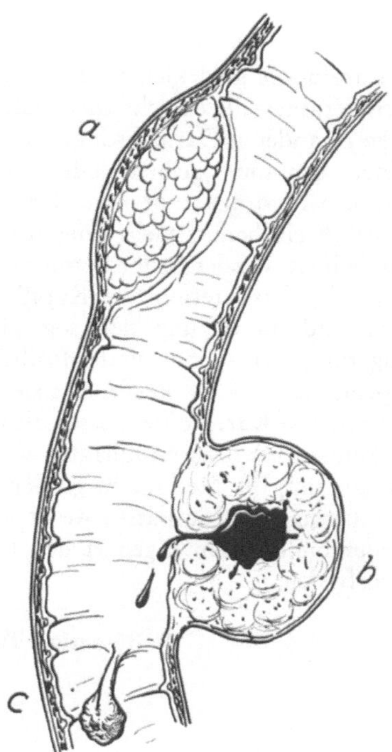

Abb. 98: Verschiedene Wachstumsformen
gutartiger Dünndarmtumoren:
a) Intramural bzw. lumenwärts wachsend.
b) Nach außen wachsend, Blutung lumenwärts.
c) Gestielte, polypöse Tumoren.

Auf einer Heterotopie des Schleimhautepithels beruhen geschwulstartige Gebilde, wie **Adenomyome** und rudimentäres **Nebenpankreas**.

Hämangiome manifestieren sich oftmals durch eine schwere akute lebensbedrohliche Intestinalblutung. Chronische Blutverluste aus dem Tumor in den Darm sind die Ursache einer therapieresistenten Anämie. Hämangiome, Myome und Neurinome weisen in ca. 20% der Fälle maligne Entartung auf.

b) Polypen des Dünndarms

Polypen des Dünndarms sind selten. Während die eigentlichen Polypen nur aus Schleimhaut (Mukosa und Submukosa) bestehen, tritt bei adenomatösen Polypen das drüsige Element in den Vordergrund. Als *Peutz-Jeghers-Syndrom* wird eine intestinale *adenomatöse Polyposis* beschrieben, die durch ihr familiäres Auftreten eine erbliche Störung vermuten läßt. Das Syndrom zeichnet sich durch abnorme Pigmentierungen im Bereich der Lippen und Gesichtshaut aus. Bei der Polyposis intestini als Teil des Peutz-Jeghers-Syndroms ist eine krebsige Entartung bislang nur in Einzelfällen beobachtet worden.

Die *Therapie* der gutartigen Dünndarmtumoren besteht in ihrer operativen Entfernung. Da oftmals ein semimaligner Charakter der Geschwülste vorliegt, wird stets eine ausgiebige Darmresektion weit im Gesunden vorgenommen. Bei komplizierten Fällen richtet sich das Vorgehen nach dem Stadium des Ileus und nach dem Allgemeinzustand des Patienten.

c) Karzinoide des Dünndarms

Karzinoide sind kleine, relativ seltene Tumoren der Schleimhaut des Magen-Darm-Traktes, die einzeln oder multipel besonders in der *Appendix* und im *Ileum*, selten in anderen Darmabschnitten auftreten. Die Tumoren gehen von den chromaffinen, den sog. „gelben Zellen" aus. Sie produzieren unter bestimmten Bedingungen 5-Hydroxytryptamin, das *Serotonin*. Beim sog. Karzinoid-Syndrom, dem ursächlich ein bereits mehr oder weniger ausgedehnt metastasiertes Karzinoid zugrunde liegt, werden große Serotonin-Mengen in die Blutbahn abgegeben.

Infolge Erweiterung der Kapillaren kommt es zu einer charakteristischen Gesichts- und Hautrötung, dem sog. „Flush". Am Darm bewirkt das Serotonin eine Steigerung von Tonus und Motilität, die sich klinisch in Diarrhoen auswirkt. Appendixkarzinoide werden meistens unter dem Bilde einer akuten Appendizitis operiert. Die Karzinoide müssen als mehr oder weniger maligne betrachtet werden. Sie können lokalisiert infiltrativ wachsen und multiple Fernmetastasen erzeugen. Oftmals sind die Metastasen größer als der Primärtumor, insbesondere die Lebermetastasen. Selbst palliative Resektionen von Primärtumor und Metastasen führen bei der biologischen Eigenart des Tumors zu guten Resultaten mit langen Überlebensfristen.

d) Bösartige Tumoren des Dünndarms

α) Karzinom

Im Vergleich zu den Karzinomen des übrigen Magen-Darm-Kanals ist das *primäre Karzinom des Dünndarms* selten. Magen, Rektum und Dickdarm stehen weit an der Spitze. Auf ca. 100 Dickdarmkarzinome kommt ein Dünndarmkarzinom. Der Häufigkeit nach ist das Duodenum, dann das Jejunum und Ileum Sitz eines primären Dünndarmkarzinoms.

Die **Symptome** des primären Dünndarmkarzinoms sind uncharakteristisch. Lokalisation und Wachstumsart bestimmen das klinische Bild. Obturationsileus mit kolikartigen Schmerzen im Mittelbauch, unklare Anämie auf Grund chronischer okkulter Blutungen, allgemeine Mattigkeit und Leistungsschwäche mit dyspeptischen Beschwerden, Stuhlunregelmäßigkeiten und Gewichtsverlust sind die üblichen Symptome.

Die **Therapie** besteht in der Resektion weit im Gesunden unter Mitnahme des Mesenteriums und der regionalen Lymphknoten. Etwa 20% Fünfjahresheilungen werden erreicht.

β) Sarkom

Sarkome kommen im Vergleich zu den Karzinomen im Magen-Darm-Kanal viel seltener vor. Häufigster Sitz ist das terminale *Ileum*. Histologisch sind das Lymphosarkom und das Rund- und Spindelzellsarkom am häufigsten. Seltener sind Fibro-, Lipo-, Myo-, Myxo-, Angio- und Retothelsarkome zu beobachten. Infolge frühzeitiger mesenterialer und retroperitonealer Lymphknotenmetastasierungen ist die Prognose der Sarkome im allgemeinen ungünstig.

γ) Lymphogranulomatose

Sehr selten ist die Lymphogranulomatose des Darmes, deren Prädilektionsstellen besonders das Duodenum, Jejunum und die Ileozökalregion sind.

Therapie: Eine Operationsindikation ergibt sich erst bei Komplikationen (Ileus, Perforation oder Darmblutung). Sonst ist die Therapie konservativ (Röntgenbestrahlung und Zytostatika). Die Prognose ist nahezu infaust.

13. Mesenterialtumoren und -zysten

Im Mesenterium des Dünndarms kommen solide Primärtumoren wie auch zystische Gebilde vor. An soliden primären Tumoren sind zu nennen: Lipome, Fibrome, Myxome und deren Mischformen. Oftmals machen sich diese Tumoren erst durch ihre Raumforderung klinisch bemerkbar.

Mesenteriale Zysten sind selten, zeigen aber eine sehr große Vielgestaltigkeit (seröse Zysten, Chyluszysten, Echinokokkuszysten, Dermoidzysten, Blutzysten, Zysten nach Traumen u. a.).

Die **Therapie** besteht in der Exstirpation der Zysten.

14. Malabsorptionssyndrom

Intestinale Resorptionsstörungen der verschiedensten Ursachen werden unter dem Begriff der *„Malabsorption"* zusammengefaßt. Die klinischen Leitsymptome sind Abmagerung, Blutarmut und Fettdiarrhoen. Dazu gesellen sich je nachdem: Meteorismus, Darmspasmen, Eiweißmangelödeme, Exsikkation, Osteoporose, Elektrolytstörungen, Hautveränderungen, neuritische und tetanische Symptome sowie Vitaminmangelerscheinungen.

Was den *Dünndarm* anbetrifft, kommen ursächlich solche Erkrankungen in Frage, die mit einer Verkürzung der Passage oder Verkleinerung der resorbierenden Fläche und dadurch unzureichender Aufspaltung und Resorption der Nahrungsbestandteile einhergehen:

a) *Ausgedehnte Dünndarmresektionen nach Notoperationen:* Thrombosen und Embolien der Mesenterialgefäße, traumatische Läsionen des Darmes und Mesenteriums, Bridenileus, Volvulus, Invagination, kongenitale multiple Dünndarmatresien u. a.

b) *Umgehungsanastomosen* mit Ausschaltung großer Dünndarmabschnitte (Enteroanastomosen, Gastroileostomien).

c) *Innere Fisteln,* spontan oder postoperativ entstandene: Kurzschlüsse bei Durchbrüchen von Darmkarzinomen, Divertikeln und bei Ileitis regionalis, ferner gastrokolische oder gastrojejunokolische Fisteln bei Anastomosenulkus mit praktisch völliger Dünndarmausschaltung.

d) *Blindsackbildung* nach Darmanastomosen.

e) *Kongenitale Dünndarmstenosen.*

f) *Krankheiten des Dünndarms und seiner Blut- und Lymphwege:* Ileitis regionalis, Karzinose, Sarkomatose, Lymphogranulomatose, intestinale Lipoiddystrophie (Morbus Whipple).

Therapie: Die Behandlung intestinaler Resorptionsstörungen erfolgt vorwiegend konservativ (Diät, Fermente, Vitamine, Eisengaben usw.). Eine *chirurgische* Therapie ist nur dann erfolgversprechend, wenn die Resorptionsstörung durch einen korrigierenden Eingriff am Darm beseitigt werden kann (z. B. Aufhebung spontaner oder postoperativ entstandener innerer Kurzschlüsse und Anastomosen, Beseitigung von Blindsäcken bei Darmanastomosen u. a.).

XI. Chirurgie des Dickdarms

Von F. KÜMMERLE und H. BRÜNNER, Mainz

1. Mißbildungen

Entwicklungsgeschichtlich bedingte Mißbildungen finden sich besonders am Anfangsteil (Duodenum) und im Endabschnitt (Rektum) des Darmkanals. Verhältnismäßig selten kommen sie im Dickdarm vor. Angeborene Doppelbildungen des Darmes sind vorzugsweise am Zökum und Mastdarm lokalisiert. Ein gemeinsames Gekröse für Zökum und terminales Ileum führt zum *Coecum mobile*. (Position des Proc. vermiformis beachten!)

Während vollkommene *Verschlüsse* selten beobachtet werden, sind kongenitale **Stenosen** am Dickdarm einzeln und multipel häufiger nachzuweisen. Bald nach der Geburt einsetzendes Erbrechen und fehlender Mekoniumabgang weisen auf derartige Atresien und Stenosen hin.

Die **Therapie** besteht in der Resektion der fehlgebildeten Darmabschnitte (siehe Dünndarm-Kapitel).

2. Megakolon

Die extreme Hypertrophie des Sigma oder des gesamten Kolons im Kindes- und Jugendalter kann angeboren bzw. frühkindlich erworben sein. Pathogenetisch sind 3 Typen zu unterscheiden:

a) Hirschsprungsche Krankheit (Megacolon congenitum)

Hier findet sich ein enges Segment in Höhe des Rektosigmoids oder höher, in dem die intramuralen Ganglienzellen, vor allem des *Auerbachschen Plexus*, fehlen oder pathologisch verändert sind.

b) Symptomatisches Megakolon

Hier liegt eine mechanische Störung, meistens in Form einer angeborenen oder frühkindlich erworbenen Stenose im Analbereich vor.

c) Idiopathisches Megakolon

Die auslösende Ursache ist in einer innervatorischen Störung (Sympathikusreizung in den zugehörigen Ganglien) zu sehen.

Beim **Megakolon** stehen *2 Kardinalsymptome* im Vordergrund:
1. die ausgeprägte, bis zu mehreren Wochen andauernde Obstipation,
2. die mächtige kugelige Auftreibung des Leibes (Riesenbauch!) mit Wachstumsstörungen des Kindes.

Symptomatologie und Klinik: Anfänglich sind Meteorismus und eine immer hartnäckiger werdende Verstopfung mit teilweise schmerzhafter Peristaltik vorherrschend. Im weiteren Verlauf kommt es zu nur sporadischen Stuhlentleerungen eingedickter und übelriechender Kotmassen. Ein Teil des Stuhles wird aber im Sigmoid oder gesamten Kolon zurückgehalten und eingedickt, wobei es zur chronischen Toxinresorption kommt. Die zunehmenden Kotmassen und großen Gasmengen walzen die Darmwand aus, die Haustren verschwinden, die Tänien werden verbreitert und die Muskelbündel verdünnt, so daß der Darmumfang extrem vermehrt sein kann. Erfolgt keine Abhilfe, wird der Leib unter dünner werdenden Bauchdecken ballonförmig aufgetrieben, an der gespannten Haut treten Striae und deutliche Venenerweiterungen auf. Die untere Thoraxapertur erfährt unter Querstellung der Rippen eine deutliche Verbreiterung. Akute Zustände von Atemnot und starke Beeinträchtigung des Allgemeinzustandes kennzeichnen das fortgeschrittene Stadium. Beim vollausgeprägten Krankheitsbild kommt es durch völlige Nahrungsverweigerung und häufiges Erbrechen zur extremen Abmagerung, Inanition und Exsikkation. Die Resorption stuhlpflichtiger Substanzen führt zur Intoxikation mit Anämie und komplexen Stoffwechselschädigungen.

Als weitere *Komplikationen* sind zu nennen: akute Ileussymptome, akuter Volvulus infolge Drehung einer extrem verlängerten und erweiterten Sigmaschlinge, Perforation eines Dehnungsgeschwürs mit diffuser Peritonitis.

Therapie: Nach Erkennung der Krankheit wird oft die konservative Behandlung versucht. Diätetische Maßnahmen (schlackenfreie Kost!), regelmäßige Darmentleerungen durch Einläufe und entsprechende Abführmittel führen selten zum Erfolg. Somit verbleibt nur die chirurgische Behandlung.

Bei der *Hirschsprungschen Krankheit* wird das aganglionäre Darmsegment reseziert und Kolon mit Rektum vereinigt. Dies kann entweder auf dem Wege eines abdominoperinealen Durchzugverfahrens oder rein abdominal mit End-zu-End-Anastomose durchgeführt werden.

Beim *symptomatischen Megakolon* führt die operative Beseitigung mechanischer Engen im Anorektalbereich zum Erfolg.

Beim *idiopathischen Megakolon* ist die Prognose nicht ungünstig, wenn fortlaufend durch Einläufe für gute Kotentleerung gesorgt wird. Ansonsten kann die Sigmoidomyotomie (SAEGESSER) analog zur Hellerschen Kardiomyotomie beim Kardiospasmus versucht werden. Bei resistenten Fällen kommt eine Resektion des dilatierten Kolon in Betracht. Beim akuten Ileus ist zunächst die Koprostase durch eine Zökalfistel zu beseitigen, während die Resektion einem späteren Zweiteingriff vorbehalten bleibt.

3. Verletzungen des Dickdarms

Durch die geschützte halbretroperitoneale Lage des auf- und absteigenden Dickdarmes sind Verletzungen in diesen Abschnitten infolge stumpfer Gewalteinwirkung gegenüber solchen des Colon transversum und des Dünndarms selten. Perforierende Kolonverletzungen führen zur gefürchteten Koliinfektion der Bauchhöhle. Bei retroperitonealer Verletzung des Colon ascendens oder Colon descendens bildet sich durch Austritt von Darminhalt eine *retroperitoneale Kotphlegmone* (Symptome und Diagnose der Darmverletzungen siehe Dünndarm-Kapitel).

4. Divertikulose des Dickdarms

Häufigkeit und Lokalisation: Im Bereiche der Flexura sigmoidea kommen bei ca. 20⁰/o aller Menschen jenseits des 40. Lebensjahres Divertikelbildungen vor. Das männliche Geschlecht wird häufiger befallen. Prädilektionsorte sind die Gefäßeintrittsstellen sowie die Appendices epiploicae an Sigmoid und Colon pelvinum. Die Divertikel sind reine Schleimhauthernien, die sich durch Lücken der Darmmuskulatur vorstülpen.

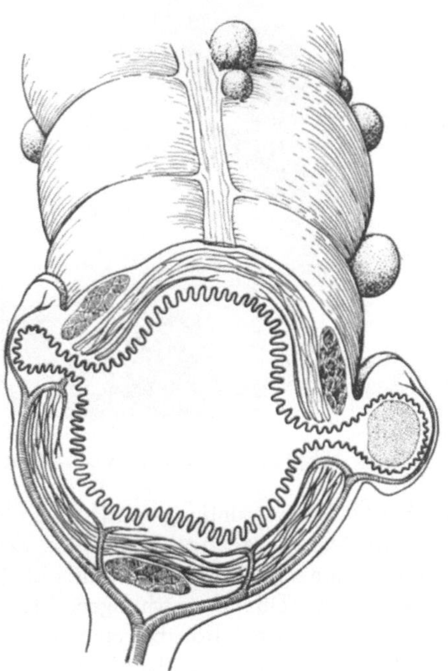

Abb. 99: Divertikulose: Die reinen Schleimhauthernien entsprechen Ausstülpungen durch Gefäßlücken der Tunica muscularis. Retention und Zersetzung von Darminhalt führen zur Entzündung: Divertikulitis.

Ätiologie und Symptomatologie: In der Mehrzahl der Fälle fehlen klinische Symptome, und die Divertikulose wird rein zufällig röntgenologisch oder autoptisch entdeckt. Die Ätiologie ist heute noch weitgehend ungeklärt. Chronische Obstipation, Kot- und Gasstauung sowie Durchsetzung der Darmwand mit Fettgewebe begünstigen die Entstehung. Auch ist an eine angeborene Disposition zu denken.

Diagnose und Klinik: Ernsthafte Beschwerden entstehen erst durch die Komplikationen, die besonders in der Entzündung und Geschwürsbildung mit der Gefahr der Perforation und Peritonitis gegeben sind. Ist eine *Divertikulose* in das Stadium der **Divertikulitis** gelangt, so wird bei ca. 20⁰/o der Kranken Blut im Stuhl nachgewiesen. Die Divertikulitis des Sigma verursacht typische linksseitige

Unterbauchbeschwerden („Linksappendizitis") mit einer lokalisierten peritonealen Reaktion. Meteorismus, Obstipation und Durchfälle im Wechsel sowie kolikartige Bauchschmerzen, besonders im linken Unter- und Mittelbauch, sind weitere Symptome. Leukozytose und subfebrile Temperaturen sind meistens vorhanden. Bei

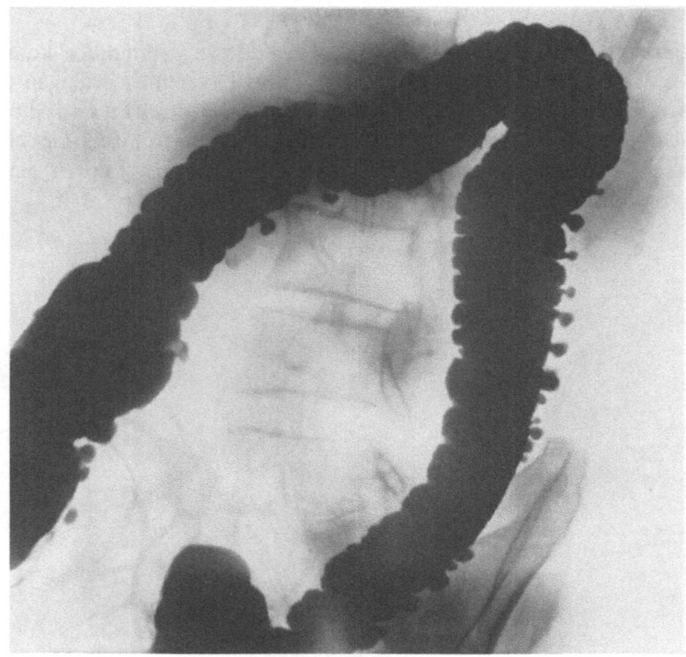

Abb. 100: Diverticulosis coli, Röntgenkontrastmittel-Darstellung.

fortschreitender Entzündung wird die Schleimhaut gangränös, und es kommt zur *Penetration* oder *gedeckten Perforation des Divertikels*. Eine *freie Perforation* in die Bauchhöhle mit diffuser Peritonitis ist dagegen selten. Auch Durchbrüche in die Nachbarorgane (Dünndarmschlingen, Mesenterium, Harnblase, Retroperitoneum, Bauchdecken) sind möglich. Bei einer *Blasen-Darm-Fistel* werden bei der Miktion Kotbestandteile und Luft entleert, und die Gefahr der aszendierenden Zystopyelitis ist gegeben. Kommt es im Verlauf einer Divertikulitis zu *chronischen* Entzündungsprozessen, so zeigt die Darmwand eine schwielige Verdickung mit *Einengung* des Darmlumens. Die chronisch verlaufende Entzündung führt zu einem derben, unregelmäßig begrenzten Tumor, der bei der Laparotomie makroskopisch von einem Karzinom oftmals nicht mehr zu unterscheiden ist. Eine maligne Entartung ist allerdings bei der chronischen Divertikulitis nur selten zu beobachten.

Therapie: Die Divertikulitis wird konservativ mit antiphlogistischen Medikamenten, schwer resorbierbaren Sulfonamiden, Antibiotika, Spasmolytika und diätetischen Maßnahmen behandelt. Für regelmäßige Stuhlentleerungen ist Sorge zu tragen. Bei Perforation eines Divertikels wird der divertikeltragende Darmabschnitt zunächst vorgelagert und abgetragen. Der resultierende doppelläufige Anus praeternaturalis wird später wieder verschlossen. Ist eine Vorlagerung nicht möglich, muß oralwärts eine entsprechende Kotableitung erfolgen. Kotabszesse werden inzidiert und drainiert. Innere Fistelbildungen müssen operativ aufgehoben werden. Im unkomplizierten Stadium ist die einzeitige Resektion des befallenen Darmabschnittes das Verfahren der Wahl.

5. Colitis ulcerosa

Die Ätiologie der Colitis ulcerosa ist noch immer ungeklärt. Spezifische Erreger wurden nicht nachgewiesen.

Pathologische Anatomie: Die Darmwand ist ödematös geschwollen und verdickt, die Mukosa stark gerötet, sie zeigt schleimige, schmierig-eitrige Beläge. Zahllose, teils konfluierende Geschwüre mit totaler Zerstörung der Schleimhaut, Abszedierungen und Kraterbildungen mit Durchbruch in die tieferen Darmwandschichten bedingen den schweren septisch-toxischen Verlauf. Intakte Schleimhautinseln bilden sog. Pseudopolypen. Hält die Krankheit über Jahre an, drohen fibrotisch-narbige Umwandlung des Darmrohres, Wandstarre und Lumeneinengung. Bei langem chronischem Verlauf sind maligne Entartungen möglich. Das sog. Kolitiskarzinom ist besonders bösartig.

Lokalisation: Die Colitis ulcerosa befällt entweder nur das Rektosigmoid oder auch den gesamten Dickdarm bis zur Bauhinschen Klappe. Wir unterscheiden eine linksseitige aufsteigende Rektokolitis und eine rechtsseitige deszendierende Form. Auch segmentärer Befall bestimmter Kolonabschnitte ist möglich. Eine Ausdehnung auf das terminale Ileum ist selten (sog. Rückspülileitis).

Symptomatologie: a) Die *chronische Verlaufsform* zeigt einen schleichenden Beginn mit subfebrilen Temperaturen und allmählich einsetzenden schleimig-eitrigen oder blutigen Stuhlentleerungen. Periodischer Verlauf mit Zeiten nahezu vollständiger Remissionen verschleiern die Schwere des Krankheitsbildes in den meisten Fällen. Je länger der Krankheitsprozeß anhält, desto schlechter wird die anfänglich scheinbar gute Prognose.

b) Während bei der chronischen Kolitis zunächst konservative Behandlung genügt, sollte die *fulminant-toxische Verlaufsform* schnell in die Hand des Chirurgen gelangen. Stürmisch einsetzende Krankheitserscheinungen mit hohem, teils septischem Fieber, Tachykardie, schmerzhaften Tenesmen und völliger Appetitlosigkeit sind charakteristisch. Meist findet sich das Bild des sog. „toxischen Megakolon" mit hochgradigem Meteorismus und extremer Dilatation des Colon transversum. Unter kolikartigen Schmerzen werden zahlreiche schleimig-eitrig-blutige, stets kleine Stuhlmengen abgesetzt. Durch den reichlichen Blut-, Eiter- und Flüssigkeitsverlust tritt bald eine erhebliche Anämie und ein starker Eiweiß- und Elektrolytmangel auf. Werden die Verluste nicht ersetzt, sind unter septischen Allgemeinerscheinungen hochgradige Ernährungsstörungen, rasche Abmagerung und Erlahmen der allgemeinen Widerstandskraft des Kranken die Folge.

Diagnose: Da auch beim Sigma- oder Rektumkarzinom blutig-schleimige Stuhlentleerungen auftreten, ist eine differentialdiagnostische Klärung notwendig. Durch die digitale rektale Untersuchung, Rektoskopie, Röntgenuntersuchung des Dickdarmes und Berücksichtigung der Anamnese und des klinischen Verlaufes kann die Diagnose in der Regel leicht gestellt werden.

Gefährliche **Komplikationen** besiegeln oftmals das Schicksal des Kranken. Folgende Komplikationen sind möglich: *Profuse Darmblutungen; freie Perfora-*

tion in die Bauchhöhle mit diffuser Peritonitis; Entwicklung *perikolitischer und perisigmoiditischer Abszesse; akute Ileuserscheinungen* mit toxischer Allgemeinschädigung.

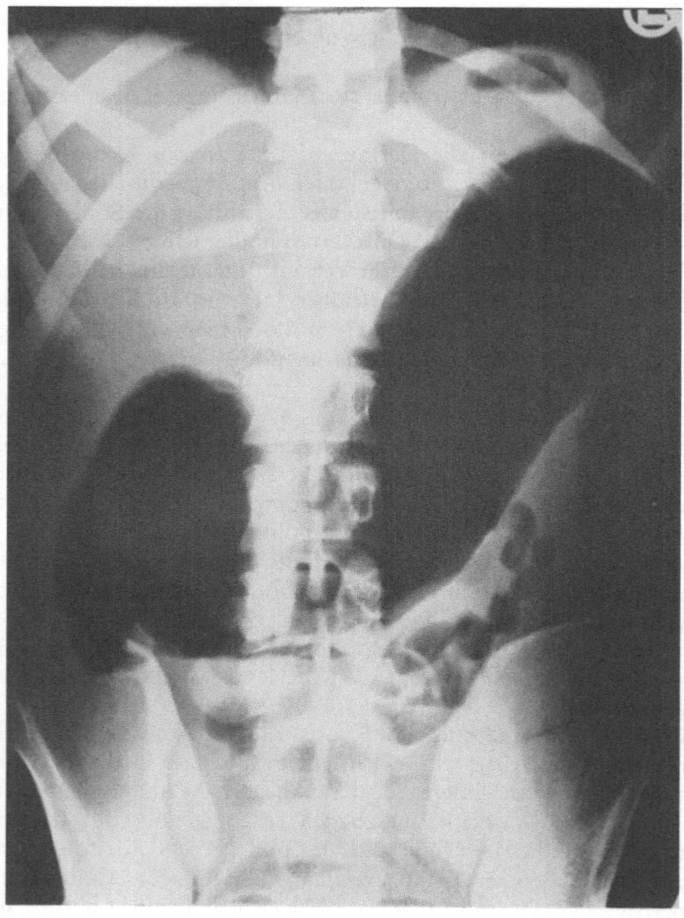

Abb. 101: Abdomen-Übersichtsaufnahme bei foudroyanter Colitis ulcerosa: hochgradige Dilatation des Kolon, vor allem im Bereich des Colon transversum (sog. toxisches Megakolon).

An *Spätkomplikationen* sind zu nennen: Benigne Darmstenose mit Ileuserscheinungen nach Schleimhautuntergang und Ersatz durch Narbengewebe; maligne Darmstenose auf dem Boden einer postkolitischen Karzinomentwicklung *(Merke: Solange nicht das Gegenteil bewiesen ist, grundsätzlich an ein Kolitiskarzinom denken!);* Ausbildung *anorektaler Abszesse* und *Fisteln.*

Therapie: Die *fulminant-toxische Form* verlangt sofortige chirurgische Intervention im Sinne der totalen Kolektomie, die sich in diesen Fällen oftmals als lebensrettend erweist.

Die *chronischen Verlaufsformen* werden zunächst konservativ behandelt: Psychotherapie, diätetische Überwachung, Azulfidine und Antibiotika. Bei vergeblicher konservativer Therapie sollte der Entschluß zur *rechtzeitigen Operation* nicht zu lange aufgeschoben werden. Auch hier bietet nur die totale Kolektomie bzw. Proktokolektomie Aussicht auf Heilung des chronischen Leidens, was bisher keiner internen Therapie gelang. Freilich muß dieser Erfolg durch eine lebenslängliche terminale Ileostomie erkauft werden. Die Kranken erholen sich in der Regel nach Wegnahme ihres Dickdarms schnell, weil dieser einer ausgedehnten eiternden Wundfläche entspricht. Sie sind ohne Dickdarm durchaus lebensfähig. Der Ileumafter bedarf einer sorgfältigen Pflege unter Benutzung entsprechender, leicht auswechselbarer, gutsitzender Plastikbeutel.

Prognose: Die Operationsletalität der Proktokolektomie im unkomplizierten Stadium liegt bei ca. 5%, bei Komplikationen (Blutung, Ileus, Perforation) und bei der toxisch-fulminanten Form naturgemäß wesentlich höher.

6. Tumoren des Dickdarms

Während im Dünndarm gutartige Tumoren überwiegen, dominiert im Dickdarm das Karzinom. Neben dem Magen und dem Rektum ist das Kolon bevorzugter Sitz des Karzinoms. Sarkome sind dagegen häufiger im Dünndarm anzutreffen. Etwa 12% aller Krebstodesfälle sind auf primär bösartige Tumoren des Darmtraktes zurückzuführen. Vom Pylorus an nehmen sie aboralwärts zu, um im Rektum mit ca. 65% ein Maximum zu erreichen.

a) Gutartige Tumoren des Dickdarms

Reine *Schleimhautpolypen* stehen mit 95% aller gutartigen Dickdarmtumoren an erster Stelle. Daneben finden sich im Kolon noch *Lipome*, die vorzugsweise zwischen dem 40. und 60. Lebensjahr auftreten. Innere Lipome haben ihren Sitz in der Submukosa und können eine Darminvagination bewirken. Äußere Lipome wölben sich von der Subserosa ausgehend in die freie Bauchhöhle vor. Einzeln und multipel kommen *Myome* im Dickdarm vor, jedoch überwiegt ihr Vorkommen im Dünndarm. Myome können schwerste Darmblutungen verursachen.

Seltener sind am Dickdarm *Fibrome, neurogene Tumoren, Hämangiome,* ferner *gutartige Mischgeschwülste.* Eine seltene Geschwulstbildung findet sich im Dünndarm (Ileum) wie im Dickdarm (Appendix, Flexura sigmoidea, Colon pelvinum und Rektum) in Form der *Endometriose.* Die in der Darmwand lokalisierte ektopische Uterusschleimhaut beteiligt sich an den normalen zyklischen menstruellen Veränderungen des Endometrium uteri. Primär gutartig kann sich aus einer derartigen heterotopen Epithelwucherung ein Karzinom entwickeln.

b) Dickdarmpolypen

Von großer Bedeutung sind die *adenomatösen Polypen* des Dickdarmes. Sie sind in über 25% der Sektionsfälle anzutreffen. Prädilektionsstellen sind Sigma und Rektum.

Pathologische Anatomie: Anfänglich stellen alle Dickdarmpolypen einfache Schleimhauthyperplasien dar. Beim weiteren Wachstum werden 3 verschiedene Formen unterschieden:

α) Der *gestielte*, nicht über Kirschgröße wachsende, meist solitär auftretende *Darmpolyp*, der in der Regel nicht maligne degeneriert. *Breitbasig* aufsitzende *Solitärpolypen* neigen dagegen zur bösartigen Entwicklung.

β) *Papillär geformte Polypen* breiten sich flächenhaft aus und erlangen blumenkohlartiges Aussehen. Sie machen etwa 10% aller Polypen aus.

γ) Die *Polyposis* befällt entweder segmentär oder diffus den Dickdarm. Familiäre Häufung der *Polyposis adenomatosa* weist auf ihre Vererbung hin. Dabei können außer dem Dickdarm der Mastdarm, der Dünndarm und der Magen mitbefallen sein (Polyposis intestinalis diffusa).

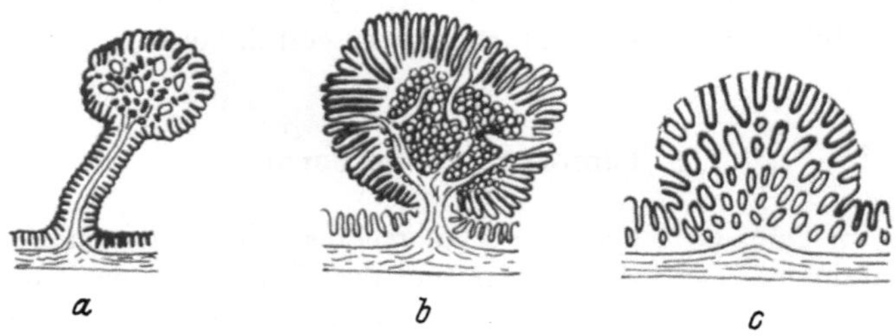

Abb. 102: Polypenformen.
a) Gestielter, solitärer Polyp.
b) Blumenkohlähnlich aussehender, zottiger Polyp.
c) Kleiner, infiltrativ wachsender, frühzeitig zur karzinomatiösen Entartung neigender Polyp.

Während gestielte Einzelpolypen in der Regel niemals maligne entarten, ist bei den breitbasig aufsitzenden Polypen und bei der diffusen Polyposis die bösartige Degeneration fast gesetzmäßig der Fall. Ein Drittel aller Dickdarmkarzinome entsteht auf dem Boden von Polypen! Die Polyposis ist die wichtigste Präkanzerose im Dickdarm!

Symptomatologie: Bei den vereinzelt vorkommenden gestielten Polypen fehlen häufig klinische Symptome. Oftmals werden sie nur rein zufällig bei einer Röntgenuntersuchung oder bei der Sektion festgestellt. Größere Polypen können rezidivierende Blutungen hervorrufen oder eine Darminvagination verursachen, die freilich am Kolon selten ist. Bei der Polyposis coli oder bei der malignen Degeneration eines solitären Polypen ändert sich der Entleerungsrhythmus des Stuhles. Unter den Zeichen eines chronischen Darmkatarrhs treten wechselweise Diarrhoe und Obstipation auf. Schleimig-blutiger Stuhlabgang ist ein untrügliches Zeichen und macht die differentialdiagnostische Klärung dringlich.

Therapie: Gestielte Solitärpolypen werden an ihrer Basis exzidiert. Besteht der Verdacht einer karzinomatösen Umwandlung eines Solitärpolypen oder liegt ein papilläres Adenom vor, muß eine Segmentresektion weit im Gesunden vorgenommen werden. Im Zweifelsfall ist die Probebiopsie, die grundsätzlich vorgenommen werden sollte, entscheidend. Bei der diffusen Polyposis im Dickdarm

und Rektum hat nur die Totalexstirpation von Kolon und Rektum (Koloprokt-
ektomie) mit endgültiger terminaler Ileostomie (Ileumafter) Aussicht auf Erfolg.

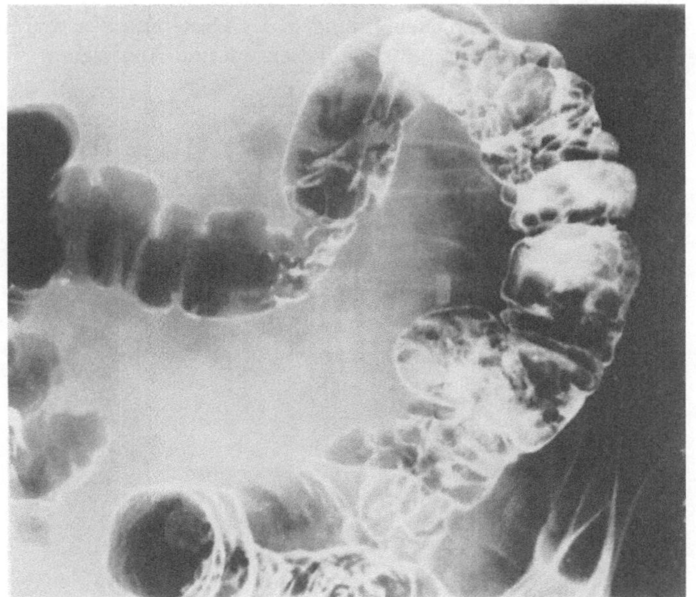

a

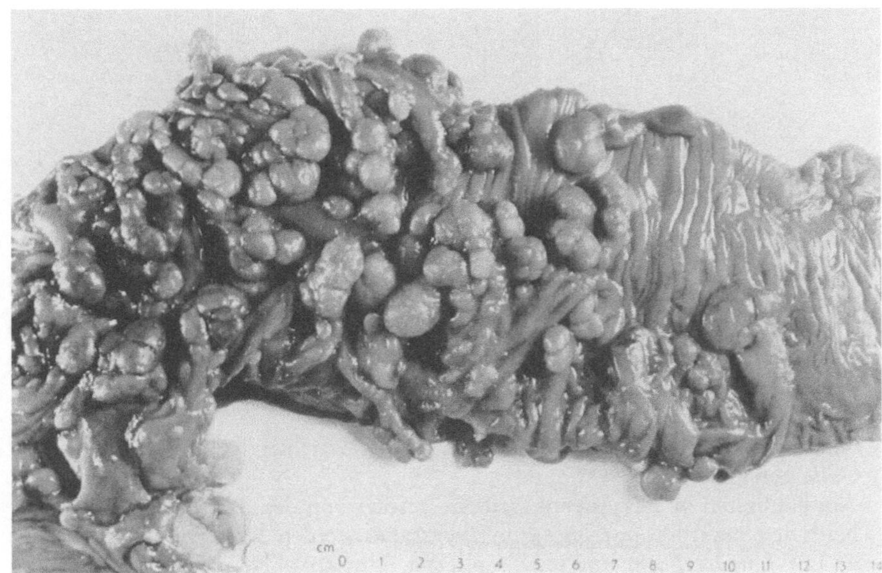

b

Abb. 103: Diffuse Polyposis coli mit maligner Entartung:
a) Röntgenbild.
b) Resektionspräparat.

c) Bösartige Tumoren des Dickdarms

Die wichtigste Geschwulst des Dickdarmes ist das **Karzinom**. Dagegen ist das *Sarkom* im Dickdarm im Gegensatz zum Dünndarm selten. Ca. 10⁰/o aller Krebstodesfälle beruhen auf malignen Neubildungen des Dick- und Mastdarms. Dabei entfallen etwa 30⁰/o auf das Kolon, 70⁰/o auf Rektum und Analregion.

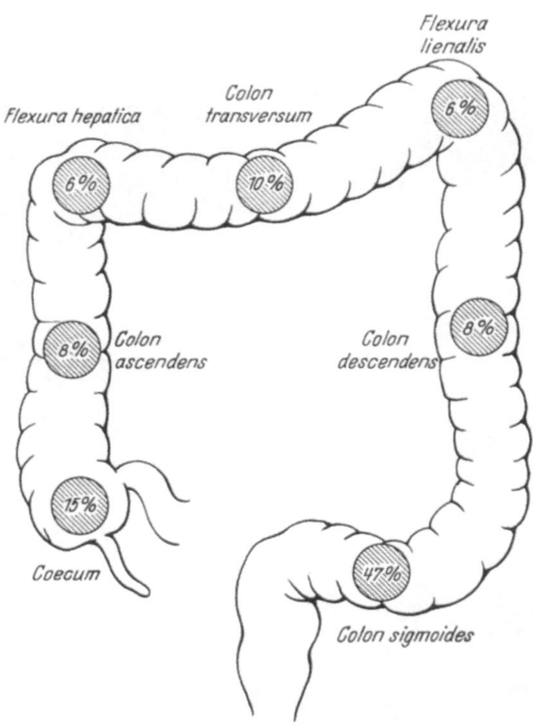

Abb. 104: Verteilung der Dickdarmkarzinome (ohne Mastdarm).

Pathologische Anatomie: Folgende strukturelle Hauptformen des Darmkrebses werden unterschieden:

α) *polypös-papilläre*, blumenkohlartig wachsende Krebse;

β) *geschwürsbildende*, weiche Krebse,

γ) *infiltrierend-strikturierende*, harte Krebse, sog. Szirrhen,

δ) *Gallertkrebse*.

Am häufigsten ist das Adenokarzinom, gefolgt von den Szirrhen.

Nach dem makroskopischen *Ausbreitungstypus* werden 2 Formen unterschieden:

a) Die *fungöse Form* mit teils knolligem, blumenkohlartigem Wachstum und späterem Zerfall im Zentrum. Hier stehen Blutungen, Durchfälle und schleimige Entleerungen im Vordergrund. Die fungöse Form befällt Zökum, Colon ascendens, Flexura hepatica, Colon transversum und Flexura lienalis.

b) Die ringförmig strikturierende Form mit einem flachen, derben Ulkus mit hartem Randwall. Diese Wachstumsform erzeugt Kotstauungen, Obstipationen und Ileuserscheinungen. Die zirkulär stenosierende Form befällt hauptsächlich Colon descendens, Sigma und Rektum.

Die *Metastasierung* erfolgt auf 4 verschiedenen Ausbreitungswegen:

a) *Lokales infiltratives Wachstum* durch alle Schichten der Darmwand. Von der rechten Flexur und vom Colon transversum ausgehend sind Übergriffe auf Duodenum und Magen möglich, die zur Ausbildung einer Fistel zwischen Duodenum und Kolon, bzw. Magen und Kolon führen. Das Zökumkarzinom greift gelegentlich auf die vordere Bauchwand oder das Retroperitoneum über. Einbrüche in die Harnblase bzw. in den Uterus werden beim Sigmakarzinom beobachtet.

b) Wichtigster Weg für die Karzinomausbreitung ist die *Lymphbahn*. Rosenkranzartig erfolgt im Mesokolon die Ausbreitung von Lymphknoten zu Lymphknoten. Je entfernter vom Primärtumor der Lymphknotenbefall, desto schlechter die Prognose.

c) Die Ausbreitung über die *Blutbahn* geht fast immer via V. portae in die Leber. In zweiter Linie erfolgt die hämatogene Ausbreitung über den großen Kreislauf in die Lungen. Im Endstadium können Fernmetastasen in allen Organen vorkommen (Knochen, Gehirn, Haut u. a.).

d) Die *intrakanalikuläre* Metastasierung erfolgt durch den Weitertransport des Darminhaltes, wobei vitale Karzinomzellen mitgenommen und aboralwärts als Impfmetastasen implantiert werden.

Ätiologie: Letztlich ist die Entstehung wie bei allen Karzinomen ungeklärt. Als *Präkanzerosen* sind zu nennen: Die Polyposis intestinalis, die chronische Colitis ulcerosa und in seltenen Fällen die Dickdarmdivertikel. Männer und Frauen werden in gleicher Häufigkeit bevorzugt zwischen dem 50. und 70. Lebensjahr befallen.

Symptomatologie und Klinik: Die Erkennung des Darmkrebses im *Frühstadium* ist durch fehlende Frühsymptome oder deren unklare und vielschichtige Deutung kaum möglich. Uncharakteristische Allgemeinsymptome, „Plätschern" und „Gurren" im Leib, abdominale Mißempfindungen und Spritzgeräusche, sporadisch auftretende kolikartige Schmerzen, Völlegefühl mit Blähungsbeschwerden, unregelmäßige Stuhlentleerungen mit Wechsel von Obstipation und Diarrhoen werden in den meisten Fällen anfänglich fehlgedeutet und rein symptomatisch behandelt. Im weiteren Verlauf kommt es zur Mattigkeit, Leistungsschwäche, Appetitlosigkeit und Gewichtsabnahme. Beimengungen von Blut, Schleim oder Eiter bei den Stuhlentleerungen sind alarmierende Symptome! Eine Anämie weist oft auf eine schon länger bestehende okkulte Darmblutung hin. Ferner ist zu beachten, daß je nach Lokalisation des Dickdarmkarzinoms die Symptome variieren. Das Zökumkarzinom neigt infolge seines Wachstums eher zur Darmblutung als zur Stenose. Der palpable Zökaltumor ist meist schon in die Umgebung eingebrochen. Plötzlich einsetzende hartnäckige Obstipation mit ziehenden Leibschmerzen sowie auffallende Zökalblähung infolge Rückstauung sind untrügliche Zeichen beim ringförmig stenosierenden Szirrhus der Flexura sigmoidea. Über unklare Magenbeschwerden klagen die Patienten beim Karzinom des Querkolons. Geschwülste am Übergang der Flexura sigmoidea in das Colon pelvinum erzeugen — ähnlich wie die Rektumkarzinome — häufigen Stuhldrang mit jeweils nur geringen oder sogar ausbleibenden Entleerungen.

13*

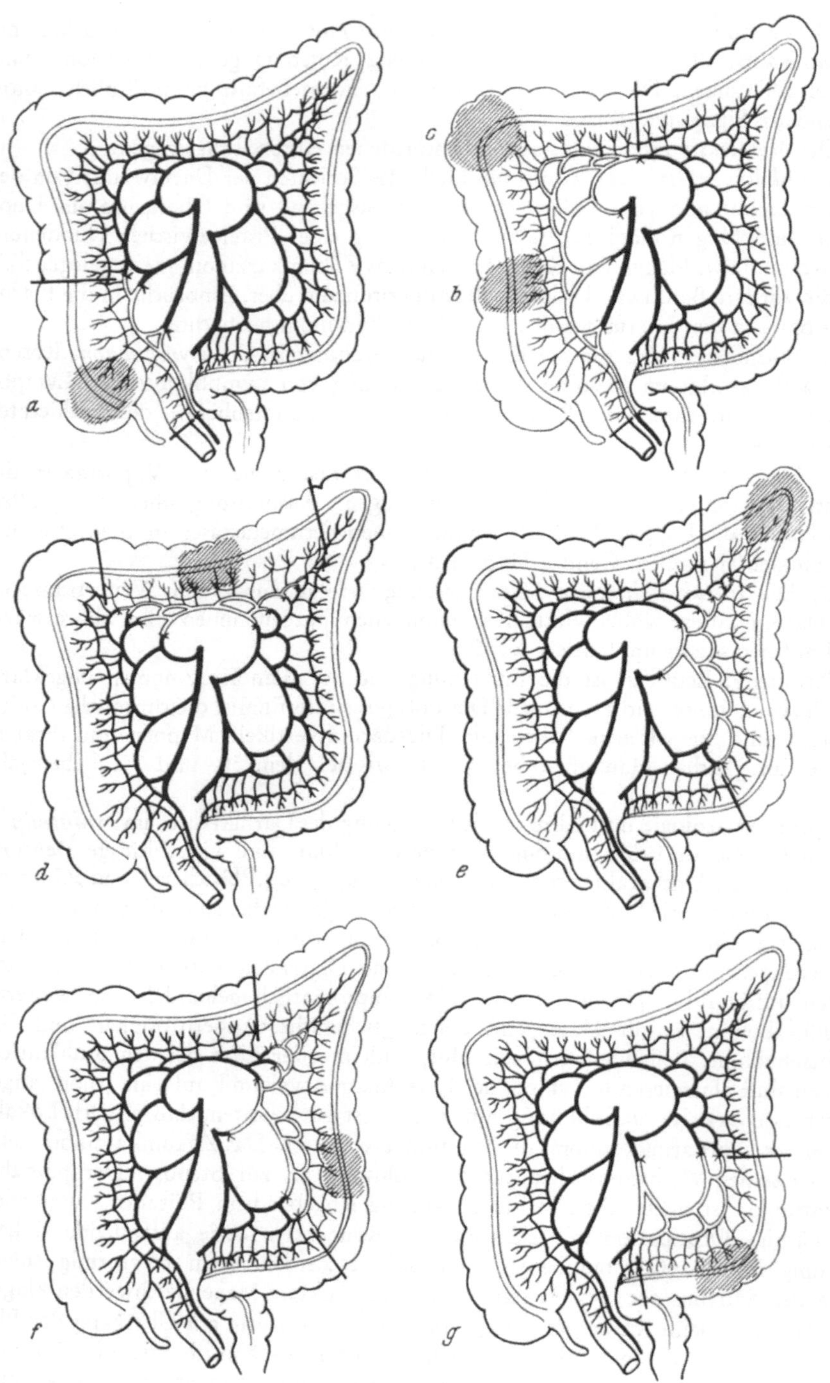

Abbildung 105

Das *Spätstadium* ist durch Übergriff des Tumors auf die Nachbarorgane und durch allgemeine Metastasierung, nicht zuletzt durch eine diffuse Peritonealkarzinose, gekennzeichnet. Hochgradige Anämie infolge Darmblutungen, extreme Abmagerung und Tumorkachexie führen letztlich zum Tode.

Untersuchungsmethoden: Bei der Palpation des Abdomens ist das Dickdarmkarzinom durch die Bauchdecken nicht selten zu tasten. Unerläßlich ist die digitale rektale Untersuchung. Sie deckt ein Rektumkarzinom bzw. eine Metastasierung in den Douglasschen Raum auf. Die weiter proximal sitzenden Krebse werden durch die Rektosigmoidoskopie und die Kontrastdarstellung des Kolons erfaßt. Hierbei werden morphologische Wandveränderungen wie Stenose, Wandstarre, Exulzeration sowie Füllungsdefekte nachgewiesen. Lassen aber im Einzelfall klinische wie röntgenologische Symptome im Stich, so muß im Zweifelsfalle stets probelaparotomiert werden.

Therapie: Die Behandlung des Dickdarmkarzinoms erfolgt *ausschließlich chirurgisch*. Ist der Tumor lokal operabel und hat er keine sichtbaren Metastasen gesetzt, so wird eine Darmresektion weit im Gesunden mit nachfolgender End-zu-End- oder Seit-zu-Seit-Anastomosierung vorgenommen. Beim Sitz in der rechten Kolonhälfte ist die rechtsseitige Hemikolektomie mit isoperistaltischer Ileotransversostomie das Verfahren der Wahl. Besteht bereits lokale Inoperabilität, wird palliativ operiert, indem proximal des Tumors ein Anus praeternaturalis angelegt oder der Tumor durch eine Enteroanastomose umgangen wird.

Medikamentöse Behandlung mit entsprechenden Zytostatika (z. B. Endoxan, Trenimon) kann angeschlossen werden, hat aber bislang keinen nennenswerten Erfolg gebracht. Bei bestehendem Ileus wird zunächst eine Zökalfistel zur Darmentlastung angelegt (Beseitigung des Ileuszustandes) und erst nach Erholung des Kranken die Resektion des tumortragenden Darmabschnittes durchgeführt (Beseitigung der Ileusursache). Zu einem späteren Zeitpunkt wird die Zökalfistel — sofern sie sich nicht spontan geschlossen hat — operativ beseitigt.

Prognose: Gelangen Kranke mit Dickdarmkrebs rechtzeitig zur Operation, so sind nach der Radikaloperation Dauerheilungen (Fünfjahresgrenze) von über 50% zu verzeichnen.

←

Abb. 105: Die verschiedenen Resektionsformen je nach Lokalisation der Geschwulst (nach KIRSCHNER-NORDMANN).

a) Ileozökalresektion.

b) und c) Rechtsseitige Hemikolektomie.

d) Querkolonresektion.

e) und f) Linksseitige Hemikolektomie.

g) Sigmaresektion.

XII. Chirurgie des Darmverschlusses

Von F. Kümmerle und H. Brünner, Mainz

Alle Störungen der Darmpassage, ob sie mechanisch oder funktionell bedingt sind, werden unter dem Begriff *Ileus* oder *Darmverschluß* zusammengefaßt. Es besteht kein einheitliches Krankheitsbild; sowohl die Ursachen als auch die klinischen Erscheinungsformen sind ebenso unterschiedlich wie mannigfaltig. Die Darmunwegsamkeit kann jedes Lebensalter betreffen. Sie kann plötzlich auftreten *(akuter* Ileus) oder einen mehr langsam schleichenden, oftmals intermittierenden Verlauf nehmen *(chronischer* Ileus). Ebenso hat sich in der Praxis die Unterscheidung zwischen *inkomplettem* („Subileus") und *komplettem* Ileus bewährt.

A. Ileusformen

1. Mechanischer Ileus
   Okklusion oder Obturation: keine primären Zirkulationsstörungen.
   Beispiele: Tumoren, Strikturen, Briden, Atresien, Duplikaturen, Mekoniumileus, Gallensteine, Fremdkörper, Wurmileus (Askariden und Oxyuren), Stenosen.
2. Strangulation: mit primären Zirkulationsstörungen.
   Beispiele: Inkarzerierter Eingeweidebruch, Umschnürung infolge Briden, Volvulus, Invagination.
3. Dynamischer oder funktioneller Ileus:
   a) Paralytischer Ileus
      α) Toxisch
         Beispiele: Peritonitis, Mesenterialthrombose oder -embolie, Pneumonie, Urämie, Diabetes und Azidose.
      β) Reflektorisch
         Beispiele: Gallenstein- und Nierensteinkoliken, Pankreatitis, Adnex- und Netztorsionen, Wirbel- und Beckenfrakturen, stumpfes Bauchtrauma, retroperitoneales Hämatom, Hirntraumen, Apoplexie, Myokardinfarkt.
   b) Spastischer Ileus
      Beispiele: Geschwüre, Fremdkörper, Askariden, Tabes, Vergiftungen (Blei u. a.).

B. Mechanischer Ileus

Im einzelnen entsprechen dem mechanischen Darmverschluß mannigfaltige ätiologische Faktoren. Vielfach treten aber zu primär rein mechanischen Störungen funktionell-spastische Komponenten hinzu, so daß Mischformen resultieren (z. B. Gallenstein- oder Askaridenileus = Obturation + funktionell-spastische Kontraktion der Darmwand).

Die häufigsten Ursachen des mechanischen Ileus sind aus folgender Tabelle zu ersehen:

Dünndarm:

1. Inkarzeration von Hernien
2. Adhäsionen
3. Invagination
4. Strikturen, Tumoren
5. Volvulus
6. Obturation durch Fremdkörper
7. Gallensteine, Askariden

Dickdarm:

1. Karzinom
2. Divertikulitis
3. Sigmavolvulus
4. Koprostase

Beachte: Die eingeklemmte Hernie verursacht zwei Drittel aller Dünndarmverschlüsse. Daher ist schon bei jeder Erstuntersuchung auf die Bruchpforten zu achten!

Wichtige Hinweise liefert auch das *Alter.* Es ergibt sich folgende Übersicht:

Bei Neugeborenen: Mißbildungen, Atresien, Stenosen, Malrotation, Duplikaturen, Mekoniumileus.

Im Säuglingsalter: Invagination, besonders im Ileozökalabschnitt, Volvulus an der Mesenterialwurzel durch ein Mesenterium commune, Einklemmung in eine Mesenteriallücke, paralytischer Ileus infolge Durchwanderungsperitonitis.

Im Kindesalter: Appendicitis acuta mit Ileuserscheinungen, Ileus durch ein Meckelsches Divertikel, Invagination, Askaridenileus, Peritonitis tuberculosa.

Im Jugend- und Erwachsenenalter: Strangulationsileus, verursacht durch eine eingeklemmte Hernie, Briden und Adhäsionen.

Bei Erwachsenen jenseits des 50. Lebensjahres: Im fortgeschrittenen Alter ist die Karzinomstenose des Dickdarms die Hauptursache. Ca. 40% der Kolonkarzinome kommen leider erst im Ileuszustand in klinische Behandlung!

Eine sehr brauchbare Einteilung des mechanischen Ileus richtet sich nach pathologisch-anatomischen Gesichtspunkten:

a) *Okklusionsileus:* Verschluß des Darmlumens

  aa) Obturation: Verlegung des Lumens durch Fremdkörper, Gallensteine u. a.

  bb) Striktur: Verengung des Darmrohres auf Grund pathologischer Wandprozesse, z. B. stenosierendes Karzinom oder entzündlich-narbige Stenose

  cc) Kompression: Druck von außen, z. B. durch Tumoren, Zysten, Strangbildungen, Verwachsungen usw.

b) *Strangulationsileus:* Zu der Lumenverlegung treten Zirkulationsstörungen infolge Gefäßabschnürungen des betroffenen Mesenterium hinzu.

  Die wichtigsten Formen sind:

  aa) Äußere und innere Brucheinklemmung

  bb) Einschnürungen durch Briden und Adhäsionsileus

  cc) Volvulus von Dünndarmschlingen oder des Sigma

  dd) Darmverschluß durch Invagination

1. Okklusionsileus

a) Obturation

Verschluckte Fremdkörper, Kirschkerne, Dörrobst, Kot- und Gallensteine sowie Askaridenknäuel führen durch Verstopfung des Darmlumens zum Ileus. Große Gallensteine sind die häufigsten Ursachen des Obturationsileus. Sie gelangen durch Perforation der Gallenblase in den Dünndarm. Die Obstruktion ereignet sich am häufigsten im Bereich der terminalen Ileumschlinge direkt vor der Bauhinschen Klappe. Der *Gallensteinileus* ist der Prototyp eines *gemischten*, mechanisch-spastischen Ileus. Infolge Fremdkörperreiz durch den Stein tritt zur partiellen Obturation des Lumens noch eine tetanisch-spastische Kontraktion der Darmwand hinzu.

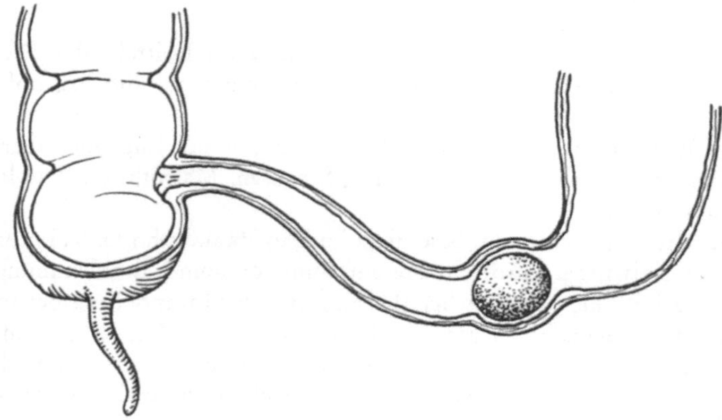

Abb. 106: Gallensteinileus: Obturation und lokaler Spasmus der Darmwand bewirken einen gemischten mechanisch-spastischen Darmverschluß.

Beim *Askaridenileus* wird die Darmunwegsamkeit durch knäuelartig zusammengeballte Würmer erzeugt. Toxinabsonderung der Askariden und Irritation der Darmwand führen zum Darmspasmus, so daß auch hier ein gemischter, mechanisch-spastischer Darmverschluß resultiert.

b) Striktur

Kommt es bei Neugeborenen zu Passagestörungen, so ist stets an angeborene Strikturen (Darmatresien und Darmstenosen) zu denken. Erworbene Strikturen beruhen auf entzündlichen Prozessen (Ileitis terminalis, Tuberkulose) oder sind Folge eines Tumors (Karzinom). Tumorausbreitung und begleitende entzündlich-schrumpfende Prozesse in der Darmwand führen beim Dickdarmkarzinom zu einer chronischen Darmstenose.

c) Kompression

Große Tumoren und Zysten (Geschwülste des Mesenteriums, des Retroperitoneums oder der Ovarien) können durch Kompression eine Verlegung des Darmes hervorrufen. Lange Zeit kann der sehr bewegliche Dünndarm großen raumfordernden intra- und extraabdominalen Prozessen ausweichen, so daß erst sehr spät intestinale Symptome auftreten.

2. Strangulationsileus

a) Brucheinklemmung

Äußere und innere Brucheinklemmungen mit Inkarzeration: Stets sind bei einem Darmverschluß sämtliche Bruchpforten (Leisten- und Schenkelhernien) genau zu untersuchen. Kommt es zu einer typischen Inkarzeration einer Dünndarmschlinge in einem Bruchsack, so sind neben Darmunwegsamkeit (mechanischer Ileus)

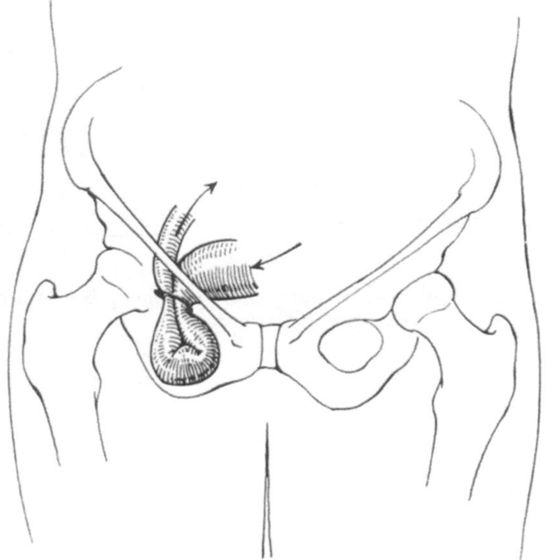

Abb. 107: Mechanischer Darmverschluß durch Inkarzeration einer Schenkelhernie.

vor allem durch Drosselung der ernährenden Gefäße im mitbeteiligten regionalen Mesenterium die Symptome des Strangulationsileus vorhanden. Selten sind Inkarzerationen bei intraabdominalen Bauchfellbrüchen, die sich in den verschiedenen Recessus peritonei ausbilden können (z. B. Treitzsche Hernie im Recessus duodenojejunalis; weiteres siehe Kapitel: Hernien).

b) Peritoneale Verwachsungen

Neben eingeklemmten Hernien sind peritoneale Verwachsungen die häufigste Ursache eines Darmverschlusses. Sie treten postinfektiös, posttraumatisch oder meistens postoperativ auf. Nach Laparotomien (z. B. Appendektomie) entwickeln sich nicht selten gefährliche strang- oder fadenförmig ausgezogene *Briden*. An diesen Verwachsungssträngen kann der Darm abknicken, einklemmen oder sich verdrehen. Dieser Vorgang kann mit oder ohne Strangulation erfolgen. Hier kann nur eine rechtzeitige Operation Abhilfe schaffen, jedoch ist die Rezidivgefahr des Adhäsionsileus groß.

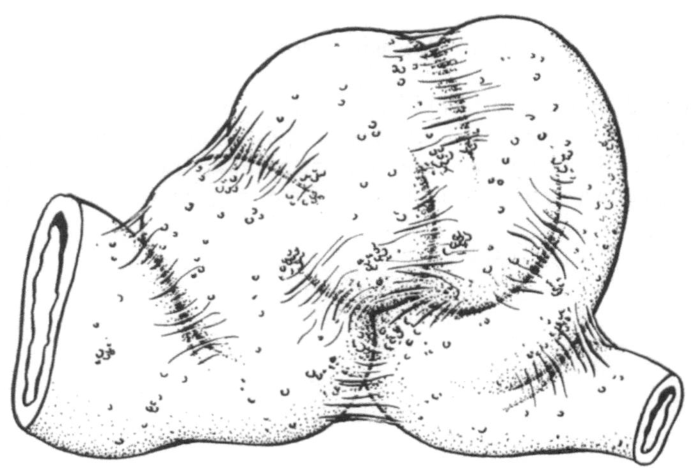

Abb. 108: Adhäsionsileus infolge Abknickung und Verdrehung bei flächenhaften Verwachsungen von Darmschlingen.

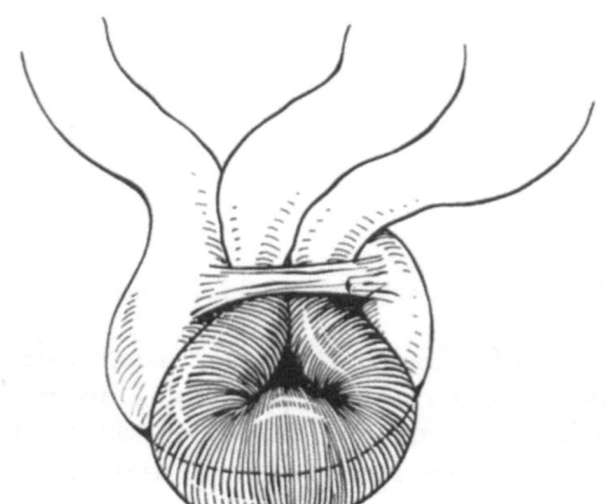

Abb. 109: Bridenileus auf dem Boden einer strangförmigen Verwachsung, in diesem Falle mit Strangulation.

c) Volvulus

Der Volvulus kommt durch Drehung einer Darmschlinge um ihre Mesenterialachse zustande, wobei die Drehung zwischen 90 und 360° liegen kann. Prädisponierend wirken dabei ein langes Gekröse und die Annäherung der Fußpunkte von zu- und abführendem Schenkel der betroffenen Schlinge, die durch Entwicklungsanomalien des Mesenteriums oder durch erworbene, schrumpfende vernarbende oder adhäsive Prozesse bedingt sind. Bereits geringgradige Torsionen führen zur Lumenverlegung, stärkere Drehungen durch Gefäßverschluß zur Strangulation. Am häufigsten sind das *Sigma* und das *Ileozökum* betroffen.

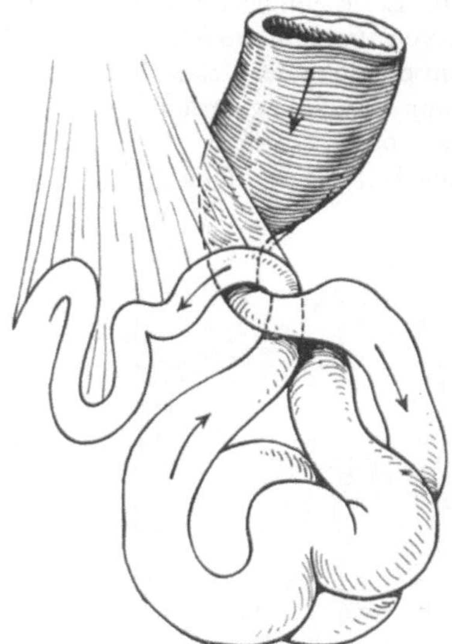

Abb. 110: Volvulus:
Torsion einer Darmschlinge um ihre Mesenterialachse führt infolge Drosselung der Gefäße zur Strangulation.

Beim Volvulus des Neugeborenen ist besonders an inkomplette Darmdrehung (Malrotation) zu denken. Nicht selten entwickelt sich auf dem Boden eines Strang- bzw. Bridenileus zusätzlich ein Volvulus.

d) Darminvagination

Die Darminvagination ist die häufigste Ileusform des Säuglings- und Kleinkindesalters. Selten kommt die Invagination beim Erwachsenen vor (Darmtumor). Die Einstülpung eines Darmteiles in den anderen erfolgt meist in aboraler Richtung, aber auch retrograde Invaginationen sind möglich. Der einscheidende Darmabschnitt (Invaginans oder Intussuszipiens) umhüllt den eingestülpten Darmteil (Invaginat oder Intussuszeptum). Durch die Peristaltik wird das Invaginat immer weiter

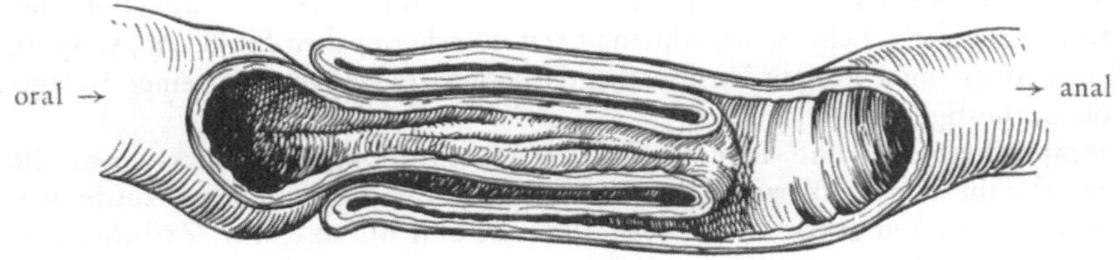

Abb. 111: Ileo-ileale Invagination: Eine Dünndarmschlinge scheidet sich in die aboralwärts liegende Darmschlinge ein (Ursachen: Polyp, Meckelsches Divertikel, gutartiger Tumor, Hyperplasie der Peyerschen Plaques).

analwärts geschoben, so daß aus dem primär reinen Okklusionsverschluß durch das miteinbezogene Mesenterium (Gefäßdrosselung) ein Strangulationsileus wird. Es werden verschiedene Formen unterschieden:

1. Die rein enterale Invagination: *Invaginatio ileo-ilealis.*
2. Die Einscheidung des Ileums und Zökums einschließlich der Appendix in das Kolon: *Invaginatio ileo-coecalis.*
3. Einscheidung des Ileums in das Colon ascendens: *Invaginatio ileo-colica.* Dieser kann eine Invagination ileo-ilealis vorangehen, so daß eine *Invaginatio ileo-ileo-colica* resultiert.
4. Einscheidung von Dickdarm in Dickdarm: *Invaginatio colico-colica.*

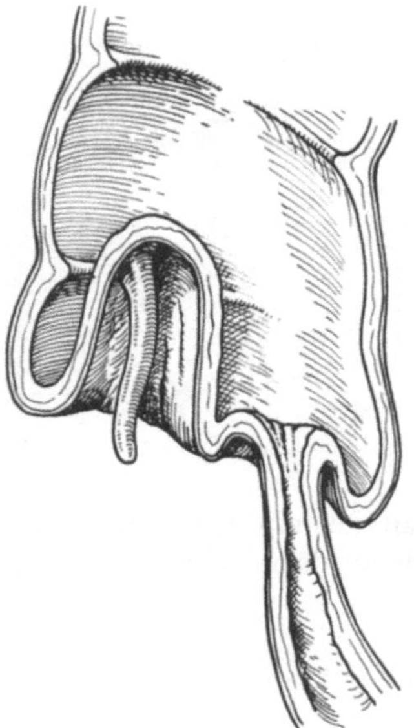

Abb. 112: Ileo-zökale Invagination:
Das terminale Ileum wird mit dem Zökum und der Appendix in das Colon ascendens eingestülpt.

Je nach Anzahl der den Invaginationstumor bildenden Zylinder unterscheidet man neben der einfachen Intussuszeption auch Mehrfacheinscheidungen, die besonders im Dickdarm vorkommen. Als Ursachen werden angeschuldigt: Coecum mobile, Polypen, Tumoren, Meckelsches Divertikel, Ulzera, Hämatome der Darmwand oder Fremdkörper, wie Gallensteine oder Askaridenknäuel. Im Säuglings- und Kindesalter, in dem ohnehin die Darminvaginationen am häufigsten sind, wird in mehr als 50% der Fälle keine auslösende Ursache aufgedeckt. Die Spasmophilie, der Kotwechsel im 1. Lebensjahr, Abhängigkeit von thermischen Einflüssen, Coecum mobile und die mesenteriale Lymphadenitis können die Entstehung einer Invagination begünstigen.

Symptomatologie und Klinik: Bei der akuten Invagination erkranken die Kinder plötzlich mit kolikartigen Bauchschmerzen, Erbrechen und Schockzuständen. Die Schmerzattacken gehen mit Schreien, Unruhe und Blässe einher. Zwischen den Schmerzanfällen beruhigt sich das Kind wieder. Der Invaginationstumor kann gelegentlich durch die Bauchdecken als walzenförmige, druckschmerzhafte, verschiebliche Resistenz getastet werden. Im weiteren Verlauf wird das Invaginat immer weiter in den aboral liegenden Darmanteil vorgetrieben, und es treten

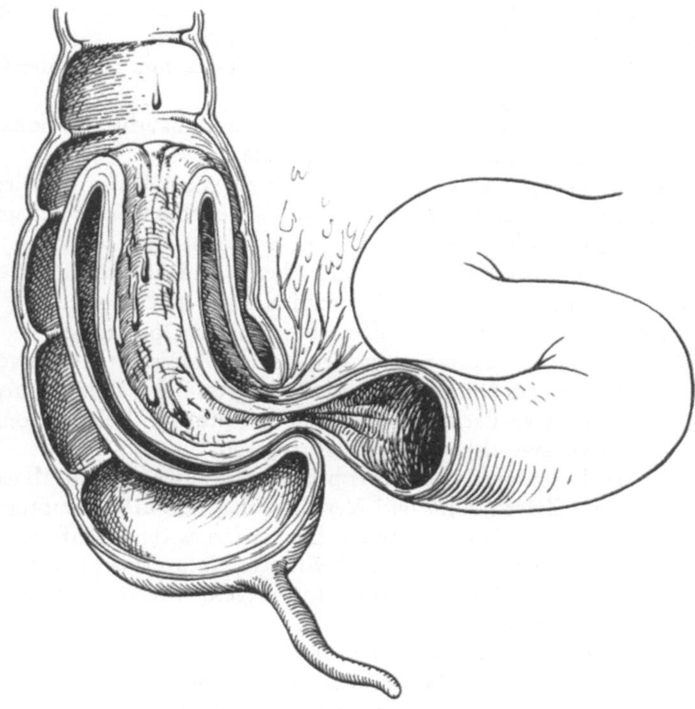

Abb. 113: Ileo-kolische Invagination: Die terminale Ileumschlinge stülpt sich in das Colon ascendens vor, ohne den Zökalpol und die Appendix mit einzubeziehen.

Schleimhautblutungen sowie blutige Stühle auf. Bei der rektalen Untersuchung findet sich blutiger Schleim oder frisches Blut am behandschuhten Finger. Unter schwerer Beeinträchtigung des Allgemeinbefindens entwickelt sich nun ein bedrohlicher Zustand mit feuchter Hautblässe, Schweißausbruch, kalter Nase, Facies abdominalis, Apathie und Benommenheit. Meteorismus und peristaltische Wellen sind untrügliche Zeichen des Darmverschlusses. Das initiale Schockerbrechen geht in Koterbrechen über. Wenn nicht bald eingegriffen wird, entwickelt sich das schwere Bild der Durchwanderungsperitonitis.

Differentialdiagnostisch ist im Säuglingsalter an die *alimentäre Intoxikation* oder an die *hämorrhagische Enterokolitis* mit ihren dysenteriformen Erscheinungen zu denken. Im Kindesalter kann die Darminvagination mit einer akuten Appendizitis verwechselt werden. Beim Erwachsenen sind alle anderen Formen eines mechanischen Darmverschlusses möglich und müssen differentialdiagnostisch in Erwägung gezogen werden.

C. Dynamischer oder funktioneller Ileus

Der Darmunwegsamkeit ohne mechanische Ursache liegt eine Funktionsstörung des motorischen Apparates der Darmwand zugrunde. Lähmung oder Spasmus des Darmes sind die Ursachen. Es besteht kein selbständiges Krankheitsbild, sondern die gastrointestinalen, neurovegetativen oder toxischen Regulationsstörungen sind Begleitsymptome der verschiedenartigsten Grundkrankheiten.

Die hauptsächlichsten Ursachen des **paralytischen Ileus,** mit denen der Chirurg konfrontiert wird, sind folgende:

1. Lähmung der Steuerungsnerven durch Brust- und Bauchkontusionen bzw. durch Frakturen der Hals- und Brustwirbelsäule.
2. Reflektorische Störungen bzw. peritoneale Reizung bei Ulcus ventriculi und duodeni, Magenkarzinom, Cholelithiasis und Choledocholithiasis mit und ohne Pankreasbeteiligung, akute Appendizitis mit und ohne Peritonitis.
3. Reflektorischer Ileus bei Krankheiten der Nieren und ableitenden Harnwege (Nierensteinkoliken), retroperitoneale Entzündungen und Tumoren.
4. Paralytischer Ileus nach intra- und extraabdominalen Operationen.

Eine typische Form des dynamischen Ileus ist der Mesenterialgefäßverschluß (siehe Kapitel: Chirurgie des Dünndarms). Als wichtigstes Beispiel des paralytischen Ileus gilt die postoperative Peritonitis, bei der die sofortige Relaparotomie notwendig sein kann (weiteres siehe Kapitel „Peritoneum").

Die Symptome des paralytischen Ileus bestehen in ausgeprägtem Meteorismus mit Hochdrängen des Zwerchfelles und Verschwinden der Leberdämpfung, quälendes Spannungsgefühl der Bauchdecken mit starker Druckschmerzhaftigkeit, fäkulentes Erbrechen, Verhaltung von Stuhl und Winden. Naturgemäß fehlen Koliken, Darmsteifungen oder aktive Darmgeräusche. Im fortgeschrittenen Stadium herrscht „Totenstille" im aufgeblähten Leib.

Der **spastische Ileus** ist entweder durch Fremdkörper (z. B. Gallensteine) oder toxisch (Bleivergiftung) bedingt. Neben dem paralytischen Ileus tritt er weit in den Hintergrund. Meistens besteht ein gemischter Ileus (Verlegung des Lumens + lokaler Spasmus der Darmwand).

D. Pathophysiologie des mechanischen Ileus

Mit der Obstruktion des Darmlumens tritt eine Unterbrechung der normalen Darmpassage ein. Der Darminhalt staut sich vor dem Hindernis, und unter raschem Druckanstieg tritt zunächst eine intensive prästenotische Peristaltik auf. Später wird infolge zunehmender Dehnung der Darmwand die Darmwandmuskulatur gelähmt, und die Peristaltik geht endgültig verloren. Der gesteigerte Darminnendruck und die Spannungszunahme der Darmwand führen zur Venenkompression, außerdem wird das Darmblut durch die fehlende Peristaltik nicht mehr aus den submukösen Venengeflechten herausgepreßt. Somit kommt es zur venösen Stauung und fehlender Pumpwirkung im Pfortaderkreislauf. Die venöse Stase bei noch vorhandenem arteriellem Zustrom ist einer der wesentlichsten pathophysiologischen Vorgänge beim mechanischen Darmverschluß. Kommt zu diesem Zeitpunkt keine Abhilfe, so schreitet die Darmwandschädigung fort bis zur völligen Infarzierung des Darmes.

Ferner bedingt die venöse Stauung einen gestörten Abtransport der Darmgase auf dem Blutweg. Zunehmende Gasansammlung im Innern des Darmes ist die Folge. Der Darminnendruck wird ferner durch die vermehrte Sekretion ins Darmlumen verstärkt. Als erstes klinisches Symptom stellt sich Meteorismus ein. Die Gasansammlung im Ileusdarm wird durch folgende Faktoren verursacht:

— Verringerte Gasresorption und gesteigerte Diffusion in die Darmlichtung bei Störung des Blutabflusses;
— Vermehrtes Luftschlucken;
— Vermehrte Gasbildung durch gesteigerte bakterielle Zersetzung;
— Verminderte CO_2-Abgabe durch die Lungen.

Der verstärkte Meteorismus führt zum Zwerchfellhochstand und zur Einschränkung der Atmung, was besonders bei älteren Patienten mit starrem Thorax, hochgradigem Emphysem und ausschließlicher Bauchatmung deletäre Folgen hat.

Im weiteren Verlauf des Ileus setzen schwere *Störungen des Wasser- und Elektrolythaushaltes* ein. Folgende Ursachen sind dafür verantwortlich:
— Aufhören der normalen Nahrungs- und Flüssigkeitsaufnahme.
— Zu der normalen Sekretion von Magen, Darm, Pankreas und Leber, die täglich ca. 7 l beträgt, kommt im Ileuszustand eine Hypersekretion ins Darminnere hinzu, ohne daß eine normale Rückresorption gewährleistet ist. Besonders beim hochsitzenden Dünndarmileus sind deshalb die Störungen des Wasser- und Elektrolythaushaltes besonders extrem ausgeprägt.
— Hohe Wasser- und Salzverluste infolge häufigen Erbrechens.

Der Säfteverlust betrifft zunächst nur die extrazelluläre Flüssigkeit. Bluteindickung ist die Folge, die sich im Anstieg des Hämatokrits und Hämoglobins äußert. Mit zunehmender Hypovolämie werden Pulsanstieg und schließlich Blutdrucksenkung beobachtet. Reicht der extrazelluläre Wasservorrat nicht mehr aus, wird die intrazelluläre Flüssigkeit mobilisiert, was anfänglich durch vermehrte Diffusion in den Extrazellulärraum, letztlich aber durch direkten Abbau von Zell- und Fettgewebe geschieht. Infolge Blutdrucksenkung und Bluteindickung kommt es zur renalen Mangeldurchblutung, im weiteren Verlauf zur ausgeprägten Hyponatriämie, Hypochlorämie und letztlich zu einer Hypokaliämie. Lähmung der Darmmuskulatur, Ausbildung der venösen Stase, lokale Gewebshypoxie und ödematöse Durchtränkung führen zur hämorrhagischen Infarzierung des Darmes mit Durchwanderungsperitonitis oder Mikroperforationen. Hierbei sinkt regelmäßig der Bikarbonatgehalt des Blutes, und es resultiert eine metabolische Azidose. Alle diese Vorgänge führen schließlich zum Stoffwechselzusammenbruch.

Stets wirkt beim Ileus auch eine nervös-reflektorische Komponente mit. Neuere Untersuchungen haben ergeben, daß vom Darmverschluß ein neurovaskulärer Schockreflex ausgeht, der zu Störungen im Zwischenhirn bzw. an der Großhirnrinde führt. Dieser „dienzephale Stress" ruft auf zentralhumoralem Wege Dysregulationen im Wasser- und Elektrolythaushalt hervor.

E. Symptomatologie und Diagnose des Ileus

Zur Klärung der Diagnose stehen uns zur Verfügung: allgemeine und jetzige Anamnese; klinischer Befund; Röntgendiagnostik; Laboratoriumsuntersuchungen; Probelaparotomie, die bereits die Therapie einleitet.

Die **4 Kardinalsymptome des Ileus** sind: Erbrechen, Schmerzen, Meteorismus, Stuhl- und Windverhaltung.

Die *Stuhl- und Windverhaltung* steht beim tiefen Darmverschluß im Vordergrund und setzt meist frühzeitig ein. Bei der Peritonitis, ferner bei Gallenstein- und Nierenkoliken und bei stumpfen Bauchtraumen ist die Stuhl- und Windverhaltung reflektorisch bedingt. Beim hohen Ileus ist aus den aboralwärts gelegenen Darmabschnitten Stuhl- und Windabgang durchaus noch möglich, darf jedoch über den tatsächlich vorliegenden Verschluß nicht hinwegtäuschen.

Aufstoßen und Erbrechen: Beim hohen Dünndarmileus setzt das Erbrechen frühzeitig und mit großer Intensität ein. Beim Dickdarmverschluß dagegen tritt es als ausgesprochenes Spätsymptom auf (Koterbrechen). Das initiale Erbrechen beim Dünndarmileus ist primär reflektorisch ausgelöst, und erst im fortgeschrittenen Ileusstadium steht das sekundäre Überlauferbrechen durch die zunehmende atonische Darmerweiterung im Vordergrund.

Der *Meteorismus* wird beim mechanischen wie beim paralytischen Ileus beobachtet. Besonders ausgeprägt ist er beim tiefsitzenden Dickdarmileus infolge eines Sigma- oder Rektumkarzinoms mit starker Aufblähung des Zökum. Flankenmeteorismus weist auf eine Dickdarmstauung, zentraler Meteorismus auf einen Dünndarmileus hin. Ein isoliertes Hervortreten einer Darmschlinge (Wahlsches Zeichen) weckt den Verdacht auf einen Strangulationsileus. Beim paralytischen, besonders beim postoperativen Ileus ist der Meteorismus stark ausgeprägt (atonische Darmschlingen!).

Der *Schmerz* hängt von der Ileusursache ab und ist nach Art und Intensität recht unterschiedlich. Über Typus, Vorkommen, Entstehung, Lokalisation, Charakter und Beeinflussung des Schmerzes beim Darmverschluß gibt die Tabelle auf S. 187 Auskunft.

Die **klinische Untersuchung** stützt sich auf Inspektion, Palpation, Perkussion, Auskultation, rektale Untersuchung, Röntgenuntersuchung und Laboratoriumsdiagnostik.

1. Die *Inspektion* gibt Auskunft über alte Laparotomienarben. Sie können auf einen Adhäsionsileus hinweisen. Beim tiefsitzenden, chronisch sich entwickelnden Adhäsionsileus, ferner bei einer langsam sich entwickelnden Darmstenose werden oftmals unter kolikartigen Schmerzen einhergehende peristaltische Wellen oder umschriebene Darmsteifungen beobachtet.

2. Bei der *Palpation* sind sämtliche Bruchpforten sorgfältig abzutasten, da eingeklemmte Hernien die häufigste Ursache eines mechanischen Darmverschlusses sind. Bei irreponiblen Hernien ist zu entscheiden, ob gleichzeitig eine Inkarzeration vorliegt. Manchmal kann ein Invaginationstumor getastet oder eine isoliert geblähte Dünndarmschlinge beim Strangulationsileus nachgewiesen werden (Wahlsches Zeichen). Ausgeprägter diffuser Meteorismus erschwert die Palpation und läßt nur eine gleichmäßige Spannung der Bauchdecke erkennen.

3. Die *rektale Untersuchung* ist unerläßlich. Mühelos tastet der untersuchende Finger ein stenosierendes Rektumkarzinom, und die Diagnose ist sofort klar. Ein druckschmerzhafter Douglasscher Raum spricht für einen entzündlichen Prozeß und gegen einen mechanischen Verschluß. Beim Invaginationsileus ist der behandschuhte Finger mit Blut und Schleim beschmiert.

4. Die *Auskultation* gibt Auskunft über die Darmgeräusche, über den Grad der Darmbewegungen, die Spannung der Darmwand und den Inhalt des Darmes an Gasen und Flüssigkeit. Zusammengefaßt orientiert das Schema S. 188 über die Darmgeräusche und ihre differentialdiagnostische Bedeutung (modifiziert nach HEUSSER).

5. Die *Röntgenuntersuchung* beschränkt sich auf eine Abdomenleeraufnahme, die am besten im Stehen erfolgt. Der Nachweis von Gasansammlungen und Flüssig-

Typus	Vorkommen	Entstehung	Lokalisation	Charakter	Beeinflussung
1. Abschnürungs-schmerz	Einklemmung, Volvulus, Invagination	Zerrung der Nerven in Mesenterium, Peritoneum und Darmwand	unbestimmt, Oberbauch, Plexus solaris	heftig bis wenig empfindlich, andauernd	durch äußeren Druck nicht gesteigert
2. Dehnungs- oder Blähungs-schmerz	mech. Ileus, funkt. Ileus, Volvulus	Dehnung des Darmrohres	bei allgemeinem Meteorismus diffus, sonst an Stelle des betr. Darmes	je nach Spannung des Darmes	durch äußeren Druck nicht beeinflußt
3. Kolikschmerz	mech. Ileus Invagination, Abschnürungen, Enterospasmen, Bleikolik	energische Peristaltik, Darmtetanie mit Ischämie	sichere Lokalisation an Stelle der Entstehung	heftiger Krampf, an- u. abschwellend, intermittierend	Beeinflussung durch Atropin und Morphium
4. Entzündungs-schmerz	bei lokaler oder diffuser Peritonitis und Serosareizung	Entzündung von Darmserosa oder Peritonitis parietalis	diffus oder an Stelle der Entzündung	deutlicher Ent-zündungsschmerz	durch äußeren Druck verstärkt

Tab. 1: **Schmerzen beim Ileus** (nach BRAUN).

Auskultationsbefund	Deutung
A. *Spontane Darmgeräusche vorhanden*	Darm arbeitet normal
a) Normale Geräusche	Peristaltik und Darmwandtonus normal
b) Geräusche normaler Art, aber klingend	Normal arbeitender Darm bei gespannter Wand (z. B. reflektorischer Meteorismus)
c) Vermehrte und veränderte Geräusche, wie Kullern, Gurren usw.	Gesteigerte Peristaltik, vermehrte Gas- und Flüssigkeitsansammlung
Metallisches Klingen	Gespannte Darmwand
Durchspritzgeräusche	Nachweis einer Stenose (z. B. mechanischer Ileus)
B. *Keine spontanen Darmgeräusche*	Darm in Ruhe, ermüdet oder gelähmt
Hörbarkeit der Herz- und Aortentöne über dem ganzen Abdomen	Darmwand gespannt, Därme gasgefüllt und gelähmt
C. *Stark ausgeprägter diffuser Meteorismus,* bei „Totenstille" im Leib. Künstlich auslösbare Geräusche (durch Schütteln, Lageveränderung usw.) von metallischem Klang	Darm gelähmt, mit Gas und Flüssigkeit gefüllt. Darmwand gespannt (z. B. paralytischer Ileus, postoperativer Ileus)

Tab. 2: Differentialdiagnostische Bedeutung der Darmgeräusche.

keitsspiegeln sind sichere Ileuszeichen. Ist der Dickdarm kollabiert und luftleer und besteht eine isolierte Blähung der Dünndarmschlingen, so ist ein Hindernis im Dünndarm anzunehmen. Eine ausgesprochene Zökalblähung spricht für einen analwärts sitzenden Verschluß (Sigma-Rektum-Tumor). Ein isolierter Spiegel in einer gasgeblähten Darmschlinge weist auf eine Strangulation hin. Zeichen für einen fortgeschrittenen Dickdarmileus sind nachweisbare Dünndarm- und Dickdarmspiegel.

6. Eine Reihe von *Laboruntersuchungen* ergänzen den klinischen Befund. Für die Beurteilung des Allgemeinbefundes und als Grundlage für die einzuleitende Infusionstherapie zum Ausgleich der bestehenden Wasser-, Elektrolyt- und Eiweißverluste sind sie von großem Wert.

Folgende Laboruntersuchungen sind notwendig:

a) *Urin:* Indikanurie spricht für einen Darmverschluß. Harnmenge und spezifisches Gewicht sind für die Beurteilung der Flüssigkeitsbilanz notwendig. Der Kochsalzgehalt im Harn orientiert über die vorhandene Chloridverarmung des Organismus.

b) Als Ausgangswerte für die weitere Beurteilung der Behandlung sind Blutbild, Erythrozyten- und Leukozytenzahl, Hämatokrit, Hämoglobin von Wichtigkeit. Meist besteht eine Anämie beim Dickdarmkarzinom!

c) Die Bestimmung des Gesamteiweißes gibt Aufschluß über Eiweißverluste des Plasmas (Eiweißersatz durch Infusionstherapie).

d) Die Werte der Serumelektrolyte (Na, K, Cl) weisen auf bestehende Elektrolytverschiebungen hin (Infusionstherapie!). Über Störungen im Säure- und Basengleichgewicht (metabolische Azidose) orientiert das Standardbikarbonat (Alkalireserve).

e) Von besonderer Wichtigkeit ist die Bestimmung der Reststickstoff- bzw. Harnstoffwerte zur Beurteilung der Nierenleistung.

	Einfache Okklusion	Strangulation	Paralytischer Ileus	
			ohne Peritonitis	mit Peritonitis
Kolikschmerzen	später auftretend, weniger heftig	früh auftretend, oft niederschmetternd	fehlen	fehlen
Abwehrspannung	später auftretend, nicht ausgesprochen	deutlich vorhanden	nicht vorhanden	vorhanden
Reflektorische Muskelspannung	fehlt	vorhanden	fehlt	vorhanden
Umschriebene Resistenz	fehlt	oft vorhanden	fehlt	oft vorhanden
Darmgeräusche	vorhanden, oft vermehrt	vorhanden, oft vermehrt	fehlen	fehlen

Tab. 3: **Merkmale zur Unterscheidung von Okklusion, Strangulation und paralytischem Ileus** (nach SMITH).

	Erbrechen	Schmerz	Meteorismus	Wind- und Stuhlverhaltung
Hoher Dünndarmileus	früh, heftig, würgend. Speisen, Magensaft, Galle	schockartig, heftig, intermittierend um den Nabel	fehlt oder minimal	fehlt
Tiefer Dünndarmileus	nach dem Schmerz, weniger profus, fäkulent	heftig, krampfartig, diffus um den Nabel	ausgeprägt, Abdomenmitte	anfänglich noch Stuhl und Flatus möglich
Dickdarmileus	selten, Spätsymptom, „Koterbrechen"	krampfartig, weniger heftig	stark, Flanken, Sigmavolvulus in Bauchmitte	vollständig, evtl. Obstipation und Durchfall abwechselnd. Tenesmen mit Blut u. Schleimabgang.

Tab. 4: **Einteilung nach dem Sitz des Hindernisses** (nach KAISER).

14*

Differentialdiagnose: Die Unterscheidung der verschiedenen Ileusformen kann trotz Ausschöpfens aller diagnostischen Möglichkeiten schwierig sein. Besonders in der Frühdiagnose und bei Mischformen sind Schwierigkeiten gegeben. Bei primärer Zirkulationsstörung (Strangulation) ist die Operation viel dringlicher als bei einem einfachen mechanischen Verschluß. Von besonderer Bedeutung ist auch die Unterscheidung nach dem Sitz des Hindernisses, ob ein hoher oder tiefer Dünndarmileus bzw. ein Dickdarmverschluß vorliegt. Die beiden Tabellen S. 189 geben zusammengefaßt die wesentlichen Unterscheidungsmerkmale wieder.

F. Therapie des Ileus

Das Schicksal des Ileuskranken wird vor allem von der Dauer des Darmverschlusses bestimmt. Deshalb sind *Frühdiagnose* und **Frühoperation** die erstrebenswertesten Ziele. Beim *Strangulationsileus* mit primären Zirkulationsstörungen (Inkarzeration, Volvulus, Invagination) ist die Operation besonders dringlich.

Beim Darmverschluß durch *Tumoren* hängt der Zeitpunkt des operativen Eingriffes vom Allgemeinzustand des Patienten ab. Nach der Erkennung des Verschlusses sollte sofort mit der konservativen Behandlung begonnen werden. Sie dient gleichzeitig als Vorbereitung des Kranken für die Operation. Je verschleppter der Ileus, desto längere Zeit wird für die Operationsvorbereitung benötigt. Frische Ileusfälle bedürfen dagegen nur einer kurzfristigen Vorbereitung.

Die *präoperativen Sofortmaßnahmen* bestehen in:
1. Abdomenübersichtsaufnahme;
2. Blutentnahme für Laboratoriumsdiagnostik und Bestimmung der Blutgruppe;
3. Katheterisierung der Blase;
4. Intravenöse Dauertropfinfusion zum Ersatz des Wasser- und Elektrolytverlustes. Bei Bedarf Herzbehandlung mit Strophanthin bzw. Digitalis;
5. Absaugen des gestauten Magen-Darm-Inhaltes mit Magensonde oder Darmsonde (Miller-Abbott- oder Harris-Sonden).

Die *operative Behandlung* hat die Beseitigung des Hindernisses zur Aufgabe. Ein Fremdkörper oder Gallenstein wird durch eine Darmeröffnung entfernt, eine Bride wird gelöst, ein Volvulus zurückgedreht, eine Invagination reponiert. Besteht eine Inkarzeration (Brucheinklemmung) und ist der Darm vital geschädigt, wird eine *Darmresektion* mit End-zu-End-Vereinigung vorgenommen. Auch bei mesenterialen Gefäßverschlüssen mit vitaler Schädigung des Darmes kann der Kranke nur durch eine oft ausgedehnte Darmresektion gerettet werden.

Palliative Eingriffe treten dann in ihr Recht, wenn der Zustand des Kranken keinen Radikaleingriff erlaubt oder der *Ileuszustand* durch eine einfache Maßnahme zu beheben ist (Darmfistel, Kolostomie), während die Beseitigung der *Ileusursache* einem Zweiteingriff vorbehalten bleibt.

Beim tiefsitzenden, nicht zu behebenden Dünndarmverschluß wird entweder zur Umgehung des Hindernisses eine Enteroanastomose oder in besonderen Fällen oberhalb des mechanischen Hindernisses eine Darmfistel (Enterostomie) angelegt.

Bei Verschlüssen des Dickdarmes wird die Entlastung durch eine Zöko- oder Kolostomie herbeigeführt. Die Zökalfistel dient zur Kotableitung und Entlastung des Darmes. Beim tiefsitzenden Dickdarmverschluß (Sigma- oder Rektumkarzinom) wird ein Kunstafter (Anus praeter-naturalis) im Colon transversum oder Colon descendens angelegt. Nach Erholung des Kranken erfolgt zur Beseitigung der Ileusursache die Darmresektion oder -amputation.

Kann ein *invaginierter* Darmabschnitt nicht mehr gelöst werden (Handgriff nach HUTCHINSON) oder ist nach geglückter Desinvagination die Darmschlinge gangränös, wird sie reseziert und die Kontinuität des Darmes durch eine End-zu-End- oder Seit-zu-Seit-Anastomose wiederhergestellt.

Beim rezidivierenden *Adhäsionsileus* hat sich die Darmfaltung nach NOBLE gut bewährt. Hierbei wird der gesamte Dünndarm senkrecht zur Mesenterialwurzel in Schlingen gelegt, die untereinander vernäht werden. Die Adhäsionen werden auf diese Weise unter Kontrolle gebracht und neuerliche Rezidive verhütet.

Von entscheidender Bedeutung bei allen Eingriffen der Ileuschirurgie ist die intraoperative Darmentleerung und Darmdekompression. Sie befreit den Ileuskranken schlagartig von seinem aufgestauten Darminhalt und beseitigt damit eine der Hauptgefahren: die Intoxikation.

G. Prognose und Letalität

Je länger die Dauer des Darmverschlusses bis zum Zeitpunkt der Operation, desto ungünstiger die Prognose und desto höher die Letalität. Alter, Allgemeinzustand und Art des Darmverschlusses sind mit bestimmend. Die Gesamtletalität des Ileus liegt heute im Durchschnitt zwischen 10 und 20%.

XIII. Chirurgie des Wurmfortsatzes

Von F. Kümmerle und H. Brünner, Mainz

A. Akute Appendizitis

Anatomie und Physiologie: Die topographische Lage des Processus vermiformis steht in enger Korrelation zum klinischen Verlauf einer Appendizitis. Die Abgangsstelle des Wurmfortsatzes vom Zökum projiziert sich auf die vordere Bauchwand in Höhe des **McBurneyschen Punktes** (distaler Drittelpunkt einer Verbindungslinie von der rechten Spina iliaca anterior superior zum Nabel) oder in Höhe des **Lanzschen Punktes** (rechtsseitiger Drittelpunkt einer Verbindungslinie beider oberer Dambeinstacheln). Die Länge des Wurmfortsatzes beträgt durchschnittlich 8—10 cm. Die Blutversorgung erfolgt durch die A. appendicularis, die im Mesenteriolum verläuft und über die A. ileocolica aus der A. mesenteria superior entspringt.

Durch das eigene Gekröse besitzt der Wurmfortsatz eine große Beweglichkeit und kann die verschiedensten Positionen einnehmen, und zwar dem Grad der Häufigkeit nach folgende:

1. In den meisten Fällen verläuft er von seinem zökalen Abgang nach *medial* und *kaudal* und erreicht mit seiner Spitze den Rand des kleinen Beckens.
2. Die retrozökale Lage (Verwechslung mit einer Nieren- oder Uretersteinkolik!).
3. Die Appendix ist nach außen oben umgeschlagen.
4. Seltene Positionen:
   a) Umschlag nach medial und kranial, also nabelwärts.
   b) Beim Zökumhochstand oder Coecum mobile Verlagerung in den rechten Mittel- und Oberbauch (Verwechslung mit einer Cholezystitis oder Gallensteinkolik!).
   c) Linksseitige Lage bei Situs inversus (Unterscheide: „Appendicitis sinistra" bei Diverticulosis coli!).

Über die Physiologie des Wurmfortsatzes ist wenig bekannt. Dieses typische rudimentäre Organ wurde durch den Reichtum an lymphatischem Gewebe als Bakterienfilter und Leukozytenproduktionsstelle angesehen (Tonsille des Darmes). Die in großer Zahl durchgeführten Appendektomien ließen aber keinerlei Funktionsausfälle erkennen.

Ätiologie und Pathogenese: Für die Entstehung einer Appendicitis acuta werden zahlreiche Faktoren angeschuldigt. Meist treffen mehrere Ursachen zusammen. Es kommen in Frage:

1. Mechanische Faktoren, welche Sekret- und Kotstauung hervorrufen und damit die Entzündung auslösen bzw. begünstigen: Kotsteine, Fremdkörper (Obstkerne, Fischgräten u. ä.), übergroße Länge, zu enges Lumen, Abknickungen und

Torsionen, ferner eine stark ausgeprägte Schleimhautduplikatur (Gerlachsche Klappe) am Übergang vom Zökum zur Appendix.

2. Übergriff der Entzündung vom Zökum per continuitatem auf die Appendix.

3. Die hämatogen-metastatische Entzündungsform (z. B. nach Anginen).

4. Eine stumpfe Bauchverletzung kann eine Appendizitis höchstens begünstigen, aber nicht primär auslösen.

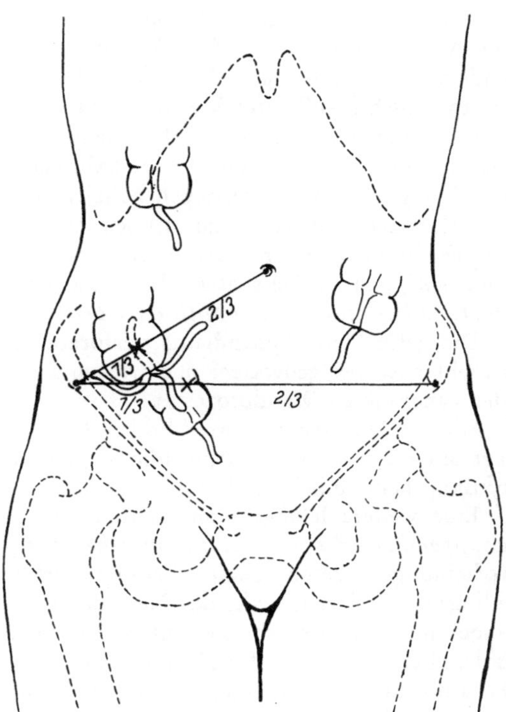

Abb. 114: Die verschiedenen Lagen des Wurmfortsatzes in ihrer Beziehung zum McBurneyschen (*) und Lanzschen (*) Punkt.

5. Familiäre Häufungen kommen vor. Eine Prädisposition besteht zwischen dem 10. und 30. Lebensjahr, selten ist die Appendizitis in den ersten 3 Lebensjahren. Die *Altersappendizitis* ist nicht allzu häufig, ihre Verlaufsform aber oftmals heimtückisch (Perforation doppelt so häufig wie im mittleren Lebensalter!).

6. Umweltbedingte Einflüsse (jahreszeitlich bedingte Häufigkeit, Ernährung, Beruf) scheinen keine wesentliche Rolle zu spielen.

Pathologische Anatomie: *I. Stadium:* In der Regel beginnt eine **Appendicitis acuta** durch einen oberflächlichen Schleimhautdefekt, dem sich Leukozyten und Fibrin aufpfropfen (sog. Primäraffekt). In diesem Stadium kann durch Epithelregeneration eine komplette Heilung eintreten.

II. Stadium: Schreitet die infiltrative Leukozyteninvasion durch alle Wandschichten fort, so resultieren ödematöse Wandverdickungen, Rötung der Serosa und Fibrinauflagerungen. Es besteht das Bild der *Appendicitis phlegmonosa*.

III. Stadium: Durch weitere Ausbreitung der Infektion und neue Epitheldefekte kommt es zur Geschwürsbildung: *Appendicitis ulcerosa*.

IV. Stadium: Die Bildung von Wandabszessen, teilweiser oder vollständiger Wandnekrose und übergreifender Entzündung auf das Mesenteriolum mit Thrombosierung der Gefäße führt eine hämorrhagische Infarzierung und Gangrän des Wurmfortsatzes herbei. Diese Form wird als **Appendicitis gangraenosa** bezeichnet.

1. Verlauf und Komplikationen der unbehandelten Appendicitis acuta

Wird eine Appendizitis nicht operiert, so kann unter sehr günstigen Bedingungen eine Abheilung eintreten. Meist kommt es zu Verdickung und Sklerosierung, besonders in der Serosa und Submukosa. Im weiteren Verlauf entwickelt sich dann eine **chronisch-rezidivierende Appendizitis.**

Geschwürsbildungen oder periappendizitische Abszesse heilen unter partieller oder totaler Verödung des Appendixlumens ab. Diese nicht mehr regressiven morphologischen Veränderungen vollziehen sich meist im proximalen Anteil des Wurmfortsatzes, so daß es im distalen Appendixanteil zu einer Ansammlung von eitrigem Exsudat kommt. Der Wurmfortsatz ist in diesem Zustand prall gespannt (*Empyem*), und infolge weiterer Dehnung tritt eine freie oder gedeckte Perforation ein (*freie Perforationsperitonitis oder perityphlitisches Infiltrat*).

Die gefürchtete **Appendicitis perforata** mit lokaler oder diffuser Peritonitis entsteht auch bei gedecktem oder freiem Durchbruch eines lokalen geschwürigen oder gangränösen Wandprozesses.

Beachte: Die Operationssterblichkeit bei der unkomplizierten Appendicitis acuta liegt unter 0,3%, die der Appendicitis perforata trotz Antibiotika und moderner Infusionstherapie bei ca. 5%!

Eine weitere häufige Komplikation der perforierenden Appendizitis ist der *periappendizitische oder paratyphlitische Abszeß.* Infolge der akuten Entzündungserscheinungen treten lokale fibrinöse Verklebungen mit benachbarten Darmschlingen auf. Ferner deckt das Netz den entzündeten Wurmfortsatz ab (Glückshaube) und verhindert so eine weitere Ausbreitung der Infektion in die freie Bauchhöhle. Hierbei ist in der Ileozökalgegend ein druckschmerzhaftes Infiltrat zu tasten. Das Infiltrat kann lokalisiert bleiben oder auf dem Boden von Durchwanderung bzw. sekundärer Abszeßperforation zur diffusen Peritonitis führen. In sehr günstigen aber seltenen Fällen bricht ein derartiger Abszeß in eine benachbarte Darmschlinge ein, der Eiter entleert sich mit dem Stuhlgang. Selten ist ein Einbruch in die Blase, bei Frauen in die Vagina.

2. Abszeßformen

Typische **Abszeßformen**, die sich je nach Lage des Wurmfortsatzes entwickeln:

a) Douglasabszeß

Perforiert eine ins kleine Becken hinabhängende Appendix, so sammelt sich der Eiter am tiefsten Punkt der Bauchhöhle (Excavatio recto-vesicalis beim Mann, Excavatio recto-uterina der Frau). Klinisch kommt es zu häufigem Stuhldrang mit Schleimabgang. Infolge Sphinkterlähmung kann der Analring erschlaffen. Bei der digitalen rektalen Untersuchung wölbt sich der Douglasabszeß vor und nach erfolgter Einschmelzung ist ein „Knopfloch" zu tasten. An dieser Stelle hat die

Eröffnung und Entleerung über das Rektum bzw. die Vagina zu erfolgen. Diese Abszeßform tritt auch gelegentlich nach einer Appendektomie auf.

b) Ileoinguinalabszeß

Bei freier Lage des Wurmfortsatzes vor dem Zökum ist eine ventrale Wandabszedierung zwischen Zökum und Bauchdecken möglich. Meist ist die druckschmerzhafte umschriebene Resistenz oberhalb des Poupartschen Bandes zu tasten. Bei komplettem Durchbruch durch die Bauchdecken entsteht eine Kotfistel.

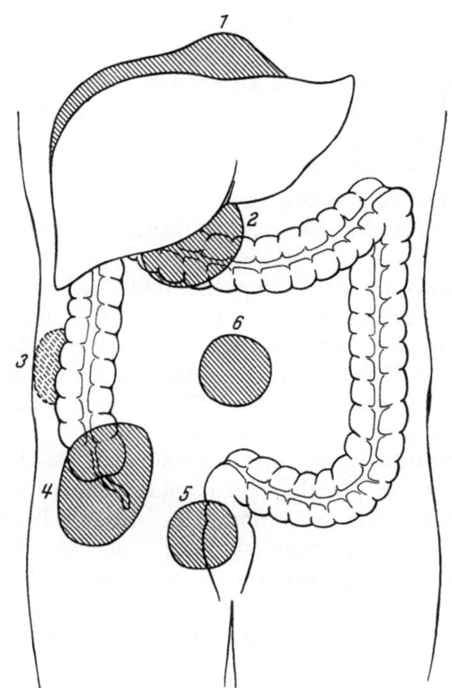

Abb. 115: Lage verschiedener Abszeßformen bei Appendicitis perforata:
1. Subphrenischer Abszeß.
2. Subhepatischer Abszeß.
3. Retrozökaler bzw. retrokolischer Abszeß, Lumbalabszeß.
4. Ileoinguinaler Abszeß.
5. Douglas-Abszeß.
6. Mesozöliakaler Abszeß, sog. „Schwebeabszeß".

c) Subphrenischer und subhepatischer Abszeß

Je nach Ausbreitung der intraperitonealen Eiterungen treten subphrenische oder subhepatische Abszedierungen auf. Beide Abszeßformen können auch nach Entfernung eines Wurmfortsatzes postoperativ entstehen.

d) Flankenabszeß

Die Flankenabszesse verdanken ihre Entstehung einer retrozökalen Lage des Wurmfortsatzes. Die Eiteransammlung breitet sich im retroperitonealen Raum aus. Daher sind die lokalen Symptome in der Flanke bzw. in der Lumbalgegend am heftigsten, während Abdominalerscheinungen fehlen oder spärlich sind.

e) Mesozöliakaler Abszeß

Der mesozöliakale Abszeß liegt intraperitoneal zwischen Dünndarmschlingen und hat keine Verbindung zum parietalen Bauchfell. Multiple, gefangene Exsudatansammlungen sind möglich (Schwebeabszesse).

An **seltenen Komplikationen** sind zu nennen:
Die eitrige Thrombophlebitis im Mesenteriolum mit Fortleitung über die V. ileocolica und V. mesenterica superior in die V. portae. Auf diesem Weg entstehen multiple Leberabszesse mit toxischem Ikterus. Die Perforation eines Leberabszesses führt zur subphrenischen Eiteransammlung.

Thrombosen im Bereich der rechtsseitigen Beckenvenen können Lungenembolien hervorrufen.

Bei geringer Infektiosität eines Empyems bildet sich ein teils serös-wäßriges, teils viskös-gallertiges Schleimhautsekret aus. Bei Verlegung des proximalen Appendixlumens resultiert eine *Appendixzyste*, ein *Hydrops* oder eine *Mukozele*. Im Ausnahmefall kann eine Mukozele perforieren und die gallertigen Schleimmassen in die freie Bauchhöhle abgeben. Auf diese Weise kommt es zum Bild des Pseudomyxoma peritonei ex appendice (Gallertbauch).

Symptomatologie und Diagnose der Appendizitis: Das Kardinalsymptom der akuten Appendizitis ist der plötzlich auftretende Schmerz in der rechten Unterbauchgegend. Sehr rasch setzen Appetitlosigkeit, Übelkeit, Brechreiz und Erbrechen ein. Unter Anstieg der Temperatur (subfebril oder bis 38° C) und des Pulses (80—100/min) besteht ein ausgesprochenes Krankheitsgefühl des Patienten. Häufig wird Obstipation beobachtet. Zuweilen wird aber der Initialschmerz in der Nabelgegend angegeben und erst nach Stunden lokalisieren sich die Schmerzen im rechten Unterbauch.

Die klinische Untersuchung beginnt mit der Erhebung einer ausführlichen Anamnese. Sodann werden axillare und rektale Körpertemperaturen gemessen. Meist besteht eine Differenz bis zu 1° C. Häufig ist eine mäßige Leukozytose (9 000 bis 15 000) vorhanden, doch kann sie auch fehlen. Danach erfolgt die Inspektion des Abdomen. Die Bauchdeckenatmung unterbleibt oder die rechte Seite wird deutlich geschont. Das Anheben des rechten Beines im Hüftgelenk verursacht Schmerzen in Höhe des Leistenbandes (sog. Psoasschmerz).

Die manuelle Untersuchung des Abdomens beginnt, entfernt vom mutmaßlichen rechtsseitigen intraabdominalen Entzündungsprozeß, an der linken Bauchseite mit vorsichtiger Palpation der Bauchwand. Untrügliche Grundsymptome der akuten Appendizitis sind:

1. *Reflektorische Bauchdeckenspannung* im rechten Unterbauch, die als Abwehrspannung (défense musculaire) fast immer vorhanden ist.

2. Stärkster Druckschmerz am *McBurneyschen* oder *Lanzschen Punkt*.

3. *Typischer Loslaßschmerz* nach vorsichtiger tiefer Palpation und plötzlichem Zurückziehen der untersuchenden Hand *(Blumbergsches Symptom)*. Rechtsseitiger Entlastungsschmerz wird oftmals auch bei plötzlichem linksseitigem Loslassen angegeben (Fernschmerz).

4. Bei vorsichtigem Beklopfen der Ileozökalgegend wird ein *umschriebener Perkussionsschmerz* geklagt.

5. Wird der Dickdarm von der linken Bauchseite oralwärts bis etwa zur Flexura hepatica ausgestrichen, so entsteht durch Gasansammlung im entzündlich gereizten distalen Zökum ein Spannungsschmerz: *Rovsingsches Phänomen*.

6. *Douglasschmerz:* Niemals darf die digitale rektale Untersuchung unterlassen werden! Bei fortgeschrittener Entzündung besteht meist Druckempfindlichkeit auf der rechten Seite. Infolge Exsudatansammlung wölbt sich der Douglassche Raum vor. Bei Frauen ist stets die vaginale Untersuchung zum Ausschluß gynäkologischer Prozesse anzuraten.

Die Diagnose der Appendicitis acuta läßt sich bei Vorhandensein einiger dieser klassischen Symptome leicht stellen. Plötzlich einsetzender Schmerz, umschriebene Bauchdeckenspannung in der Ileozökalgegend, Erbrechen und Pulsanstieg sind die Kardinalsymptome. Als Mindestforderung für die Diagnose „Appendizitis" gilt die umschriebene Muskelabwehrspannung im rechten Unterbauch. Werden diagnostisch Zweifel gehegt, sollte die Operationsindikation eher einmal zu häufig als zu selten gestellt werden. Einerseits kann bei Kindern oftmals die lokale Untersuchung durch Unruhe und Schreien äußerst erschwert sein, andererseits können bei Menschen in höherem Lebensalter die Symptome der akuten Entzündung uncharakteristisch sein. Fehlbeurteilungen sind deshalb möglich. Wiederholte Kontrollen des lokalen und allgemeinen Befundes sind daher angezeigt.

Differentialdiagnose: Besonders bei der atypisch gelegenen Appendix kann die Diagnose Schwierigkeiten bereiten. Nahezu *alle akuten chirurgischen abdominalen Erkrankungen* können die Symptomatologie einer Appendicitis acuta hervorrufen:

1. **Bei Säuglingen und Kindern** kann man sich nicht immer auf die anamnestischen Angaben der Angehörigen verlassen. Bei nur spärlichen allgemeinen und lokalen Entzündungssymptomen kann sich bereits die Perforation anbahnen. Durch voreilige Applikation von fiebersenkenden Medikamenten und Antibiotika wird das Bild verschleiert.

Weiter müssen bei Kindern differentialdiagnostisch folgende Krankheiten erwogen werden: *Nabelkoliken, akuter Darmkatarrh* mit besonderer Lokalisation in der Ileozökalgegend, die *unspezifische Enteritis*, die besonders in den Sommermonaten auftritt (reichlicher Obstgenuß, Sommerdiarrhoen), die *Lymphadenitis mesenterialis* (lymphatische Hyperplasien bei Kindern bis zum 10. Lebensjahr sind häufig), *Eingeweidewürmer* (Oxyuren, Askariden), *Darminvaginationen und Entzündung eines Meckelschen Divertikels*. Eine nicht indizierte Appendektomie bei schwerer Enteritis gefährdet das Kind unnötig, während bei der Entzündung eines Meckelschen Divertikels oder einer Darminvagination die Laparotomie dringlich ist.

Eine allgemeine Untersuchung ist stets erforderlich, da auch Anginen und eine rechtsseitige basale Pneumonie schmerzhafte Bauchsymptome hervorrufen können.

2. **Bei Frauen** ist eine genaue Menstruationsanamnese zu erheben. Mittelschmerz infolge Follikelsprungs, Extrauteringravidität, Corpus-luteum-Blutung, stielgedrehte Ovarialzyste oder eine Adnexitis sind oft schwer gegenüber der akuten Appendizitis abzugrenzen. Bei Verdrängung des Zökum samt der Appendix nach kranial und lateral wird die Diagnose gleichfalls erschwert. Auch Verwechslungen mit einer Zystopyelitis sind möglich.

3. **Beim Mann** können *Epididymitis, Prostatitis* oder Entzündungen entlang des Samenstranges zur Verwechslung mit einer Appendizitis Anlaß geben. Ein Bruchleiden muß beachtet werden.

4. Ferner kann die Appendizitis eine *akute Cholezystitis* oder eine *Gallensteinkolik* vortäuschen. Beachte dabei eine Gallenanamnese, Ausstrahlung des Schmerzes in die rechte Schulter, gravierender Schmerz unterhalb des rechten Rippenbogens, Tasten eines Gallenblasenhydrops oder Empyems. Ein Sklerenikterus kann erste Hinweise geben.

5. Gedeckte oder freie *Perforation eines Magen- oder Zwölffingerdarmgeschwürs.* Perforationstrias: Plötzlicher Schmerz im Epigastrium mit nachfolgender brettharter Bauchdeckenspannung, Erbrechen und Schocksymptome weisen meistens den richtigen Weg. Fehlende fieberhafte Temperaturen und der röntgenologische Nachweis einer subphrenischen Luftsichel bestätigen den Verdacht eines perforierenden Magen- oder Zwölffingerdarmgeschwürs.

6. Besonders bei retrozökaler Appendizitis kann es zu einer für den Patienten verhängnisvollen Verwechslung mit einer *rechtsseitigen Nieren- oder Harnleitersteinkolik* kommen. Bei Koliken ist das rechte Nierenlager druck- und klopfempfindlich, die Schmerzen strahlen in den rechten Oberschenkel, die Leistenbeuge und beim Manne ins Skrotum aus. Der Nachweis von Erythrozyten im Urin oder ein röntgenologischer Steinnachweis durch Nierenleeraufnahme und Urogramm sichern die Diagnose.

7. Die Verwechslung mit einer akuten Pankreatitis ist selten. Eine gründliche Anamnese, der betonte Linksschmerz in Mittel- und Oberbauch und die entsprechende Laboratoriumsdiagnostik bringen die Klärung.

B. Chronische Appendizitis

Unter günstigen Bedingungen kann eine Appendicitis acuta abheilen. Narbige Wandverdickungen, Verödungen des Appendixlumens, Verwachsungsstränge, Knickungen und Drehungen sind die bleibenden Residuen. Die Okklusion der Appendix führt zu Schleimverhaltungen und ruft periodisch rezidivierende Entzündungen hervor. Eine besondere Form der chronischen Wurmfortsatzentzündung stellt die **Appendicitis fibroplastica** dar, bei der es histologisch zu einer starken Bindegewebswucherung in der Submukosa kommt. Die chronisch produktive Entzündung breitet sich oftmals auf das Zökum und terminale Ileum aus, so daß ein Ileozökaltumor resultiert.

Die **Symptome** der chronischen Appendizitis sind uncharakteristisch. Es sind anzutreffen: Unklare Schmerzen im rechten Unterbauch, die periodisch kolikartigen Charakter annehmen können, Magen-Darm-Störungen, Wechsel zwischen Obstipation und Diarrhoe und vermehrte Flatulenz.

Diagnose und Klinik: Bei der Palpation besteht eine leichte Druckschmerzhaftigkeit in der Ileozökalgegend. Die Temperaturen sind normal oder subfebril, die BSG und die Leukozyten sind im Normbereich. Ein weiterer objektiver Befund läßt sich kaum erheben. Lediglich die Röntgenuntersuchung des Dickdarms durch einen Kontrastmitteleinlauf kann die Diagnose weiter abklären. Durch Kotsteine, Lumenobliterationen, Knickungen und Adhäsionen kommt es zum Füllungsdefekt oder totalen Füllungsausfall des Wurmfortsatzes. Vor dem Entschluß zur Appendektomie sollten andere Krankheiten (Magen-Duodenum, Leber-Gallenwege, Pankreas, Niere und ableitendes Harnwegsystem, Adnexe usw.) ausgeschlossen werden.

Therapie und Prognose der akuten und chronischen Appendizitis: Ist die Diagnose „**Appendicitis acuta**" klinisch hinreichend gesichert, sollte sofort operiert werden. Die Frühoperation hat die beste Prognose! Bei unklaren Fällen und zunächst abwartender Haltung ist auf Analgetika und Antibiotika zu verzichten, da sie die weitere Entwicklung des Krankheitsbildes nur verschleiern.

Gelangt der Patient erst verspätet in chirurgische Behandlung, so entscheidet der lokale und Allgemeinbefund über die weitere Therapie. Bei diffuser *Peritonitis* wird nach kurzfristiger Vorbereitung laparotomiert, die perforierte Appendix entfernt (Ausrottung der Infektionsquelle) und eine gezielte intravenöse Infusions- und Antibiotika-Therapie eingeleitet. Die intraperitoneale Anwendung antibiotischer Medikamente ist wenig sinnvoll.

Bei *periappendizitischem Abszeß* bzw. beim *perityphlitischen Infiltrat* gibt es grundsätzlich zwei Möglichkeiten. Entweder wird der Abszeß eröffnet und drainiert, wobei der perforierte Wurmfortsatz nur dann gleichzeitig entfernt wird, wenn er ohne Schwierigkeiten aufzufinden ist. Oder es wird konservativ verfahren und das Infiltrat der Resorption überlassen. In diesem Fall ist sorgfältigste Befundkontrolle unerläßlich, um eine Ausbreitung des lokalen Entzündungsprozesses auf das freie Peritoneum zu erkennen und dann sofort zu operieren. Grundsätzlich ist später die *Appendektomie im sog. Intervallstadium* („opération à froid") nachzuholen, gleichgültig, ob der Abszeß unter Belassung des Wurmfortsatzes eröffnet oder rein konservativ verfahren wurde.

Selbstheilungen des Infiltrates bzw. Abszesses treten dann ein, wenn die Eiterung durch Einbruch in den Darm drainiert wird. Auch in diesem Falle ist die Appendektomie im Intervall angezeigt.

In den Bauchdecken gelegene Abszesse, Flankenabszesse und subphrenische Abszesse müssen eröffnet und drainiert werden. Ein Douglasabszeß bricht zuweilen spontan in Rektum, Blase oder Vagina ein. Bei rechtzeitiger Erkennung wird er beim Mann vom Rektum, bei der Frau vom hinteren Scheidengewölbe aus eröffnet und drainiert. Ein Douglasinfiltrat bildet sich unter konservativen Maßnahmen von selbst zurück.

Intramesenteriale Abszesse (abgekapselte Schwebeabszesse) können gleichfalls aufgesaugt werden, wenn nicht, sind auch sie zu eröffnen und zu drainieren.

Die Operationsindikation bei der **chronischen Appendizitis** sollte stets sorgfältig gestellt werden. Nur bei entsprechenden klinischen Erscheinungen und wenn röntgenologische Veränderungen am Wurmfortsatz (partieller oder totaler Füllungsausfall) nachweisbar sind und andere Abdominalerkrankungen und solche der Niere und ableitenden Harnwege ausgeschlossen werden können, sollte die Append-

ektomie ausgeführt werden (Technik der Appendektomie siehe Operationslehr-
bücher).

Prognose und Letalität: Prognostisch am günstigsten ist die Frühoperation
mit einer fast an Null grenzenden Letalität. Ist bereits eine Perforation eingetreten, liegt die Sterblichkeit bei 5% und höher. Die Appendizitis-Peritonitis
beim Säugling und Kleinkind sowie die Altersappendizitis weisen eine höhere
Letalitätsquote auf.

Beachte: Nach statistischen Berechnungen (1964) sterben in der Bundesrepublik
jährlich über 2000 Menschen an der „Blinddarmentzündung" und ihren Komplikationen!

C. Andere Krankheiten des Wurmfortsatzes

Die *Tuberkulose* des Wurmfortsatzes als selbständiges Krankheitsbild ist äußerst
selten. Eher ist bei der *Ileozökaltuberkulose* die Appendix mitbeteiligt.

Ebenso selten ist die *Aktinomykose* der Appendix. Bevorzugter Sitz der Darm-
aktinomykose ist das Ileozökum. Da anfänglich uncharakteristische Symptome
bestehen, hat dieses Leiden eine sehr lange Anamnese, und bei der Laparotomie ist
meistens nicht mehr zu entscheiden, ob die Appendix primärer Sitz der Aktinomykose war.

Bei *Oxyuriasis* finden sich die Würmer oft gehäuft in der Appendix vor, so
daß geradezu von einem „Wurmreservoir" gesprochen wird. Kolikartige, rechtsseitige Unterbauchschmerzen führen die Patienten (oft Kinder) zum Arzt, und die
Appendektomie beseitigt den *„Parasitenschlupfwinkel"*. Postoperativ muß sich
eine *Wurmkur* anschließen.

Gut- und bösartige Geschwülste kommen primär im Wurmfortsatz vor, sind
aber selten. Die Artdiagnosen solcher Tumoren können nur histologisch geklärt
werden.

Die häufigste Tumorform des Wurmfortsatzes ist das *Karzinoid*. Es sind derbe,
ovaläre Knoten bis Walnußgröße, die allmählich das Lumen verschließen können
und unter dem Bilde einer Appendizitis zur operativen Behandlung gelangen.
(Weiteres über Karzinoide siehe Dünndarmkapitel S. 140 und S. 160).

XIV. Chirurgie der Hernien

Von F. Kümmerle und H. Brünner, Mainz

A. Allgemeine Hernienlehre

Begriffsbestimmung: Die Hernie oder der Eingeweidebruch stellt eine Ausstülpung des Peritoneums durch angeborene oder erworbene Lücken aus der Bauchhöhle dar. In den Bauchfellausstülpungen liegen ständig oder nur zeitweise Organe der Bauchhöhle, in den meisten Fällen Darm oder Netz.

Neben den mit Peritoneum ausgekleideten *wahren Hernien* kommen Vorfälle von Baucheingeweiden durch erworbene Defekte vor (Riß der Bauchwand, traumatische Verletzung des Zwerchfells), die als *Eingeweideprolaps* bezeichnet werden. Ihnen fehlt eine peritoneale Auskleidung.

Weiter lassen sich unterscheiden:

1. **Äußere Hernien:** Der Bruch stülpt sich durch die Bauchwand nach außen unter die Haut vor (Beispiele: Leisten- und Schenkelbruch).

2. **Innere Hernien:** Baucheingeweide geraten in erweiterte Bauchfelltaschen in der Peritonealhöhle. *Merke:* Die größte Bauchfelltasche ist die Bursa omentalis. Die wichtigsten kleineren Bauchfelltaschen sind:

   a) *Recessus duodenojejunalis superior et inferior* an der Flexura duodenojejunalis. Hier kommt der seltene intraabdominale Eingeweidebruch vor, der als **Treitzsche Hernie** bezeichnet wird.

   b) *Recessus ileocoecalis superior et inferior* an der Bauhinschen Klappe.

   c) *Recessus retrocoecalis.* Hinter Zoekum und lateraler Bauchwand gelegen kann sich darin die Appendix verstecken.

   d) *Recessus intersigmoideus* an der Wurzel der Sigmaschlinge.

Pathologische Anatomie:

1. **Kongenitale Brüche:** Bleibt die physiologische Nabelhernie in der Embryonalzeit bestehen, so resultiert post partum ein mehr oder minder großer Bruchsack: *Hernia umbilicalis congenita.* Ferner kann beim Descensus testis der Processus vaginalis vollkommen offen bleiben, so daß eine *kongenitale Inguinalhernie* entsteht.

2. **Erworbene Brüche:** An der Bauchwand finden sich mehrere Lücken, die als Durchtrittsstellen für Blutgefäße (A. femoralis, A. obturatoria), Nerven (N. ischiadicus), andere strangförmige Gebilde (Funiculus spermaticus, Lig. rotundum) oder Muskel (M. ileopsoas, M. piriformis) dienen. Entlang dieser physiologischen Durchtrittsstellen können sich Bruchpforten entwickeln. Ferner sind muskelfreie oder muskelarme Areale (Trigonum lumbale Petiti, Fovea inguinalis medialis, Linea alba) Prädilektionsstellen für Eingeweidebrüche.

Neben der angeborenen Disposition wird die Bruchentstehung durch mehrere Faktoren gefördert: Bindegewebs- und Muskelschwäche, Adipositas, häufige Schwangerschaften, schwere Berufsarbeit (Lastentragen, Schwerheben), häufiges Husten (Keuchhusten, Emphysembronchitis, Tuberkulose), starke Abmagerung, starkes Pressen bei der Defäkation (chronische Obstipation) und nach Operationen (Narbenbrüche).

Bruchpforten, Bruchsack und Bruchinhalt: Durch den wechselnden Bauchinnendruck werden an den Prädilektionsstellen das Peritoneum parietale mit präperitonealem Fett und der Fascia transversalis mehr und mehr durch die Bauchdecken bis in die Subkutis vorgeschoben. So entsteht der Bruchkanal mit einer inneren und äußeren Bruchpforte und dem Bruchsack. An der äußeren Bruchpforte liegt der Bruchsackhals, ihm folgen nach distal Körper und Fundus des Bruchsackes. Auf Grund des großen Anpassungsvermögens des ausgestülpten Bauchfelles und ohne viel Widerstand zu finden breitet sich der Bruch in die Subkutis, in das Skrotum oder in die Gefäßscheiden und Muskelinterstitien aus. Wie das normale Peritoneum reagiert das Bruchsackperitoneum auf mechanische Reize mit serös-fibrinösen Ausschwitzungen, Blutungen, Verklebungen, schwieligen Verdickungen, Narbenschrumpfungen und Einengung des Lumens. Die Hüllen des Bruchsackes (Peritoneum, präperitoneales Fettgewebe, Fascia transversalis, Muskelfasern, subkutanes Fettgewebe und Haut) verkleben, oder es bilden sich innerhalb des Bruchsackes Kammern. Als Rarität darf eine akute lokale Peritonitis im Bruchsack gelten.

Eine Contradictio in adjecto ist der sog. *„bruchsacklose Bruch".* Er kommt vor:
1. bei plötzlicher Zerreißung eines Bruchsackes mit subkutanem Vorfall des Bruchsackinhaltes und
2. durch flächenhafte entzündliche Verwachsungen. Zwischen den Bruchsackhüllen und dem Inhalt kann es zur totalen Verödung des Bruchsacklumens kommen. Der Bruchsack ist dann mit seinem Serosaüberzug nicht mehr zu erkennen. Der Bruchinhalt wird nur von derbem, narbigem Bindegewebe umhüllt.

Diese bruchsacklose Hernie unterscheidet sich aber grundsätzlich vom sog. Gleitbruch.

Eine **Gleithernie** kann angeboren oder erworben sein. Als Bruchsackinhalt liegen retroperitoneale Eingeweideabschnitte (Zökum, Colon ascendens et descendens, Blase) vor, die einen Teil der sonst freien Bruchsackwand bilden. So kann bei der Operation der nicht von Peritoneum überzogene, extraperitoneale Teil des Gleit-

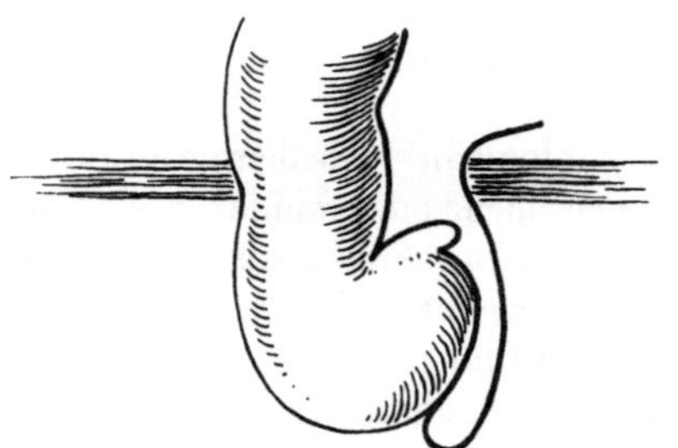

Abb. 116:
Gleitbruch des proximalen Kolons, das dem Bruchsack zum Teil wandständig anliegt.

bruches eröffnet werden, was einer Darm- oder Harnblaseneröffnung gleichkommt! Sind nur extraperitoneale Eingeweideteile ausgetreten, so ist überhaupt kein Bruchsack vorhanden.

Als *Bruchinhalt* kommen alle Baucheingeweide in Frage. Am häufigsten finden sich Dünndarm und Netz im Bruchsack. Leisten- und besonders Narbenbrüche können sehr groß werden und mehrere Darmschlingen aufnehmen. Bei übergroßen Hernien (Hernia permagna) spricht man von einer Eventration in den Bruchsack. Die Darmschlingen können ständig im Bruchsack verweilen und „verlieren sozusagen ihr Heimatrecht" in der Bauchhöhle. Mehr oder weniger ausgeprägte Störungen der Darmpassage sind möglich.

Wölben sich nur Teile der Darmwand in den Bruchsack vor, so sprechen wir von **Darmwandbrüchen** oder **Littréschen Hernien.** Als besondere Bruchinhalte sind zu erwähnen: der Wurmfortsatz (Appendizitis im Bruchsack!), Zökum, Kolonabschnitte, Appendices epiploicae, Blase, Ovar, Tube, Uterus usw. Bei Zwerchfellbrüchen sind vornehmlich Magen, Kolon, Leber und Milz als Bruchinhalt zu finden.

Statistik: Auf 100 Menschen kommen durchschnittlich 3—4 Bruchträger. Das männliche Geschlecht überwiegt im Verhältnis 4 : 1. Der Häufigkeit nach teilen sich die Brüche wie folgt auf:

Leistenbrüche   ca. 85%

Schenkelbrüche   ca. 8%

Nabelbrüche   ca. 3%

Der Rest verteilt sich auf die übrigen Bruchformen.

Symptomatologie und Diagnose: 1. Die einfachen reponiblen Hernien: Bei der Entstehung eines Bruches verspüren die Patienten oftmals ziehende oder bohrende Schmerzen an der Bruchpforte. Besonders beim Husten, Pressen, bei der Defäkation und bei körperlicher Anstrengung verstärken sich diese Schmerzen. Kleine Hernien werden oft schmerzhafter empfunden als große. Andere Bruchträger bemerken die Bruchentwicklung überhaupt nicht. Sie werden erst zufällig durch eine ärztliche Untersuchung oder bei Komplikationen (Einklemmung der Hernie) auf das Leiden aufmerksam. Wird der Bruch größer, so ist er meistens unschwer zu erkennen.

Um die Diagnose zu sichern, untersucht man den Patienten bei völliger Entspannung in Rückenlage. Dabei wird mit dem Zeigefinger vorsichtig die äußere Haut eingestülpt und der reponible Bruch durch die Bruchpforte zurückgeschoben. Jetzt steht der Patient auf, hustet oder preßt, so daß der Anprall des Bruchsackes vom tastenden Finger deutlich gefühlt wird. Befindet sich Dünn- oder Dickdarm im Bruchsack, so wird ein weicher, glatter, nachgiebiger, gering schmerzhafter Tumor getastet. Netzinhalt fühlt sich feinlappig, teigig, zuweilen körnig an. Bei der Perkussion findet sich tympanitischer Klopfschall, wenn Darm, eine Schalldämpfung, wenn Netz im Bruchsack vorhanden ist. Auskultatorisch können Darmgeräusche nachweisbar sein. Bei der Reposition eines Bruches kann der Darm unter Gurren und Quatschen in die Bauchhöhle zurückschlüpfen.

2. Irreponible Hernien: Während ein unkomplizierter reponibler Bruch lange Zeit ohne Schmerzen bestehen kann, verursacht eine irreponible Hernie stets Beschwerden. Bei enger Bruchpforte und großem Bruchsack gelingt die manuelle Reposition (Taxis) trotz Beckenhochlagerung und Spasmolytika nicht mehr. Der Patient gibt selbst an, daß der Bruch langsam größer geworden und seit einiger Zeit nicht mehr reponibel ist. Durch das Wachsen des Bruches werden ein schmerzhaftes Spannungsgefühl, Unbehagen beim Gehen und Stehen, ziehende Schmerzen bei der Arbeit und eine zunehmende Obstipation geklagt. Zuweilen bestehen Übelkeit und kolikartige Schmerzen.

Die Ursachen der Irreponibilität sind die sog. Bruchzufälle. Als **Bruchzufälle** bezeichnet man Entzündungen und Verwachsungen, Kotstauungen, Einklemmungen.

1. **Enzündungen und Verwachsungen:** Durch die extraabdominale Lage des Bruchinhaltes ist er ständig mechanischen Insulten ausgesetzt (z. B. schlecht sitzendes Bruchband). So kommt es zu chronischen Entzündungen zwischen dem Bruchinhalt und dem Bruchsack, und es resultieren Verwachsungen der Bruchorgane (Hernia accreta). Durch chronische Entzündungen und Adhäsionen gelingt es nicht mehr, die Eingeweide in die Bauchhöhle zurückzuverlagern (Hernia irreponibilis).

Auch bakterielle Entzündungen sind möglich. Neben der Einklemmung bedeuten vor allem eine im Bruchsack auftretende Appendizitis oder Adnexitis eine erhöhte Gefahr. Fortgeleitete bakterielle Entzündungen können von einem perityphlitischen Abszeß, von einer Nabelinfektion oder von einer Entzündung am Samenstrang ausgehen und auf den Bruchinhalt übergreifen.

Die weiteren Folgen von Entzündungen und Verwachsungen sind Koprostase (= Obstruktion = mechanischer Ileus) und eitrige Bruchentzündung (= lokale Peritonitis mit paralytischem Ileus).

2. **Kotstauungen:** Bei länger bestehenden irreponiblen Hernien kommt es in der Regel durch Passageverzögerungen zu Kotstauungen. Fehlender abdominaler Druck im Sinne der Unterstützung der Peristaltik, erschwerte Durchtreibungsarbeit der Darmmuskulatur durch die Ein- und Austrittspforten des Bruchsackes führen zu Stauungen (Koprostase). So kommt es zunächst zur Obstruktion des Lumens, und es treten die Zeichen eines mechanischen Darmverschlusses auf: Meteorismus, Hyperperistaltik, kolikartige Schmerzen, Ausbleiben von Stuhl und Winden, Übelkeit und Stauungserbrechen. Bei Weiterbestehen der Obstruktion entzündet sich die Bruchgeschwulst, und lokale Hautrötung, Ödembildung und äußerste Druckschmerzhaftigkeit kommen hinzu. Aus der zunächst rein mechanischen Darmunwegsamkeit ist durch sekundäre Darmparalyse ein gemischter Ileus geworden.

3. **Die Brucheinklemmung** ist die klinisch wichtigste und akuteste Komplikation, die meist unter stürmischen Symptomen einhergeht: heftige Schmerzen in der Bruchgegend, kolikartige Schmerzen im gesamten Abdomen, allgemeine Schocksymptome mit Blässe und Schwitzen der Haut, kleiner Puls, Erbrechen, Stuhl- und Windverhaltung, die ein sofortiges Handeln dringlich machen.

Wir unterscheiden 2 Hauptformen von *akuter* Brucheinklemmung (Hernia incarcerata):

a) die elastische Einklemmung (Strangulation),
b) die Koteinklemmung (Inkarzeration).

a) Bei der *elastischen Einklemmung* werden Baucheingeweide (Darm, Netz) durch eine plötzlich einsetzende intraperitoneale Druckerhöhung (Bauchpresse, Husten, Defäkation, Anheben einer schweren Last u. a.) in den Bruchsack gepreßt. Die dadurch überdehnte Bruchpforte kontrahiert sich alsbald wieder, und der Bruchring umschnürt in elastischer Weise die ausgetretenen Darmschlingen. Bei der elastischen Einklemmung entsteht zunächst das klassische Bild einer totalen Darmunwegsamkeit, also eines kompletten mechanischen Ileus. Ist die Bruchpforte nicht extrem eng, so ist die arterielle Blutzufuhr in die eingeklemmte Darmschlinge noch gewährleistet. Fast immer verursacht aber die elastische Einklemmung eine Drosselung des venösen Rückflusses, so daß es zur Absonderung von Serum und korpuskulären Blutbestandteilen in das Darmlumen, das Gewebe und den Bruchsack kommt. (hämorrhagische Infarzierung). Ödembildung und das blutig gefärbte

Bruchwasser komprimieren den Darm, der sich allmählich blaurot bis schwärzlich
färbt. Bei Fortbestehen der Einklemmung erlahmt die Peristaltik und konsekutiv
setzt eine frühzeitige vitale Schädigung, besonders der Schleimhaut und letztlich
der gesamten Darmwand, ein.

Erhöhte Gasbildung im abgeschnürten Darmteil, Thrombosierung der Gefäße,
Durchwanderung der Bakterien führen zur gangränösen Entzündung im Bruchsack
mit Nekrose- und Perforationsgefahr. Breitet sich die Durchwanderungsperitonitis
auf die Bauchhöhle aus, oder gelangt durch eine Perforation Kot in den Bauchraum,
so entsteht eine diffuse kotige, meist deletär verlaufende Peritonitis.

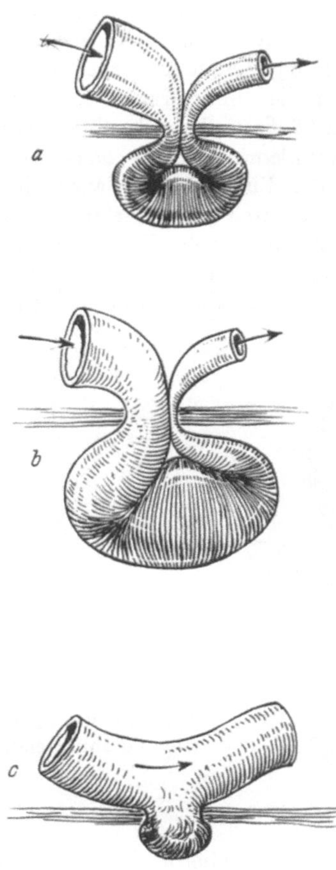

Abb. 117: Brucheinklemmung.
a) elastische Einklemmung.   b) Koteinklemmung.   c) Darmwandbruch (Littrésche Hernie).

Kommt es bei der elastischen Einklemmung zu einer totalen Umschnürung, so
daß auch die arterielle Blutzufuhr gedrosselt oder gänzlich gestoppt wird, so fällt
die in den Bruchsack ausgetretene Darmschlinge in kürzester Zeit der Nekrose
anheim. Der Kranke befindet sich binnen weniger Stunden in akuter Lebensgefahr
und bedarf der sofortigen operativen Hilfe.

15*

b) Die *Koteinklemmung*, die streng von der Kotstauung zu unterscheiden ist, entsteht durch plötzliches Einpressen von Darminhalt in die orale Darmschlinge. Diese nun prall gefüllte zuführende Schlinge komprimiert die abführende, aborale Schlinge, so daß durch diesen Ventilmechanismus völliges Sistieren des Weitertransportes von Darminhalt eintritt.

Infolge der einsetzenden Hyperperistaltik erfährt die orale Darmschlinge eine zusätzliche Erweiterung und maximale Füllung, was wiederum eine noch stärkere Kompression und Abschnürung der aboralen Schlinge im Bruchsack zur Folge hat. Nun treten venöse Stauungen, Ödembildung, Durchwanderungsperitonitis und schließlich Gewebstod der betreffenden Darmwand ein. Aus der anfänglich reinen Obstruktion — also eines mechanischen Ileus — ist durch hinzukommende Zirkulationsstörungen ein gemischter Ileus geworden! In vielen Fällen werden die elastische und kotige Einklemmung zusammenwirken und unter akut auftretender Störung der Blutzirkulation die Inkarzeration hervorrufen. Die eingeklemmte Hernie ist die einfachste und *häufigste* Form des Strangulationsileus.

Seltene Formen der Einklemmung: 1. Der *Darmwandbruch* (Littrésche Hernie): Bei dieser Form der Einklemmung wird ein dem Mesenterialansatz gegenüberliegender Darmwandanteil divertikelartig abgeschnürt. Rasch treten venöse Stauung, Ödembildung, bakterielle Durchwanderung der Darmwand und Nekrose auf. Die Darmgangrän führt zur Perforation und kotigen Peritonitis. Am häufigsten findet sich eine Littrésche Hernie in kleinen Bruchsäcken, meist in Femoralhernien!

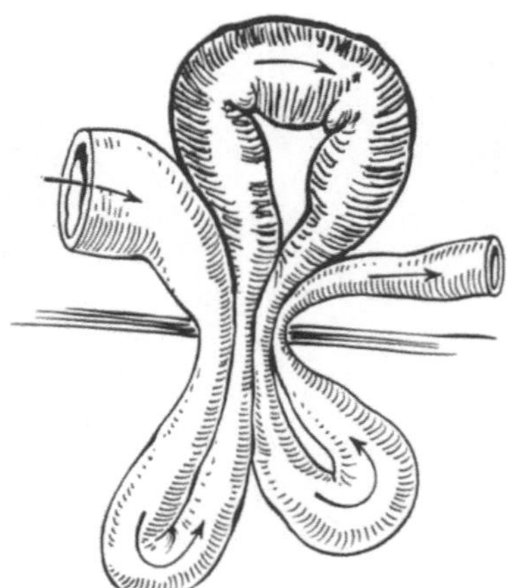

Abb. 118: Retrograde Einklemmung zwischen zu- und abführendem Darmschenkel.

2. Die *retrograde Einklemmung*. Hierbei finden sich zwei benachbarte Darmschlingen im Bruchsack ohne Einklemmungserscheinungen. Ihr Verbindungsstück verbleibt aber in der Bauchhöhle. Durch Torquierung oder Abknickung an der Bruchpforte setzen gefährliche Zirkulationsstörungen ein, die aber nur die in der Bauchhöhle verbliebene Verbindungsschlinge betreffen. Selbst bei der operativen Eröffnung des Bruchsackes kann die geschädigte und brandig gewordene intraperitoneal gelegene Darmschlinge übersehen werden! Deshalb muß der gesamte Darmanteil, von der zuführenden bis zur abführenden Schlinge, im Bruchsack auf seine Kontinuität sorgfältig überprüft werden.

3. Bei der reinen *Netzeinklemmung* besteht zunächst weder die Gefahr des Ileus noch der Infektion. Bei totaler Abschnürung eines Netzzipfels fällt auch dieser der Infarzierung und Nekrose anheim und macht die Operation dringlich. Die Symptome bei der Netzeinklemmung sind zunächst nicht so stark ausgeprägt wie bei der reinen Darmeinklemmung. Bei der Palpation findet sich eine feinlappige, teigige, zuweilen grob-körnige Beschaffenheit. Die lokale Schmerzhaftigkeit ist geringer. Die Darmwegsamkeit ist meist nur vorübergehend durch reflektorische Hemmung der Darmperistaltik gestört. Bei verschleppter Einklemmung finden sich Bruchentzündung und Abszedierung, fallweise mit Durchbruch nach außen.

4. Bei der *gepolsterten Einklemmung* ist der Darm im Bruchsack von Netz umgeben. Der neben der Darmschlinge liegende Netzzipfel dient als Polsterlager und verhindert eine Störung der Blutzirkulation. Diese seltenen Fälle zeigen zuweilen intermittierend die klinischen Symptome des mechanischen Ileus.

5. *Scheineinklemmung eines Bruches.* Hier besteht neben einer symptomatischen Hernie eine zweite intraabdominale Erkrankung (z. B. mechanischer Ileus wegen Darmtumor oder Appendizitis), die ursächlich nicht diagnostiziert wird. Lediglich die bestehende Hernie wird irrtümlich als Ursache der Darmunwegsamkeit angesehen und operiert. Schwierig ist die Beurteilung dann, wenn in der Tat ein inkarzerierter Bruch besteht und gleichzeitig eine zweite Ursache des Ileus nachzuweisen ist. Man spricht dann von einem *Kombinationsileus* oder einem *zweisitzigen Darmverschluß.*

Die nachfolgenden Beispiele mögen die Situation veranschaulichen. Neben einer reponiblen, symptomatischen oder auch inkarzerierten Hernie besteht eine **zweite Krankheit,** die gleichzeitig einen Ileus aus folgenden Ursachen hervorruft:

    1. innere Einklemmungen (z. B. ins Foramen Winslowi
       oder Treitzsche Hernie),
    2. Darmstenose durch einen Tumor (Sigmakarzinom),
    3. Bridenileus nach vorausgegangenen Laparotomien,
    4. Dünndarmvolvulus,
    5. Appendicitis perforata,
    6. Perforation eines Ulcus ventriculi oder Ulcus duodeni,
    7. perforierte Gallenblase,
    8. geplatzte Extrauteringravidität u. a.

Die richtige Erkennung derartiger Krankheitsbilder und die operative Beseitigung aller Krankheitsursachen ist entscheidend für den Erfolg.

Allgemeine Behandlung: Die Therapie der reponiblen Brüche besteht in 2 Hauptformen:

    1. der symptomatischen konservativen Behandlung,
    2. der ursächlichen operativen Behandlung.

Eine dritte Behandlungsform war in früherer Zeit die sog. „halbchirurgische Therapie." Hierbei wurde durch Injektionen verschiedenartigster Medikamente an der Bruchpforte eine Entzündung gesetzt. Die konsekutive Narbenbildung sollte einen Verschluß der Bruchpforte bewirken. Dieses Vorgehen ist äußerst gefährlich, da bei der Injektion der Darm, das Bauchfell, Gefäße oder der Samenstrang geschädigt werden und der Nekrose anheimfallen können. Auch die Infektionsgefahr ist hierbei groß. Obgleich dieses gefährliche und unchirurgische Verfahren der Geschichte angehören sollte, wird es immer wieder angewandt. Bei der ursächlichen operativen Behandlung, unter gefahrloser moderner Narkosetechnik, ist die Injektionsmethode geradezu als ein Kunstfehler anzusehen.

1. Bei der **symptomatischen konservativen Behandlung** wird der Bruch reponiert und ein Bruchband (Leistenbruch, Schenkelhernie) oder eine Leibbinde (Nabelhernie, Narbenbruch) angelegt. Diese Behandlung kann nur palliativ sein. Sie kommt eigentlich nur dann in Frage, wenn sich eine Operation aus anderen Gründen verbietet.

2. Obschon die **Radikalbehandlung** durch die **Operation** mit Darstellung und Abtragung des Bruchsackes sowie anatomisch exaktem Verschluß der Bruchpforte die einzige erfolgreiche Heilungschance darstellt und heute ein nahezu gefahrloser Eingriff geworden ist, gibt es einige wenige Indikationen zur konservativen Bruchbehandlung.

Die *Kontraindikationen* zur ursächlichen operativen Behandlung sind in schwersten Erkrankungen der Herz- und Kreislauforgane, der Lungen, der Nieren und in den komplexen Stoffwechsel- und Blutkrankheiten zu sehen. Hohes Alter des Hernienträgers spricht nicht gegen eine Operation, da gewissenhafte präoperative kardiale und allgemeine Vorbehandlung, schonendes Narkoseverfahren und rasches zielstrebiges Operieren die Gefahren auf ein Mindestmaß reduzieren.

Der *irreponible Bruch* mit straffer Einklemmung darf niemals konservativ behandelt werden. Die Einklemmung bedarf der sofortigen Radikaloperation. Auch bei den bereits erwähnten Gegenindikationen muß der operative Eingriff, da vital indiziert, ausgeführt werden. Unterbleibt die Operation, so sterben ca. 95% aller Patienten an den lebensbedrohlichen Komplikationen der Inkarzeration (Darmgangrän, Kotphlegmone, diffuse Peritonitis).

In wenigen Ausnahmen darf die **Reposition des Bruches,** die sog. **Taxis,** bei der Einklemmung versucht werden:
1. bei Hernien, die erst seit kurzer Zeit (4—6 Stunden) eingeklemmt sind,
2. bei großen Hernien mit einer weiten Bruchpforte.

Bevor die Taxis ausgeführt wird, werden der Magen mittels Sonde, der Darm durch Einlauf und die Blase durch Katheterisieren entleert. Fallweise können Spasmolytika appliziert werden. Dann wird der Patient in eine bequeme Rückenlage gebracht und durch Unterschieben eines Kissens eine zweckmäßige Beckenhochlagerung erzielt. Die eine Hand des Arztes umgreift direkt vor der Bruchpforte den Bruchsackhals. Bei der nun folgenden Reposition verhindert sie ein Einknicken oder Ausweichen der Brucheingeweide und bildet sozusagen eine trichterförmige Leitschiene für das Zurückgleiten des Bruchsackinhaltes. Die andere Hand nimmt den Bruchinhalt auf und versucht ihn vorsichtig, ohne große Gewaltanwendung und grobe Druckmanipulationen einzelner Finger, in Richtung Bruchpforte in die Bauchhöhle zurückzuschieben. Gelingt die Taxis, so gleitet der Bruchinhalt oft ruckartig mit einem hörbaren „glucksenden" Geräusch zurück. Der tastende Finger des Arztes prüft nun Bruchsack und Bruchpforte, ob in der Tat eine komplette Entleerung des Bruchsackinhaltes stattgefunden hat. Ist die Reposition schwierig, so kann ein Versuch im warmen Vollbad gemacht werden. Eine stärkere Gewaltanwendung hat aber zu unterbleiben.

Die Gefahren der Taxis müssen gekannt und streng beachtet werden:
1. Darmperforation mit Kotphlegmone oder diffuser Peritonitis,
2. Abriß des Mesenteriums,
3. Fortbestehen einer Strangulation,
4. Scheinreposition — „Reduction en bloc" —.

Bei letzterer wird durch forcierte Gewaltanwendung die Reposition erzwungen. Der Bruchsack reißt an der Bruchpforte ein und wird mitsamt dem Bruchsackinhalt, sozusagen „en bloc", in die Bauchhöhle zurückgeschoben. Die Reposition ist wohl gelungen, aber der Strangulationsileus mit nachfolgender Darmgangrän, Perforation und diffuser Peritonitis besteht fort und besiegelt bei Nichterkennen der verhängnisvollen Situation das Schicksal des Kranken.

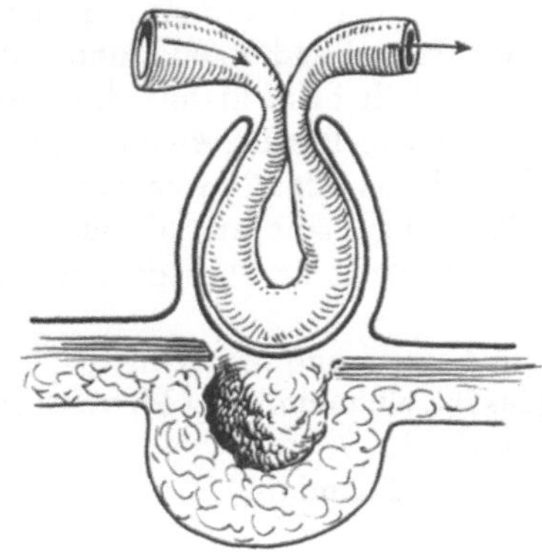

Abb. 119: Reposition „en bloc"
ohne Beseitigung der Einklemmung.

Die Taxis ist streng verboten:

1. bei einer Einklemmung, die länger als 4—6 Stunden besteht und wenn eine Schädigung des Darmes vermutet wird,
2. bei straffer Einklemmung in kleinen, engen Bruchpforten (z. B. Femoralhernie, Nabelhernie),
3. bei bereits vorhandenen entzündlichen Reaktionen im Bruchbereich,
4. bei klinischen Symptomen, die auf eine beginnende Ileussituation hinweisen,
5. bei klinischem Verdacht auf eine Darmgangrän mit Perforation und diffuser Peritonitis.

Die operative Behandlung, die **Herniotomie,** wird folgendermaßen ausgeführt:
1. Hautschnitt, 2. Präparation des Bruchsackes bis zur Bruchpforte und exakte Darstellung des Bruchsackhalses mit dem Übergang in das normale parietale Bauchfell, 3. Eröffnung des Bruchsackes am Fundus, 4. sorgfältige Inspektion des Bruchsackinhaltes, evtl. Lösen von Adhäsionen, 5. komplette Reposition der Bruchsackeingeweide in die Bauchhöhle, 6. Verschluß des Bruchsackes am Bruchsackhals und Resektion des Bruchsackes, 7. Verschluß der Bruchpforte, 8. Verschluß der Hautwunde.

Bei *inkarzerierten Hernien* muß fallweise bei irreversibler Schädigung des Darmes eine Dünndarmresektion mit End-zu-End-Vereinigung ausgeführt werden. Ein nekrotischer Netzzipfel wird ebenfalls reseziert.

B. Spezielle Hernienlehre

Die einzelnen Bruchformen richtig zu erkennen und operativ zu behandeln, verlangt ein exaktes anatomisch-topographisches Wissen über die entsprechenden Körperregionen. Ferner sind entwicklungsgeschichtliche Kenntnisse notwendig.

1. Indirekter Leistenbruch

Die Hernia inguinalis indirecta sive lateralis ist die häufigste Bruchform. Sie kommt in jedem Lebensalter vor, besonders beim männlichen Geschlecht. Der indirekte laterale Leistenbruch kann angeboren *(Hernia inguinalis congenita)* oder erworben *(Hernia inguinalis acquisita)* sein. Stets führt sein Weg durch den Leistenkanal (sog. Kanalhernien!).

Anatomie und Entwicklungsgeschichte: Der Leistenkanal durchzieht die Bauchwand in schräger Richtung von kranial und dorso-lateral nach kaudal und ventromedial. Seine Länge beträgt etwa 4—5 cm. Er enthält beim Manne den Samenstrang, bei der Frau das runde Mutterband. Die innere Pforte *(Anulus inguinalis profundus* [internus sive abdominalis]) liegt lateral von der Plica epigastrica und entspricht am Innenrelief der Bauchwand der Fossa inguinalis lateralis. Die äußere Pforte *(Anulus inguinalis superficialis* [externus sive subcutaneus]) liegt etwa fingerbreit lateral vom Tuberculum pubicum.

Die 4 Wände des Leistenkanals bestehen aus Faszien und Muskeln.
1. *Kraniale Wand:* Freie Ränder des M. obliquus int. abdominis und M. transversus,
2. *kaudale Wand:* Lig. inguinale (Poupartsches Band),
3. *ventrale Wand:* Aponeurose des M. obliquus ext. abdominis,
4. *dorsale Wand:* Fascia transversalis.

Der Leistenkanal stellt einen Locus minoris resistentiae dar, durch den Eingeweide hindurchtreten können, um am Anulus inguinalis ext. sichtbar zu werden: *erworbene Hernia inguinalis indirecta lateralis.*

Denselben Weg nehmen entwicklungsgeschichtlich die Hoden, die retroperitoneal, geleitet vom Gubernaculum, vom 7. Fötalmonat an abwärts steigen und bei der Geburt im Skrotum liegen. Peritoneum und Fascia transversalis werden beim Descensus testis mitgenommen. Das abwärts gezogene Bauchfell bildet den *Proc. vaginalis peritonei,* der post partum langsam obliteriert. Bleibt der Verschluß aus, so resultiert eine offene Verbindung zur Bauchhöhle: *kongenitale Hernia inguinalis indirecta lateralis.*

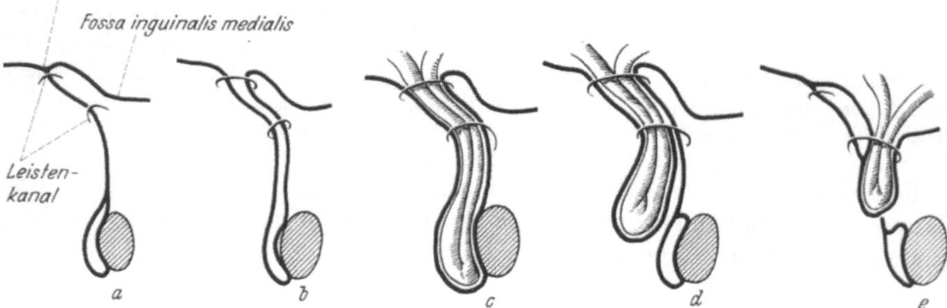

Abb. 120: Leistenbruchformen (nach BENNINGHOFF-GOERTTLER: Lehrbuch der Anatomie):
a) Normaler Befund mit Obliteration des Proc. vaginalis peritonei.
b) Offener Proc. vaginalis peritonei.
c) Angeborener indirekter Leistenbruch.
d) Erworbener indirekter Leistenbruch.
e) Direkter Leistenbruch.

Bei diesem fötalen Entwicklungsprozeß können sich die verschiedenartigsten Abweichungen einstellen, so daß die serösen Blätter des Proc. vaginalis peritonei nur partiell obliterieren oder sich zwischen den Verklebungsstellen Flüssigkeitsansammlungen ausbilden. Man spricht von **Wasserbrüchen (Hydrozelen)**. Die Abbildung 120 gibt die häufigsten Variationen angeborener und erworbener Hernien anschaulich wieder.

Diagnose und Klinik: Die Unterscheidung, ob eine angeborene oder frühkindlich erworbene Leistenhernie vorliegt, kann letztlich nur intra operationem geklärt werden. Beim angeborenen Bruch sind die Bestandteile des *Funiculus spermaticus* — Ductus deferens, Blutgefäße, Kremasterfasern u. a. — in der Wand des Bruchsackes einzeln anzutreffen. Beim frühkindlich erworbenen Leistenbruch ist der Samenstrang als ein zusammengefaßtes Bündel aller Bestandteile normal ausgebildet, und die peritoneale Ausstülpung findet neben dem Funiculus spermaticus statt.

Der indirekte Leistenbruch kann verschiedene Ausmaße annehmen. Je nach Größe unterscheiden wir:

a) Bruchanlage

Der vom äußeren Leistenring hochgeschobene Finger fühlt beim Husten oder Pressen einen Anprall der Baucheingeweide. Diese Stelle — innerer Leistenring mit der Fossa inguinalis lat. — wird druckempfindlich und zuweilen als Ort intermittierend auftretender, spontaner Schmerzen angegeben.

b) Hernia incipiens

Hierbei stülpt sich zapfenförmig der Bruchsack partiell in den Leistenkanal vor, was besonders beim Husten und Pressen und im Stehen geschieht. Bei diesen Ausstülpungen kann es zu attackenartigen, sehr heftigen Schmerzen mit Ausstrahlung in die Leisten- und Skrotalgegend kommen.

c) Hernia incompleta

Bei der Hernia incompleta ist der Leistenkanal immer von Bruchinhalt ausgefüllt, ohne daß er am äußeren Leistenring sichtbar wird.

d) Hernia completa

Bei Weiterentwicklung tritt der Bruch am Anulus inguinalis ext. aus und wird als flache, oft oval geformte Wulstung sichtbar. Er ist an dieser Stelle einwandfrei zu tasten und meist druckschmerzhaft. Ist der Bruch nicht eingeklemmt, so läßt er sich mühelos in die Bauchhöhle reponieren, und der untersuchende Finger kann gut den Leistenkanal austasten.

e) Hernia scrotalis, Hernia labialis

Entlang dem Samenstrang erreicht letztlich der indirekte Leistenbruch das Skrotum (Hernia scrotalis). Er kann klein und neben dem Hoden kaum zu tasten sein. Besteht aber die Hernie längere Zeit und nimmt an Größe zu, walzt sie den Hodensack oft in monströser Weise aus, so daß die Haut des Penis mit in die Bruchumhüllung einbezogen wird und der Penis selbst kaum noch in einer kleinen Hautfalte sichtbar ist. Ein derartiger monströser Skrotalbruch kann sich bis in Kniehöhe ausdehnen und große Teile des Intestinaltraktes aufnehmen. Wir sprechen von einer *Hernia permagna*.

Obgleich beim weiblichen Geschlecht der indirekte Leistenbruch selten anzutreffen ist, kann er, analog zu den Entstehungsverhältnissen beim Manne, entlang dem Lig. rotundum bis in die großen Schamlippen vordringen und dort ebenfalls an Größe zunehmen (Hernia labialis).

f) Hernia interparietalis

Bei dieser seltenen Bruchform schieben sich die Brucheingeweide zwischen die Aponeurose des M. obliquus ext. und M. obliquus int.

g) Hernia praeperitonealis

Ebenfalls äußerst selten ist die Hernia praeperitonealis. Hier liegt der Bruchinhalt zwischen Peritoneum und Fascia transversalis, also im präperitonealen Fettgewebe.

Diese beiden Bruchformen gewinnen an Bedeutung, wenn ein Patient unvermindert Schmerzen am Leistenring angibt, ohne daß eine Bruchgeschwulst getastet wird.

2. Direkter Leistenbruch

Die Hernia inguinalis directa sive medialis tritt besonders im fortgeschrittenen Alter auf, wenn eine allgemeine Erschlaffung des Faszien- und Muskelgewebes zu verzeichnen ist. Der direkte Leistenbruch ist nicht so häufig wie der indirekte zu beobachten, besonders beim weiblichen Geschlecht ist er selten.

Anatomie: Am Innenrelief der vorderen Bauchwand entstehen zu beiden Seiten des Verlaufes der Vasa epigastrica 2 Vertiefungen: lateral die *Fossa inguinalis lateralis*, die dem inneren Leistenring entspricht. Medial davon entsteht die *Fossa inguinalis medialis*, die genau dem äußeren Leistenring gegenüberliegt und die schwächste Stelle an der ventralen Bauchwand darstellt. Diese muskelfreie Lücke, *Trigonum inguinale*, wird nur durch Peritoneum, Fascia transversalis und Fettgewebe ausgefüllt. Das Trigonum inguinale wird unten vom Lig. inguinale, oben vom freien unteren Rand des M. obliquus int. sowie M. transversus und zur Mitte hin vom lateralen Rektusrand begrenzt. Bei schlaffem Bindegewebe drücken die Eingeweide die schwache Wand des Trigonum inguinale nach außen, und der Bruch erscheint am äußeren Leistenring direkt unter der Haut.

Beachte: Im Gegensatz zum indirekten Leistenbruch liegt der *direkte Bruch stets medial der Vasa epigastrica* und nimmt keine Beziehungen zum Samenstrang auf. Auch bei Größenzunahme dringt er nicht in den Funiculus spermaticus ein, sondern liegt neben ihm. *Der direkte Leistenbruch ist stets erworben!*

Diagnose und Klinik: Der direkte, mediale Leistenbruch tritt meist erst im fortgeschrittenen Lebensalter auf. Von kugeliger Gestalt, wölbt er sich oberhalb des Leistenbandes und direkt neben der Symphyse vor. Bei weiter Bruchpforte und Größenzunahme kann der mediale Leistenbruch in seltenen Fällen bis ins Skrotum hinabsteigen und differentialdiagnostische Schwierigkeiten zum lateralen Leistenbruch bereiten. In der Regel gelingt aber die Reposition des direkten Leistenbruches gut, und der tastende Finger gelangt oberhalb des Leistenbandes, direkt neben dem Tuberculum pubicum, in die Bruchpforte. Bei Palpation entlang dem Samenstrang ist dagegen keine Bruchpforte ausfindig zu machen. Einklemmungen sind selten, da die Bruchpforten meist weit sind. Im höheren Lebensalter treten direkte Leistenbrüche oft doppelseitig auf.

Bei der „weichen Leiste" besteht ein sog. Internushochstand, d. h. Internus und Transversus gehen zu weit kranialwärts in ihre sehnigen Anteile über. In diesen Fällen wird das muskelfreie Trigonum inguinale vergrößert, so daß beim Husten und Pressen die Bauchwand sich oberhalb des Lig. inguinale vorwölbt. Die Erweiterung des muskelfreien inguinalen Dreieckes stellt noch keinen Leistenbruch dar. Diese anlagebedingte Variation prädisponiert aber zu einer medialen direkten Hernie.

3. Schenkelbruch

Die Hernia femoralis s. cruralis gelangt in der Regel durch die *Lacuna vasorum* aus der Bauchhöhle. Die Hernia femoralis ist stets erworben. Infolge der breiteren weiblichen Beckenanlage und Gewebsveränderungen nach Schwangerschaften, ist der Schenkelbruch beim weiblichen Geschlecht häufiger als beim männlichen.

Anatomie: Die Schenkelpforte wird begrenzt kranial vom Lig. inguinale, kaudal vom Schambeinkamm. Sie wird durch einen Faszienstreifen — Arcus iliopectineus — in 2 Abschnitte unterteilt: lateral die Lacuna musculorum mit dem Durchtritt des M. ileopsoas und N. femoralis, medial die Lacuna vasorum mit dem Durchtritt der A. et V. femoralis sowie der Lymphgefäße. Ein sichelförmiger, kurz vor dem Tuberculum pubicum vom Leistenband abzweigender Faserzug — *Lig. lacunare Gimbernati* — bildet die mediale Begrenzung der Lacuna vasorum. Zwischen den Vasa femoralia und dem Lig. lacunare liegt meist ein großer Lymphknoten — *Rosenmüllerscher Lymphknoten* —; der restliche Raum wird durch das bindegewebige *Septum femorale Cloqueti* abgeschlossen. Dieser Raum, der auch als Schenkelring — *Anulus femoralis* — bezeichnet wird, ist zur Bauchhöhle zu nur durch die Fascia transversalis und das Peritoneum verschlossen. Zusätzlich ist dieser Locus minoris resistentiae durch den Durchtritt von Lymphgefäßen geschwächt.

Gibt das Bindegewebe im Schenkelring durch den ständigen Eingeweidedruck nach, so entsteht unterhalb des Leistenbandes eine typische *Femoralhernie*, die medial von der Vena femoralis gelegen ist und am *Hiatus saphenus* (Fossa ovalis) sichtbar wird. Die Reihenfolge der einzelnen Gebilde bei typischer Femoralhernie von innen nach außen ist: Bruchsack, V. femoralis, A. femoralis.

In seltenen Fällen entwickelt sich eine Femoralhernie an anderer Stelle der Schenkelpforte:
1. *Hernia femoralis lateralis:* in der Lacuna musculorum,
2. *Hernia femoralis praevascularis:* zwischen Leistenband und Vasa femoralia,
3. *Hernia femoralis retrovascularis:* zwischen Schambeinast und Vasa femoralia,
4. *Hernia Lig. Gimbernati:* zwischen Tuberculum pubicum und Lig. lacunare Gimbernati.

Diagnose und Klinik: Kommt die Schenkelhernie *unterhalb* des Poupartschen Bandes gut sicht- und tastbar zum Vorschein, bestehen differentialdiagnostisch keine Schwierigkeiten. Bei adipösen Patienten oder wenn sich die Schenkelhernie in seltenen Fällen subkutan nach kranial, also über das Leistenband, entwickelt, kann die Abgrenzung zu einem direkten Leistenbruch schwierig werden. Eine sorgfältige Untersuchung mit besonderem Augenmerk auf die Beziehungen zwischen Bruchsackhals und Poupartschem Band sichern meist die richtige Diagnose. Da die Schenkelhernien meist klein sind, besteht ihr Bruchinhalt nur aus einer Darmschlinge oder einem Netzzipfel. Einklemmungen sind häufig, besonders Darmwandbrüche (Littrésche Hernie).

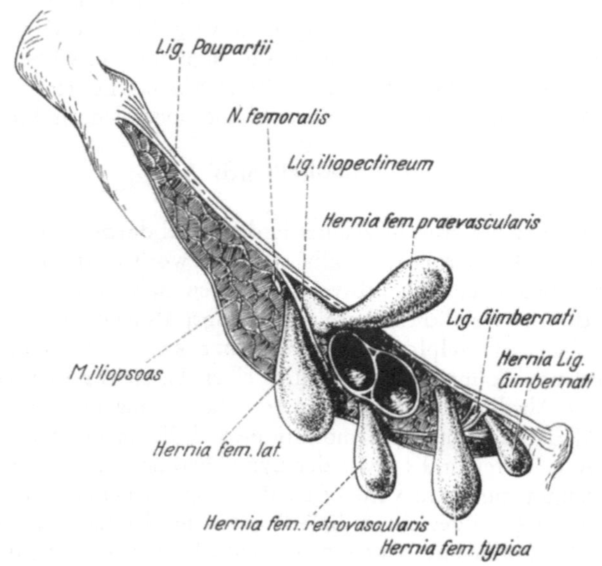

Abb. 121: Herniae femorales.

Differentialdiagnose der Leisten- und Schenkelbrüche: Differentialdiagnostisch sind zu unterscheiden:

1. *Indirekter Leistenbruch: Oberhalb* des Leistenbandes, Bruchkanal verläuft schräg von kranial und dorso-lateral nach kaudal und ventro-medial; Bruch liegt *lateral* von den Vasa epigastrica; Bruchgeschwulst hat enge Verbindung zum Samenstrang, tritt ins Skrotum ein. In jedem Lebensalter vorkommend, angeboren oder erworben.

2. *Direkter Leistenbruch: Oberhalb* des Leistenbandes, senkrecht durch die Bauchdecken verlaufender Bruchkanal direkt neben der Symphyse, Bruch liegt *medial* von der Vasa epigastrica, keine Verbindung zum Samenstrang, tritt selten ins Skrotum ein, kommt häufig bei älteren abgemagerten männlichen Personen vor, ist stets erworben.

3. *Femoralhernien: Unterhalb* des Leistenbandes, bei größeren und sich subkutan nach kranial entwickelnden Brüchen und bestehender Adipositas kann ein Leistenbruch vorgetäuscht werden; stets auf die Bruchpforte mit dem Bruchsackhals, weniger auf die Bruchsackgeschwulst selbst achten!

4. *Leistenhoden:* Beim Kryptorchismus findet sich bei sorgfältiger Abtastung des Hodensackes *kein* druckempfindlicher Testikel. Gleichzeitig kann ein indirekter Bruch bestehen, der neben dem im Leistenkanal zurückgebliebenen Hoden in das Skrotum vorgedrungen ist.

5. *Hydrozele:* Nicht reponibel, prall elastisch; beim Pressen bleibt Lage, Größe, Form und Konsistenz der Hydrozele unverändert; Diaphanie positiv; Kombination von Leisten- und Wasserbruch ist möglich (Hydrocele testis, Hydrocele funiculi und Hydrocele testis et funiculi). Bei der Reposition des Bruches ändert die Hydrozele ihre Position nicht.

6. *Varikozele:* Krampfaderähnliche Erweiterung der Venen des Plexus pampiniformis. Ziehende Schmerzen entlang dem Samenstrang; zuweilen sind die Varizen durch die Skrotalhaut deutlich zu sehen. Kombination mit einem Leistenbruch möglich!

7. *Spermatozele:* Kleine, selten vorkommende Retentionszysten am Hoden, Nebenhoden oder Funiculus spermaticus.

8. *Hämatozele:* Posttraumatisch oder bei Blutkrankheiten, fluktuierend, Diaphanie negativ.

9. *Zysten* des Leistenkanals bzw. des Lig. rotundum: Selten, oft erst bei der Operation richtig zu diagnostizieren.

10. *Geschwülste* der inguinalen Lymphdrüsen oder *subkutane Tumoren:* Oft derbe Konsistenz, keine Größenveränderung beim Pressen, Bruchpforten sind frei. Schwierige Abgrenzung bei kleinen irreponiblen Leisten- oder Schenkelhernien.

11. *Entzündliche Lymphknotenvergrößerungen:* Nach Verletzungen oder Entzündungen im Bereich der unteren Extremitäten fragen und suchen! Fortgeleitete Lymphangitis — Lymphadenitis.

12. *Senkungsabszesse:* Starke lokale entzündliche Reaktion, Tumor fluktuiert! Nach einer Spondylitis tuberculosa bzw. einer Tuberkulose im Bereich des knöchernen Beckens fahnden.

13. *Lipome* des Funiculus spermaticus: Weiche zirkumskripte Konsistenz, meist längsovale Form und nicht vom Samenstrang zu trennen.

14. *Varixknoten:* Verwechslung besonders mit kleiner Femoralhernie möglich. Der Varixknoten läßt sich jedoch im Gegensatz zur Femoralhernie leicht wegdrücken.

15. *Hodentumoren:* Der schnell wachsende maligne Hodentumor ist von derber Konsistenz und nicht druckschmerzhaft. Kombination mit symptomatischer Hydrozele oder Leistenbruch ist möglich. Nur die genaue Palpation schützt vor Fehlbeurteilungen, die sich bei dem hohen Malignitätsgrad dieser Tumoren deletär auswirken.

Behandlung der Leisten- und Schenkelbrüche: Wie bereits im allgemeinen Teil besprochen, bringt nur die *Radikaloperation* der Hernie die endgültige Heilung. Nur in ganz wenigen Ausnahmefällen tritt die konservative Therapie mit Bruchband oder Leibbinde in ihr Recht.

Zur Behandlung der Leistenbrüche wurden mehrere Operationsverfahren angegeben. Die heute meist geübte Methode ist die *Leistenbruchoperation nach Bassini:* Schräg verlaufender Inguinalschnitt, Spaltung der Externusaponeurose bis zum Anulus inguinalis superficialis, Präparation des Bruchsackes bis zum Bruchsackhals mit Darstellung des Samenstranges, Eröffnung des Bruchsackes am Fundus und sorgfältige Prüfung der Brucheingeweide, Reposition des Bruchinhaltes, Umstechung, Unterbindung und Abtragung des Bruchsackes am Bruchsackhals, Verschluß der Bruchlücke durch Annähen des M. obliquus int. und M. transversus an das Leistenband zwischen Tuberculum pubicum und äußerem Leistenring. Verschluß der Externusaponeurose, Subkutannähte, Hautklammern, steriler Hautverband.

Bei der Operation des direkten Leistenbruches wird die gleiche Operationsmethode angewandt, der Bruchsack bleibt jedoch uneröffnet. Er wird in toto in die Bauchhöhle reponiert und die Bruchlücke durch die bereits geschilderten Bassini-Nähte zwischen Internus-Transversus-Muskulatur und Leistenband verschlossen.

Bei der unkomplizierten Hernie besteht eine an Null grenzende Operationsletalität. *Rezidivquote:* 3—5%. *Ursachen:* Bindegewebsschwäche bei älteren oder sehr adipösen Patienten, postoperative Wundinfektion und Eiterung.

Auch bei der *Femoralhernie* ist die Operation das Verfahren der Wahl. Bei Einklemmungserscheinungen ist die *Taxis* nicht erlaubt (Darmwandbruch). Zwei Methoden der Radikaloperation stehen zur Verfügung:

1. Die *femorale Methode:* Nach Darstellen und Abtragen des Bruchsackes unterhalb des Leistenbandes wird die Bruchlücke durch Nähte zwischen Lig. inguinale und Schambeinast bzw. Fascia pectinea verschlossen.

2. Die *inguinale Methode* stellt die Bruchpforte oberhalb des Leistenbandes dar und verschließt nach Abtragen des Bruchsackes die Bruchlücken durch Nähte zwischen M. obliquus int. und Lig. inguinale, sowie Schambeinperiost.

4. Nabelbrüche

Der Nabelbruch — Hernia umbilicalis — kann angeboren oder erworben sein. Wir unterscheiden: Nabelschnurbruch, Nabelbruch beim Säugling und Kleinkind, Nabelbruch Erwachsener.

a) Nabelschnurbruch

Bei Persistieren der physiologischen embryonalen Nabelhernie resultiert post partum ein mehr oder minder großer Bruchsack: Hernia umbilicalis congenita. Die Wand dieser angeborenen Hernie besteht aus dem Amnion, der Whartonschen Sulze, dem Peritoneum und dem zarten Bindegewebe der Nabelnarbe. Durch die dünnen, durchsichtigen Hüllen sind die Brucheingeweide gut zu erkennen. Übergroße Brüche enthalten Magen, Dünndarm, Dickdarm und Leber. Operative Korrektur (ein- oder zweizeitig) ist notwendig, sofern man nicht bei großen Brüchen der konservativen Behandlung den Vorzug gibt (Bestreichen mit 2%iger Merkurochromlösung). Unter Eintrocknung der Bruchhüllen, narbiger Schrumpfung und Epithelisierung der Haut vom Rande her werden die Baucheingeweide schrittweise in die Bauchhöhle zurückverlagert.

b) Nabelhernie beim Säugling und Kleinkind

Sie ist stets erworben. Aus dem in den ersten Lebensmonaten noch wenig festen Nabelring — *Anulus umbilicalis* — bildet sich, besonders durch heftiges Schreien oder Husten die Nabelbruchpforte. Durch die überkreuzenden Faserzüge der Aponeurosenblätter beider schräger Bauchmuskeln hat die Bruchpforte eine runde bis schlitzförmige Gestalt und weist einen scharfen bindegewebigen Rand auf. Durch die kleine Bruchpforte stülpen sich Dünndarm bzw. Netz aus, der Bruchinhalt bleibt aber meist reponibel. Einklemmungen beim kindlichen Nabelbruch sind selten!

Die sog. „*Nabelkoliken*" kleiner Kinder werden fast immer als Symptome einer *Enteritis* bzw. *Appendizitis* gedeutet, kommen aber auch bei kleinen Nabelhernien infolge mechanischer Irritationen oder Adhäsionen vor.

Therapie: Reposition und Heftpflasterdruckverband. Bleibt die konservative Behandlung im 1. Lebensjahr erfolglos, sollte mit der operativen Therapie (Herniotomie) nicht gezögert werden, da der Bruch größer wird und dann eher zu Einklemmungen neigt.

c) Nabelhernie Erwachsener

Sie ist erworben und pflegt größtenteils erst ab dem 40. Lebensjahr aufzutreten. Adipositas, wiederholte Schwangerschaften, ferner pathologische abdominale Prozesse (Tumoren, Aszites) spielen ursächlich eine Rolle. Die Bruchpforte ist fast immer weit. Durch den abdominalen Innendruck tritt der Bruchinhalt — meist Netz, Dünn- oder Dickdarm — nach außen vor. Der Bruchinhalt ist lokalen peritonealen Irritationen ausgesetzt. Entzündliche Veränderungen kommen hinzu. Auf diese Weise entstehen Verklebungen und Verwachsungen, welche die Umbilicalhernie in mehrere Kammern unterteilen. Daher sind große Nabelbrüche oftmals irreponibel.

Komplikationen: 1. Infolge Überdehnung und mangelnder Durchblutung der äußeren Haut entstehen oberflächliche *lokale Ulzerationen.*

2. *Einklemmungen,* auch partielle bei Mehrkammerigkeit der Nabelhernie.

3. *Durchwanderungs- und Perforationsperitonitis,* die sich vom Nabel aus rasch intraperitoneal ausbreitet.

Therapie: Meist handelt es sich um ältere, oft sehr fettleibige Patienten, die sich seit Jahren an den Nabelbruch und die durch ihn verursachten Beschwerden gewöhnt haben. Nicht selten bestehen gleichzeitig schlechte Herz- und Kreislaufverhältnisse, so daß Hernienträger erst bei Komplikationen, d. h. bei Einklemmungserscheinungen in chirurgische Behandlung gelangen. Die Prognose bei inkarzerierten Nabelhernien ist daher nicht immer günstig, was in der relativ hohen Operationsletalität von ca. 10% zum Ausdruck kommt. Beim unkomplizierten Nabelbruch wird die typische Herniotomie mit Abtragen des Bruchsackes und Verschluß der Bruchlücke durchgeführt.

5. Brüche der Linea alba

Durch die überkreuzenden Faserzüge der schräg verlaufenden Bauchmuskeln entsteht in der Mittelinie, vom Proc. xiphoides bis zur Symphyse, die *Linea alba,* die einen schmalen festen, bindegewebigen Faserstrang darstellt. Zwischen dem bindegewebigen Flechtwerk treten spaltförmige Lücken auf, durch die kleine Gefäße hindurchtreten. Werden diese Lücken durch häufiges Pressen bei entsprechender Beanspruchung der Bauchdecken kontinuierlich erweitert, stülpt sich präperitoneales Fettgewebe nach außen vor (präperitoneales Lipom). Die Fettgeschwulst zieht durch die erweiterte Bruchlücke das parietale Peritoneum nach, so daß sich eine echte Hernie entwickelt.

Unterhalb des Nabels sind diese Bruchformen sehr selten. Häufiger werden sie im Epigastrium **(Hernia epigastrica)** oder dicht oberhalb des Nabels **(Hernia supraumbilicalis)** oder lateral vom Nabel **(Hernia paraumbilicalis)** angetroffen.

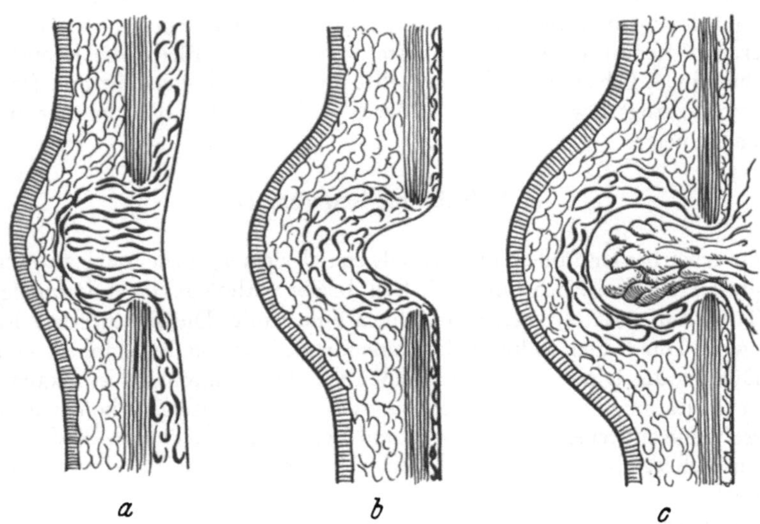

Abb. 122: Entstehung der epigastrischen Hernie:
a) Präperitoneales Lipom.
b) Präperitoneales Lipom mit beginnender Bruchsackbildung.
c) Epigastrische Hernie mit kleinem Netzzipfel als Bruchsackinhalt.

Diagnose und Klinik: Die *epigastrischen oder paraumbilikalen Hernien* können sehr klein und kaum tastbar sein, dennoch verursachen sie besonders bei der Rumpfbeuge nach vorn ziehende Schmerzen. Die Bruchgeschwulst mit dem stets vorhandenen präperitonealen Lipom erreicht Kirsch- oder Walnußgröße. Bei älteren und mageren Patienten ist die Hernie oft leicht zu sehen und zu tasten, bei fettreichen Bauchdecken kann die Bruchgeschwulst den untersuchenden Fingern entgehen. Beim Pressen oder beim Bücken tritt nicht selten ein plötzlicher, stichartiger Schmerz auf, der beim Aufrichten oder in bequemer Rückenlage sofort wieder schwindet. Bei positivem Lokalbefund wird die epigastrische Hernie als eine umschriebene, meist weich-elastische Geschwulst getastet, die auf ihrer Unterlage nicht verschieblich ist und beim Pressen größer wird. Meist läßt sie sich nicht reponieren, Inkarzerationen sind beim epigastrischen Bruch selten!

Bestehen *unklare Beschwerden im Epigastrium* oder rechten Oberbauch und findet sich kein Nachweis einer Hernia der Linea alba, so muß differentialdiagnostisch an ein Ulcus ventriculi s. duodeni, seltener an eine Cholelithiasis gedacht werden. Die Röntgenkontrolle des Magens bzw. der Gallenblase bringt die Klärung. Auch das gleichzeitige Vorkommen beider Krankheiten (epigastrische Hernie und Magenulkus) ist möglich.

Therapie: Sind wirkliche Beschwerden vorhanden, so kann nur die operative Behandlung zum Erfolg führen. Ein präperitoneales Lipom wird abgetragen und

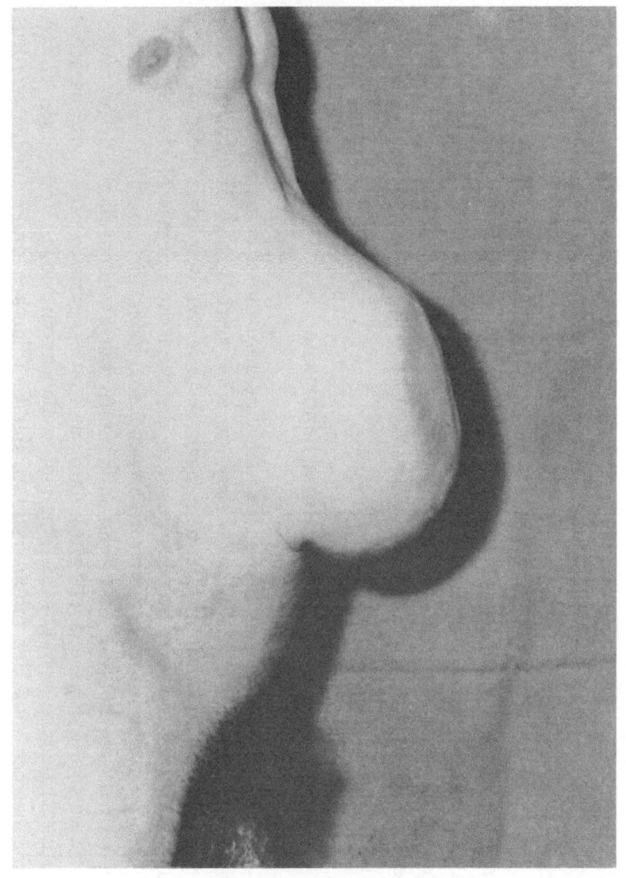

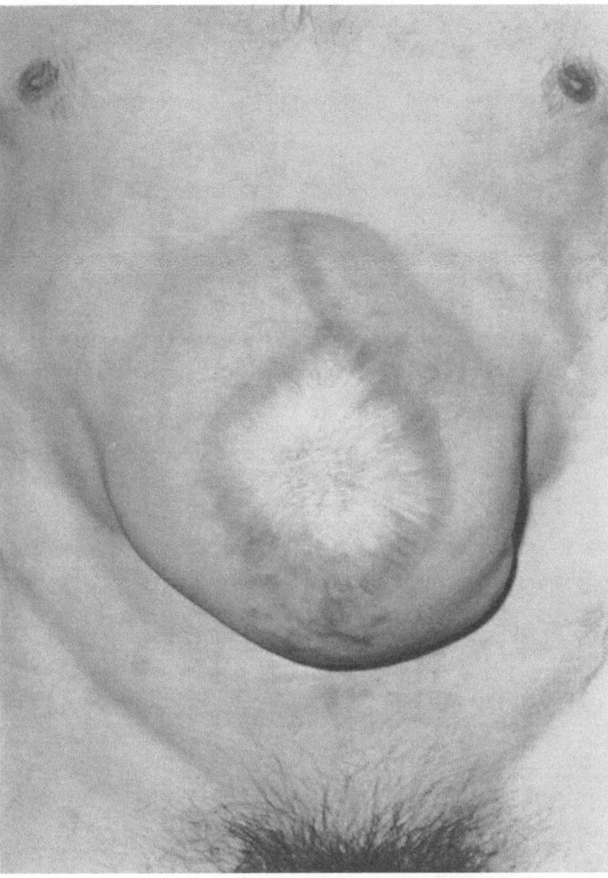

Abb. 123: Narbenbruch. a) Vorderansicht, deutliche Narbendehiszenz mit atrophischer dünner Hautdeckung. b) Seitenansicht.

die Faszienlücke verschlossen. Bei der Hernie wird der Bruchsack freigelegt, eröffnet, revidiert und reseziert, anschließend die Bruchpforte in zweireihiger Naht in querer Richtung verschlossen.

Die **Rektusdiastase** kann angeboren oder erworben sein. Hierbei weichen beide Mm. recti in der Linea alba auseinander. Schlaffe fettreiche Bauchdecken (häufige Schwangerschaften, Adipositas) prädisponieren zur Rektusdiastase. Besonders deutlich sichtbar wird sie, wenn in Rückenlage der Oberkörper gehoben wird. Operative Beseitigung ist möglich, die Indikation zum Eingriff jedoch sehr vom Einzelfall bestimmt.

6. Bauchnarbenbrüche

Die Narbenhernien entstehen meist nach Operationen, selten nach Verletzungen oder Abszeßperforationen. Meist weisen sie eine weite, große Bruchpforte auf, so daß selten Einklemmungserscheinungen resultieren. Besonders postoperative Wundinfektion und -eiterung begünstigen die Entstehung eines Narbenbruches. Während im Bereich einer Operationsnarbe eine oder mehrere kleinere Bruchpforten bestehen können, sind beim subkutanen Eingeweideprolaps alle Schichten der Bauchwand, also Bauchfell, Muskulatur und Faszie gerissen (z. B. postoperative Nahtinsuffizienz der Bauchdecken, stumpfe Bauchkontusion). Von diesen echten Narbenhernien muß der *Lähmungsbruch* der Bauchdecken unterschieden werden, der durch Verletzung und Ausschaltung eines oder mehrerer segmentaler Nerven verursacht wird. Es handelt sich um eine umschriebene, flächenhafte Nachgiebigkeit der Bauchdecken, die sich hernienartig vorstülpt. Derartige Lähmungsbrüche sind entweder operationsbedingt oder Folge einer Nervenerkrankung (Poliomyelitis).

Therapie: Echte Narbenhernien verlangen die Rekonstruktion der Bauchwand unter exakter Darstellung und Naht der einzelnen Schichten. Große Bauchdeckendefekte, die sich nicht durch Naht schließen lassen, werden plastisch gedeckt (freie Faszienplastik oder freier Kutislappen). Der Lähmungsbruch wird konservativ mit einer Leibbinde bzw. einem Korsett behandelt.

7. Seltene Bruchformen

a) Hernien der vorderen Bauchwand

α) Die *Hernia supravesicalis* stülpt sich zwischen der Plica umbilicalis medialis und lateralis am lateralen Rektusrand vor. Ein Teil der Harnblase liegt im Sinne eines Gleitbruches im Bruchsack. Eine Kombination zwischen einer Hernia supravesicalis und einem direkten medialen Leistenbruch kommt vor.

β) *Hernie der Linea arcuata* (Linea semilunaris Spigeli). Die Beschwerden derartiger Brüche sind im Unterbauch am Rektusrand lokalisiert.

b) Hernien der seitlichen Bauchwand

Häufigste Bruchform ist hier die *Hernia lumbalis Petiti*. Das Trigonum lumbale wird kaudal vom Beckenkamm, lateral vom M. obliquus ext. und medial vom M. latissimus dorsi begrenzt. Kranialwärts liegt ein größeres *Trigonum costolumboabdominale*, das vom Latissimus dorsi bedeckt ist. Es wird begrenzt kranial von der 12. Rippe, lateral und kaudal durch den M. obliquus int. und medial durch den M. quadratus lumborum. Auch hier kann eine Hernie austreten.

c) Hernien des Beckens

Unter den seltenen Bruchformen ist die

α) *Hernia obturatoria* noch die häufigste. Sie benutzt als Bruchpforte den Canalis obturatorius, durch den der Nerv und die Vasa obturatoria nach außen gelangen. An der Oberschenkelinnenseite ist sie vom M. pectineus bedeckt.

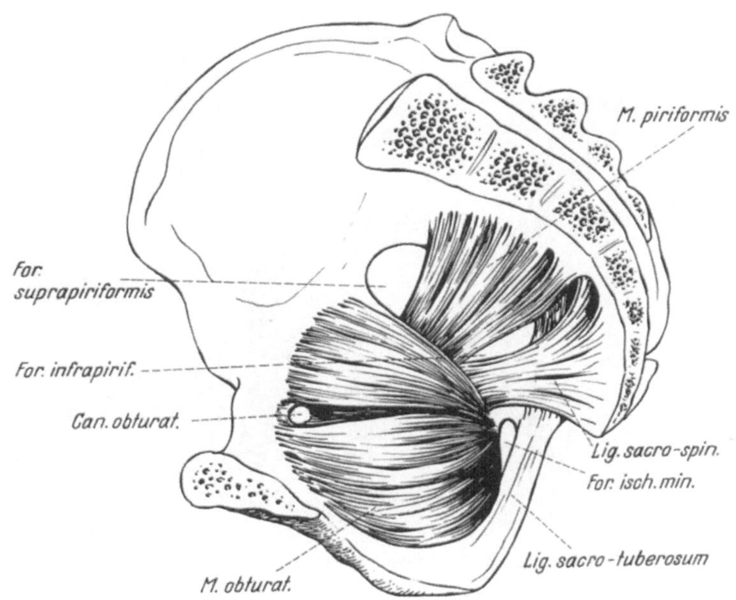

Abb. 124: Bruchpforten am Becken.
Hernia ischiadica: Bruchaustritt durch das Foramen supra- oder infrapiriforme bzw.
Foramen ischiadicum minus.
Hernia obturatoria: Bruchaustritt durch den Canalis obturatorius.

Da der Bruchkanal sehr eng ist, bildet sich ein kleiner Bruchsack aus, der meist erst bei Einklemmungserscheinungen entdeckt wird. Infolge seiner versteckten Lage ist er nicht zu tasten. Lokalisierte starke Schmerzen unmittelbar neben der Symphyse mit Ausstrahlung in das Innervationsgebiet des N. obturatorius (Innenseite des Oberschenkels bis in Knie-höhe) sowie Ileuserscheinungen, weisen auf eine inkarzerierte Hernia obturatoria hin. Die Behandlung besteht in der Radikaloperation, die am besten von einer Laparotomie durch-geführt wird.

β) *Hernia ischiadica:* Die 3 Austrittsstellen sind das *Foramen supra- und infrapiriforme* sowie das *Foramen ischiadicum minor.* Örtliche Druckschmerzen im Gesäßbereich, evtl. Ischialgien und Ileuserscheinungen, geben diagnostische Hinweise.

d) Hernien des Beckenbodens

Das Diaphragma pelvis wird vom M. levator ani und M. coccygicus gebildet. Nach ventral zu erfährt der Beckenboden eine zusätzliche Verstärkung durch den M. perinei profundus, der von der Harnröhre bzw. Vagina durchzogen wird. Die Brüche können sich wie folgt entwickeln:

16*

Hernia perinealis: Vorstülpung in der Fossa ischiorectalis,
Hernia pudendalis: Vorwölbung der hinteren Anteile der großen Schamlippen,
Hernia vaginalis: Vorwölbung an der hinteren Vaginalwand,
Hernia rectalis: Vorwölbung an der vorderen oder seitlichen Mastdarmwand.
Kombinationen mit Rektal- und Vaginalprolapsen kommen vor. Die Therapie besteht grundsätzlich in der Radikaloperation.

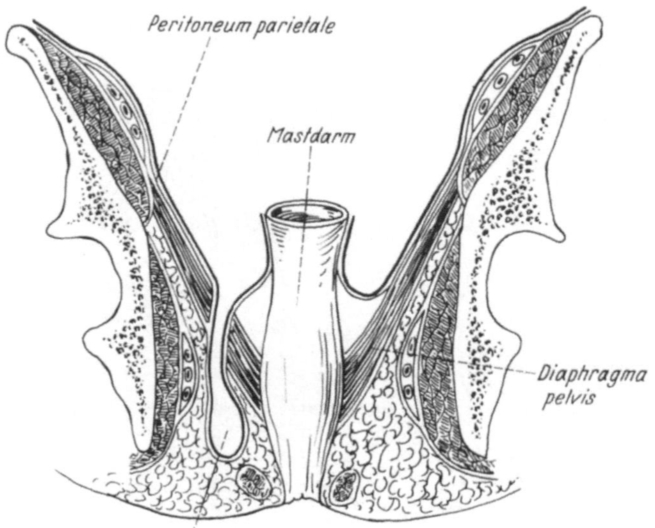

Abb. 125: Schematischer Frontalschnitt durch das Becken mit Ausbildung einer Hernia perinealis.

e) Innere Hernien

Diese Brüche sind ausschließlich in der Bauchhöhle gelegen. Zahlreiche Bauchfelltaschen (s. Seite 201) bieten die Voraussetzung für innere Einklemmungen, besonders von Dünndarmschlingen. Die größte Bauchfelltasche ist die Bursa omentalis. Unter dem Lig. hepatoduodenale schiebt sich die *Hernia foraminis Winslowii* vor.

Bei der sog. *Treitzschen Hernie* wird die Bruchpforte vom *Recessus duodenojejunalis* gebildet. Der Bruchsack kann hier rasch an Größe zunehmen und mehrere Dünndarmschlingen aufnehmen.

Weitere innere Hernien entstehen an den Recessus ileocoecalis superior et inferior, Recessus retrocoecalis, Recessus paracolici und Recessus intersigmoideus. Innere Hernien neigen ebenso zur Brucheinklemung wie äußere.

Die Therapie besteht in der Radikaloperation durch eine Laparotomie.

Zwerchfellbrüche (s. Kapitel „Zwerchfell" S. 121).

XV. Chirurgie des Rektum und Anus

Von K. F. Dietrich, München

A. Chirurgische Anatomie

1. Allgemeines

Das **Rektum** (Mastdarm) ist der Endabschnitt des Darmkanals. Nach anatomischen Gesichtspunkten beginnt es ohne scharfe Grenze in Höhe des 3. Sakralwirbels, und zwar an der Stelle, wo das freie Mesokolon aufhört, zieht dann zwischen der hinteren Beckenwandung, dem Urogenitaltrakt und dem zum Teil im Becken liegenden Sigmoid im Bogen abwärts, um als *Pars analis* den Beckenboden in schräg nach hinten absteigendem Verlauf zu durchdringen. Das Rektum verläuft also nicht gerade, sondern in der Sagittal- und Frontalebene gekrümmt, wodurch es zur Ausbildung von 2—3 charakteristischen Schleimhautfalten kommt, die halbmondförmig die Hälfte oder zwei Drittel des Darmrohres umkreisen und von denen die stärkste in Höhe der Peritonealumschlagfalte als *Plica transversalis* (Kohlrausch) schräg über die dorsale Wand von rechts nach links zieht.

Vielfach wird aus praktischen Erwägungen, aber entgegen dem anatomischen Sprachgebrauch, der zwischen Promontorium und 3. Sakralwirbel gelegene Darm noch als Rektum und das Mesosigmoideum als „Mesorektum" bezeichnet. Auch Namen wie „Colon pelvinum" oder „Rektosigmoid" sind in der chirurgischen Anatomie für das sog. 3. Stockwerk im Gebrauch. In jüngster Zeit wurde der Vorschlag gemacht, bis zu der in Höhe des 3. Sakralwirbels, etwa 9 cm von der äußeren Afteröffnung entfernt liegenden konstanten Querfalte (die in Deutschland nach Kohlrausch, in England nach Houston und in Frankreich nach Nélaton genannt wird) von einem „Rectum fixum" (2. Stockwerk) zu sprechen; da ab dieser Falte das Rektum beweglich ist, wird bis zur Plica terminalis recti, in etwa 14 cm Höhe, dieser Mastdarmabschnitt dann „Rectum mobile" (3. Stockwerk) genannt (Stelzner) (Abb. 126).

Der über den Mm. levatores ani gelegene, etwa 12—15 cm lange Rektumanteil, *Pars pelvina recti*, entstammt wie das Colon descendens und sigmoides dem Endabschnitt des embryonalen Darmkanals (endodermaler Ursprung), liegt vollkommen retroperitoneal und füllt sich bei darmgesunden Menschen nur vor der Defäkation; bei Kotstauung und im höheren Alter kann er erweitert sein (Ampulla recti). Vorn reicht das Peritoneum tiefer beckenbodenwärts als lateral und schlägt sich vom tiefsten Punkt aus unter Bildung der Excavatio rectovesicalis bzw. rectouterina (Douglas-Raum) auf die ventralen Organe über, wobei die Excavatio bei der Frau weiter kaudal als beim Manne reicht. Diese Spalträume sind die Sammelstelle für Flüssigkeitsansammlungen innerhalb der Peritonealhöhle (Douglas-Abszeß).

Die *Pars perinealis recti*, die ein Derivat der Kloake darstellt (ektodermaler Ursprung), bildet mit der Pars pelvina auf Höhe der Steißbeinspitze etwa einen Winkel von 90° mit nach vorn gerichtetem Scheitel. Sie ist ein 3—4 cm langer enger Kanal, *Canalis analis* (1. Stockwerk), der an der Durchtrittsstelle des Rektum durch das Diaphragma pelvis, dort wo der Levator am Rektum ansetzt (ano-rektaler Ring), beginnt und bis zur Linea anocutanea reicht. Die angrenzende perianale Haut zeigt infolge der zahlreich einstrahlenden ischiorektalen Bindegewebszüge ein radiär gefälteltes Aussehen.

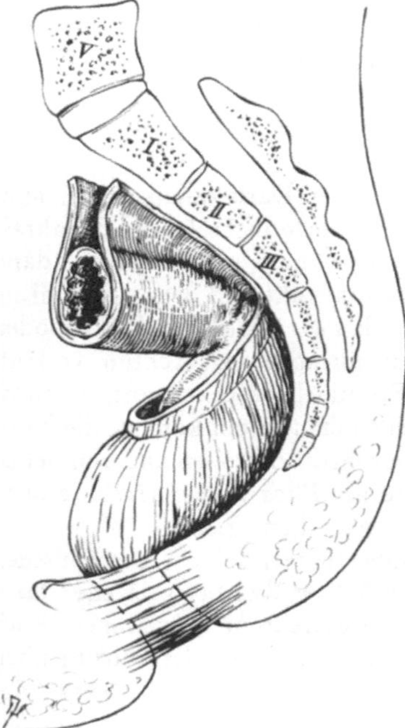

Abb. 126: Form und Einteilung des Rektum. Durch die konstante Querfalte (Kohlrausch-Falte) in Höhe des 3. Sakralwirbels wird das „Rectum fixum" (Ampulla recti) vom „Rectum mobile" (Colon pelvinum, Rektosigmoid) getrennt.

Der „chirurgische" Analkanal beginnt etwas proximal von der Linea ano-rectalis (s. dentata, s. pectinata, s. sinuosa), wo das Zylinderepithel der Dickdarm-schleimhaut in das mehrschichtige Plattenepithel des Analkanals übergeht, und reicht bis zur Linea anocutanea; er ist beim Erwachsenen 3,5—5 cm lang, also etwas länger als der anatomische Analkanal. In der Übergangszone zum darüber liegenden Rektum ist infolge Schnürwirkung des glattmuskeligen Sphinkter die Schleimhaut in 5—10 Längswülste gestellt, die *Columnae rectales Morgagni*, die den Verschluß des Afters unterstützen und analwärts in den durch die Analkanal-haut bedeckten Papillen endigen. Diese Kolumnae enthalten ein Netz dünnwandiger Bluträume (Corpus cavernosum recti), die durch Vermittlung arterio-venöser Anastomosen mit arteriellem Blut gefüllt werden können und in die Hämorrhoidal-venen abfließen. Zwischen den Papillen liegen zirkulär die zarten membranösen Analsegel (Valvulae semilunares) mit ihren oralwärts freien Rändern; distalwärts finden sich die trichterförmigen *Analkrypten* (Valvulae Glissonii, „Schwalbennester") mit abwärts weisender Trichterspitze. Am Boden der Krypten münden die *Proktodäaldrüsen,* deren schlauchförmige Epithelgänge oft bis in den M. sphincter ani internus hineinreichen, ohne den M. ani externus jedoch zu durchsetzen. Bei diesen tubulären Analdrüsen handelt es sich um Gebilde, von denen man allgemein annimmt, daß sie infolge ihrer mit den Krypten in Verbindung stehenden Ausführungsgänge die Ursache der häufigen entzündlichen Prozesse im Analbereich (Abszesse, Fisteln) darstellen.

2. Muskulatur des Analkanals

Die eigentlichen Verschlußorgane des Analkanals sind der M. sphincter internus, die vereinigte Längsmuskelschicht, der M. sphincter externus (subcutaneus, superficialis und profundus), der M. levator ani und das Corpus cavernosum recti. Nach Durchtrennung sowohl des M. sphincter internus als auch der subkutanen und oberflächlichen Anteile des M. sphincter externus tritt nach Erstoperationen wegen anorektaler Abszesse oder Analfisteln keine Kontinenzeinbuße auf, solange die vereinigte Längsmuskelschicht und die Pars puborectalis des M. levator ani unversehrt sind. Der für die Kontinenz äußerst wichtige Anorektalring läßt sich mit dem in das Rektum eingeführten Zeigefinger leicht abtasten.

Der **Sphincter ani internus** ist ein glatter Muskel (aus dem Entoderm), der von der Ringmuskulatur der Darmwand gebildet wird und die proximalen zwei Drittel des Analkanals umschließt; in Höhe der Linea anocutanea kann sein unterer Rand auch in Narkose als harter Ring getastet werden. Dem Sphincter int. liegt ein dichtes fibromuskuläres Netz auf, dessen funktionell wichtigste Aufgabe die Verankerung des Mastdarmes in der perianalen Haut ist, weshalb einzelne Züge der Längsmuskelschicht sowohl den Sphincter int. als auch die Pars subcutanea des Sphincter ext. durchdringen und in der Lamina muscularis mucosae des Analkanals (M. submucosus ani s. sustentator mucosae Kohlrausch) resp. in der perianalen Haut (M. corrugatur ani) ihre Befestigung finden.

Der **Sphincter ani externus,** der einen Teil der willkürlichen Beckenbodenmuskulatur darstellt, stammt vom Mesoderm ab, legt sich nach Durchtritt durch die Levatorenschlinge um die Pars perinealis recti und setzt sich aus einer subkutanen, einer oberflächlichen und einer tiefen Portion zusammen. Die *Pars subcutanea,* im Bereich der Analöffnung unmittelbar unter der Haut gelegen und ohne weiteres als muskulärer Ring tastbar, grenzt an den Unterrand des inneren Sphinkter, von dem sie nur durch das fibrös-elastische Septum intermusculare getrennt ist; Ansatzpunkte zum Knochen bestehen nicht. Als *Pars superficialis* werden die hinten am Steißbein und am Lig. anococcygeum sowie vorn am Centrum tendineum perinei fixierten Muskelfasern bezeichnet, die den Anus in Höhe des Unterrandes des inneren Sphinkter als elliptischen Ring umgreifen. Die *Pars profunda* entspringt am Schambein, umfaßt schlingenförmig das obere Drittel des Analkanals, und ihre dorsal gelegenen Fasern verlaufen in inniger Verbindung mit dem M. puborectalis oder M. sphincter recti, wie der mediale Rand des M. levator ani bezeichnet wird; beide Muskeln bilden die Levatorenschlinge, die dem Analkanal seinen festen Halt gibt und bei Kontraktion zur Kompression des Rektum führt, was eine Abschnürung der Pars analis von der Pars ampullaris recti zur Folge hat.

3. Arterien und Venen des Rektum

Die arterielle Versorgung der Pars pelvina recti erfolgt durch die *A. rectalis superior* (A. haemorrhoidalis sup.), einem unpaaren Gefäß, das den Stamm der A. mesenterica inf. beckenwärts fortsetzt (Abb. 127). Im Gegensatz zu den Arterien

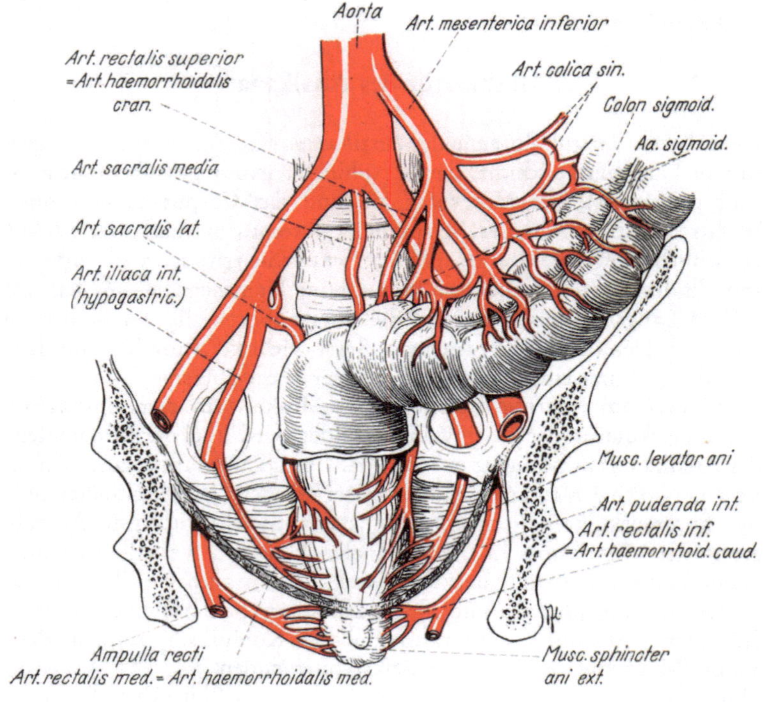

Abb. 127: Die arterielle Versorgung des Rektum.

des Kolon bilden die Äste der A. rectalis sup. keine Arkaden, sondern verlaufen direkt zu ihren Versorgungsgebieten und enden submukös an der Basis der Morgagnischen Falten als Plexus haemorrhoidalis int.; hier finden sich ausgedehnte Anastomosen zu den Endästen der Aa. rectales inferiores, während Anastomosen mit den Aa. rectales mediae offenbar spärlich sind. An der Versorgung der hinteren Wand der Ampulle ist noch die A. sacralis media beteiligt, die als Endast der Aorta auf der Vorderfläche des Os sacrum verläuft.

Die Pars perinealis recti (Canalis analis) erhält das arterielle Blut sowohl aus den oberhalb des M. levator ani verlaufenden *Aa. rectales mediae* (A. haemorrhoidalis media), die aus den Aa. iliacae internae entspringen, als auch aus den *Aa. rectales inferiores* (anales), die den Aa. pudendae internae entstammen und unterhalb des M. levator ani innerhalb des Alcockschen Kanals (Canalis fascialis) zum Anus herantreten; die Aa. rectales inferiores bilden mit den Aa. rectales mediae eine funktionierende Anastomose.

Die **Abflußwege** aus den venösen Geflechten im oberen Bereich der Pars pelvina recti, dem Plexus venosus rectalis (submucosus), bilden die klappenlosen *Vv. rectales superiores* (V. haemorrhoidalis sup.), die sich später zu einem einheitlichen Stamm vereinigen, der dann an die V. mesenterica inf. oberhalb des Abganges der A. iliaca communis und damit schließlich an den Pfortaderkreislauf Anschluß findet (Abb. 128).

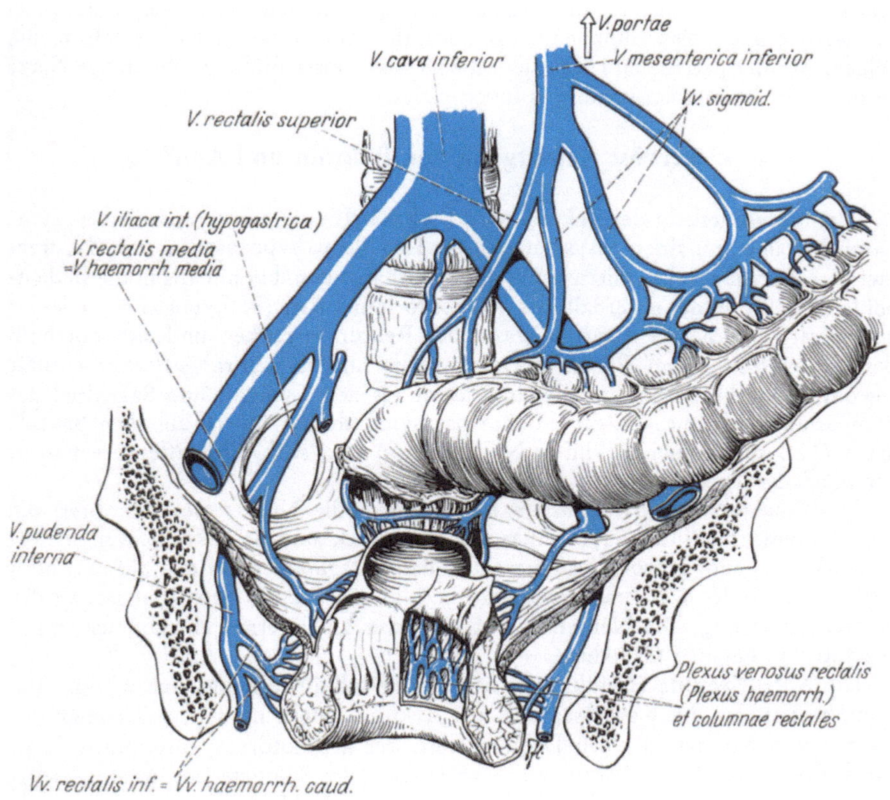

Abb. 128: Die venösen Abflußwege des Rektum und die Zusammenhänge der Gebiete der V. cava inf. und V. portae.

Im Bereiche der Pars perinealis recti wird der aus klappenlosen Venen bestehende Plexus submucosus engmaschiger und reicht bis zur Haut-Schleimhaut-Grenze des Afters (Hilton-Zone oder Zona alba). Die paarigen *Vv. rectales mediae et inferiores* (anales) geben das Blut in die Vv. iliacae internae ab, letztere durch Vermittlung der Vv. pudendae internae. Über den Plexus venosus rectalis (submucosus) wird also eine Verbindung zwischen Pfortader- und Hohlvenensystem hergestellt.

4. Lymphabfluß des Rektum und Analkanals

Die Lymphabflußgebiete des Rektum, des Analkanals und der perianalen Haut sind verschieden, wobei ausgedehnte Anastomosen sowohl zwischen den Lymphgefäßen innerhalb des Rektum als auch zu denjenigen der seitlichen Beckenwand und der Urogenitalorgane bestehen. Aus der Pars pelvina recti wird die Lymphe teils den Nodi lymphatici praesacrales et retroaortici, teils zu den Lymphknoten, die entlang der A. rectalis sup., den Abgangsstellen der A. sigmoidea, der A. colica sin. und der A. mesenterica inf. ziehen, weitergeleitet. Die Nodi lymphatici iliaci int. werden u. a. von Lymphbahnen gespeist, die dem Verlauf der A. rectalis media folgen. Aus der perianalen Haut fließt die Lymphe unter Bildung subkutaner Netze in die Nodi lymphatici inguinales superficiales.

5. Nervöse Versorgung von Rektum und Anus

Das Nervengeflecht des Rektum wird funktionell vom parasympathischen, sympathischen und Spinalnervensystem gespeist. Der Plexus hypogastricus sup. (N. praesacralis), der die direkte Fortsetzung des Plexus aorticus abdominalis in die Beckenhöhle darstellt, bildet unterhalb des Promontorium 2 Äste (N. hypogastricus dexter et sinister), welche die laterale Wand des Rektum erreichen und sich oberhalb des M. levator ani im Plexus pelvinus verlieren. Der *Plexus pelvinus* enthält sowohl sympathische postganglionäre Fasern aus dem Lumbal- und Sakralteil des Sympathikus, als auch präganglionäre parasympathische Fasern aus dem Sakralmark (Nn. splanchnici pelvini = Nn. erigentes) und schließlich afferente Fasern verschiedener Typen.

Der Analkanal enthält sensible Fasern durch die Nn. rectales inferiores, die vom N. pudendus int. hauptsächlich aus den 2., 3. und 4. Sakralnerven herankommen und auch motorische Fasern für den M. sphincter ani ext. führen; auch perianale Äste des 4. Sakralnerven und die Nn. anococcygei beteiligen sich an der Nervenversorgung. Die Nerven des M. sphincter ani internus entstammen völlig vegetativ autonomen Geflechten.

Die **Kotentleerung** (Defäkation) hat eine unwillkürliche und eine willkürliche Komponente. Ist die Kotpassage bis ins Rektum hinein normal, so erzeugt der Eintritt von Kotmassen einen Dehnungsreiz, der als Kotdrang empfunden wird. Durch die permanente reflektorische Kontraktion des Sphincter ani internus wird die vorzeitige Austreibung der gesamten Kotmassen verhindert. Eine weitere Dehnung des Rektum hemmt jedoch über efferente parasympathische Nerven die tonische Kontraktion des inneren Sphinkters und induziert dadurch seine reflektorische Öffnung. Eine Verstärkung des peripheren Defäkationsreflexes gelingt auch willkürlich über die Anregung der Peristaltik durch Bauchpressen bei forcierter Inspiration und kurze Bewegung des Sphincter externus sowie Levator ani.

B. Angeborene Mißbildungen der Kloake und ihrer Derivate

Fehlentwicklungen des Anus und Rektum sind extrem selten (einmal bei 5 000—10 000 Geburten); bei Knaben sind sie etwas häufiger als bei Mädchen. Sie stehen im Zusammenhang mit Störungen während der Aufteilung in der

6.—9. Embryonalwoche. Anfangs besteht eine Kloake, d. h. ein Hohlraum, in den Blase, Geschlechtskanäle und Enddarm einmünden (5. Woche). Nach außen wird die Kloake von der Kloakenmembran verschlossen, die aus einem entodermalen und einem ektodermalen Blatt besteht. Indem das Septum urorectale (rectovaginale), das vom Mesoderm stammt, weiter nach unten wächst, wird die Trennung des Kloakenraumes in Mastdarm und Urogenitalien vollendet (7. Woche). Ist der Verschluß nicht vollständig, dann können Fisteln in verschiedener Anzahl und Ausdehnung zwischen beiden Systemen bestehen bleiben. Bereits in der 7. Woche hat der Urogenitalsinus eine Öffnung nach außen, während das Rektum erst durch Einreißen der Analmembran von der 9. Woche an nach außen mündet. Klinisch besteht bei den Mißbildungen ein fehlender oder ungenügender Mekoniumabgang mit Erbrechen, Meteorismus usw., wobei man folgende Typen (Abb. 129) unterscheidet:

Abb. 129: Fehlentwicklungen des Anus und Rektum:

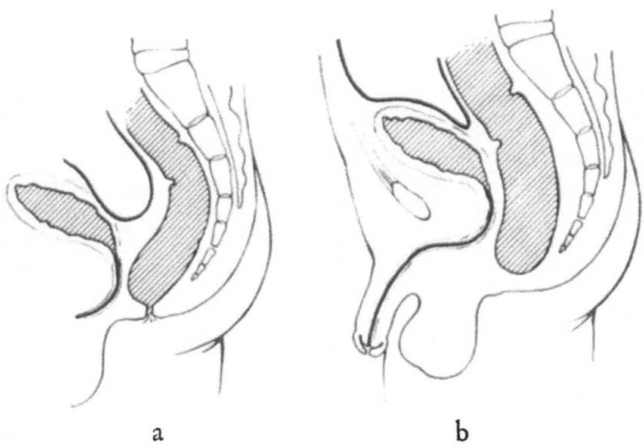

a   b

a) Analstenose. — b) Atresia ani simplex.

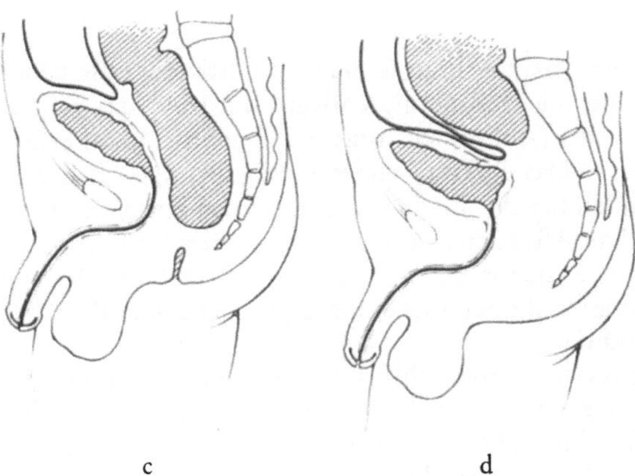

c   d

c) Atresia recti. — d) Atresia ani et recti.

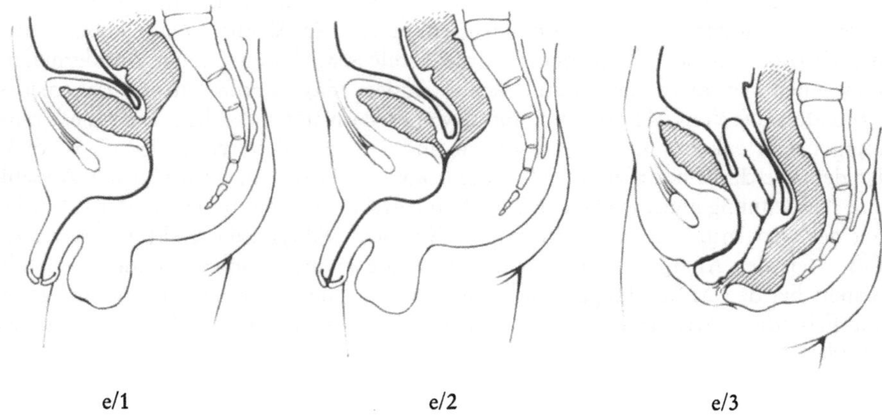

e/1   e/2   e/3

e) Atresia ani kombiniert mit Rektovesikal- (e/1), Rektourethral- (e/2) und Rektovaginalfistel (e/3).

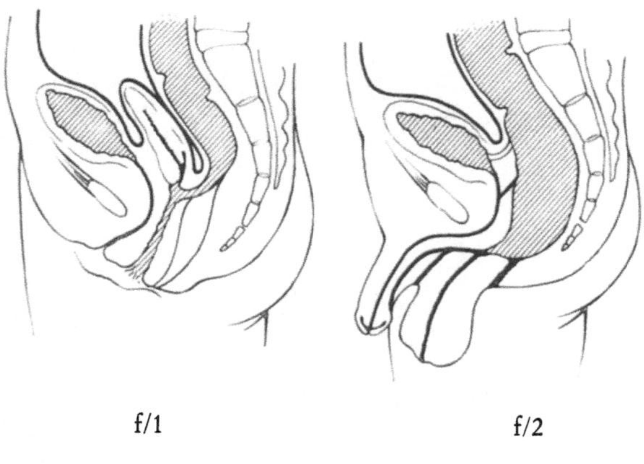

f/1   f/2

f) Atresia ani cum ano anomalo:
  1. Atresia ani vaginalis cum fistula vestibulari,
  2. Atresia ani cum fistula suburethrali, scrotali, perineali sowie Communicatio recti cum vesica bzw. parte prostatica.

a) **Analstenose.** Die Analmembran ist nur unvollständig auseinandergewichen und das Rektum kann nie vollständig entleert werden („das Rektum läuft über").
b) **Atresia ani simplex** (Anus imperforatus, bei etwa 10% aller angeborenen Verschlußbildungen). Das Rektum endet blind. Das Analgrübchen fehlt oder ist durch eine Eindellung der Haut angedeutet; der Sphincter ext. ist ausgebildet.
c) **Atresia recti.** Die Afteröffnung liegt zwar an gewöhnlicher Stelle, jedoch gerät der tastende Finger nur in einen kurzen Blindsack; über der mehr oder minder dicken Trennungsschicht befindet sich das blind endende Rektum. Der Sphinkter ist funktionstüchtig.
d) **Atresia ani et recti.** Hierbei fehlt die Afteröffnung und häufig das ganze Rektum; der Darm endet an der Linea terminalis oder innerhalb des Beckens in variabler Höhe blind. Diese Form ist mit Defektbildungen am kaudalen Ende der Wirbelsäule kombiniert (Fehlen des Steißbeins und evtl. unterer Sakralwirbel sowie Block-, Keil- und Spaltwirbelbildung der Lendenwirbelsäule).

e) **Atresia ani, kombiniert mit Rektovesikal- und Rektourethralfisteln.** Durch diese Störung, bei welcher der Kloakengang zwar vollständig ausgebildet ist, jedoch in variabler Höhe blind endigt, entsteht beim Manne die Rektum-Blasen-Fistel und Rektum-Harnröhrenfistel; bei der Frau stehen die Fisteln gewöhnlich mit der Vagina oberhalb des Hymen in Verbindung (innere Fisteln).

f) **Atresia ani cum ano anomalo (perineale, scrotale, vestibulare u. a.).** Diese Mißbildungen entstehen dann, wenn der Durchbruch nur an einer umschriebenen Stelle der äußeren Genitalien oder der Dammanlage erfolgt (äußere Fisteln), wobei diese Fistelgänge als Überreste der Kloake aufgefaßt werden müssen. Da sich der M. sphincter ext. (und auch der M. puborectalis) aus dem mesenchymalen Gewebe entwickeln, also nicht vom Ekto- oder Entoderm des Afters oder Mastdarms, ist das Fehlen des äußeren Schließmuskels beim Typ e und f eine absolute Ausnahme.

Für die **Diagnose** einer Atresie im Mastdarm-After-Bereich hat die Abdomen-Übersichtsaufnahme im Hängen mit dem Kopf nach unten, wobei man das Kind mindestens 5 Minuten auf- und abbewegen muß, besonderen Wert. Nach Markierung des Anus mit einer Bleikugel wird auf dem Röntgenbild der Abstand zwischen der aufgestiegenen Luftblase (Darmluft) gemessen. Danach kann auf Grund des Abstandes entschieden werden, ob ein perineales oder abdominales Vorgehen angezeigt ist; bei gleichzeitiger Ösophagus- oder Duodenalstenose ist diese Untersuchung natürlich wertlos. Wichtig ist stets das rechtzeitige Erkennen der Mißbildung, also ehe der Säugling in einen nicht mehr operationsfähigen Zustand gerät.

Therapie: Während man bei Mißbildungen nach Typ a und b mit fortgesetzter Dilatation bzw. kreuzförmiger Inzision oder Exzision der Analmembran unter Erhaltung der dehnbaren Analhaut sowie periodischer Dehnung mit Bougies auskommt, muß bei „tiefen" Fällen (Typ c, wenn der Rektumblindsack nicht weiter als 15—20 mm vom Damm entfernt liegt), die perineale Proktoplastik ausgeführt werden. Für die „hohen" Fälle, wenn das Rektum höher als 2 cm vom Anus blind endet (Typ d) oder wenn wie bei Typ e die Atresie mit einer urinären Fistel kombiniert ist und schließlich bei Typ f, wenn die Fistel zu klein ist, um eine völlige Entleerung des Darmes zu ermöglichen (intermittierende Ileuserscheinungen), kommen bei angelegtem Sphinkter bzw. ausgebildeter Levatorschlinge kombinierte abdominotransperineale Durchzugsoperationen in Frage.

C. Proktologische Untersuchungsmethoden

Eine Erstuntersuchung *ohne* Berücksichtigung von Anus und Rektum ist *immer unvollständig*. Die genaue Diagnose anorektaler Erkrankungen ist aber nur nach einer ausführlichen Erhebung anamnestischer Einzelheiten und einer methodischen Lokaluntersuchung zu stellen; sog. „Blitzdiagnosen" sind immer gefährlich.

Für die proktologische Untersuchung gibt es zwar besonders konstruierte Tische, jedoch kommt man bei Vornahme der Untersuchung in Linksseitenlage (Sims-Lagerung), wobei der Untersucher am Rücken des Patienten steht, oder Knie-Ellenbogen-Lage bzw. Knie-Brust-Lage gut auch ohne derartige Vorrichtungen aus. Manche Proktologen bevorzugen die Steinschnittlage mit einfachen Beinhaltern, da die rektale Untersuchung in Rückenlage für den Patienten angenehmer ist und noch den Vorteil bietet, daß der Arzt digital bimanuell, d. h. mit einer Hand am

Bauch und mit 2 Fingern im Rektum untersuchen kann. Bei starker Schmerzhaftigkeit infolge Fissuren, tiefsitzender Eiterungen oder Infiltraten bei sphinkterdurchbohrenden Fisteln sollte man in Narkose untersuchen und — wenn der Befund
eindeutig ist — gleich operieren.

1. Inspektion der Analregion

Um Anus und Perianalregion untersuchen zu können, werden durch fortschreitenden Zug mit den beiderseits vom Anus aufgelegten Daumen die Randfalten verstrichen; durch zusätzliches Spreizen der Gesäßbacken können außer
prolabierten Hämorrhoidalknoten, perianalen Thrombosen, äußeren Fistelmündungen, Analkarzinomen usw. auch ohne weiteres Analfissuren erkannt werden. Wenn
man den Patienten auffordert kräftig zu pressen, werden gleichzeitig Mastdarmvorfälle erkannt.

2. Austastung des Rektum

Nur die Austastung ermöglicht es, den Sphinktertonus und die Elastizität des
Analkanals zu beurteilen. Dazu wird der behandschuhte Zeigefinger nach Einfettung
unter drehenden Bewegungen langsam in den After eingeführt. Auf Geheiß wird
der Sphinkter angespannt („Sphinkterspiel"), wobei auf das Anziehen der Levatorschlinge („Levatorspiel") zu achten ist, um Anhaltspunkte über die Kraft des Verschlusses zu gewinnen. Bei Vorhandensein einer Analfissur oder eines Analabszesses
kann der Tonus des Sphincter int. außerordentlich zunehmen und in einen schmerzhaften Sphinkterkrampf übergehen. (Dehnung bei starker Fibrose des M. sphincter
int. kann für die Kontinenz gefährlich werden.) Die digitale Austastung ist gewöhnlich bis zu einer Höhe von 7—8 cm möglich und wird mit der *bidigitalen*
Untersuchung beendet, wobei der ganze Sphinkterapparat zwischen Zeigefinger und
Daumen genommen wird; hierbei sind oft Narben sowie Härten infolge subkutaner
und submuköser Fisteln zu fühlen. Gleichzeitig sollte immer eine Abtastung des
Steißbeines und der Prostata erfolgen; bei entzündlichen Prozessen der Prostata
und ihrer Umgebung ist die Defäkation häufig sehr schmerzhaft. Eine besondere
Bedeutung haben die Serosametastasen im Douglasschen Raum, die plattenförmige
derbe Infiltrate darstellen und eine stärkere Stenosierung des Rektum veranlassen
können. Zum Schluß empfiehlt es sich, den am untersuchenden Finger haftenden
Stuhl auf Blutbeimengungen zu untersuchen.

3. Proktoskopie

Die Proktoskopie (Anoskopie) erfolgt ohne Vorbereitung des Patienten und
muß stets rückläufig vorgenommen werden; man führt also das mit einem Gleitmittel versehene Instrument, dessen Länge zwischen 6 und 8 cm schwankt, langsam,
aber unter Druck, mit rotierender Bewegung, tief ein und entfernt darauf den
Mandrin. Wichtig ist die Inspektion der ganzen Zirkumferenz des Analkanals.
Bei guter Technik lassen sich chronische Analgeschwüre, hypertrophische Analpapillen, Analfissuren, innere Hämorrhoiden, entzündliche Veränderungen der
Krypten und Papillen, Mündungen von Analfisteln und tiefsitzende Rektumpolypen bzw. -karzinome erkennen.

4. Rektosigmoidoskopie

Die Rektosigmoidoskopie mit dem 30-cm-Rektoskop (Abb. 130) muß stets die Proktoskopie ergänzen; es ist ein verhängnisvoller Irrtum, zu glauben, daß man ein Neoplasma im Rektum und unteren Sigma auch mittels Röntgenkontrastdarstellung stets sicher diagnostizieren könne.

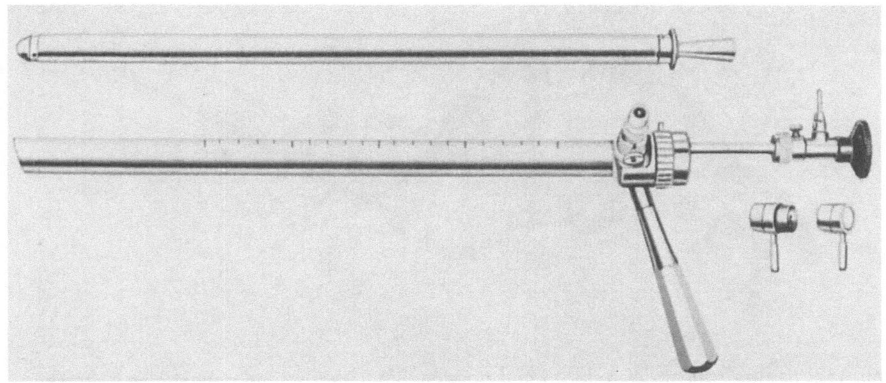

Abb. 130: Rektoskop mit Obturator und Tubuseinsatz für die Optik einschließlich Dichtungskappe für die Verwendung rektaler Instrumente unter Luftaufblähung.

Perforationen bei der Rektoskopie, besonders in den höheren Abschnitten (Sigmoidoskopie), sind bei Kenntnis der Grundformen des *Colon sigmoideum* vermeidbar (Abb. 131). Bei Typ a liegt ein kurzes, schlingenloses Sigma vor, das an einem kurzen Mesokolon aufgehängt ist. (Gelegentlich kann das Mesocolon sigmoideum auch vollständig fehlen.) Ein ausgeprägtes S bildet das Colon sigmoideum bei Typ b und c, das einmal an einem längeren, das andere Mal an einem sehr langen Mesokolon hängt.

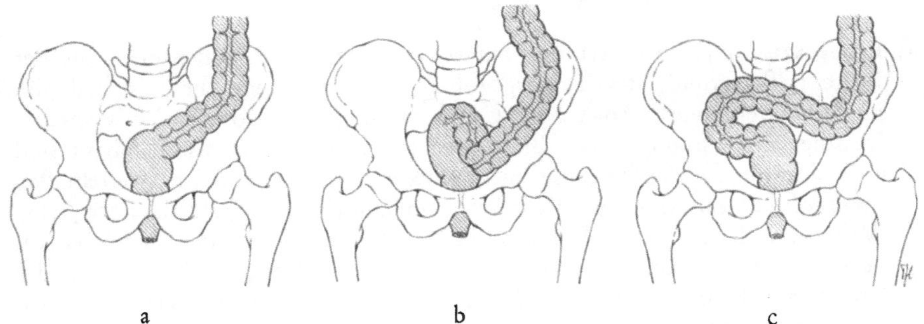

Abb. 131: Grundformen des Colon sigmoideum.

Wie bei der Proktoskopie so wird auch hierbei die Spitze des gut eingefetteten Instrumentes zuerst in Richtung Bauchnabel 5 cm (das Instrument ist graduiert) eingeführt und dann gegen das Sakrum gerichtet (Abb. 132). Durch Entfernung des

Obturators und Eindringen der Außenluft in das Rektum entfaltet sich das Lumen; dabei wird gleichzeitig die im Instrument angebrachte Beleuchtung eingeschaltet. Wenn keine genügende Entfaltung des Darmes zu erreichen ist, kann vorsichtig das Gebläse gebraucht werden. Jede Aufblähung des Darmes ist aber bei einer akuten

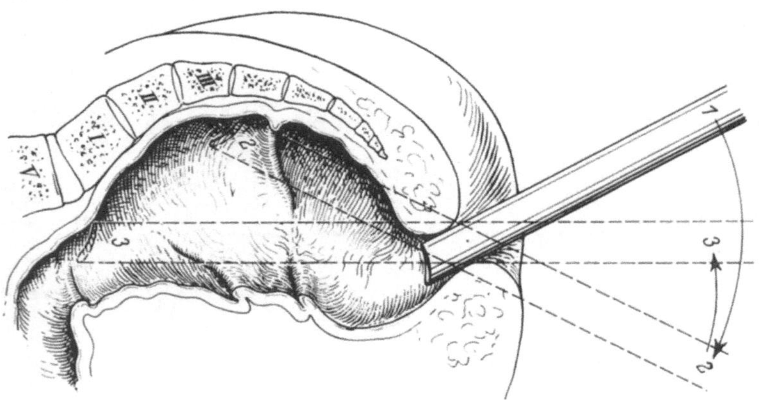

Abb. 132: Sagittalschnitt des Rektum und notwendige Richtungsänderungen des Rektoskoptubus (1, 2, 3) beim Einführen des Instrumentes.

Divertikulitis, einer akuten ulzerösen Kolitis oder bei Verdacht auf eine akuttraumatische Perforation kontraindiziert. Hat man die Knickbildung am Übergang vom Rektum zum Sigma etwa 16 cm über dem Schließmuskel erreicht, so ändert man die Richtung entsprechend der zuerst innegehabten. Bei 20% der Patienten kann aber die Abknickung so stark sein, daß es nicht gelingt, das Instrument in das Sigmoid weiterzuführen. Die eigentliche Betrachtung erfolgt wieder unter zirkulärer Inspektion und ausschließlich beim langsamen Herausziehen des Rektoskopes.

5. Ergänzungsuntersuchungen

a) **Probeexzision** je nach Art des Tumors entweder vom Rand oder aus der Mitte (Ulkusgrund) des Tumorgewebes. Die Gewebsentnahme ist lediglich im Sphinkterbereich schmerzhaft. *Cave:* Blutungen, Perforation. Histopathologische Untersuchungen von Biopsieproben aus der Rektumschleimhaut sind aber nicht nur für die Diagnose einer Neoplasie, sondern auch bei zweifelhaften entzündlichen Zuständen der Rektumschleimhaut (Kolitis, Proktitis) notwendig. Während z. B. bei der Colitis ulcerosa das Rektum fast immer betroffen ist, liegen in der Analregion nur in 25% Läsionen vor; dagegen zeigen sich bei der Crohnschen Krankheit nur in 50% pathologisch-anatomische Veränderungen am Rektum, aber in 75% Läsionen in der Analregion.

b) **Höhenbestimmung des Tumors** ist wichtig für die Entscheidung: radikale Amputation (bzw. Exstirpation) oder Kontinenzresektion. Während der Röntgenologe die Entfernung auf die innere Mündung des Analkanals bezieht, mißt man bei der Rektoskopie den Abstand von der äußeren Mündung, wodurch es zu einer Differenz von 3—4 cm kommt.

c) **Dickdarmkontrastdarstellung** (Kontrasteinlauf) evtl. Doppelkontrastdarstellung, wobei mit einem speziellen Pumpsystem Barium mit besonderer Haftfestigkeit gleichzeitig mit Luft eingeblasen wird. Dem Röntgenologen ist außer den bisherigen Befunden möglichst genau die diagnostische Fragestellung mitzuteilen.

d) **Kontrastdarstellung von Fistelgängen** (Fistulographie) mittels wäßriger Kontrastmittel ist nur bei sog. „Fuchsbaufisteln" sowie ischiorektalen und pelviorektalen Fisteln angebracht.

e) **Spezialinstrumente:** Analspekulum, feine und gröbere Knopfsonden, Hakensonden sowie Spezialzangen für Probeexzisionen.

D. Fremdkörper im Rektum und Verletzungen

Fremdkörper gelangen entweder durch Verschlucken oder vom After aus in den Mastdarm; mitunter bleiben infolge chronischer Obstipation, Erschlaffung der Bauchdecken sowie bei Mastdarmstrikturen und -stenosen (entzündlicher oder neoplastischer Genese) eingedickte Kotmassen im Rektum liegen, die durch Schleim und anorganische Substanzen zusammengekittet zu **Kotsteinen** im engeren Sinne werden. Diese Corpora aliena sind von Gallen- und Pankreassteinen zu unterscheiden.

1. Verschluckte Fremdkörper

Zum Beispiel Nägel, Knochensplitter, Fischgräten, Stiftzähne, Obstkerne u. a. m. können den ganzen Darm anstandslos passieren, ehe sie vom Sphincter ani aufgehalten werden, bohren sich dann dort ein und verursachen eine Periproktitis. Ein Hängenbleiben von Fremdkörpern im Rektum ist darum immer gefahrdrohend und ein längeres Abwarten bis zur Entfernung meistens zwecklos.

Häufiger als beschrieben treten Rektumverletzungen nach Einbringung von Fieberthermometern, Kathetern, Irrigatoransätzen u. dgl. m. durch ungeschulte Kräfte in zu große Tiefe oder falsche Richtung auf. Auch durch sexuelle Perversionen, sowie von Betrunkenen und Kindern werden die unglaublichsten Gegenstände absichtlich in die Ampulle eingeführt, brechen manchmal ab und bleiben dort liegen. In all diesen Fällen wird dann der Arzt wegen Tenesmus und Blutabgang konsultiert.

Therapie: Nach Sicherstellung durch den tastenden Finger sowie Endoskopie und Röntgenleeraufnahme (nicht Kontrasteinlauf) soll die Entfernung des Fremdkörpers anfänglich immer digital evtl. auch instrumentell, aber stets unter Sicht des Auges versucht werden. Dehnt man nämlich den After in tiefer Narkose langsam und allmählich, so kann schließlich die ganze Hand, wenn sie schmal ist, bis ins Rektum eingeführt werden; allerdings läuft man dabei Gefahr, den Schließmuskel zu überdehnen, weshalb es bei hochliegenden Fremdkörpern ratsamer ist, frühzeitig zu laparotomieren.

2. Mastdarmverletzungen

Ihnen begegnen wir nach *Schußeinwirkung* sowie Pfählung; derartige Läsionen sind infektionsgefährdet und meist mit ernsten Nebenverletzungen (Harnwege, Kreuzbein usw.) kombiniert. Die Symptomatik der *Blasenverletzung* ist anfangs recht vage; richtungweisend ist der schmerzhafte Harndrang mit fehlender oder geringgradiger Urinentleerung durch die Harnröhre. Liegt ein *Bruch des Os sacrum* mit Schädigung der Sakralnerven vor, so kann es durch den Verlust des Sphinktertonus zum Mastdarmvorfall kommen. Seltener sind die sog. *Berstungsruptur* und der Abriß durch Zug sowie die Perforation bei der Rektosigmoidoskopie (1 : 50 000), wobei der Mastdarm meist 12—15 cm oberhalb des Anus durch das Instrument perforiert oder nur lädiert und dann durch die zusätzliche Lufteinblasung gesprengt wird. Gefährdet sind besonders Kranke mit Stenosen, Divertikeln, Geschwülsten sowie Ulzerationen. Aber auch bei Reinigungs- und Kontrasteinläufen sowie beim subaqualen Darmbad (Sudabad) kann das Rektum direkt durch das verwendete Darmrohr bzw. durch den Wasserdruck und Preßakt perforieren. Gelegentlich kommen auch Zerreißungen am Rektum, vorwiegend jedoch am kaudalen Teil des Sigmoids, durch Preßlufteinwirkung zustande. Hierbei genügt es im allgemeinen, wenn der Schlauch eines Preßluftgerätes mit einem Druck von 2—6 atü lediglich in eine Entfernung von 5—20 cm zum Anus gebracht wird, um eine Darmzerreißung herbeizuführen.

Therapie: Da gerade bei diesen Verletzungen die Perforationssymptome (Schmerz, Darmruhe, Brechreiz, Bauchdeckenspannung) protrahiert und larviert verlaufen, muß schon bei Verdacht der Bauchhöhlenbeteiligung, also noch vor der Wundversorgung, die sofortige Probelaparotomie vorgenommen werden; innerhalb der ersten 3 Stunden gibt die operative Behandlung die besten Resultate. Jenseits von 36 Stunden nach dem Unfall soll jedoch nur bei einem „akuten Abdomen" laparotomiert werden. Bei allen intraperitonealen Verletzungen ist nach Versorgung des verletzten Darmes gleichzeitig ein temporärer Anus praeter-naturalis am Colon transversum anzulegen. Der Bauchafter darf bei Pfählungsverletzungen erst nach gelungener Sphinkter- oder Fistelplastik geschlossen werden.

In der Diskussion über die **Kokzygodynie,** die sowohl an der Steißbeinspitze pointiert als auch am Übergang zum Kreuzbein lokalisiert wird und dann dumpfe Mastdarmsensationen zeigt, spielen traumatische Ursachen (Blockierung des sakrokokzygealen „Gelenkes", Periostosen, Kallusbildung) und nichttraumatische (tonische Muskelspasmen der Beckenmuskulatur, Analfissur, perianales Hämatom, Proktitis usw.) eine Rolle. Posttraumatische Periostosen sind nach genauer Lokalisation der Schmerzpunkte durch Umspritzung mit Novocain, dem Decortin beigemischt ist, nachhaltig zu beeinflussen. Kommt es jedoch nach Decortin-Applikation wiederum zu häufigen Rezidiven, so ist neben Erkrankungen des Analkanals zusätzlich eine infekttoxische Komponente in Betracht zu ziehen. Von operativen Eingriffen, sei es nun die Resektion oder „Denervierung" durch Auslösen und anschließende Vernähung der Weichteile, ist abzuraten. Vereinzelt führt die Umschneidung des Steißbeins, wobei die Zugwirkung der seitlichen Muskulatur auf das Steißbeinperiost ausgeschaltet wird, zur Beschwerdefreiheit. Bewährt haben sich Novocain-Blockaden (vgl. Anästhesie-Kapitel).

E. Rhaphefistel (sog. Sakraldermoid-, Pilonidal-
oder Steißbeinfistel)

Die klinische Bedeutung der am oberen Ende der Rima ani (Rhaphe anococcygea) vorkommenden, oft rezidivierenden Fistelbildungen liegt in ihrer Neigung zu entzündlichen Komplikationen. Seit den ersten Beschreibungen werden diese fistelartigen Epitheleinsenkungen in der Gegend des Sakrokokzygealgelenkes als sog. Sakraldermoide bezeichnet und kongenitale Veränderungen zur Erklärung herangezogen. Im englischen Sprachgebrauch ist für die Rhaphefistel die Bezeichnung „pilonidaler Sinus", also Haarnestfistel, üblich, wobei für die Entstehung eine Mazeration der Haut und das Hineindrücken der Haare, z. B. während längeren Autofahrens, verantwortlich gemacht wird, was schließlich bei Soldaten zu dem volkstümlichen Namen „jeep disease" führte. Die Rhaphefistel kommt überwiegend bei jungen, adipösen Personen im 2.—3. Lebensjahrzehnt vor, wobei Männer 3mal häufiger als Frauen betroffen sind. Die genaue Betrachtung, mit oder ohne Lupe, zeigt nahezu immer eine oder mehrere punktförmige Öffnungen über dem Hiatus sacralis, die miteinander kommunizieren; der Fistelkanal kann sowohl oberhalb als auch unterhalb davon verlaufen. Pathologisch-anatomisch findet man mit Plattenepithel ausgekleidete Gänge, die in einem zystischen mit Haaren bzw. Haarresten ausgefüllten Hohlraum in der Subkutis einmünden.

Die **Therapie** besteht in einer bis auf die Faszie des Kreuz-Steißbeines gehenden radikalen Exzision des betroffenen Hautareales; die Heilung geschieht dann durch Granulation. Wenn keine Infektion vorliegt, kann der primäre Wundverschluß versucht werden, jedoch darf bei der Naht kein „toter Raum" unter der Haut entstehen.

F. Pruritus ani

Afterjucken kommt in allen Schweregraden vor, angefangen von gelegentlich brennenden Schmerzen („Juckanfall") bis zum dauernd vorhandenen perianalen Juckreiz. Als Dauerzustand kann es das Symptom einer Reihe von Erkrankungen sein, doch auch ohne nachweisbare Ursache gelegentlich als selbständige Krankheitseinheit auftreten. Diagnostische Bedeutung haben die objektiven Hauterscheinungen im Afterbereich, die von der Schwere und Dauer des Leidens sowie der dadurch bedingten Intensität des Kratzens abhängen. Zu Beginn ist die Haut stark gerötet und die perianalen Falten sind ödematös geschwollen; häufig finden sich auch frische Kratzeffekte. In chronischen Fällen ist die Haut lederartig verdickt, und hyperpigmentierte Flächen wechseln mit weißlichen Bezirken ab. Vereinzelt finden sich in der Analgegend oberflächliche Exkoriationen mit nässender Sekretion.

Die Ursachen des chronischen Pruritus können recht verschieden sein, wobei zahllose anorektale Leiden (Fissuren, Fisteln, Hämorrhoiden, perianale Wunden, Furunkel, Feigwarzen usw.) sowie Systemkrankheiten, Hautkrankheiten und Darmparasiten in Frage kommen; häufig ist die eigentliche Ätiologie zunächst nicht aufzuklären (idiopathischer Pruritus), und es kann dann nur eine symptomatische, meist unbefriedigende Behandlung erfolgen. Deswegen muß der Patient dahingehend aufgeklärt werden, daß das Afterjucken lediglich der Ausdruck eines anderen komplexen Leidens ist. Weiterhin müssen sämtliche Untersuchungsmöglichkeiten einschließlich Stuhluntersuchung, Bakterienkultur und auch spezielle Testmethoden ausgeschöpft werden, um das Vorliegen einer Gicht, eines Diabetes mellitus, einer Neurodermatitis (die sich mykotisch infizieren kann), einer endokrinen Dysfunktion und einer Allergie ausschließen zu können.

Vor allem der Analhygiene und Diätetik muß große Aufmerksamkeit gewidmet werden. In letzter Zeit wurde der Pruritus mit Hydrocortison-Salben erfolgreich beeinflußt. In refraktären Fällen können eine Unterminierung der perianalen Haut oder fraktionierte Hautexzisionen notwendig werden. Gelegentlich wird der Pruritus auch durch Hämorrhoidenverödung und durch streng subkutan vorgenommene Alkohol-Injektionen (in Narkose) günstig beeinflußt, wobei über die ganze Fläche verteilt insgesamt 1—2 ml in einzelnen Tropfen deponiert werden.

G. Mastdarmvorfall

Der Mastdarmvorfall entsteht sowohl durch Erschlaffung der Sphinkter infolge langdauernder übermäßiger Inanspruchnahme der Bauchpresse resp. Erhöhung des intraabdominalen Druckes wegen schwerer Obstipation, chronischen Hustens, rezidivierender Diarrhoen, Phimose usw., als auch infolge Schlaffheit des periproktalen Bindegewebes und des Beckenbodens. Anfänglich ist er spontan reversibel, später muß er manuell reponiert werden, und häufig kommt es zur Inkontinenz.

1. Partieller Mastdarmvorfall

Wenn nur die untersten Schleimhautpartien des Mastdarmes an einzelnen Stellen oder zirkulär am After heraustreten, so liegt ein partieller Mastdarmvorfall (Prolapsus mucosae ani, sog. „Schleimhautektropium") vor; hierbei ragt die Schleimhaut in „Rosettenform" nur etwa 2—3 cm oder höchstens bis 5 cm aus der Analöffnung heraus (Abb. 133). Der Übergang von Haut in Schleimhaut erfolgt glatt, ohne eine

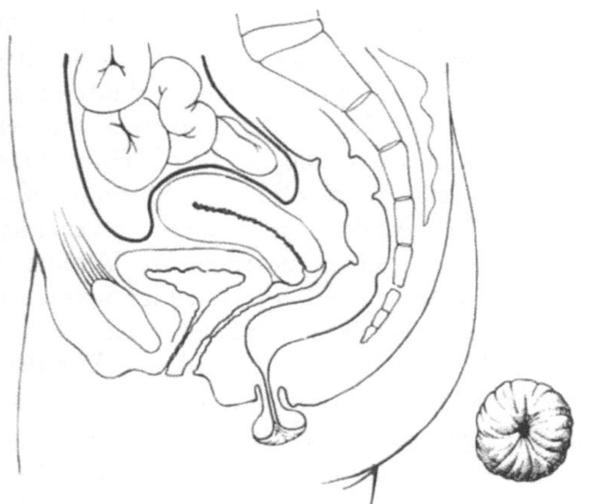

Abb. 133:
Partieller Mastdarmvorfall;
Schleimhaut zeigt „Rosettenform".

Furchenbildung. Diese Krankheit ist im frühen Kindesalter infolge Steilheit des Kreuz- und Steißbeins und dann wieder im höheren Lebensalter besonders häufig. Bei oberflächlicher Betrachtung kann die vorgestülpte Schleimhaut mit Hämorrhoiden oder einer zum After herausragenden gestielten Rektumgeschwulst verwechselt werden. Die Palpation der prolabierten Schleimhaut zwischen Zeigefinger und Daumen jedoch zeigt deutlich, daß beim partiellen Vorfall nur zwei Schleimhautschichten aufeinanderliegen, also ein reiner Mukosaprolaps vorliegt.

2. Inkompletter Mastdarmvorfall

Dagegen fühlt man beim inkompletten Mastdarmvorfall, daß sämtliche Schichten der Darmwand doppelt übereinander liegen; das ausgetretene Darmstück besteht aus 2 Zylindern, deren Serosaseiten einander zugekehrt sind. Bei diesem auch als Prolapsus recti bezeichneten Vorfall, der in allen Altersstufen auftritt, steht der „bienenkorbähnliche" Prolaps stets mehr als 5 cm heraus. Der Vorfall kann sogar inkarzerieren, und durch einsetzenden Sphinkterkrampf wird dann die Zirkulation im prolabierten Mastdarm abgedrosselt; lediglich bei Sphinkteratonie bzw. Inkontinenz sind die Komplikationen wie Ischämie, Ulzeration, Gangrän oder Blutung geringer.

3. Kompletter Mastdarmvorfall

Wird bei einem Mastdarmvorfall auch die Excavatio rectovesicalis oder rectouterina mit in den Prolaps einbezogen, liegt also noch eine Hernie neben dem Mastdarm und ein mit Dünndarm gefüllter Bruchsack (Hernia in recti) vor, so sprechen wir von einem kompletten Mastdarmvorfall, der von angloamerikanischen Autoren auch Procidentia recti genannt wird (Abb. 134). Dieser komplette Vorfall ist beim weiblichen Geschlecht häufiger und kann dann mit einem Genitalprolaps und einer Zystozele kombiniert sein. Bei einer Länge des Vorfalles von über 8 cm muß immer ein peritonealer Bruchsack vorhanden sein. In diesen Fällen von Prolaps des Rektosigma mit „Douglas"-Peritoneum hört und fühlt man bei digitaler Kompression des betreffenden Abschnittes die typischen Darmgeräusche und -bewegungen.

Auf Grund der verschiedenen Prolapsformen, die vom einfachen Mukosaprolaps bis zu einer Art Perinealhernie wechseln, variieren natürlich auch die Behandlungsmethoden, wobei Irreponibilität oder Einklemmung sowie Alter und Belastbarkeit des Kranken ebenfalls eine Rolle spielen.

Therapie: Der noch nicht lange bestehende Mastdarmvorfall ist bei Kleinkindern meist durch *konservative Maßnahmen* (langsame Reposition, evtl. in Narkose, Gazekompresse auf den Anus, Retention durch Zusammenhalten der Gesäßbacken mittels Heftpflasterverband) zu beheben. Außerdem Regulierung des Stuhlganges und Operation einer evtl. bestehenden Phimose, um starkes Pressen zu vermeiden.

Stellt sich das konservative Vorgehen nach einigen Monaten als ungenügend heraus, so ist beim kindlichen partiellen Mastdarmvorfall die *submuköse Injektionsbehandlung* (Sklerotherapie) angezeigt, die etwas oberhalb des Plexus venosus submucosus in Narkose vorgenommen wird. Die günstigsten Ergebnisse zur Sklerosierung und Fibrosierung der Mastdarmsubmukosa werden mit Phenol-Mandelöl- und Chinin-Urethan-Lösung erreicht; im übrigen Fortsetzung der konservativen Maßnahmen.

Ist auch diese Therapie noch ungenügend, so ist die *perirektale Injektionsbehandlung* zu versuchen; hierbei wird die Sklerosierungslösung unter Leitung des im Rektum liegenden Fingers oder auch mit Hilfe des Proktoskopes bei 3 und 8 Uhr (Steinschnittlage) fächerförmig perirektal bzw. periproktal injiziert. Diese Injektionsbehandlung kann bei partiellem Mastdarmvorfall sowohl bei Kindern als auch bei Erwachsenen durchgeführt werden. Tenesmen, Fieberreaktionen und perirektale Infiltrate treten verschiedentlich in den ersten Tagen auf und sind verständlich. Bei Erwachsenen treten manchmal Rezidive und später Schwierigkeiten mit der Kontinenz auf.

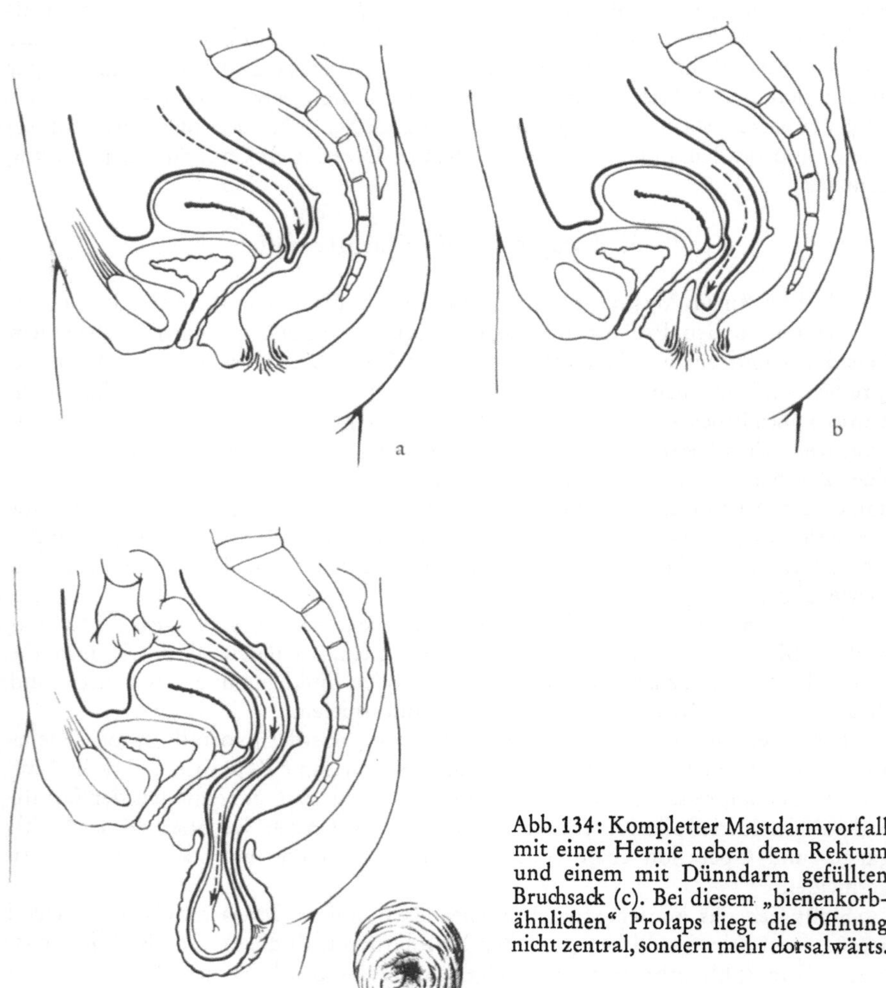

Abb. 134: Kompletter Mastdarmvorfall mit einer Hernie neben dem Rektum und einem mit Dünndarm gefüllten Bruchsack (c). Bei diesem „bienenkorbähnlichen" Prolaps liegt die Öffnung nicht zentral, sondern mehr dorsalwärts.

Die Beseitigung des Vorfalls allein ist aber noch kein Maßstab des Erfolges, weil durch die in das Periproktium gebrachten sklerosierenden Substanzen die Funktion und Elastizität des Schließorgans erheblich gestört werden können. Aber auch die operative Verengerung des Analkanals mittels Drahtring (THIERSCH), Nylonfaden oder Faszienstreifen (KIRSCHNER) ist insofern unbefriedigend, weil jede Infektion zur Fistelbildung und Ausstoßung des Fremdkörpers führt.

Demgegenüber bedeuten die *zirkuläre Mobilisierung des Analkanals* an der Schleimhautgrenze *nach der Methode von* SARAFOFF und die Bildung eines Narbenringes infolge Sekundärheilung der Ringwunde einen gewissen Fortschritt, obgleich auch hierbei Rezidive und in seltenen Fällen Strikturen auftreten können.

Aber auch die Totalexzision der äußeren Schleimhaut bei größeren Vorfällen mit Harmonikaraffung der Muskularis zum Sphinkterersatz und Anheftung des Hautrandes an den inneren Schleimhautzylinder, die den Namen Rehn-Delorme-Operation trägt, ist nicht rezidivfrei; bei kleineren Vorfällen kommt diese Methode sogar den Mängeln der Whitehead-Operation gleich (S. 245).

Beim kompletten oder totalen Mastdarmvorfall hat sich die *Abtragung des Sigma-Rektum-Prolapses nach dem perinealen Verfahren von* ALTEMEIER immer mehr eingebürgert. Dieses Verfahren vereinigt die Vorteile der MIKULICZ- (Abtragung sämtlicher Schichten des vorgefallenen Darmes) und Miles-Resektion (transanale Rekto-Sigmoidektomie) mit der Hackenbruck-Levatorplastik, und zielt darauf ab, durch Raffung der erschlafften Puborektalisschlingen den physiologischen Rektumknick wieder herzustellen.

Die *sakrale Rektopexie* mit der rekto-perkutanen Seidenfadenschlinge nach EKEHORN führt nur bei Kindern zu einer ausreichenden Fixierung; bei Erwachsenen (Kontraindikation) sind zahlreiche Infektkomplikationen mit tödlichem Ausgang mitgeteilt worden.

Die *abdominale Kolopexie* beim großen reponiblen Prolaps der Erwachsenen hat wenig unberechenbare Komplikationen, jedoch bleibt dabei die Beckenbodeninsuffizienz unbeeinflußt. Hierbei wird nach Hochziehen des Darmes das obere Rektum am Lig. longitudinale anterius des Promontorium angeheftet (KÜMMEL), oder der gestraffte Darm wird an die vordere Bauchwand fixiert (JEANNEL, v. EISELSBERG), oder es erfolgt eine intraperitoneale Suspension mit Faszienstreifen (ORR, RÜD). Bei all diesen Methoden kommt es darauf an, das „Rektosigmoid" straff und breitflächig an einem unnachgiebigen Punkt ohne Knick des Sigma oder Einklemmungslücken zu fixieren.

H. Hämorrhoiden

Hämorrhoiden sind Hyperplasien anorektaler Gefäßbezirke, wobei je nach Sitz und klinischem Bild innere und äußere Hämorrhoiden unterschieden werden. In letzter Zeit wurde verschiedentlich die schon früher vertretene Vorstellung von der Schwellkörperfunktion der Anorektalgefäße in den Columnae rectales erneut aufgegriffen und dabei betont, daß die klassische Vorstellung von der Architektur des Plexus venosus rectalis (submucosus, s. Plexus haemorrhoidalis superior), zu einseitig sei, da die Volumenvergrößerung der einzelnen Gefäßkomplexe (Hämorrhoidalknoten) in erster Linie durch die Anwesenheit von arteriovenösen Anastomosen ermöglicht werde. Diese Querverbindungen, die mit der Füllung zahlreicher kleiner Gefäßkissen im Dienste einer Schwellkörpervorrichtung (Corpus cavernosum recti) stehen, besitzen nach STELZNER zwar keine epitheloidzelligen Segmente, jedoch sind die Venen muskelstark und erinnern dabei an sog. Drosselvenen (= Brückenanastomosen).

Die Hyperplasie des die Columnae rectales enthaltenden Netzes von dünnwandigen Bluträumen, deren Inhalt in die Hämorrhoidalvenen abfließt, ist also nicht nur durch die Verschiedenheit des hydrostatischen Druckes der venösen Blutsäule und die Unstetigkeit der mechanischen Beanspruchung, sondern auch durch die in der Anorektalregion korpuskulär verteilten arterio-venösen Anastomosen verursacht. Für diese Ansicht, daß außer einer Behinderung des venösen Abflusses auch eine gesteigerte arterielle Zufuhr für die Entstehung innerer Hämorrhoiden wesentlich ist, spricht besonders die Abhängigkeit der Hämorrhoidalhauptknoten von der Lage der drei Endäste der A. rectalis superior bei 3, 7 und 11 Uhr (in Steinschnittlage gesehen) und die hellrote Blutung aus den inneren Hämorrhoiden (Abb. 135).

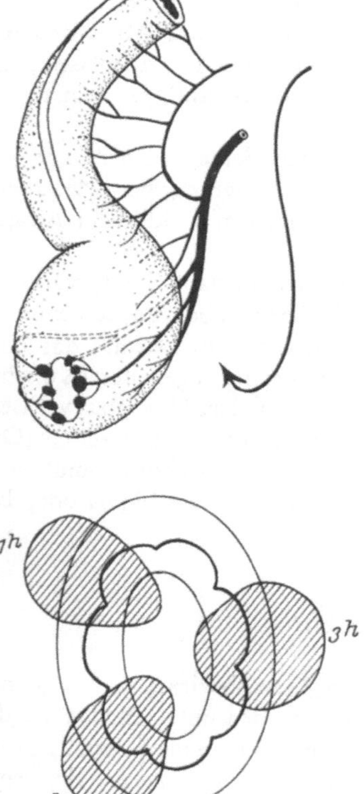

Abb. 135: Abhängigkeit der Hämorrhoidalhauptknoten von der Lage der Endäste der A. rectalis sup. bei 3 h, 7 h und 11 h (Steinschnittlage).

1. Innere Hämorrhoiden

Die inneren Hämorrhoiden liegen oberhalb der Haut-Schleimhaut-Grenze und sind von nicht-sensibler Rektumschleimhaut bedeckt. Sie neigen jedoch bei Fortbestehen begünstigender Faktoren (familiäre Disposition, schwere Arbeit im Stehen, Durchfälle infolge übermäßiger Einnahme von Abführmitteln, Schwangerschaften, Adipositas, Husten, Herzinsuffizienz sowie speziell beim Rektumkarzinom) und im Laufe der hämorrhoidalen Entzündung der Analschleimhaut (Anitis) zunehmend dazu, analwärts zu drängen, um schließlich als marginale Hämorrhoiden (Hämorrhoidalprolaps) zu imponieren. Die Inspektion nimmt man hierbei besser in Hockstellung als in Knie-Ellenbogen- oder Steinschnittlage vor, da so die Hyperplasien praller gefüllt sind. Die Diagnose stützt sich aber vorwiegend auf das proktoskopische Untersuchungsergebnis; die digitale Untersuchung ist selten aufschlußreich.

Die Anorectitis haemorrhoidalis ist stark verbreitet und macht sich anfänglich nur durch Juckreiz bemerkbar. In Verbindung mit Obstipation, Diarrhoe oder Diätfehlern können aber „*akute Hämorrhoidalschübe*" ausgelöst werden, die sich klinisch zuerst durch Blutungen, später dann infolge eines Prolapses mit Thrombose, Ödem sowie Stauung durch Schmerzen und seröse Sekretion manifestieren. Die Blutung erfolgt meist *mit* der Defäkation in Form von blutigen Streifen an der Kotsäule oder am Toilettenpapier. Hochgelegene Hämorrhoidalknoten bluten dagegen in die leere Rektumampulle, was die Differentialdiagnose gegenüber Rektumkarzinom erschwert, bei denen auch das Blut *vor* dem Stuhl abgeht. Ziemlich häufig kommt es im Anschluß an die Thrombose zur Ausbildung eines submukösen Abszesses.

Entwicklungsstadien: Entsprechend ihrer Lage zur Linea anorectalis und auch aus therapeutischen Konsequenzen hat man die unkomplizierten inneren Hämorrhoiden in 3 Entwicklungsstadien eingeteilt:

Hämorrhoiden 1. Grades bluten ohne zu schmerzen und reichen nie bis unterhalb der Linea anorectales; sie sind weder von außen zu sehen noch zu tasten. Die dauernde Sickerblutung kann eine schwere hypochrome Anämie verursachen.

Hämorrhoiden 2. Grades bluten wegen zunehmender Fibrose kaum; beim Anspannen der Bauchpresse erfolgt jedoch ein Prolaps bis unterhalb der Linea anorectales, aber weitgehende Spontanreposition nach der Defäkation.

Hämorrhoiden 3. Grades bluten infolge ihres derben Analhautüberzuges nicht mehr, machen aber nach der Stuhlentleerung eine digitale Reposition in das Rektum erforderlich. Da beim Dauerprolaps der Sphinkter zunehmend erschlafft, genügt später bereits das Einnehmen der aufrechten Körperhaltung, um den reponierten Hämorrhoidalknoten wieder austreten zu lassen, weshalb manche dies als *4. Grad* bezeichnen.

In all diesen Fällen, besonders aber bei Sickerblutungen, darf niemals auf eine Rektosigmoidoskopie bis mindestens 20 cm verzichtet werden, da nur mit ihrer Hilfe eine höher im Rektum gelegene organische Krankheit ausgeschlossen werden kann. Verursacht diese Untersuchung infolge Entzündung, Fissur, Ulzeration, Thrombose, Abszeß usw. Schmerzen, so empfiehlt sich die oberflächliche Anästhesie durch ein Mikroklysma mit Pantocain.

Therapie: Die klassischen Methoden der Hämorrhoidenbehandlung, die allein, gleichzeitig oder nacheinander angewendet werden, sind:

a) *Konservative Methoden:* Diese sind nur im Entwicklungsstadium 1 angezeigt und bestehen in der Regelung der Darmentleerung zur Vermeidung der Obstipation und damit verbundenem Pressen beim Stuhlgang (pflanzliche Abführmittel), weiterhin sind Alkoholgenuß und opulente Mahlzeiten zu verbieten (Diätverordnung), und schließlich hat sich die Einhaltung der Bauchlage bei hochgestelltem Fußende der Liege nach der Defäkation sowie die Afterreinigung mit feuchten Lappen und die Auflage von anästhesierenden oder adstringierenden Salbenlappen nach der Reinigung bewährt. Prolabiert ein Knoten 2. Grades, so reponiert man ihn am besten digital, unter Umständen in Narkose mit Sphinkterdehnung, bevor die Einschnürung am Analring zu Thrombosen, ischämischen Ulzerationen oder Gangrän führt und bei infizierten Hämorrhoidalknoten zum Ausgangspunkt metastastischer Infektionen werden kann. Besonders antiphlogistisch wirken cortisonhaltige Suppositorien und Salben. Aber auch lauwarme Sitzbäder, abwechselnd mit Bor- und Bleiwasserumschlägen, bringen akut entzündliche Schübe zum Abklingen.

b) *Sklerosierungsmethoden:* Die seit über 30 Jahren geübte Injektionsbehandlung ist in letzter Zeit wieder stärker in den Vordergrund getreten. Bei *nicht entzündlich veränderten inneren Hämorrhoiden* 1. Grades ist sie in 90% von Erfolg; dagegen ist der Erfolg bei zeitweiligem oder ständigem Prolaps der Knoten nur passager. Ungeeignet sind auch Kranke mit sowohl inneren als auch äußeren Hämorrhoiden. Außerdem erfordert die Injektionstechnik einige Übung, wenn die Dauerergebnisse gut und Komplikationen (Nekrosen an der Einstichstelle mit nachfolgenden Ulzera, Fisteln oder periproktische Abszesse, narbige Stenosierung des Analkanals) vermieden werden sollen.

Kontraindikationen: Unter keinen Umständen dürfen äußere Hämorrhoiden mit der Verödungstechnik behandelt werden. Kontraindikationen bilden auch thrombosierte oder infizierte innere Hämorrhoiden sowie Fisteln, akute Prostatitis, zentrale Kreislaufstörungen, Diabetes, Gravidität und — wie allgemein bei Verödungen — jede Bettlägerigkeit. Als Verödungsmittel werden Chinin-Urethan, Phenol-Mandelöl und Spezialpräparate benutzt.

Injektionstechnik (BLOND): Man benötigt eine Tropfenspritze, die infolge ihrer Arretierung bei jedem Druck nur 1 Tropfen des Sklerosierungsmittels entleert, eine lange Spezialkanüle mit sehr feiner Injektionsspitze, die in einem Winkel von etwa 30° abgebogen ist, und ein geschlossenes Proktoskop mit seitlichem Fenster bzw. Analspekulum (R. BENSAUDE benutzt ein Anoskop mit axialer Öffnung und eine vorn gekröpfte Nadel.

Der Kranke wird entweder in Links-Seitenlage mit angezogenen Knien oder auch in Steinschnittlage auf den Untersuchungsstuhl gelagert. Im Gegensatz zur Verödungsinjektion bei Varizen wird die Injektion bei inneren Hämorrhoiden nicht direkt in die Blutbahn vorgenommen. In der 1. Sitzung injiziert man 3—4 Tropfen des Präparates *streng submukös*, und zwar unter die Schleimhaut des größten der blutenden Hämorrhoidalknoten, wobei die Injektion selbst die normale Schleimhaut an der Basis oberhalb der Anorektallinie, nicht aber den eigentlichen Knoten treffen muß. Nur wer größere Erfahrungen hat, darf schon beim erstenmal an mehreren Stellen eine Verödung vornehmen. In den folgenden Sitzungen kann man maximal 10—12 Tropfen auf mehrere auseinander liegende Knoten verteilt einspritzen; dabei sollen aber pro Injektion nicht mehr als 1—3 Tropfen gegeben werden.

Bei gelungener Einspritzung bildet sich ein kugelförmiges, aus Injektionslösung bestehendes glasiges Ödem, wobei aber noch deutlich die Gefäßzeichnung zu erkennen ist. Hat sich ein weißliches Bläschen gebildet, so ist dies ein Zeichen dafür, daß in die Schleimhaut injiziert wurde; zur Vermeidung etwaiger Folgen (Nekrose, Ulkus usw.) empfiehlt es sich, das Bläschen mit einem Tupfer durch leichten Druck auszupressen. Eine zu tiefe Injektion verursacht stets heftige Schmerzen und außerdem setzt die Muskularis der Injektion erhöhten Widerstand entgegen. Auch Injektionen in die dorsale und ventrale Kommissur müssen unbedingt unterbleiben; bei Frauen kann das Septum recto-vaginale, bei Männern das Gebiet der Prostata und Urethra geschädigt werden. Wird die Flüssigkeit etwa in die Gegend von 3h, 7h und 11h deponiert, so kommt es meist schon nach der 1. Injektion zur Abdrosselung der submukösen Gefäße und zum Sistieren der Blutung.

c) *Operative Methoden:* Bei Hämorrhoiden 2. und 3. Grades, besonders wenn sich Blutungen, vermehrte Schleimabsonderung und entzündliche Schübe gehäuft wiederholen, sind chirurgische Eingriffe angezeigt; auch die nach Verödungsbehandlung auftretenden Rezidive stellen eine Indikation zur Hämorrhoidektomie dar. Die Hämorrhoidektomie ist aber kontraindiziert, solange das Hämorrhoidalgewebe akut entzündet, ödematös und thrombosiert ist, da es nach ausgedehnteren Hämorrhoidenoperationen leicht zu einer narbigen Stenose des Analkanals kommt.

Früher war ausschließlich das Abtragen der Knoten mit einem Glüheisen (Paquelin-Apparat) oder die Elektrokoagulation bzw. Elektroresektion üblich, wobei die verkochten Knoten hinter einer Klemme durch Schmelzschnitt abgetragen werden. Hierbei ist die möglichst geringfügige Koagulationsschädigung der umgebenden Schleimhaut (mindestens ein Viertel des Analumfanges muß verschont bleiben) für die ungestörte Heilung und den weiteren Erfolg ausschlaggebend. Werden nämlich verschiedene Knoten auf mehr als 2 Seiten entfernt, so kann sich eine durch Narbenschrumpfung bedingte Analstenose bilden. Verschiedentlich wurde auch durch die Hämorrhoidenblattzange der Sphinkter mit gefaßt und es blieb dann infolge Schädigung bei der Kauterisation eine Schwäche des Schließmuskels zurück. Oft traten auch nach Ablösung des Koagulationsschorfes bedrohliche Nachblutungen auf; aber selbst nach fortlaufender Naht ist die Blutstillung nicht immer exakt. Aus all diesen Gründen gilt die *Hämorrhoidektomie nach* LANGENBECK heute als veraltet.

Die ausgedehnteste, aber mit den meisten Komplikationen belastete Hämorrhoidektomie ist die ringförmige Totalresektion des untersten Mastdarmabschnittes (3—4 cm) und zirkuläre Vereinigung von Haut und Schleimhaut nach der *Methode von* WHITEHEAD. Wenn auch bei einzelnen sehr erfahrenen Operateuren die Ergebnisse manchmal günstig sind, so belasten doch die unerwünschten Folgen wie Narbenstenose, Sphinkterinkontinenz und Schleimhautektropium („feuchter Anus") dieses Verfahren erheblich und haben in der Literatur zu der Krankheitsbezeichnung „Whitehead-Anus" geführt. Dabei ist die sensorische Inkontinenz infolge Verlustes der unersetzlichen sensiblen Analkanalhaut und die hierdurch gleichzeitig bedingte Minderung auch bei intaktem willkürlichem Sphincter ext. am unangenehmsten. Durch eine gleichzeitig vorhandene narbige Ringstenose können zwar sensorische und auch motorische Kontinenzstörungen in beschränktem Umfang kompensiert werden (Stenosen-Kontinenz), jedoch macht ein begleitendes segmentäres oder zirkuläres Schleimhautektropium diese oft nur bescheidene Narbenring-Kontinenz meist wieder unwirksam.

In den letzten Jahren wurden verschiedene Gesichtspunkte bei der Hämorrhoidektomie erneut diskutiert und dabei von einer brauchbaren Operationsmethode gefordert, daß zwar das erkrankte Gewebe gründlich entfernt werden soll, jedoch keine zur Stenosierung führende übermäßige Narbenbildung auftreten dürfe und auch die Vorbedingungen für eine ausreichende postoperative Drainage gegeben sein müssen.

Als erfolgreichste Methode gilt heute die radiäre Segmenthämorrhoidektomie (Exzision der 3 Hämorrhoidalhauptknoten bei 3h, 7h und 11h, entsprechend der Lage der 3 Endäste der A. rectalis sup.) unter Belassung von Schleimhautbrücken sowie Anteilen der rektalen Schwellkörper und Ligatur bzw. Transfixation der zu den Knoten führenden Arterien, z. B. nach der *Dreizipfelmethode von* MILLIGAN-MORGAN. Hierbei wird nach schonender digitaler Dehnung des Sphinkters und Anspannen mittels Klemmen bei einer Hämorrhoideneinheit (die durch einen anal eingeführten Rollgazestreifen nach Retraktion zum Prolabieren gebracht wurde) zuerst der arterielle Zufluß (Gefäßpulsation meist leicht tastbar, wobei jedoch manchmal die Wand des Analkanals mehrmals behutsam abgesucht werden muß) mit Durchstechungsligatur unterbunden. Danach wird etwas außerhalb der analen Schleimhautgrenze die Basis der Hämorrhoideneinheit V-förmig inzidiert und von ihrer Unterlage bis zum Ligaturstumpf hinauf präpariert. Sekundärknoten werden gegebenenfalls in die Ligaturen der Hauptknoten eingeschlossen, da ja angenommen wird, daß nur 3 typische Gefäßstiele, ein linker und zwei rechte Äste der A. rectalis cranialis vorhanden sind. Nach Exstirpation resultiert eine Wunde, die wie ein gleichschenkeliges Dreieck aussieht. Falls notwendig, so werden auch weitere Hauptknoten in gleicher Weise versorgt, wobei stets eine Schleimhautbrücke von mindestens 5 mm, besser 1 cm, stehen bleiben muß. Diese Methode der Segmenthämorrhoidektomie wurde verschiedentlich modifiziert; so verankern manche die Durchstechungsnaht in Höhe der Linea anorectalis am Sphincter int., um wieder weitgehend normale anatomische Verhältnisse herzustellen, jedoch bleibt auch hierbei die Hämorrhoidektomiewunde über den Analrand hinaus offen, um so einen genügenden Abfluß des Wundsekretes zu ermöglichen; ein Drainrohr wird darum nicht mehr eingelegt.

2. Äußere Hämorrhoiden

Äußere Hämorrhoiden gehen vom Plexus venosus subcutaneus (Plexus hämorrhoidalis inferior) aus, liegen distal der Haut-Schleimhaut-Grenze in der unbehaarten drüsenlosen Zone und imponieren als ovale oder kugelige, gelegentlich bläuliche Prominenzen, die sich bei Defäkationsanstrengungen prall füllen. Außer einem lästigen Juckreiz verursachen sie keinerlei Schmerzen, Blutungen oder Funktionsstörungen. Der Pruritus ist meist dadurch bedingt, daß die perianalen Falten infolge des Hämorrhoidalknotens nur schlecht von Stuhl gesäubert werden können und es darum auch häufig zu Entzündungen kommt (Proctitis haemorrhoidalis Berson).

Verschiedentlich wird in letzter Zeit nicht nur die Existenz der äußeren Hämorrhoiden, sondern auch die ihnen eigentümliche Komplikation, nämlich die *akute Hämorrhoidalthrombose,* angezweifelt, die als ein durch Gefäßruptur entstandenes perivenöses, also extravasales Hämatom aufgefaßt wird. Bei dieser Pseudothrombose infolge Venenruptur, die meist im Anschluß an den Defäkationsakt auftritt, finden sich neben dem im Bindegewebe des Dammes liegenden *perianalen Hämatom* oft noch kleine Thrombosen im unteren Hämorrhoidalgeflecht.

Die beim perianalen Hämatom plötzlich einsetzenden und ständig heftiger werdenden Schmerzen sind schließlich beim Sitzen unerträglich, so daß absolute Arbeitsunfähigkeit besteht. Das plötzliche Auftreten läßt oft den Kranken irrtümlicherweise annehmen, daß ein Hämorrhoidalprolaps vorliegt, jedoch ist jeder Versuch, den manchmal bis kirschgroßen Knoten digital zu reponieren, unbedingt zu unterlassen; außerdem trägt die damit verbundene Traumatisierung zur Verstärkung des Begleitödems bei. Im weiteren Verlauf kann es dann infolge Drucknekrose auch zu Ulzerationen kommen.

Therapie: Obwohl man innerhalb von 3 Tagen mit einer Punktion oder *radiären Inzision* des Hämatoms und Auslöfflung des Gerinnsels schlagartig Beschwerdefreiheit erreicht, so kommt es aber danach häufig zu schmerzhaften Rezidiven. Diese Möglichkeit kann durch totale Entfernung des Gerinnsels nach wetzsteinförmiger Umschneidung ausgeschlossen werden; hierbei wird die Wunde ähnlich wie bei der Dreizipfelmethode zur Behandlung innerer Hämorrhoiden auch offen gelassen.

Wird das perianale Hämatom konservativ behandelt (zu Beginn feuchtwarme Umschläge und Eispackungen, nach 48 Stunden heiße Packungen und Sitzbäder), was besonders an der vorderen und hinteren Analkommissur angezeigt ist, so bleibt meist eine schlaffe, nicht schmerzhafte Hautkarunkel („Mariske", „Feigwarze") zurück; dieser fibröse Hautzapfen kann später durch eine breite V-förmige Exzision entfernt werden.

J. Entzündliche Erkrankungen im Anorektalbereich

Kryptitis, Analfissur, Anorektalabszeß („periproktischer" Abszeß) und anorektale Fistel sind keine selbständigen Leiden, sondern verschiedene Stadien anorektaler Entzündungsprozesse. Diese unspezifischen entzündlichen Erkrankungen nehmen in über 80% ihren Ausgang von den Analkrypten (Morgagni-Krypten), die eine sehr variable Tiefe und damit auch variable Entzündungsbereitschaft haben (Krypteninfektion). Von dort schreiten dann die Infektionen über die sog. Proktodäaldrüsen oder auf dem Lymphweg (Lymphangitis anorectalis) weiter fort. Häufig entwickelt sich in den dorsalen Anteilen des Analkanals ein oberflächliches Infiltrat, das sowohl Fissuren als auch „periproktitische" Abszesse verursacht, nach deren Entleerung schließlich die typischen Analfisteln unterhalb des Levator und außerhalb des äußeren Schließmuskels zurückbleiben. Durch Virulenzzunahme der Erreger sowie Sekretstauung kann die Entzündung wieder aufflackern und die chronische Fisteleiterung in den Anorektalabszeß übergehen, was zu der Bezeichnung „fistelnde Abszesse" geführt hat. Weitere Ursachen anorektaler Fisteln sind Fremdkörper, die Enteritis regionalis und in weniger als 1% aller Fälle die Tuberkulose, wobei die umgebende Analhaut oft ulzeriert ist (fistulöse Geschwüre).

1. Analfissur

Für die Entstehung der Analfissur werden mechanische (harte Kotmassen bei Verstopfung), vaskuläre (erweiterte Hämorrhoidalvenen) und infektiöse Faktoren (innerhalb der Morgagni-Krypten) verantwortlich gemacht. Unkomplizierte Fissuren sind stets an den Kommissuren lokalisiert (in 90% an der dorsalen, in 9% an der ventralen Analkommissur). Laterale Analfissuren (in 1%) sind meist spezifisch (tuberkulöses, syphilitisches oder karzinomatöses Ulkus). Analfissuren sind längsoval, wobei der größte Durchmesser in der Längsachse des Analkanals liegt. Häufig ist die oberhalb der Fissur liegende Analpapille infolge der chronischen Infektion beträchtlich vergrößert; weil eine Granulationsbildung fehlt, sind meist einzelne Fasern des äußeren Schließmuskels am Grund der Fissur deutlich erkennbar. Von einer Analfissur aus kann es sowohl zur Infektion des lockeren paraanalen Gewebes und zur Ausbildung von Einschmelzungsherden als auch zu der von MILES als „Pectinosis" bezeichneten Sphinkternarbe kommen.

Die Trias klinischer Symptome ist bei der sich fortschreitend in Schüben entwickelnden Analfissur typisch: Schmerzen, die mit der Defäkation einsetzen und sich bis zur Unerträglichkeit steigern (Defäkationsschmerz) — Sphinkterkrampf (wodurch es zum Nachschmerz kommt) — Ulzeration der Kommissur (mit Verringerung der Beschwerden). Mitunter finden sich auf dem Stuhl oberflächlich gelegene, frischrote Blutspuren, desgleichen auf dem Toilettenpapier.

Therapie: Bei der akuten Analfissur ist zunächst ein konservativer Behandlungsversuch angebracht (Pantocain-Tumenol-Salbe), Ultracortenol als Salbe, Tampositorium B). Auch die Unterspritzung (nach BENSAUDE) mit einer 5%igen Chinin-Urethan-Lösung wirkt bei der noch von gesunder Analhaut umgebenen frischen Fissur günstig. Besteht eine chronische ulzeröse Fissur, so ist die Fissurektomie, evtl. sogar die Durchtrennung des durch den gesteigerten Tonus und die Fibrose verengten Muskelringes angezeigt (Sphinkterotomie nach MORGAN). Die nur schwer dosierbare Zerreißung bei der digitalen Dehnung ist abzulehnen.

2. Anorektalabszeß

Der Anorektalabszeß ist eine häufige Komplikation der Kryptitis und Proktitis (Rektitis) sowie beim Rektumkarzinom. Diese Abszesse brechen viel seltener nach innen zum Analkanal hin als nach außen durch. Sie verursachen einen Dauer-

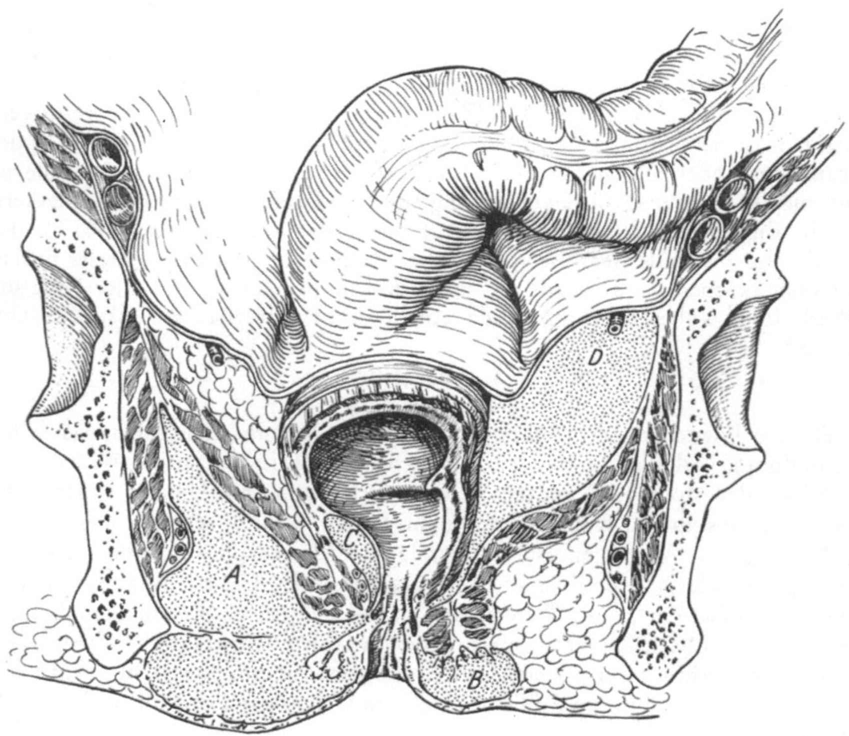

Abb. 136: Anorektalabszesse: Ischiorektaler (A), perianaler (B) intramuraler (C) und pelvirektaler Abszeß (D).

schmerz mit Temperatursteigerung, lassen sich meist durch digitale Untersuchung lokalisieren. Nach ihrer Lokalisation unterscheiden wir perianale (oder subkutane), intramurale (oder submuköse), ischiorektale und pelvirektale (oder supralevatorische) Abszesse (Abb. 136). Praktisch liegt bei diesen anorektalen Abszessen immer eine Mischinfektion mit Bakterien der Koli- und Proteus-Gruppe, Strepto- und Staphylokokken sowie Darmanaerobiern vor; auch der tuberkulöse Abszeß ist regelmäßig mischinfiziert.

Therapie: Anorektalabszesse sollten unverzüglich durch einen zirkulären oder T-förmigen Schnitt breit eröffnet werden. Wird der Eingriff erst bis zum Auftreten einer Fluktuation hinausgeschoben oder der Abszeß nur durch Stichinzision eröffnet, so kommt es in der Folgezeit recht oft zu Resthöhlen und fistelnden Abszessen (anorektale Fisteln).

a) Perianaler Abszeß

Der äußerlich sichtbare perianale Abszeß in der nächsten Umgebung der Afteröffnung tritt meist ohne vorhergehende Symptome plötzlich auf, ist äußerst schmerzhaft, verursacht jedoch im allgemeinen nur einen mäßigen Temperaturanstieg. Die Abszeßhöhle liegt an der Haut-Schleimhaut-Grenze oder reicht bis in halbe Höhe des Analkanals. In diesem Gebiet besteht auch eine umschriebene, entzündlich gerötete Schwellung, die sich heiß anfühlt und stark druckempfindlich ist. — Die sicherste Behandlungsmethode ist die frühzeitige Eröffnung mittels T-Schnitt und Zurückschneiden der Ränder.

b) Intramuraler Abszeß

Der intramurale Abszeß liegt zwischen Schleimhaut und Muskularis meist seitlich im oberen Teil des Analkanals, also in der unsensiblen Zone, und kann sowohl durch Fremdkörper als auch eine Infektion von thrombosierten oder prolabierten inneren Hämorrhoidalknoten bedingt sein. Deshalb steigt das entzündliche Ödem bald in den empfindlichen Analkanal hinunter, und der Kranke klagt dann über einen dumpfen Dauerschmerz im After.

Therapie: Eine Inzision des Abszesses darf erst nach deutlich palpabler Vorwölbung und Probepunktion vorgenommen werden. Zur Kontrolle der manchmal lebensbedrohlichen Nachblutung empfiehlt sich das Einlegen eines dicken Gummirohres in den Analkanal für 24—48 Stunden.

c) Ischiorektaler Abszeß

Der ischiorektale Abszeß entsteht vorwiegend über die hinteren Analkrypten (Krypteninfektion) und führt zu akuten Erscheinungen in Form von Fieber sowie heftigen Schmerzen. Da die Entzündung in großer Tiefe, jedoch unterhalb des M. levator, beginnt, ist beim ischiorektalen Abszeß kaum jemals Fluktuation, sondern lediglich ein Analödem nachweisbar. Im weiteren Verlauf kann die Ischiorektalgrube der anderen Seite infiziert werden (ischiorektaler Doppel- oder Hufeisenabszeß), aber auch eine Spontanperforation auftreten. — Die frühzeitige und große Abszeßinzision ist hierbei besonders wichtig, weil nur dadurch die Höhle selbständig offen bleibt; das Einlegen eines Drains ist dann unnötig.

d) Pelvirektaler Abszeß

Bei den pelvirektalen Abszessen oberhalb des M. levator fehlen die bei anorektalen Abszessen typischen Symptome oder sie sind nur schwach ausgeprägt.
Ein charakteristisches Symptom ist die nahezu stets zu beobachtende Harnsperre.
Außerdem besteht meist ein gewisses Druck- oder Schweregefühl im Mastdarm-
bereich und „unklares" Fieber mit Schüttelfrösten.

Therapie: Auch hierbei ist es besser, wenn zuerst eine Probepunktion vorgenommen und die Eröffnung dann durch die gesunde Ischiorektalgrube ausgeführt
wird, wobei auf Blutungen aus Ästen der A. pudendalis zu achten ist. Der Levator
wird hierbei in Faserrichtung, d. h. von perinal nach kokzygeal gespalten. Durch
ausgedehnte Hautexzision wird die eröffnete Höhle kegelförmig gestaltet, wodurch
eine Rohrdrainage überflüssig wird.

3. Anorektale Fisteln

Unter anorektalen Fisteln versteht man von Granulationsgewebe ausgekleidete
Gangsysteme zwischen der Pars analis recti und der Haut in der Umgebung des
Anus. Bei längerem Bestehen kann sich ein Teil des Ganges von der äußeren Haut
her epithelisieren, und oft ist die Fistel von härterem Schwielengewebe umgeben.
Die Einteilung dieser oftmals wie bei einem „Fuchsbau" verzweigten Röhrenfisteln
erfolgt nach ihren Beziehungen zum Sphinkterorgan.

Die Diagnose kann bei diesen „labilen" Fisteln meist schon auf Grund des
typischen Krankheitsverlaufes gestellt werden: zuerst tritt ein Abszeß auf, der
durch Stichinzision entleert wird oder nach außen durchbricht. In der Folgezeit
granuliert die Abszeßhöhle zwar weitgehend zu, jedoch kommt die chronische Entzündung nie zur Ruhe, weshalb sich aus der „sekundären" Fistelöffnung weiterhin
eitriges Sekret entleert. Die „primäre" Öffnung, die in der Regel in einer der
hinteren Krypten liegt (nur ausnahmsweise verläuft der Gang auch einmal rein
submukös oder endet blind oberhalb des M. levator im Levatortrichter), kann so
fein sein, daß sie nicht mehr sondiert werden kann; außerdem ist die Sondierung
fast immer schmerzhaft und bei Gewaltanwendung besteht die Gefahr, daß der
Gang durchstoßen und damit die Infektion in die Umgebung propagiert wird.
Deswegen ist es günstiger, wenn zum Auffinden der primären Öffnung abgekochte
Milch oder eine aus gleichen Teilen von Methylenblau und Wasserstoffsuperoxyd
bestehende Lösung langsam in die sekundäre Fistelöffnung injiziert wird.

Bei spontan perforierten oder ungenügend eröffneten Abszessen kann sich
die Kenntnis der *Regel von* GOODSAL als nützlich erweisen; danach werden die
Analfisteln durch eine gedachte Linie, die quer durch die Mitte des Anus verläuft,
in 2 Gruppen eingeteilt. Die Regel besagt nun, daß, wenn die sekundäre Fistelöffnung genitalwärts in der vorderen Hälfte liegt, der zur primären Fistelöffnung
ziehende Gang gewöhnlich *geradlinig* verläuft. Liegt die sekundäre Fistelöffnung
jedoch steißbeinwärts in der hinteren Hälfte, so verläuft der Gang zur primären
Fistelöffnung fast immer *bogenförmig.*

Die typischen anorektalen Fisteln (Fistula ani et recti) entstehen in der Krypten-
zone der vorderen oder hinteren Analkommissur (Linea anorectalis) und verlaufen
nach einem durch die anatomischen Verhältnisse des Analkanals bedingten Bau-
plan, von dem sie nur graduell abweichen. Nach dem Verlauf des Fistelganges

zum Schließmuskelapparat und im Beckenbindegewebe unterscheiden wir intrasphinktere (subkutane, submuköse), transsphinktere (perisphinktere, ischiorektale), intersphinktere (oder intermuskuläre) und extrasphinktere (pelvirektale) Fisteln (Abb. 137). Besteht zwischen dem Analkanal und der äußeren Haut eine Verbindung,

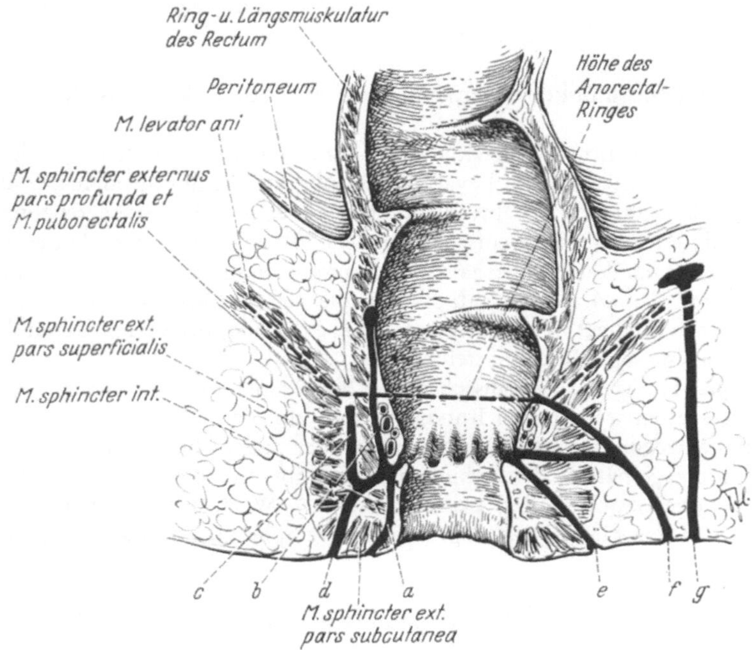

Abb. 137: Verlauf der hauptsächlich vorkommenden anorektalen Fisteln und ihre Beziehungen zum Sphinkterorgan: a) subkutane intrasphinktere Fistel, b) submuköse intrasphinktere Fistel, c) inkomplette intersphinktere Fistel, d) komplette intersphinktere Fistel, e) perisphinktere Fistel, f) komplette ischiorektale Fistel, g) pelvirektale Fistel.

so liegt eine komplette Fistel vor. Ist jedoch nur eine Fistelöffnung nachweisbar, so nennt man die Fistel blind oder inkomplett (inkomplette innere oder äußere Fistel); hierbei kann sich entweder die zweite Öffnung sekundär geschlossen haben oder der ursprünglich vorhandene Abszeß ist nur in einer Richtung durchgebrochen.

Therapie: Das Grundprinzip bei der operativen Behandlung aller anorektalen Fisteln ist die aufklappende Spaltung des Hauptganges einschließlich all seiner Nebengänge sowie die Hautresektion zur Schaffung eines grabenförmigen Wundbettes und die Beseitigung der primären Fistelöffnung als unterhaltende Ursache. Nachdem feststeht, daß nicht der M. sphincter ani internus oder externus für die Kontinenz entscheidend ist, sondern der M. levator ani mit seinem ventralen Abschnitt, der Puborektalschleife bzw. dem M. puborectalis, ist zur Vermeidung von Fistelrezidiven die einzeitige Spaltung auch bei Fistelgängen durch tiefere Abschnitte der Sphinktermuskulatur angezeigt (primäre Sphinkterotomie). Das früher als Ligatur- oder sog. Fadenmethode propagierte Verfahren verlängert zwar den Krankheitsverlauf, jedoch ist es keineswegs ein Fehler, sich der Fadenmethode bei Rezidivoperationen, besonders bei ischiorektalen Fisteln, zu bedienen.

a) Intrasphinktere subkutane oder submuköse Fistel

Sie verläuft meistens senkrecht zur Analachse; aber auch quere und zirkuläre
Formen sind möglich. Die Sonde läßt sich überall unter der Haut oder Schleimhaut
gut verfolgen.

Therapie: Einzeitige Fistelspaltung ist angezeigt, die bei submukösen Fisteln
besser elektrochirurgisch vorgenommen wird.

b) Transsphinktere, perisphinktere und ischiorektale Fisteln

Das charakteristische Kennzeichen der transsphinkteren Fisteln ist, daß der
Hauptgang stets unterhalb des Levators das Sphinkterorgan durchbohrt. Während
sich die perisphinkteren Fisteln eng an der äußeren Sphinkterbegrenzung ent-
wickeln und nicht weiter als 3 cm vom Anus enden, zeigen die ischiorektalen Fisteln
eine hohe Kommunikation oberhalb der Externussphinkteren, durch den inneren
Sphinkter und den M. puborectalis, wobei die äußere Öffnung etwa 5 cm vom
Afterrand entfernt liegt. Vereinzelt tritt nach einem doppelseitigen ischiorektalen
Abszeß auch eine sog. Hufeisenfistel auf.

Therapie: Hochgelegene transsphinktere Fisteln sollen nur bei geradem Verlauf
einzeitig gespalten werden. Bei Rundgang muß zur Verhütung einer Inkontinenz
zweizeitig vorgegangen werden, wobei zuerst der äußere Fistelabschnitt in zirkulärer Richtung gespalten, der Sphinkter eingekerbt und die Wunde durch große
Hautresektionen zum Klaffen gebracht wird: 2 Wochen später wird dann in
2. Sitzung der vom Hauptgang umgriffene innere Sphinkter quer zur Faserrichtung
durchtrennt.

c) Intersphinktere Fistel

Die intersphinkteren Fisteln, bei denen ursächlich wohl immer eine Kryptitis
in Frage kommt, sind gewissermaßen zwischen der Längs- und Ringsmuskulatur
steckengebliebene Entzündungsprozesse; mitunter sind sie Zweitfisteln bei transsphinkteren Fisteln.

Therapie: Auch hierbei muß wie bei den transsphinkteren Fisteln der Fistelgang
vollständig freigelegt werden, wobei in einer Sitzung der Sphinkter nur einmal
inzidiert werden soll.

d) Extrasphinktere pelvirektale Fisteln

Sie entstehen nach Pfählungsverletzungen oder nach Eröffnung pelvirektaler
Abszesse und sind die am seltensten vorkommenden anorektalen Fisteln. Hierbei
ist die sekundäre Fistelöffnung stets weiter als 5 cm vom Analrand entfernt. Außer
diesen blinden äußeren kommen aber noch blinde innere und komplette pelvirektale Fisteln vor.

Therapie: Wesentlich ist hierbei, daß die das ganze Sphinkterorgan umgreifende
Fistel niemals zum Rektum oder Analkanal hin gespalten, sondern nur weit vom
Sphinkter entfernt freigelegt werden darf.

4. Proktitis bzw. Rektitis

Eine bedeutende Rolle in der praktischen Mastdarmpathologie spielen Entzündungen im Sphinkterkanal und an der Ampulla recti, die als Proktitis bzw. Rektitis (oder Proktoampullitis) bezeichnet werden und die sich im Abgang von glasigem Schleim, oftmals mit Blut vermengt, und zeitweise erhöhten Temperaturen äußern. Häufige Ursachen sind mechanische Insulte durch Verletzungen, Fremdkörper, Einläufe mit mehr oder weniger stark konzentrierten chemischen Zusätzen, Parasiten (vornehmlich Oxyuren), Hämorrhoiden, Polypen und schließlich Tumoren. Subjektiv klagen die Kranken über sehr lästige Tenesmen, Durchfälle wechseln mit Verstopfung, und die Stuhlentleerung ist so schmerzhaft wie bei der Fissura ani (Sphinkterkrampf). Durch die rektoskopische Untersuchung wird nach dem Zustand der Schleimhaut eine Proctitis mucosa, Proctitis haemorrhagica, Proctitis granularis sowie Proctitis atrophicans unterschieden. Diese Veränderungen hören jedoch oftmals an der Kohlrauschschen oder anderen queren Falten nicht auf (Proktosigmoiditis, Proctocolitis ulcerosa). Greift der Entzündungsprozeß auf das periproktale Gewebe über, so kommt es zur **Periproctitis acuta,** die zur Einschmelzung neigt (sog. *„periproktitischer" Abszeß).* Die Infektionen des Beckenbindegewebes zeigen jedoch einen wechselvollen Verlauf, wobei die foudroyant fortschreitende gangränöse Phlegmone stets eine ernste Prognose hat.

Von den **chronischen Proktitiden** müssen besonders die Residualproktitis, z. B. nach Ruhr, und die Spätproktitis nach Röntgen-Radium-Behandlung des weiblichen Genitale beachtet werden, da es hierbei zur Stenosen- und Fistelbildung kommen kann. Neuerdings wird in zunehmendem Maße, besonders bei Päderasten, wieder die Lues und Gonorrhoe des Rektum beobachtet, wobei die anfänglichen Beschwerden gering sind (leichter Meteorismus, Schmerzen und Blutabgang bei der Defäkation). Sitzt der Primäraffekt bei der **Proktitis luetica** an der Haut-Schleimhaut-Grenze, so findet man ein etwas schmerzhaftes, aber tiefes und scharf begrenztes Ulkus mit speckigem Grund, oft doppelt durch Abklatsch (Ulcus durum); im Sekundärstadium sind dann die breitbasigen flachen Kondylome (Condylomata lata) typisch. Bei der **Proctitis gonorrhoica,** die außer durch sexuelle Perversion auch indirekt bei der Frau durch Sekretverschmierung aus dem infizierten Genitale verursacht wird, fallen bei der rektoskopischen Untersuchung die ödematösen Schleimhautfalten sowie die eitrig-gelblichen Beläge an der Ampullenwand auf. Im weiteren Verlauf werden bei der Lues oder Gonorrhoe sowohl Röhrenstenosen am Rektum als auch komplette sowie inkomplette Anorektalfisteln beobachtet. Durch Röntgenuntersuchung kann der Grad und die Länge der Stenose festgestellt werden. Im Gegensatz zu den bösartigen Rektumgeschwülsten, die einen höckrigen, scharf begrenzten Füllungsdefekt zeigen, findet sich hierbei eine glattwandige Stenose, in deren Bereich sich das Darmlumen verjüngt und jenseits der Striktur ebenso wieder erweitert.

Therapie: Fistelnde Röhrenstenosen erfordern stets die Rektumamputation bzw. -exstirpation.

Ein starres, oft sehr enges Rohr vom Anus aufwärts bis in den unteren Abschnitt des Sigma kann auch Jahre nach einer schweren ulzerösen Proktitis infolge **Lymphogranuloma inguinale** (Nicolas-Favre-Durandsche Krankheit) entstehen. Diese aus den warmen Ländern (klimatischer Bubo) eingeschleppte sog. „Vierte Geschlechtskrankheit" findet sich fast ausschließlich bei Frauen als Teilerscheinung

der Elephantiasis genito-anorectalis; die Diagnose wird durch die Biopsie und
Freische Intrakutanprobe gesichert. Im Zusammenhang mit Obstruktionen im
Rektum-Sigma-Bereich und schweren Darmblutungen muß auch die **Endometriose**
erwähnt werden. Die Tatsache, daß man vielfach bei der Rektalpalpation hinter
der Vagina und dem Uterus ein derbes Infiltrat tastet, jedoch über dem Tumor
die Schleimhaut selbst erhalten ist und die Blutungen meist in der Zeit der Men-
struationszyklen erfolgen, erleichtert die Diagnose. Schließlich nimmt noch die
Colitis ulcerosa zu 93% im Rektum ihren Anfang, wobei anfänglich die leicht
blutende Schleimhaut hyperämisch-ödematös und fein granuliert ist; später wird
sie derber, die scharfe Kante der rekto-sigmoidalen Übergangsfalte rundet sich
und durch die stecknadelkopfgroßen submukösen Abszesse erscheint die Darm-
oberfläche wie gesprenkelt. Die **Proctitis tuberculosa** mit ihren unregelmäßig
begrenzten Geschwüren und unterminierten Rändern ist gewöhnlich die Teilerscheinung einer Darmtuberkulose.

5. Divertikel

Divertikel werden in allen Abschnitten des Kolon einschließlich Rektum beobachtet, wobei der Hauptsitz das Sigma ist (75—80%). Diese Divertikulose
(multiple Ausstülpungen der Sigmoidschleimhaut) macht im allgemeinen keine
nennenswerten Beschwerden; massive Blutungen und freie Perforationen werden
nur gelegentlich beobachtet. Bei etwa 10—20% der Kranken kann es aber zu
einer **Divertikulitis** mit akutem (freie oder gedeckte Perforation, sog. linksseitige
Appendizitis) oder chronischen Verlauf (entzündliche Stenosierung mit Obstruk-
tionszeichen, sog. Sigmoiditis fibroplastica) kommen, die naturgemäß ein chirurgisches Eingreifen erfordern. Die Differentialdiagnose gegenüber einem Karzinom kann bisweilen schwierig bis unmöglich werden. Im Zweifelsfalle sprechen
eine lange Vorgeschichte, verbunden mit erhöhter Temperatur, Schüttelfrösten und
Leukozytenvermehrung, gegen ein Karzinom. Die Diagnose kann jedoch meist
durch den Befund bei der Rektoskopie gesichert werden.

Therapie: Ob die operative Sanierung einzeitig (prim. Resektion ohne Kolostomie), zweizeitig (prim. Resektion mit Kolostomie) oder dreizeitig (sek. Resektion) vorgenommen wird, hängt von lokalen und allgemeinen Voraussetzungen
ab. Besteht also eine heftige Entzündung bei prästenotischer Dilatation mit Ileus,
so wird man vor der Resektion stets einen Transversus-Anus im rechten Oberbauch anlegen.

K. Geschwülste im Bereich des Anus, Rektum
und distalen Sigmoid

Krankhafte Neubildungen kommen am Anus wie im Rektum außerordentlich
häufig vor. Im Gegensatz zu den **breiten Kondylomen** (Condylomata lata), die
fast immer der Ausdruck einer Rektumsyphilis (II. Stadium) sind, werden die
ebenfalls im genito-analen Bereich vorkommenden **spitzen Kondylome** (Condylomata acuminata, Feigwarzen), durch ein dem Warzenvirus nahe verwandtes Virus
hervorgerufen. Erfahrungsgemäß wird die Entstehung der Feigwarzen durch Fluor,
Balanitiden und Gonorrhoe gefördert. Aus diesen anfänglich rötlichen, oberflächlich

gezähnelten Papeln können sich jedoch blumenbeetartige, oft matschige und übelriechende Wucherungen entwickeln, die dann elektrochirurgisch abgetragen werden müssen. Mit diesen „benignen infektiösen Epitheliomen" sollten jedoch nicht jene weichen perinatalen **Hautkarunkeln** („marisques") verwechselt werden, die Residuen wiederholter perianaler Hämatome oder Hämorrhoidenoperationen sind. Auch hierbei kann im Laufe der Zeit der chronische Reizzustand (Brennen, Stechen, Pruritus, intermittierende Schwellungszustände) so intensiv werden, daß eine Exzision angebracht ist.

1. Polypöse Adenome

Etwa 75—85% aller polypösen Adenome (adenomatösen Schleimhautpolypen) des Kolon sind im Rektum sowie distalen Sigmoid lokalisiert und bei der Rektosigmoidoskopie zu erreichen. Solange man sich bei diesen sog. benignen Adenomen nicht über die Entartungshäufigkeit im klaren ist, müssen sie als potentiell maligne Geschwülste (Präkanzerosen) angesehen und so früh wie möglich entfernt sowie in Stufenschnitten histologisch untersucht werden. Eine sog. Überwachung in gewissen Zeitabständen ist also völlig unzureichend; außerdem müssen im Dickdarm mittels Doppelkontrastmethode weitere Kolonpolypen gesucht werden. Diese Polypen können sowohl als breitbasiger Warzenpolyp (besonders bösartig, vorzugsweise in der Nachbarschaft der Karzinome) oder als Zottenpolyp (bedingt gutartig) und schließlich als langgestreckter Kirschpolyp (meist gutartig) auftreten, wobei die Länge des Stiels hauptsächlich von der Nachgiebigkeit der Schleimhaut gegenüber dem ständigen Zug am Polypen durch die Darmperistaltik abhängt (Abb. 138). Die

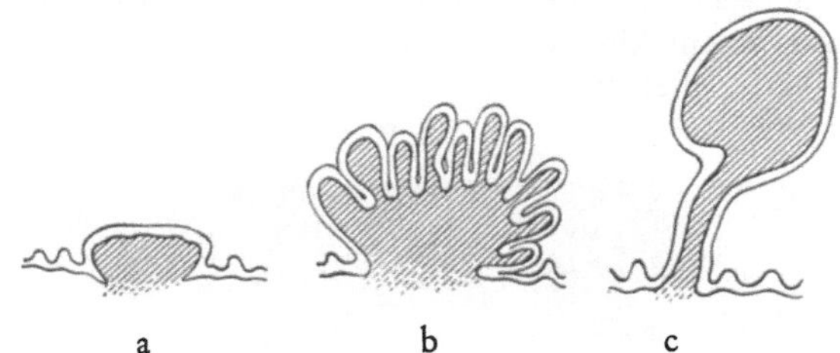

Abb. 138:
Polypöse Adenome: Warzenpolyp (a), Zottenpolyp (b), gestielter „Kirschpolyp" (c).

Verallgemeinerung, daß Form und Größe der Adenome für das Entartungspotential von ausschlaggebender Bedeutung sei, ist nicht berechtigt. Klinische Symptome sind hierbei Blutungen und krampfartige Schmerzen, evtl. Obstipation, Diarrhoe und gelegentlich Protrusion der Geschwülstchen durch den Anus. Die Mehrzahl der Polypen bleibt jedoch lange Zeit stumm, ehe es zu Schleimabsonderungen und Blutungen kommt.

Therapie: Obgleich hierbei die Probeexzision besonders wichtig ist, so muß man sich doch darüber im klaren sein, daß bei einem negativen Biopsiebefund lediglich in den vorliegenden Gewebsstücken kein Malignom gefunden wurde. Dagegen gestattet die *Totalexstirpation* des Tumors (bei tiefem Sitz durch den dilatierten Anus, bei hohem Sitz in 8—14 cm Höhe durch die hintere Rektotomie

(= Rectotomia posterior superior) einen genauen Einblick in den histologischen
Aufbau der ganzen Geschwulst. Liegt ein Adenom mit malignen Tumorzellherden,
also ein nicht durchgebrochenes Karzinom vor, so kann es in der gleichen Weise
wie eine gutartige Geschwulst (mit Schmelzmesser oder Elektroschlinge) entfernt
werden (Abb. 139). Bei derartigen Geschwülsten ist gegenüber denen an anderen

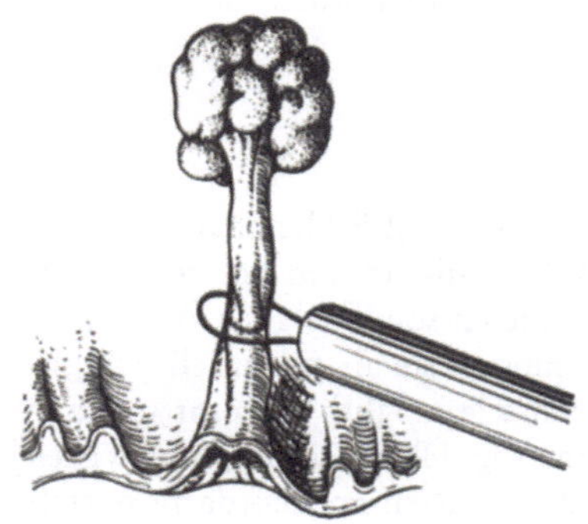

Abb. 139: Richtige Lage der Elektroschlinge beim
Abtragen gestielter Polypen; vor der Abtragung
jedoch ausreichende Koagulationswirkung auf die
im Stiel verlaufende Arterie abwarten.

Dickdarmabchnitten eine mehr konservative Behandlung deshalb möglich, weil
am Rektum die kontinuierliche Verlaufsbeobachtung mit histologischer Kontrolle
sichergestellt ist (Abb. 140). In den Fällen jedoch, wo eine Polyposis adenomatosa
des Mastdarms oder ein an der Basis des adenomatösen Polypen invasiv wachsendes
Karzinom vorliegt (polypöses Karzinom, Abb. 141), ist meist eine ausgedehnte
Radikaloperation notwendig. (Die echte hereditäre Polyposis jüngerer Menschen
darf jedoch nicht mit den im Alter verhältnismäßig häufig vorkommenden multiplen
Dickdarmpolypen verwechselt werden.)

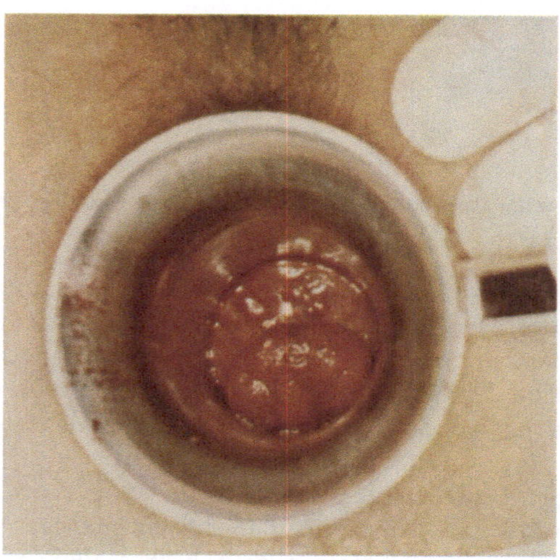

Abb. 140: Proktoskopisches Bild eines großen, breitbasigen Polypen mit granulierter Oberfläche (3—7^h).

Weitere gutartige Geschwülste des Mastdarmes wie Fibrome (meist solitär), submuköse Lipome (innere Lipome), Myome (Leio- und Adenomyome) sowie vom Gefäß- und Lymphsystem ausgehende Häm- und Lymphangiome sind nur vereinzelt Ursachen für Stenosen, Blutungen und Darmverschluß durch Invagination.

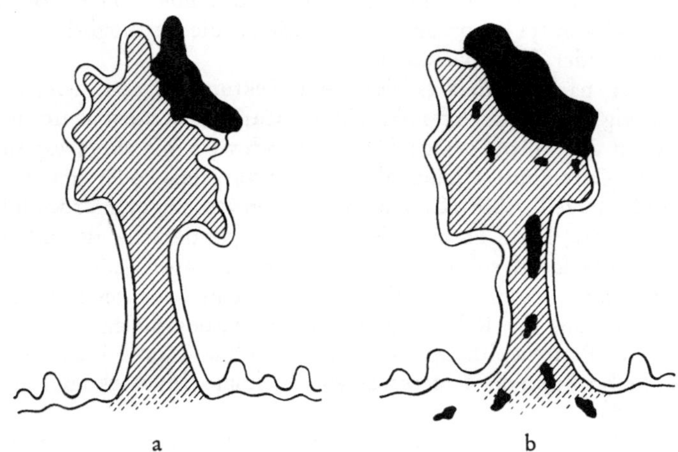

Abb. 141: Polypöses Karzinom ohne (a) und mit Invasion des Stiels (b).

2. Maligne Tumoren

Ungefähr $^1/_6$ bis $^1/_7$ aller bösartigen Geschwülste finden sich im Dickdarm einschließlich des Mastdarms. Über $^1/_3$ davon (also ca. 5% aller menschlichen Karzinome) haben ihren Sitz im Bereich des Anus (anale Form 8%), Rektum (ampulläre Form 70%) sowie distalen Sigmoid (rektosigmoidale Form 22%) und können vielfach durch die einfache Inspektion, digitale Abtastung (tiefsitzendes Karzinom) oder mittels Rektosigmoidoskopie (hochsitzendes Karzinom) diagnostiziert werden, denn im Rektum finden sich bis 5 cm Höhe (bzw. Tiefe) 25%, bis zu 10 cm 50% und bis zu 15 cm nochmals 25% der Karzinome. Da Rektumkarzinome röntgenologisch oft nicht zu erkennen sind, muß die proktologische Untersuchung mit Probeexzision vor dem Kontrasteinlauf durchgeführt werden. Im Hinblick darauf, daß die Karzinome des sog. „Rektosigmoid" in ihrer Symptomatik, Metastasierung und Prognose den Rektumkarzinomen näher als den Kolonkarzinomen stehen und wir zu ihrer Entfernung auch Rektumanteile mitresezieren müssen, zählen wir sie zum Rektumkarzinom.

Das primäre Vorkommen von Doppel- oder gar Mehrfachkarzinomen ist kein allzu seltenes Ereignis (bei 1—2% der Karzinomträger); besonders häufig treten sie am Magen-Darm-Trakt und vor allem im Kolon-Rektum-Bereich (in 5—7%) auf. Der Begriff der Multiplizität ist nach verschiedenen Richtungen hin abgegrenzt. Im allgemeinen versteht man darunter das voneinander unabhängige Vorkommen zweier oder mehrerer selbständiger Geschwülste derselben oder verschiedener Art bei ein und demselben Kranken. Liegen im gleichen Organ primärmultiple Karzinome vor, so spricht man von örtlicher Multiplizität, treten sie an verschiedenen Körperregionen auf, von getrennter Multiplizität. Diese **multiplen Karzinome** (synchrone Multiplizität) machen stets eine sorgfältige prä- und intraoperative Untersuchung notwendig (Röntgenkontrastdarstellung der höher gelegenen Dickdarmabschnitte und Koloskopie). Außerdem können die Tumoren auch aufeinander folgend, d. h. viele Jahre nach Entfernung eines Primärkarzinoms des Darmes auftreten (metachrome Multiplizität), weshalb routinemäßige Nachkontrollen erforderlich sind. Da multiple Primärkarzinome oft gleiche oder benachbarte Darmabschnitte bevorzugen, ist manchmal die histologische Abgrenzung gegen Metastasen oder Rezidive schwierig.

Der **Struktur** nach handelt es sich beim Rektumkarzinom vorwiegend um das knollig-knotig wachsende Adenokarzinom (Carcinoma adenomatosum in über 90%), aus dessen Zerfall oft schüsselförmige Geschwüre mit aufgeworfenen, wulstigen Rändern (Carcinoma circumvallatum) hervorgehen, oder um zirkulär infiltrierende Zylinderzellkrebse (Carcinoma adenomatosum cylindrocellulare) mit Übergang in zirrhöse, harte Formen. Sowohl die Zylinderzell- als auch die polymorphen und vorwiegend soliden Rundzellenkrebse haben jeder eine gallertige Abart (Gallertkrebs). Bei zirrhösen Krebsen kann eine bedeutende Schrumpfung und damit Verkürzung des Rektum eintreten. Im ektodermalen Analkanal kommen vorwiegend Plattenepithelkrebse mit und ohne Hornbildung sowie vereinzelt „Mischkrebse" und der Pagetkrebs vor. Sarkome (Myosarkome) sind extrem selten (unter 0,5%).

Bei allen Formen und Lokalisationen des Mastdarmkrebses ist in etwa 40% mit einem regionären Lymphknotenbefall zu rechnen. Je nach Tumorhöhe erfolgt die **Metastasierung** auf dem Lymphwege in bestimmten Bahnen. Bei Karzinomen des *unteren* Rektum, also am Analrand (Linea anocutanea) und im Analkanal (Linea anorectalis), ist eine Ausbreitung des Tumors sowohl in die Lymphknoten der Ischiorektalgrube als auch in die hypogastrischen sowie iliakalen Lymphknoten des periproktalen Gewebes und schließlich in die Lymphknoten entlang der A. rectalis sup.—A. mesenterica inf.—Aorta möglich. Auf die ausgedehnten Anastomosen und den Lymphabfluß aus der perianalen Haut unter Bildung subkutaner Netze in die Nodi lymphatici inguinales superficiales (Tractus horizontalis) wurde bereits bei der „chirurgischen Anatomie" hingewiesen. Karzinome des *mittleren* Rektum oder der Ampulle zeigen außer der lymphatischen Metastasierung nach kranial entlang der A. rectalis sup. auch noch eine nach lateral über die seitlichen Gefäß- und Lymphstränge. Die Lymphdrüsenmetastasierung beim *hochsitzenden* Rektumkarzinom erfolgt ausschließlich über die Lymphwege entlang den Vasa rectalia superiora im Mesosigmoideum zu und in den Truncus intestinalis sinister. Was die *retrograde Metastasierung* und Infiltrationsneigung betrifft, so kann bei 4% mit einer Ausbreitung bis 2 cm und bei 2% bis oder über 5 cm kaudal vom Tumor gerechnet werden.

Je nach der örtlichen Ausbreitung des Karzinoms und dem Lymphknotenbefall unterscheidet man verschiedene **Stadien** (Dukes, D'Allaines, Zängl), die als Richtschnur für die Ausdehnung des Eingriffes dienen können:

Gruppe A: Das Karzinom ist auf das Rektum beschränkt; regionäre Lymphknoten frei.

Gruppe B: Beginnende Ausbreitung des Karzinoms in das pararektale Gewebe; Metastasen fehlen.

Gruppe G: Das Karzinom hat alle Darmwandschichten durchbrochen; Lymphknotenmetastasen.

Gruppe D: Fernmetastasen.

Die **hämatogene Metastasierung** erfolgt vorwiegend über die V. portae in die Leber (in 30—35%); wesentlich seltener führt die Streuung über die V. cava zu metastasierenden Lungenherden (in 10—15%). Zur Verhütung der hämatogenen Aussaat von Tumorzellen während der Radikaloperation wurde vielfach die frühzeitige Unterbindung der V. mesenterica inf. empfohlen. Durch diese Maßnahme kommt es zu einer Umkehrung des Blutstromes mit Abfluß über die Anastomosen zur V. rectalis medialis, womit zwar die Gefahr der Metastasierung in die Leber geringer geworden ist, die einer Lungenmetastasierung sich jedoch erheblich erhöht hat.

Bemerkenswert ist die Tatsache, daß infolge zu geringer Selbstbeobachtung, Indolenz, Unwissenheit oder Selbstbehandlung meist 3—5 Monate, manchmal sogar über 1 Jahr zwischen dem ersten Auftreten der klinischen Symptome und dem ersten Arztbesuch vergehen. Im weiteren Verlauf dauert es dann aber oft nochmals Monate, in denen die Kranken wegen Hämorrhoiden, Darmkatarrh, Verstopfung usw. behandelt werden, bis schließlich eine proktologische Untersuchung zur richtigen Diagnose führt. Daß also eine große Zahl unserer Kranken mit Rektumkarzinom verspätet und verkannt unter ungünstig gewordenen Umständen oder gar inoperabel (über 50%) in die Hand des Chirurgen gelangt (denn nach durchschnittlich 18 Monaten durchbricht das Karzinom die Faszienhüllen, die das Rektum bzw. Paraproktium umgeben), ist eine bedauerliche Erscheinung seit Jahrzehnten. Wenn also 50—60% bereits inoperabel sind, so bedeutet dies, daß nur etwa jedes 2. Rektumkarzinom radikal operiert werden kann. Höhere Prozentsätze, bis zu 90%, kommen vorwiegend dadurch zustande, daß manche Rektumexstirpationen auch bei vorhandenen Lebermetastasen noch als „Radikaloperation" bezeichnet werden, obgleich nur eine palliative Operation vorgenommen wurde. Gewiß stehen der Forderung nach einer rechtzeitigen Diagnose mehr als anderswo gewisse Schwierigkeiten und auch Klippen entgegen. In einer Vielzahl der Fälle ist aber die Diagnose fast so leicht wie bei irgendeinem äußerlichen Krebs; denn nahezu 70% aller Rektumkarzinome können bereits durch die digitale Untersuchung (im Stehen oder in Hockstellung) und bis zu 90% mit dem Rektoskop erfaßt werden.

Es bedarf kaum der besonderen Erwähnung, daß beim Rektumkarzinom in der Mehrzahl der Fälle ein Symptomenkomplex vorliegt; gelegentlich kann aber das Rektumkarzinom auch einmal symptomlos verlaufen, oder bei dem Kranken besteht gleichzeitig noch ein ausgeprägtes Hämorrhoidalleiden (etwa bei 5%). Zunächst ergibt sich die **typische Symptomatologie** aus den Proktitissymptomen (häufige Abgänge kleiner mit Blut, Schleim oder Eiter vermischten Stuhlmengen, Tenesmen und Schmerzen während oder nach dem Stuhl), zu denen im weiteren Verlauf die „Tumorsymptome" hinzukommen (Ausbreitung in die Nachbarschaft, Veränderung der Stuhlganggewohnheiten, chronisch inkompletter Ileus u. U. mit „Bleistiftstühlen", massiver Blutabgang, Schmerzen in Kreuz- und Blasenregion, Miktionsbeschwerden, Gewichtsabnahme), die je nach der Geschwulstlokalisation natürlich verschieden sind.

a) Analkarzinome

Etwa 4—5% aller Mastdarmgeschwülste sind die fast ausnahmslos besonders bösartigen Analkarzinome (Melanokarzinome, Plattenepithelkarzinome), die genetisch nichts mit dem Rektumkarzinom zu tun haben. Als disponierende Faktoren werden chronische Analfisteln, Leukoplakie, Lymphogranuloma venerum und frühere Röntgenbestrahlungen angegeben. Sitzt die oft kaum kirschgroße, derbe Geschwulst am Afterrand (extramarginale oder marginale Analkarzinome), so wird dies vom Kranken meist selbst bemerkt. Eine sichere Entscheidung bringt aber erst die Probeexzision (in Narkose). Nach asymptomatischem Beginn kommt es in fortgeschrittenen Stadien zu schmerzhaften Ulzerationen, Schleimabgang und Pruritus. Oft, jedoch nicht immer, sind in diesem fortgeschrittenen Zustand in gewisser Gesetzmäßigkeit Drüsenmetastasen (Leistenbeuge usw.) nachweisbar, wodurch die Prognose selbst bei ultraradikalem chirurgischem Vorgehen (Rektumexstirpation mit Ausräumen der Fossa ischiorectales und der Leistenbeuge) erheblich ungünstiger als beim Rektumkarzinom wird.

Schon frühzeitig Beschwerden (kontinuierliche dumpfe Analschmerzen, die sich bei der Defäkation steigern), verursacht das viel häufigere intrakanikuläre Analkarzinom, das in der Mehrzahl der Fälle an der hinteren Kommissur lokalisiert ist. Wichtig ist hierbei die Abgrenzung gegenüber dem Analsyndrom (schmerzhafte Sphinkterkontraktion mit Defäkationsangst und blutig-seröser Sekretion) bei der chronischen Fissur. Bei der evtl. in Narkose vorgenommenen Proktoskopie sieht man beim Analkarzinom eine leicht blutende Schleimhautverdickung oder sogar ein Ulkus und tastet einen verhärteten Rand in einer indurierten Umgebung. Die besondere Schmerzhaftigkeit weist auf eine Infiltration des Sphinkters hin und die Inkontinenz ist mit einem regionären Lymphknotenbefall nahezu identisch. Auch hierbei ist die abdomino-sakrale Rektumexstirpation die Methode der Wahl.

b) Rektumkarzinom

Das führende Frühsymptom beim Rektumkarzinom ist die Proctitis carcinomatosa, bei der sowohl die Entzündung als auch die Geschwulst zur Reizung der vegetativen Fasern führt, was dann als Stuhldrang registriert wird; den die Wäsche mit Blut, Schleim und Eiter beschmutzenden Flatus bezeichnete darum AUGUST BIER als „falschen Freund". Der Wechsel von Obstipation und Diarrhoe, Fremdkörpergefühl und Meteorismus sind dagegen bereits Spätsymptome. Deshalb muß nach Schilderung derartiger Beschwerden stets die digitale Untersuchung (evtl. Proktoskopie) und bei weiterem Verdacht die Rektosigmoidoskopie (Probeexzision bei unklaren Befunden) sowie Dickdarmkontrastdarstellung (Ausschluß multipler Karzinome) vorgenommen werden (Abb. 142). Selbst wenn bei dem Kranken früher schon einmal innere Hämorrhoiden behandelt wurden und jetzt nur geringe Schmerzen bestehen, so soll kein Blutabgang ohne vorher einen Tumor mit genügender Sicherheit ausgeschlossen zu haben symptomatisch behandelt werden. Permanente Schmerzhaftigkeit, Kachexie und parakarzinomatöse Abszesse sind schließlich Kennzeichen dafür, daß der Tumor lokal und infolge von Fernmetastasen inoperabel ist.

Wie schon mehrfach betont, ist das Rektumkarzinom in den meisten Fällen bei der digitalen Untersuchung als eine ins Lumen vorspringende oder von derben Rändern umgebene Geschwulst zu tasten. Der nach der Untersuchung mit blutigen Auflagerungen bedeckte Finger bedeutet ein weiteres Hinweiszeichen. Typisch ist der krater- oder schüsselförmige Tumor mit induriertem Rand und unregelmäßiger Infiltration der Umgebung (Abb. 143). Meist entscheidend für die Operabilität ist die

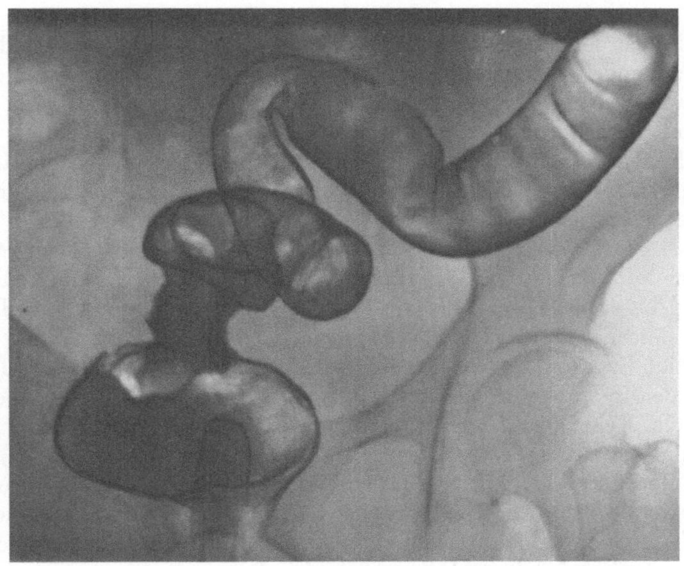

Abb. 142: Doppelkontrastaufnahme bei einem zirkulär wachsenden Karzinom des Rektum; nach teilweiser Entleerung des Kontrastmittels stellt sich der Tumor nur als eine ausgefüllte Einziehung dar.

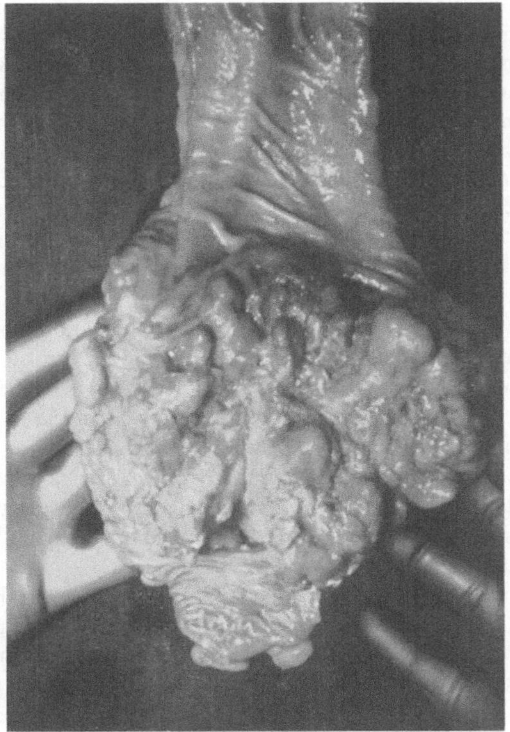

Abb. 143: Ringförmig wachsendes, stenosierendes Rektumkarzinom.

Verschieblichkeit der Geschwulst (mit der Darmwand) auf der Unterlage. Bei stenosierend wachsenden Karzinomen ist die Schleimhaut auf der infiltrierten Wand oft fixiert und weist gleichzeitig mit ihrem Flächenwachstum ein solches in die Tiefe auf (Uterus, Blase, Vagina, Prostata usw.). Bei vorsichtiger Untersuchung kann die Beweglichkeit der Geschwulst auch mit dem Rektoskop geprüft werden. Ist einmal das Karzinom in das Beckengewebe eingebrochen, so zeigt es ein ungehemmtes infiltratives Wachstum und verschont dann weder den lumbo-sakralen Nervenplexus noch die Ureteren (Begleitpyelitis usw.). Abgesehen von der regionären Verbreitung wird häufig auch die Blutbahn als Transportweg benutzt. Die Folge davon sind Lebermetastasen, weshalb nach der Untersuchung des Mastdarms das Abdomen einschließlich des Urogenitalsystems sorgfältig zu kontrollieren ist.

Therapie: Es kann keinem Zweifel unterliegen, daß die Krebschirurgie eine Chirurgie der Lymphknoten ist und die **Radikaloperation** beim rechtzeitig diagnostizierten Rektumkarzinom die einzige Behandlung darstellt, bei der mit einem Heilerfolg zu rechnen ist. Denn das so häufige Adenokarzinom des Rektum ist in der Regel strahlenresistent. Bei frühzeitiger Operation (Gruppe A und B) ist die Prognose wesentlich günstiger als beim Magen- oder Lungenkarzinom, denn mehr als $^2/_3$ der radikaloperierten Rektumkarzinom-Kranken haben eine Lebenserwartung von über 5 Jahren. Dabei scheint die Prognose weniger von dem histologischen Malignogramm als vielmehr von dem Sitz und der Größe des Tumors sowie dem Allgemeinzustand des Kranken und den Komplikationen abhängig zu sein. Allgemein gilt, daß jeder zirkulär entwickelte Krebs prognostisch ungünstiger als das nur an einer Wandstelle des Rektum entwickelte Karzinom ist. Von den Nichtoperierten sterben 80—90% innerhalb der ersten 2 Jahre.

Außer bei chirurgischen Erkrankungen des Magens gibt es kaum ein anderes Gebiet, bei dem die Zahl der Möglichkeiten des operativen Vorgehens so groß ist wie beim Rektumkarzinom. Überblickt man nun die Geschichte der Rektumchirurgie, so findet man jedoch, daß sich die operative Technik seit mehreren Jahrzehnten kaum geändert hat und auch beim Karzinom des „Mittelstockwerkes" sich immer noch die *Exstirpation* (bzw. Amputation) und die *Kontinenzresektion* (d. h. Kontinuitätsresektion mit Sphinktererhaltung) als dominierende Alternativverfahren gegenüberstehen. Im allgemeinen verstehen wir als Amputation die perineale oder sakrale Entfernung des Rektum einschließlich des Sphinkters unterhalb der Umschlagfalte mit Sakralafter, als Exstirpation die kombinierte Entfernung bis zum „Rektosigmoid" oder mit demselben, wobei das zuführende Darmrohr endständig nach außen geleitet und als künstlicher After eingenäht wird, — und als Resektion die Entfernung aus der Kontinuität und nachträgliche Wiedervereinigung mit Sphinktererhaltung. In letzter Zeit werden aber Amputatio und Exstirpatio recti zunehmend als Synonyma gebraucht. Bei den sog. kombinierten Methoden wird die Entfernung von Rektum und Kolonabschnitten auf abdominalem und sakralem bzw. perinealem Wege vorgenommen; diese Eingriffe können in einer Sitzung oder zweizeitig ausgeführt werden.

Zweifellos ist nur bei dem kombinierten Exstirpationsverfahren (von abdominal und dorsal) eine wirkliche Ausrottung der befallenen Lymphknoten sowohl beim hochsitzenden als auch tiefsitzenden Rektumkarzinom möglich; bei den alleinigen perinealen bzw. sakralen Verfahren ist nur selten eine genügende Radikalität zu erzielen. Aber auch bei den Kombinationsresektionen kann manchmal das rein abdominale Vorgehen, das zwar die beste Kontinenz ergibt, im Hinblick auf die

Radikalitätsprinzipien den kombinierten Methoden unterlegen sein. Denn die moderne Radikaloperation verlangt die totale Exzision der Hauptmetastasenstraße mit Durchtrennung der A. mesenterica inf. entweder an der Aorta oder knapp darunter und dann einschließlich der A. colica sin. Diese erweiterte Radikalität setzt jedoch voraus, daß die Gefäßarkade an der Flexura lienalis zur A. colica media hin gut ausgebildet ist; fehlt jedoch dieses Arkadengefäß oder ist es nur schwach ausgeprägt, so muß das ganze Colon descendens entfernt werden. Darum wird heute sowohl bei der Exstirpation als auch Resektion meist noch das sog. „unradikale" Vorgehen, nämlich die Durchtrennung der A. rectalis sup. nahe an ihrer Abgangsstelle aus der A. mesenterica inf. geübt. (Die Teilungsstelle der A. mesenterica sup. und A. sigmoidea ima, auch Sudeckscher Punkt genannt, hat seit der Ausführung standardisierter und ausgedehnter Resektionen an Bedeutung verloren.)

Die Entfernung des unteren Tumorrandes vom Anus, die noch eine Resektion zuläßt, wird recht verschieden angegeben. Während die meisten erst in einer Höhe von 10—12 cm und darüber resezieren, da mindestens ein Abstand von 4—5 cm analwärts vom Tumor für die Radikalität erforderlich ist, führen einzelne Operateure noch an bis 3 cm langen Rektumstümpfen (gemessen von der Linea anorectalis) transanale Anastomosen aus, die nach etwa 6 Monaten eine befriedigende Sphinkterkontinenz ergeben. Diese kombinierten abdomino-transanalen oder abdomino-transrektalen Verfahren sind die alten Invaginations- und Durchzugsverfahren mit modifizierter Technik.

Mit der Anzeigestellung zur Operation an sich ist also auch gleichzeitig innerhalb gewisser Grenzen eine Auswahl unter den mannigfaltigen Operationsverfahren verbunden, deren Namengebung und Vorgehen der folgende Überblick aufzeigt.

α) Amputation oder Exstirpation
Perineale Methoden

LISFRANC (1826)	*Einfache Ausschneidung* der extraperitonealen Mastdarmpartien. Anus praeter-naturalis perinealis. (Die Operation wurde auf tastbare und bewegliche Geschwülste unter Mitentfernung des Sphinkterorgans beschränkt.)
KOCHER (1875)	*Rektumamputation* nach vorheriger Exzision des Steißbeins, was 1873 bereits VERNEUIL empfohlen hatte. Anus praeter-naturalis sacralis.

Sakrale Methoden

KRASKE (1885)	*Rektumamputation* bei hochsitzenden Karzinomen unter Wegnahme des untersten Teiles des linken Kreuzbeinflügels. Sakralafter.
HOCHENEGG (1888)	*Rektumamputation* mit Resektion des Kreuzbeins in einem nach oben zu konvexen Bogen. Eröffnung der Peritonealhöhle, Unterbindung der Gefäße im Mesosigma. Anus sacralis.
VOELCKER (1911)	*„Sakrale Rektumexzision"*, wie die in Bauchlage streng anatomisch vorgenommene Exstirpation mit Entfernung der A. rectalis sup. bezeichnet wurde. Sakralafter.
GOETZE (1931)	*Rektumamputation* nach Steiß-Kreuzbein-Resektion mit Ausweidung der Kreuzbeinhöhlung, Eröffnung des Bauchfellraumes, hoher Durchtrennung der A. rectalis sup. unter Sicht des Auges. Sakralafter.

Kombinierte Methoden

KÖNIG (1882)	*Einzeitige abdomino-sakrale Rektumexstirpation* mit abdominaler Mobilisierung, endständigem Anus sigmoideus und sakraler Ausrottung des Mastdarmes.

GAUDIER (1896)
CHALOT (1896)
GIORDANO (1896)
MILES (1908)

Einzeitige abdomino-perineale Rektumexstirpation mit abdominaler Mobilisation und endständigem Anus sigmoideus. Verlagerung des tumortragenden distalen Darmes in die Kreuzbeinhöhle. Douglas- sowie Bauchdeckenverschluß. Perineale Exstirpation mit Exzision des Steißbeins und der Levatormuskulatur.

QUÉNU (1897)
REVERDIN (1897)

Zweizeitige abdomino-sakrale Rektumexstirpation: 1. Endständiger Anus praeter-naturalis iliacus und Einstülpung des erkrankten Darmteiles. 2. Entfernung des Mastdarmes auf sakralem Wege. (QUÉNU hatte 1896 die sakro-abdominale aber auch zweizeitige Rektumexstirpation vorgeschlagen.)

SCHMIEDEN (1921)
LOCKHART-MUMMERY (1926)

Zweizeitige abdomino-sakrale Rektumamputation („hinteres Ein- stülpungsverfahren"): 1. Doppelläufiger Anus abdominalis sigmoi- deus. 2. Sakrale Amputation mit Verschluß des Sigmoidblindsackes (Voraussetzung ist eine nicht zu hohe obere Tumorgrenze).

FISCHER (1924)

Zweizeitige abdomino-sakrale Rektumexstirpation: 1. Endständiger Anus sigmoideus mit Entfernung des distalen Sigmateiles bis zum Douglas. 2. Sakrale Exstirpation. (Ab 1929 ohne Eröffnung des Peritoneums von sakral).

GULEKE (1932)

Zweizeitige abdomino-sakrale Rektumexstirpation mit zweimaliger Eröffnung der Bauchhöhle durch Bauchschnitt: 1. Endständiger Anus sigmoideus; der distale Sigmaschenkel wird blind verschlossen und versenkt. 2. Abdominale Mobilisierung. Extraperitonealisierung und sakrale Ausrottung.

KIRSCHNER (1934)
DEVINE (1937)

Synchrone abdomino-sakrale Rektumexstirpation durch zwei voll- ständig getrennte Operationsgruppen, die von abdominal und sakral operieren („two-team technique").

GABRIEL (1934)

Einzeitige perineo-abdominale Rektumexstirpation mit orientieren- der Laparotomie (Ausbreitung des Tumors, Metastasen), peritonealer Mobilisierung und abdominaler Exstirpation mit endständigem Anus sigmoideus (eigentlich eine abdomino-perineo-abdominale Operation).

BAUER, K. H. (1940)

Einzeitige sakro-abdominelle Rektumexstirpation mit sakraler Mo- bilisierung, Versenkung des ausgelösten Rektum in die Bauchhöhle und Verschluß des Beckenbodens. Danach Laparotomie und extra- peritoneale Abtragung mit endständigem Anus sigmoideus.

β) Resektion mit Sphinktererhaltung
Sakrale Methoden

KRASKE (1885)

Rektumresektion mit Erhaltung des Sphinkters und zirkulärer Darmnaht in der sakralen Wunde (einzeitig).

HOCHENEGG (1889)

Invaginationsverfahren: Nach der Resektion wurde der distale Rektumteil umgestülpt, der proximale durch den Anus geführt und dann vor dem After die zirkuläre Naht angelegt; danach ließ man den künstlich prolabierten Darm wieder zurückschlüpfen.

HOCHENEGG (1888)
KIRSCHNER (1924)
MANDEL (1932)

Durchzugsverfahren: Hierbei wurde bei dem zum Vorfall gebrachten Darmstück wie bei der Whiteheadschen Operation die Schleimhaut entfernt und ohne Eröffnung der Bauchhöhle das hindurchgezogene Darmstück an der Haut des Analringes vernäht.

KÜTTNER (1910)

„Sakrale Vorlagerungsmethode" bei hochsitzenden Rektumkarzino- men mit Resektion des Tumors und zirkulärer Naht nach 2—4 Ta- gen (zweizeitig).

Abdominale Methoden

SCHLOFFER (1904)
WANGENSTEEN (1943)

Rektumresektion bei Tumoren, die höher als 7—10 cm oberhalb des Schließmuskels sitzen (End-zu-End-Anastomose), wobei zuvor oder

Dixon (1944)	anschließend ein doppelläufiger Anus transversalis bzw. eine Zökalfistel angelegt wird.
Vignolo (1908) Finsterer (1920) Brandt (1939)	*Rektumresektion* bei hochsitzenden Tumoren mit primärer oder sekundärer Dünndarmzwischenschaltung und End-zu-End- bzw. Seit-zu-Seit-Anastomose zur Wiederherstellung der Kontinenz.
Hartmann (1921)	*Rektosigmoidresektion* einschließlich der regionären Lymphdrüsen ohne Kontinuitätswiederherstellung mit endständigem Anus sigmoideus und Verschluß des Rektumstumpfes („oberes Einstülpungsverfahren" oder Resektion „ohne Anschluß").

Kombinierte Methoden

Finsterer (1941) D'Allaines (1946) Zenker (1953)	*Mehrzeitige abdomino-sakrale Resektion:* 1. Anus praeter-naturalis transversus. 2. Abdomino-sakrale Resektion mit sakraler Seit-zu-End- oder End-zu-End-Anastomose, evtl. durch „Ausstülpen" des Analkanals. 3. Verschluß des Anus transversus.
Babcock (1939, 1947) Bacon (1947)	*Einzeitiges abdomino-transanales Durchzugsverfahren* mit Entfernung des ganzen Rektum und Erhaltung der Analsphinkteren sowie des M. puborectalis (Bacon).
Maunsell (1892) Kümmell (1899) Weir (1901) Black (1948) Oppolzer (1950) Welch (1953)	*Einzeitiges abdomino-transanales In- und Evaginationsverfahren,* wobei nach abdominaler Resektion 3—5 cm des analen Rektum belassen werden und nach Durchzug des Sigma bzw. Kolons die Anastomose vor dem Anus mit geringen Variationen durchgeführt wird. Bei kleineren Geschwülsten ist die Invagination auch ohne Eröffnung des Darmes allein durch Druck und Zug möglich.
Hollenbach (1951)	*Einzeitige transanoabdominale Resektion* und Anwendung des Durchzugsverfahrens von Hochenegg.

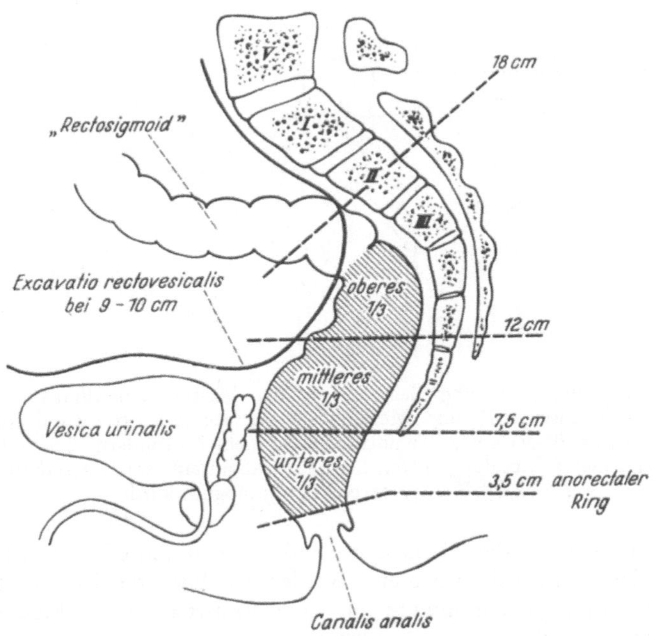

Abb. 144: Für die Höhenbestimmung einer Rektumgeschwulst notwendige Einteilung bei der Rektosigmoidoskopie.

Der Rückblick auf die operative Behandlung des Rektumkarzinoms weist nicht nur auf unzählige Varianten und Namen hin, sondern er zeigt auch eindeutig die Tendenz, durch eine weitgehend radikale Ausrottung des gesamten Mastdarmes einschließlich des pararektalen Gewebes und der örtlichen Lymphabflußgebiete die Fünfjahresheilungsziffern zu verbessern. Diese Forderung wird bei Analkarzinomen sowie Tumoren im unteren Drittel des Rektum (bis 7,5 cm) durch die kombinierten Methoden von MILES, evtl. auch von QUÉNU und GULEKE erfüllt (Abb. 144). Für die Tumoren im oberen Drittel des Rektum und des Rektosigmoid zwischen 12 und 18 cm ist die ideale Kontinenzresektion die Methode von SCHLOFFER und DIXON mit End-zu-End-Anastomose. In letzter Zeit wurde jedoch die „Sicherheitsgrenze", oberhalb der eine kontinenzerhaltende Resektion ohne Rezidivgefahr möglich ist, in das mittlere Drittel des Rektum (zwischen 7,5 und 12 cm) verlegt, wodurch die kombinierten Resektionsmethoden von BABCOCK-BACON, FINSTERER-D'ALLAINES und MAUNSELL-WEIR-OPPOLZER an Interesse gewinnen (Abb. 145).

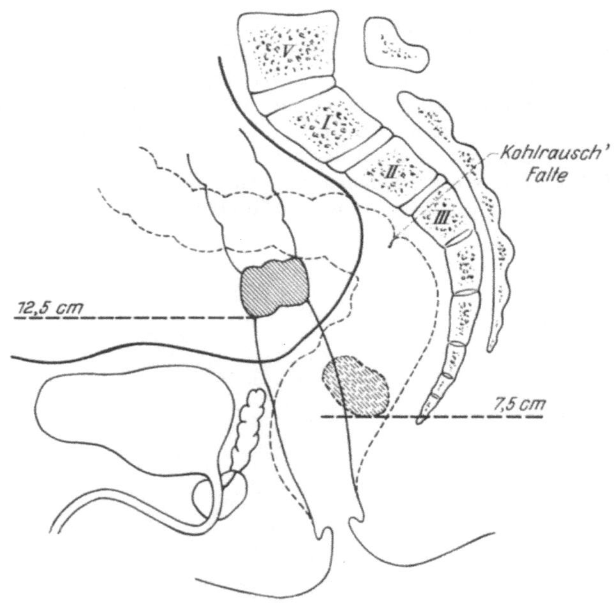

Abb. 145: Nach Teilmobilisierung kleinerer, auf den Mastdarm beschränkter Geschwülste durch den „Obduzentengriff" und Mobilisation der Rektumvorderwand innerhalb der Grenzlamelle liegt z. B. der untere Tumorrand nicht mehr 7,5 sondern 12,5 cm und oft noch höher von der äußeren Mündung entfernt, wodurch dann eine sphinktererhaltende Operation („Kontinenzresektion") möglich wird.

Diese abdomino-transanalen Resektionen sind natürlich nicht in jedem Falle durchführbar; in den Fällen jedoch, wo eine Wiederherstellung der Kontinuität und die Kontinenzerhaltung in Verbindung mit einer Exstirpation der Metastasenstraße bis an die Aorta möglich ist, wird durch eine en-bloc-Resektion sowohl die größtmögliche Radikalität erreicht, als auch der Kranke vor moralischen und materiellen Schäden bewahrt.

XVI. Klinische Tumorpathologie

Von P. Sunder-Plassmann, Münster i. Westf.

Die **Malignität** eines Tumors (Karzinom) äußert sich in erster Linie darin, daß er *infiltrativ wächst* und *Metastasen* bildet.

Es kann allerdings ein Tumor „klinisch maligne" sein, obwohl pathologisch-anatomisch die zellulären Merkmale der Malignität nicht vorhanden sind: z. B. a) hormonal bedingte, retrobulbäre, exsudative Rundzelleninfiltrate, indem sie als „maligner Exophthalmus" Amaurose auslösen; b) Dünndarmtumoren, indem sie Ileus zur Folge haben usw.

Neuere Untersuchungen zeigen, daß mit fortschreitender Kanzerisierung ein *irreversibler Verlust organspezifischer Antigene* verbunden ist. Neben infiltrativem Wachstum und Metastasenbildung ist damit eine weitere wichtige allgemeine Qualifizierung des Karzinoms gegeben.

Während nach K. H. Bauer die sprunghafte **Mutation** einer einzelnen Körperzelle im Sinne des „Alles oder Nichts" erfolgt, spricht H. Druckrey (1964) bei krebsiger Entartung der Körperzellen von „zahlreichen, sich fortschreitend summierenden Stufen": Diese „Progression der Malignität" kann auch nach Fortfall des auslösenden Agens anhalten. Demnach müßten die betroffenen Strukturen mit einer Vielzahl in der Zelle vorhanden sein und nicht nur chromosomale Gene, sondern auch zytoplasmatische **Erbfaktoren** betreffen („Duplikanden"). Da alle Ergebnisse auf Veränderungen von Erbfaktoren hinweisen, kommt den **Nukleinsäuren** jedenfalls eine entscheidende Rolle zu.

Bekanntlich sind die Desoxyribonukleinsäure (DNS) und die an ihr geprägte Ribonukleinsäure (RNS) die Träger der erblichen Zellinformationen. Jene „Information" (ein im physikalischen Weltbild[1] nicht recht unterzubringender Begriff, da er weder Materie noch Energie beinhaltet) will besagen, daß das Erbgut in Form einer „Schrift" niedergelegt ist, deren Code die Sequenz monomerer Bestandteile bildet, die sich zur Doppelspirale der polymeren DNS-Moleküle zusammenschließen.

Weil bei einer Reihe von karzinogenen Agenzien ein Angriff an Nukleinsäuren wahrscheinlich gemacht werden konnte, sollte daher jede chemische Veränderung an den heterozyklischen Basen (Adenin, Cytosin, Guanin, Thymin) dieser Nukleinsäuren zu einer „Fälschung" oder zu einem Verlust der betroffenen Information mit entsprechenden Folgen für die Funktionen der Zelle führen, vor allem für die Synthese von Enzymen und Proteinen (H. Druckrey, 1964). In der Tat ist

---

[1] „Das physikalische Weltbild hat nicht unrecht mit dem, was es behauptet, — aber mit dem, was es verschweigt" (von Weizsäcker).

mit der Kanzerisierung von Zellen ein fortschreitender Verlust bestimmter Synthese-Funktionen (organtypischer Enzyme, Proteine und Antigene) verbunden; die Zellen werden zunehmend *uniform* (J. GREENSTEIN).

Wenn man bedenkt, daß die **Enzyme** z. B. — biochemisch gesehen — Eiweißkörper mit spezifischem „Make-up" sind, bei denen nicht nur eine bestimmte Aminosäurensequenz („Primärstruktur") und nicht nur eine bestimmte α-Helix („Sekundärstruktur") besteht, sondern bei denen außerdem noch bestimmte Abschnitte der α-Helix räumlich in spezifischer Weise zueinander angeordnet sein müssen („Tertiärstruktur"), dann wird es deutlich, wie durchdringend die Wirkung des „ens malignitatis" bei der Kanzerisierung einer Zelle ist. Berücksichtigt man, daß nach P. WEISS im regionalen Bereich benachbarter Zellen *geschlossene Reglerkreise* nachweisbar sind, ähnlich auch von F. BÜCHNER für die Zelle selbst in der Hierarchie der Nukleinsäuren und der von ihnen gesteuerten Proteinsynthesen vermutet, so ergeben sich enge Beziehungen zu den *Induktoren* und *Organisatoren* SPEMANNS in der Entwicklungsmechanik, wie H. DRUCKREY mit Recht betont. Aber gegenüber einer „Hierarchie der Nukleinsäuren" muß doch gefragt werden, wer der einzelnen Zelle sagt, *welche Teile* der in *jeder* Zelle vollständig enthaltenen *genetischen Information* gerade *sie* (und gerade jetzt) *ablesen* soll? Dieses mutmaßliche, sehr wesentliche Regulativ liegt offenbar nicht nur in der Zelle, sondern auch in der *Umgebung* (M. CALVIN).

Ebenso setzt das Wachstum einer malignen Geschwulst auch das Vorhandensein einer **größeren Anzahl von Krebszellen** voraus: Viele Beispiele haben bei Mensch und Tier gezeigt, daß unterschwellige Zahlen von Krebszellen im Organismus zerstört werden können. Jeder Chirurg kann an Beispielen belegen, daß erstaunlicherweise Heilungen gesehen werden, selbst wenn sicher Krebszellen nach der Operation im Körper verblieben sind[2]: Es müssen demnach wirksame Abwehrkräfte vorhanden sein, die es auch wahrscheinlich machen, daß während des Lebens mancher Krebsansatz (Prostata s. u.) vom Organismus selbst unter Kontrolle gebracht und bei günstigen Bedingungen im Keime erstickt werden kann.

Im Hinblick auf die **Entstehungsursachen des Krebses** hat K. H. BAUER den Begriff der **Synkarzinogenese** geprägt, d. h. im allgemeinen entsteht das Karzinom nicht aus *einem* kausalen Faktor, sondern aus dem Zusammenwirken mehrerer oder gar vieler krebsbegünstigender oder krebsauslösender Faktoren; GUMMEL spricht von „einem komplexen Problem", LICKINT von einer „Kombination verschiedener Ursachen" und WARBURG von einem „Konglomerat von Schädigungen". Für die Richtigkeit dieser Anschauung lassen sich zahlreiche klinische Beispiele anführen; als Massenexperiment der Synkarzinogenese beim Menschen nennt K. H. BAUER den *Schneeberger Krebs:* Jahrzehntelange Inhalation von Gesteinsstaub in den Urangruben des Erzgebirges erzeugte die präkanzeröse chronische Bronchitis, die feuchte Grubenluft unterhielt sie, weitere Noxen im Grubenstaub lieferte der Gehalt an Arsen, Kobalt, Wismut, Blei usw., die inhalierte Radiumemanation löste schließlich den Lungenkrebs aus.

Jedes Organ hat im Hinblick auf krebsige Erkrankung einen typischen Gipfelpunkt: Das Magen- und Lungenkarzinom tritt am häufigsten zwischen 50 und 60 Jahren auf, beim Prostatakarzinom liegt der Gipfelpunkt nach dem 7. Lebensjahrzehnt.

---

[2] Nach DRUCKREY kann 1 mm^3 Gewebe bis zu 20 000 Krebszellen enthalten!

Was das Prostatakarzinom betrifft, so behaupten die Pathologen immer wieder, daß sie gar nicht selten kleine Karzinome in der Prostata bei Sektionen finden, die offensichtlich während des Lebens nicht in Erscheinung traten. Bei einem solchen Menschen können „therapeutisch" verabfolgte Testosteron-Injektionen eine Stimulierung des Prostata-Karzinoms zur Folge haben, so daß es aufflammt, wie beim „Streichholz unterm Strohwisch"!

Obwohl die fortschreitende Zivilisierung für den Menschen zahlreiche **Krebsnoxen** und Gefährdung verschiedenster Organe mit sich brachte, ist doch die Kurve des *Lungenkarzinoms* am steilsten angestiegen; diese beunruhigende Tatsache geht dem zunehmenden Zigarettenverbrauch in allen Ländern parallel. Während das Nikotin als Gefäßgift seine Folgen setzt, sind bei der Karzinogenese vor allem die *Kohlenwasserstoffe* (Benzpyren) ursächlich bedeutsam, die in der Verbrennungszone des Tabaks entstehen und inhaliert werden.

Die erfolgreiche **Behandlung** des Krebses ist entscheidend von der **frühzeitigen Diagnose** abhängig. Oft muß die Probeexzision die Abklärung bringen. Jede Probeexzision sollte nach Möglichkeit elektrochirurgisch und nur so ausgeführt werden, daß nach sofortiger histologischer Diagnose in *gleicher* Sitzung die Radikaloperation ausgeführt wird.

Die beste Therapie des Karzinoms ist zweifellos die frühzeitige **Radikaloperation**, wie das bei den einzelnen Organen mit ihren speziellen Erfordernissen geschildert ist.

Dabei ist zu berücksichtigen, daß **Karzinome**[3] **auf dem Lymphweg metastasieren**. Deswegen muß das Karzinom nicht nur „mit der Wurzel exstirpiert", sondern es müssen immer auch die *regionären Lymphknoten* gleichzeitig ausgeräumt werden.

Beim **Sarkom**[4], dem malignen Tumor des unreifen Mesenchyms, findet die **Metastasierung zumeist hämatogen** statt. Deshalb ist in jedem Fall zuerst ein Röntgenbild der *Lunge* notwendig, da dort sichtbare Metastasen einer lokalen Behandlung von vornherein Grenzen setzen.

Bezüglich der kombinierten (operativen + radiologischen) Behandlung der Tumoren s. Kap. Strahlenheilkunde, S. 515; bezüglich der Chemotherapie s. ebenda und Lehrbuch der inneren Medizin, J. F. Lehmanns Verlag, München 1966.

---

[3] Carcinoma = Krabbe, Krebs.
[4] Sarkoma = „Fleischgeschwulst".

XVII. Chirurgie der Gefäße

Von P. Sunder-Plassmann, Münster i. Westf.

Auf dem Gebiet der Blutgefäßchirurgie sind in den letzten 10—15 Jahren großartige Fortschritte erzielt worden. Es wurden namentlich mit der Verwendbarkeit *synthetischen* Materials in der plastischen Gefäßchirurgie Ergebnisse gewonnen, die kaum jemand für möglich gehalten hätte. Leider (wie so oft) hat sich hier und da eine gewisse Sensationspublizistik auch dieses Gebietes „angenommen". Demgegenüber sind entscheidend für reale Erfolge gerade auf diesem Gebiet die exakte *Diagnostik* und eine gewissenhafte *Indikation*. Wenn auch inzwischen bereits eine große Anzahl gefäßplastischer Operationen unter Verwendung synthetischen Materials erfolgreich ausgeführt sind und z. T. Beobachtungszeiten von 5, 10 und mehr Jahren vorliegen, so muß doch betont werden, daß eine noch größere Anzahl und noch längere Zeiträume der Beobachtung und Nachuntersuchungen dringend notwendig sind, da eine „Idealprothese" z. Zt. noch nicht vorliegt.

A. Synthetische Gefäßprothesen

Zweifellos gehört zu den erstaunlichsten Fortschritten in der plastischen Gefäßchirurgie neben Aortographie und Serien-Angiographie die Verwendbarkeit *alloplastischer* Gefäßprothesen aus einem Material, das all jene Eigenschaften besitzt, die man nur wünschen kann: gewebsfreundlich, elastisch-flexibel, wiederholt sterilisierbar, daher jederzeit gebrauchsfertig und den verschiedenen Gefäßbezirken nach Lumen und Länge leicht anpaßbar.

Es handelt sich dabei um synthetische (Polyäthylen-) Kunststoffe, an deren Spitze Ivalon, Dacron und Teflon stehen. Wir selber benutzen neben autoplastischem Material seit einer Reihe von Jahren vornehmlich das Teflon.

Aber die Gefäßprothesen haben ihre sehr **umschriebene Indikation;** ja man kann sagen, daß — abgesehen von Defektüberbrückungen (Aneurysmen, Isthmusstenosen) besonders im Bereich der Aorta und aortanaher großer Gefäße —, gemessen an dem Heer der organischen Durchblutungsstörungen, in der Tat nur ein geringer Prozentsatz mit einer Kunststoffprothese zu behandeln ist.

Keinesfalls ist aber durch die Alloplastik die *Sympathikuschirurgie* etwa zum alten Eisen gelegt! Auch letztere hat nach wie vor *ihr* Indikationsgebiet (s. u.); außerdem kann es sich durchaus empfehlen, sie kombiniert mit einem plastischen Gefäßeingriff zur Anwendung zu bringen, obgleich wir das nicht in allen Fällen zu tun pflegen.

Wenn man aber nach alloplastischer Prothesenanwendung, Endarteriektomie oder Desobliteration (s. u.) mit oder ohne Kunststoff- oder Venen-Patch (z. B. im

Carotis-interna-Bereich) über Heilungen oder Besserungen berichtet, ohne später angiographische Kontrollen gemacht zu haben, so wird man sich wundern, wie oft solche peripheren Prothesen nach mehr oder weniger langer Zeit (der kritische Zeitpunkt liegt etwa um 2 Jahre p. op.) bei tatsächlicher Angio-Kontrolle wieder verschlossen vorzufinden sind, — und trotzdem kann im Einzelfall eine klinische Besserung bestehen bleiben.

Eine solche Besserung kann spontan auftreten; sie kann aber auch die Folge des **Kollateraleffektes** (natürlicher „By-pass") sowohl nach passagerer Wiederherstellung der Strombahn als auch nach partieller Sympathektomie — nolens, volens — während des Eingriffes zur Implantation der Prothese sein. Es können also aus dem klinischen Bild allein keine definitiven Schlüsse im Hinblick auf die Kausalität der Therapie gezogen werden. Von größter Bedeutung ist hier eben für Diagnose und Kontrolle des therapeutischen Dauereffektes die *Angiographie*.

B. Angiographie

Eine (auch wiederholte) Angiographie bedeutet heutzutage in der Hand des Geübten keine besondere Belastung mehr für den Patienten. Wir selbst benutzen dazu seit über 10 Jahren das Urografin in 60%iger Lösung, und bei einem Überblick von weit über 10 000 Angiographien können wir sagen, daß diese diagnostische Methode bei der Behandlung von Gefäßkrankheiten oder -verletzungen einfach *unentbehrlich* geworden ist.

In den weitaus meisten Fällen läßt sie sich als **Serien-Angiographie** *perkutan* durchführen (vordere und hintere Schädelgrube = A. carotis int., A. vertebralis, Extremitätengefäße); bei der Aortographie verwenden wir gewöhnlich eine Intubationsnarkose und große Übersichtsbilder.

C. Allgemeine Indikation der Gefäßchirurgie

Wie schon bekannt, kommt bei den weitaus meisten Fällen eine Kunststoffprothese in der Behandlung organischer Gefäßverschlüsse nicht in Frage, und zwar deshalb, weil entweder 1. eine *Generalisierung* der Krankheit vorliegt oder 2. die fortschreitende Früherkennung hier eben den *peripheren Typ* solcher Gefäßprozesse ausweist, worüber im Kapitel „Sympathikuschirurgie", S. 282, weiteres im Hinblick auf die Therapie zu lesen ist.

D. Allgemeine Therapie bei Durchblutungsschäden

Hat man eine Frühdiagnose gestellt, wobei die exakte Entscheidung immer der Serien-Angiographie vorbehalten bleibt, so liegt zunächst der Schwerpunkt der Therapie auf der *Ausschaltung von Noxen* (Nikotin!!), Herdsanierung, Lenkung der Lebensweise („Hetze"), Ernährung usw. *und* Erreichung des bestmöglichen *Kollateraleffektes*, d. h. Weitstellung der Nebenbahnen bei Verschluß des Hauptgefäßes. Was das Nikotin betrifft, so hilft in diesen Fällen keine Beschränkung, sondern nur eine absolute Abstinenz; darüber darf keine Unklarheit herrschen.

Zur Erreichung des Kollateraleffektes sind hyperämisierende Medikamente von Nutzen (auch psychisch), z. B. der Panthesin-Hydergin-Dauertropf, — aber uns haben sich außerdem ganz besonders die zyklischen paravertebralen **Grenzstrangblockaden des Sympathikus**[1] mit $1/2$—$1^0/_0$igem Novocain (ohne Adrenalin!) tagtäglich bewährt. Erreicht man also in Frühfällen schon konservativ recht erfreuliche Ergebnisse, so gibt es andere, fortgeschrittene, auch vom peripheren Typus,

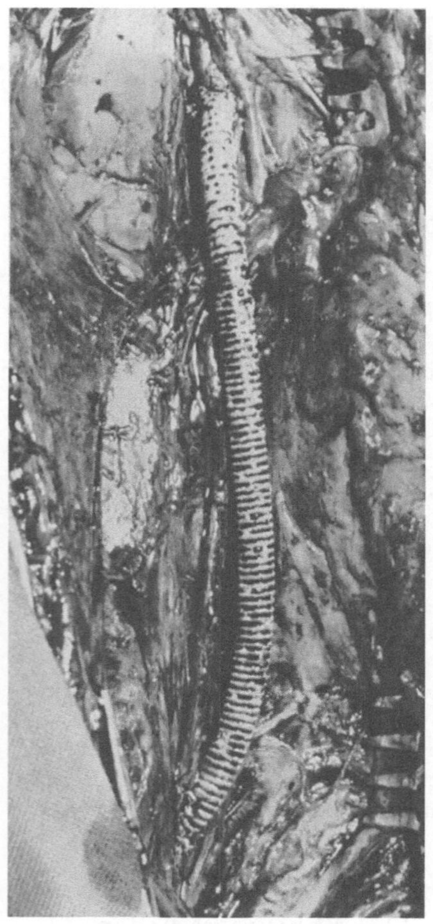

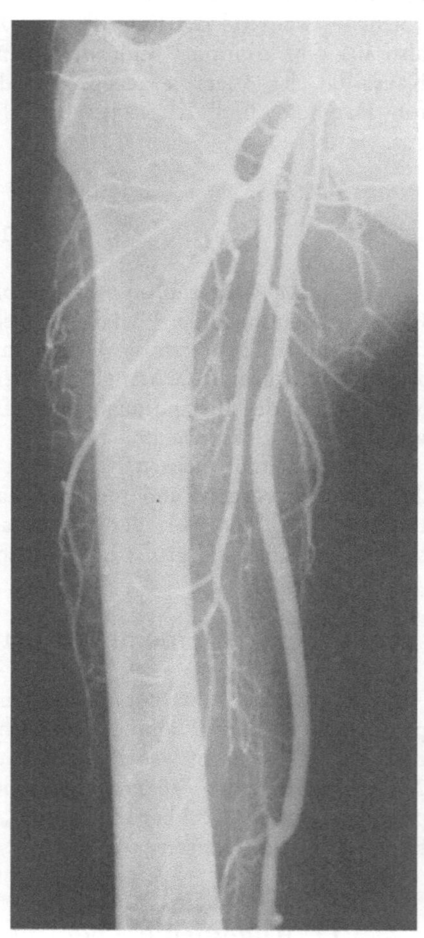

Abb. 146   Abb. 147

Abb. 146: Durch Messerverletzung Zerreißung der A. femoralis bei 23j. Mann. Defektüberbrückung mittels Teflon-Prothese.
Abb. 147: Implantierte Teflon-Prothese der A. femoralis im Kontrollangiogramm. Dasselbe wie Abb. 146.

---

[1] Der Terminus „Novocain-Blockade" wurde übrigens 1936 am Chirurgen-Kongreß in Berlin von uns *erstmalig* verwandt.

bei denen nach Lage des Falles ebenfalls eine Gefäßplastik nicht in Frage kommt, wohl aber eine **Sympathikus-Operation** (s. u.).

Das gilt ganz besonders für die Hirn-Strombahn, wie auf Seite 35 schon näher dargelegt.

E. Gefäßverletzungen

Am günstigsten liegen natürlich die Bedingungen bei Verletzungen der Gefäße, weil dabei meist das übrige Gefäßsystem mehr oder weniger noch gesund ist.

Man wird auf jeden Fall versuchen, unter Ausnutzung von Gelenkbeugungen an den Extremitäten, die geglätteten Gefäßränder durch direkte Naht zu vereinigen. Ist der Defekt jedoch größer, so kann man entweder eine körpereigene Vene (in „umgekehrter" Richtung wegen der Klappen!) zur Überbrückung benutzen oder bei langen Defekten eine Kunststoffprothese implantieren (Abb. 146, 147).

F. Aneurysmen

1. Kongenitale Aneurysmen

Kongenitale Aneurysmen finden sich meist im zerebralen Strombereich. Während sie als sackförmige kleinere arterielle Aneurysmen nicht selten erst in späteren Jahren Erscheinungen machen, können die *arterio-venösen Rankenangiome* (S. 28) nicht selten durch epileptiforme Anfälle zu Beginn oder während der Pubertät die Aufmerksamkeit des Arztes erwecken; die Angiographie bringt alsdann die definitive Klärung.

Das wichtigste Symptom eines Hirn-Aneurysma ist aber die Blutung (S. 28).

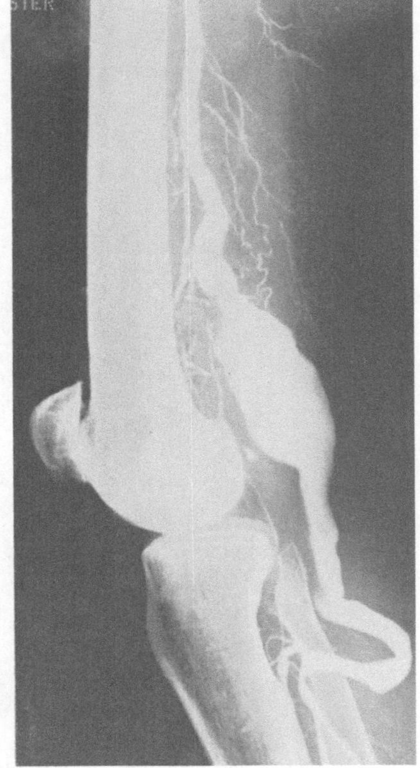

Abb. 148: Spontanes Aneurysma der A. femoralis auf Arteriosklerosegrundlage; 70j. Mann. Starke Schmerzen, da mit N. ischiadicus „verbacken"; ödematöse Schwellung des Beines.

2. Erworbene Aneurysmen

Unter den erworbenen Aneurysmen gibt es solche **traumatischer** und **spontaner
Genese.** Sind durch das Trauma (Messerstich, Geschoßsplitter) alle 3 Schichten der
Arterienwand durchtrennt, so bildet sich im umgebenden Gewebe ein Hämatom,
in das herein es weiter pulssynchron blutet: „Pulsierendes Hämatom". Man spricht
in solch einem Fall auch vom *Aneurysma spurium (falsches* Aneurysma), weil das
bindegewebig vernarbende Hämatom eine Art Sack bildet, in dessen Zentrum
hinein es weiter pulsierend blutet.

Beim **Aneurysma verum** sind alle 3 Schichten der Arterienwand ausgebuchtet;
das kann Folge eines stumpfen Trauma sein. Es kann ein solches Aneurysma aber
auch auf dem Boden einer Gefäßwandschwäche (Arteriosklerose, Lues, Rheuma-
tismus infectiosus) *spontan* entstehen. Ist durch das Trauma nur die Intima ein-
gerissen, so kann sich das Blut zwischen Intima und Media der Arterienwand
ergießen: *Aneurysma dissecans;* solche Verletzungen werden nicht so selten heutzutage an der Aorta beobachtet als Folge von Thoraxkontusionen des Autofahrers;

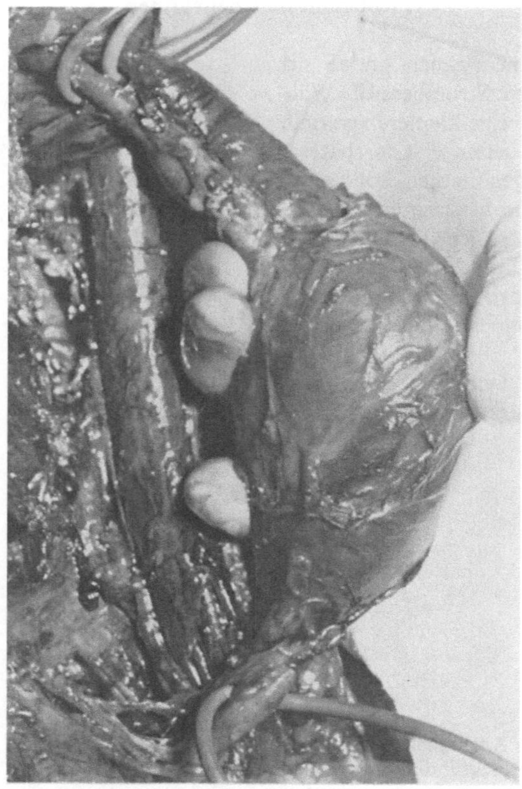

Abb. 149: Von V. femoralis und N. ischiadicus freipräpariertes Aneurysma der Abb. 148.

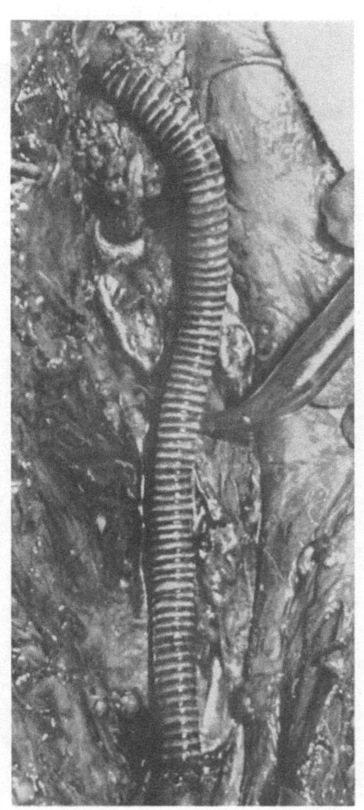

Abb. 150: Nach Exstirpation des Aneurysmas Überbrückung des Defektes durch 19 cm lange Teflon-Prothese.

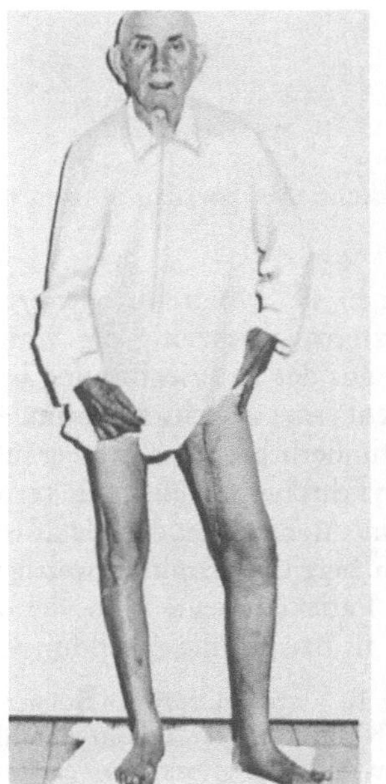

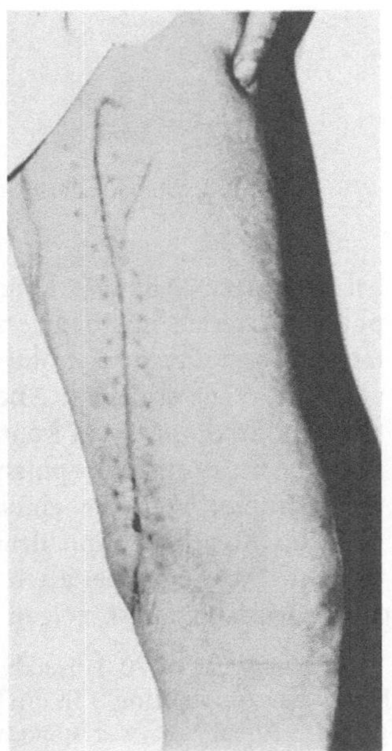

Abb. 151: Dasselbe wie Abb. 148. Der über 70jähr. Förster ist nach der Operation wieder bei Gelegenheit zur Jagd gegangen.

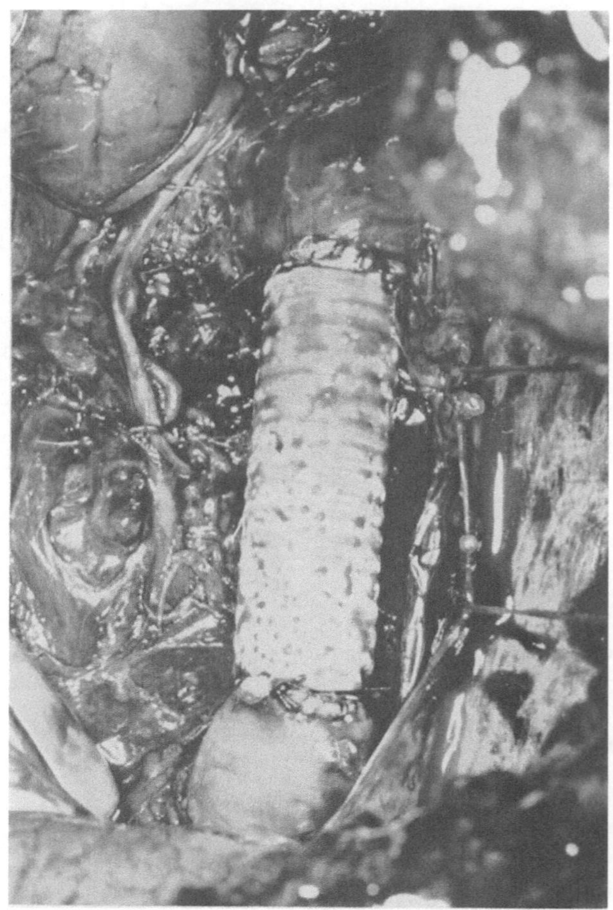

Abb. 152: Defektüberbrückung der thorakalen Aorta mittels Teflon-Prothese.

bei sofortiger Diagnose können sie erfolgreich operiert werden. Ist an den peripheren Arterien mit den letzteren gleichzeitig die Wand der begleitenden Venen lädiert, so kann sich das Blut aus der Arterienöffnung in die mit der Arterienwand verklebte Vene ergießen: **Aneurysma arterio-venosum.** In solchen Fällen hört man mit dem Stethoskop ein kontinuierlich-zischendes Geräusch, während bei den arteriellen Aneurysmen ein pulssynchrones Geräusch zu vernehmen ist.

Therapie: Weil bei einem Aneurysma die Gefäßwand selber geschädigt ist, muß das Aneurysma mit dem Bereich der minderwertigen Gefäßstrecke *exstirpiert* werden. Daß selbst bei alten Patienten heute noch viel durch die plastische Gefäßchirurgie zu retten ist, zeigen als Beispiel die Abbildungen 148—151.

Dieser Mann ist 70 Jahre alt. Er wurde mit großen Schmerzen und stark geschwollenem Bein („zur Amputation") in die Klinik gebracht. Das in Abbildung 148 angiographisch dargestellte Aneurysma war spontan durch Arteriosklerose entstanden, mit dem N. ischiadicus fest verbacken, und jede Pulsation machte sehr starke Schmerzen. Das Aneurysma wurde exstirpiert (Abb. 149), der Defekt mit 19 cm langer Teflon-Prothese überbrückt (Abb. 150), und der über 70jährige Förster geht schon einige Jahre seit der Operation wieder zur Jagd!

Auch an der *Aorta* läßt sich jeder Defekt (nach Aneurysma- oder Isthmus-stenosen-Resektion) ohne weiteres durch eine synthetische Prothese ersetzen (Abb. 152). Die anfängliche Blutung durch die Poren der recht weitmaschigen Prothesen steht alsbald, wenn man einige Minuten mit heißer Kochsalzwatte komprimiert. Durch die Maschen der Prothesenwand dringt in der Folgezeit junges Mesenchymgewebe ein und „arterialisiert" bzw. „inkorporiert" die Gefäßprothese um so leichter, je kürzer sie ist. Während bei den Aneurysmen immer eine Exstirpation der letzteren und End-zu-End-Anastomosierung der implantierten Prothese erfolgen muß, läßt sich bei organischen Gefäßverschlüssen entweder eine *Desobliteration* (Endarteriektomie) mit Patch-Aufsteppung oder eine End-zu-Seit-Implantation der Prothese im Sinne des „By-pass-Verfahrens" durchführen.

G. Organische Arterienverschlüsse

Bei den organischen Arterienverschlüssen ist die Prognose immer dann am günstigsten, wenn ein möglichst umschriebener Prozeß vorliegt und die allgemeinen Noxen (Fett, Nikotin usw.) eliminiert werden können. Bei dem in Abbildung 153 gezeigten **Subklaviaverschluß** handelt es sich um eine organische Stenose, wahrscheinlich auf dem Boden einer durch die anatomische Variante der Skalenuslücke bewirkte *lokale* Gefäßwandischämie. Dadurch wurde eine örtliche Intimaproliferation induziert, die dann durch Verschluß des Lumens (Abb. 154 a, b) das klinische Bild (Pulslosigkeit am rechten Arm, Schulter-Arm-Schmerz, rasche Ermüdung des re. Armes, Kollapszustände) zur Folge hatte.

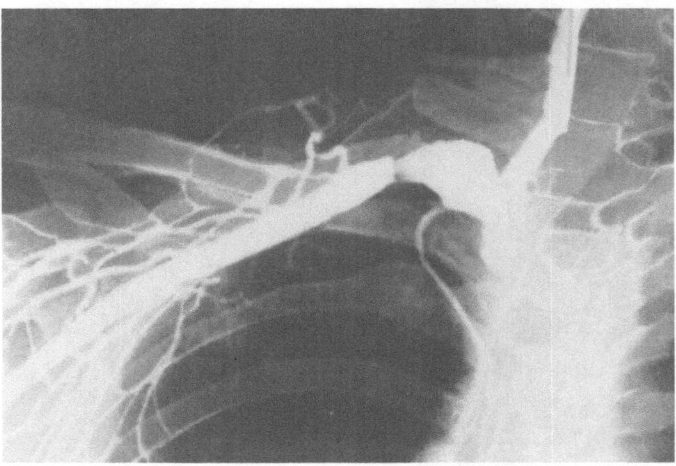

Abb. 153: Isolierte Subklaviastenose re. im Skalenusabschnitt mit prästenotischer Erweiterung und Verschluß der A. vertebr. (retrograde Arteriographie via A. carot. comm. dext.). 55j. Mann.

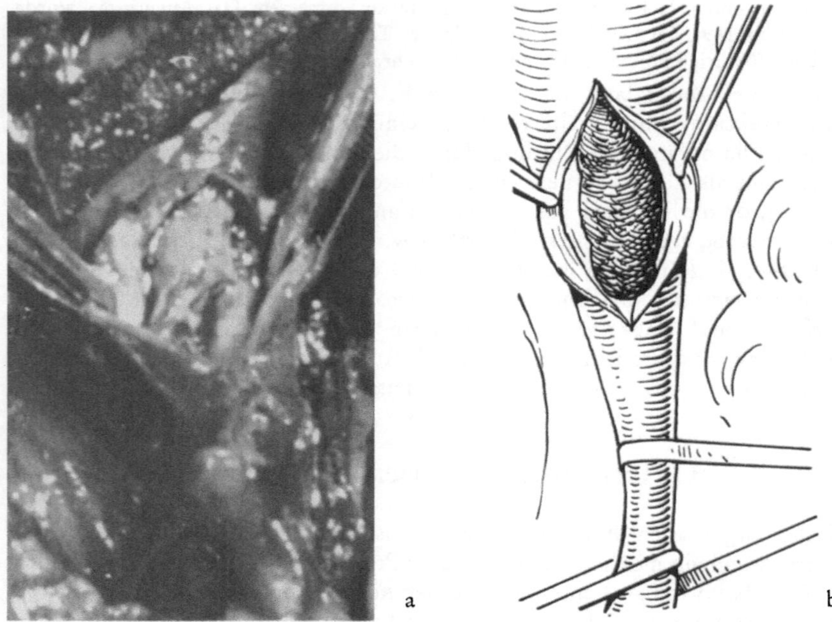

Abb. 154 a und b: Die A. subclavia ist im Bereich der Stenose längs geschlitzt. Im Lumen
sieht man deutlich den fingerförmig vorragenden thrombangitischen Prozeß.

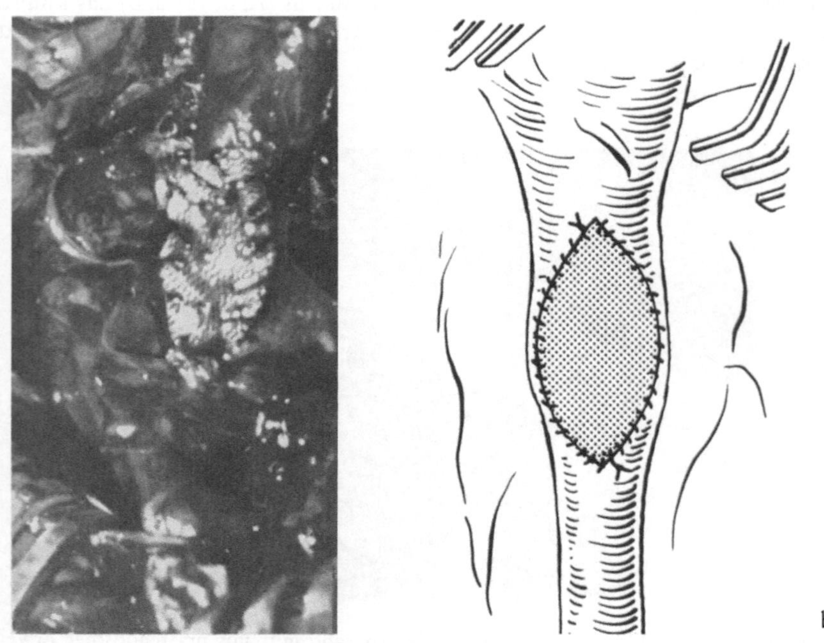

Abb. 155 a und b: Die Subklaviastenose ist „desobliteriert"; Das Lumen ist im Bereich der
Stenose durch einen Teflon-Patch erweitert.

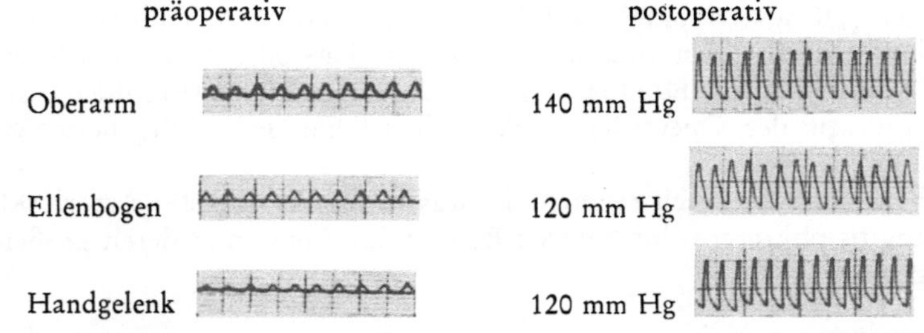

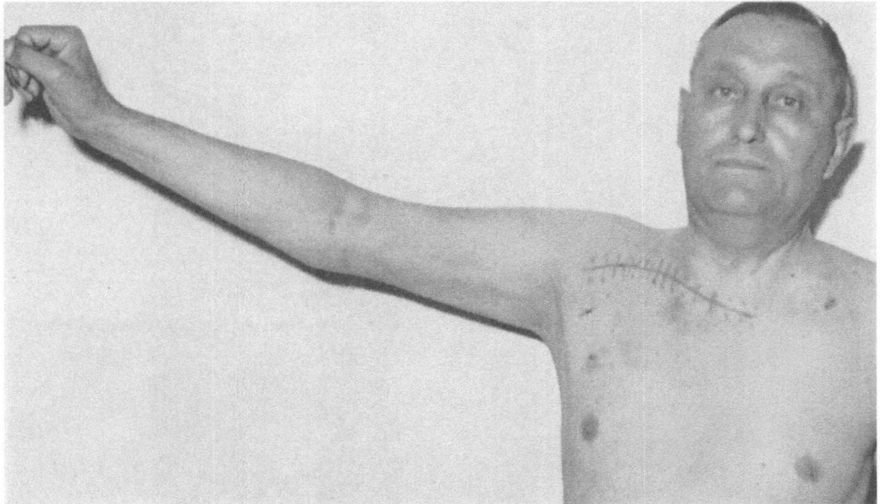

Abb. 156: Derselbe wie Abb. 153—155. Beschwerdefrei und völlige Normalisierung des Oszillogramms postoperativ.

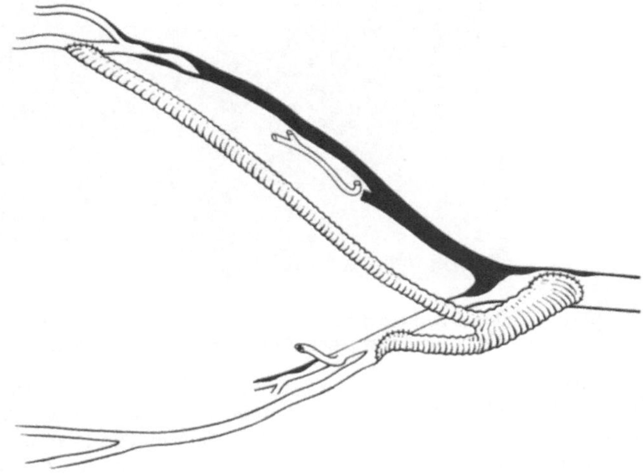

Abb. 157:
Y-Teflon-Prothese
überbrückt organischen
Verschluß zwischen
Aorta, A. femoralis
dext. und A. iliaca
comm. sin.

Therapie: In einem solchen Fall kann mit bestem Erfolg eine operative *Des-obliteration* („Ring-Stripping") erfolgen, wobei das vom Füllgewebe befreite Arterienlumen durch einen wetzsteinförmigen Teflon- oder Venen-Patch gut freigehalten werden kann (Abb. 155 a, b). Der 55jährige Mann (Ingenieur) ist schon einige Jahre seit der Operation wieder arbeitsfähig und völlig beschwerdefrei (Abb. 156).

Am häufigsten kommen **segmentale organische Verschlüsse** (Arteriosklerose, Thrombangitis obliterans) **im unteren Bereich der Aorta und deren großen Verzweigungen** vor.

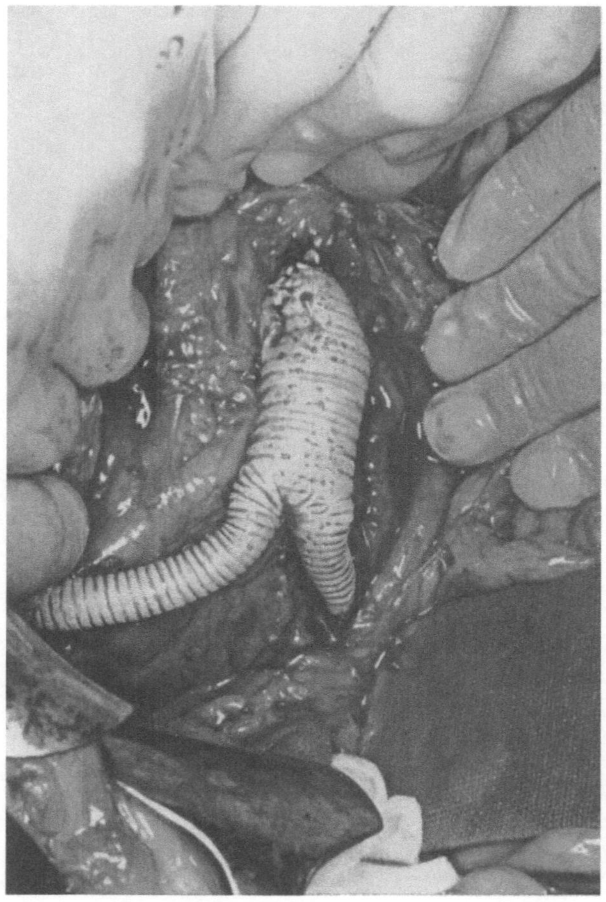

Abb. 158: Y-Teflon-Prothese direkt nach Fertigstellung der Naht: Überbrückung organischer Verschlüsse zwischen Aorta und A. ilica comm. dext. et sin.

In Abbildung 156 ist eine langstreckige Obliteration bei einem 40jährigen Mann durch eine sog. Y-Prothese im By-pass-Verfahren überbrückt: Es wurde eine End-zu-Seit-Anastomose der Prothese an der Aorta und je eine termino-laterale Anastomosierung an der A. femoralis dextra, dicht unter dem Leistenband, und der A. iliaca comm. sin. angelegt.

Im Operationsbild der Abb. 158 sieht man eine derartige Y-Prothese direkt nach Fertigstellung der Naht zwischen Aorta und A. ilica comm. sin. et dextra.

Über periphere Gefäße vergl. auch Extremitäten-Chirurgie (Seite 388, 456).

H. Nierenarterienstenosen

Es gibt eine angeborene (fibröse) und eine erworbene (Arteriosklerose) lokale Stenose der Nierenarterien, die nach dem sog. „Goldblatt-Mechanismus" (Kap. Urologie) einen *Hochdruck* zur Folge hat.

Therapie: Gefäßchirurgisch können solche Stenosen je nach Lage des Falles im By-pass-Verfahren überbrückt oder durch Desobliteration („Ring-Stripping") mit Lumenerweiterung durch Venen- oder Teflon-Patch erfolgreich behandelt werden (Abb. 159, 160).

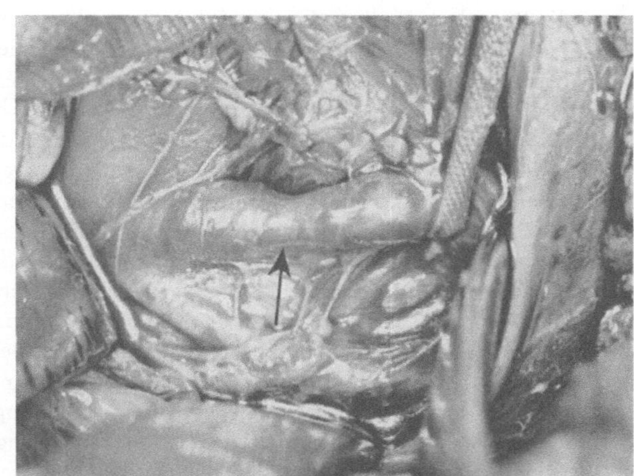

Abb. 159: Nieren-arterienstenose (←) mit Hochdruck.

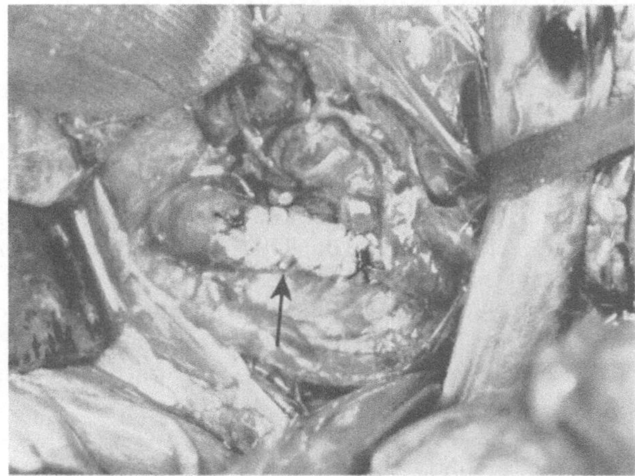

Abb. 160: Die Nieren-arterienstenose ist längs gespalten, desobliteriert und das Lumen mittels Teflon-Patch (→) erweitert.

J. Antikoagulantien-Verwendung in der Gefäßchirurgie

Während postoperative thrombo-embolische Erkrankungen in der allgemeinen Chirurgie mehr oder weniger bedrohliche zusätzliche Komplikationen darstellen, stellen sie in der Gefäßchirurgie den errungenen Operationserfolg unmittelbar in Frage.

Bei 5867 Patienten, die postoperativ prophylaktisch Antikoagulantien erhielten, traten 4, bei 5872 Patienten, die postoperativ keine Antikoagulantien erhielten, jedoch 24 tödliche Lungenembolien auf (DICK u. Mitarb.). Trotzdem sind die Ansichten über die Antikoagulantien-Anwendung noch geteilt. Wegen der günstigen hämodynamischen Verhältnisse geben wir selber bei Eingriffen, die nur an der *Aorta* durchgeführt werden, *keine* Antikoagulantien. In den Fällen aber, bei denen die *distale Anastomose im unteren Ilika-Abschnitt oder tiefer liegt*, wenden wir postoperativ Antikoagulantien an.

Wenn man bedenkt, daß etwa 80⁰/o aller Arterienverschlüsse im Aorta-Ilica-Femoralis-Bereich gefunden werden (HASSE), so liegt die Bedeutung einer Verhütung von Thrombosen nach Operationen, die zur Wiederherstellung der arteriellen Strombahn erfolgten, auf der Hand. Deshalb geben wir während der Operation 5000—7000 E. *Heparin* i.a., und zwar in den Gefäßabschnitt *distal von der Anastomose*. Am 1. postoperativen Tag unterbleibt die Gabe von Antikoagulantien, weil das Risiko einer Blutung ohne Zweifel gegeben ist und auf der anderen Seite das Risiko einer Thrombose zu diesem frühen Zeitpunkt noch gering ist. Am 2. postoperativen Tag beginnen wir mit der Gabe eines Dicumarol-Präparates (Marcumar®). Die Dosierung richtet sich nach der Prothrombinzeit, dem Quick-Wert. Eine möglichst rasche Senkung des Prothrombinwertes auf ein Niveau zwischen 20 und 30⁰/o wird angestrebt. Bis zur Erreichung einer Erhaltungsdosis werden jeden 2.—3. Tag Kontrollen vorgenommen. Die Behandlung mit Marcumar wird während der ganzen stationären Behandlungsdauer durchgeführt und möglichst ambulant fortgesetzt, insgesamt etwa 6 Wochen lang.

Zumindest während dieser Zeit der ersten Einheilungsvorgänge einer Gefäßprothese in den oben genannten Bezirken halten wir die Anwendung von Antikoagulantien für zweckmäßig. Blutungskomplikationen, die aktives Eingreifen erfordert hätten, haben wir bei dieser Art des Vorgehens nicht beobachtet.

K. Sympathikus-Chirurgie

Auch auf dem Gebiet der Sympathikus-Chirurgie ist für jeden Erfolg entscheidend wichtig die *Indikation**. Es wurde weiter oben schon von der Sympathikusblockade mit Novocain gesprochen: Sie wirkt nicht nur schmerzlindernd und durchblutungsfördernd, sondern durch sie kann auch in vielen Fällen die Prognose im Hinblick auf eine Sympathikusoperation *besser beurteilt werden*. Bei organischen Durchblutungsschäden der Hirn-Strombahn wurde schon (S. 35) dargelegt, daß nach zervikaler Halsgrenzstrangresektion (präganglionär mit Belassung des Ganglion cervicale craniale) über den natürlichen „By-pass" des Kollateraleffektes

---

* Ausführliches siehe bei SUNDER-PLASSMANN, P.: Sympathikus-Chirurgie, Georg Thieme Verlag, Stuttgart 1953.

große Erfolge zu erzielen waren bei Patienten, die zum Teil über Jahrzehnte beobachtet werden konnten; das gilt in gleicher Weise für die Durchblutungsstörungen des *peripheren Typus.* Vergleiche dazu auch Kap. Extremitäten und Fußnote S. 282.

L. Morbus Raynaud

Bei Durchblutungsstörungen an den oberen Extremitäten handelt es sich meist um anfallsartig auftretende Zustände von schmerzhafter lokaler Synkope („Leichenfinger") und nachfolgender lokaler Zyanose im Sinne der Raynaudschen Krankheit. Obliterationen der Hauptarterien findet man dabei fast gar nicht, und demgemäß sind auch die Pulse nahezu immer gut palpabel. Gangrän wird sehr selten beobachtet, gewöhnlich kommt es nur zu *Kuppennekrosen* (Abb. 161). Nicht selten

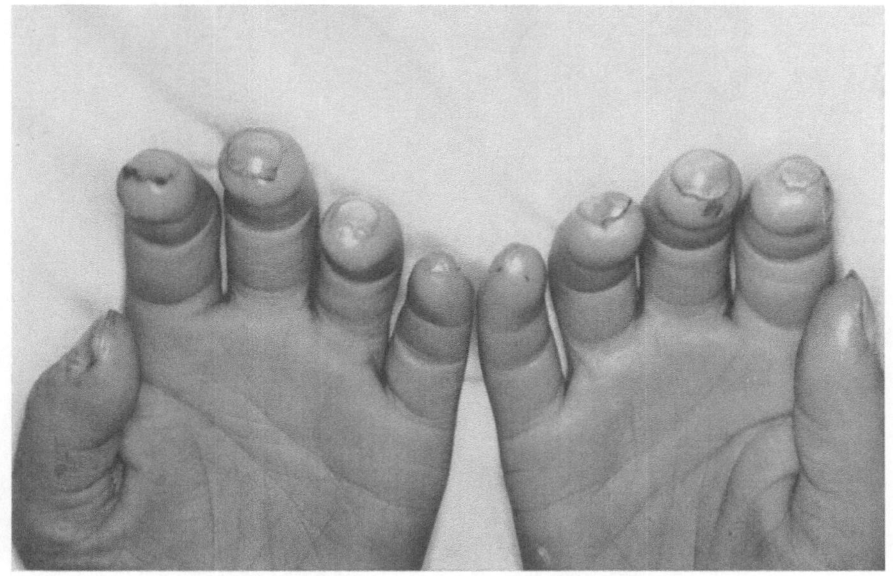

Abb. 161: M. Raynaud mit „Kuppennekrosen" der Finger.

ist mit dem M. Raynaud eine Verhärtung der Haut (Sklerodermie) verbunden, die besonders um den Mund herum zu charakteristischen Verziehungen bei fast verschwindendem Lippenrot führt (Abb. 162).

Therapie: In schweren Fällen ist die *präganglionäre thorako-dorsale Grenzstrangresektion angezeigt* (Ggl. thoracale II + III unter Belassung des Ggl. stellatum). In Abb. 163 ist die Grenzstrangresektion an der linken Seite bereits durchgeführt; man erkennt deutlich die bessere Durchblutung der linken Hand, die sich klinisch jetzt viel wärmer anfühlt.

Über weitere Ergebnisse der Sympathikus-Chirurgie und morphologische Befunde vgl. Fußnote Seite 282.

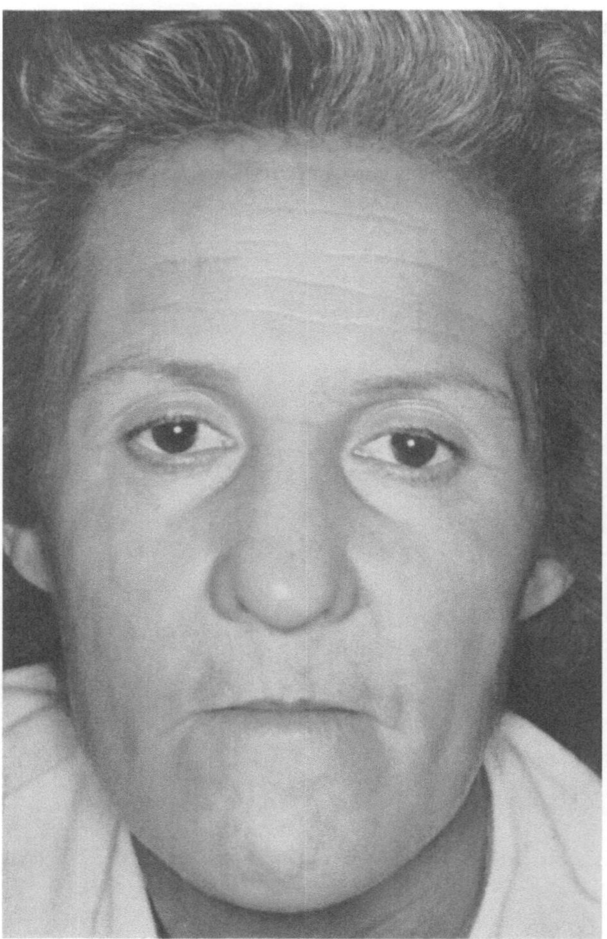

Abb. 162: „Raynaud + Sklerodermie": Fältelung der Haut perioral und Verschwinden des Lippenrotes. Bei solchen Fällen können sich antinukleäre Faktoren im Serum finden.

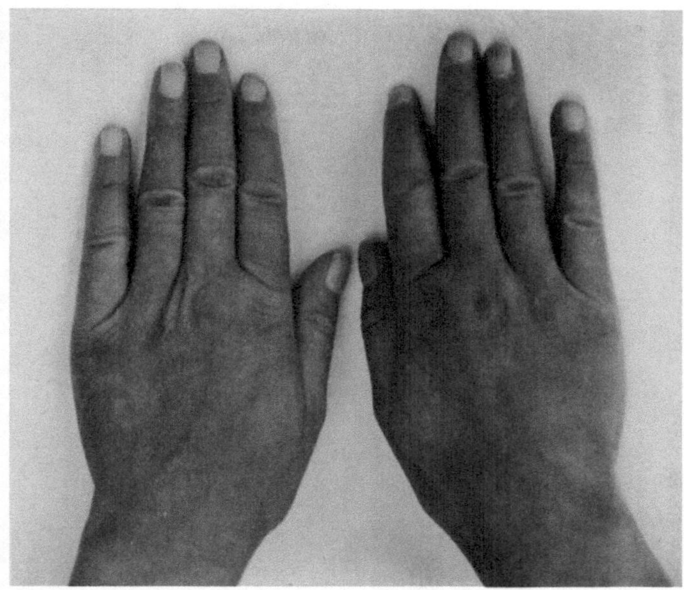

Abb. 163: M. Raynaud: linksseitig ist bereits die präganglionäre thorako-dorsale Grenz-strangresektion des Sympathikus durchgeführt. Demzufolge ist die linke Hand gut durchblutet, rötlich gefärbt und warm, während die rechte Hand der noch nicht operierten Seite schlecht durchblutet, zyanotisch und kalt ist.

M. Endangitis obliterans

Das Krankheitsbild der *Endangitis oder Thrombangitis obliterans* hat in unserem Zeitalter ebenso wie die *Arteriosklerose* ständig an Bedeutung zugenommen.

Was auch im einzelnen die weitere Abklärung der Pathogenese in Zukunft bringen mag, soviel steht fest, daß die Reaktion des Organismus auf einen infektiösen oder sonstwie toxischen Reiz hin, die bei der Endangitis obliterans bekanntlich in den subendothelialen Gefäßwandbezirken sich zuerst zu erkennen gibt, ohne *sofortige* Mitbeteiligung des *vegetativen Nervensystems** nicht vorstellbar erscheint; das ist aber auch für den weiteren Verlauf von Bedeutung. Anfangs wird die Endangitis obliterans in der Praxis gar nicht selten verwechselt mit Senkfußbeschwerden, rheumatischen Sehnenscheidenerkrankungen, Ischias u. dergl., bei peripherem Sitz mit thyreotoxischen und neuritischen Erscheinungen oder sogar solchen einer Polysklerose bei endangitischen Veränderungen der Hirn-Strombahn. Gerade in dieser ersten Phase macht sich wiederum häufig die *neurale Komponente* des Leidens nicht nur in Stenosierung des erkrankten Gefäßabschnittes, sondern (und das ist klinisch das Entscheidende) gleichzeitig auch in *spastischer Drosselung der Kollateralbahnen* äußerst unangenehm bemerkbar.

---

* Siehe Fußnote Seite 282. Die Reaktion des Gefäß-Bindegewebes haben wir als „unspezifische Mesenchymreaktion" bezeichnet bei individueller immunologischer Situation (Sunder-Plassmann, P.: Zbl. Chir. 326, 1948.

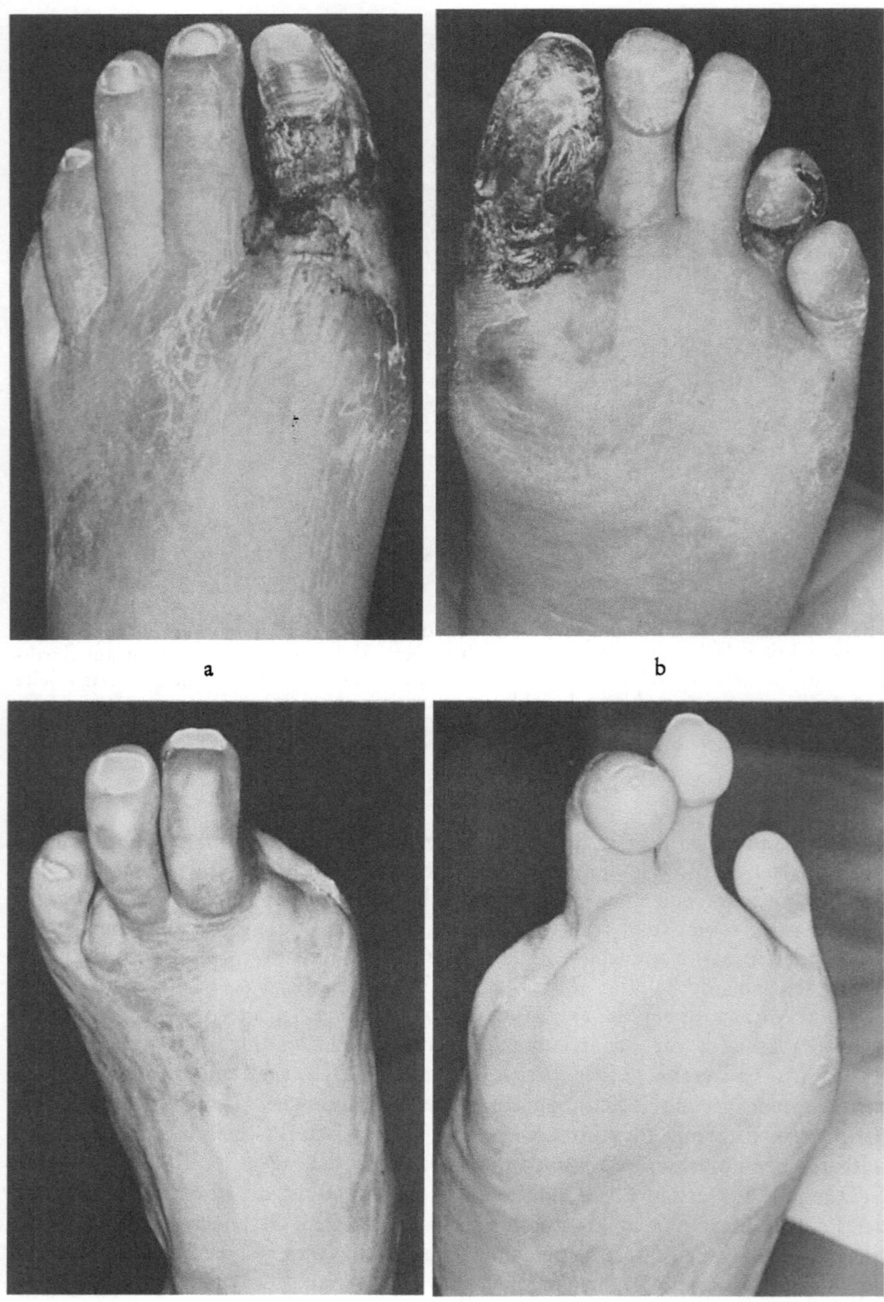

a

b

c

d

Abb. 164: Endangitis obliterans bei 40j. Mann (a, b); Nikotinabusus! — Nach lumbaler Grenzstrangresektion des Sympathikus und Abtragung der Nekrosen Heilung (c, d) und schmerzfreies Gehen seit über 5 Jahren möglich!

Therapie: Es ist von grundsätzlicher und praktisch eminenter Bedeutung, in dieser Krankheitsphase nicht nur äußere Noxen (Nikotin, Koffein, Kälteeinwirkung) sowie Streuherde auszuschalten, sondern gleichzeitig und systematisch *zyklische Grenzstrangblockaden des Sympathikus mit Novocain* durchzuführen.

Differentialdiagnose: In der Praxis wird immer noch gar nicht selten die Endangitis obliterans mit der Raynaudschen Krankheit in einen Topf geworfen. Man muß sich aber trotz gewisser gemeinsamer pathogenetischer Faktoren darüber klar sein, daß im klinischen Bild deutliche Unterschiede bestehen. Der Hauptunterschied zwischen M. Raynaud und seinem Formenkreis einerseits und der Endangitis obliterans andererseits besteht darin, daß beim M. Raynaud organische Gefäßprozesse fast immer fehlen, während sie bei der Endangitis regelmäßig anzutreffen sind. Das drückt sich auch gleich im Verhalten des peripheren Pulses aus: Bei der Raynaudschen Krankheit fühlt man sehr gut die Pulse, bei der Endangitis obliterans vermißt man sie fast immer, bzw. findet man Differenzen zwischen rechts und links. So fehlten auch z. B. bei dem 40jährigen Patienten der Abb. 164 a, b sämtliche Pulse des abgebildeten Fußes; aber nach *lumbaler Grenzstrangresektion des Ggl. lumbale II und III des Sympathikus* und Abtragung der Zehennekrosen schwanden nicht nur die unerträglichen Schmerzen, sondern er kann auch seit 5 Jahren nach der Operation wieder schmerzfrei *gehen!*

Frühdiagnose: Nach dem Gesagten ist ersichtlich, wie wichtig auch bei den Durchblutungsschäden die *Frühdiagnose* ist; diese Frühdiagnose ist eigentlich gar nicht so schwer, wenn man bedenkt, daß eines der wichtigsten Symptome des organischen Gefäßschadens das sog. *„intermittierende Hinken"* ist, d. h. der Patient muß von Zeit zu Zeit stehen bleiben, weil die Beinmuskulatur infolge mangelnder Blut-(Sauerstoff-)Versorgung einfach streikt. Wenn durch die Kollateralbahnen wieder Blut nachgeflossen ist, kann der Patient wieder eine mehr oder weniger lange Strecke weitergehen. In solchen Fällen sollte immer eine *Angiographie* angefertigt werden, die den besten Überblick über Grad und Ausdehnung der Gefäßkrankheit gibt.

N. Akute Gefäßwandkrankheiten

1. Periarteriitis nodosa

Wenn auch bei der Pathogenese der Endangitis obliterans Beziehungen zu allergischen Phänomenen vermutbar sind, springen sie bei der Periarteriitis nodosa direkt in die Augen. Diese Krankheit hat wegen der meist fortschreitenden Generalisierung eine noch ernstere Prognose als die Endangitis obliterans, weil auch die *Kollateralen* ausfallen.

Therapie: Für die Therapie sind Ausschaltung von Streuherden und andere Noxen ebenso bedeutsam wie die Anwendung der Kortikoide in genügender Dosierung (s. Innere Medizin).

2. Arteriitis temporalis

Bei der Arteriitis temporalis finden sich pathologisch-anatomisch Riesenzellgranulome in der Arterienwand.

Therapie: Die starken lokalen Schmerzen schwinden gewöhnlich nach *Exstirpation* der befallenen, verdickten und verhärtet palpablen Arterie; außerdem sind zur Kupierung des weiteren Befalles auch hier Cortisone am Platze.

O. Venenkrankheiten

1. Thrombophlebitis, postthrombotisches Syndrom

Die **akute Thrombophlebitis** geht meist mit den üblichen Zeichen der Entzündung (Schmerz, Rötung, Schwellung) einher. Sie kommt natürlich mit Vorliebe an prädisponierten Venen (Varizen, untere Extremität) vor, kann aber überall entstehen.

Therapie: Sie besteht anfangs in Salbenverbänden (Hirudoid o. ä.), Hochlagerung; statt langer Bettruhe hat sich der jeden Morgen mit elastischen Binden neu zu wickelnde *Fischersche Verband* von den Zehen bis zum Trochanter major als sehr nützlich erwiesen. In besonderen Fällen kommen Spaltung der subkutanen Venen und Exstirpation des Thrombus oder zentrale Ligatur in Frage, so z. B. der V. cava caud. speziell direkt anschließend an Embolektomie aus der A. pulmonalis (vgl. S. 15).

Im Gegensatz zur gewöhnlichen Thrombophlebitis ist die **Thrombophlebitis migrans** immer sehr viel *ernster* zu beurteilen. Bei ihr scheint eine allgemeine Sensibilisierung der Venenwand vorzuliegen, die jederzeit auch auf die Arterien übergreifen und schließlich tödlich enden kann.

Als Endzustand einer Thrombophlebitis, aber auch der Phlebothrombose, kann sich das *postthrombotische Syndrom* einstellen. Dabei finden sich anhaltende Schwellneigung, unbestimmte Schmerzhaftigkeit, manchmal auch Pigmentierung und Verhärtung der Haut, gelegentlich ekzematöse Veränderung und das **Ulcus cruris.**

Therapie: Hier haben sich uns paravertebrale *Grenzstrangblockaden* des Sympathikus bewährt, wenn nicht operatve Beseitigung eines venösen Abflußhindernisses indiziert ist (Phlebographie).

2. Akuter Venenstau

Seltener ist der sog. akute Venenstau, der sich meist an der V. axillaris vorfindet. Plötzliche Anschwellung des ganzen Armes mit bläulicher Venenzeichnung, Schweregefühl und Gebrauchsunfähigkeit führt die meist jugendlichen, muskelkräftigen Männer zum Arzt. Die *Phlebographie* (Abb. 165) ergibt fast immer einen umschriebenen *Verschluß der Achselvenen.*

Therapie: Führen Bettruhe, Hochlagerung und Salbenverbände (Hirudoid o. ä.) nicht zum Rückgang der Symptome, so kommen Hämolyse (Streptokinase), Antikoagulantien (Abb. 165) oder Exstirpation des thrombotischen Venenstückes in Frage.

3. Varizen

Bei den sog. *Krampfadern* liegt eine konstitutionelle Mesenchymschwäche vor, die schon dem physiologischen Druck der Blutsäule beim aufrechten Gang nicht stand-

zuhalten vermag. Es kommt zur Venektasie und anschließend zur Venenklappen-
insuffizienz. Im Bereich der V. saphena sind diese Veränderungen gewöhnlich am
ausgeprägtesten und auch äußerlich sichtbar; natürlich können sie auch auf die
tieferen Venen übergehen. Solche Patienten sind zu rezidivierenden Thrombo-
phlebitiden disponiert. Die verdünnte Haut im varikösen Bereich neigt wiederum
zu ekzematösen Veränderungen, Ulcus cruris und auch bakteriellen Entzündungen
(Erysipel).

Prophylaxe: Als vorbeugende Maßnahmen gegen Varizen kommen alle durch-
blutungsfördernden Mittel in Frage: Gymnastik, Bewegungsübungen, Hochlegen
der Beine bei Schwellungen. Weil jedes Muskelspiel die Venenzirkulation fördert,
ist regelmäßiges *Zufußgehen* im Zeitalter des Autos besonders wichtig.

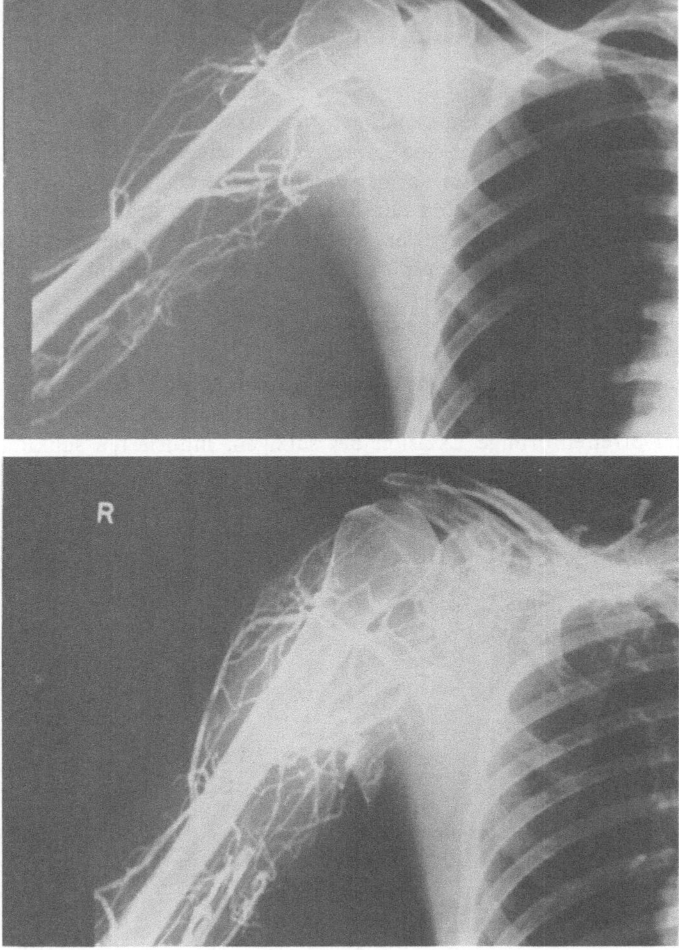

Abb. 165: Akuter Achselvenenstau (oben) mit weitgehender Rekanalisierung (unten) nach
thrombolytischer Behandlung (Streptokinase, Marcumar).

Therapie: Bei ausgebildeten Varizen und Klappeninsuffizienz sind *Verödung* durch lokale i.v. Injektionen mit anschließenden elastischen Verbänden oder in schweren Fällen operative *Exstirpation* angebracht (nach BABCOCK oder lokal). — (Vgl. auch Kapitel Extremitäten-Chirurgie".)

P. Krankheiten der Lymphgefäße

Der ständige Lymphstrom im Gewebe (keinesfalls nur „Drainage") hat neben ernährungsphysiologischen auch wichtige immunbiologische Aufgaben. Das Lymphgefäß-Netz ist morphologisch weniger gut faßbar als das der Blutgefäße, aber neuerlich ist auch seine *lymphangiographische Darstellung* gelungen und praktisch wichtig geworden.

1. Lymphangitis

Bei Infektionen (Staphylo- oder Streptokokken) zeigen sich entlang den Lymphbahnen rote Streifen, die den Laien veranlassen, von „Blutvergiftung" zu sprechen. In der Tat kann solch eine *Lymphangitis acuta* bei mangelnder Behandlung jederzeit in eine Sepsis oder auch *Pyämie* übergehen.

Therapie: Die Eintrittspforten der Bakterien müssen gegebenenfalls eröffnet (Panaritium oder dgl.), entlang der geröteten Lymphbahnen Salbenverbände angelegt und die betroffene Extremität selbst hochgelagert werden.

2. Lymphödem

Beim angeborenen oder erworbenen *chronischen Lymphödem* kommt es meist zu hochgradiger Verdickung einer Extremität („Elephantiasis").

Therapie: Streifenförmige Exzision des sulzigen, indurierten subkutanen Gewebes.

XVIII. Chirurgie des Retroperitonealraumes

Von P. Sunder-Plassmann, Münster i. Westf.

Dem Retroperitonealraum sind wir bereits in anderen Kapiteln verschiedentlich begegnet. In ihn gelangt man bei der Aortographie, desgleichen bei plastischen Gefäßoperationen am unteren Ende der Aorta und der Vasa ilica, bei der Sympathicus-Chirurgie und wohl am häufigsten bei allen Nierenoperationen. Während die Nierenchirurgie im Kapitel „Urologie" (S. 302) behandelt wird, fällt die chirurgische Therapie der Nebennieren in das allgemeine Gebiet des endokrinen Systems.

Chirurgie der Nebennieren

1. Adrenogenitales Syndrom

Die Bedeutung der *Nebennierenrinde* wurde schon mehrfach (s. Verbrennungen, Schocktherapie) erwähnt. Aber es kommen hier auch noch schwerwiegende hormonale Störungen vor im Sinne des adrenogenitalen Syndroms *(Pubertas praecox, Hirsutismus)* mit erhöhter Ausscheidung der 17-Ketosteroide im Harn.

Therapie: Da hierbei nicht selten eine bilaterale Hyperplasie der Nebennierenrinden vorliegt, kommt therapeutisch eine weitgehende *Resektion der Nebennieren* in Frage.

2. Morbus Cushing

Während Cushing (1932) noch die eigentliche Ursache dieser Erkrankung im basophilen Hypophysenvorderlappen-Adenom (S. 39) mit Auswirkung auf die Nebennierenrinde erblickte, wissen wir heute, daß beim ausgeprägten Krankheitsbild des M. Cushing mit den Kardinalsymptomen Vollmondgesicht (Abb. 166), Hypertonie, Adynamie, Stammfettsucht mit Striae (Abb. 167), Plethora des Gesichtes, Amenorrhoe und Hirsutismus praktisch stets eine *Hypersekretion der Nebennierenrinde* entscheidend ist; möglicherweise sind Zusammenhänge mit der Thymusfunktion vorhanden. Jedenfalls kann die Erhöhung der Plasmakortikoide Folge einer Hyperplasie, eines Adenoms oder auch (seltener) eines Karzinoms der Nebennierenrinde sein. Im frühen Kindesalter ist das Cushing-Syndrom ziemlich selten, kann aber sogar im Säuglingsalter (Abb. 168 a, b)* vorkommen. Bezüglich der Diagnostik vgl. Kapitel Urologie.

---

* Bei diesem Säugling begann der M. Cushing im 3. Monat, also gerade zu dem Zeitpunkt, wo die ersten eigenen Gamma-Globuline (Thymus!) gebildet werden! —

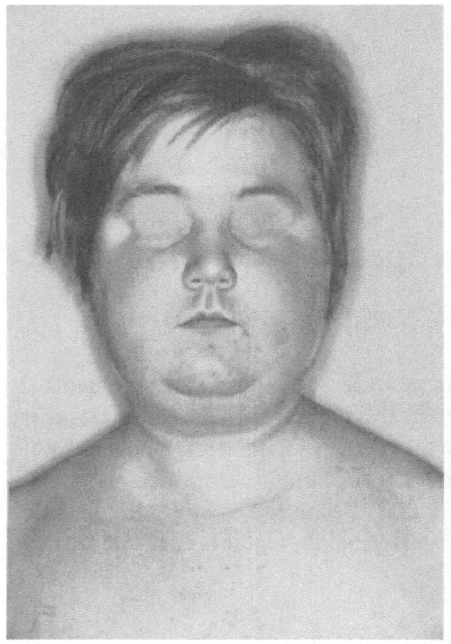

Abb. 166:
Morbus Cushing: Vollmondgesicht.

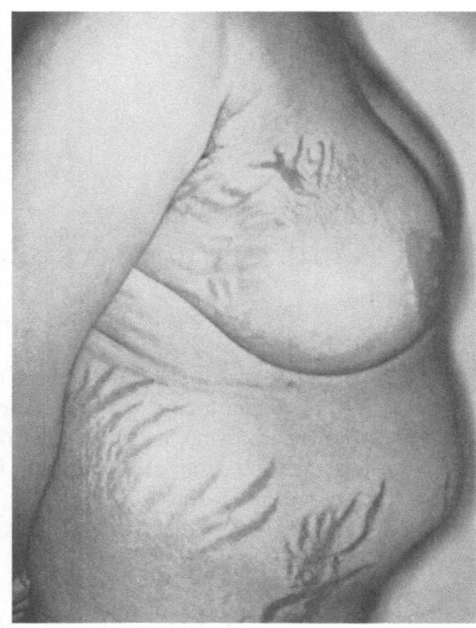

Abb. 167:
Morbus Cushing: Stammfettsucht, Striae.

Therapie: Auch hier bringt die Operation, die entweder in weitgehender Resektion des Rindengewebes oder Exstirpation eines Nebennierenrinden-Tumors besteht, weitgehende Besserung bzw. Heilung (Abb. 169).

3. Das Phäochromozytom

Zu den *chirurgisch* mit bestem Erfolg zu behandelnden *Hochdruckformen* (Aortenisthmusstenose, Nierenarterienstenose, einseitige Nierenkrankheit) gehört nicht zuletzt auch der Symptomenkomplex des Phäochromozytoms, eines Tumors des sog. „chromaffinen Systems", zu dem das Nebennierenmark und auch die Paraganglien des Sympathikus zählen. Diese spezifischen Zellen produzieren die stark hypertensiven Substanzen Adrenalin bzw. Arterenol und färben sich mit Chromsäure braun („phaeos").

Da die Phäochromozytome nicht mehr den regulären Einflüssen der Ökonomie des Organismus gehorchen, geben sie unmotiviert und in größeren Mengen Adrenalin ins Blut ab. Die Folge sind *paroxysmale Blutdruckkrisen* mit plötzlichem Druckanstieg auf 300 mm Hg und darüber. Dabei finden sich klinisch Gesichtsblässe, heftiger Kopfschmerz, Tachykardie, Nausea, Druck im Epigastrium, Schweißausbruch. Gerade auch im Kindes- und Jugendalter muß man (neben einseitiger Nierenkrankheit) bei solchen Symptomen vor allem an einen Nebennierenmarktumor denken. Dabei ist es wichtig zu wissen, daß Phäochromozytome auch unter dem Bilde einer chronischen Hypertonie verlaufen können, ohne die sonst sehr charakteristischen Anfälle der eben genannten Blutdruckkrisen.

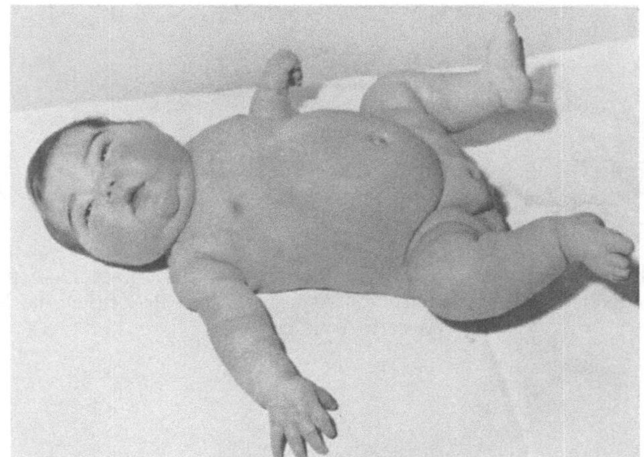

a

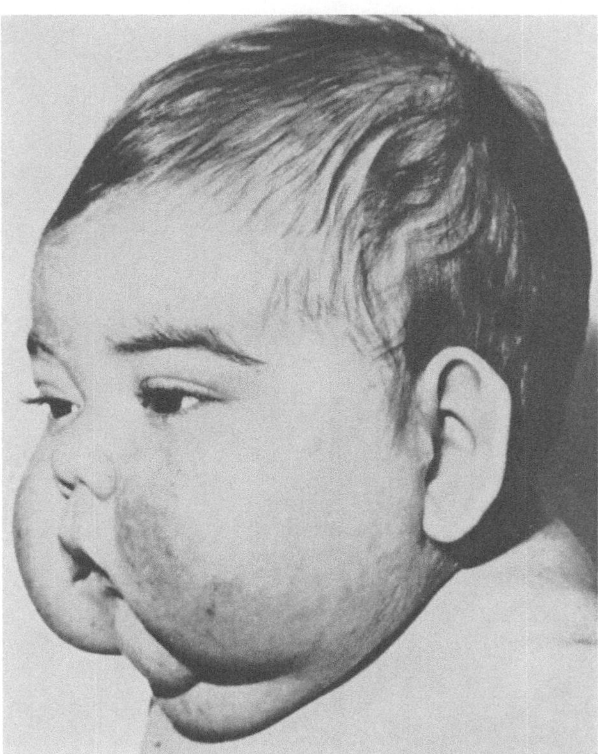

b

Abb. 168 a und b: 8 Monate alter Säugling mit M. Cushing seit dem 3. Lebensmonat. Enorme Fettsucht an Gesicht, Nacken und Rumpf. Hirsutismus an Stirn und Rücken. In der Haut des Vollmondgesichtes zahlreiche Akne-Eruptionen.

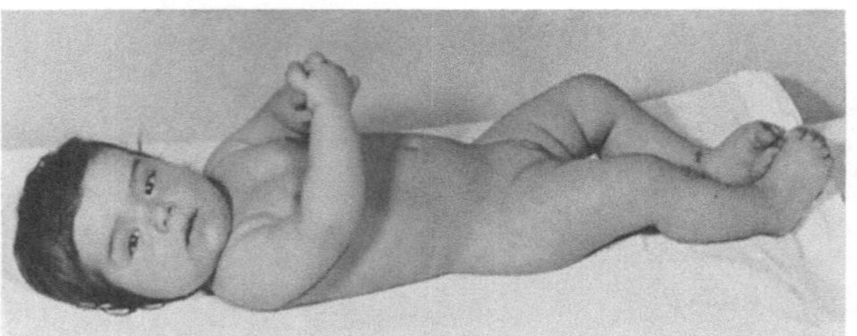

Abb. 169: Das geheilte Kind im Alter von 15 Monaten, ¹/₂ Jahr nach Exstirpation eines rechtsseitigen Nebennierenrinden-Adenoms von 75 g Gewicht: Alle Zeichen des M. Cushing sind verschwunden!

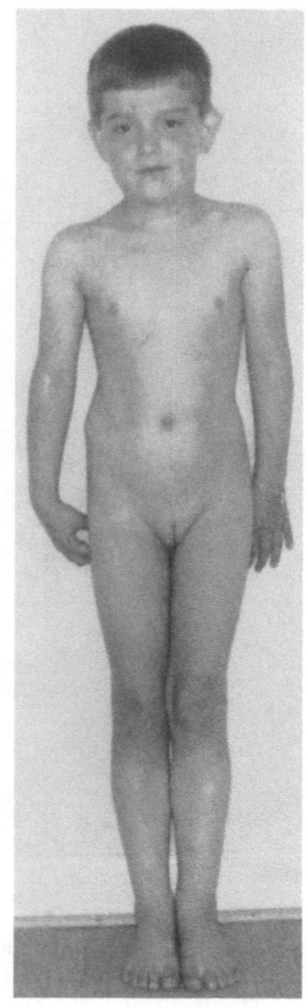

Abb. 170: Dasselbe Kind wie 168 und 169. 5 Jahre nach der Operation!

Anfallkupierende Tests mit adrenolytischen Stoffen wie Benodaine (Merck) (0,25 mg/kg Körpergewicht i.v.) oder Regitin (Ciba) (5 mg i.v oder i.m.) können die Diagnose erhärten.

Wenngleich 80—90⁰/₀ aller Phäochromozytome vom Nebennierenmark direkt ausgehen, so können sich doch in Ausnahmefällen auch solche im **chromaffinen System längs der Aorta** finden, zu deren Lokalisierung die Aortographie wertvollste Dienste leistet.

So sank in unserer Phäochromozytom-Serie bei einem 8jährigen Jungen nach Entfernung des rechtsseitigen Phäochromozytoms der Blutdruck nicht; die Aortographie ergab noch zwei weitere linksseitige Phäochromozytome, die dann erfolgreich exstirpiert wurden.

Bei der 43jährigen Patientin der Abbildungen 171—173 erkennt man das männerfaustgroße Phäochromozytom im Aortogramm der Abb. 171; es ist gut gegen die sichtbare Niere abgrenzbar. Den Verlauf der Blutdruckkrisen, auch während der Operation, zeigen die Kurven in Abb. 172; Abb. 173 zeigt den exstirpierten, aufgeschnittenen soliden Tumor.

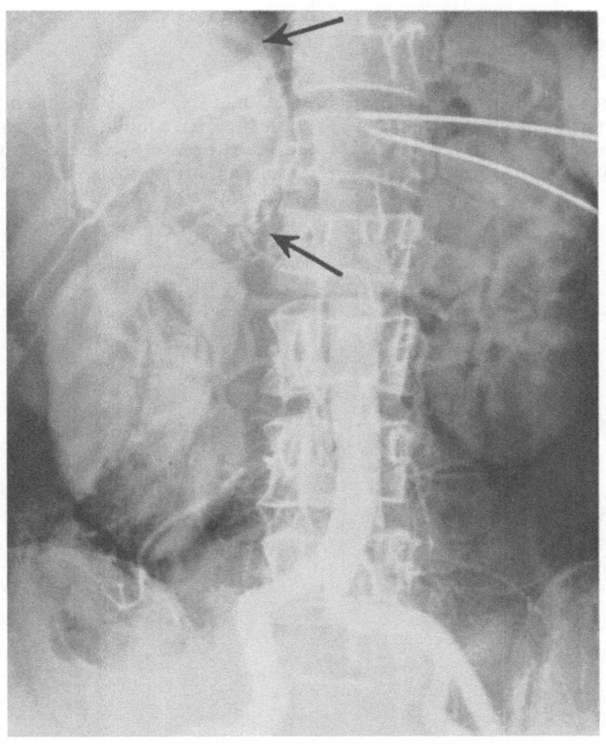

Abb. 171: Im Aortogramm ist das Phäochromozytom noch vollständig und gegen den Nierenschatten abgrenzbar (←). Bauchlage.

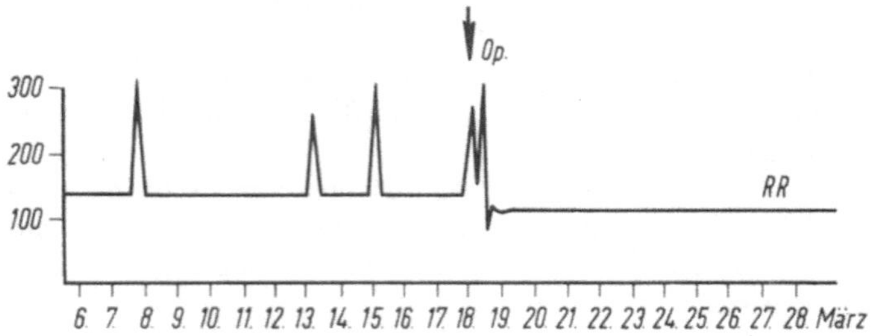

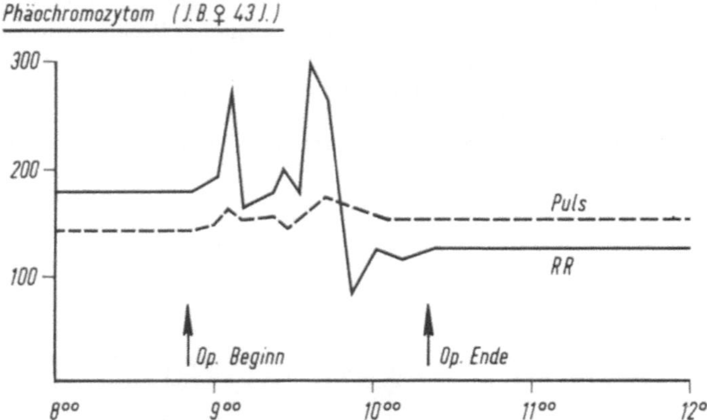

Abb. 172: Paroxysmale Blutdruckkrisen bis 300 mm Hg bei Phäochromozytom (obere Kurve). Die untere Kurve zeigt während der Operation bei Mobilisierung des Phäochromozytoms Blutdruckanstieg bis 320 mm Hg; nach Ligatur der Gefäße Blutdruckabfall auf 70 mm Hg.; nach Arterenol i.v. Normalisierung auf normale Werte (115/85).

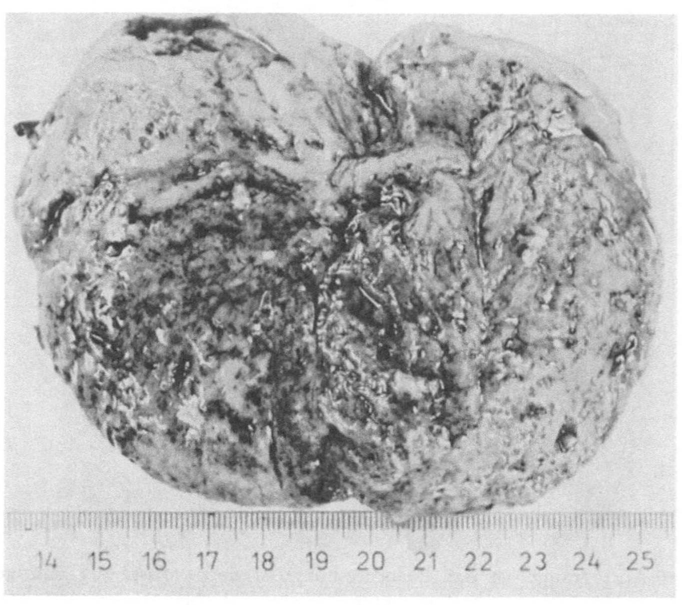

Abb. 173: Exstirpiertes Phäochromozytom der Abb. 170—172.

XIX. Chirurgie des Rückenmarkes

Von P. SUNDER-PLASSMANN, Münster i. Westf.

A. Rückenmarkstumoren

Alle Rückenmarkstumoren machen schon frühzeitig neurologische Ausfallserscheinungen (Lähmungen, Parästhesien), weil die Enge des Wirbelkanals zum baldigen Druck auf das sehr empfindliche Rückenmark führt.

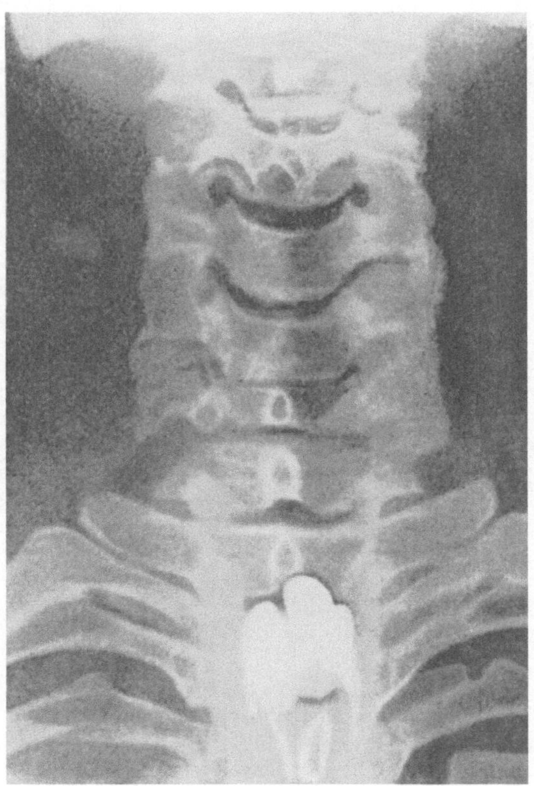

Abb. 174: Die Myelographie zeigt charakteristischen Stop in Höhe des Rückenmarktumors (Meningeom).

Daher können auch schon z. B. relativ kleine **Meningeome** zu vollständigen Querschnittslähmungen führen, wie in Abb. 175: Diese Patientin war lange Zeit wegen „Multipler Sklerose" behandelt worden!

Genauer neurologischer Status, Liquor-Untersuchungen (Zellzahl, Eiweiß), Wirbelsäulenaufnahmen und vor allem die *Myelographie* (Abb. 174) sichern aber immer die Diagnose. Bei der Myelographie wird nach Subokzipitalstich etwas Liquor abgelassen und dann ein Kontrastmittel eingebracht, das bei vorhandenem Tumor den in Abb. 174 sichtbaren charakteristischen Stop („Torbogen") ergibt. Ohne Tumor-Anwesenheit sammelt sich die Kontrastflüssigkeit dagegen alsbald in der Cysterna terminalis an. Trotz jahrelanger Lähmungen und Fesselung ans Bett bringt die Operation solch gutartiger Rückenmarkstumoren sehr gute Ergebnisse und definitive Heilung (Abb. 176).

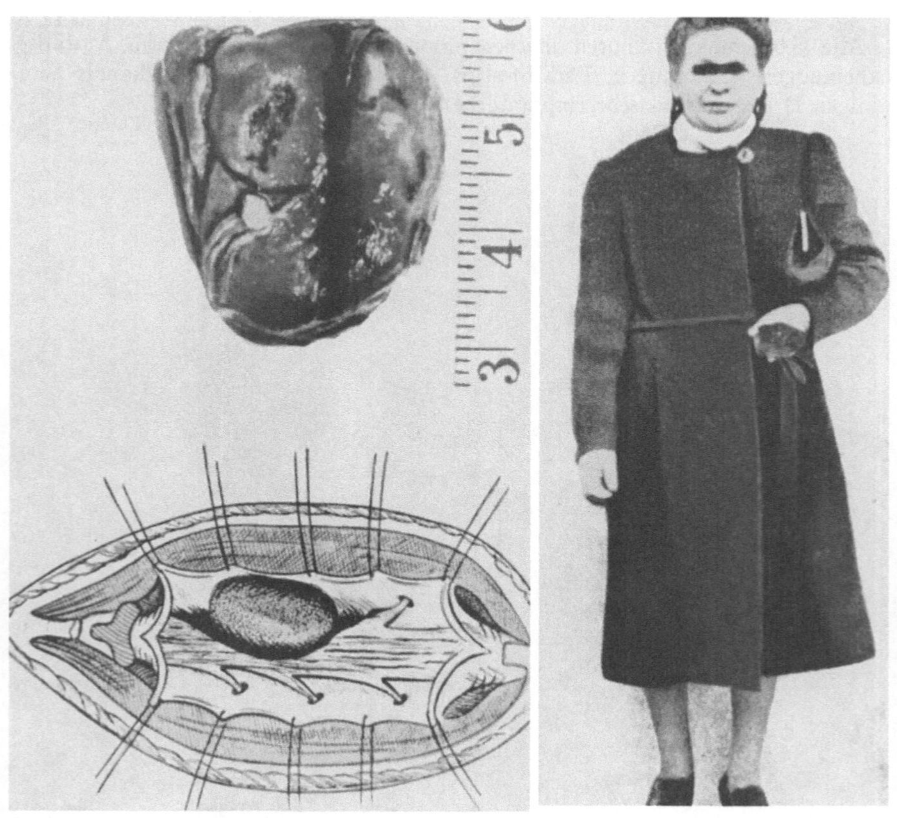

Abb. 175   Abb. 176

Abb. 175: Operationssitus und exstirpierter Tumor der Abb. 174.
Abb. 176: Die 2 Jahre gelähmt gewesene Frau ist seit der Operation völlig geheilt und seit 15 Jahren rezidivfrei!
Die Abbildungen 174—176 entstammen einer Arbeit des Autors in Brun's Beitr. klin. Chir. *181*, 337 (1950).

Die von den Nervenwurzeln ausgehenden *Neurinome* oder *Neurofibrome* des Rückenmarkes können die Wirbelkörper usurieren (Abb. 177) und die Dura stellenweise perforieren, wobei sie dann erstaunliche Größen annehmen (Abb. 178). Verständlicherweise bestand auch bei dem jungen Mädchen eine vollständige Lähmung beider Beine, die aber nach der Operation (Abb. 179) sich vollständig zurückbildete (Abb. 180). Seitdem ist sie über 17 Jahre rezidivfrei, hat geheiratet und mehrere Kinder.

Sehr viel ernster als diese genannten extramedullären, intraduralen Tumoren sind die Geschwülste des Rückenmarkes selber **(Gliome, Ependymome, Astrozytome)**, obwohl ein Teil auch von ihnen erfolgreich zu operieren ist.

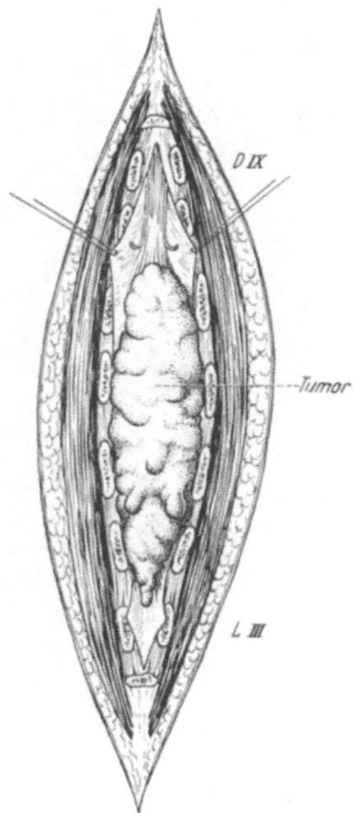

Abb. 177: Großes Neurinom des Rückenmarks: Operationssitus. 14j. Mädchen, Lähmung beider Beine.

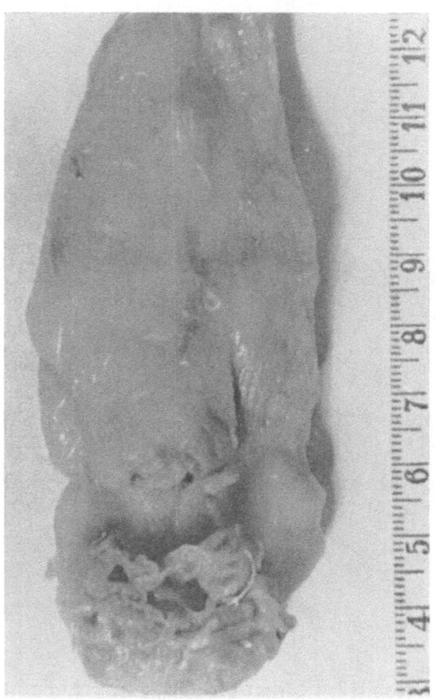

Abb. 178: Exstirpiertes Neurinom des Rückenmarks der Abb. 177.

B. Bandscheibenprolaps

Mit der chirurgischen Behandlung des Bandscheibenprolapses ist man erheblich zurückhaltender geworden: Bei weitem die meisten Kranken mit *„Hexenschuß"*, *Lumbago* oder zervikaler Symptomatik sind konversativ zu behandeln und gehören in den Bereich der Inneren Medizin bzw. Orthopädie.

Für die Entstehung des Bandscheibenprolapses muß eine genetische oder toxische *Schädigung des Faserringes* angenommen werden, so daß der Nucleus pulposus vorquellen kann. Geschieht das nach ventral, so ist es belanglos; geschieht es aber

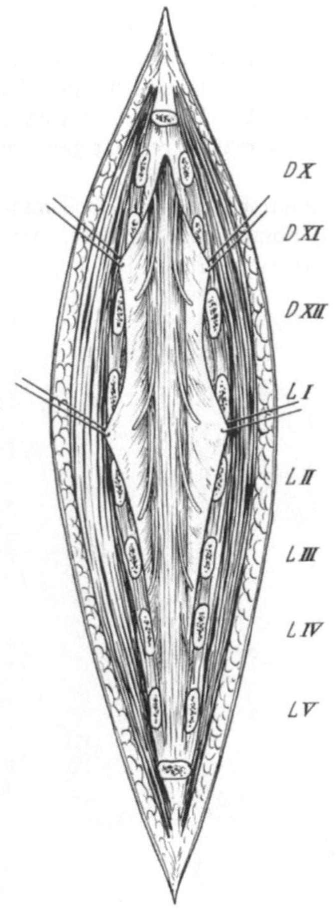

Abb. 179: Situation nach Entfernung
des Tumors der Abb. 177.

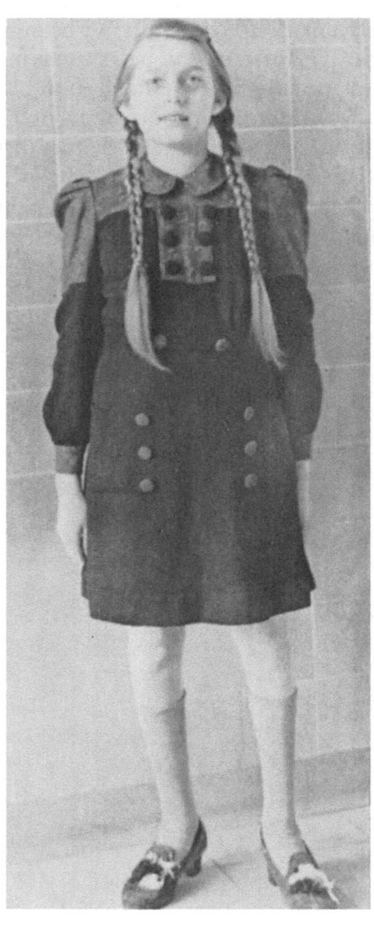

Abb. 180: Das gelähmte Mädchen mit Tumor der Abb. 177—179 ist vollständig geheilt und seit 17 Jahren rezidivfrei!

nach *dorsal,* so kann es zur Kompression des Rückenmarkes selber (medialer
Prolaps) oder der sensiblen Wurzeln (lateraler Prolaps) kommen. In solchen Fällen
verstärkt sich der Schmerz beim Husten, Niesen und Pressen; außerdem können
die Patienten nachts häufig „nicht richtig liegen" (Hilfe: ein Brett unter die
Matratze!).

Therapie: Ist durch Aushängen der Wirbelsäule (Turnreck!), Schwimmen oder
Novocain-Blockaden keine Besserung zu erzielen, so kann man den Bandscheiben-
prolaps operativ entfernen, vor allem dann, wenn Paresen vorhanden sind.

C. Mißbildungen

Bei den Mißbildungen der Wirbelsäule und des Rückenmarkes auf ekto- und mesodermaler Grundlage (Spina bifida, Meningozele) hat sich neuestens im Hinblick auf eine frühzeitige, zweckmäßige Behandlung die Notwendigkeit der Zentralisierung solcher Fälle ergeben, wobei sich der Schwerpunkt auf die Orthopädie verlagert hat; vgl. auch Kapitel Hirn- und Schädelmißbildungen.

21*

XX. Chirurgie der Harn- und Geschlechtsorgane

Von G. Menges, Münster i. Westfalen

A. Entwicklungsgeschichte

Der enge Zusammenhang zwischen Uro- und Genitalsystem des Mannes wird bei der Betrachtung der speziellen Embryologie offensichtlich. So werden Vorniere, Urniere und Nachniere entwicklungsgeschichtlich unterschieden, die sich vom 6. Halswirbel- bis zum 3. Lendenwirbelsegment entwickeln. Aus dem Wolffschen Gang der Vorniere (primitiver Harnleiter) bilden sich die Ureterknospe und beim Mann Nebenhodengang, Samenleiter und Bläschendrüsen. Die Urnierenkanälchen werden zu den Ductuli efferentes testis und zum Paradidymis. Nachniere, Rudimente von Vorniere und Urniere bilden schließlich nach Unterteilung der Kloake in Sinus urogenitalis und Enddarm das endgültige harnbildende und harnableitende System.

B. Anatomie

Die Nieren sind bohnenförmige Organe und liegen retroperitoneal neben der Wirbelsäule in einer Fettkapsel in Höhe von Thorakale 12 bis Lumbale 3—4. Die rechte Niere steht etwa 2—3 cm tiefer als die linke. Das Nierenparenchym besteht aus Rinde und Mark und wird von einer festen Faserkapsel unmittelbar umkleidet. Die funktionelle Einheit des Nierenparenchyms ist das Nephron. Es besteht aus dem Glomerulus- und Tubulusapparat mit Hauptstück, Henlescher Schleife, Schaltstück und den Sammelröhren. Die Sammelröhren des Nierenmarks münden an den Papillenspitzen in die Nierenkelche. Mehrere Nierenkelche vereinigen sich zu einem Hauptkelch. Meist sind in der Niere eine obere und eine untere Kelchgruppe vorhanden. Zwischen beiden kann noch eine dritte, mittlere Kelchgruppe liegen. Die Hauptkelchgruppen gehen in das Nierenbecken als eigentlichem Sammelbecken mit einem Fassungsvermögen von normalerweise 6—8 ml über. Dieses kann entweder bis zum Ureterabgang von Nierenparenchym umhüllt sein oder mehr außerhalb der Niere liegen — intra- oder extrarenales Nierenbecken. Hierdurch und durch die Gestaltung der Kelchgruppen können verschiedene physiologische Variationen von Nierenkelch- und -beckenformen unterschieden werden: trichterförmig, ampullär, zweigeteilt usw. Das Nierenbecken setzt sich in den Ureter, einen schmalen, langen, dreigeschichteten Muskelschlauch fort, der schlitzartig am Fundus in die Harnblase mündet. Auf seinem Weg zur Blase unterkreuzt der Harnleiter vor dem Musculus psoas die Vasa spermatica bzw. ovarica. Die Teilungsstelle der Iliakalgefäße wird am Beckeneingang vom Ureter überkreuzt und der Ductus deferens bzw. die A. uterina im kleinen Becken unterkreuzt. Die Ureterlichtung weist 3 physiologische Engen auf:

1. Abgang aus dem Nierenbecken
2. Übergang der Pars abdominalis in die Pars pelvina (Kreuzung mit den Iliakalgefäßen)
3. Eintritt in die Harnblase.

Die Harnblase ist ein mit Schleimhaut ausgekleideter Hohlmuskel aus glatten Muskelfasern mit einem Fassungsvermögen von normalerweise 250—400 ml. Sie liegt präperitoneal in einem Verschiebegewebe und hat je nach ihrem Füllungsgrad unterschiedliche Formen. Blasengrund, Blasenkörper und Blasenscheitel (Fundus, Corpus und Vortex vesicae) werden voneinander unterschieden. Am Blasengrund liegt das Trigonum vesicae, das feine Muskelbündel zwischen den Ureteröffnungen und dem Orificium urethrae internum als Endpunkte bilden. Der Blasenverschluß zur Harnröhre hin wird proximal der Prostata durch den Musculus sphincter internus, der aus glatter Muskulatur besteht, und dem quergestreiften Musculus sphincter externus distal der Prostata garantiert. Letzterer ist für die willkürliche Harnentleerung verantwortlich.

Die Harnröhre hat beim Mann eine Gesamtlänge von 20—25 cm und weist 2 Krümmungen auf, die Curvatura subpubica und die Curvatura praepubica. Bei der Frau ist die Urethra nur 4—5 cm lang. Die männliche Harnröhre wird eingeteilt in die Pars prostatica, in die Pars membranacea (etwa 1 cm) und in die von den Schwellkörpern umgebene Pars cavernosa. In der Pars prostatica münden im Colliculus seminalis die Ausführungsgänge der Prostata, der Samenblasen und die Ductus deferentes. Von dieser Stelle ab wird die Urethra zur sog. Harn-Samen-Röhre. Am distalen Ende ist die Harnröhre kolbenartig erweitert — Fossa navicularis. Die die Harnröhre begleitenden Schwellkörper sind die Corpora cavernosa penis und das Corpus cavernosum urethrae. Das Ende des männlichen Gliedes wird von der Glans penis gebildet, die sich durch eine Eichelkranzfurche vom Penisschaft abhebt. Die den Penis umgebende Haut bildet im Bereich der Glans eine Duplikatur, den Präputialsack. Dieser ist durch ein dünnes Längsbändchen — Frenulum — an die Unterfläche der Eichel geheftet.

Hoden und Nebenhoden sind mit dem Anfangsteil des Samenleiters außerhalb der Leibeshöhle im Skrotum gelegen. Der linke Hoden steht immer etwas tiefer als der rechte. Von den verschiedenen Hüllen, die den Hoden umkleiden, kommt der derben Tunica albuginea und der Tunica vaginalis eine praktische urologische Bedeutung zu. Dorsal liegt dem Hoden der Nebenhoden an, der aus Nebenhodenkopf, Nebenhodenkörper und Nebenhodenschwanz besteht. Der Nebenhodenschwanz setzt sich in den Ductus deferens fort und zieht bis zum inneren Leistenring in Begleitung der Vasa spermatica als Funiculus spermaticus, von einem starken Venengeflecht, dem Plexus pampiniformis, umgeben, zum Colliculus seminalis und mündet in die gemeinsame Harn-Samen-Röhre.

Die Samenbläschen liegen zwischen Ductus deferens und Ureter am seitlichen Blasenboden. Auch sie münden nach Vereinigung mit dem Ductus deferens als Ductus ejaculatorius im Colliculus seminalis.

Die Prostata ist ein etwa kastaniengroßes Organ und besteht aus 2 seitlichen Drüsenlappen, die dorsal durch einen medianen Sulkus getrennt sind. Sie liegt unmittelbar dem Rektum auf und ihre Hinterfläche kann rektal gut palpiert werden (Abb. 181).

C. Physiologie

Die physiologische Einheit der Niere ist das Nephron. Es besteht aus dem Glomerulus- und Tubulusapparat. Die Tubuli münden in die Sammelröhren und diese in das Nierenbecken. Im Glomerulus wird durch Ultrafiltration des Blutes der Primärharn gebildet, aus dem in den verschiedenen Tubulusanteilen Wasser

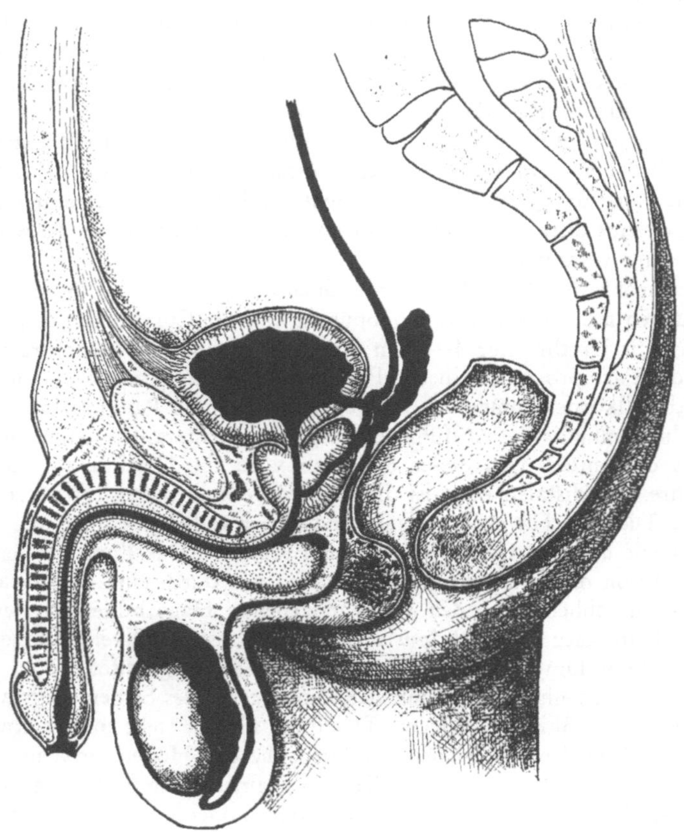

Abb. 181: Halbschematische Darstellung des männlichen Urogenitalapparates mit urogenitalem Grenzgebiet.

und in auswählender Form gelöste Stoffe rückresorbiert werden. Die distalen Tubulusanteile und die Sammelröhren gehören zum kanalikulären harnableitenden System und haben entsprechend der Wasserbilanz des Organismus, Einfluß auf die Konzentration des Urins. Der Übergang zwischen diesen beiden funktionell unterschiedlichen Nierenteilen wird als pyelorenales Grenzgebiet bezeichnet, dem für die Nierenkrankheiten eine bedeutsame Rolle zukommt. Es ist die Grenze, die aufsteigende kanalikuläre und deszendierende hämatogene Niereninfektionen voneinander trennt.

Der Harntransport vom Nierenbecken zur Blase erfolgt rhythmisch. Ist ein bestimmter Füllungsgrad des Nierenbeckens erreicht, wird der Urin durch Kontraktion in den Ureter gepreßt und durch eine fortlaufende peristaltische Welle in die Harnblase vorgetrieben. Ein synchron abgestimmter Verschlußmechanismus zwischen Ureterabgang und Kelchhals verhindert einen Rückfluß des Urins zur Niere hin. Da die Blasenkapazität zwischen 250 und 400 ml liegt, muß bei einer normalen Urinausscheidung die Blase innerhalb von 24 Stunden etwa 4—5mal entleert werden. Diesen Vorgang nennt man Miktion.

Die Physiologie und Endokrinologie des männlichen Genitale sind in den entsprechenden Kapiteln des Abschnittes Dermatologie dieser Lehrbuchreihe abgehandelt und können dort nachgelesen werden.

D. Die urologischen Krankheiten

Die morphologischen und funktionellen Unterschiede, der Zusammenschluß exkretorischer mit sekretorischen und endokrinen Organen zu einem System, bedingt die Vielgestaltigkeit der urologischen Krankheiten. Die komplizierte Entwicklung des Urogenitalsystems ist die Ursache der zahlreich vorkommenden Fehlbildungen und Dystopien.

Anamnese, urologische Untersuchungstechnik und Diagnostik

Die anamnestische Befragung des urologischen Patienten beginnt mit der Familien- und Eigenanamnese. Bei der Aufnahme der Familienvorgeschichte muß insbesondere nach Mißbildungen des Urogenitaltraktes — eine familiäre Häufung ist nicht selten — nach Tuberkulose und Harnsteinerkrankung gefragt werden.

In der Eigenanamnese ist auf früher durchgemachte urologische Krankheiten, Nierenkoliken, Steinleiden, Pyelitiden und Zystitiden, Störungen der Harnentleerung, Tuberkulose und venerische Infektionen besonderer Wert zu legen. Die spezielle Anamnese konzentriert sich in ihrer Fragestellung auf das erkrankte Organ, deckt die Einzelsymptome auf und trennt sie von den Begleitsymptomen ab.

Schmerzen, Miktionsstörungen, Änderungen der Harnbeschaffenheit und der Sexualfunktion sind die häufigsten Ursachen, die der urologische Patient vorbringt. Nicht selten jedoch werden diese spezifischen Symptome von sekundären Krankheitszeichen begleitet oder überlagert. So geht z. B. eine Steinkolik mit heftigen Schmerzen einher, kann jedoch, bedingt durch die retroperitoneale Lage der Nieren und der ableitenden Harnwege, reflektorisch zu ileusartigen Zuständen mit Windund Stuhlverhaltung, Blähungen, Übelkeitsgefühl, Erbrechen usw. führen, die den Patienten mehr belästigen und ängstigen als der primäre Kolikschmerz. Nur eine genaue, mit gezielter Fragestellung erhobene Anamnese gibt verwertbare Hinweise auf die Art der Krankheit, bestimmt den Untersuchungsgang und schützt vor Fehldiagnosen.

a) Der Schmerz

Fast alle urologischen Krankheiten werden früher oder später primär oder durch sekundäre Auswirkung von Schmerzen begleitet. Art, Lokalisation und Ausstrahlung der Schmerzen sind teilweise so charakteristisch, daß ihnen eine patho-

gnomonische Bedeutung zukommt. Im einzelnen können 3 *Schmerzformen* unterschieden werden:

1. Organschmerz
2. Kolik
3. Druck- und Klopfschmerz

Der *Organschmerz* der Nieren ist ein tiefer, paravertebral im Lumbalbereich
gelegener, dumpfer Druck- und Spannungsschmerz von erträglicher und gleich-
bleibender Intensität. Er kommt durch Volumenzunahme des in einer festen,
fibrösen Kapsel gelegenen Parenchyms (Entzündungen, Tumoren, Zysten, Ödem)
durch Stauungsprozesse im Nierenbecken-Kelchsystem und entzündliche Veränderungen des Nierenlagers zustande. Bei den entzündlichen Veränderungen findet sich
nicht selten gleichzeitig eine Rötung oder eine mit dem Handrücken erfühlbare
Temperaturerhöhung der Haut über der erkrankten Niere.

Abzutrennen von dem gleichbleibenden Organschmerz sind die anfallsweise
auftretenden *Koliken,* bei denen die Schmerzintensität langsam bis zur Unerträglichkeit ansteigt, um dann plötzlich oder allmählich wieder abzufallen. Ursache
der Koliken sind dynamische oder mechanische Abflußstörungen in den harnableitenden Wegen. Liegt die Störung im Bereich des Nierenbeckens, bleibt der
Schmerz auf die Nierengegend beschränkt. Die obere Harnleiterkolik strahlt in
den Mittel- bzw. Unterbauch aus, und bei prävesikaler Lokalisation ziehen die
Schmerzsensationen in die Blase, die Leiste und das Genitale bis zur Oberschenkelinnenseite.

Blasenschmerzen können als *Dehnungsschmerz* bei überfüllter Blase, insbesondere beim akuten Harnverhalt auftreten und lassen sich durch künstliche Entleerung des Urins beseitigen. Blasensteine und Fremdkörper führen zu lageabhän-
gigen und bei aufrechter Haltung in die Harnröhre ausstrahlenden Schmerzen.
Ebenfalls in die Harnröhre ausstrahlende und mit der Miktion und dem Füllungs-
zustand der Blase in Abhängigkeit stehende Schmerzen werden durch die Zystitis
verursacht. Die Dehnung der entzündlich veränderten Blasenwand führt zu schmerzhaftem Harndrang und bei Entleerung der Blase tritt zu Ende der Miktion ein
starker terminaler Schmerz auf, der durch die Berührung der Schleimhaut der jetzt
kollabierten Blase zustandekommt.

Blasentenesmen sind krampfartige Schmerzen, die mit einem Zwang zur Harnentleerung einhergehen. Wir finden sie bei der akuten und chronischen Blasenentzündung, aber auch beim infizierten Blasen- und Prostatakarzinom sowie oft
im Anfang einer Dauerkatheterbehandlung.

Schmerzen in der sehr empfindlichen Harnröhre haben ausgesprochen brennenden Charakter und kommen bei Verletzungen, frischen Strikturen und Entzündungen vor.

Entzündliche Erkrankungen der Prostata und Samenblasen werden von einem
Druck- und Spannungsgefühl in der Dammgegend begleitet. Oft besteht auch ein
charakteristischer tiefer Rückenschmerz. Die rektale Untersuchung der Prostata
und Samenblasen sowie die Defäkation sind bei diesen pathologischen Zuständen
äußerst schmerzhaft.

Die *Druckempfindlichkeit* von Hoden und Nebenhoden ist allgemein bekannt.
Akute Entzündungen und Traumen werden von heftigen Schmerzen begleitet,
Hodenschmerzen können sogar zu algogen reflektorischen Schockzuständen führen.

b) Miktionsstörungen

Die tägliche Harnmenge von 1200—1500 ml wird normalerweise in 4—5 Einzelportionen entleert, wobei die Nachtruhe von ca. 8 Stunden meist nicht oder höchstens 1mal durch eine Miktion unterbrochen wird, wenn vor dem Schlafengehen die Blase vom Patienten entleert wurde. Der normale Harnstrahl ist kräftig und geschlossen. Ein gedrehter oder gespaltener Harnstrahl deutet auf eine Striktur der Harnröhre, ein abfallender Harnstrahl bzw. Harnträufeln auf eine Prostatahypertrophie oder Striktur und ein plötzlicher unwillkürlicher Abbruch des Harnstrahls auf einen endovesikalen Ventilschluß, z. B. durch einen Blasenstein hin (Abb. 182).

Außer den Veränderungen des Harnstrahles werden folgende pathologische Miktionsstörungen unterschieden:

1. Pollakisurie — häufige Miktionen
2. Nykturie — nächtliche Miktionen
3. Strangurie — schmerzhafte Harnentleerung
4. Dysurie — erschwerte Miktion gegen einen Widerstand
5. Polyurie — vermehrte Harnsekretion und -ausscheidung
6. Oligurie — verminderte Harnausscheidung
7. Anurie — fehlende Harnausscheidung
8. Harnverschluß — fehlende Urinentleerung infolge mechanischer Hindernisse im Bereich der ableitenden Harnwege
9. Akuter Harnverhalt — Unvermögen der Harnentleerung
10. Inkontinenz — unwillkürlicher Harnabgang
11. Ischuria paradoxa — unwillkürlicher Harnabgang bei überfüllter Blase
12. Retentionsblase — unvollständige Urinentleerung der Blase mit Restharnverbleib.

c) Änderungen der Harnbeschaffenheit

Neben der alimentär, von der Flüssigkeitsaufnahme und dem intermediären Stoffwechsel abhängigen unterschiedlichen Harnbeschaffenheit gibt es pathologische Urinveränderungen, die sich labortechnisch erfassen und diagnostisch auswerten lassen. Durch Zentrifugieren kann der Urin in 2 Fraktionen, Flüssigkeit und Sedimentharn, getrennt werden. Frisch gelassener, körperwarmer Urin ist klar, durchsichtig und steril. Er hat ein spezifisches Gewicht zwischen 1001 und 1030 und reagiert bei normaler Ernährung schwach sauer. Nach Abkühlung und längerem Stehen fallen die in gesättigter Lösung im Harn befindlichen Salze aus und machen ihn trübe und undurchsichtig. Primär milchig trüber Urin kann von vegetativ labilen Patienten ausgeschieden werden und beruht auf der Anwesenheit von phosphorsaurem Kalzium.

Die normalerweise mehr oder minder intensiv gelbe Farbe des Urins ist von der zugeführten und von den Nieren ausgeschiedenen Flüssigkeitsmenge abhängig. Starkes Schwitzen, Fieber, mangelnde Flüssigkeitszufuhr und Wasserretention infolge Herzinsuffizienz bedingen einen „hochgestellten" dunklen Urin. Ein heller, fast wasserklarer Urin wird bei reichlicher Flüssigkeitszufuhr, aber auch bei mangelnder Konzentrationsfähigkeit der Niere entleert.

Arzneimittel, u. a. Prontosil, Salizylsäure, Veramon, Pyramidon und dessen Abkömmlinge geben dem Harn eine rötliche Farbe und können eine Hämaturie vortäuschen. Intensiv strohgelb gefärbter Urin wird nach Einnahme von Vitamin-B-Präparaten ausgeschieden, und nach Injektion von Indigokarmin nimmt der Urin eine blaugrüne Farbe an. Vermehrte Urobilinausscheidung, die bei den verschiedenen Formen des Ikterus vorkommt, gibt dem Urin eine bierbraune Farbe mit gelbem Schüttelschaum.

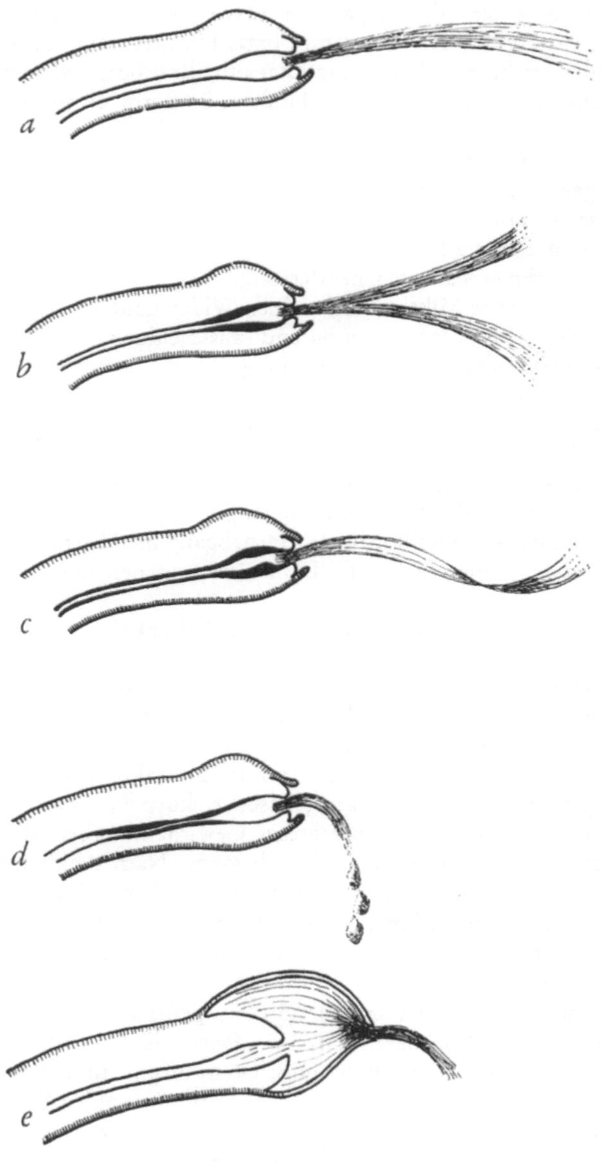

Abb. 182: Harnstrahlveränderungen.
a = normaler Harnstrahl, b = gespaltener Harnstrahl, c = gedrehter Harnstrahl,
d = Harnträufeln, e = kraftloser, dünner Harnstrahl.

d) Zwei-Gläser-Probe

Bei der Zwei-Gläser-Probe entleert der Patient ohne Unterbrechung des Harnstrahls seinen Urin nacheinander in 2 Spitzgläser. Zu Beginn der Miktion wird die Urethra durch den Harn reingewaschen und die „Spülflüssigkeit" in Glas 1 aufgefangen. Der anschließend in Glas 2 entleerte Urin ist reiner Blasenurin.

Pathologische Urinveränderungen (Blutbeimengung, Trübung usw.), die nur in Glas 1 vorhanden sind, stammen aus der Harnröhre, während Glas 2 das Urinreservoir der Blase enthält.

e) Harnsediment

Der Harnschleudersatz wird durch Zentrifugieren des Urins gewonnen und unter dem Mikroskop untersucht. Im Nativpräparat sind Leukozyten, Erythrozyten, Epithelien, Zylinder und Kristalle zu erkennen. Die in einem Gesichtsfeld vorhandene Menge der einzelnen Bestandteile wird für Kontrolluntersuchungen schriftlich fixiert (z. B. massenhaft Ery, oder vereinzelt Leukozyten, zahlreiche Kristalle, 6—8 granulierte Zylinder). Der 2. Sedimenttropfen wird nach Schnellfixierung in der Flamme mit Methylenblau gefärbt, und unter dem Mikroskop kommen Bakterien (Kokken oder Stäbchen) zur Darstellung. Auch der Bakterienbefund wird zahlenmäßig festgehalten.

Sind bei erheblicher Leukurie im Urin keine Bakterien mit der Blaufärbung nachweisbar, besteht der Verdacht auf eine Tuberkulose. Ein 3. Sedimenttropfen wird auf dem Objektträger nach ZIEHL-NEELSEN gefärbt und auf Tuberkelbakterien abgesucht. Sind Bakterien im Urin vorhanden, werden 2—3 ml des Strahlurins oder des Katheterurins steril aufgefangen und zur Untersuchung in ein bakteriologisches Institut gesandt. Hier wird in der Kultur die Art des Erregers und mit der Resistenzprobe die Wirkung von Medikamenten auf die Erreger bestimmt. Kultur und Tierversuch müssen vor allem bei aseptischen Pyurien durchgeführt werden, da hier immer der Verdacht auf eine Tuberkulose vorliegt. Während eine Resistenzbestimmung 2—3 Tage dauert, kann mit dem Ergebnis der Kultur oder des Tierversuches bei Tuberkulose erst nach 6—8 Wochen gerechnet werden.

Kristallurie: Bei ihr besteht vermehrte Ausscheidung von normalerweise in gelöster Form im Urin enthaltenen Salzen: Uraten, Oxalaten und Phosphaten. Sie können auf ein Steinleiden hinweisen. Eine sichere pathognomonische Bedeutung kommt ihnen aber nicht zu. Urate haben eine wetzsteinartige, Oxalate eine briefkuvertartige und Phosphate eine sargdeckelartige Form. Letztere können auch amorph ausfallen.

Hämaturie: Sind dem Urin rote Blutkörperchen beigemengt, spricht man von einer Hämaturie. Je nach dem Erythrozytengehalt unterscheidet man eine Mikro- und eine Makrohämaturie. Die Mikrohämaturie ist nur mikroskopisch nachweisbar, während die Makrohämaturie durch die rote bis braunrote Verfärbung des Urins mit bloßem Auge zu erkennen ist. Sie muß aber mikroskopisch gesichert werden, um Verwechslungen mit Urinverfärbungen durch Arzneimittel auszuschließen. Tritt die Hämaturie zu Beginn oder erst zu Ende der Miktion auf, spricht man von einer initialen bzw. terminalen Blutung. Der Zeitpunkt der Blutung gibt Hinweise auf den Sitz der Blutungsquelle. Massive Blutungen können zu Koagelbildungen führen.

Hämoglobinurie: Als Hämoglobinurie wird das Vorhandensein von nicht an Erythrozyten gebundenem Blutfarbstoff im Urin bezeichnet. Sie kommt bei Hämolysen vor. Die Farbe des Urins ist bei der Hämoglobinurie mehr hellrot bis fleischwasserfarben.

Pyurie: Bei der Pyurie werden mit dem Harn Leukozyten und meist auch Bakterien (Bakteriurie) ausgeschieden. Der Urin wird durch die Leukozyten trüb und undurchsichtig. Die Eiterkörperchen können sich zusammenballen, treten dann als makroskopisch sichtbare Flocken oder Fäden in Erscheinung und setzen sich mit dem Sediment ab. Bei Frauen darf nur Katheterharn zur Untersuchung auf eine Pyurie verwendet werden, um die Möglichkeit einer Leukozytenbeimengung durch das Vaginalsekret auszuschließen. Auch die Pyurie ist durch mikroskopische Untersuchungen gegenüber anderen Harntrübungen abzusichern.

Zylindrurie: Das Vorhandensein von granulierten und hyalinen Zylindern im Urinsediment ist immer ein Ausdruck für eine internistisch zu behandelnde Krankheit des Nierenparenchyms. Epithelien finden sich im Harnsediment vereinzelt bereits unter normalen Umständen. Entzündungen der einzelnen Harnbildenden und -ableitenden Abschnitte des Urogenitalsystems führen besonders in der Phase der Abheilung zu vermehrter und formal unterschiedlicher Epithelbeimengung.

f) Albuminurie

Eiweißausscheidung im Urin ist immer pathologisch. Man unterscheidet falsche und echte Albuminurien. Echte Albuminurien sind Ausdruck einer Nierenparenchymerkrankung und werden nach Abzentrifugieren des Harnschleudersatzes mit der Eiweißprobe nach ESBACH quantitativ bestimmt. Die falsche Albuminurie, quantitativ immer unter $1^0/_{00}$ Esbach, beruht auf dem Eiweißgehalt, der mit dem Urin ausgeschiedenen Leuko- und Erythrozyten und ist nur in nicht zentrifugierten Harnproben nachweisbar.

g) Prostataexprimat

Das Prostataexprimat wird durch Massage der Vorsteherdrüse mit dem behandschuhten Finger vom Rektum her gewonnen. Es entleert sich durch die Urethra nach außen und wird in einem Schälchen aufgefangen. Bei entsprechenden Symptomen weist die Durchsetzung des gewonnenen Materials mit Leukozyten auf eine Prostatitis hin.

h) Reststickstoffbestimmung im Blut (Rest-N)

Rest-N ist die Menge an organisch gebundenem Stickstoff, die nach vollständigem Ausfällen des Eiweißes aus dem Blutserum im Filtrat zurückbleibt. Es handelt sich um die stickstoffhaltigen Endprodukte des Eiweißstoffwechsels. Normalerweise finden sich im Blutserum bis zu 35—40 mg%. Bei doppelseitigen Nierenkrankheiten können die harnpflichtigen Stoffe nicht mehr in dem erforderlichen Maße ausgeschieden werden, steigen auf Werte bis 200 mg% und höher an und führen zur Harnvergiftung. Die gebräuchlichste Bestimmungsmethode wurde von KJELDAHL angegeben.

i) Clearance-Untersuchung

Als Clearance (Klärung) wird die Fähigkeit der Niere bezeichnet, eine bestimmte Menge vorher intravenös injizierter oder endogen vorhandener Substanz (Harnstoff, Insulin, Kreatinin usw.) aus einer bestimmten Blutplasmamenge pro Minute auszuscheiden. Sie gibt Auskunft über glomeruläre Filtration, tubuläre Sekretion und Resorption und kommt hauptsächlich bei Abklärung interner Nierenkrankheiten zur Anwendung.

k) Volhardscher Wasser- und Durst-Versuch

Der Volhardsche Wasserversuch gibt Auskunft über Ausscheidung und Konzentrationsfähigkeit der Nieren. Der Patient erhält morgens nüchtern 1,5 l verdünnten Tee zu trinken. Sodann wird er aufgefordert, in den ersten Stunden alle 30 Min. Urin zu lassen. Sämtliche Einzelportionen werden nach Menge und spezifischem Gewicht untersucht.

Der Gesunde scheidet in den ersten 4 Stunden die gesamte getrunkene Flüssigkeitsmenge wieder aus. Die Urinkonzentration ist niedrig und liegt bei 1001—1002. In den folgenden 24 Stunden wird jegliche Flüssigkeitszufuhr unterbunden und der Patient erhält Trockenkost. Die Blasenentleerung erfolgt jetzt in Abständen von 2—4 Stunden. Wieder wird von jeder Einzelportion Menge und spezifisches Gewicht bestimmt. Die Urinmenge nimmt deutlich ab, und das spezifische Gewicht steigt auf 1030 an.

Unter *Hyposthenurie* versteht man eine eingeschränkte Konzentrationsfähigkeit der Nieren und als *Isosthenurie* eine gleichbleibende Harnkonzentration mit einem spezifischen Gewicht zwischen 1008 und 1012 während der gesamten Versuchsdauer.

l) Intravenöse Urographie (Ausscheidungsurographie)

Beim i.v. Pyelogramm wird die Tatsache ausgenutzt, daß die Nieren bestimmte komplexe Jodverbindungen selektiv ausscheiden. Diese Jodverbindungen sind strahlenundurchlässig und lassen sich röntgenologisch nachweisen. Normalerweise kommt es nach 5 Min. zur beginnenden Darstellung der Nierenbecken und Harnleiter. Röntgenaufnahmen werden nach 7, 14 und 21 Minuten gemacht. Bei Funktionsstörungen der Nieren können Röntgenkontrollen noch nach 12 und mehr Stunden notwendig sein. Liegt eine Schädigung des Nierenparenchyms oder eine Harnsperre vor, so wird ein- oder doppelseitig kein Kontrastmittel ausgeschieden. Neben der Darstellung der harnableitenden Wege ist die Ausscheidungsurographie eine Nierenfunktionsprobe. Einseitige Verzögerung der Kontrastmittelausscheidung gibt gewisse Hinweise auf Nierenkrankheiten. Vor jeder Nierenoperation muß grundsätzlich ein Ausscheidungsurogramm angefertigt werden, um Klarheit darüber zu erhalten, ob auch beide Nieren wirklich angelegt bzw. funktionstüchtig sind oder sonstige Fehlbildungen wie Hufeisenniere usw. bestehen.

m) Isotopennephrographie und Nierenszintigraphie

Beide Untersuchungsmethoden arbeiten mit radioaktiven Substanzen, die, intravenös injiziert, überwiegend durch die Nieren ausgeschieden werden. Mit Impulszählern lassen sich über jeder Niere die ausgesandten Strahlenimpulse abtasten.

Die Kurve der Isotopennephrographie, eine Zeit-Konzentrations-Kurve, gibt Auskunft über Durchblutung und Ausscheidungsfähigkeit der Niere. Im Szintigramm wird die Dichte der Strahlenimpulse über beiden Nieren gemessen und aufgezeichnet. Aussparungen im Szintigramm weisen auf Zysten, Tumoren oder funktionsloses Nierengewebe hin.

n) Digitale rektale Untersuchung der Prostata

Die Untersuchung der Prostata wird mit dem behandschuhten Zeigefinger durchgeführt, der mit einem Gleitmittel gut eingefettet ist. Der Patient nimmt dabei Knie-Ellenbogen-Lage ein oder steht in gebückter Haltung. Der Untersuchungsfinger gleitet vorsichtig unter gleichzeitigem gelinden Gegenpressen des Patienten in das Rektum. Jetzt kann die gesamte Hinterfläche der Prostata abgetastet werden. Normalerweise ist sie kastaniengroß, mittelderb und gut abgrenzbar. Zwischen beiden Seitenlappen liegt der flache Sulkus. Bei der Untersuchung werden Oberfläche, Konsistenz, obere, untere und seitliche Begrenzung, Verschieblichkeit der Rektumschleimhaut gegenüber der Prostata palpiert und im Befund festgehalten. Normalerweise ist die rektale Untersuchung der Prostata zwar unangenehm und verursacht das Gefühl des Harndrangs, ist aber nicht schmerzhaft. Schmerzen bei der Untersuchung weisen auf eine Entzündung, sehr heftige Schmerzen auf einen Prostataabszeß hin.

Die *Samenblasen* lassen sich nur bei pathologischen Veränderungen tasten (Induration bei chronischer Entzündung, Empyem). Sie liegen etwas höher und seitlich der Prostata an der Hinterwand der Harnblase.

o) Instrumentelle Untersuchungsmethoden

Jede instrumentelle Untersuchung der Harnwege muß unter streng aseptischen Kautelen durchgeführt werden, d. h. alle einzuführenden Instrumente, auch die Katheter, müssen steril sein. Zu Beginn der Untersuchung sind Glans und äußere Harnröhrenmündung mit einem Oxyzyanat- oder Borwassertupfer zu säubern. Die Instrumente werden mit sterilem Katheterpurin, dem häufig ein Lokalanästhetikum zur Schleimhautanästhesie der Harnröhre zugesetzt ist, gut gleitend gemacht, um eine Reibung mit der sehr empfindlichen Harnröhrenschleimhaut zu verhindern. Bei allen transurethralen instrumentellen Untersuchungen können Keime in die normalerweise keimfreie Harnblase hinaufgeschleppt werden, wenn die Sterilität nicht streng beachtet wird (Katheterfieber). Die Sterilisation des urologischen Instrumentariums, das u. a. aus Metall, Gummi, Kunststoff und hochentwickelten Optiken besteht, ist problematisch, da nicht alle Teile im Autoklaven keimfrei gemacht werden können. Die Anwendung von steril verpackten und nur zum einmaligen Gebrauch bestimmten Kathetern und die seit einigen Jahren mögliche Trockensterilisation mit Äthylenoxyd im Überdruck und Temperaturen zwischen 50 und 60° C hat die keimfreie Aufbereitung der urologischen Instrumente erleichtert.

p) Harnblasenkatheterismus

Die Katheterung der Harnblase wird mit Kathetern aus Metall, Glas, Gummi oder Kunststoff durchgeführt. Die Dicke der verwendeten Katheter ist in Charrière

(Ch) angegeben. Ein Ch = $^1/_3$ mm. Die männliche Harnröhre ist für Katheterweiten bis zu Ch 24 bequem durchgängig und nach Einführung des Katheters auf 20—25 cm liegt das Katheterauge in der Harnblase. Zur Anwendung kommen Katheter verschiedener Formen (Abb. 183), der Tiemann-Katheter mit einer gebogenen und knopfsondenartigen Spitze, der gerade Nélaton-Katheter und der ebenfalls an der Spitze mit einer Krümmung versehene Mercier-Katheter. Alle Katheter haben ein seitliches Auge zum Urinabfluß. Die beiden gebogenen Katheter weisen an ihrem Schaftende entsprechend der Krümmung eine Katheternase auf. An ihr kann man sich bei eingeführtem Katheter über die Richtung der Katheterkrümmung orientieren. Seit einigen Jahren befinden sich Plastikkatheter der oben genannten Formen mit einer hinter dem Katheterauge gelegenen zarten Gummimanschette im Handel (Ballonkatheter). Die Gummimanschette wird nach Einführen des Katheters in die Blase durch eine eigene Zuleitung mit 2—5 ml Flüssigkeit (nicht mit Luft: Emboliegefahr!) gefüllt und verhindert so beim Verweilkatheter das Herausgleiten aus der Harnblase. Metall- und Glaskatheter sind starr und werden nur noch zur Urinabnahme beim weiblichen Geschlecht benutzt. Plastik- und Gummikatheter sind mehr oder minder flexibel und schützen vor Verletzung der langen und S-förmig gekrümmten Harnröhre des Mannes.

Technik der Katheterung: Der Patient liegt flach auf einer möglichst festen Unterlage (am besten Untersuchungsdiwan, harte Gondel). Im Mittelteil durchgelegene Betten sind für eine sachgemäße Katheterisierung ungünstig. Zur Hochlagerung des Beckens wird ein festes Kissen unter das Gesäß des Patienten geschoben. Hierdurch kann die S-förmige Krümmung der männlichen Harnröhre weitgehend ausgeglichen werden. Mit einem Oxyzyanattupfer werden die Glans penis und die Fossa navicularis nach Zurückstreifen der Vorhaut gereinigt. Der aus dem sterilen Behälter entnommene Katheter wird etwa 5 cm unterhalb der Spitze mit einer sterilen Pinzette und an seinem Ende zwischen Klein- und Ringfinger mit der rechten Hand gehalten. Das gesamte untere Viertel des Katheters wird mit einem Gleitmittel, Katheterpurin o. ä. bestrichen. Die freie linke Hand faßt den Penisschaft und spreizt mit Daumen und Zeigefinger das Orificium ext. der Harnröhre. Sobald dieses klafft, kann die Katheterspitze vorsichtig in die Harnröhrenmündung eingeführt und unter fortwährendem Nachfassen mit der Pinzette weiter eingeschoben werden. Dabei wird die Harnröhre durch leichten, senkrecht nach oben führenden Zug am Penis gestrafft. Erreicht die Katheterspitze den Sphinkter ext., spürt man häufig einen leichten Widerstand, der mit sanftem Druck überwunden werden kann. Sind etwa 20—25 cm des Katheters eingeführt, läuft der Urin ab. Nach Vorschieben um weitere 2—3 cm liegt der Katheter sicher in der Blase. In dieser Lage kann er weder die Blasenschleimhaut durch Kontakt irritieren, noch kann bei Bewegungen des Penis oder bei der Defäkation das Katheterauge in die Harnröhre zurückrutschen und die Urinentleerung stören. Bei an der Spitze aufgebogenen Kathetern muß die Krümmung immer zum Patienten hin zeigen. Dies läßt sich an der Katheternase am Schaftende erkennen. Zur normalen Katheterisierung werden meistens Katheterweiten von 15—25 Ch verwandt und als Modell der Tiemann-Katheter.

Der Harnblasenkatheterismus der *Frau* ist wegen der Form und Kürze der Harnröhre bedeutend einfacher. Hier finden etwa 8 cm lange Katheter aus Metall, Glas oder Kunststoff Verwendung. Bezüglich der Sterilität gelten die gleichen Regeln wie bei der Katheterung der männlichen Harnblase.

q) Verweil- oder Dauerkatheter

Der Verweil- oder Dauerkatheter soll bei Harnentleerungsstörungen den Urinabfluß über längere Zeit sicherstellen. Als Typ kommt der Nélaton-Katheter in Frage mit Weiten von 18—22 Ch, so daß die Harnröhrenlichtung nicht ganz ausgefüllt wird, und das Harnröhrensekret neben dem Katheter abfließen kann.

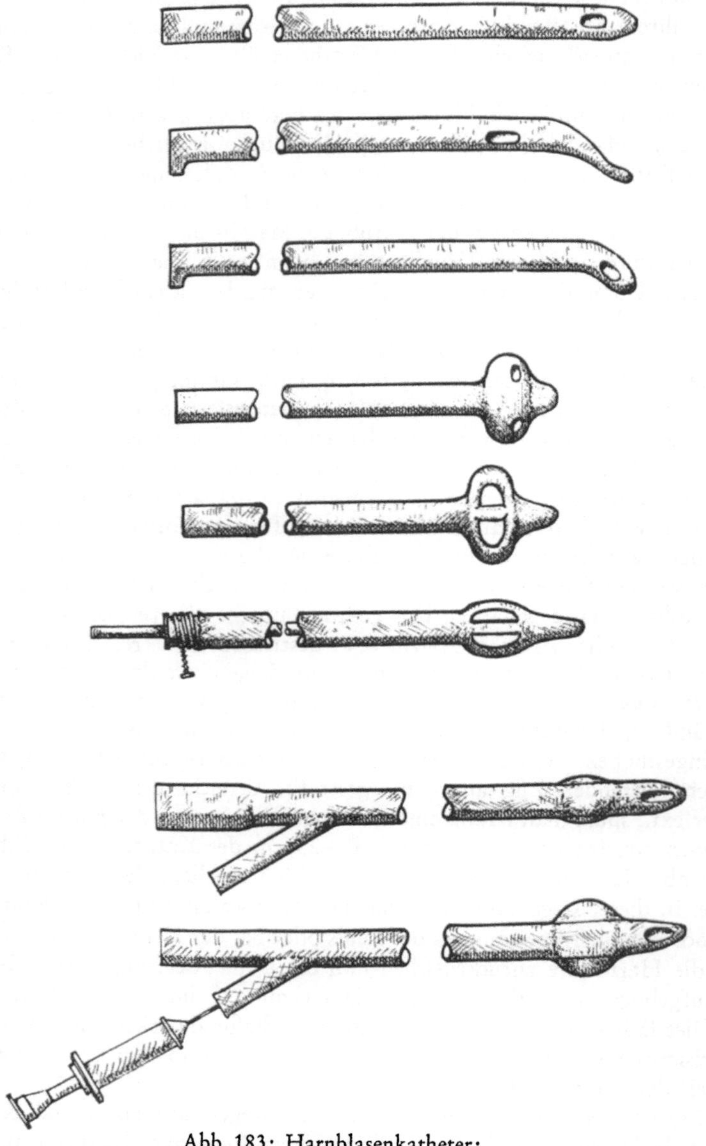

Abb. 183: Harnblasenkatheter:
1 Nélaton-Katheter, 2 Tiemann-Katheter, 3 Mercier-Katheter, 4 Pezzer-Katheter,
5 Caspers-Katheter, 6 Ballon-Katheter.

Er wird in gleicher Weise wie jeder andere Katheter eingeführt. Wesentlich ist die kunstgerechte, dauerhafte und nicht zur Strangulation führende Fixierung des Katheters in optimaler Lage. Der Katheter wird von 4 schmalen Pflasterzügen unmittelbar vor der Glans penis mehrfach umschlungen und die freien Pflasterenden werden an die gereinigte und trockene Haut des Penisschaftes gedrückt, die ein weiterer zirkulär angebrachter Pflasterstreifen fixiert. Eine andere Möglichkeit besteht darin, daß am Katheter in entsprechender Höhe eine geschlossene Sicherheitsnadel mit einem Zwirnsfaden befestigt wird, unter die man ein eingeschnittenes Mulläppchen legt und den Katheter dann mit Pflasterstreifen am Penisschaft befestigt. Um trotz richtiger Katheterlage Abflußstörungen zu verhindern (z. B. durch Blutkoagula usw.), muß der Katheter morgens und abends mit etwa 10—20 ccm körperwarmer Flüssigkeit gespült werden. Bei einer normalen Flüssigkeitszufuhr von ca. 2000 ml/die ist tagsüber eine Selbstspülung des Katheters garantiert. Bei überempfindlichen Patienten kann in den ersten Tagen der Dauerkatheterbehandlung die Gabe von Sedativa, Analgetika oder Spasmolytika notwendig werden, da jeder in der Harnröhre oder in der Blase gelegene Fremdkörper als unangenehm empfunden wird. Alle 2—3 Wochen ist der Katheter zu wechseln. Die neuerdings im Handel befindlichen Plastikkatheter mit aufblasbarer Manschette eignen sich besonders als Dauerkatheter, denn eine äußerliche Fixierung am Penisschaft ist nicht mehr notwendig, da die Katheter durch den mit Flüssigkeit gefüllten intravesikal gelegenen Ballon selbst in ihrer Lage gehalten werden.

Der Dauerkatheter der *Frau* ist der Pezzer-Katheter oder Caspers-Katheter. Beide Katheter lassen sich auf Grund ihrer Eigenelastizität über einer Metallsonde anspannen. Dadurch verlieren sie ihre urtümlich aufgeworfene Form und können so leicht eingeführt werden. Die Entfernung des Katheters ist durch ruckartigen Zug leicht zu bewerkstelligen.

r) Sondierung und Bougierung der Harnröhre

Bei Harnröhrenstrikturen oder sonstigen Behinderungen des Urinabflusses aus der Blase kann man mit feinen *Sonden* aus Seidengespinst oder filiformen näh- bis stricknadeldicken Sonden versuchen, die Unwegsamkeit zu überwinden. Vorher setzt man eine Harnröhrenanästhesie z. B. durch Instillation von $2^0/_{00}$ Pantocain-Lösung, deren Abfluß mit einer weichen Penisklemme verhindert wird. Bei Blutungen oder Entzündungen ist die Instillation von Pantocain in die Harnröhre wegen der Komplikationen (Übertritt des Analgetikums ins Blut) kontraindiziert. Mit Sonden aus starrem Material ist es leicht möglich, Harnröhrenverletzungen zu setzen (Via falsa), darum ist äußerste Vorsicht geboten.

Die *Aufdehnung* frischer Strikturen erreicht man entweder durch Einführung immer weitlumigerer Katheter oder durch Bougierung mit Metallbougies. Der letztdurchgängige Katheter bleibt 5—20 Min. liegen. Neben der Aufdehnung gibt die Sondierung der Harnröhre Auskunft über Ausmaß und Lage der Striktur, die das weitere therapeutische Vorgehen bestimmt.

s) Suprapubische Blasenpunktion

Gelingt es beim akuten Harnverhalt, der dem Patienten heftigste Schmerzen verursacht, aus irgendeinem Grunde nicht, die Blase mittels Katheter zu entleeren, wird eine Blasenpunktion gemacht. Da je nach Füllungsgrad der Harnblase der Peritonealsack nach kranial hin ausweicht ist dies ohne Verletzung des Peritoneums möglich. Der Patient wird wie zur Katheterisierung der Blase gelagert. Nachdem der Füllungsgrad der Harnblase durch Palpation und Perkussion festgestellt ist, setzt man 1—2 Querfinger oberhalb der Symphyse streng in der Medianlinie eine Lokalanästhesie der Bauchdecken und führt senkrecht zur Einstichstelle eine 12—15 cm lange Punktionskanüle ein. Je nach Dicke der Bauchdecken fließt, meistens nach 4—5 cm, Urin aus der Punktionskanüle ab. Sticht man die Kanüle senkrecht zum Patienten und nicht senkrecht zur Bauchdecke nach unten, besteht die Gefahr der Verletzung des Blasenhalses und der Prostata.

Ist beim akuten Harnverhalt die Restharnmenge größer als 500 ccm, darf die Blase nur fraktioniert alle 2—3 Stunden um je weitere 500 ccm entleert werden. Sonst besteht die Gefahr der Blasenblutung e vacuo, und es kann zum Kreislaufkollaps kommen. Das gilt nicht nur für die Blasenpunktion, sondern auch für die Entleerung der Blase mittels Katheter. Werden nur dünne Kanülen für die Blasenpunktion verwendet und wird diese lege artis ausgeführt, treten Komplikationen selten oder gar nicht auf, da sich der Punktionskanal spontan schließt.

t) Bestimmung der Restharnmenge

Unter Restharn versteht man jene Urinmenge, die nach willkürlicher Harnentleerung noch in der Blase verbleibt. Technik und Bestimmung: Nach größtmöglicher Spontanentleerung wird durch den eingeführten Katheter der als Rest in der Blase verbliebene Harn entleert und aufgefangen. Ein Restharn von 20—30 ml ist normal. Größere Restharnmengen weisen auf eine Abflußstörung des Urins jenseits der Harnblase hin. Sie sind häufig der Ausgangspunkt für Zystitiden und Blasensteinbildungen, können aber auch zu Rückstau des Urins in die Ureteren und das Nierenbeckenkelchsystem führen (Harnstauungsniere).

u) Harnröhreninstillation

Die Instillation von Flüssigkeit in die männliche Harnröhre aus diagnostischen oder therapeutischen Gründen geschieht mit der Rekord-Spritze und einem konusförmigen Ansatzstück. Das Ablaufen der eingespritzten Flüssigkeit aus der Harnröhre wird durch Abklemmen mit einer weichen Harnröhrenklemme verhindert. Heute ist die aus therapeutischen Gründen vorgenommene Harnröhreninstillation selten geworden und wird durch die über die Blutbahn wirkenden Sulfonamide und Antibiotika ersetzt. Sie findet vor allem zur Schleimhautanästhesie und zu röntgenologischen Darstellungen der Harnröhre mit Kontrastmittel Anwendung.

v) Nadelbiopsie der Prostata und der Niere

Die Nadelbiopsie gestattet, perkutan aus Nieren und Prostata in Lokalanästhesie kleine Gewebszylinder zur histologischen Untersuchung zu entnehmen. Diese Methoden seien der Vollständigkeit halber erwähnt. Sie erfordern eine bestimmte Technik, sind wegen der Blutungsgefahr nicht ganz harmlos und sollten nur vom Spezialisten durchgeführt werden.

w) Zystoskopie, Ureterenkatheterismus, Chromozystographie

Zystoskopie ist die Betrachtung des Blaseninneren mit einem durch die Harn-röhre eingeführten optischen Gerät. Das einfache Zystoskop besteht aus einem 8—10 mm starken Hohlzylinder aus Metall mit einem in seiner Lichtung ein-gebauten, auswechselbaren optischen System, das an der schnabelförmig aufge-bogenen Spitze eine Lichtquelle trägt. Das starre Zystoskop wird vorsichtig trans-urethral in die Blase eingeführt. Der Patient liegt dabei in Steinschnittlage auf dem urologischen Untersuchungstisch. Zur Entfaltung der Harnblase wird aus einem Re-servoir körperwarmes Wasser durch die Zystoskoplichtung in die Blase instilliert. Mehrmaliges Spülen durch das Zystoskop säubert die Blase von Resturin, der die Sicht erschweren kann. Jetzt kann durch die Optik das mittels der Lichtquelle erleuchtete Blaseninnere im aufrechten Bild beobachtet werden (Abb. 184). Das

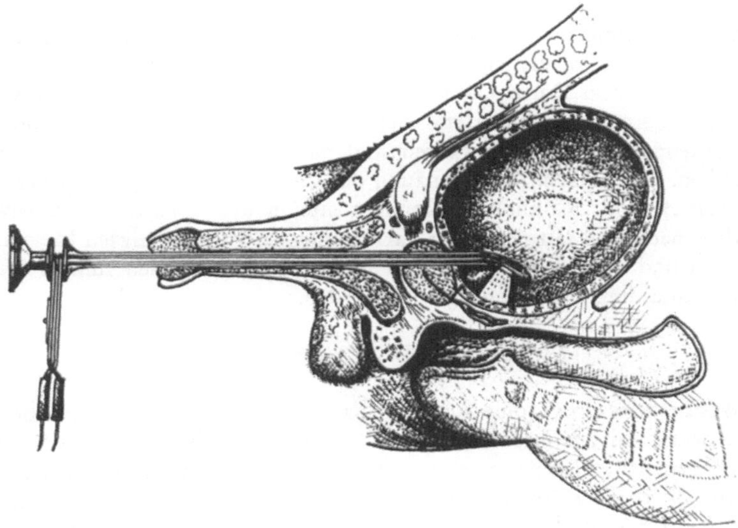

Abb. 184: Blasenspiegelung (Zystoskopie). Transurethral eingeführtes Zystoskop mit end-ständiger Lichtquelle zur Ausleuchtung der mit Wasser gefüllten Blase.

Entleerungsspiel der Ureterenostien, die Schleimhaut mit ihren Gefäßen, das Vor-springen der Muskelfaserbündel bei der Prostatahypertrophie, Steine, Papillome, Divertikel, Schleimhautentzündungen, Ulzera usw. lassen sich beobachten und lokalisieren. Mit weiterentwickelten Zystoskopen — Operationszystoskope — und entsprechenden Instrumenten können transurethral Eingriffe in der Blase vor-genommen werden, wie Probeexzisionen, Koagulation von Papillomen, Stein-zertrümmerungen und Resektion hypertrophischen Prostatagewebes aus dem Blasenhalsgebiet mit der elektrischen Schneideschlinge.

Von großer diagnostischer Bedeutung ist der durch die Zystoskopie mögliche *Ureterenkatheterismus*. Hierbei werden unter Sicht des Auges Ureterenkatheter (Ch. 4—10) durch die Ostien in die Harnleiter vorgeschoben. An einer Zentimeter-einteilung der aus Plastikmaterial bestehenden und röntgenstrahlenundurchlässigen Ureterenkatheter kann man die Lage der Katheterspitze genau feststellen.

Diagnostisch wichtig ist das getrennte Auffangen der Nierenurine — z. B. beim Bakteriennachweis — und die *Chromozystographie* — Blauausscheidung —, die jedoch auch allein durch Zystoskopie möglich ist. Hierbei injiziert man i.v. 5 ccm Indigokarmin. Der blaue Farbstoff wird vom Gesunden nach 3—5 Minuten durch die Ostien in die Blase ausgeschieden. Mangelhafte, verzögerte oder fehlende Ausscheidung auf einer Seite weisen auf eine Nierenschädigung oder eine Verlegung der harnableitenden Wege hin. Die Chromozystographie ist nur eine orientierende Untersuchung, da sie über die Ursache der fehlenden Farbstoffausscheidung nichts aussagt.

z) Urologische Röntgenuntersuchungen

α) *Leeraufnahme*

Die Leeraufnahme im anterior-posterioren (a.p.) Strahlengang soll in ihrer Größe so bemessen sein, daß sowohl beide Nieren als auch die Harnblase erfaßt werden. Bei gasleerem Darm kann man mehr oder minder deutlich die Organschatten der Nieren und die lateral der Wirbelsäule verlaufenden Ränder des M. psoas erkennen. Die Nierenschatten sind nach Größe und Form miteinander zu vergleichen. Eine unscharfe Begrenzung des Psoasrandes spricht für einen paranephritischen Abszeß. Kalkhaltige Konkremente in den ableitenden Harnwegen stellen sich je nach Kalksalzgehalt gut dar. Sie müssen von verkalkten Mesenteriallymphknoten und den häufig im kleinen Becken vorkommenden runden Phlebolithen differentialdiagnostisch abgegrenzt werden.

β) *Intravenöses Pyelogramm*

Zur Auscheidungsurographie injiziert man dem Patienten 20 ccm eines jodhaltigen Kontrastmittels intravenös. Nach 7, 14 und 21 Min. werden Röntgenaufnahmen gemacht. Normalerweise stellen sich auf diesen Aufnahmen Nierenparenchym, Nierenbeckenkelchsystem und Ureter bis zur Blase hin dar. Der Ureter ist meist zart und dem jeweiligen Kontraktionszustand entsprechend ungleichmäßig gefüllt (Abb. 185). Steinkonkremente können als im Hohlsystem gelegen lokalisiert werden. Nichtschattengebende Steine lassen sich durch Füllungsdefekte erkennen. Nierendystopien und Senknieren können durch vergleichende Aufnahmen im Stehen und Liegen voneinander unterschieden werden. Fehlende Kontrastmittelausscheidung auf einer Seite weist auf eine funktionslose Niere oder Aplasie hin. Bei verzögerter Kontrastmittelausscheidung sind Röntgenkontrollaufnahmen noch nach mehreren Stunden notwendig. Kontraindiziert ist das i.v. Pyelogramm bei dekompensierter Niereninsuffizienz, bei schweren Leberschäden und allgemeiner Unverträglichkeit jodhaltiger Kontrastmittel.

γ) *Retrograde Pyelographie*

Bei der retrograden Pyelographie wird das Kontrastmittel durch vorher mit dem Zystoskop in die Ureteren bzw. die Nierenbecken eingeführte Ureterenkatheter instilliert. Da die Konzentration des Kontrastmittels größer ist als beim i.v. Pyelogramm, ergibt die retrograde Pyelographie schärfere und kontrastreichere

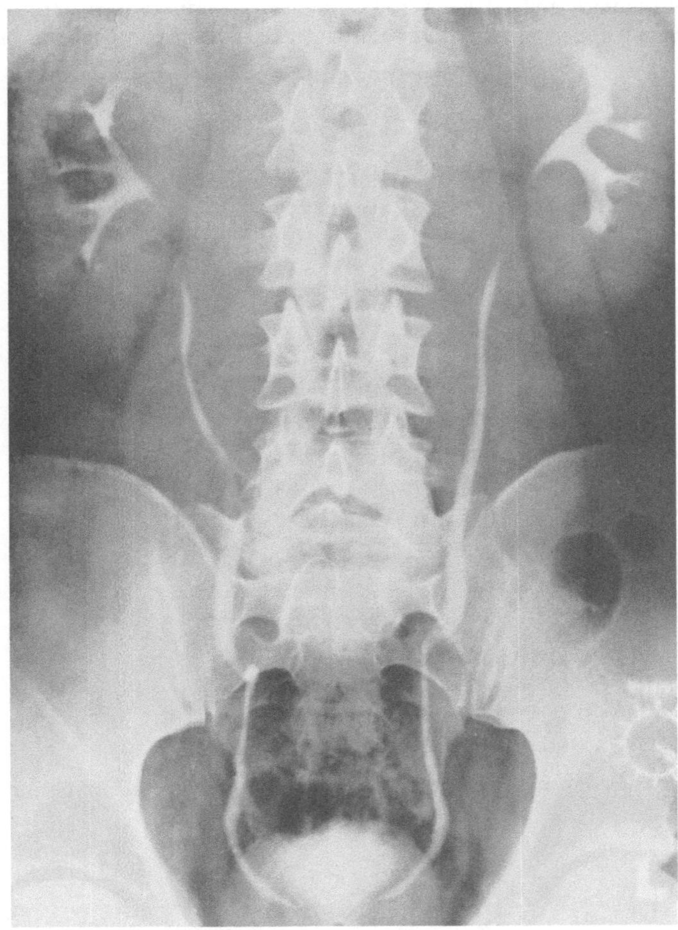

Abb. 185: Normales Ausscheidungsurogramm, 21 Minuten nach Kontrastmittelinjektion. Nierenparenchymschatten leicht angefärbt. Nierenbecken, Ureter und Blase mit Kontrastmittel gefüllt. Deutliche Psoasrandbegrenzung.

Bilder. Besonders destruierende Prozesse kommen besser als bei der Ausscheidungsurographie zur Darstellung. Dennoch sollte die retrograde Pyelographie bzw. Ureterographie nur dann vorgenommen werden, wenn die Ausscheidungsurogramme keine sichere Diagnose erlauben.

δ) Veratmungspyelogramm

Bei tiefer In- und Exspiration verschiebt sich entsprechend der Zwerchfellbewegung die Niere um 2—3 Querfinger von kranial nach kaudal. Diese Verschieblichkeit läßt sich sichtbar machen, wenn bei der i.v. Pyelographie in tiefer Inspiration und Exspiration bei gleicher Lage des Patienten auf demselben Röntgenfilm

Nierenaufnahmen angefertigt werden. Eine eingeschränkte oder aufgehobene Verschieblichkeit findet man bei Verwachsungen oder beim paranephritischen Abszeß.

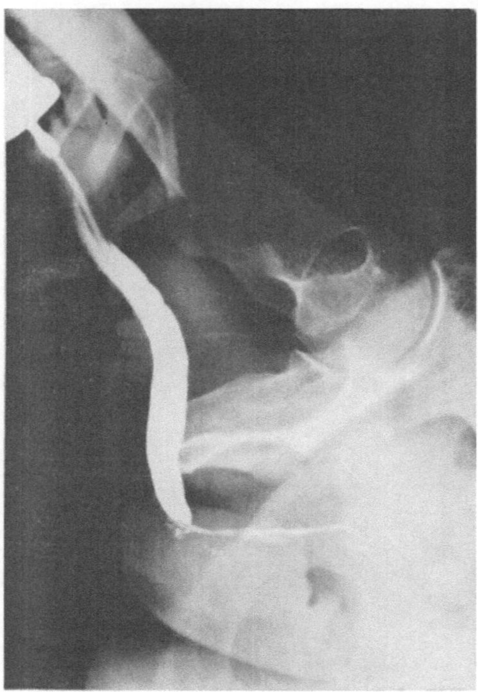

Abb. 186: Urethrographie. Harnröhrenstriktur im proximalen Harnröhrenabschnitt.

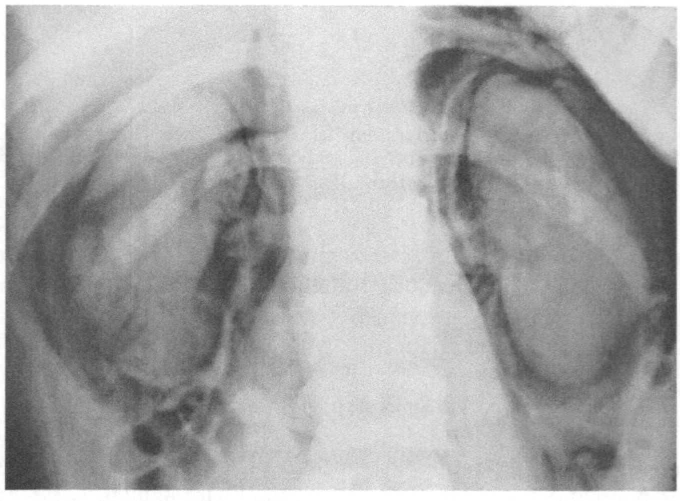

Abb. 187: Retropneumoperitoneum. Gute Darstellung der von einem Luftmantel
umgebenen Nierenorganschatten.

ε) *Zystographie und Urethrographie*

Ähnlich wie das Nierenbecken und die Harnleiter lassen sich die unteren Abschnitte der ableitenden Harnwege mit Kontrastmittel auffüllen und röntgenologisch darstellen. Zur Zystographie wird durch einen Tiemann-Katheter bis zur Kapazitätsgrenze verdünnte Kontrastmittellösung in die Blase eingebracht. Füllungsdefekte im Röntgenbild weisen auf Tumoren, Blasensteine usw. hin. Bei der Urethrographie wird das Kontrastmittel in die Harnröhre gespritzt. Zur Öffnung des Sphincter ext. wird der Patient während der Injektion aufgefordert, wie bei der Harnentleerung zu pressen. Dann stellt sich auch die innere Harnröhre dar (Abb. 186). Die Urethrographie ist besonders geeignet zur Feststellung von Strikturen der Harnröhre und sollte immer der mechanischen Aufdehnung vorausgehen.

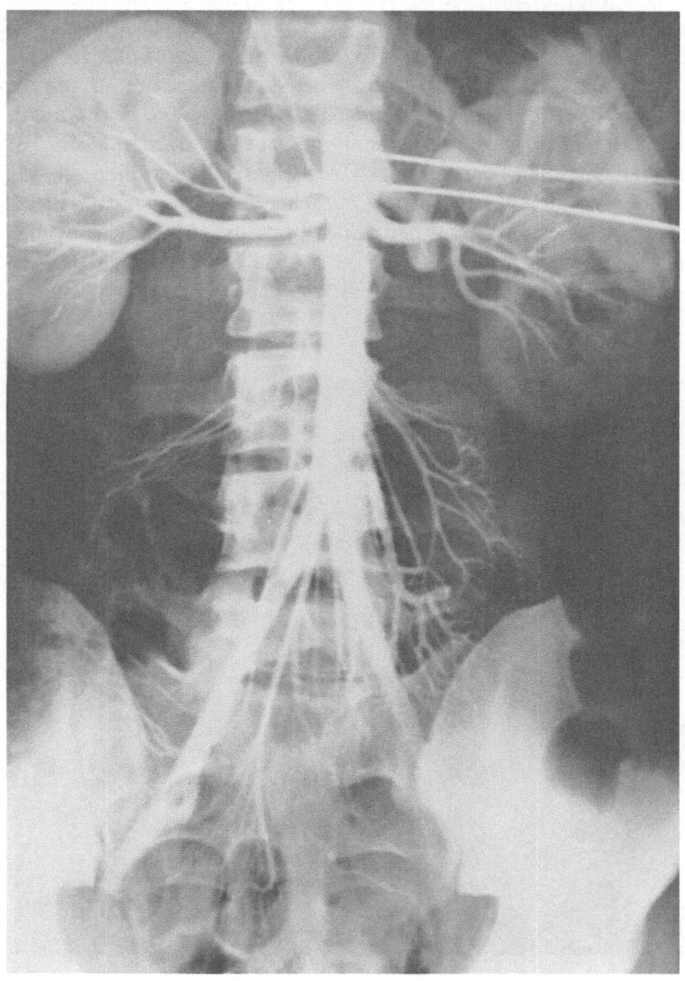

Abb. 188: Hohe lumbale Aortographie mit Darstellung der Nierengefäße
und des Nierenparenchyms.

ζ) Retropneumoperitoneum

Nach Punktion vom Kreuzbein her werden 1000—2000 ml N$_2$O oder Sauerstoff zwischen dorsalem Peritoneum und der darunterliegenden Muskelschicht eingeblasen. Das Gas verteilt sich im Retroperitonealraum und bringt die Konturen der hier gelegenen Nieren und Nebennieren zur Darstellung (Abb. 187).

η) Aortographie

a) Hohe lumbale Aortographie
b) Selektive Renovasographie nach SELDINGER

Führen Urographie und retrograde Pyelographie bei funktionslosen Nieren und Verdacht auf Nierentumoren nicht zur eindeutigen Diagnose, stehen translumbale und perkutane retrograde Aortographie nach SELDINGER als weitere Hilfsmittel zur Verfügung. Durch Injektion von Kontrastmittel in die Aorta oder die A. renalis können in Serienaufnahmen die Nierengefäße, das Nierenparenchym und die ableitenden Harnwege zur Darstellung gebracht werden (Abb. 188). Gefäßverschlüsse oder Stenosen, in der kapillären Phase Nierentumoren oder Zysten, manchmal auch von den Geschwülsten ausgehende stark vaskularisierte Lymphknotenmetastasen lassen sich erkennen. Auch besteht die Möglichkeit, bei dystopen Nieren die Gefäßverhältnisse, Abgang und Länge der A. renalis zu beurteilen: für einen vorgeplanten operativen Eingriff wesentliche Befunde.

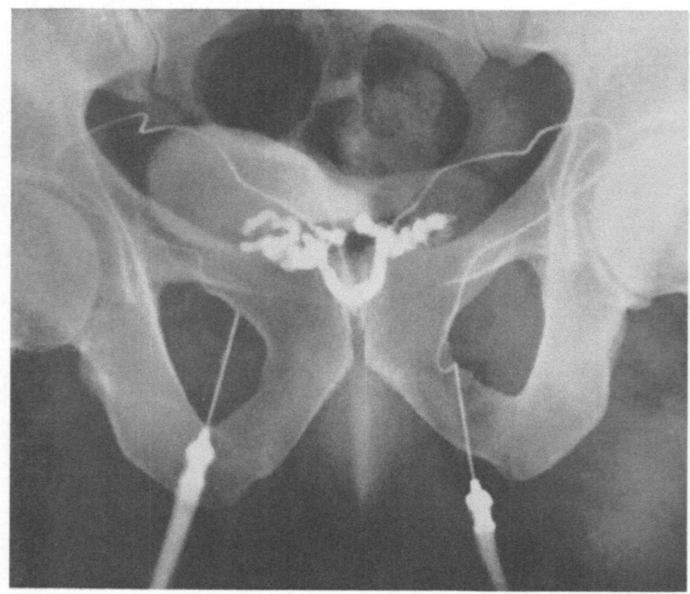

Abb. 189: Vesikulo-Deferentographie mit Darstellung der Ductus deferentes und der Samenbläschen.

ϑ) Vesikulo-Deferentographie

Nach beidseitiger operativer Freilegung wird mit einer feinen Injektionskanüle das Lumen der Samenleiter punktiert und Kontrastmittel mit einer Spritze injiziert. Auf dem Röntgenbild kommen die Samenbläschen und die Ductus deferentes zur Darstellung (Abb. 189). Mit ihrer Hilfe lassen sich bei Impotentia generandi mechanische Hindernisse feststellen oder ausschließen.

E. Spezielle Urologie

1. Mißbildungen und Entwicklungsstörungen

a) Nierenaplasie

Vollständiges Fehlen beider Nieren ist mit dem Leben nicht vereinbar und wird nur bei Totgeburten auf dem Sektionstisch festgestellt. Einseitige Aplasien sind relativ selten, machen keine Beschwerden, und die Nierenfunktion wird von der hypertrophierten kontralateralen Niere übernommen. Fehlender Nierenschatten auf der einen, vergrößerter Organschatten auf der anderen Seite, zystoskopisch fehlendes Ureterostium und aortographischer Nachweis der Nieren- und Nierengefäßaplasie sichern die Diagnose. Vor jeder Nierenoperation, insbesondere bei Unfallverletzungen, muß das Vorhandensein einer funktionstüchtigen Niere auf der kontralateralen Seite nachgewiesen werden.

b) Nierenhypoplasie

Die einseitige Zwergniere entsteht durch Störungen im Wachstum der Nierenanlage. Auch sie kann symptomlos sein, führt aber nicht selten zum nephrogenen Hochdruck. Im i.v. Pyelogramm stellt sich eine kleine Niere mit kleinem Nierenbecken dar. Besteht ein Bluthochdruck, wird die hypoplastische Niere entfernt, vorausgesetzt, daß die Blutversorgung und die Funktion des kontralateralen Organs normal sind (Aortographie).

c) Form- und Lageveränderungen der Niere

α) Kuchenniere — Klumpenniere

Meist an regelrechter Stelle gelegen, jedoch mit atypischer Gefäßversorgung und immer ventral liegendem Nierenbecken. Macht keine Symptome, neigt jedoch zu Abflußstörungen.

β) Doppelniere

Niere mit 2 Nierenbecken und 2 Ureteren, die entweder getrennt oder nach vorheriger Verschmelzung miteinander — Ureter fissus — in die Blase einmünden. Vorkommen häufig beiderseits. Neigung zu chronischen Harninfektionen und Steinbildungen.

Symptome treten nur bei Sekundärkrankheiten auf. Diagnose wird durch Ausscheidungs- oder retrograde Pyelographie gestellt.

Therapie nur bei Sekundärerkrankungen erforderlich. Wenn möglich, Heminephrektomie.

γ) *Hufeisenniere — L-Niere*

Verschmelzung des Nierenparenchyms beider Seiten zu einer Organeinheit in U- oder L-Form mit 2 Nierenbecken und Ureteren. Nierenbecken liegen stark ventral. Neigung zu Steinbildungen.

Symptome: L-Niere symptomlos; Rovsing-Symptom bei Hufeisenniere: bei Rückwärtsbeugung des Oberkörpers durch Anspannung der Hufeisenniere über der Wirbelsäule Schmerzen im Mittelbauch.

Therapie: Bei entsprechenden Schmerzen oder Sekundärkrankheiten, Durchtrennung des Isthmus bzw. Pyelotomie, Heminephrektomie usw.

δ) *Zystenniere*

Fast immer doppelseitige angeborene Durchsetzung des gesamten Nierenparenchyms mit kleinen Zysten. Zunächst keine Symptome. Mit etwa 30 Jahren, nach immer weiterem Anwachsen der Zysten beidseitig große, palpable höckrige Organe und Zeichen der Funktionseinschränkung, die schließlich in Niereninsuffizienz übergeht. Lebenserwartung etwa 50 Jahre.

Diagnose: Insuffizienz mit Hypo- oder Isosthenurie, Albuminurie, und Hämaturie. Rest-N-Anstieg. Retrograde Pyelographie: Kontrastmittelaussparung des Nierenbeckens durch sich vorwölbende Zysten.

Therapie: Wie bei chronischer Nephritis. Prognose: schlecht.

ε) *Nierenzyste*

Solitäre Zyste meist am oberen oder unteren Nierenpol gelegen. Einseitig. Kann bis mannskopfgroß werden und Verdrängungserscheinungen machen. Sonst symptomlos.

Diagnose: Je nach Größe palpabler Nierentumor mit glatter Oberfläche. Im Pyelogramm Verdrängungserscheinungen der Nierenkelche. Differentialdiagnose: Maligner Nierentumor. Aortographie: Großer gefäßfreier zystischer Tumor (Abb. 190) (Malignom, meist stark vaskularisiert).

Therapie: Bei großen Zysten operative Freilegung und Enukleation. Kleine Zysten bedürfen keiner Behandlung.

ζ) *Beckenniere*

Dystopie einer Niere bis zum Sakralbereich mit kurzem, meist aus der unteren Aorta oder den Iliakalgefäßen entspringendem Gefäßstiel und kurzem Ureter. Häufig keine Symptome.

Diagnose: Manchmal palpabler Tumor im Unterbauch. I.v. Pyelogramm: Kontrastmittelausscheidung zum Becken hin verlagert. Retrograde Pyelographie: nur kurzer Harnleiter und tief liegendes Nierenbecken. Durch Aortographie kann anormaler Gefäßverlauf dargestellt werden.

Therapie: Nur bei Sekundärkrankheiten (Steinleiden, Infektionen usw.). Wie bei allen Lageanomalien und Mißbildungen ist die operative Behandlung durch abnorme Gefäßversorgung und abnormen Ureterabgang erschwert.

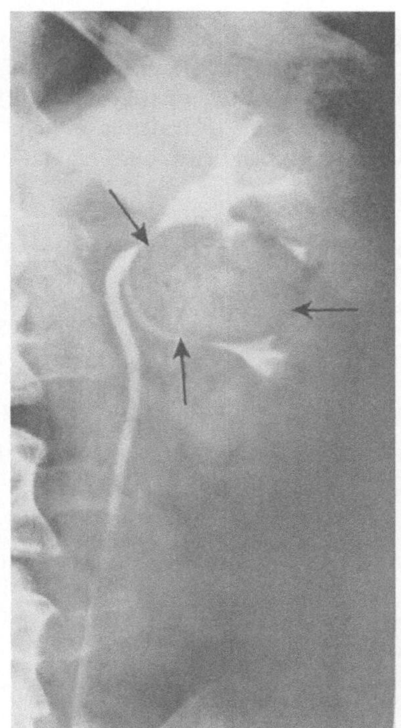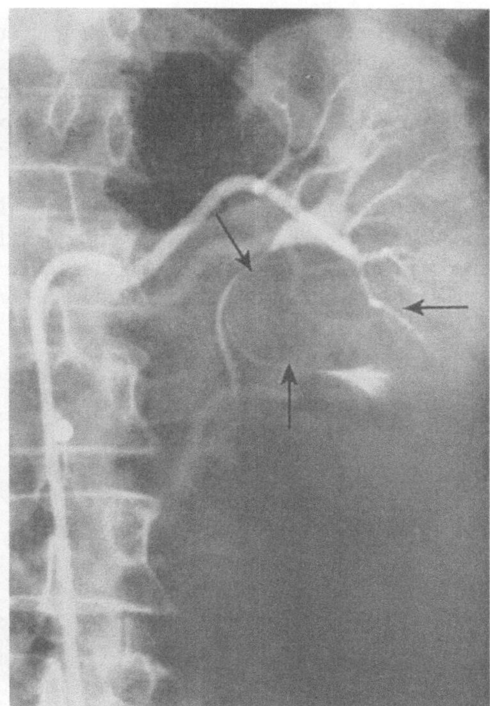

Abb. 190: Isolierte Nierenzyste (→), Verdrängungserscheinungen im i.v. Pyelogramm und bei der retrograden perkutanen Renovasographie nach SELDINGER. Im Renovasogramm zeichnet sich die Nierenzyste als gefäßfreier Bezirk ab.

η) Wanderniere — Senkniere

Gehört nicht zu den angeborenen Anomalien. Die nicht fest fixierte Niere (siehe Veratmungspyelogramm) kann bei leptosomen, grazilen Patienten mit allgemeiner Bindegewebsschwäche durch ihr Eigengewicht aus ihrer normalen Lage nach unten rutschen. Der Gefäßstiel, an regelrechter Stelle entspringend, wird dabei gespannt und der Ureter evtl. abgeknickt.

Symptome: Im Stehen leichte, ziehende Schmerzen, Druck- und Spannungsgefühl in der Lumbalgegend. Bei Bettruhe klingen die Beschwerden ab.

Diagnose: Im Stehen palpabler Tumor im Mittel- bzw. Unterbauch, der sich nach kranial verschieben läßt. Sicherung des Tumors als Wanderniere durch i.v. Pyelogramm, Aufnahmen im Stehen und Liegen.

Therapie: Konservativ mit Leibbandage, die die Nieren im Lumbalbereich fixiert. Nephropexie nur bei starker Abknickung des Ureters und Harnstauungszuständen. Erfolg ist fraglich. Häufig psychische Fixierung des Patienten mit Überbewertung des Leidens.

d) Mißbildungen der ableitenden Harnwege

α) Angeborene Hydronephrose

Durch mechanische Abflußbehinderung (Klappen, Stenose, Bindegewebsstränge, Gefäße) bedingte, oft bis kindskopfgroße Wassersackniere mit häufig nur noch schmalem Saum Nierenparenchym. Kann doppelseitig sein. Bei einseitigem Befall treten im 3.—4. Lebensjahrzehnt erstmals Symptome auf. Harnleiterkoliken, Nierendruckschmerz nach reichlicher Flüssigkeitszufuhr, Leukurien und Hämaturien.

Diagnose: Manchmal in der Nierengegend palpabler, in seiner Größe wechselnder elastischer Tumor. Pyelographie: kugeliges plumpes Nierenbecken mit erweiterten Kelchen und häufig scharfer medianer Begrenzung (Psoasrand-Symptom). Keine Ureterfüllung (Abb. 191). Retrograde Pyelographie erforderlich.

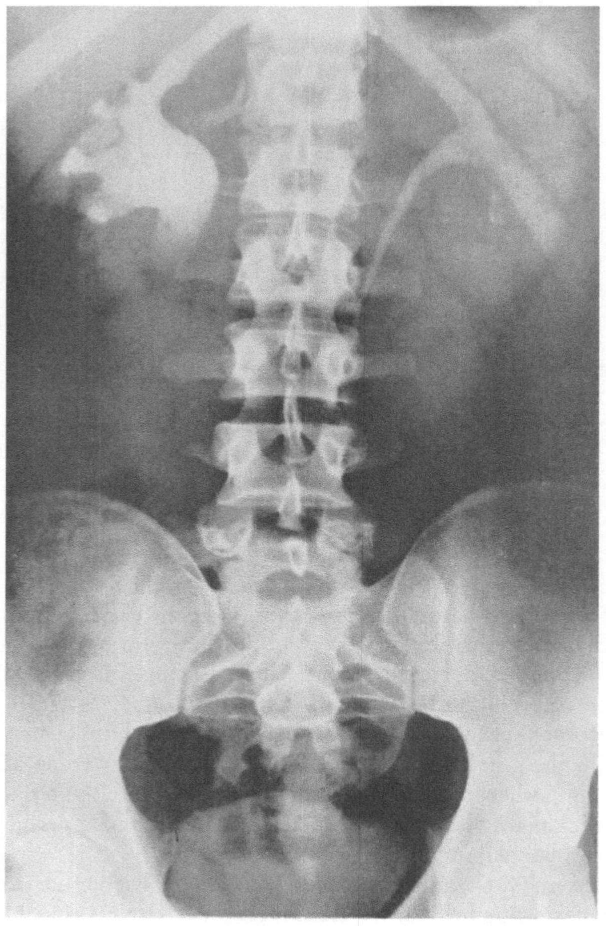

Abb. 191:
Rechtsseitige Harnstauungsniere mit fehlender Ureterdarstellung im i.v. Pyelogramm.

Therapie: Nur operativ. Bei funktionstüchtigem Organ Nierenbeckenplastik, sonst Nephrektomie. Konservative Therapie führt zur weiteren Druckatrophie des Nierengewebes und ist kontraindiziert.

β) Megaureter

Entstehungsursache ungeklärt (mechanisch?, dynamisch?). Auf Daumendicke und mehr erweiterter Ureter mit korkzieherartig geschlängeltem Verlauf und gleichzeitig meist erweitertem Nierenbecken.

Symptome: Meist symptomlos, hin und wieder Miktionsbeschwerden wie Pollakisurie, Polyurie. Häufig mit Fieberschüben auftretende Pyurien weisen im Kleinkindesalter auf eine Fehlbildung der ableitenden Harnwege hin.

Diagnose: Ausscheidungsurographie, Refluxpyelographie oder retrograde Pyelographie.

Therapie: Bei Einseitigkeit und massiver Infektion Nephroureterektomie. Bei Doppelseitigkeit und nicht exzessiver Erweiterung plastisches Vorgehen mit Teilresektion des Ureters und Neuimplantation in Blase oder Nierenbecken. Harnleiterersatz durch ausgeschaltete Dünndarmschlinge. Bei frühzeitiger Operation ist die *Prognose* der Korrektur nicht ungünstig.

γ) Megazystis-Megaureter-Syndrom

Exzessive Erweiterung von Blase, beiden Harnleitern und Nierenbecken, hervorgerufen durch ungenügende oder verzögerte Blasenentleerung (kongenitale und mechanische Hindernisse am Blasenausgang und dem hinteren Teil der Harnblase wie Stenosen, Klappen, Sklerosen und Hypertonien der Blasensphinkteren, Hypertrophie der Samenhügel oder dynamisch, Blasenatonie).

Symptome wie beim Megaureter: Häufig langandauernde Pyurien, Pyelonephritiden, Ischuria paradoxa.

Diagnose: Palpabler Tumor (gefüllte Harnblase) im Unterbauch, Refluxurogramm, Zystometrie und Zystographie.

Therapie: Zunächst temporäre Dauerkatheterbehandlung oder Blasenfistel. Im 2. Akt operative Beseitigung des mechanischen Blasenausgangshindernisses (Elektroresektion oder Y-Plastik). Bei Therapiebeginn vor dem 5. Lebensjahr günstige *Prognose*. Bei der dynamischen Form des Syndroms sind die Operationsergebnisse schlecht.

δ) Blasenektopie

Schwerste urologische Mißbildung. Völliges Fehlen der Blasenvorderwand und der sie bedeckenden Bauchdecken. Die Schleimhaut der Blasenhinterwand mit dem Trigonum liegt frei und geht direkt in die Bauchdecken über. Die Harnröhre ist rudimentär im Sinne einer Epispadie angelegt. Die Schließmuskeln fehlen. Vordere Spaltbildung mit Spaltung der Symphyse, Diastase der Schambeinäste und Formveränderungen des knöchernen Beckens. (Röntgenaufnahme.)

Diagnose: Durch Inspektion leicht zu stellen. Durch Urinabsonderung und Verschmutzung Entzündung und Mazeration der Schleimhaut und der umgebenden Haut. Aufsteigende Infektion mit Pyelonephritis.

Therapie: Operativ nach Ablauf des 2. Lebensjahres, da sonst dauernde Pflege-bedürftigkeit und nur kurze Lebenserwartung. 1. Verschluß der Blasenspalte durch Plastik; 2. Harnleiterimplantation in das Rektum; 3. Bildung einer Ersatz-blase aus Darmteilen. — Alle 3 Operationsverfahren sind wegen der verblei-benden Inkontinenz und der Gefahr der aufsteigenden retrograden Infektion unbefriedigend.

ε) *Epispadie*

Die Harnröhrenmündung liegt nicht an der Spitze der Glans penis, sondern ist auf die Dorsalseite des Penis verlagert. Häufig besteht eine Aplasie des Sphink-ters mit Inkontinenz.

Diagnose: Inspektion und Urininkontinenz.

Therapie: Operativ plastische Neubildung des fehlenden Harnröhrenab-schnittes.

ζ) *Hypospadie*

Die Öffnung der Harnröhre findet sich an der Unterfläche des Penis. Der Penis ist durch Bindegewebsstränge mehr oder minder stark volar gekrümmt. Deutlich vergrößerte Präputialschürze über dem Sulcus coronarius. Kommt viel häufiger als die Epispadie vor. Einteilung in: a) Hypospadia glandis, b) Hypospadia penis, c) Hypospadia perinealis (Abb. 192).

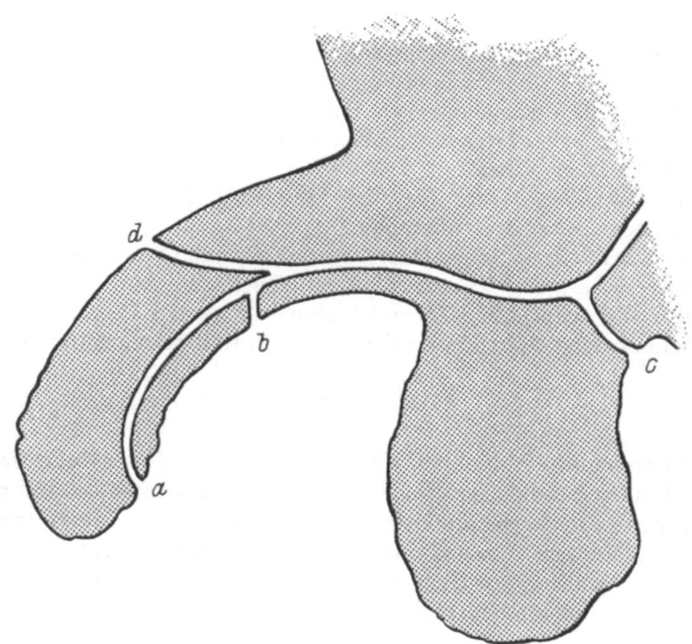

Abb. 192: Fehlmündungen der Harnröhre:
a = Hypospadia glandis, b = Hypospadia penis, c = Hypospadia perinealis,
d = Epispadie.

Diagnose: Inspektion besonders bei der Miktion.

Therapie: Bei der Hypospadia glandis besteht keine Indikation zur Operation. Alle anderen Formen sollten wegen der Krümmung und der Fehlmündung der Harnröhre (Impotentia coeundi) plastisch in 2 Sitzungen operiert werden (Denis Browne). 1. Sitzung Aufrichtungsoperation im 5.—6. Lebensjahr. Die bindegewebigen Stränge, Ursache der Verkrümmung, werden entfernt. 2. Sitzung zwischen dem 8. und 10. Lebensjahr. Bildung einer neuen Harnröhre erst in diesem Alter, da jetzt ausreichend Gewebe zur Plastik zur Verfügung steht. Nachoperationen sind nicht selten (Nahtdehiszenz, unzureichendes operatives Ergebnis).

η) *Meatusenge*

Verengerung der äußeren Harnröhrenöffnung bis auf Stecknadeldicke mit Harnrückstauung.

Diagnose: Inspektion. Bei der Miktion gespaltener oder gedrehter Harnstrahl.

Therapie: Operative Erweiterung der Harnröhrenmündung durch Scherenschlag in Richtung auf das Frenulum und evertierende Naht der Urethralschleimhaut.

ϑ) *Phimose*

Angeborene Enge des äußeren Vorhautringes, so daß diese nicht über die Glans penis bis zum Sulcus coronarius zurückgestreift werden kann. Hypertrophische Form mit rüsselartiger Verdickung und Verlängerung des Vorhautsackes oder atrophische Form, bei der die Vorhaut der Glans penis eng anliegt. Phimose der Neugeborenen — Verwachsungen zwischen Eichel und innerem Vorhautblatt — bis Ende des 1. Lebensjahres ist physiologisch.

Diagnose: Unvermögen, die Vorhaut vollständig über die Glans penis zurückzuschieben. Bei Miktion Aufblähung des Präputialsackes (Abb. 182 e).

Komplikationen: Bei hochgradiger Stenose Abflußstörungen des Urins und Balanitiden infolge schlechter Reinigungsmöglichkeit des Vorhautsackes, Bildung von Präputialsteinen. Spätere Entwicklung eines Peniskarzinoms ist möglich!

Therapie: Bei leichten Formen tägliche Dehnung der Phimose durch mehrmaliges Zurückstreifen der Vorhaut, bis ausreichende Weite erzielt ist. Operativ durch Zirkumzision oder Resektion des hypertrophischen Vorhautrüssels mit Schloffer-Plastik.

κ) *Paraphimose*

Schnürring im Sulcus coronarius durch zu enge und zurückgestreifte Vorhaut mit Ödem des inneren Vorhautblattes und der Eichel infolge oberflächlicher venöser Abflußstauungen. Rückbildung ist spontan nicht möglich. „Spanischer Kragen" durch Bildung von zwei Wülsten aus dem zurückgestreiften äußeren und inneren Vorhautblatt. Gangrängefahr.

Therapie: Im Anfangsstadium manuelle Reposition durch Kompression der Eichel über mehrere Minuten. Wenn erfolglos, dorsale Spaltung des Schnürringes (nur äußeres Vorhautblatt) mit Skalpell in Rauschnarkose. Reposition ist dann nicht notwendig.

e) Hodenretention — Dystopie — Kryptorchismus

Der normalerweise in Höhe von L 1 beiderseits angelegte Hoden (siehe Entwicklungsgeschichte) gleitet während des weiteren Entwicklungsganges nicht durch den Leistenkanal an den tiefsten Punkt des Skrotums, sondern bleibt bei seiner Wanderung stecken. Dadurch wird sowohl seine spermiogenetische als auch innersekretorische Funktion beeinträchtigt.

α) Bauchhoden

Symptome: keine.

Diagnose: Im Skrotum ist ein- oder doppelseitig kein Hoden zu tasten. Das Skrotum ist klein. Auch bei genauester Inspektion und insbesondere bei der Palpation läßt sich kein Hoden in der Leistengegend nachweisen.

Therapie: Hormontherapie hat auf Deszensus und Funktion des Bauchhodens keinen Einfluß. Wegen der Gefahr der malignen Entartung operative Entfernung. Eine operative Verlagerung des Bauchhodens ins Skrotum ist wegen der zu großen Distanz nicht möglich.

β) Leistenhoden

Relativ häufig, fast immer symptomlos. Manchmal durch Druck hervorgerufene peritoneale Schmerzen in der Leiste.

Diagnose: Ein- oder doppelseitiges Fehlen der Hoden im Skrotum. Das Skrotum oder die entsprechende Skrotumhälfte ist verkümmert. Bei Palpation der Leistengegend von kranial nach kaudal in völliger Entspannung kann der bei Kleinkindern etwa bohnengroße Hoden im Leistenring oder Leistenkanal getastet werden. Häufig ist er verschieblich. Druck auf den vermeintlichen Hoden verursacht typische Schmerzsensationen. Untersuchung im Stehen ist notwendig, da in 80% Begleithernien durch Offenbleiben des Processus vaginalis vorliegen.

Therapie: Bei beweglichen Hoden abwarten (Spontaner Descensus!) oder Hormontherapie mit gonadotropem Hypophysenvorderlappenhormon. Männliche Keimdrüsenhormone sind kontraindiziert und führen zur Atrophie des retinierten und des bereits deszendierten Hodens! Tritt nach halbjähriger Behandlung kein Erfolg ein, Abbruch der Hormonbehandlung.

Operation: Günstigster Zeitpunkt bei beweglichen Hodendystopien bis zum 6. Lebensjahr. Bei fixierten Hodenretentionen nach Stellung der Diagnose, da ein Deszensus bei Fixation nicht zu erwarten ist. Orchidopexie am tiefsten Punkt des Skrotums nach Mobilisierung des Hodens und Samenstranges.

Fertilität ist bei nicht operierter doppelseitiger Hodendystropie nur in etwa 10% zu erwarten. Nach operativer Behandlung einseitiger Hodenretention kann mit Zeugungsfähigkeit in 90% gerechnet werden. Bei Doppelseitigkeit, ist postoperativ in 30—40% der Fälle Fertilität vorhanden. Bei Hodendystopien, die erst jenseits des 20. Lebensjahres zur Behandlung kommen, besteht immer eine Impotentia generandi. Hier kommt als operativer Eingriff nur die Entfernung der dystopen Hoden in Frage.

2. Verletzungen

a) Niere, Nierenbecken, Harnleiter

Auf Grund ihrer Lage in der Psoasnische ist die Niere vor Traumen relativ geschützt. Sie kann jedoch bei direkter Einwirkung schwerer Traumen (Überfahrenwerden, Quetschung, Tritt beim Fußballspiel, Verschüttung, unerlaubter Schlag beim Boxen) und indirekter Gewalteinwirkung (hoher Fall, extreme Rumpfbeugung) rupturieren, und zwar rechts häufiger als links. Meist entstehen Querrisse, die nach ihrer Tiefe und Kapselbeteiligung eingeteilt werden:

1. kleiner, oberflächlicher Parenchymriß mit subkapsulärem Hämatom,
2. größerer Parenchymriß mit Kapselzerreißung und perirenalem Hämatom,

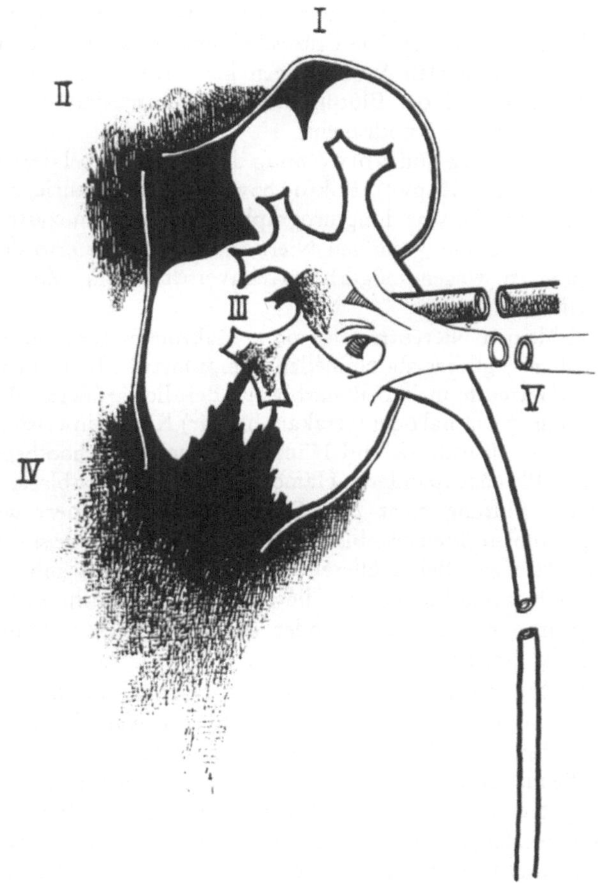

Abb. 193: Schematische Darstellung der Nierenverletzungen:
I = Kleiner, subkapsulärer Parenchymriß, II = Parenchym- und Kapselriß mit perirenalem Hämatom, III = Innerer Parenchymriß mit Blutung in das Nierenbecken, IV = Große Parenchymzertrümmerung mit Kapselriß und Eröffnung des Nierenbeckens, V = Komplette Gefäß- und Harnleiterzerreißung.

3. innerer Parenchymriß mit Nierenbeckeneröffnung,
4. ausgedehnte Quetschung und Zertrümmerung des Nierenparenchyms mit Eröffnung des Nierenbeckenkelchsystems und Kapselriß,
5. völlige Zerreißung der Niere mit Gefäß- und Ureterabriß (Abb. 193).

Symptome: In 95% besteht eine Hämaturie. Bei Parenchymrissen, an denen das Nierenbecken nicht beteiligt ist, handelt es sich um eine Mikrohämaturie, sonst immer Makrohämaturie. Harnbluten kann bei schockbedingter Anurie und beim vollständigen Abriß der Gefäße und des Ureters fehlen. Da bei der totalen Zertrümmerung der Niere häufig andere intraabdominelle Organe am Unfallgeschehen beteiligt sind, ist der Ausfall der Nierensekretion durch Schockwirkung nicht selten. Parenchymläsionen mit Kapselzerreißungen führen zu einem mehr oder minder großen, relativ schnell wachsenden retroperitonealen Hämatom mit palpabler Vorwölbung der Nierengegend und Druckschmerz. Durch die retroperitoneale Ausbreitung des Hämatoms kommt es zur Bauchfellreizung mit Singultus, Erbrechen, Bauchdeckenspannung. Die Unterscheidung eines retroperitonealen Reizzustandes von intraperitonealen Verletzungen kann schwierig sein. Die von der Heftigkeit des Traumas und der Blutung abhängige Intensität des Unfallschocks erschwert die Diagnosestellung noch mehr.

Diagnose: Druckschmerz und Vorwölbung des betroffenen Nierenlagers (Vorwölbung fehlt bei intakter Kapsel), Mikro- bzw. Makrohämaturie, Schockzeichen, abdominale Symptome. Ausscheidungsurographie oder Chromozystographie zum Nachweis der kontralateralen gesunden Niere sind unbedingt erforderlich. Retrograde Pyelographie ist wegen möglicher Keimverschleppung mit nachfolgender Infektion gefährlich.

Therapie: Bei kleinen Nierentraumen ohne Makrohämaturie oder perirenalem Hämatom und Fehlen jeglicher abdominellen Symptomatik: Bettruhe und Eisblase. Blutung sistiert und Parenchymriß heilt narbig aus. Bei allen größeren Nierentraumen mit stärkerer Blutung (perirenal oder intrakanalikulär) Klinikeinweisung. Genaueste Beobachtung von Puls, Blutdruck und Hämoglobinwerten. Schockbehandlung mit Transfusionen und Plasmaexpandern, Hämostyptika, lokal Eisblase, Antibiotikaschutz. Kommt die Blutung nicht zum Stillstand, muß operiert werden. Nach Nierenfreilegung können kleinere bis mittelgroße Parenchymrisse mit Catgut-Nähten versorgt werden. Bei größeren Nierenverletzungen mit ausgedehnten Quetschungen und Koagelbildungen ist die Nephrektomie nicht zu umgehen. Bei zweizeitiger Ruptur der Nierenkapsel oder des Nierenbeckens kann eine Spätoperation notwendig werden.

Als *Folgekrankheiten* des Nierentraumas sind Harnsteinbildungen durch Blutkoagula, Harnstauungsnieren, Albuminurien und bei Kapselverletzungen perinephritische Verwachsungen möglich. Bei konservativ ausgeheilter Nierenverletzung ist eine abschließende Röntgenleeraufnahme und Ausscheidungsurographie zur Beurteilung für später eventuell notwendige Begutachtungen erforderlich.

Isolierte Ureterverletzungen sind höchst selten und meist artefiziell. Sie entstehen beim Ureterkatheterismus, bei Steinextraktionen mit der Schlinge oder intraoperativ bei Eingriffen im kleinen Becken. Durch den verletzten Ureter entleert sich der Urin ins retroperitoneale Gewebe und führt zur *Urinphlegmone*. Bei gleichzeitiger Mitverletzung des Peritoneums kommt es zur urinösen Peritonitis.

Symptome: Abdominelle Zeichen durch Reizung des Retroperitoneums und einseitige Vorwölbung der Bauchweichteile. Oligurie, subfebrile Temperaturen,

Leukozytose, Druckschmerz. Bei Mitverletzung des Peritoneums und Urinperitonitis sind alle Zeichen des akuten Abdomens deutlich vorhanden.

Diagnose: Meist nur durch Hinweis auf vorangegangene Harnleiterkatheterisierung bzw. auf Operation mit evtl. Ureterverletzung möglich.

Therapie: Revision der Verletzungsstelle und Naht des Ureters. Ausgiebige Drainage der Bauchhöhle bei Peritonitis bzw. des Retroperitonealraumes bei Urinphlegmone. Anlegung einer vorübergehenden Nierenfistel. Bei technisch nicht durchführbarer Rekonstruktion Nephrektomie. Bei akutem Nierenversagen kommt auch der Einsatz der „künstlichen Niere" (Hämodialyse) in Frage; bezügl. der Organ-Transplantation s. S. 514!

b) Harnblase

Eine Blasenruptur entsteht immer durch ein Unterbauchtrauma. Bei gefüllter oder überfüllter Blase kann schon ein relativ leichtes Trauma die Blase zerreißen. Entsprechend ihrer Lage dringt der Urin entweder in das präperitoneale Gewebe oder in den Peritonealsack und führt zur Urinphlegmone bzw. urinösen Peritonitis. Bei vorderen Beckenbrüchen muß immer an eine Perforation der Blase durch ein Knochenfragment gedacht werden. Auch bei transurethralen endovesikalen Eingriffen wie Lithotripsie, Elektroresektion und Ostiumschlitzung kann es zu perforierenden Verletzungen der Blasenwand kommen.

Symptome: Blutbeimengungen zum Urin, Harndrang und Unvermögen Harn zu entleeren, weisen auf eine Blasenverletzung hin. Bei bestehendem Verdacht auf Blasenruptur ist ein vorsichtiger Katheterismus angezeigt. Entleert sich nur wenig blutiger oder kein Urin, ist der Verdacht bestätigt. Liegt die Rupturstelle präperitoneal, kommt es zur Ausbildung einer Urinphlegmone mit starkem Druckschmerz und schnell zunehmender Dämpfung und Schwellung am Unterbauch, die zu den Flanken hin aufsteigt. Bei intraperitonealem Urinabfluß schnelle Harnstoff-Rückresorption durch die große Bauchfellfläche und Peritonitis mit den bekannten Zeichen des akuten Abdomens. Infolge des raschen Rest-N-Anstieges machen die Patienten einen urämischen Eindruck.

Diagnose: Kann durch Zystographie gesichert werden. Bei Mitverletzung des Peritoneums gelangt das Kontrastmittel in das Abdomen und zwischen die Darmschlingen. Ist das Bauchfell nicht verletzt, sammelt sich das Kontrastmittel im prävesikalen Raum an.

Therapie: Sofortige Operation. Blasenfreilegung und Verschluß der Rupturstelle durch Nähte. Ausgiebige Drainage, am besten Saugdrainage des prävesikalen Raumes, Dauerkatheter. Bei Mitverletzung des Peritoneums Peritoneal- und Blasennaht. Konservatives Verhalten bei Blasenruptur führt zum Exitus letalis.

c) Harnröhre

Unter den Verletzungen der Harnorgane sind die der Harnröhre am häufigsten. Durch die starre Fixierung in der Pars diaphragmatica im Schambeinwinkel kann die Urethra bei Dammtraumen oder Beckenbrüchen nicht ausweichen und reißt an dieser Stelle leicht ein oder ab. Auch Anspießungen der Harnröhre bei Beckenfrakturen durch Knochenfragmente sind möglich. Ein Teil der Harnröhrenverletzungen entsteht artefiziell bei transurethralen Blasensondierungen mit starren Instrumenten (via falsa). Insbesondere gefährdet ist die Pars prostatica.

Symptome: Starke Blutung aus der Harnröhre, Skrotal- bzw. Perinealhämatom, isolierte Druckempfindlichkeit. Bei komplettem Abriß der Harnröhre akute Harnverhaltung.

Diagnose: Läßt sich aus den Symptomen stellen. Harnröhrensondierungen sind wegen der Gefahr der aufsteigenden Infektion und Urinphlegmone zu unterlassen. Evtl. Urethrographie mit extrakanalikulärer Kontrastmittelverteilung.

Therapie: Anlegen einer suprapubischen Blasenfistel zur künstlichen Harnentleerung. Harnröhrenplastik wird erst später in 2. Sitzung vorgenommen. Zur Vermeidung einer posttraumatischen Harnröhrenstriktur sind nach erfolgter Plastik für die Dauer von 6—12 Monaten Harnröhrenbougierungen notwendig.

3. Gut- und bösartige Neubildungen

Gutartige Geschwülste der Nieren sind selten.

a) Hypernephrom und Nierenkarzinom

Von den bösartigen Geschwülsten kommt am häufigsten das Hypernephrom vor. Es hat in seinem histologischen Aufbau Ähnlichkeit mit der Nebennierenrinde. Das Nierenkarzinom ist ein tubuläres Adenokarzinom. Es wächst langsam, ist sehr bösartig und infiltriert im Gegensatz zum Hypernephrom schnell die Nierenkapsel. Die klinischen Zeichen beider Tumoren sind gleich und können zusammen besprochen werden.

Hypernephrome und Nierenkarzinome kommen nur bei Erwachsenen jenseits des 30. Lebensjahres vor. Sie entwickeln sich im Nierenparenchym, häufig im Bereich eines Nierenpols. Das Hypernephrom wächst zunächst expansiv und später infiltrierend auf den Hilus zu. Schließlich durchdringt es in entgegengesetzter Richtung die Nierenkapsel. Der Einbruch in das Nierenbecken führt zu einer schmerzlosen Makrohämaturie, die oft als 1. Symptom bemerkt wird. Bilden sich Tumorthromben in der V. renalis oder V. cava, kommt es zu venösen Abflußstörungen mit Rückstau in die V. spermatica und Varikozelenbildung, die sich auch bei horizontaler Lage nicht entleert. Sie findet sich besonders auf der linken Seite, da hier die V. spermatica direkt in die V. renalis einmündet (rechts in die V. cava inf.). Metastasen treten relativ früh in Lungen, Knochensystem und Leber auf. Lymphogen kommt es zur Aussaat in die regionären Lymphknoten.

Symptome: Unbemerkter Beginn. Initialsymptom, aber nicht Frühsymptom ist die schmerzlose Makrohämaturie, oft mit Entleerung wurmförmiger Blutkoagula, die auf den Sitz der Blutungsquelle in höhergelegenen Abschnitten des Harnsystems hinweisen. Bei Abgang von Blutkoagula können Ureterkoliken auftreten. Ein palpabler Tumor ist nur vorhanden, wenn die Geschwulst nicht vom oberen Nierenpol ausgeht. Im Nierenlager besteht ein dumpfer Druckschmerz.

Diagnose: Zystoskopie während der Blutung sichert die Seitendiagnose. Auf der Nierenleeraufnahme meist vergrößerter Organschatten. Intravenöse oder retrograde Pyelographie zeigen Kompressionserscheinungen und Füllungsdefekte. Im Aortogramm zeichnet sich der Tumor durch starke Vaskularisation vom übrigen gesunden Nierengewebe gut ab. Die BSG ist erhöht (Abb. 194).

Differentialdiagnose: Nierenzyste, Zystenniere, Hydronephrose.

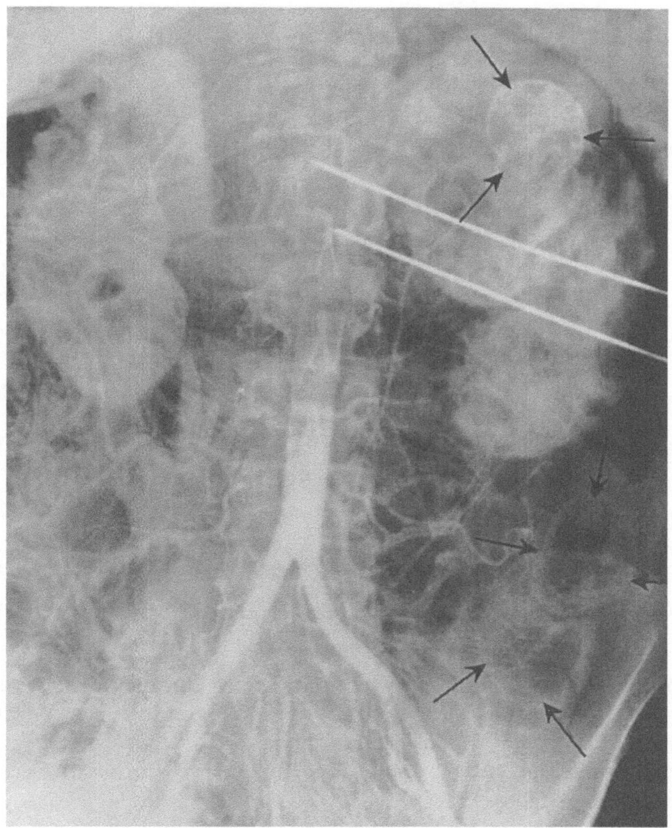

Abb. 194: Translumbale Aortographie. Kapilläre Phase. Großes, teils verkalktes (→)
Hypernephrom am linken oberen Nierenpol. Durch Kontrastmittel angefärbte Lymphknotenmetastasen (→) im Bereich der li. Beckenschaufel.

Therapie: Vor der Operation müssen Lungen- und Knochensystem röntgenologisch auf Metastasen untersucht werden. Bei Metastasen ist eine Operation nutzlos;
sonst Nephro-Ureterektomie mit Ausräumung der Hiluslymphknoten und der
Nierenfettkapsel. Röntgennachbestrahlung und evtl. zytostatische Behandlung.
Wird frühzeitig operiert, ist die *Prognose* relativ günstig.

b) Wilms-Tumor – kindlicher Mischtumor – embryonales Adenosarkom der Nieren

Der Wilms-Tumor kommt nur bei Kindern bis etwa zum 10. Lebensjahr vor
und kann schon bei Neugeborenen vorhanden sein. Der Beginn der Krankheit ist
symptomlos; keine Schmerzen, keine Hämaturie. Die Kinder werden appetitlos
und gedeihen nicht. Erst der palpable Oberbauchtumor von derber, glatter Oberfläche erweckt den Verdacht auf eine Nierenkrankheit. Die Geschwülste können
bis kindskopfgroß werden. Sie sind sehr bösartig, metastasieren schnell und haben
dementsprechend eine schlechte Prognose (Abb. 195).

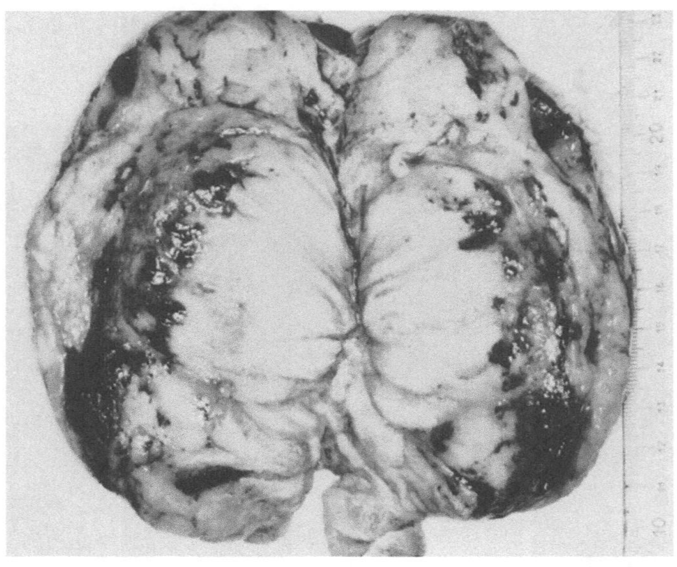

Abb. 195:
Großer Wilms-Tumor bei 3 J. altem Mädchen. Schnittfläche des Operationspräparates.

Diagnose: Palpable, derbe Geschwulst mit glatter Oberfläche, die vom Rippenbogen bis zum Unterbauch reichen kann. I.v. Pyelographie zeigt Verdrängungserscheinungen.

Differentialdiagnose: Angeborene Hydronephrose (nicht so derb), Leber-
oder Milzvergrößerung.

Therapie: Operation sofort nach Stellung der Diagnose. Bei großen Tumoren
transperitoneale Nephrektomie oder präoperative Röntgenbestrahlung mit anschließender Nephrektomie. In jedem Fall Röntgennachbestrahlung. Prognose
ungünstig.

c) Nierenbeckenpapillome und -karzinome

Trotz ihres unterschiedlichen Aufbaues haben die Papillome und Karzinome
des Nierenbeckens eine einheitliche Symptomatik und erfordern wegen der beim
histologisch gutartigen Papillom möglichen Impfmetastasierung die gleiche Therapie.

Papillome sind zottig gebaute, meist gestielte Fibroepitheliome. Teile der
weichen Zotten können sich losreißen und mit dem Harnstrom in tiefer gelegene
Abschnitte der Harnwege gespült werden. Hier bilden sie dann neue Papillome
(Impfmetastasen in Ureter und Blase). Auch die Entstehung einer diffusen Papillomatose ist möglich.

Das *Nierenbeckenkarzinom* ist ein infiltrierend wachsendes Epitheliom. Es
entsteht häufig aus maligne degenerierten Papillomen. Die intrakavitären weichen,
flottierenden Tumoren führen leicht zu Hämaturien, und wenn sie in der Nähe
des Ureterabganges liegen und diesen verschließen, können Harnstauungsnieren mit
Nierendruckschmerz und Koliken die Folge sein.

Diagnose: I.v. oder retrograde Pyelographie: Füllungsdefekte und Schummerung der Nierenbeckenwand, Hydronephrose.

Differentialdiagnose: Nicht schattengebendes Konkrement, Blutkoagula.

Therapie: Nephro-Ureterektomie mit Exzision des Ureterostiums aus der Blasenwand. Die Prognose ist beim Papillom günstig, beim Karzinom schlecht. Wegen der Gefahr einer intrakanalikulären Metastasierung sind Kontrollzystoskopien über längere Zeit erforderlich (s. Blasenpapillom).

d) Harnleiterpapillome und -karzinome

Gutartige Tumoren der Harnleiter sind ebenso wie benigne Nieren- und Nierenbeckentumoren selten. Zwar sind die Papillome ebenso wie die der Blase und der Nierenbecken histologisch gutartig, neigen jedoch zur Papillomatose, Impfmetastasierung und malignen Entartung. Papillome und Karzinome des Ureters machen die gleichen Symptome. Im Vordergrund stehen Hämaturie und schon frühzeitig kolikartige Schmerzen. Durch Verlegung des Ureterlumens bildet sich infolge Hydronephrose eine manchmal palpable Nierenvergrößerung.

Symptome: Hämaturie, Koliken, Nierendruckschmerz.

Diagnose: Zystoskopie während der Blutung und Kolikbeschwerden geben den Seitenhinweis. Intravenöse, besser retrograde Pyelographie erfaßt unscharfe Wandbegrenzungen und Kontrastmitteldefekte oder Abbrüche. Bei Papillomatose rasenartige Kontrastmittelaussparung.

Differentialdiagnose: Nicht kontrastgebende Harnleitersteine, Schleimhautpolyp, entzündliche Stenose.

Therapie: Nephro-Ureterektomie mit Ostiumresektion.

Prognose und Kontrolluntersuchungen wie bei Nierenbeckentumoren.

e) Harnblasenpapillome

Das von der Blasenschleimhaut ausgehende Papillom, die zottige Geschwulst der Harnblase, entsteht primär oder als Impfmetastase. Sie kann solitär, multipel oder, einen großen Teil der Blasenschleimhaut bedeckend, als Papillomatose vorliegen. Häufigste Lokalisation ist die unmittelbare Nachbarschaft der Uretermündung. Das typische Papillom hat einen isolierten schmalen Stiel. Übergänge zur breitbasig aufsitzenden rasenartigen Papillomatose und zum maligne degenerierten, infiltrierend wachsenden papillomatösen Karzinom sind möglich. Eine besondere Form stellt der sog. Anilintumor der Blase dar, der bei Arbeitern in Anilinwerken beobachtet wird und durch langdauernde Zufuhr kleinster Mengen aromatischer Amine entsteht (als Berufskrankheit anerkannt). Etwa 60% der Solitärpapillome rezidivieren.

Symptome: Kardinalsymptom ist die Hämaturie. Pollakisurie und Dysurie sowie verstärkte Blutungsbereitschaft sind bei Papillomen in Nähe des Blasenausganges vorhanden.

Diagnose: Zystoskopie mit Entnahme einer Probeexzision aus dem Papillomstiel oder der Basis, um eine maligne Degeneration mitzuerfassen. Nicht selten, insbesondere bei Rezidiven, ist die Oberfläche des Papilloms histologisch noch normal gebaut, während die Basis bereits maligne entartet ist.

Therapie: Bei isolierten Papillomen Elektrokoagulation des Gefäßstieles. Große Tumoren mit flächenhafter Basis werden nach Eröffnung der Blase durch Sectio alta elektrisch abgetragen. Bei Sitz des Papilloms in Ureterostiumnähe ist eine Blasenwandresektion und Neuimplantation des Ureters indiziert. Bei Papillomatosen mit einem Durchmesser bis zu 5 cm wetzsteinartige partielle Zystektomie. Die totale Zystektomie mit Ureterimplantation in den Enddarm ist durch aufsteigende Infektion von Darmkeimen gefährdet. Wegen der hohen Rezidivquote von ca. 60% müssen nach Entfernung der Papillome etwa 5 Jahre lang alle 6 Monate zystoskopische Kontrolluntersuchungen durchgeführt werden.

f) Harnblasenkarzinome

Am häufigsten ist das papillomatöse Karzinom, das sich aus einem früher gutartigen Papillom entwickelt hat. Die 2. Form des Blasenkarzinoms ist das Carcinoma solidum. Die Häufigkeit Männer zu Frauen beträgt 3 : 1; mittleres und höheres Lebensalter sind bevorzugt. Durch frühes, breitbasiges, die Blasenwand infiltrierendes Wachstum treten Blasenbeschwerden zeitiger auf als beim Papillom. Das Karzinom wächst blumenkohlartig in die Blase vor und neigt zum nekrotischen Zerfall. Eine Begleitzystitis ist nicht selten (Abb. 196).

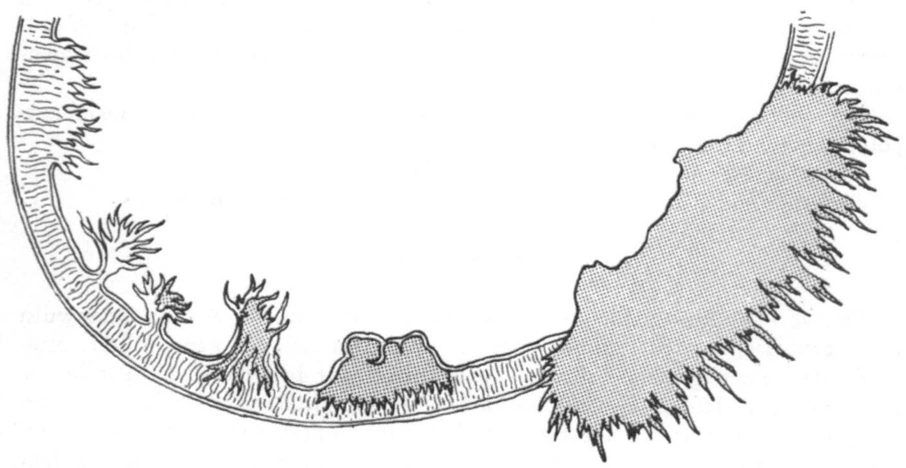

Abb. 196: Schematische Darstellung der Harnblasentumoren. Von li. nach re.: Breitbasiges Harnblasenpapillom; typisches gestieltes Papillom; gestielte Papillome mit beginnender maligner Entartung; Blasenkarzinom; exulzeriertes, alle Wandschichten durchsetzendes Blasenkarzinom.

Diagnose: Zystoskopisch sichtbarer, breitbasig aufsitzender Tumor. Im Zystogramm Kontrastmittelaussparung. Bei bimanueller Palpation vom Rektum oder der Vagina gegen die Bauchdecken kann der Tumor getastet werden. Manchmal lassen sich Karzinomzellkomplexe im Harnsediment nachweisen. Probeexzision aus der Tumorbasis.

Differentialdiagnose: Einwachsendes Rektumkarzinom, gynäkologisches Karzinom, Blasentuberkulose.

Komplikationen: Chronische Blutung mit Anämie, Begleitzystitis, Ureterverschluß durch den Tumor, Infiltration ins Rektum oder die Vagina.

Therapie: Im Anfangsstadium Elektroresektion. Bei günstigem Sitz, fehlender Infiltration des benachbarten Gewebes und fehlenden Lymphknotenmetastasen Teilresektion der Blase. Ist diese nicht mehr durchführbar, totale Zystektomie, jedoch wegen der großen postoperativen Komplikationsmöglichkeiten nur bei jüngeren Patienten mit noch relativ großer allgemeiner Lebenserwartung. Kombination mit Hochvolttherapie (S. 556).

Prognose ungünstig, besonders beim Carcinoma solidum.

g) Prostataadenom = Prostatahypertrophie

Die sog. Prostatahypertrophie ist keine Hypertrophie der Prostata, sondern eine echte Geschwulstbildung im Sinne einer Fibromyoadenomatose des hinteren Urethralmantels unter Einbeziehung der paraurethralen Drüsen. Das eigentliche Prostatagewebe wird durch das expansive Wachstum der Neubildung nach außen gedrängt, atrophiert und umgibt als sog. chirurgische Kapsel das Adenom wie eine Apfelsinenschale das Fruchtfleisch (Abb. 197). Die Prostatahypertrophie ist die

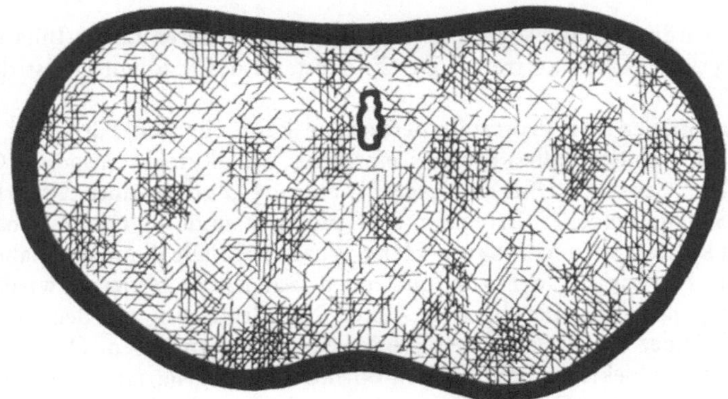

Abb. 197: Adenomyomatose der Prostata. Das eigentliche Prostatagewebe umgibt als chirurgische Kapsel (schwarz) das Adenom.

häufigste Ursache der männlichen Blasenentleerungsstörung und befällt mehr als 50% aller Männer über 60 Jahre. Ihre Entstehung ist noch ungeklärt, ist aber vom hormonellen Geschehen des alternden Organismus (Störung des Androgen-Östrogen-Gleichgewichtes) der hormonell bisexuell angelegten Prostata abhängig. Je nach Lage des Ausgangspunktes der Geschwulst entwickelt sie sich intravesikal als ausgedehntes Adenom oder Knoten, subvesikal mit Aufrichtung, Verlängerung und dorsaler Abwinkelung der hinteren Harnröhre, als Seitenlappenadenom mit lateraler Einengung der Urethra oder mit Wachstumsrichtung zum Rektum hin. Dem progressiven Charakter des Leidens entsprechend werden nach den Symptomen und Befunden 3 Stadien unterschieden. Den Maßstab für die Stadieneinteilung gibt die Störung der Urinentleerung, die Restharnmenge und der sich auf die Nierenfunktion auswirkende Urinrückstau.

Stadium I — Reizstadium. Eines der typischen Frühsymptome ist die Pollakisurie und Nykturie (wohl zu unterscheiden von der polyurischen Nykturie der

Herzkranken). Die Harnentleerung ist erschwert und nur durch heftiges Anspannen der Bauchpresse möglich. Dabei bleibt der Harnstrahl trotz der intraabdominellen Druckerhöhung kraftlos, und am Ende der eigentlichen Miktion träufelt Urin nach (Schuhpisser-Phänomen). Die Restharnmenge ist auf 30—50 ml leicht erhöht, jedoch besteht noch keine Beeinträchtigung der Nierenfunktion.

Stadium II. Inkomplette Blasenentleerung und beginnende Nierenfunktionsstörung zeichnen das Stadium II aus. Dysurie und Pollakisurie sind verstärkt. Der Kranke hat nach willkürlicher Entleerung das Gefühl, als ob die Blase noch voll sei und verspürt erneut den Drang, Wasser zu lassen. Die Restharnmenge ist auf 100—300 ml angestiegen und nimmt rasch weiter zu. Dauerndes Durstgefühl quält den Kranken. Erste Zeichen der Dyspepsia urinaria treten auf: Magenbeschwerden, Verdauungsstörungen mit Obstipation, Inappetenz, Müdigkeit, Arbeitsunlust, Nachlassen der Merkfähigkeit und Abschwächung bis Verlust der Libido.

Stadium III. — Chronisch zunehmende Harnverhaltung mit Restharnmengen über 400 ml bis zu 4 l und mehr. Deutliche Zeichen der Nierendekompensation: urinöser Geruch, Hydronephrose, Durstgefühl, trockene Zunge, Rest-N-Steigerung. Die Austreibungskraft der Blase versagt und führt zur Überlaufblase. — Ischuria paradoxa.

Die Blasenfüllung kann so groß werden, daß bei mehreren Litern Inhalt Zeichen eines paralytischen Ileus auftreten. Der Endzustand des Stadium III ist die schleichende Urämie.

In allen Stadien der Prostatahypertrophie kann für den Patienten ein dramatisches, sehr schmerzhaftes Ereignis eintreten: die akute Harnsperre. Oft nach Genuß kalter Getränke (Bier), üppigen Mahlzeiten, allgemeiner Unterkühlung, längerem Sitzen, sexueller Erregung tritt plötzlich und unvermutet, häufig als erstes Krankheitszeichen der akute Harnverhalt auf. Die Kranken haben einen imperativen Harndrang, der von quälenden Schmerzen begleitet wird. Durch heftiges Anspannen der Bauchdecken, unter Nachdruck der auf den Unterbauch gepreßten Hände, versuchen sie erfolglos, die Blase zu entleeren. Der Zustand ist trotz heftigster subjektiver Beschwerden objektiv gesehen harmlos, da die Nierenfunktion in den meisten Fällen nicht gestört ist. Er kann durch Blasenkatheterismus beseitigt werden. Schon während der artefiziellen Blasenentleerung lassen die Schmerzen nach und bringen dem Patienten Erleichterung. Derartige, akut auftretende Harnsperren sind grundsätzlich vom chronischen Harnverhalt des Stadium III zu unterscheiden. Sie können sich zwar wiederholen, doch sind freie Intervalle von Monaten bis Jahren möglich.

Komplikationen der Stadien II und III der Prostatahypertrophie: An erster Stelle steht die durch den Restharn begünstigte Infektion; Zystitiden, Pyelitiden, Pyelonephritiden und schließlich die Urosepsis. Auch Harnröhrenentzündungen mit deszendierenden Nebenhodenentzündungen kommen vor. Blasensteine sind bei allen Patienten mit Restharnverbleib nicht selten. Hämaturien entstehen meist durch Zerreißung der über dem Adenomknoten verlaufenden erweiterten Gefäße. Die Blutungen können so massiv sein, daß akut eine Prostatektomie notwendig wird.

Diagnose: Den ersten Hinweis gibt die typische Prostatiker-Anamnese. Kann der Kranke noch selbständig Urin lassen, soll die Miktion beobachtet werden: verzögerter Beginn, mehrfache Miktionsversuche, verminderte Projektionskraft

des dünnen Harnstrahles, tropfenweiser Urinabgang und Nachträufeln sprechen
für eine Hypertrophie. Im Anschluß an die Harnentleerung wird die Restharnmenge bestimmt. Der Urin muß zur Feststellung einer Infektion untersucht werden.
Der rektale Palpationsbefund ergibt in der Mehrzahl der Fälle eine Vergrößerung
der Prostata. Fehlt diese, kann ein isoliertes Mittellappenadenom mit Kompression
der Harnröhre vorliegen, das bei der Zystoskopie sichtbar wird.

Therapie: Im Stadium I und zu Beginn des Stadiums II ist eine operative
Therapie nur indiziert, wenn die subjektiven Miktionsbeschwerden den Patienten
stark belästigen und trotz fehlender Restharnmenge häufig eine akute Harnsperre auftritt. Sonst konservative Behandlung: Vermeidung von Reizzuständen,
schlackenreiche Kost und Regelung der Darmtätigkeit, körperliche Bewegung und
Meidung konzentrierter alkoholischer und kohlensäurehaltiger Getränke. Unterstützung der Harnentleerung durch miktionsfördernde pflanzliche Präparate; hormonell mit geringen Dosen Testoviron und Progynon.

Radikale operative Therapie ist angezeigt, wenn im Stadium II und III die
Restharnmenge schnell ansteigt oder schon sehr groß ist und die Gefahr der Nierenschädigung durch Urinrückstau droht. Liegt bereits eine Nierendekompensation
vor, Einschränkung der Konzentrationsfähigkeit der Niere, Rest-N über 55 mg%,
oder erlaubt der Allgemeinzustand des Patienten keine Radikaloperation mehr,
kommen nur Palliativmaßnahmen in Frage: häufige Katheterung, Selbstkatheterung, Anlegen eines Dauerkatheters, transurethrale Resektion des die Harnröhre
verlegenden Adenomanteiles mit der elektrischen Schneideschlinge oder Anlage
einer suprapubischen Blasenfistel. Durch längere Katheterbehandlung kann der
Patient wieder in einen operationsfähigen Zustand kommen. Zur Vermeidung
kanalikulärer, deszendierender Nebenhodenentzündungen sollten vor jeder Radikaloperation der Prostata die Samenstränge unterbunden werden.

Auf 3 Wegen kann die Prostata radikal entfernt werden:
1. Suprapubische, transvesikale stumpfe Ausschälung des Adenoms.
2. Retropubische Prostatektomie, wobei die Prostata von vorn, jedoch ohne
   Eröffnung der Blase entfernt wird.
3. Perineale Prostatektomie mit Schnittführung und Freilegung der Prostata
   vom Damm her zwischen Peniswurzel und Analöffnung. Hierbei werden häufig
   die Nn. pudendi durchtrennt, als deren Folge eine Impotentia coeundi auftritt.
   Zur Impotentia generandi kommt es nach allen 3 Verfahren, da durch den Wegfall der hinteren Harnröhre sich der Samen bei der Ejakulation in die Harnblase entleert.

Die Letalität der Prostatektomie liegt bei 1—3%. Frühoperationen sind anzustreben. Postoperativ ist unbedingt eine Infektionsbehandlung durchzuführen.
Der Urin bleibt durch Sekretion aus dem Wundbett noch für einige Wochen unklar
und trübe, da jedoch ein Restharnverbleib in der Blase nach Entfernung des
Adenoms ausgeschlossen ist, fehlt der Nährboden für die Ausbreitung einer
Infektion.

h) Prostatakarzinom

Das Prostatakarzinom ist eine vom Prostatagewebe ausgehende maligne Geschwulst vom Typ des Adenokarzinoms oder des Szirrhus. Es tritt am häufigsten im
5.—7. Dezennium auf und kommt latent bei 25—30% aller Männer dieser Alters-

klasse vor. Da es sich im Gegensatz zum Adenom harnröhrenfern in Nähe der dorsalen Prostatakapsel entwickelt, bleibt es lange symptomlos, kann aber infolge seiner Lage schon als kleiner Knoten vom Rektum aus palpiert werden (Abb. 198). Das Adenokarzinom wächst relativ schnell und hat eine geringe Neigung zu Fernmetastasen. Beim Szirrhus treten Fernmetastasen früh auf, und das lokale Wachstum ist gering. Die Metastasierung erfolgt hauptsächlich in das Knochensystem. Bevorzugt sind untere Wirbelsäule, Beckenschaufel, Sitzbeinhöcker, Schambeinäste und obere Femurabschnitte. Ischialgiforme oder unklare rheumatische Beschwerden sollten, wenn sie von Patienten über 50 Jahren vorgebracht werden, immer an ein Prostatakarzinom mit Metastasen denken lassen und eine rektale Untersuchung nach sich ziehen.

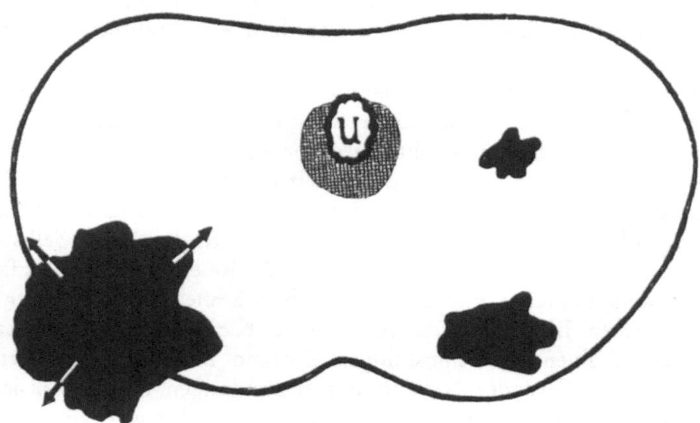

Abb. 198: Wachstumsrichtung des kapselnah entstehenden Prostatakarzinoms. Rechts oben klinisch stummes, kleines Karzinom im Drüsenkörper.

Symptome: Erst wenn das langsam wachsende Karzinom die hintere Harnröhrenbegrenzung erreicht, treten Miktionsbeschwerden auf, die denen des Prostataadenoms gleichen. Nach Durchwachsen der Kapsel können durch Reizung und Druck auf den Plexus lumbosacralis ischialgiforme Schmerzen und bei Infiltration der Darmwand Defäkationsbeschwerden entstehen.

Diagnose: Bei der digitalen rektalen Untersuchung ist die Prostata bretthart, meist vergrößert, mit unscharfer Randbegrenzung. Auch können einzelne Knoten oder eine höckrige Oberfläche getastet werden. Ist die Rektumschleimhaut infiltriert, läßt sie sich nicht mehr über der Prostata verschieben. Hat das Karzinom die Kapsel durchbrochen oder zu Knochenmetastasen geführt, ist die saure Phosphatase im Serum fast immer erhöht. Im Frühstadium finden sich normale Phosphatasewerte. Durch Probeexzision, entweder transurethrale Elektroresektion oder Stanzbiopsie vom Damm her, kann die Diagnose gesichert werden.

Differentialdiagnose: Unspezifische chronische Prostatitis, Tuberkulose, Prostatasteine.

Therapie: Da wegen der anfänglich geringen Beschwerden beim Prostatakarzinom die Früherkennung schwer ist, kommt eine Radikaloperation nur selten in Frage. Jeder Patient über 50 Jahre sollte daher routinemäßig zur Erfassung des Frühstadiums rektal untersucht werden. Bei Miktionsbeschwerden kann zur Wiederherstellung des ungehinderten Urinabflusses palliativ eine Elektroresektion angezeigt sein. Eine gute Behandlungsmöglichkeit bietet die Hormontherapie. Da die Androgene das Wachstum des Prostatakarzinoms fördern, müssen sie ausgeschaltet werden. Dies läßt sich auf folgenden Wegen erreichen:

1. Operative Orchidektomie. Belassung der Tunica albuginea und der Anhangsgebilde aus psychischen Gründen.

2. Hormontherapie mit Östrogenen zur Hemmung der Androgenproduktion. Allerdings muß als Nebeneffekt der Behandlung eine Feminisierung mit Gynäkomastie, Fettsucht, Verlust der Libido und Potenz in Kauf genommen werden, über die man den Patienten vor Behandlungsbeginn aufklären sollte, zumal die Hormonbehandlung bis ans Lebensende weitergeführt werden muß.

Die Hormontherapie beginnt mit intravenösen Gaben von phosphoryliertem Stilben täglich bis zu 2mal 250 mg. Nach Erreichen einer Gesamtmenge von etwa 10 g wird auf Langzeittherapie übergegangen: 1. Intramuskuläre Injektion von Depot-Östrogenen, 2. Kristallimplantationen, 3. tägliche Einnahme von Östrogen-Tabletten.

Die anfänglich erhöhte saure Phosphatase normalisiert sich unter der Behandlung und soll in Abständen von einigen Monaten kontrolliert werden. Bei Therapieresistenz ist ein Präparatewechsel zu versuchen. Die Kombination von Hormon- und Kastrationstherapie führt zu einer Verkleinerung der Primärgeschwulst, die Miktionsbeschwerden lassen nach, Knochenmetastasen können verschwinden und mit ihnen die häufig sehr heftigen ischialgiformen Schmerzen. Der Allgemeinzustand des Kranken bessert sich. Die Überlebenszeit der Patienten beträgt bei konsequenter Therapie durchschnittlich 4—5 Jahre und ist abhängig vom Differenzierungsgrad des Karzinoms. Vereinzelt sind Überlebenszeiten bis zu 10 Jahren mitgeteilt worden. Ohne Behandlung sterben 60⁰/o der Kranken bereits innerhalb des ersten Jahres.

i) Hodentumor (Seminom, Chorionkarzinom, Teratoide)

Gutartige Geschwülste des Hodens sind außerordentlich selten. Die bösartigen Hodentumoren, die teils vom Keimgewebe ausgehen, teils teratomatösen Bau haben, sind wegen ihrer histologischen Unreife sehr maligne und führen schnell zu Metastasen. Sie treten meist bei jungen Männern zwischen 20 und 40 Jahren auf. Ihre feingewebliche Differenzierung ist für die Praxis von untergeordnetem Interesse. Die frühzeitige lymphogene Metastasierung erfolgt entlang dem Samenstrang in die paraaortalen Lymphknoten bis hinauf zum Abgang der Nierengefäße und nicht in die Leistenbeuge.

Symptome: Nicht schmerzhafte, daher anfänglich oft unbemerkte Vergrößerung des Hodens mit derber Konsistenz und meist glatter Oberfläche. Durch das Gewicht des immer größer werdenden Tumors verspürt der Kranke ein Schweregefühl und ziehende Schmerzen im Samenstrang.

Diagnose: Fast immer einseitige, derbe, gleichmäßige Vergrößerung des Hodens mit glatter Oberfläche. Bei der Diaphanoskopie schimmert im Gegensatz zur Hydrozele kein Licht durch.

Differentialdiagnose: Hydrozele (manchmal begleitende symptomatische Hydrozele), Leistenhernie.

Therapie: Hodenfreilegung, Probeexzision und bei nachgewiesener Malignität Semikastration und Ausräumung der paraaortalen Lymphknotenmetastasen bis oberhalb der Abgänge der Nierenarterien. Röntgenbestrahlung. Beim sehr strahlenempfindlichen Seminom Bestrahlungsbehandlung der Lymphbahnen bis hinauf zu den Schlüsselbeinen.

Prognose: Sehr ungünstig, da wegen der geringen Beschwerden fast alle Hodentumoren zu spät erkannt werden.

k) Hydrozele

Der Hodenwasserbruch ist keine Geschwulst sondern eine Flüssigkeitsansammlung in der den Hoden umgebenden Bauchfellduplikatur, die er bei seinem Deszensus vor sich hergeschoben hat. Man unterscheidet die *Hydrocele testis* von der *Hydrocele funiculi spermatici.* Bei der Untersuchung findet sich ein prallelastischer Tumor im Hodenbereich oder aufsteigend am Samenstrang, der erhebliche Größe erreichen kann. Symptomatische Hydrozelen können im Verlauf einer Hoden- oder Nebenhodenentzündung oder infolge eines Traumas entstehen.

Symptome: Langsam zunehmende, beschwerdefreie Vergrößerung des Hodens.

Diagnose: Prall elastischer Tumor mit glatter Oberfläche. Bei der Diaphanie im verdunkelten Raum zeichnet sich nur der Hoden als dunkler Schatten ab. Die Hydrozele leuchtet rot auf.

Differentialdiagnose: Leistenbruch, Hodentumor, Nebenhodenentzündung.

Therapie: Therapie der Wahl ist die Operation. Eröffnung und Vernähung des Hydrozelensackes nach WINKELMANN. Punktionen sind nicht zu empfehlen, da sich häufig Rezidive bilden und die Gefahr der Hodentraumatisierung sowie der Infektion besteht.

l) Peniskarzinom

Das Peniskarzinom ist ein Plattenepithelkarzinom. Sein bevorzugter Sitz sind die Glans penis und der Sulcus coronarius. Es befällt meist Männer im 4.—7. Dezennium und kommt gehäuft bei Phimosenträgern vor. Von der Glans aus wächst es infiltrierend in den Penisschaft. Metastasen enstehen lymphogen in den Inguinallymphknoten.

Symptome: Zunehmende Verengerung der Vorhaut, Balanitiden mit übelriechender Sekretion, Schmerzen und evtl. Exulzeration.

Diagnose: Tastbare Verhärtung der Glans penis mit Infiltration der Schwellkörper. Derbe Anschwellung der Leistenlymphknoten. Sicherung der Diagnose durch Probeexzision.

Differentialdiagnose: Luetisches Ulkus, spitze Kondylome, Tuberkulose.

Therapie: Im frühen Anfangsstadium Röntgenbestrahlung, sonst $^2/_3$-Amputation des Penis und Ausräumung der Leistenlymphknoten beiderseits, anschließend Röntgen-Nachbestrahlung.

Prognose: 50% und mehr Dauerheilungen über 5 Jahre.

4. Harnsteinerkrankungen

Die Entwicklung der Harnsteine ist ein komplexes Geschehen, dessen Kausalpathogenese noch nicht abgeklärt ist. An Auffassungen über die Entstehung der Urolithiasis werden hauptsächlich 2 Theorien diskutiert:

1. Die Kristallisationstheorie, die die Harnsteinbildung als Sedimentierung der im Urin gelösten Salze allein in den Vordergrund stellt und

2. die Theorie der sich aus den Harnkolloiden bildenden organischen Steinmatrix mit sekundärer Einlagerung von Harnkristallen. Je nach dem Vorhandensein der im Urin enthaltenen Mineralsalze und organischen Substanzen lagern sich diese in die primäre Steinmatrix ein und bilden den Mikrolithen. Durch Apposition weiterer Harnsalze kann aus dem meist an der Schleimhaut einer Nierenpapille haftenden Mikrolithen ein Makrolith werden. Löst er sich los, geht er meist — ohne Beschwerden zu verursachen — mit dem Urinstrom ab.

Neben der intrarenalen Komponente der Steinpathogenese sind zahlreiche die Steinbildung begünstigende Faktoren bekannt. So kommt es z. B. beim Hyperparathyreoidismus infolge der endokrinen Kalkstoffwechselstörung mit hohen Serumkalziumwerten zu einer gehäuften Harnsteinbildung, die nach chirurgischer Beseitigung der Krankheit, Entfernung des Adenoms der Nebenschilddrüse (siehe da), behoben ist. Bei einer Störung des Harnsäurestoffwechsels (Arthritis urica) mit erhöhtem Harnsäurespiegel im Serum bilden sich in den Nieren nicht selten Uratsteine. Außer diesen Stoffwechselstörungen werden Harnsteinentstehungen durch chronische Schleimhautdefekte, chronische Harnwegsinfekte, Harnabflußstörungen, Fokalinfekte, Ernährungsstörungen, exogene oder endogene Fremdkörper (Koagula) und durch Hirn- und Rückenmarksverletzungen begünstigt.

Nach ihrer Zusammensetzung unterscheidet man in der Reihenfolge der Häufigkeit:

1. Kalziumoxalatsteine (hart, klein, warzig, maulbeerartig),
2. Uratsteine (mittelhart, glatt oder granuliert, gelb-braun),
3. Kalziumphosphatsteine (bröckelig, glatt oder rauh, grauweiß),
4. Zystinsteine (rund, weiß oder gelb, glatt).

Seltenere Steinarten sind Karbonat- oder Xanthinsteine. Mischsteine aus 1, 2 und 3 sind dagegen häufig (etwa 50% aller Steine). Je nach dem Kalziumgehalt der Konkremente sind diese bei der Röntgendurchleuchtung schattengebend (75%). Reine Urat- und Zystinsteine sind röntgenstrahlendurchlässig.

a) Harnsteinbildung und -wanderung

Zunächst bildet sich der kleine an der Papille haftende Mikrolith, der durch Apposition von Harnsalzen zum Makrolithen wird. Reißt er sich los und wird er nicht vom Urinfluß abgetrieben, bildet sich meist in einer Kelchnische der noch relativ kleine Nierenkelchstein. Gelangt dieser mit der Peristaltik über die erste physiologische Enge, den Kelchhals, in das Nierenbecken, entsteht der Nierenbeckenstein. Auf diesem Wege kann er jedoch als eingeklemmter Nierenkelchstein stecken bleiben. Vom Nierenbecken führt der Weg über den Ureter abwärts zur Blase. Ist das Konkrement noch nicht zu groß geworden, kann es die physiologischen Engen II, III und IV — Nierenbeckenausgang, Gefäßkreuzung und Harnleiterostium — passieren, gelangt es in die Blase und wird bei der Miktion mit dem Harnstrahl durch die Urethra ausgespült. Etwa 70% aller Steine gehen auf diesem natürlichen Wege ab, wobei der Steinabgang insbesondere bei Einklemmungen an den physiologischen Engen, von Koliken begleitet wird. Im Gegensatz zu den wandernden Steinen stehen die ruhenden Konkremente, die an jeder Stelle des harnabführenden Systems vorkommen können.

Ein absolut ruhendes Konkrement ist der Markzystenstein oder Parenchym-
stein. Er liegt im Nierenmark, ist klinisch stumm und wird nur als Zufallsbefund
bei Röntgenuntersuchungen festgestellt. Große, das gesamte Nierenbecken aus-
füllende Konkremente mit geweihartiger Verzweigung in die Nierenkelche, die
sog. Nierenbeckenausgußsteine, entstehen bei chronischen Harninfekten und gleichzeitiger Neigung zur Steinbildung. Es handelt sich meist um schnell wachsende
Kalziumphosphatsteine (Abb. 199). Da der Urin an ihnen vorbeifließen kann,
verursachen sie keine Abflußstörungen und rufen nur geringe subjektive Beschwerden hervor. Bei Abbruch und anschließender Wanderung kleinerer Kon-
krementbröckel können Koliken auftreten. Ausgußsteine sind nicht selten doppelseitig vorhanden, rezidivieren oft (60—80%) und haben wegen der begleitenden

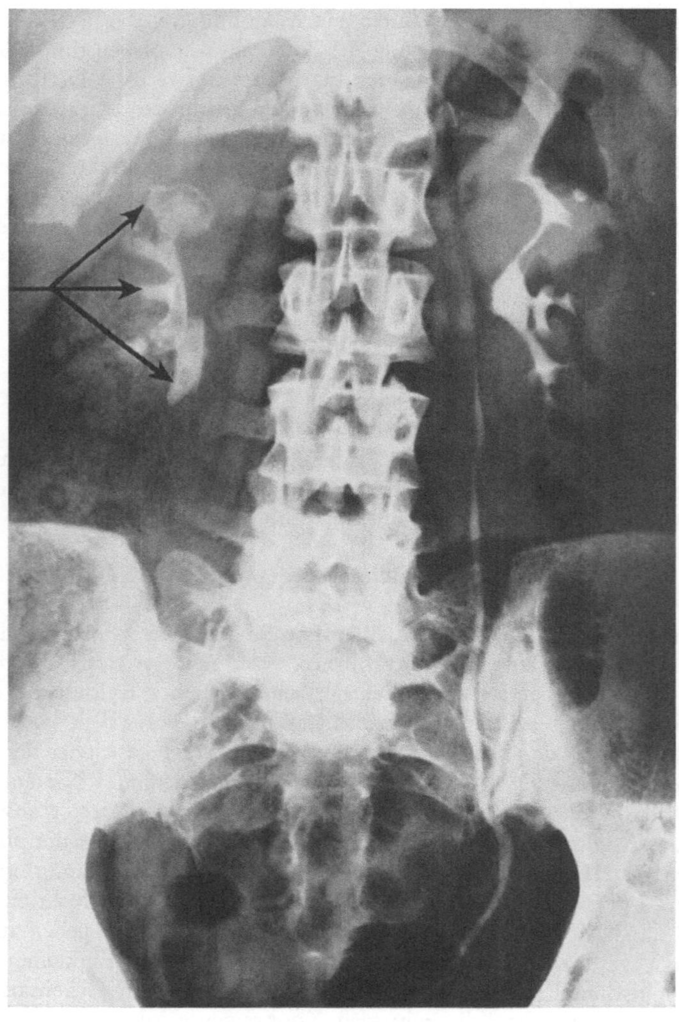

Abb. 199: Nierenbeckenausgußstein re. (→). Normale Kontrastmittelausscheidung links.

chronischen Pyelonephritis eine ungünstige Prognose. Multiple Harnsteine kommen zu ewa 40⁰/₀ vor, und Doppelseitigkeit besteht in 11—14⁰/₀ der Fälle. Der Häufigkeitsgipfel liegt im 3. Dezennium. Die Geschlechtsverteilung Männer zu Frauen beträgt 2 : 1. Bei Blasensteinen überwiegt infolge einer Urinabflußbehinderung durch das Prostataadenom und die Sphinktersklerose das männliche Geschlecht deutlich.

b) Harnsteinkolik

Besteht bei einem wandernden Harnstein zwischen seiner Größe und dem zu passierenden Lumen ein relatives Mißverhältnis, kommt es zur Steineinklemmung mit Urinrückstau und kolikartigen Schmerzen. Steineinklemmungen treten meist an den physiologischen Engen, also im Kelchhals, am Nierenbeckenausgang, an der Überkreuzung der Iliakalgefäße und dem Ureterostium auf, können aber auch während des Steinabganges im gesamten Ureterverlauf entstehen. Der eingeklemmte Harnstein führt proximal zu einem Urinrückstau, der zunächst durch Erweiterung vom Nierenbecken aufgefangen wird und kolikartige, wellenförmig an Intensität zunehmende Schmerzen hervorruft. Erst nach länger dauernder Einklemmung ist das Nierenbecken nicht mehr in der Lage, den Harnrückstau aufzunehmen, es wird atonisch, und durch den immer mehr zunehmenden Druck kommt es zur Schädigung des Nierenparenchyms. Während dieser Zeit treten gehäuft Koliken auf. Sie sind ein Ausdruck für das Bemühen des Organismus, den Stein abzutreiben. Besteht jedoch ein absolutes Mißverhältnis zwischen Steingröße und vorgegebenem Lumen, ist ein Spontanabgang des Konkrementes nicht mehr zu erwarten, die Koliken werden frustran und Nierenbecken und Harnleiter werden atonisch. Auf der Röntgenaufnahme läßt sich der Stein dann meist oberhalb einer physiologischen Enge nachweisen, und der Ureter und das Nierenbecken sind im Urogramm proximal erweitert. Je nach Lage des Harnsteines kommt es zu in ihrer Lokalisation und Ausstrahlung unterschiedlichen Koliken. Beim Nierenstein sind die Kolikschmerzen auf die Lumbal- und Oberbauchgegend beschränkt. Ist der Stein im oberen oder mittleren Ureterdrittel eingeklemmt, entstehen heftigste Koliken mit Ausstrahlung in die Leiste und den Oberschenkel. Juxtavesikal gelegene Steine verursachen Unterbauchkoliken mit Blasentenesmen sowie Schmerzausstrahlungen in den Hoden, den Penis oder die Labien. Während des akuten Schmerzzustandes treten reflektorisch subileische Symptome wie Blähbauch, Brechreiz, Erbrechen auf, und der Patient liegt unruhig im Bett. Die Temperatur ist bei aseptischen Steinen nicht erhöht und der Puls bradykard. Im Urinsediment sind Erythrozyten nachweisbar; manchmal besteht eine leichte Makrohämaturie.

Diagnose: Die Diagnose stützt sich auf die Trias Kolik, Erbrechen, Hämaturie. Häufig weisen auch schon Angaben über frühere Steinabgänge auf die Krankheit hin. Die Sicherung der Diagnose erfolgt durch röntgenologischen Nachweis des Steines auf der Leeraufnahme und im i.v. Pyelogramm. Allerdings ist es möglich, daß die Niere im Anschluß an eine schwere Kolik einige Stunden nicht ausscheidet — reflektorische Sperre — und so bei der i.v. Pyelographie Nierenbecken und Ureter nicht zur Darstellung kommen. Dann kann zur Sicherung der Diagnose ein retrogrades Pyelogramm erforderlich werden. Bei nichtschattengebenden Konkrementen (25⁰/₀) ist der Steinnachweis nur durch Ausscheidungs- oder retrograde Pyelographie — Füllungsdefekt — möglich. Differentialdiagnostisch sind bei Konkrementverdacht Phlebolithen, verkalkte Mesenteriallymphknoten und Darminhalt auszuschließen.

Differentialdiagnose: Bei rechtsseitigem Stein Appendicitis acuta (Dauerschmerz, kein Kolikschmerz), Gallenkoliken (mit Ausstrahlung in die rechte Schulter), stielgedrehte Ovarialzyste, Tubargravidität, akutes Abdomen ungeklärter Ursache.

Therapie der akuten Steineinklemmung: Bei Koliken feuchtwarme Bauch-Lumbalumschläge, heißes Bad. Bei Wind- und Stuhlverhaltung hoher Einlauf. Bettruhe für 1—2 Tage. Medikamentös intravenöse Gabe von Analgetika und Spasmolytika, z. B. Avafortan und Novalgin. Nach Möglichkeit keine Morphinabkömmlinge, um nicht die Ureterperistaltik zu lähmen und den Brechreiz zu verstärken. Hochwirksame Analgetika sind nur bei gesicherter Diagnose erlaubt, da sonst evtl. das Bild eines akuten Abdomens verschleiert werden kann. Perorale oder rektale Zufuhr von Medikamenten ist bei akuter schwerer Kolik wirkungs- und daher sinnlos. Bei Rezidivneigung kann das Auftreten neuer Koliken durch i.m. oder rektale Applikation von Spasmolytika kupiert werden.

Steinaustreibung: Ist das eingeklemmte Konkrement nach Größe und Form geeignet, spontan abzugehen, wird nach 2tägiger Bettruhe mit der aktiven Steinaustreibung begonnen. Alle 2 Tage erhält der Patient reichlich Flüssigkeit (Wasserstoß) und kleine Dosen Hypophysin, ureterperistaltikanregende Medikamente werden im täglichen Wechsel mit Spasmolytika verabreicht. Körperliche Bewegung, Treppensteigen, Seilchenspringen, Reiten, Springen und Harnleitergymnastik unterstützen den Abtreibungsvorgang. Der hierdurch provozierte Steinabgang wird von Koliken begleitet (Patient muß darüber aufgeklärt sein). Treten keine Komplikationen, Infektionen (Fieber, Schüttelfrost), Oligurie und Rückstauungen auf, kann unter 14tägiger Röntgenkontrolle die Therapie mehrere Wochen fortgesetzt werden, bis der Stein mit dem Harnstrahl ausgespült wird.

Schlingenextraktion und Ostiumschlitzung: Bei tiefsitzenden Harnleitersteinen ohne Neigung zum Spontanabgang besteht die Möglichkeit, mit dem Schlingenkatheter nach ZEISS oder mit dem Körbchenkatheter nach JOHNSON den Stein transurethral zu extrahieren. Meist sind mehrere Versuche notwendig. Läßt sich der Katheter nicht am Stein vorbeiführen, kann man bei juxtavesikaler Lage die letzte physiologische Enge des Ureters, das Ostium, an seinem Dach mit dem elektrischen Messer schlitzen und so die Unwegsamkeit beseitigen. Durch Urinrückstau bedingte Ektasien von Ureter und Nierenbecken bildeten sich, wenn sie nicht zu lange bestanden haben und keine Druckatrophie des Nierengewebes vorliegt, meist spontan zurück.

Komplikationen: *Infektionen* und Harnrückstau sind die gefürchtetsten Komplikationen beim Harnsteinleiden. Eine Harnwegsinfektion bei einem bisher aseptischen Nieren- oder Ureterstein macht sich durch Fieber, Schüttelfrost und gestörtes Allgemeinbefinden bemerkbar. Im Urin finden sich Leukozyten und Bakterien. Das Steinwachstum wird erheblich beschleunigt und der Harnstein unterhält, wie jede Harnabflußstörung, die Infektion. Aus der einfachen Pyelitis entsteht die Pyelonephritis bzw. die Pyohydronephrose mit terminaler Urosepsis. Nierenbeckenausgußsteine werden immer von einer Pyelonephritis begleitet und haben bei Doppelseitigkeit eine ernste Prognose. Jeder Patient mit einem Harnsteinleiden und einer begleitenden Infektion muß stationär eingewiesen werden, und als Kausaltherapie ist die Steinentfernung im fieberfreien Intervall durchzuführen (siehe Therapie).

Der *Urinrückstau* ist die 2. gefürchtete Komplikation des Harnsteinleidens. Er kann einseitig und akut bei und nach jeder Steinkolik auftreten. Es können aber auch beide Nieren die Urinproduktion reflektorisch einstellen. Einseitiger Harnrückstau führt, je nach Lage des Konkrementes, zur Kelchektasie bei eingeklemmtem Kelchstein, zur Pyeloektasie bei Steinlage am Nierenbeckenausgang oder zur Ektasie des Ureters und Nierenbeckens bei obturierendem Ureterstein. Meist kommt nach einer Kolik die Urinsekretion spontan wieder in Gang. Längerdauernde anurische Zustände, die wegen der drohenden Urämie ein akutes Eingreifen erfordern, sind selten. Bei längerdauerndem einseitigem Urinrückstau im Ureter und Nierenbecken versucht man zur Entlastung einen Ureterkatheter am Konkrement vorbei hochzuschieben, um einer Druckatrophie des Nierengewebes vorzubeugen. Der Ektasie der Hohlorgane folgt durch Zunahme des hydrostatischen Druckes die druckatrophische Schädigung des wertvollen Nierenparenchyms, die entgegen der Ektasie nicht rückbildungsfähig ist. Im Endstadium ist das Nierengewebe bis auf einen schmalen Saum atrophiert und nicht mehr funktionsfähig. Bei gesunder kontralateraler Niere übernimmt diese unter gleichzeitiger Hypertrophie des Parenchyms die Funktion des erkrankten Organs. Die hydronephrotische Niere kann sich aszendierend oder deszendierend infizieren und wird dann zur Pyonephrose. Auch können nach Steineinklemmungen im Ureter mit Wandläsion und entzündlichen Veränderungen als Endzustand narbige Stenosen und Ureterstrikturen auftreten. Sie stellen eine Urinabflußbehinderung dar.

Therapie des Harnsteinleidens: *1. Absolute Operationsindikation:* Jeder ruhende und infizierte Harnleiterstein ist operativ im fieberfreien Intervall durch Ureterolithotomie zu entfernen. Bei Nierenbecken- und Uretersteinen mit kompletter Harnsperre von mehrtägiger Dauer ist operative Entfernung des Konkrementes innerhalb 3 Wochen erforderlich. Pyelolithotomie oder Ureterolithotomie.

2. Relative Operationsindikation: Jeder Nierenstein, bei dem ein Spontanabgang nicht zu erwarten ist, muß operativ entfernt werden. Bei nichtinfizierten Uretersteinen mit inkomplettem Harnverschluß kann bei hohem Sitz bis zu 3 Monaten, bei tiefem Sitz bis zu 6 Monaten mit der Operation zugewartet werden. Bei einseitigem Nierenbeckenausgußstein mit Infektion und intrarenal gelegenem Nierenbecken und gesunder kontralateraler Niere ist Nephrotomie oder Polresektion mit Steinausräumung von der Nephrotomiewunde her angezeigt. Vollständige Entfernung des verästelten Steines gelingt selten, daher besteht eine hohe Rezidivquote. Bei extrarenalem Nierenbecken kann der Versuch der vollständigen Steinausräumung durch Pyelotomie gemacht werden. Zusätzliche Nierenbeckenplastik oder Polresektion dienen als Rezidivprophylaxe.

Doppelseitige Nierenbeckenausgußsteine haben auch nach gelungener operativer Entfernung wegen der hohen Rezidivquote von 60—80% eine schlechte Prognose.

3. Konservative Therapie — Steinauflösung: Eine Steinauflösung durch peroral zugeführte Medikamente ist heute noch nicht möglich. Nur bei Uratsteinträgern, die einen stark sauren Urin mit einem pH von 4—4,5 haben, ist durch Alkalisierung des Harns durch oral eingenommene Medikamente über längere Zeit eine Steinauflösung möglich, und Steinneubildungen können verhindert werden. Alle übrigen im Handel befindlichen sog. Steinauflösungsmittel haben höchstens eine fördernde Wirkung auf den Abgang kleinerer Konkremente oder verlangsamen im günstigsten Fall das Wachstum größerer Steine. Das Verfahren der *Chemolyse* von Nierenbeckensteinen durch Spülung des Nierenbeckens mit steinauflösenden Mitteln durch einen doppelläufigen Ureterkatheter befindet sich im Entwicklungsstadium und ist klinisch noch nicht anwendbar.

Steinverhütung: Da die Harnsteinbildung ein komplexer und in seiner Kausalität unbekannter Vorgang ist, läßt sich eine sichere Prophylaxe nicht angeben. Jedoch sollte man versuchen, die Faktoren, die eine Steinbildung begünstigen, zu beseitigen.

Sanierung von Fokalinfekten an Zähnen, Tonsillen, Nebenhöhlen, Prostata, Gallenblase. Beseitigung von Harnabflußstörungen und Harnwegsinfektionen. Entfernung von Nebenschilddrüsenadenomen bei Hyperparathyreoidismus, Alkalisierung des Urins bei Gichtkranken zur Vermeidung von Harnsäuresteinen. Allen Patienten mit einem Harnsteinleiden ist tägliche körperliche Bewegung zu empfehlen. Durch vermehrte Flüssigkeitsaufnahme (in 24 Stunden mindestens 1,5 Liter Urinausscheidung), soll eine bessere Nierendurchspülung und Ausschwemmung von Mikrolithen oder Nierengries erreicht werden. Oligurien bei Ferienaufenthalten in subtropischen Klimazonen sind zu vermeiden.

Diät: Diätetische Vorbeugungsmaßnahmen sind nur möglich, wenn eine genaue chemische Steinanalyse vorliegt. Bei allen kalkhaltigen Steinen sind Milch und Milchprodukte wegen ihres hohen Kalziumgehaltes zu vermeiden. Uratsteinkranken ist der Genuß von purinarmer Kost zu empfehlen. Verboten sind: Leber, Niere, Wild, Fisch, Hülsenfrüchte, Alkohol. Eine Alkalisierung des Urins ist anzustreben. Oxalatsteinbildung läßt sich diätetisch nur wenig beeinflussen, da die Menge der zugeführten Oxalate z. B. im Spinat, in Tomaten und Schokolade gering und unbedeutend ist. Trinkkuren mit speziellen Heilwässern beruhen auf dem Wirkungsprinzip der Nierenspülung und zielen somit auf den Abgang kleinerer Konkremente durch den Harnstrom hin.

Medikamentös kann bei Phosphatsteinen ein Rezidiv durch Einnahme von Aluminiumgel (Aludrox) verhindert werden. Das Aluminiumgel vermag das enteral aufgenommene Phosphat zu einem nicht resorbierbaren Komplexsalz zu binden, das durch den Darm und nicht durch die Nieren ausgeschieden wird. Die Medikation soll 1—2 Jahre lang fortgeführt werden. Peristaltikanregende Medikamente wie Uralyt und Robatin unterstützen bei gleichzeitiger reichhaltiger Flüssigkeitszufuhr die Ausschwemmung von abgangsfähigen Konkrementen. Die Peristaltik unterstützend wirken gymnastische Übungen wie Rumpfbeugen, Anspannen der Bauchmuskulatur, tiefe Inspiration und Exspiration, wobei die Atemverschieblichkeit der Nieren ausgenutzt wird. Derartige Übungen vermögen insbesondere die Entleerung der unteren Kelchgruppe des Nierenbeckens, in der sich über 50% aller Nierensteine befinden, bei mangelhafter Peristaltik zu unterstützen.

c) Blasensteine

Blasensteine entstehen fast immer sekundär durch Apposition von Harnsalzen an einem in den oberen Harnwegen gebildeten Harnstein. Sie finden sich häufig bei Harnabflußbehinderungen aus der Blase (Prostatahypertrophie, Sphinktersklerose, Harnröhrenstrikturen) und daher hauptsächlich bei älteren Männern zwischen 50 und 70 Jahren. Frauen erkranken seltener. Die Steine können bis hühnereigroß werden und sind entweder multipel oder solitär vorhanden. Durch den dauernden Kontakt mit der Blasenwand entstehen Schleimhautreizung und Entzündung (Abb. 200).

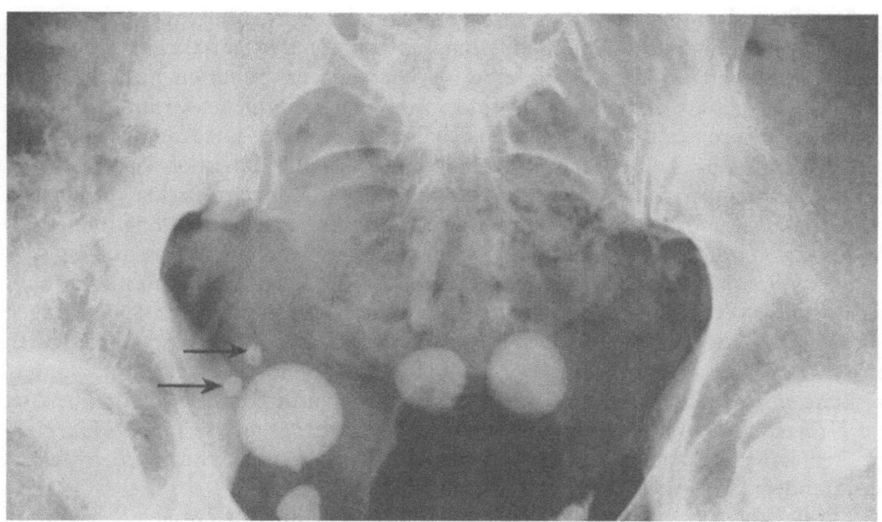

Abb. 200: Multiple kugelige Blasensteine. Rechts oberhalb des größten Blasensteins 2 kleine Phlebolithen (→).

Symptome: Pollakisurie infolge der Entzündung und mechanischen Reizung. Hämaturie am Ende der Miktion, besonders nach Erschütterungen. Bei Steinen, die sich in den Blasenhals vorschieben, kann es zu schmerzhaftem Ventilverschluß am Blasenausgang kommen, der sich durch Lagewechsel beseitigen läßt. Nachts nehmen die Beschwerden ab.

Diagnose: Terminale Hämaturie nach längerer körperlicher Bewegung, schmerzhafte Miktionsstörungen infolge Ventilverschluß, Röntgenleeraufnahme oder Kontrastmittel- bzw. Luftfüllung der Blase, Zystoskopie.

Differentialdiagnose: Tumor, Divertikel, Prostatahypertrophie, Tuberkulose.

Therapie: Transurethrale Steinzertrümmerung mit Lithotriptor und anschließender Ausspülung der Steinbröckel. Große und harte Steine werden durch Sectio alta entfernt.

Prognose: In 10% Rezidive. Das Urinabflußhindernis muß beseitigt werden.

5. Entzündungen des Urogenitaltraktes

Entsprechend der Zusammensetzung des Urogenitalsystems aus hochdifferenzierten parenchymatösen und einfacher gebauten Hohlorganen verlaufen Entzündungen je nach ihrer Lokalisation unterschiedlich. Entzündungen der parenchymatösen Organe führen meist zu hohem Fieber, starker Beeinträchtigung des Allgemeinbefindens und neigen zur Chronizität. Sie bedürfen auch wegen der Hochwertigkeit des Gewebes einer intensiveren Behandlung. Entzündungen der Hohlorgane verlaufen afebril, können zwar erhebliche subjektive Beschwerden verursachen, sind aber weitaus ungefährlicher. Auch werden sie seltener chronisch und lassen sich durch einfache therapeutische Maßnahmen angehen, wenn sie nicht gar spontan ausheilen.

Der *Entstehung* nach sind primäre von sekundären Entzündungen zu trennen. Man bezeichnet eine Entzündung als primär, wenn der Urogenitaltrakt anatomisch regelrecht gebaut ist und Fokalinfekte als Ursache der Infektion nicht in Frage kommen. Sekundäre Entzündungen sind solche, wo sich auf ein Grundleiden eine Infektion aufpropft, z. B. lymphogene, hämatogene bzw. intrakanalikulär fortgeleitete Infektionsmetastase des Parenchyms oder eine Infektion des gestauten Urins bei Steinverschluß. Primäre Entzündungen können direkt angegangen werden. Bei sekundären Entzündungen ist zur erfolgreichen Behandlung immer das die Infektion unterhaltende Hindernis oder der Streuherd mit zu beseitigen.

Der *Verlauf* einer infektiösen Erkrankung des Urogenitalapparates kann akut oder chronisch sein. Eine typische akute Krankheit ist die banale, in 8—10 Tagen ausheilende Blasenentzündung. Hier ist der Organismus auf Grund seiner guten Abwehrlage imstande, in kurzer Zeit und häufig ohne medikamentöse Unterstützung mit den Erregern fertig zu werden. Als typisch chronische Krankheit sei die Urogenitaltuberkulose genannt, deren Krankheitsverlauf sich über Jahre erstrecken kann und zu deren Behandlung ein genauer, über längere Zeit durchzuführender Therapieplan gehört.

Zur *Behandlung* stehen Allgemeinmaßnahmen, verschiedene Formen der Wärmeanwendung und Chemotherapeutika zur Verfügung. Die Allgemeinmaßnahmen zielen auf eine Schonung der entzündeten Organe, besonders der Nieren ab. Knappe, eiweißarme, aber kohlenhydratreiche Kost. Evtl. Heilfasten. Bei Fieber wegen des starken Durstgefühls reichlich Flüssigkeitszufuhr. Reinigungseinläufe zur Beseitigung der begleitenden Obstipation. Wärmeapplikation durch feuchtwarme Umschläge, Kataplasmen, Sitz- bzw. Dampfsitzbäder. Bei der medikamentösen Therapie ist zu berücksichtigen, daß es sich in der Urologie sowohl um Hohlwegs- als auch um parenchymatöse Entzündungen handelt. Die verordneten Medikamente müssen also einen hohen Blut-, Gewebs- und Harnspiegel haben.

Neben *Monoinfektionen* sind *Mischinfektionen* durch mehrere, verschiedene Keime nicht selten. Die in der Urologie am häufigsten vorkommenden Keime sind: Kolibakterien, Enterokokken, Staphylococcus aureus, Proteus-Bazillen und die der Pseudomonasgruppe. Wenn möglich, sollte nur eine gezielte Chemotherapie nach vorheriger Resistenzbestimmung durchgeführt werden oder nur solche Medikamente eingesetzt werden, die ein breites Wirkungsspektrum haben. Die am meisten verordneten Medikamente sind Sulfonamide, Nitrofurane und Antibiotika. Bei einfachen Hohlwegsinfektionen genügen meist Sulfonamide und Nitrofurane. Antibiotika, am besten mit breitem Wirkungsspektrum, werden vor allem bei parenchymatösen Entzündungen eingesetzt. Besonders bewährt hat sich die kombinierte Therapie mit Medikamenten der einzelnen Wirkstoffgruppen.

a) Paranephritis und paranephritischer Abszeß

Paranephritis und paranephritischer Abszeß sind meist metastatische, hämatogen von einem nierenfern gelegenen Herd fortgeleitete Entzündungen in der Nierenfettkapsel. Als Streuherde kommen in Frage: Furunkel, Karbunkel, Panaritien, Mastitiden, Tonsillitiden, Schweißdrüsenabszesse und Osteomyelitiden. Die Entzündung breitet sich schnell in dem lockeren Gewebe der Fettkapsel nach unten hin aus und neigt zu Abszedierungen. Die Niere selbst wird nicht befallen, da sie durch die fibröse Faserkapsel geschützt ist.

Symptome: Zu Beginn der Krankheit Schüttelfrost und hohe septische Temperaturen, die im weiteren Verlauf in eine Kontinua übergehen. Aus einem unklaren Druckgefühl in der Lumbalgegend entwickeln sich dumpfe, klopfende Schmerzen im Nierenlager.

Diagnose: Beim sitzenden Patienten zeigen sich im Kostovertebralwinkel der erkrankten Seite evtl. Vorwölbung und Rötung der Weichteile. Druck- und Klopfschmerz sind deutlich vorhanden. Das Bein wird auf der erkrankten Seite zur Entlastung des M. psoas häufig in angedeuteter Beugestellung (Hüft- und Kniegelenk) gehalten. Im Urin keine pathologischen Bestandteile, da eine Nierenbeteiligung fehlt. Im Blut Leukozytose. Die BSG ist beschleunigt. Die Diagnose kann durch Veratmungspyelogramm gesichert werden. Auf der erkrankten Seite ist die Niere nicht verschieblich. Die Psoasrandlinie ist verschattet.

Differentialdiagnose: Nierenkarbunkel, subphrenischer Abszeß, Leberabszeß, tuberkulöser Senkungsabszeß.

Therapie: Im Anfangsstadium konservativ mit warmen Lendenwickeln, Antibiotika. Nach Abszedierung breite Eröffnung und Drainage. Weiterführung der antibiotischen Behandlung.

Komplikationen: Septikopyämie.

b) Nierenkarbunkel

Aus den gleichen Fokalherden wie beim paranephritischen Abszeß kann durch hämatogene Infektion (Kokkenembolie) eine umschriebene eitrige Nekrose des Nierengewebes, der Nierenkarbunkel, entstehen, der meist an einem der Nierenpole gelegen ist.

Symptome: Anamnestisch pyogene Infektion. Schweres, das Allgemeinbefinden stark beeinträchtigendes, lebensbedrohendes Krankheitsbild.

Diagnose: Initiale Schüttelfröste, hohes Fieber, starke Druck- und Klopfempfindlichkeit der erkrankten Niere. Da die Krankheit im Nierenparenchym liegt, geringer pathologischer Urinbefund: Eiweiß unter $1^0/_{00}$ Esbach, vereinzelt Leukozyten, Erythrozyten, vereinzelt granulierte und hyaline Zylinder.

Therapie: Konservativ; massive Sulfonamid- und Antibiotika-Therapie. Bei Versagen der Chemotherapie operative Freilegung und Exzision des Nekroseherdes mit elektrischem Messer, evtl. Nephrektomie.

c) Akute eitrige Nephritis

Die akute eitrige Nephritis ist im Gegensatz zum Nierenkarbunkel eine beidseitige, das ganze Nierengewebe diffus durchsetzende, eitrige Entzündung. Sie ist eine relativ seltene, aber sehr schwere Krankheit. Greift die Entzündung auf das Nierenbecken über, spricht man von einer Nephropyelitis.

Symptome und Diagnose: Initiale Schüttelfröste, hohes Fieber, schweres septisches Krankheitsbild, vergrößerte, druckempfindliche Nieren. Im Urin starke Albuminurie, zahlreiche granulierte Zylinder im Sediment.

Therapie: Stationäre Behandlung mit massiven Sulfonamid- und Antibiotikagaben, Kreislaufunterstützung, Fieberdiät. Übergang in allgemeine Sepsis ist möglich.

d) Pyelonephritis

α) *Akute fieberhafte Pyelonephritis*

Die akute fieberhafte Pyelonephritis ist die häufigste Nierenkrankheit überhaupt. Immer sind das Nierenbecken und das Nierenparenchym am Krankheitsgeschehen beteiligt. Sie entsteht entweder aszendierend urogen bzw. lymphogen oder deszendierend hämatogen. Nicht selten stehen am Beginn der Krankheit leichte Blasenbeschwerden, bei Frauen insbesondere in der prä- und postmenstruellen Phase (Zystopyelonephritis). Harnentleerungsstörungen wirken begünstigend auf die Entstehung von Pyelonephritiden und sind auch der Grund für die Rezidivneigung.

Symptome: Nach einer Kälte- oder Nässeeinwirkung, aber auch ohne erkennbare äußere Ursache tritt plötzlich ein Schüttelfrost auf mit anschließendem dumpfem bis schmerzhaftem Druckgefühl in der Nierengegend und hohem Fieber. Bei Mitbeteiligung der Blase (Zystopyelonephritis) bestehen gleichzeitig Blasenbeschwerden. Infolge der hohen Temperaturen Durst, Appetitlosigkeit, trockene, borkig belegte Zunge, Obstipation.

Diagnose: Nierendruckschmerz auf der erkrankten Seite, hochgestellter dunkler Urin (Fieber), leichte Pollakisurie, Eiweiß unter 1⁰/₀₀ Esbach. Im Harnsediment massenhaft Leukozyten und Bakterien, vereinzelt Zylinder.

Therapie: Die einfache akute Pyelonephritis kann zu Hause behandelt werden. Bettruhe, reichliche Flüssigkeitszufuhr, feuchtwarme Lendenpackungen. Intensive hochdosierte Therapie mit Sulfonamiden oder Antibiotika bis zur lytischen Entfieberung. Anschließend Weiterführung der Chemotherapie, aber mit geringeren Dosen, bis zur völligen Normalisierung des Harnsediments, da sonst die akute Krankheit in eine chronische Form übergehen kann. Mehrmalige Kontrollen des Urinbefundes sind daher nach Abheilung der Krankheit über längere Zeit, mindestens ein Vierteljahr lang, notwendig. Klingen die akuten Erscheinungen, insbesondere das Fieber nicht innerhalb einer Woche ab, kommt es zu erneuten Schüttelfrösten, so besteht der Verdacht auf Komplikationen, und eine stationäre Einweisung ist zur Abklärung und Behandlung angebracht.

β) *Rezidivierende Pyelonephritis*

Die rezidivierende Pyelonephritis unterscheidet sich von der einfachen akuten Pyelonephritis dadurch, daß es nach der Ausheilung zu immer wieder auftretenden akuten Schüben kommt. Ihr liegen als Ursache meist mechanische Harnabflußstörungen zugrunde (Harnsteinleiden, Prostatahypertrophie usw.). Die Symptomatik entspricht der der akuten Pyelonephritis. Nach Beseitigung der Harnabflußstörung bzw. des Harnsteines heilt die Pyelonephritis gewöhnlich aus.

γ) *Chronische Pyelonephritis*

Die chronische Pyelonephritis entsteht meist aus einer nur scheinbar ausgeheilten akuten Pyelonephritis und weniger oft hämatogen deszendierend oder lymphogen bzw. urogen aszendierend. Kontrolluntersuchungen nach durchgemachter akuter Pyelonephritis sind daher unbedingt über mehrere Monate durchzuführen. Sind

Leukozyten und Bakterien im Urinsediment vorhanden, ist die Langzeittherapie mit Chemotherapeutika wieder aufzunehmen. Die chronische Pyelonephritis führt zum immer mehr zunehmenden Untergang des Nierenparenchyms unter narbiger Schrumpfung des Organs. An der Schleimhaut kommt es zu bindegewebigen Reaktionen mit Verdickung der Nierenbeckenwand und Kelchhalsstarre. Die Ureterlichtung kann narbig schrumpfen. Unbehandelt geht das chronische Leiden in die pyelonephritische Schrumpfniere über. Bei Doppelseitigkeit der Krankheit steht am Ende die Urämie. Ist nur eine Niere erkrankt, übernimmt die gesunde Niere die Gesamtfunktion. Ähnlich wie beim Goldblatt-Phänomen kann von der geschädigten Niere ein Bluthochdruck ausgelöst und unterhalten werden. Nach Entfernung der pyelonephritischen Schrumpfniere kann sich der Blutdruck wieder normalisieren, jedoch nur in den Fällen, wo die Hypertension nicht zu lange bestanden hat und das kontralaterale Organ völlig gesund ist. Kommt es infolge der entzündlichen Schleimhautveränderungen zur narbigen Obstruktion des Nierenbeckenausganges, entsteht die Eitersackniere. Zur eitrigen Infektion treten die Pyelektasie und Druckatrophie des Nierengewebes hinzu. Nierenbeckenausgußsteine werden fast immer von einer chronischen Pyelonephritis begleitet.

Symptome: Die chronische Pyelonephritis kann über Jahrzehnte symptomlos verlaufen. Allgemeine Abgeschlagenheit und krankhaftes Aussehen führen den Patienten zum Arzt. Ist die Nierenfunktion bereits durch die Entwicklung zur pyelonephritischen Schrumpfniere eingeschränkt, zeigt sich das typische Krankheitsbild der Schlußphase, die Urämie. Bei Einseitigkeit und dadurch ausgelöstem Bluthochdruck sind die Symptome der Hypertonie vorhanden.

Diagnose: Außer den sekundären Veränderungen wie krankhaftes Aussehen des Patienten, trockene, borkig belegte Zunge, Blutdrucksteigerung, Rest-N-Erhöhung, eingeschränkte Nierenfunktion ist konstant ein krankhafter Urinbefund (Bakteriurie, Leukurie) festzustellen. Immer besteht eine deutliche Anämie. Das Blutbild ist schlecht und die BSG erhöht. Im Pyelogramm sind die Kelchhälse verengt und die Nierenkelche selbst aufgetrieben. Auf der Leeraufnahme stellt sich bei Schrumpfnieren ein verkleinerter Organschatten dar.

Therapie: Einseitige pyelonephritische Schrumpfnieren mit Hochdruck und einseitige Eitersacknieren müssen operativ entfernt werden. Subakute, subchronische und chronische Pyelonephritiden erfordern Langzeitbehandlung mit Bettruhe, lokaler Wärmeapplikation, reichlicher Flüssigkeitszufuhr, gezielter antibiotischer und chemotherapeutischer Therapie. Die Behandlung ist über mehrere Jahre durchzuführen. Eine Kochsalzbeschränkung der Nahrung ist nur in fortgeschrittenen Fällen notwendig. Die Infektion begünstigende und unterhaltende Nebenkrankheiten wie Harnabflußbehinderung und Fokalinfektionen sind nach Möglichkeit zu beseitigen. Läßt sich die Pyelonephritis nicht ausheilen, so kann doch die Progredienz der Krankheit durch die Therapie aufgehalten und das Leiden in eine stationäre Phase gebracht werden.

Die *Prognose* ist, abhängig von der Destruktion des Nierenparenchyms, mehr oder minder ernst.

δ) *Hämorrhagische Pyelonephritis*

Die hämorrhagische Pyelonephritis ist eine im stark vaskularisierten Papillenkelchgebiet der Niere lokalisierte Entzündung, hervorgerufen durch hämolysierende

Keime. Sie verläuft verhältnismäßig harmlos, da nur die Schleimhaut an dem entzündlichen Geschehen beteiligt ist. Häufig werden bei der hämorrhagischen Pyelonephritis Fokalherde an den Zähnen, Tonsillen oder Nebenhöhlen gefunden, so daß ein Kausalzusammenhang beider Krankheiten anzunehmen ist.

Symptome: Einziges Symptom ist das schmerzlose Blutharnen. Fieber besteht nicht, da sich die Entzündung nur an der Schleimhaut und nicht im Nierenparenchym abspielt. Manchmal sind dumpfe Rückenschmerzen vorhanden.

Diagnose: Mikro- bzw. Makrohämaturie, Zystoskopie während der Blutung zur Seitenlokalisation. Im Harnsediment massenhaft Erythrozyten, weniger Leukozyten und Bakterien (meist Streptokokken), Eiweiß schwach positiv. Da die schmerzlose Hämaturie *das* Leitsymptom für eine bösartige Nierengeschwulst ist, muß bei der hämorrhagischen Pyelonephritis so lange an einen Tumor gedacht werden, bis dieser mit Sicherheit ausgeschlossen ist. Erst dann darf die Diagnose hämorrhagische Pyelonephritis gestellt werden.

Differentialdiagnose: Alle mit Hämaturie einhergehenden urologischen Erkrankungen.

Therapie: Fokalsanierung der Streuherde, gezielte Anwendung von Sulfonamiden und Antibiotika, Reizkörpertherapie zur Verbesserung der allgemeinen Abwehrlage, symptomatische Behandlung der Blutung mit Hämostyptika.

Prognose: Entsprechend der akuten Pyelonephritis gut.

e) Zystitis

Die Zystitis ist eine durch Kolibakterien, Enterokokken, Proteus-Bakterien und Staphylokokken (häufigste Erreger der urologischen Infektionen) hervorgerufene Entzündung der Blasenschleimhaut. Sie entsteht kanalikulär bzw. hämatogen oder lymphogen aszendierend oder deszendierend von ober- bzw. unterhalb der Harnblase gelegenen Abschnitten des Urogenitalapparates. Als Ursache findet sich häufig eine lokale Unterkühlung oder Nässeeinwirkung auf den Unterleib. Frauen werden infolge der kurzen Harnröhre (Aszension) häufiger befallen als Männer. Die banale Zystitis verläuft akut und heilt gewöhnlich innerhalb von 2 Wochen vollständig aus. Rezidivierende Zystitiden findet man meist als Begleitzystitis bei Blasensteinen, Fremdkörpern, Harnblasentumoren, Urinabflußstörungen, Urogenitaltuberkulose oder wenn eine akute Zystitis nicht vollständig zur Abheilung gebracht wurde. Die rezidivierende Zystitis kann in die chronische Form übergehen. Von einer hämorrhagischen Zystitis spricht man, wenn als Symptom eine Hämaturie im Vordergrund steht.

Symptome: Nach Kälte- oder Nässeeinwirkung treten Schmerzen in der Blasengegend mit sehr häufigem Harndrang auf. Die Schmerzen nehmen mit dem Füllungsgrad der Blase zu und sind besonders intensiv zu Ende der Miktion, wenn die entzündlich veränderten Blasenwände sich berühren und die Endkontraktion auf den Blasenausgang übergeht (terminaler Schmerz und terminale Blutung). Schon eine Blasenfüllung von wenigen Kubikzentimetern zwingt den Patienten erneut Wasser zu lassen. Die Symptomatik ist bei den einzelnen Zystitisformen gleich, jedoch sind die Beschwerden bei der chronischen Zystitis nicht so intensiv.

Diagnose: Pollakisurie, Algurie, terminale Erythrurie. Im Urinsediment massenhaft Leukozyten und Bakterien, weniger Erythrozyten. Bei hämorrhagischer Zystitis geringgradige Makrohämaturie. Kein Fieber.

Differentialdiagnose: Begleitzystitis bei Blasensteinen, Fremdkörper, Blasentumoren, Prostatitis, Urethritis, Reizblase. Bei letzterer finden sich zwar die gleichen Symptome, aber ohne pathologischen Urinbefund. Im Schlaf sind die Patienten beschwerdefrei.

Therapie: Bettruhe, lokale Wärmeapplikation, stark wirkende Analgetika zur Ruhigstellung der Blase. Reichliche Flüssigkeitszufuhr evtl. unter gleichzeitiger Gabe von Harndesinfizienzien, harngängige Sulfonamide und Nitrofurane. Blasenspülungen sind zu unterlassen. Rezidivierende oder chronische Begleitzystitiden können erst nach Beseitigung der primären Ursache (Blasensteine, Harnblasentumor usw.) zur Ausheilung gebracht werden. Die Prognose der banalen Zystitis ist gut.

Die entzündlichen Erkrankungen der Harnröhre sind im Kapitel Dermatologie und Geschlechtskrankheiten dieser Lehrbuchreihe besprochen.

6. Entzündliche Erkrankungen von Prostata, Samenblasen, Hoden und Nebenhoden

a) Prostatitis und Samenblasenentzündung

Die Prostatitis ist entweder eine von der Blase bzw. von der Harnröhre fortgeleitete Entzündung oder entsteht auf hämatogenem Wege. Da die Samenblasen in enger räumlicher wie auch kanalikulärer Verbindung mit der Prostata (männliche Adnexe) stehen, sind sie meist am Entzündungsprozeß mitbeteiligt. Je nach dem, ob bei der akuten Entzündung die Veränderungen an der Prostata oder an den Samenblasen überwiegen, treten die jeweils zugehörigen Symptome in den Vordergrund. Führt die akute Prostatitis zur eitrigen Einschmelzung, entsteht der Prostataabszeß. Eine Samenblasenentzündung kann zum Empyem werden. Die chronischen Krankheiten verlaufen mit weniger ausgeprägter Symptomatik meist blande. Eine Überbewertung der „lästigen Beschwerden" (Prostataneurose) ist nicht selten. Die chronische Prostatitis ist ein potentieller Streufokus.

Symptome: Bei der eitrigen Prostatitis kommt es zunächst zur Pollakisurie und Dysurie. Spannungs- und Druckgefühl im Dammbereich, Schmerzen bei der Defäkation, Schüttelfrost, hohe Temperaturen und zuweilen Entleerung von Sekret aus der Harnröhre vervollständigen das Bild. Die eitrige Samenblasenentzündung hat ähnliche Symptome. Beim Prostataabszeß sind die genannten Beschwerden in verstärktem Maß vorhanden.

Diagnose: Bei der rektalen Untersuchung ist die Prostata sehr druckempfindlich. Ihre Konturen sind verstrichen, die Ränder unscharf begrenzt, und beim Prostataabszeß besteht deutliche Fluktuation. Liegt eine Samenblasenentzündung vor, sind die Partien seitlich und kranial der Prostata stark druckschmerzhaft und die geschwollenen Samenblasen können getastet werden. Im Prostataexprimat und in der ersten Harnportion der 2-Gläser-Probe finden sich reichlich Leukozyten und Bakterien. Die chronischen Formen machen geringere Beschwerden. Die Befunde sind nicht so deutlich und die Differentialdiagnose ist sehr schwer.

Therapie: Bei der akuten Entzündung lokale Wärmeapplikation, Chemotherapeutika und Antibiotika in hohen Dosen und Analgetika. Ist es zur eitrigen Einschmelzung gekommen (Prostataabszeß), Spaltung und Drainage des Abszesses vom Damm oder Rektum her. Die chronische Adnexitis spricht trotz aller Bemühungen häufig auf keine Behandlung an.

b) Hoden- und Nebenhodenentzündungen

Orchitis und Epididymitis sind meist von einer Urethritis oder Adnexitis fortgeleitete Entzündungen. Da der Nebenhoden als kanalikuläres Organ dem Hoden
vorgeschaltet ist, sind Epididymitiden viel häufiger als Orchitiden. Hodenentzün-
dungen sind selten und entstehen fast immer hämatogen bei Infektionskrankheiten
(Mumps). Beide Entzündungen können akut oder chronisch verlaufen und werden
durch spezifische (Go., Lues, Tuberkulose) oder unspezifische Keime hervorgerufen.
Die akute Entzündung von Hoden und Nebenhoden geht immer mit einer sich
schnell ausbildenden schmerzhaften Anschwellung einer Skrotalhälfte infolge ödema-
töser Durchtränkung der lockeren serösen Häute einher. Auf dem gleichen Boden
entsteht auch die begleitende Hydrozele. Klinisch lassen sich Orchitis und Epididymitis schwer auseinanderhalten, da beide Organe eng aneinander liegen und
von einer Kapsel umgeben werden. Chronische Nebenhodenentzündungen sind

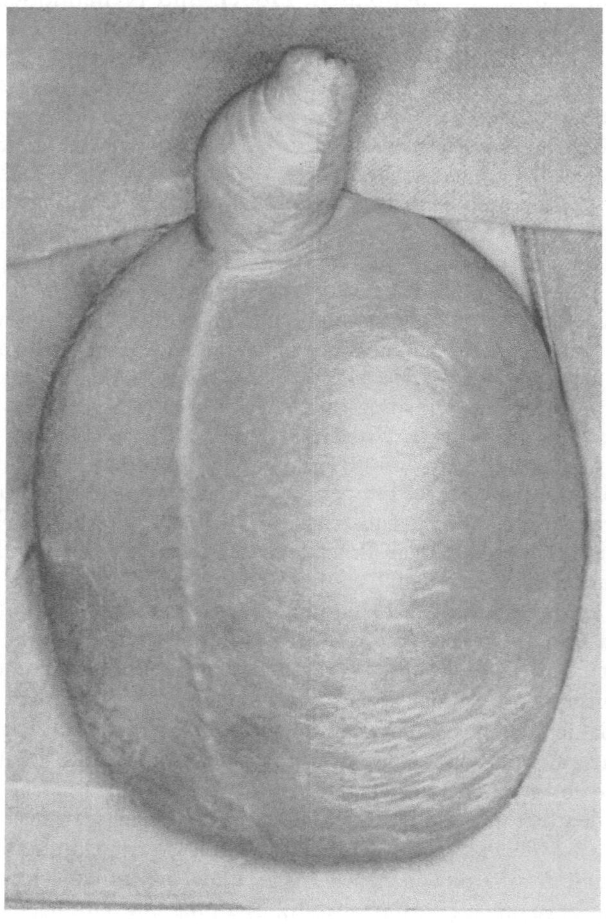

Abb. 201: Linksseitige Hodentorsion. Starke Schwellung der li. Skrotalhälfte, geringer aus-
gebildetes Ödem des re. Skrotums.

immer verdächtig auf eine Tuberkulose. Bei Ausheilung doppelseitiger Nebenhodenentzündungen kann durch narbigen Verschluß des Nebenhodenlumens eine Impotentia generandi entstehen.

Als Orchitis acuta der Säuglinge, Kleinkinder und der Jungen im Pubertätsalter wird die Hodentorsion bezeichnet. Ihr liegt keine Infektion zugrunde, sondern es handelt sich um eine Strangulation des Samenstranges infolge Drehung des Testis um seine Längsachse. Wird die Torquierung nicht baldmöglichst beseitigt, führt sie zur hämorrhagischen Infarzierung des Hodens (Abb. 201).

Symptome: In wenigen Stunden schwillt das Skrotum (meist nur eine Hälfte) stark an. Die Skrotalhaut ist hochrot, glänzend und gespannt. Starke Schmerzen begleiten die schnelle Entwicklung.

Diagnose: Inspektion und Palpation des entzündlich veränderten und stark geschwollenen Skrotums. Die Differentialdiagnose zwischen Nebenhodenentzündung, Orchitis und Hodentorsion ist durch den erheblichen Entzündungstumor erschwert bzw. unmöglich. Bei chronischen Formen fehlen die akuten Entzündungszeichen. Eine Gonokokkeninfektion muß in jedem Fall durch Harnröhrenabstrich ausgeschlossen werden. Erst danach ist die Diagnose akute unspezifische Entzündung erlaubt.

Therapie: Bettruhe, Hochlagerung und Ruhigstellung des stark angeschwollenen Skrotums durch Handtuchverband oder untergeschobenes Mullkissen, feuchte Umschläge. Hochdosierte Sulfonamid- bzw. Antibiotikatherapie. Ist es zur Abszedierung gekommen, Inzision und Drainage. In fortgeschrittenen Fällen und bei Infarzierung bei Hodentorsion Semikastration. Eine entzündliche Begleithydrozele muß abpunktiert werden, da sie keine Tendenz zur Rückbildung zeigt. Die akute, primäre Nebenhodenentzündung heilt innerhalb von 1—2 Wochen aus. Ist sie durch eine fortgeleitete Infektion entstanden, muß die Grundkrankheit beseitigt werden.

7. Urogenitaltuberkulose

Die Urogenitaltuberkulose ist das klassische Beispiel einer urologischen Systemerkrankung. Von einem primären pulmonalen Herd, seltener von einer intestinalen Tuberkulose, kommt es zur hämatogenen Streuung in das Parenchym beider Nieren. Die Tuberkelbazillen setzen sich in der Nierenrinde fest und bilden kleine Rindentuberkel (parenchymatöses Stadium). Diese können sich markwärts in Richtung auf das pyelorenale Grenzgebiet entwickeln und schließlich das Nierenbecken erreichen. Ulzerationen an den Papillenspitzen oder in den Kelchnischen, kleine Kavernenbildungen mit Einbruch in das Nierenbeckenkelchsystem (ulzerokavernöses Stadium) machen die bisher geschlossene Tuberkulose zur offenen und geben den Weg zur kanalikulären deszendierenden urogenitalen Systemtuberkulose frei. Vom Nierenbecken wird die Infektion über den Ureter in die Blase verschleppt, gelangt in die Urethra, erreicht das urogenitale Grenzgebiet und befällt Prostata, Samenblasen, Ductus deferens, Nebenhoden und Hoden (Urogenitaltuberkulose). Je nach der allgemeinen Abwehrlage des Organismus, der Virulenz der Bakterien und der Disposition der Organe (Punctum minoris resistentiae) kann sich das parenchymatöse Stadium spontan zurückbilden oder weiterentwickeln. Auch ein unterschiedliches Verhalten zwischen rechter und linker Niere ist möglich. Während auf der einen Seite der Prozeß vollständig zur Ausheilung kommt, geht er auf der anderen Seite weiter. Das parenchymatöse Stadium macht keine Beschwerden und wird selten erfaßt. Gelegentlich finden sich als Zufallsbefund eine leichte Albuminurie und im Ziehl-Neelsen-Präparat Tuberkelbazillen. Hat sich aus dem parenchymatösen Stadium nach längerer Latenzzeit die offene ulzerokavernöse Tuberkulose entwickelt, sind im Harn reichlich Bazillen und Leukozyten vorhanden. Auch jetzt kann der Patient vollständig beschwerdefrei sein. Manchmal kommt es bei der lokalen Einschmelzung von Nierengewebe zu einer initialen Hämaturie, doch die meisten Patienten mit einer Nierentuberkulose führt erst das Auftreten langsam an Intensität zunehmender zystitischer Beschwerden zum Arzt. Dann ist die Infektion allerdings bereits auf die Blase übergegangen. Rezidivierende oder chronische abakterielle Zystitiden mit starker Pyurie sind immer auf Tuberkulose verdächtig. Sie erfordern eine bakteriologische Untersuchung des Urins (Morgenurin) im Frischpräparat (Ziehl-Neelsen-Färbung) und zum Ausschluß von Smegmabazillen (ebenfalls säurefeste Stäbchen) die Spezialkultur und den Tierversuch. Kultur und Tierversuch sollten nur mit Katheterurin angesetzt und bei negativem Ausfall zur Sicherheit mindestens 3 mal wiederholt werden. Der Bazillennachweis ist das sicherste diagnostische Zeichen!

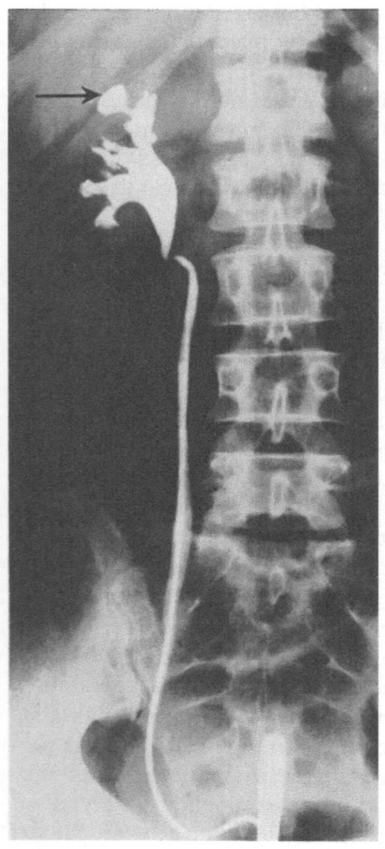

Abb. 202: Retrograde Pyelographie. Kontrastmitteldarstellung einer tuberkulösen Kaverne mit Anschluß an die obere Kelchgruppe der re. Niere (→).

Die ulzerokavernöse Nierentuberkulose läßt sich nach der Ausdehnung der Infektion in 3 Stadien aufteilen:
1. Lokaler Papillen- oder Kelchprozeß (Abb. 202)
2. Einschmelzung einer ganzen Kelchgruppe bzw. Destruktion eines Nierenpols
3. Zerstörung des gesamten Nierengewebes unter Beteiligung aller Kelchgruppen und des Nierenbeckens (Kittniere, Pyonephrose) (Abb. 203).

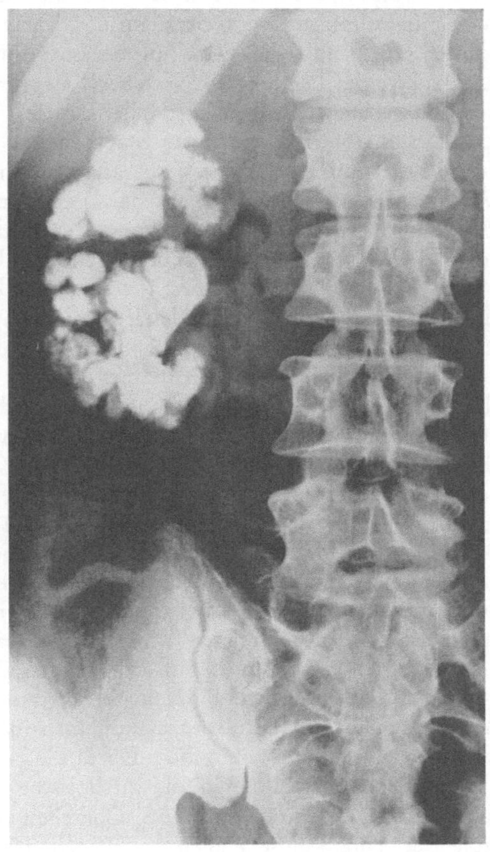

Abb. 203: Verkalkte Kittniere re., Leeraufnahme.

Durch sekundäre tuberkulöse Veränderungen, narbigen Ureterverschluß, narbigen Verschluß eines Hauptkelchhalses kann die kanalikuläre Deszension der Infektion abgeblockt werden, und distal des Verschlusses gelegene tuberkulöse Veränderungen heilen aus. Die in der so entstandenen Kittniere oder Pyonephrose enthaltenen Tuberkelbazillen bleiben jedoch virulent. In der Blase kommt es bei der tuberkulösen Infektion entweder zur diffusen Zystitis oder zu Ulzerationen, die mit Vorliebe in der Nähe der Uretermündung liegen. Über $^2/_3$ aller männlichen Patienten mit einer Urotuberkulose hat gleichzeitig eine Genitaltuberkulose. Der erste Genitalherd liegt meist in der derben und höckrig verdickten Prostata. Von da aus werden die Samenblasen befallen, schließlich entweder lymphogen oder kanalikulär Ductus deferens, Nebenhoden und Hoden. Je nach der Entzündungsform — exsudativ oder mehr zirrhotisch — bilden sich Knötchen und wulstförmige Verdickungen an Samenleiter und Nebenhoden oder eine akute Entzündungsgeschwulst, die jedoch an Intensität ihrer Symptomatik hinter der akuten unspezifischen Entzündung zurücksteht und chronisch wird.

Diagnose: Als erste Symptome finden sich langsam an Stärke zunehmende zystitische Beschwerden mit Pollakisurie und Strangurie. Die Harnreaktion ist bei der offenen Tuberkulose sauer, und die Eiweißprobe ist positiv. Im Sediment sind im Nativpräparat zahlreiche Leukozyten, vereinzelt Erythrozyten und Zelldetritus nachzuweisen. Bakterien fehlen (abakterielle Pyurie). Bei der Spezialfärbung nach ZIEHL-NEELSEN kommen säurefeste Stäbchen zur Darstellung. Das positive Ergebnis der Kultur und des Tierversuchs, angesetzt mit Katheterharn, ist beweisend. Im Ausscheidungsurogramm kann bei allen Formen der ulzerokavernösen Tuberkulose die erkrankte Seite festgestellt werden. Zystoskopie, Chromozystographie mit entsprechenden Veränderungen der Blasenschleimhaut auf der erkrankten Seite, getrennte Untersuchung der Nierenbeckenurine und nur in Zweifelsfällen eine retrograde Pyelographie helfen die Diagnose weiter absichern. Immer müssen bei Verdacht auf eine Urogenitaltuberkulose die Prostata und die Samenblasen rektal untersucht werden. Samenstränge, Nebenhoden und Hoden sind sorgfältig abzutasten. Auch ist eine mikroskopische und bakteriologische Untersuchung des Prostataexprimates und des Ejakulats zu empfehlen. Da die Nierentuberkulose eine von einem Streuherd ausgehende Organtuberkulose ist, sollten immer Röntgenaufnahmen der Lungen angefertigt werden.

Therapie: Vor Einführung der Tuberkulostatika stand die Frühoperation bei der Urogenitaltuberkulose im Vordergrund. Heute ist die Indikation zur Operation nur noch dann gegeben, wenn im ulzerokavernösen Stadium eine Niere völlig zerstört (Nephrektomie) oder eine ganze Kelchgruppe destruiert ist (Polresektion).

Bei tuberkulösen Nebenhodenentzündungen wird der erkrankte Nebenhoden operativ entfernt, damit die Infektion nicht auf den Hoden übergreifen kann. Alle operativen Eingriffe müssen unter Streptomycin-Schutz durchgeführt werden. Die übrigen Formen der Urogenitaltuberkulose versucht man mit chemotherapeutischer und klimatischer Heilbehandlung anzugehen. Durch die beiden Maßnahmen soll die exsudative Form der Tuberkulose in die zirrhotische gebracht und die Abheilung beschleunigt werden. Streptomycin, PAS, Conteben und INH werden bei der Chemotherapie der Tuberkulose eingesetzt. Wegen der langen Behandlungsdauer über Monate bis Jahre und der Gefahr einer Resistenzerzeugung ist eine Monotherapie verboten. Immer sollte man Zweier- oder Dreierkombinationen der genannten Mittel nach einem genauen Heilplan ansetzen. Klimakuren von mehreren Monaten Dauer unterstützen die Chemotherapie und beschleunigen die Ausheilung. Die Prognose der Urogenitaltuberkulose hat sich durch Anwendung der konservativen Therapie gegenüber früher erheblich verbessert.

XXI. Chirurgie der Gliedmaßen

Von W. Schink, Köln

Mit der Hirnentwicklung des Menschen und seiner aufrechten Körperhaltung entwickelten sich die oberen Gliedmaßen zu Greif- und Sinnesorganen und die unteren Gliedmaßen zu Organen der Statik und Fortbewegung. Jede Extremität bildet in der Gesamtheit ihrer Gewebe eine funktionelle Einheit; dies ist bei diagnostischen Überlegungen und therapeutischen Maßnahmen zu berücksichtigen.

A. Mißbildungen

Die Entwicklung des Keimes wird von Genen gesteuert, welche innerhalb der Chromosomen liegen. Die Embryonalentwicklung ist mit Ablauf des 3. Monats im wesentlichen beendet, danach reifen die Organe bis zum Ende der Schwangerschaft. Bei den genetischen oder *endogenen Mißbildungen* entstehen die Entwicklungsstörungen in der befruchteten Eizelle, also am *Anfang der Schwangerschaft*. Dagegen werden *fetale Krankheiten* durch Störungen während der *letzten Schwangerschaftsperiode* hervorgerufen. Wir kennen exogene Mißbildungen durch äußere Noxen; im Tierexperiment führen z. B. Sauerstoffmangel, Virusinfektion, Röntgenbestrahlung, Mangelernährung u. a. zu Keimschädigungen. Die frühere Ansicht, daß manche Deformitäten während des intrauterinen Lebens mechanisch verursacht werden (z. B. Fruchtwassermangel, abschnürende Amnionbänder), hat sich in den meisten Fällen als nicht zutreffend erwiesen.

Die Lehrbücher der Orthopädie geben über die angeborenen Mißbildungen und erworbenen Deformitäten Auskunft. Bei der Behandlung der **Dysmelien** sind Lebensalter, geistige Entwicklung des Kindes und der Knochenreifungszustand zu berücksichtigen. Keinesfalls darf man rudimentäre Gebilde amputieren, weil selbst kleinste Stummelbildungen nach entsprechender Kräftigung durch Übungsbehandlung für einen Greifschluß oder für die prothetische Versorgung von großem Nutzen sein können (Abb. 204).

An der *Hand* soll man wegen der Kleinheit der anatomischen Gebilde Mißbildungen (z. B. Syndaktylie — Abb. 205) erst vor der Einschulung im 5.—6. Lebensjahr korrigieren. Nur bei deutlicher Wachstumshemmung der Finger ist ein früherer Zeitpunkt (Ende des 2. Lebensjahres) zulässig. Die Behandlung der Mißbildungen an den unteren Gliedmaßen hat die Erreichung der Gehfähigkeit zum Ziel. Frühzeitig sind Extensionen, modellierende Gipsverbände in korrigierter Stellung, Operationen zur Beseitigung schwerer Fehlstellungen erforderlich, damit das Glied später belastungsfähig wird oder prothetisch versorgt werden kann.

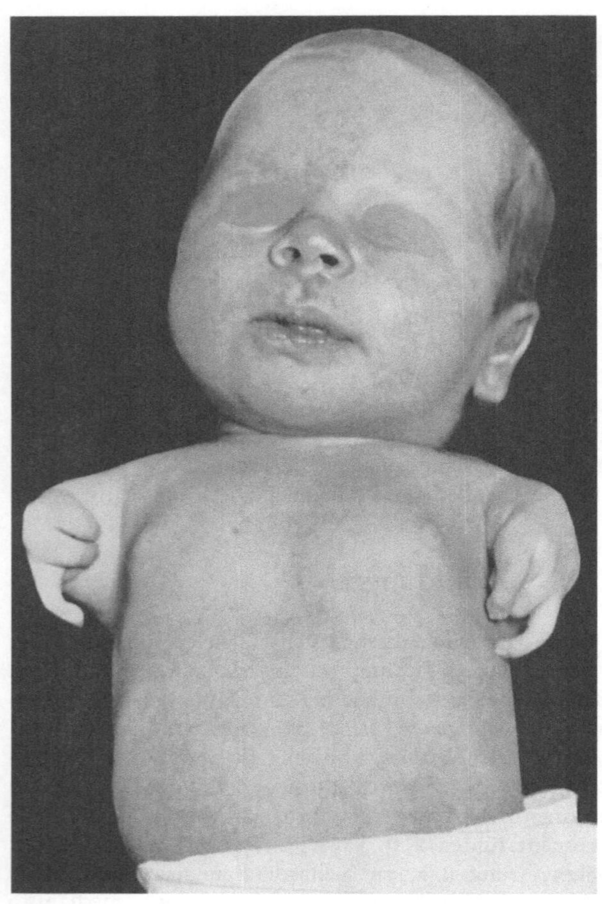

Abb. 204: Phokomelie:
Die Hände sitzen unmittelbar an den Schultern.

Abb. 205: Syndaktylie (Verschmelzung zweier benachbarter Finger) betrifft zumeist den 3. und 4. Finger. Es kommen alle Grade vor, von der einfachen Schwimmhautbildung bis zur knöchernen Vereinigung der Phalangen. Mit der längsverlaufenden Brückendurchtrennung erhält man schlechte Resultate; nur sinnvolle Schnittführungen mit Lappenbildungen erlauben die Wiederherstellung der Kommissur und verhindern desmogene Kontrakturen. Verbleibende freie Wundflächen werden mit fettfreien Vollhauttransplantaten verschlossen.

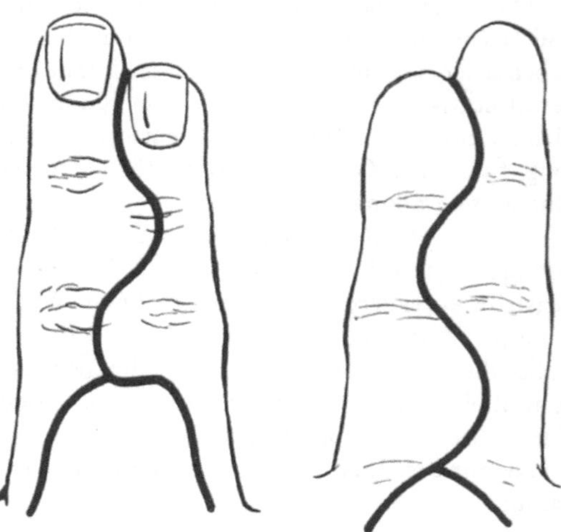

B. Erbliche Systemkrankheiten

1. Osteogenesis imperfecta

Aus der Gruppe der Erbkrankheiten des *Knochensystems* sei die *Osteogenesis imperfecta* erwähnt. Bei diesem Leiden liegt eine Erkrankung der mesenchymalen Gewebe vor. Die Grundsubstanz wird mangelhaft gebildet. Auffällig ist die abnorme Knochenbrüchigkeit. Frakturen entstehen pränatal oder in den ersten Lebensjahren bei geringfügigen Anlässen. Die zahlreichen Frakturen bedingen Deformitäten. Die Gelenke sind schlaff und überstreckbar. Das Röntgenbild zeigt zarte Knochen mit sehr dünner Kortikalis und Minderung des Kalksalzgehaltes. Das Schädeldach ist mangelhaft ausgebildet. Charakteristisch sind blaue Skleren; sie sind so dünn, daß das Chorioideapigment hindurchschimmert.

Die **Therapie** ist symptomatisch; sie beschränkt sich auf die Frakturbehandlung.

2. Chondrodystrophie

In die Gruppe der Erbkrankheiten des *Knorpelsystems* gehört die *Chondrodystrophie*. Bei diesem Leiden liegt eine primär ungenügende Knorpelbildung mit vorzeitigem Aufhören der enchondralen Knochenbildung vor. Der dysproportionierte Zwergwuchs kommt durch die Kurzgliedrigkeit (Mikromelie) bei normal großer Stamm- und Schädelbildung zustande. Die Knochenkerne sind frühzeitig vorhanden, und die Epiphysenlinien ossifizieren vor dem normalen Zeitpunkt, so daß an den Extremitäten plumpe, kurze und dicke Knochen entstehen.

3. Gelenkaplasien, -dysplasien und -kontrakturen

Zu den Erbkrankheiten des *Gelenksystems* gehören die *angeborenen Gelenkaplasien*. Am bekanntesten ist die ein- oder doppelseitige Aplasie des proximalen Radio-Ulnargelenkes (radio-ulnare Synostose). Plastische Eingriffe sind nicht erforderlich, da subjektiv die fehlende Gelenkfunktion nicht störend empfunden wird.

In diese Gruppe gehören ferner die *erblichen Gelenkdysplasien*. Angeboren ist die Gelenkverbildung (z. B. flache Gelenkpfanne), während sich gewöhnlich die Verrenkung erst sekundär einstellt, wie z. B. bei der angeborenen Hüftluxation.

Bei den *angeborenen Gelenkkontrakturen* zeigen die Knochen und Gelenkflächen keine auffälligen Formabweichungen. Die deformen Gelenkstellungen wie z. B. bei der Klumphand (Manus vara) oder beim Klumpfuß (Pes varus) sind auf Fixation durch eine derbe, straffe Gelenkkapsel mit Beteiligung der Bänder, Faszien und Muskulatur zurückzuführen, sekundär treten Knochenveränderungen ein. Derartige Deformitäten können auch erworben sein, z. B. als Lähmungsfolge (Poliomyelitis), nach schlecht reponierten Gelenkverletzungen, bei Syringomyelie und Littlescher Krankheit, nach Gelenkentzündungen, durch Narbenzug.

4. Fibrodysplasia ossificans progressiva

Zu den Erbkrankheiten des *Muskel- und Bindegewebssystems* gehören *angeborene Muskeldefekte* (z. B. Fehlen des M. palmaris longus) und u. a. die *progressive Muskeldystrophie*. Bei der hier noch zu erwähnenden *Fibrodysplasia ossi-*

ficans progressiva handelt es sich nicht um eine echte Muskelverknöcherung, sondern um eine Systemkrankheit, bei der das Gleitbindegewebe der Muskulatur metaplastisch verknöchert und somit sekundär die Muskelfunktion beeinträchtigt (Abb. 206).

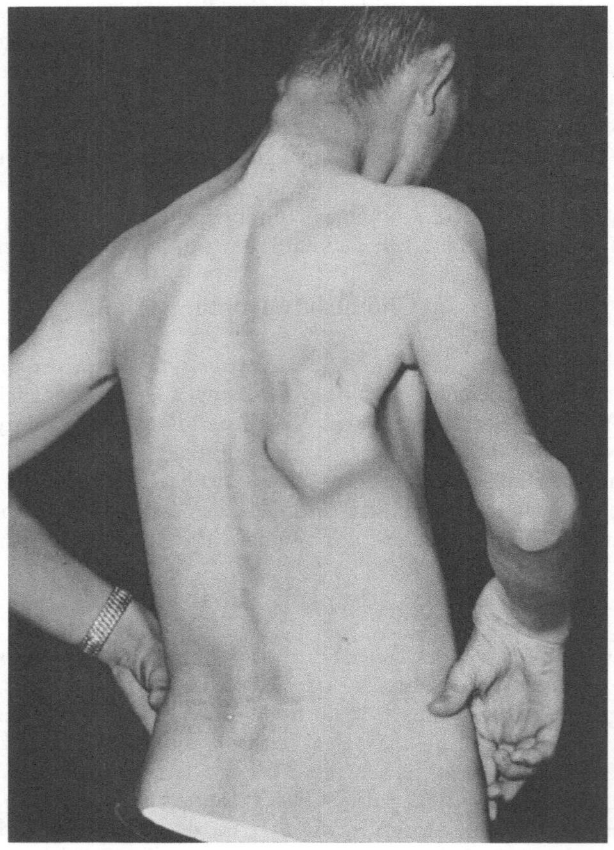

Abb. 206: Fibrodysplasia ossificans progressiva (metaplastische Verknöcherung des Gleit-bindegewebes der Muskulatur).

C. Weichteilverletzungen der Gliedmaßen

1. Verletzungen der Haut

a) Möglichkeiten der Wundversorgung

Die Haut bietet durch ihre unterschiedliche Dicke, Elastizität und Verschieblichkeit einen mechanischen Schutz gegen äußere stumpfe Gewalteinwirkungen wie Schlag, Stoß, Druck, Quetschung, Reibung, Abscherung.

α) Geschlossene Verletzungen

Bei **geschlossenen Verletzungen** können unter der **intakten Haut** Nerven, Gefäße, Muskeln oder Sehnen, Knochen und Gelenke verletzt sein. Das Ausmaß der Schädigung hängt von Größe und Dauer der Gewalteinwirkung und von Elastizität und Festigkeit der Haut ab. In einfachen Fällen sehen wir einen subkutanen **Bluterguß** und bei tangential einwirkender Gewalt eine Abhebung der Haut von der Faszie mit einem schwappenden subkutanen **Lympherguß.** In schweren Fällen stellt sich eine partielle oder totale **Hautnekrose** ein. An den Fingern oder Zehen kann ein subunguales Hämatom den Nagel abheben.

Therapie: Der subkutane Bluterguß bedarf gewöhnlich keiner besonderen Behandlung, während der subkutane Lympherguß ein- oder sogar mehrmals punktiert werden muß. Das Punktat besteht aus Blut, Lymphe und zerquetschtem Fettgewebe. In hartnäckigen Fällen ist die Inzision erforderlich. Die partielle Hautnekrose heilt ohne Funktionsstörungen aus; hier erfolgt die Epithelisierung von den noch vitalen Hautanhangsgebilden. Bei einer totalen Hautnekrose muß der Defekt — besonders über Knochen und Gelenken — durch eine freie oder gestielte Hautplastik verschlossen werden. Der abgehobene Fingernagel wird extrahiert und als „physiologischer Verband" auf die Matrix gelegt. Das Nachwachsen des Nagels dauert 4—6 Monate.

β) Offene Verletzungen

Die offenen Verletzungen sind im Kapitel „Allgemeine Chirurgie" abgehandelt. An den Gliedmaßen gibt es einige Besonderheiten; hier kann man sich gute Wundübersicht durch Unterbrechung der Blutzirkulation verschaffen. Zulässig ist nur eine „**pneumatische Blutsperre**", welche durch Anlegen einer Blutdruckmanschette am Oberarm (Druck 250—300 mm Hg) oder Oberschenkel (Druck bis 500 mm Hg) erreicht wird.

Therapie: Nach der chirurgischen Wundversorgung kann man an den Gliedmaßen in der Mehrzahl der Fälle die „**Primärnaht**", also die primäre lückenlose Adaptierung der Wundflächen, ausführen. Besteht eine **Defektwunde,** so muß man die Wundfläche durch eine **freie** oder **gestielte Hautplastik** verschließen. Es ist falsch, wenn bei einer Defektwunde die Wundränder gewaltsam zusammengezogen werden und somit eine Wundnaht erzwungen wird. Stets schneidet das Nahtmaterial durch, und das Wundgebiet infiziert sich. Da man die funktionellen Nachteile dieser sekundären Wundheilung besonders im Bereiche der Hand fürchtet, hat man hier zahlreiche Hautplastiken für den Sofortverschluß von Defektwunden entwickelt (siehe Kapitel Plastiken und Transplantationen). Verbietet aber erhöhte Infektionsgefahr einen sofortigen Wundverschluß, so wartet man nach der chirurgischen Versorgung einige Tage ab und führt dann die „**verzögerte primäre Wundnaht**" durch, indem also erst nach etwa 3—6 Tagen die bereits am Verletzungstage gelegten Hautnähte geknotet werden. Bei diesem Vorgehen bildet sich eine schützende Fibrinschicht über den exzidierten Wundflächen, welche eine invasive Infektion verhindert. FRIEDRICH hatte bereits die Gefahren einer Wundnaht erkannt; er empfahl deshalb für umfangreiche Verletzungen nach der Wundausschneidung eine „offenhaltende Behandlung der Wunde als das beste Präventiv gegen schwere Infektionen".

Auch heute noch sind wir gelegentlich gezwungen, eine Wunde nach der chirurgischen Versorgung der **Sekundärheilung** zu überlassen; dies ist bei besonders gefährdeten Verletzungen (Berufsverletzungen des Sanitätspersonals, der Fleischer, Gärtner, Kanalarbeiter, Tierpfleger) der Fall oder nach Überschreiten der 8-Stunden-Grenze. Kommt der Verletzte erst nach 8 Stunden in unsere Behandlung, so bleibt die Wunde nach der Wundausschneidung gewöhnlich offen. Nur in ausgesuchten Fällen (offene Knochenbrüche, offene Gelenke) wird dann noch unter Antibiotika-Schutz die primäre Wundnaht gewagt. Nach 24 Stunden verzichtet man auf die eigentliche Wundversorgung und läßt die Wunde sekundär abheilen. Dabei ist auf strikte Ruhigstellung zu achten. Die **sekundäre Wundheilung** erfolgt durch Kontraktion der Ränder und fortschreitende Granulationsbildung mit nachfolgender Epithelisation. Jede sekundär abheilende Wunde führt zur **Verschwielung der Gleitgewebe** und damit zur **Beeinträchtigung der Funktion** (besonders über Gelenken!). Um diese Nachteile der Sekundärheilung zu reduzieren, kann man das Wundgebiet am 10. —14. Tag bei nunmehr reizlosen Wundverhältnissen exzidieren und durch „Sekundärnaht" verschließen. Saubere frische Granulationen kann man bisweilen über Sehnen, Knochen und Gelenken nicht abtragen. In diesen Fällen wird der **sekundär abheilende Wunddefekt** durch **freie Hautübertragung** (z. B. Spalthauttransplantate — Siehe Kapitel: Plastiken und Hauttransplantationen) verschlossen.

Über Entstehen und Ausbleiben einer Wundinfektion entscheiden mehrere Faktoren: Zeitpunkt der Wundausschneidung, Art und Anzahl der Keime, Umfang der Verletzung, Art der Gewalteinwirkung, Operationstechnik, Menge des versenkten Nahtmaterials, sachgemäße postoperative Ruhigstellung der verletzten Extremität und die Reaktionsbereitschaft des Kranken.

Bei der Versorgung ausgedehnter Gliedmaßenverletzungen mit infektionsgefährdeten Wunden empfahl im Jahre 1954 M. ISELIN die „urgence avec opération différée" („Dringlichkeit mit aufgeschobener Operation" oder „aufgeschobene Primärversorgung") zunächst für schwere Handverletzungen. Bei der Aufnahme des Verletzten bleibt für den Arzt die Dringlichkeit des Handelns bestehen; denn er hat die vorbereitenden lokalen und allgemeinen Maßnahmen sofort einzuleiten; lediglich der Zeitpunkt der Operation wird verschoben. Zur *lokalen* Vorbereitung gehören mechanische Reinigung der Haut durch Waschung, Blutstillung, Extraktion sichtbarer Fremdkörper, Reposition einer Luxation oder Fraktur zur Entspannung der Gewebe. Der antiseptische Verband wird täglich unter aseptischen Kautelen gewechselt und die Extremität hochgelagert. Zur *allgemeinen* Vorbereitung gehören Antibiotika-Schutz, Tetanus-Simultanimpfung oder Auffrischungsimpfung, Wiederherstellung des normalen Blut-, Plasma- und Elektrolythaushaltes, Protein- und Vitamin-C-reiche Nahrung und vegetative Dämpfung. Erst nach Besserung des Allgemeinzustandes des Verletzten und nach Demarkation der abgestorbenen Gewebsteile wird bei nunmehr sauberer und ödemfreier Wundumgebung die klassische Wundversorgung und die **Wiederherstellung aller Verletzungsschäden** (Haut, Sehnen, Nerven, Knochen, Gelenke) in einer Sitzung vorgenommen. Die *Vorbereitungszeit* bis zur endgültigen chirurgischen Versorgung erstreckt sich etwa auf *3—4 Tage,* bisweilen noch länger. Erst nach dieser Frist ist die stets einsetzende Wundentzündung soweit abgelaufen, daß eine biologische Wundreinigung eingetreten ist. Es ist somit bei dieser Methode falsch, zu kurz — also nur bis zum 2. Tag — die Primärversorgung aufzuschieben, weil man dann noch im Stadium der Wundentzündung operieren würde. Infolge auffällig geringer Gewebsfibrosierung sind die funktionellen Resultate nach aufgeschobener Primärversorgung besser als bei Wiederherstellungsoperationen in mehreren Sitzungen. — Nach Versorgung ausgedehnter Wunden oder bei Nachblutungsgefahr (Muskelwunden, Knochenoperationen) sorgt die *Saugdrainage* nach REDON für Abfluß der Wundsekrete und nachsickernden Blutes. Den Drain leitet man durch eine gesonderte Hautinzision nach außen in eine Saugflasche.

Ist man sich bei der Wundversorgung einer **Lappenwunde** über die Vitalität des Hautlappens nicht im klaren, so kommt als diagnostische Hilfe die *Vitalfärbung* in Betracht (Abb. 208). Injiziert man bei Erwachsenen z. B. 20—40 ccm Disulphin-Blau langsam i.v., so färben sich alle durchbluteten Gewebe (Haut, Faszie, Muskulatur, Knochen usw.) innerhalb von 3—5 Minuten intensiv blau an, während devitalisiertes Gewebe ungefärbt bleibt. Die Methode ist ungefährlich; der Farbstoff wird binnen 48 Stunden gänzlich ausgeschieden. Auf Grund dieses Tests wird man sich bei Nicht-Blaufärbung eines Hautlappens oder einer Region rechtzeitig zu einer Hautplastik oder sogar Amputation entschließen und dadurch Wundheilungsstörungen vermeiden können. (Hautübertragungen: Kapitel Plastiken und Transplantationen.)

b) Verbrennungen

Gesicht und Hände sind ungeschützt und daher in besonderem Maße thermischen Schädigungen (strahlende Hitze, Flammenwirkung, siedende Flüssigkeiten, geschmolzenes Metall, mechanische Reibung, elektrischer Strom) ausgesetzt. Aber auch über geschützten Körperregionen kann die Haut z. B. durch brennende Kleidung partiell oder total geschädigt werden. Wärmegrad und Dauer der thermischen Einwirkung entscheiden über den Grad der Gewebsschädigung.

Bei den lokalen Reaktionen hält man sich an die Einteilung in **3 Schweregrade.** Es liegt beim 1. Grad (Hautrötung — Combustio erythematosa) und 2. Grad (Blasenbildung — Combustio bullosa) nur eine **partielle Hautschädigung** vor, während der 3. Grad (trockene Brandnekrose — Verkohlung — Combustio escharotica) einer **totalen Hautschädigung** entspricht. Hierbei können auch noch weitere Gewebeschichten (Muskulatur, Sehnen, Nerven, Knochen, Gelenke) miterfaßt sein. Ausgedehnte Verbrennungen führen zu schweren Allgemeinerscheinungen („**Verbrennungskrankheit**", siehe Allgemeine Chirurgie), welche einer besonderen kombinierten Allgemeintherapie bedürfen.

Therapie: Während bei einer *partiellen Hautschädigung* eine *spontane Abheilung* durch multizentrische Epithelisation von den vital gebliebenen Anhangsgebilden der Haut eintritt, muß die trockene Brandnekrose beim *3. Verbrennungsgrad* frühzeitig (in 2.—3. Woche) abgetragen und danach die Wundfläche durch *Spalthauttransplantate* (siehe Kapitel: Plastiken und Transplantationen) verschlossen werden. Unterbleibt bei großen Wundflächen eine Plastik, so gefährden Wundinfektion und Plasmaverlust das Leben des Kranken. Ferner führt die Sekundärheilung zu unnachgiebigen Narben mit Behinderung der Gelenkfunktionen.

Am Tag der Verletzung kann die Abgrenzung eines partiellen von einem totalen Hautschaden schwierig sein. Für eine totale Schädigung sprechen Analgesie (beim Stechen mit steriler Nadel), negative Glasspatelprobe (keine Blutzirkulation infolge Thrombosierung der Hautgefäße) und fehlende *Vitalfärbung* (Disulphinblau-Probe: Abb. 208).

Wegen der großen Gefahr der Sekundärinfektion und der Tetanusgefährdung sind, wie bei jeder gefährdeten Wunde, so auch bei thermischen Hautschäden Antibiotika zu geben und die Simultanimpfung (1500—3000 I.E. Fermo- oder Zymo-Serum und 0,5 ml Tetanol oder Tetatoxoid) durchzuführen.

Als **Spätfolgen** nach thermischer Hautschädigung können Keloidbildungen, Narbenkontrakturen, Flügelfellbildungen (z. B. zwischen Arm und Brust in Abb. 207), Narbengeschwüre und gelegentlich nach mehreren Jahren sogar Narbenkrebse auftreten. Durch plastische Eingriffe lassen sich diese Komplikationen verhüten oder korrigieren (siehe Kapitel: Plastiken und Transplantationen) (Abb. 298).

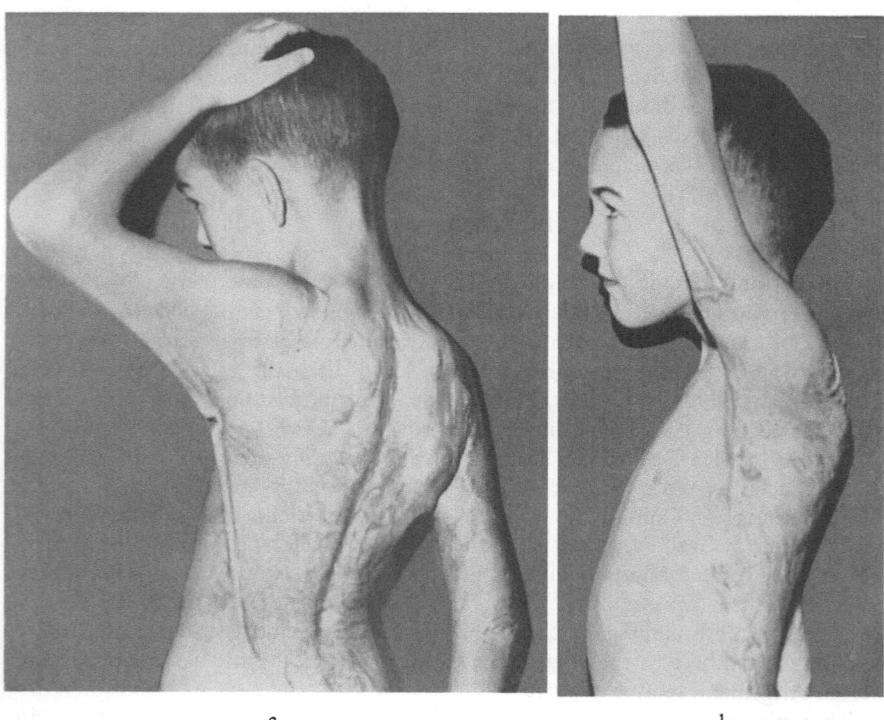

a   b

Abb. 207: Schulterkontraktur durch Flügelfellbildung nach Verbrennung (a). Korrektur durch mehrfache Z-Plastik. Wiederkehr freier Funktion (b).

c) Erfrierungen

Von der allgemeinen Unterkühlung soll hier nicht die Rede sein (siehe Kapitel: Allgemeine Chirurgie). Die *örtliche Erfrierung* betrifft besonders Zehen, Finger, Nase, Ohren, Wangen; begünstigend wirken Durchnässung, Wind, Blutverlust. Man unterscheidet bei der örtlichen Erfrierung *3 Grade:* Congelatio erythematosa (Frostbeulen), Congelatio bullosa (Blasenbildung), Congelatio necroticans (Frostbrand).

Mit der *Vitalfärbung* (Abb. 208) kann man sofort die Grenze zwischen lebendem und totem Gewebe erkennen; früher konnte erst nach mehrtägigem Zuwarten die Ausdehnung des Kälteschadens beurteilt werden.

Therapie: Der Gefäßspasmus ist zuerst durch Stellatum- oder Paravertebralblockade zu lösen, danach fördern ansteigende Bäder die Durchblutung. Bei trockener Nekrose läßt sich die Amputation prothesengerecht ausführen; eine endgültige Versorgung ist also möglich. Bei feuchter Gangrän beschränkt man sich auf die Amputation an der Demarkationsstelle. Die Wunde muß offen bleiben. Der Stumpf wird später prothesengerecht gebildet. Auch bei den Erfrierungen sind Tetanusprophylaxe und Antibiotika erforderlich.

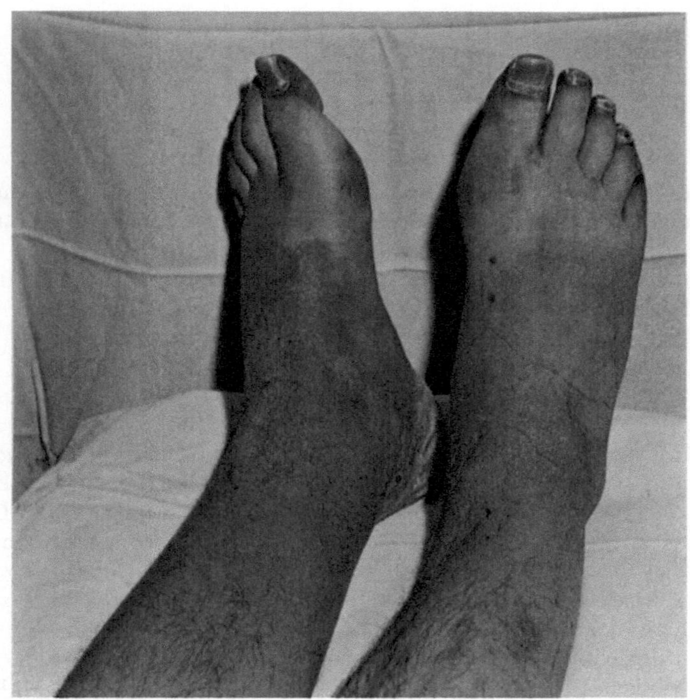

Abb. 208: Vitalfärbung mit Disulphinblau bei drittgradiger Erfrierung der Füße. Das devitalisierte Gewebe bleibt ungefärbt. Der Frostbrand machte später die beidseitige Unterschenkelamputation erforderlich.

d) Nekrose

Unter Nekrose versteht man *lokalen Gewebstod*. Die schwarz verfärbte Haut fühlt sich hart an; die Sensibilität ist aufgehoben. Ebenso können die übrigen Gewebe (Fett, Faszie, Muskulatur, Nerven, Knochen usw.) von der Nekrose betroffen sein. Der Gewebstod entsteht durch Unterbrechung des Stoffwechsels und der Blutzirkulation. Zu den häufigsten Ursachen gehören der plötzliche arterielle Gefäßverschluß (z. B. arterielle Embolie), verschiedene Noxen wie Druck über den aufliegenden Körperpartien bei Bettlägerigen, mechanische, chemische, thermische und bakteriell-toxische Schädigungen. Ein langsam eintretender Gewebstod wird **Nekrobiose** genannt; dieser Zustand kann zunächst noch reversibel sein.

An der Körperoberfläche bezeichnet man die Nekrose als **Brand.** Man unterscheidet den trockenen Brand **(Mumifikation)** vom feuchten Brand **(Gangrän).** Mumifiziertes Gewebe ist hart, trocken und deutlich abgegrenzt; es wird allmählich abgestoßen. Bei der Gangrän erleidet das tote Gewebe eine Verflüssigung durch Fäulnisbakterien; es besteht ein stark süßlicher Geruch.

Therapie: Zur Verhütung einer Allgemeinintoxikation des Organismus ist bei Gangrän rasches Handeln (notfalls Amputation!) erforderlich. Bei nekrobiotischen Zuständen verhält man sich konservativ, weil eine Erholung des geschädigten Gewebes möglich ist.

2. Verletzungen der Faszien, Muskeln und Sehnen

a) Faszienrisse

Da die Faszien als oberflächliche Bedeckungshäute die Muskeln einscheiden, führen traumatisch entstandene Faszieneinrisse zur Vorwölbung des kontrahierten Muskels durch die Faszienlücke *(echte oder wahre Muskelhernie).*

Therapie: Durch rechtzeitiges Anlegen eines Druckverbandes mit Ruhigstellung der Gelenke in Entspannungshaltung kann ein kleiner Faszienriß ausheilen; größere Faszienrisse bedürfen chirurgischer Versorgung.

b) Muskelrisse

Der Muskel-Sehnen-Apparat ist eine Einheit. Die Sehnenfibrillen sind direkte Fortsetzungen der Muskelfasern. Muskuläre Arbeit gelingt nur in einem gleitfähigen Lager; sie setzt physiologische Spannung und Belastung voraus. **Geschlossene Muskelverletzungen** sieht man zumeist am Muskel-Sehnen-Übergang (z. B. Riß des M. quadriceps femoris oberhalb der Kniescheibe). Wirkt eine Gewalt auf den kontrahierten Muskel ein, so kann es zum Muskelhämatom, zur *partiellen oder sogar zur kompletten Muskelruptur* kommen. Der traumatisierte Muskelbezirk heilt unter Bildung eines funktionslosen narbigen Regenerates aus. Bei vollständigem Muskelriß besteht Funktionsverlust; eine Muskeldelle ist deutlich tastbar. Da die Muskelenden mit der Umgebung verwachsen und allmählich eine fibröse Umwandlung erfahren, erlischt auch deren Gleitfähigkeit. Ist der Muskel nur teilweise gerissen, so wulstet er sich bei der Kontraktion unter der Faszie zusammen *(falsche Muskelhernie).* In diesem Fall ist die Funktion bei verminderter Kraft noch erhalten.

Therapie: Gerissene Muskulatur wird operativ versorgt, indem die Muskelstümpfe durch U-förmig gelegte Nähte (Nahtmaterial: Chromcatgut) vereinigt werden. Diese breit fassenden Matratzennähte schneiden die Muskulatur nicht durch (Abb. 209). Die Extremität ist in Semiflexionsstellung der Gelenke zu schienen.

Nach Muskelquetschungen (z. B. durch Verschüttungen) kann das **Crush-Syndrom** auftreten: Gelangen Myoglobin und Hämoglobin in die Blutbahn, so werden diese Stoffe bei normaler Durchblutung der Nieren mit dem Urin ausgeschieden. Sinkt aber der Blut-

druck ab und werden die Nieren minder durchblutet (z. B. im Zustand des Schocks), so
kommt es zur Anhäufung von Muskelpigmenten in den Tubuli. Die Harnproduktion ist
zunächst eingeschränkt (Oligurie); sie sistiert schließlich gänzlich (Anurie).

Therapie: Bei liegendem Dauerkatheter wird die stündliche Harnportion bestimmt.
Bleibt der Patient anurisch, so läßt sich mit Hilfe einer ein- oder mehrmaligen *Dialyse*
(„künstliche Niere“) das schwere urämische Krankheitsbild beherrschen (s. Kap. Urologie.)

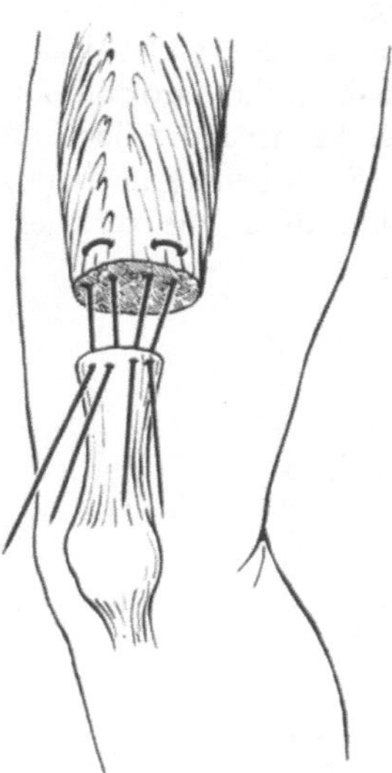

Abb. 209: Naht der Muskulatur durch U-förmig
gelegte Nähte (Matratzennähte).

c) Sehnenrisse

Bei den **geschlossenen Sehnenrissen** handelt es sich meistens um *Abrisse des
Sehnenansatzes*. Ein typisches Beispiel ist der Strecksehnenabriß am Fingerendglied.
Das hängende Endglied kann dann nicht mehr aktiv gestreckt werden. Die Strecksehne kann auch mit einer kleinen Knochenlamelle ausreißen; daher sind stets
Röntgenbilder in 2 Ebenen anzufertigen. Als *Spontanruptur* bezeichnet man einen
plötzlichen Sehnenriß ohne besondere äußere Gewalteinwirkung; dazu genügt bereits
eine kräftige Muskelkontraktion. Die Spontanruptur erfolgt gewöhnlich an Sehnen,
welche durch chronische Traumatisierung, Stoffwechsel- oder Gefäßerkrankungen
degeneriert sind und dadurch Zugfestigkeit und Elastizität eingebüßt haben.

Ein typisches Beispiel ist der obere *Bizepssehnenriß*. Dabei reißt der *lange
Kopf der Bizepssehne* am Tuberculum supraglenoidale ab. Der funktionelle Aus-
fall ist nur gering, weil der kurze Kopf erhalten bleibt. Man verzichtet auf eine
Sehnennaht und anastomosiert lediglich den langen Kopf mit dem intakten kurzen
Kopf der Bizepssehne. Es gibt auch einen unteren Bizepssehnenriß, der nur trau-
matisch entsteht. Wegen des schweren Funktionsausfalles muß hier die Re-
Insertion an der Tuberositas radii erfolgen.

Die *Spätruptur* einer Sehne kann nach partieller Sehnenläsion oder durch
langsames Durchscheuern über einem Knochenbruchstück eintreten. So sieht man
gelegentlich die Spätruptur der *langen Daumenstrecksehne* nach Heilung eines

handgelenknahen Speichenbruches an typischer Stelle. Selbst eine gesunde Sehne kann bei übermäßiger Gewalteinwirkung rupturieren (z. B. Riß der Achillessehne bei Skisturz nach vorn oder Riß der Fingerstrecksehne beim Aufprall des Medizinballes auf die gestreckt gehaltenen Finger). Die Diagnose ergibt sich aus dem Funktionsausfall und den bisweilen tastbaren Sehnenstümpfen.

Therapie: Gerissene Sehnen werden genäht; dafür eignet sich die *Durchflechtungsnaht* nach DYCHNO-BUNNELL mit rostfreiem schwedischem Stahldraht, der vom Gewebe völlig reaktionslos vertragen wird (Abb. 210). Ist die direkte Sehnennaht nicht durchführbar, so muß ein Sehnentransplantat den Defekt zwischen den Sehnenenden überbrücken. Ferner kommt eine Sehnenplastik durch einen anderen Kraftspender in Betracht; so kann z. B. die Funktion der langen Daumenstrecksehne durch die verlagerte Sehne des M. extensor indicis wiederhergestellt werden.

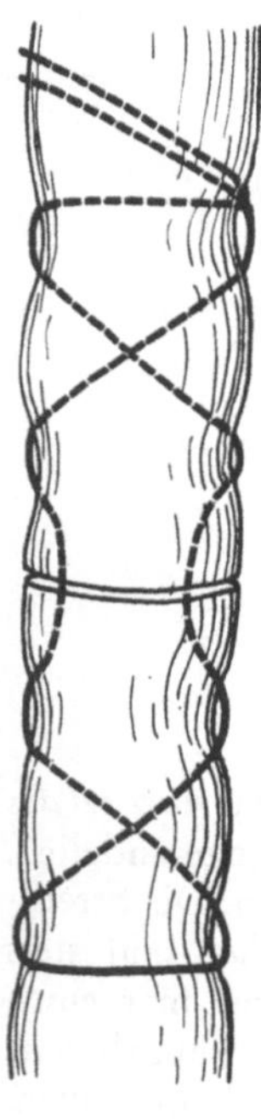

Abb. 210: Mit der Durchflechtungsnaht nach DYCHNO-BUNNELL lassen sich die Sehnenstümpfe einwandfrei dauerhaft adaptieren. Die Naht wird mit 2 geraden Nähnadeln und Stahldraht ausgeführt.

Als **Sehnenluxation** bezeichnet man das Vorbeigleiten einer Sehne über einen Knochenvorsprung oder aus einer Faszienloge. Tritt dieses Ereignis wiederholt auf, so spricht man von einer *habituellen Sehnenluxation*. Das bekannteste Beispiel ist die Luxation der Peronaeussehnen über den Malleolus lateralis nach vorn. Ferner können die Fingerstrecksehnen über die Köpfchen der Mittelhandknochen ulnarwärts abgleiten. Über den Mittelgelenken der Finger gibt es den Knopflochmechanismus: In die quer gerissene Dorsalaponeurose tritt die Trochlea des Grundgliedes. Das Mittelgelenk kann nicht mehr aktiv gestreckt werden. Beim aktiven Streckungsversuch vermehrt sich die Mittelgelenkbeugung und die Überstreckung des Endgelenkes, weil die intakten Seitenzüge (Tractus laterales) in palmarer Richtung abrutschen (Abb. 213 b).

Therapie: Die Korrektur einer habituellen Sehnenluxation ist nur durch einen plastischen Eingriff möglich.

Bei den **offenen Durchtrennungen der Muskeln und Sehnen** erschwert der Wundschmerz die Funktionsprüfung.

Therapie: Man darf eine primäre Muskel- oder Sehnennaht nur in einer glatten sauberen Schnittwunde ausführen. Die Darstellung des zentralen Muskel- oder Sehnenstumpfes ist manchmal schwierig, weil sich dieser zumeist um mehrere Zentimeter retrahiert. Erweiterungsschnitte zum Aufsuchen des zentralen Muskel- oder Sehnenstumpfes sollen nicht direkt über dem Muskel-Sehnen-Verlauf liegen, sondern bogenförmig verlaufen, um Verwachsungen der Nahtstellen mit der Hautnarbe zu vermeiden. Bestehen Zweifel, ob eine Muskel- oder Sehnennaht noch indiziert ist, so soll man lediglich die Wundversorgung mit dem Ziel der primären Wundheilung ausführen. Die Wiederherstellungsoperation an Muskeln oder Sehnen

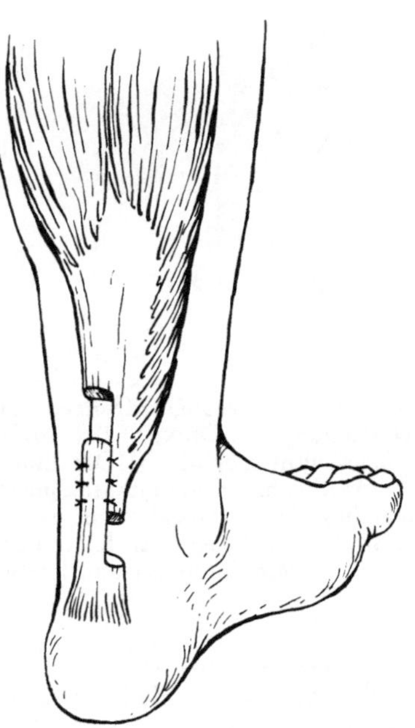

Abb. 211:
Z-förmige Verlängerung der Achillessehne nach alter Verletzung durch treppenförmige Schnittführung in der Frontalebene.

wird dann auf einen späteren Zeitpunkt (nach 3—4 Wochen) zurückgestellt. Wie bereits bei den geschlossenen Verletzungen erwähnt, werden durchschnittene Muskeln durch Matratzennähte (Nahtmaterial: Chromcatgut) versorgt und durchtrennte Sehnen mit der Durchflechtungsnaht nach DYCHNO-BUNNELL (Nahtmaterial: rostfreier schwedischer Stahldraht) versehen (Abb. 209 und 210). Unter der Vielzahl der Nahttechniken hat diese Durchflechtungsnaht den Vorteil, daß die Sehnenstümpfe dauerhaft adaptiert bleiben und das Nahtmaterial in das Sehneninnere versenkt wird.

Ist in der Wartezeit eine Schrumpfung eingetreten, so lassen sich die Sehnenstümpfe nicht mehr End-zu-End vereinigen. Bei diesen *veralteten Sehnenverletzungen* kommt die Z-förmige Sehnenverlängerung in Betracht (Abb. 211).

Sehnenverletzungen an der Hand

An der Hand muß man genau die *anatomischen Besonderheiten* beachten, damit Verletzungen der Sehnen erkannt und richtig versorgt werden. Die Profundussehne beugt das End- und Mittelgelenk, die Superfizialissehne nur das Mittelgelenk. Die Mm. interossei und lumbricales beugen das Grundgelenk und strecken das Mittel- und Endgelenk (Abb. 212). Die Sehnen des M. extensor digitorum strecken die Grundgelenke und beteiligen sich über die Tractus intermedii an der Streckung der Mittelgelenke (Abb. 213). Wegen der großen funktionellen Bedeutung müssen wir den *verletzten Beugesehnen* besondere Beachtung schenken.

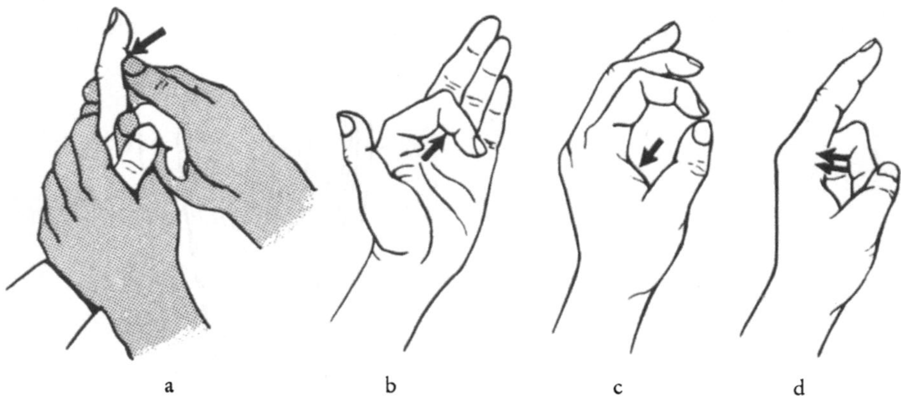

a   b   c   d

Abb. 212: Bewegungsprüfungen zur Erkennung der Beugesehnenverletzungen nach einer Darstellung von DICK: a) Bei Ausfall der Profundussehne ist die aktive Beugung des Endgliedes nicht möglich. b) Das Endglied bleibt bei Ausfall der Profundussehne in Streckstellung, während die intakte Superfizialissehne das Mittelglied aktiv beugen kann. c) Fällt lediglich die Superfizialissehne aus, so wird die Beugefähigkeit nicht beeinträchtigt. d) Nach Ausfall beider Beuger verbleiben End- und Mittelgelenk in Streckstellung, die Binnenmuskeln (Mm. interossei und lumbricales) können aber das Grundgelenk beugen.

Therapie: Hier richtet sich das *operative Vorgehen* nach der *Lokalisation der Verletzung*. Da die Heilung verletzter Sehnen stets mit Schwellung einhergeht, bleibt den Beugesehnen innerhalb ihrer Sehnenscheiden und fibrösen Tunnel nicht genügend Raum, so daß die in den Vincula tendinum verlaufenden zarten Nervenäste und Gefäße komprimiert werden. Durch Ischämie geht das Sehnengleitgewebe verloren. Die Sehnen verwachsen mit der Umgebung; das bedeutet Funktionsverlust. Innerhalb der Faserscheiden haben Nahtversuche an übereinanderliegenden Beugesehnen somit keine Erfolgsaussichten. Ein Verstoß gegen dieses „Nahtverbot" erschwert die spätere Wiederherstellungsoperation oder macht sie sogar unmöglich. Häufig wird noch ein zweiter Fehler gemacht, indem durch einen medianen Längsschnitt versucht wird, den weit zurückgeschlüpften zentralen Sehnenstumpf aufzusuchen. Stets resultieren eine desmogene Beugekontraktur und ein unnachgiebiger Narbenblock. Werden Hilfsschnitte notwendig, so muß man sie auf die Fingerseiten verlegen oder parallel zu den Beugefurchen ausführen, dann beeinträchtigen die späteren Narben nicht die Funktion (Abb. 214).

Im Bereich der *Handinnenfläche* hat BUNNELL die Region des Sehnennaht-
verbotes als „*Niemandsland*" bezeichnet (Abb. 215). An den dreigliedrigen Fingern
beginnt die entsprechende Zone etwas peripher von den Mittelgelenkbeugefurchen
und endet in Höhe der queren Hohlhandfalten. Am *Daumen* erstreckt sich diese
Zone auf den Bereich des Daumengrundgelenkes. Wer mit der Sehnenchirurgie der
Hand keine Erfahrungen hat, soll sich bei Beugesehnenverletzungen innerhalb

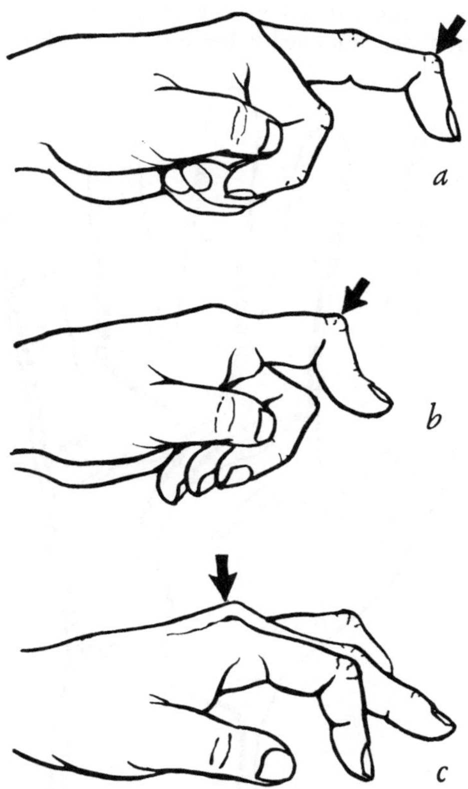

Abb. 213: Bewegungsprüfungen zur Erkennung der Strecksehnenverletzungen nach einer Darstellung von DICK: a) Hammerfinger durch Ausfall der Strecksehne in Höhe des Endgelenkes.
b) Knopflochmechanismus bei Durchtrennung des Tractus intermedius der Dorsalaponeurose
in Höhe des Mittelgelenkes. Die intakten Tractus laterales beugen das Mittelgelenk und
überstrecken das Endgelenk. c) Bei Ausfall der Strecksehne in Höhe des Grundgelenkes beugt
sich beim Versuch der Streckung der verletzte Finger im Grundgelenk und streckt sich im
Mittel- und Endgelenk; dies bewirken die intakten Binnenmuskeln (Mm. interossei und
lumbricales).

der Zone II („Niemandsland") auf die Wundversorgung beschränken und etwa
3—4 Wochen später die Wiederherstellungsoperation veranlassen. Die Zone III
betrifft den Beugesehnenverlauf von den queren Hohlhandfurchen bis zum Muskel-
Sehnen-Übergang am Unterarm. Wenn beide Beugesehnen durchtrennt sind, so soll
man lediglich die Profundussehne nähen und die Stümpfe der Superfizialissehne

resezieren. **Es ist falsch, beide Beugesehnen zu nähen,** weil es durch innige Vernarbung der Nahtstellen und Sehnen zum Funktionsverlust kommen würde. Ist nur die Superfizialissehne verletzt, so erübrigt sich deren Naht; denn für die Fingerfunktion ist die intakte Profundussehne völlig ausreichend. Ebenso ist die Sehne des M. palmaris longus entbehrlich; sie wird nicht genäht. Über dem Handgelenk muß man sich hüten, den N. medianus mit einer Sehne zu verwechseln. Das Retinaculum flexorum darf man durchtrennen, um einer genähten Profundussehne genügend Platz zu verschaffen. Innerhalb der Zone I, welche an den dreigliedrigen Fingern von der Basis der Endglieder bis distal der Mittelgelenkbeugefurchen

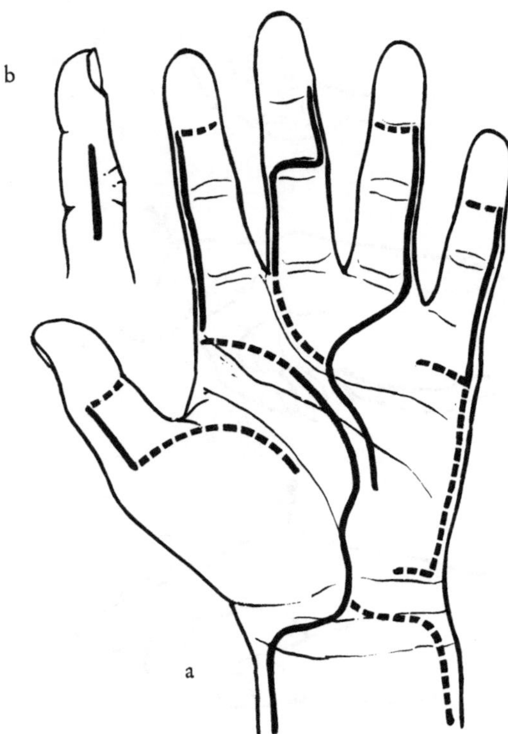

Abb. 214: Zulässige Schnittführungen oder Wundverlängerungen zur Freilegung der Beugesehnen und Nerven. a) Handinnenfläche. b) Im Fingerbereich liegen die Schnitte genau mediolateral.

reicht, trifft man lediglich die Profundussehne an. Wenn sie verletzt und der distale Profundussehnenstumpf nur 1 cm lang ist, so wird der periphere Stumpf reseziert und das zentrale Sehnenende an der Endgliedbasis re-inseriert. Eine Sehnennaht würde an dieser Stelle zur Tenodese führen. Ist der periphere Sehnenstumpf länger als 1 cm, so verzichtet man auf eine Wiederherstellung der Endgelenkfunktion. Es wird dann die Endgelenkarthrodese ausgeführt. Am Daumen haben wir nur eine lange Beugesehne, somit sind die Voraussetzungen für eine Wiederherstellung wesentlich günstiger. Hier kann man die Sehne des M. flexor pollicis longus durch Z-Plastik am Unterarm beliebig verlängern.

Die Versorgung einer durchtrennten *Strecksehne oder Dorsalaponeurose* bereitet keine Schwierigkeiten, da im Fingerbereich bis zum Handrücken Sehnenscheiden fehlen und die Haut hier besonders gut verschieblich ist. Am häufigsten finden sich offene Strecksehnenverletzungen über den Fingerknöcheln, stets geht die Verletzung mit Gelenkeröffnung einher. Reicht die Nahtstelle bis in Höhe des Handgelenkes, so ist das Retinaculum extensorum über dem entsprechenden Sehnenscheidenfach zu spalten. Die funktionellen Resultate sind nach primären Strecksehnennähten wesentlich besser als bei den Beugesehnen.

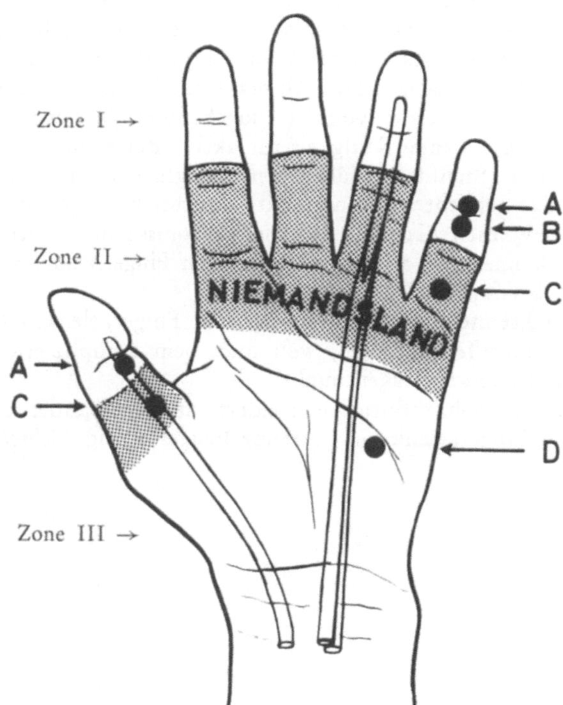

Abb. 215: Bei Beugesehnenverletzungen richtet sich das operative Vorgehen nach der Lokalisation (Zone I—III) der Durchtrennung: Zone I: Innerhalb der 1-cm-Grenze wird der periphere Sehnenstumpf reseziert und der zentrale Stumpf re-inseriert (A). Außerhalb der 1-cm-Grenze Arthrodese des Endgelenkes (B). Am Daumen läßt sich nach Resektion des peripheren Endes die Sehne des M. flexor pollicis longus durch Z-Plastik beliebig verlängern (A). Zone II: Keine primäre Sehnennaht im „Niemandsland", sondern sekundär freie Beugesehnenplastik (C). Zone III: Bei Verletzung beider Beugesehnen in der Hohlhand, im Handgelenkkanal oder am Unterarm ist nur die Naht der Profundussehne mit Resektion der Superfizialissehne zulässig (D).

Die Schwierigkeiten bei der Wiederherstellungschirurgie verletzter Sehnen darf man nicht unterschätzen; sie beginnen bereits bei der Diagnostik. Nur durch differenzierte Untersuchungen der Sehnenfunktionen lassen sich Art, Ausmaß und Lokalisation der Sehnenschädigung bestimmen. Der koordinierte Bewegungsablauf kann bei Durchtrennung einer Sehne, Verwachsung einer Sehne mit der Umgebung,

Adhärenz der Sehne eines Antagonisten, Ausriß des Sehnenansatzes am Knochen, Muskelzerreißung, Nervenlähmung, Unstabilität der Knochen oder Gelenke gestört sein. Die Wiederherstellungsoperation führt nur zum Erfolg, wenn einwandfreie Haut- und Narbenverhältnisse, ausreichende Durchblutung und Sensibilität, Stabilität der Knochen (keine Pseudarthrosen!) und freie passive Gelenkbeweglichkeit (keine Gelenkkontrakturen!) vorhanden sind. Diese Voraussetzungen lassen sich mitunter durch vorbereitende Operationen und Übungsbehandlung erreichen.

Auch für **alte Beugesehnenverletzungen** gelten die Zonen I bis III (Abb. 215) und das dort geschilderte Vorgehen. Für die Zone II („Niemandsland") kommt nur die freie Beugesehnenplastik mit Resektion der Sehnenstümpfe unter Erhaltung der Ringbänder in Betracht. Das Transplantat reicht vom Endglied bis zur Mittelhand und am Daumen bis zum Unterarm. Zur Implantation eignen sich besonders gut dünne Sehnen (M. palmaris longus, M. plantaris, M. extensor digitorum longus pedis). Die Transplantate werden von der Umgebung ernährt und heilen ein. Nach 3 Wochen besteht hinreichende Festigkeit für aktive Bewegungsübungen; das versenkte Nahtmaterial (Stahldraht) über dem Endglied wird dann entfernt. Bei Kindern wächst das Sehnentransplantat mit. Umschriebene Sehnenverwachsungen kann man operativ lösen (Tendolyse). Die Ergebnisse der freien Beugesehnenplastik sind am Daumen gut, an den dreigliedrigen Fingern nur in der Hälfte der Fälle funktionell befriedigend.

Veraltete Strecksehnenverletzungen über den Fingergelenken lassen sich nur durch plastische Eingriffe versorgen, weil man dem komplizierten Aufbau der Dorsalaponeurose Rechnung tragen muß.

Nicht nur in der Sehnenchirurgie, sondern auch bei anderen Verletzungen sollen Hand- und Fingergelenke in mittlerer Beugestellung *(Schreibhaltung* oder

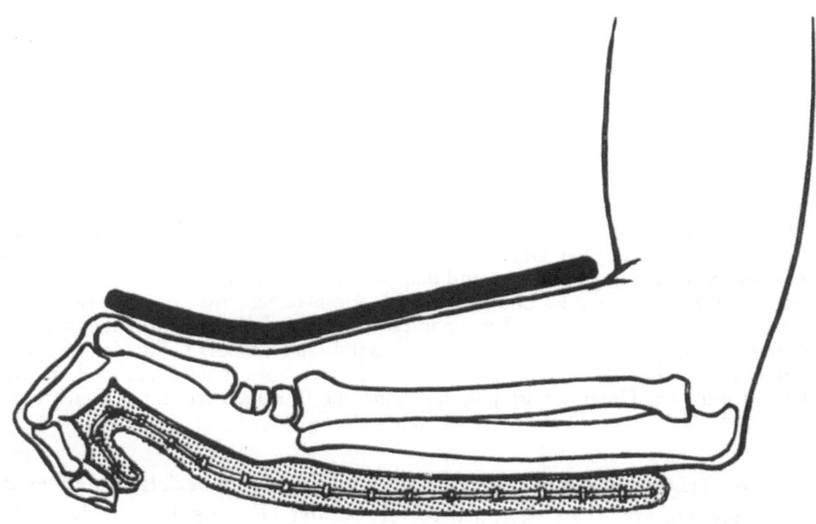

Abb. 216: Schienenverband für Hand und Unterarm mit dorsaler Gipsschiene und volarer gepolsterter Fingerschiene. Nur diese Verbandtechnik sichert richtige Fixation der Gelenke in mittlerer Beugung („Funktionsstellung").

Funktionsstellung) fixiert werden. Der richtige Sitz des Verbandes ist nur gewähr-leistet durch eine streckseitige Gipsschiene von den Grundgelenken bis zur Ellen-beuge und durch eine entsprechend lange beugeseitige gepolsterte Fingerschiene (Abb. 216). Nach dreiwöchiger Ruhigstellung besitzt die Sehnennahtstelle aus-reichende Festigkeit. — Bei großkalibrigen Sehnen (z. B. Achillessehne) beträgt die Dauer der Ruhigstellung die doppelte Zeit (6 Wochen).

3. Verletzungen der Nerven

Für die umschriebenen peripheren Nervenlähmungen kommen ätiologisch ver-schiedene Ursachengruppen in Betracht. In die *1. Gruppe* gehören die chirurgisch bedeutungsvollen **Schädigungen durch äußere physikalische Noxen** wie Druck, Zerrung, elektrische und thermische Einwirkungen. Ein typisches Beispiel ist die Auffahrverletzung des Motorradfahrers mit Abriß des Plexus brachialis an den Foramina intervertebralia oder Wurzelausriß aus dem Rückenmark. Im letzteren Fall pflegt bei Verletzung in Höhe C 8 / Th 1 gleichzeitig der Hornersche Sym-ptomenkomplex (Miosis, Enophthalmus mit Ptosis, Hyperidrosis bis Anidrosis) zu bestehen. Die Myelographie beweist hier den zentralen Ausriß; bei dieser Lokalisation läßt sich eine Nervennaht nicht durchführen.

Drucklähmungen durch länger dauernde Druck- oder Zerrwirkungen können während der Narkose bei unkorrekter Lagerung oder in Verbänden bei mangel-hafter Polsterung der gefährdeten Partien auftreten. Dies sind Regionen, bei denen die Nerven in Knochennähe verlaufen (z. B. Kompression des N. radialis an der Kante des Operationstisches, des N. peronaeus am Metallschienenrand oder im Gipsverband, des Plexus brachialis durch Schulterstützen oder Fixation der er-hobenen Arme während der Operation). Früher hat man zum Anlegen einer *Blut-leere* am Oberarm den Esmarch-Gummischlauch benutzt und danach wiederholt irreparable Drucklähmungen der Armnerven beobachtet. Aus diesem Grunde ver-wenden wir heute nur die *Blutdruckmanschette*, weil ein dosiert gemessener pneu-matischer Druck die Nerven nicht schädigt. Die pneumatische Blutsperre ist nach 2 Stunden zu öffnen, anderenfalls stellen sich in der Peripherie bleibende ischämische Schäden der Nerven und Muskeln ein. Wenn eine Extremität 4 Stunden abgeschnürt bleibt, so wird sie nekrotisch. Bei Operationen können Verletzungen der Nerven durch Spateldruck auftreten. Als „Geburtslähmung" bezeichnet man Paresen nach Zerrung des Armgeflechtes.

Außer den zuvor genannten geschlossenen Nervenschädigungen kommen *offene Verletzungen* durch Schnitt oder Stich vor; diese führen entweder zu einer par-tiellen oder zu einer kompletten Nervendurchtrennung. Besonders häufig betroffen sind die Nn. medianus, ulnaris und radialis. Bei den Schußverletzungen kann bereits die Erschütterungswelle zur Gewebszerstörung führen. Die Prognose ist dabei relativ günstig.

In die *2. Gruppe* gehören **Nervenschädigungen durch innere mechanische Ursachen** wie z. B. Armplexusparesen durch einen Pancoast-Tumor oder durch Halsrippen. Die Spätlähmung des N. ulnaris sieht man bei Cubitus valgus (Abb. 223) oder bei Kompression des N. ulnaris im Sulcus nervi ulnaris. Wird der Canalis carpi mechanisch eingeengt, so kommt es zur Kompression des N. medianus mit motorischen Ausfällen (Atrophie der Daumenballenmuskulatur) und sensiblen Störungen an den radialen $3^{1}/_{2}$ Fingern; man spricht vom *Karpaltunnel-Kom-*

pressionssyndrom. Bisweilen spielen bei diesem Syndrom auch traumatische Ursachen wie Mondbeinverrenkung, Brüche des Kahnbeins, Blutungen in den Canalis carpi eine Rolle.

Zur *3. Gruppe* zählen **Nervenschädigungen durch Injektionen** gewebsfeindlicher Mittel wie Kalzium, Chinin, Salvarsan, Irgapyrin u. a. Der N. ischiadicus ist am häufigsten betroffen (intraglutäale Injektion). Gefährdet sind ferner der N. radialis bei i.m. Injektion am Oberarm und der N. medianus bei i.v. Injektion im Bereich der Ellenbeuge. Bei allen Einspritzungen muß man die Topographie der peripheren Nerven beachten.

Die **morphologischen Befunde** an den Nerven sind unterschiedlich. In leichten Fällen sind nur vorübergehende Veränderungen an den Markscheiden vorhanden — Fragmentation des Myelins — mit kurzdauernder vorwiegend motorischer Lähmung. Diese Verletzungsart nennt man *Neurapraxie.*

Wenn die bindegewebigen Strukturen erhalten bleiben und die Achsenzylinder in ihrer Kontinuität unterbrochen werden, so entsteht ein vollständiger Ausfall der Motorik, Sensibilität und sympathischen Funktionen, zu denen vasomotorisch-trophische Störungen (Zyanose, Ödem, Glanzhaut) sowie Verlust der Schweiß-sekretion gehören. Bei Sensibilitätsverlust und fehlender Schweißsekretion sind die Papillarleisten verstrichen, so daß sich die Fingerbeere glatt anfühlt. Die geschilderte Verletzungsart wird *Axonotmesis* genannt. Wenn sich bei einem Knochenbruch primär — also sofort — eine Lähmung einstellt, so handelt es sich meistens um eine Axonotmesis. Die regenerierenden Axone können in den erhalten gebliebenen Hüllen bis zur Peripherie gelangen. Sowohl bei der Neurapraxie als auch bei der Axonotmesis kann man mit einer *vollkommenen Wiederherstellung* rechnen.

Wenn der Nerv in seiner Kontinuität gänzlich unterbrochen ist, dann sind wie bei der Axonotmesis die motorischen, sensiblen und sympathischen Nervenfunktionen erloschen. Man bezeichnet diese Verletzungsart als *Neurotmesis.* Hierbei kann *keine spontane Regeneration* eintreten. Der proximale Stumpf zeigt Abbau-vorgänge (primäre Degeneration), und der distale Teil der Nervenfaser fällt der *Wallerschen Degeneration* (sekundäre Degeneration) anheim. Darunter versteht man Zugrundegehen der Markscheiden und Achsenzylinder und Abbau sowie Abtransport der Gewebstrümmer durch die erhalten gebliebenen Schwann-schen Zellen und die Zellen des Peri- und Endoneurium. Die Schwannschen Zellen bilden ein Synzytium (Büngnersche Bänder). Bereits wenige Stunden nach der Verletzung bilden sich am proximalen Stumpf Axonregenerate, welche Anschluß an die Büngnerschen Bänder und distalen Endoneuralrohre finden können. Die Wachstums-geschwindigkeit beträgt etwa 1—4 mm innerhalb von 24 Stunden. Wenn nach *völliger Nervendurchtrennung* sich die Axonregenerate verlieren und vom ein-wuchernden Bindegewebe umschlossen werden, so bildet sich *am proximalen Stumpf* ein *Neurom,* welches mit der Kallusbildung des Knochengewebes vergleichbar ist. Auch am distalen Stumpf kann sich ein solches Neurom finden. Die Muskel-fibrillen der gelähmten Muskeln degenerieren *(Muskelatrophie).*

Das **klinische Krankheitsbild** ist bei der Axonotmesis und Neurotmesis durch die sofort nach der Gewalteinwirkung auftretenden neurologischen Ausfälle gekennzeichnet. Je nach der Höhe der Verletzung sieht man unterschiedliche neurologische Ausfallssymptome. Man spricht deshalb von „hoher" und im anderen Fall von „peripherer" Lähmung. So stehen z. B. bei der hohen Medianusparese am Oberarm die motorischen Ausfälle im Vordergrund, während bei der peripheren Medianusparese in Höhe des Handgelenkes die sensiblen Ausfälle an den radialen $3^1/_2$ Fingern — abgesehen von der Opponenslähmung — das Krankheitsbild beherrschen. Regelmäßig durchgeführte elektrodiagnostische Maßnahmen (Elektromyographie) geben über den Grad der Schädigung (Axonotmesis *oder* Neurotmesis) und damit über die Prognose Auskunft. Nach schwerer Nervenschädigung kommt es stets zu Veränderungen der elektrischen Erregbarkeit des Muskels; es entwickelt sich die *partielle oder totale Entartungsreaktion.* Wandelt sich die totale Entartungsreaktion in eine partielle um, so sind *Regeneration des Nerven* und Wiederkehr der Funktion zu erwarten. Zuerst stellen sich die motorischen Funktionen in den zentralen und später in den peripheren Regionen des Versorgungsgebietes wieder ein. Dann zeigt sich eine Besserung der sympathischen Störungen, und schließlich kehren Berührungs- und Schmerzempfindung, Temperaturwahrnehmung und Lagesinn wieder.

Therapie: Die chirurgische Behandlung der offenen Nervenverletzung besteht in der *Nervennaht* (Abb. 217). Die Ergebnisse der *primären Nervennaht (Sofortnaht)* sind nicht ganz so gut wie die bei der *Frühnaht* nach 4—6 Wochen. Nach dieser Frist ist das Epineurium verdickt; die Sutur läßt sich daher besser und

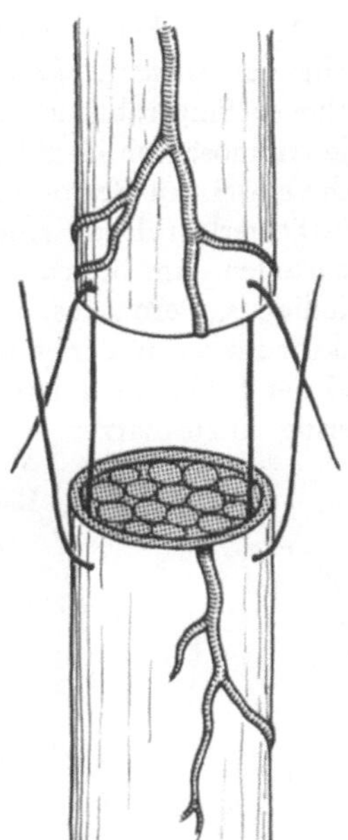

Abb. 217: Bei der Nervennaht wird das Epineurium (mit atraumatischem Nahtmaterial) vereinigt. Nerven besitzen im Gegensatz zu Sehnen längsverlaufende Gefäße.

sicherer durchführen. Bleibt nach einer gedeckten Nervenverletzung die Spontanregeneration innerhalb von 3—4 Monaten aus, so ist die Freilegung indiziert. Je nach der Situation wird man sich mit der Lösung des Nerven aus dem Narbengewebe *(Neurolyse)* begnügen oder die Nervennaht ausführen. Bei Schußverletzungen kann man 4—6 Monate mit der *Spätnaht* des Nerven warten, weil häufig Spontanheilungen eintreten. Man muß bei jeder sekundären Nervennaht die *Stumpfneurome* so weit *resezieren,* bis auf dem Nervenquerschnitt normale Nervenbündel sichtbar sind.

Wenn sich während der Knochenbruchheilung sekundär eine Lähmung entwickelt, so muß man eine Ummauerung des Nerven durch junges Knochengewebe annehmen. Man sieht z. B. gelegentlich eine Lähmung des N. radialis in der 3. bis 4. Woche bei Oberarmschaftbrüchen, wenn der Speichennerv im Sulcus nervi radialis durch Kallus komprimiert wird. Nach operativer Befreiung des Nerven aus dem neugebildeten Knochen *(Neurolyse)* und Verlagerung in die Muskulatur geht das Lähmungsbild allmählich wieder zurück.

Nach der Nervennaht vergehen mehrere Monate, bis die marklosen Fasern aus dem zentralen in den peripheren Stumpf eingedrungen sind und schließlich die Nervenendplatten erreichen. Diese Zwischenzeit von der Nervennaht bis zur Regeneration ist um so länger, je weiter die Verletzungsstelle von den Nervenendplatten entfernt liegt.

Über dem Gebiet regenerierter Nervenfasern bestehen Parästhesien, weil diese Fasern keine Myelinscheiden besitzen. So wird ein einfacher Druck bereits als Schmerz empfunden. Auf dieser Tatsache beruht das Hoffmann-Tinelsche Zeichen: Beklopft man den Nerven distal von der Nahtstelle, so wird ein elektrisierendes Gefühl im Versorgungsgebiet angegeben. Dieses Zeichen darf man für die Regeneration und Prognose der Nervennaht nicht überschätzen; denn es ist ebenfalls bei Neuromen positiv.

Als ein sicheres *Zeichen einer erfolgreichen Nervennaht* kann man die Wiederkehr der *Schweißsekretion* ansehen. Sie läßt sich mit dem von MOBERG angegebenen Fingerabdruckverfahren objektivieren. Bei diesem **Ninhydrin-Test** werden die Aminosäuren im Schweiß durch Rotfärbung nachgewiesen (Abb. 218). Fällt der Schweißtest im Versorgungsgebiet eines Nerven negativ aus, so bedeutet dies Sensibilitätsverlust. Den Erfolg einer Nervenoperation kann man erst 1—2 Jahre später beurteilen. Am besten sind die Ergebnisse beim N. radialis, dann folgen Ulnaris, Medianus, Peronaeus, Ischiadikus. Mitbestimmend für das Ergebnis ist der Zeitfaktor zwischen Verletzung und Operation. Die größten Erfolgsaussichten bestehen bei der Frühnaht innerhalb der ersten Monate; sie sind nach einem Jahr nur noch gering einzuschätzen.

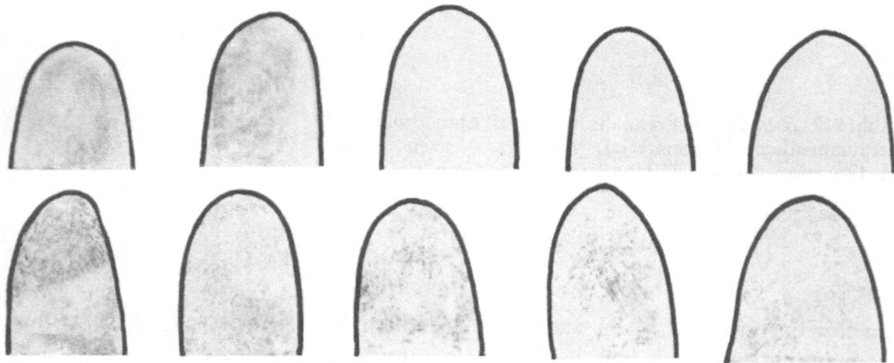

Abb. 218: Negativer Ausfall des Ninhydrin-Tests (MOBERG) an den radialen 3½ Fingern der li. Hand nach offener Verletzung des N. medianus (obere Reihe). 22 Monate nach der Nervennaht läßt sich im Daktylogramm Schweißsekretion nachweisen. Dies bestätigt die klinische Angabe des Wiedereintritts hinreichender Schutzsensibilität (untere Reihe).

Einscheidung der Nervennahtstelle mit Fett oder Faszie begünstigt die Neurombildung; zulässig wäre nur die Tubulisation der Nahtstelle mit dem Mikrofilter Millipore (Porengröße 0,45 μ, nylonverstärkt), weil zwar Plasma, aber nicht Fibroblasten die Poren passieren können.

Zur Überbrückung eines Nervendefektes kann man ein autoplastisches Transplantat (z. B. N. suralis) verwenden. Da die periphere Nahtstelle alsbald vernarbt und somit das Vorsprossen der Nervenfasern blockiert, muß man die periphere Nahtstelle in einer späteren Operation nachresezieren.

Soweit es sich um Lähmungen durch *innere mechanische Ursachen* handelt, kann man das Hindernis beseitigen und damit die *Dekompression des Nerven* erreichen (z. B. Resektion einer Halsrippe bei Armplexusparesen; Verlagerung des N. ulnaris in die Ellenbeuge bei Cubitus valgus; Spaltung des Retinaculum flexorum beim Karpaltunnel-Kompressionssyndrom).

Als **Nervenluxation** bezeichnet man das Herausspringen eines Nerven aus seiner knöchernen Rinne nach äußerer direkter Gewalteinwirkung; es werden Berührungsschmerzen und Parästhesien im Versorgungsgebiet des Nerven angegeben (z. B. Luxation des N. ulnaris in Höhe des Ellenbogengelenkes).

Sowohl bei der konservativen als auch bei der operativen *Nachbehandlung sind die krankengymnastischen* und *elektrotherapeutischen Maßnahmen* (Galvanisieren) konsequent bis zum Wiedereintritt der ausgefallenen Funktionen (Motorik, Schweißsekretion, Berührungs-, Schmerz- und Temperaturwahrnehmung) durchzuführen. Gelähmte Muskulatur ist durch entsprechende *Schienenbehandlung* vor Überdehnung zu schützen (Abb. 219). Dadurch beugt man auch Kontrakturen vor, welche durch den Zug der nicht gelähmten Antagonisten entstehen.

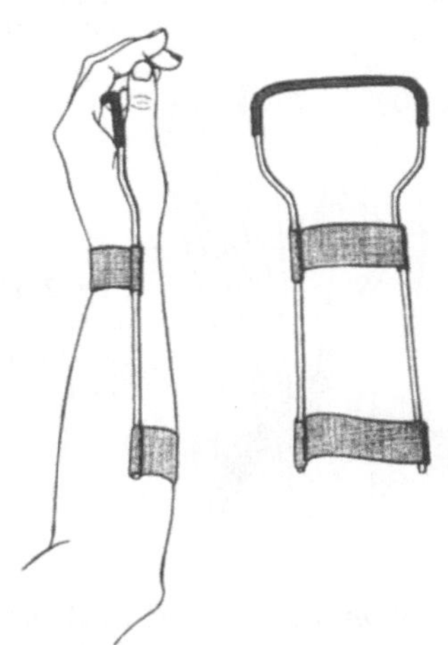

Abb. 219: Abnehmbare Schiene bei Radialisparese zur Verhütung einer Überdehnung der gelähmten Streckmuskulatur und zur Abstützung der Grundglieder. Wenn die Schiene die Grundgelenke beugeseitig abstützt und somit stabilisiert, können die Binnenmuskeln (Mm. interossei und lumbricales) die Mittel- und Endgelenke aktiv strecken. (Nach einer Darstellung von J. ENDER et al.).

Bei **irreparablen Nervenschäden** lassen sich ausgefallene Funktionen durch *Ersatzoperationen* ausgleichen; in manchen Fällen wird man sich mit *orthopädischer* Versorgung begnügen. Ersatzoperationen bestehen in *Muskel-Sehnen-Verpflanzungen* und *Arthrodesen*. Bei kombinierten Lähmungen werden beide Verfahren ausgeführt, um genügend Kraftspender zur Transplantation zu erhalten. Hierzu einige Beispiele:

N. axillaris: Gelähmt ist der M. deltoideus. Der Arm kann nicht über die Horizontale gehoben werden. Bei Teillähmung Muskelverpflanzung (aus M. trapezius), sonst Arthrodese des Schultergelenkes.

N. musculocutaneus: Gelähmt sind Mm. biceps, coracobrachialis und brachialis. Sensibilitätsausfall im Bereich des N. cutaneus antebrachii radialis. Transplantation des M. pectoralis major in den M. biceps.

N. radialis: „Fallhand" durch Ausfall der Streckmuskulatur (Abb. 220a). Sensibilitätsverlust über der Daumenstreckseite und der radialen Seite des Handrückens. Transplantation der Sehne des M. flexor carpi ulnaris auf sämtliche Fingerstrecksehnen (vereinfachte Form der Perthes-Plastik — Abb. 221).

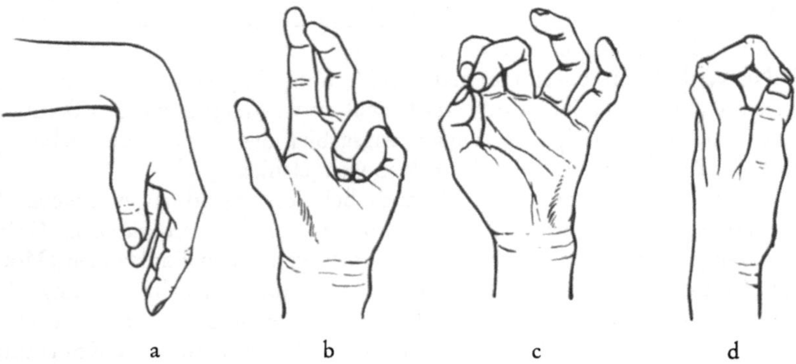

a   b   c   d

Abb. 220: Lähmungsbilder: a) Fallhand bei Radialisparese. b) Schwurhand bei Medianusparese. c) Krallen- oder Klauenhand bei Ulnarisparese. d) Hochgradige Krallenhand bei kombinierter Medianus- *und* Ulnarisparese.

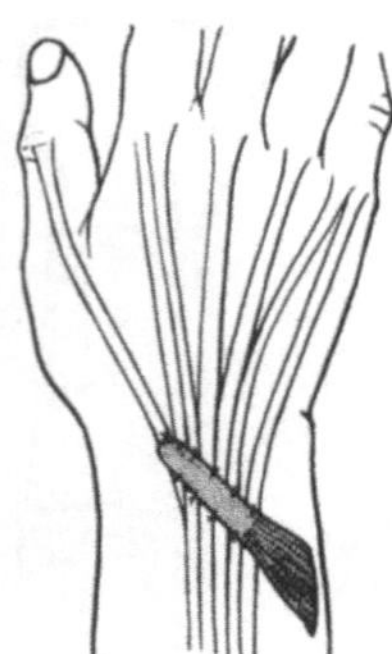

Abb. 221: Vereinfachte Form der Perthes-Plastik bei Radialisparese: Die Sehne des M. flexor carpi ulnaris wird auf die Streckseite verlagert und als Kraftspender mit sämtlichen Fingerstrecksehnen anastomosiert.

N. medianus: „Schwurhand" durch Ausfall der tiefen Beuger an den ersten 3 Fingern und der oberflächlichen Beuger, Verlust der Oppositionsfähigkeit und der Sensibilität an den 3½ radialen Fingern (Abb. 220 b). Transplantation des M. extensor carpi radialis brevis auf den M. flexor pollicis longus, der tiefen Beugesehnen von D* II und D III auf die von D IV und D V, Arthrodese des Daumensattelgelenkes oder Oppositionsplastik mit einem Sehnenzügel. Den „blinden" Spitzgriff kann man über den funktionell wichtigen Zonen am Daumen- und Zeigefingerendglied durch neuro-vaskulär gestielte Hautinselplastik aus dem Ulnarisbereich ersetzen (Abb. 222).

---

* D = Digitus.

N. ulnaris: „Krallenhand" durch Ausfall der tiefen Beuger von D IV und D V und der Binnenmuskeln (Mm. interossei und lumbricales III und IV). Gelähmt sind die Muskeln des Kleinfingerballens sowie der wichtige M. adductor pollicis (Abb. 220 c). Der Sensibilitätsausfall betrifft die 1¹/₂ ulnaren Finger. Die Überstreckung in den Grundgelenken und die Krallenstellung der Mittel- und Endgelenke kann man durch eine Kapselplastik an den Grundgelenken (beugeseitige Kapselverkürzung) beseitigen. Eine andere Ersatzoperation bei peripherer Lähmung ist die Verpflanzung der aufgespaltenen Superfizialissehnen von D II und D III mit somit 4 Zügeln auf die Dorsalaponeurosen von D II bis D V.

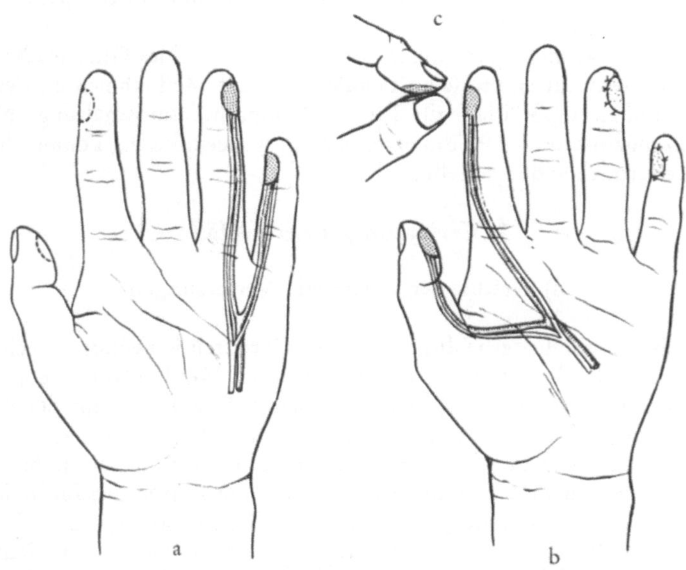

Abb. 222: Bei Medianusparese (a) werden die „blinden" Zonen des Spitzgriffes am Daumen- und Zeigefingerendglied durch neurovaskuläre Hautinseln aus dem Ulnarisbereich ersetzt. Verschluß der Entnahmestellen durch Vollhauttransplantate (b). Nach der Hautinselplastik hat der Spitzgriff wieder Hautgefühl (c).

N. femoralis: Durch Ausfall der Oberschenkelstreckmuskulatur kann das Bein im Kniegelenk nicht gestreckt werden. Zur Verbesserung der Standfestigkeit wird die Quadrizepsplastik ausgeführt und als Kraftspender die Mm. biceps femoris, semitendinosus und gracilis benutzt.

N. peronaeus: Durch Ausfall der Streckmuskulatur hängt der Fuß herab und kann nicht gehoben oder abgespreizt werden. Extension in den Zehengrundgelenken ist nicht möglich. Man beseitigt den Fallfuß durch Arthrodese des Talo-Kalkaneal- und des Kalkaneo-Kuboidgelenkes, verbunden mit Tenodese der Fußstrecksehnen.

N. tibialis: Ausfall der Wadenmuskulatur mit Beeinträchtigung der Plantarflexion. Für die gelähmte Wadenmuskulatur reicht die Kraftleistung der Peronaealmuskulatur zum Ersatz nicht aus. Man führt die subtalare Arthrodese im Talo-Kalkaneal- und im Kalkaneo-Kuboidgelenk durch.

Zur Behandlung von Schmerzzuständen nach Nervenverletzungen gibt es verschiedene Wege: Durch **Stumpfneurom** bedingte Beschwerden lassen sich durch dessen Resektion leicht beseitigen. — Besonders nach Schußverletzungen im Medianus-, Ulnaris- und Ischiadikusgebiet kann sich eine **Kausalgie** einstellen. Der Name besagt, daß ein starkes Brennen empfunden wird. Der quälende Dauerschmerz wird durch Auflegen kalter nasser Lappen gelindert. Die vasomotorischen und vegetativ-trophischen Störungen klingen nach Ausschaltung des Sympathikus (Grenzstrang) ab. Bei Kausalgien der oberen Extremität müssen das Ganglion stellatum und das 2. Thorakalganglion, bei Kausalgien der unteren Extremität der lumbale Grenzstrang in Höhe des 2.—4. Lendenwirbels ausgeschaltet werden. Die temporäre Ausschaltung wird durch gezielte Novocaininjektion nur für einige Stunden erreicht und die länger anhaltende Ausschaltung durch operative Durchschneidung der sympathischen Bahnen.

Der **Phantomschmerz** wird oft sofort nach Verlust eines Gliedabschnittes oder der ganzen Extremität empfunden. Lokale operative Maßnahmen an den Nerven sind kontraindiziert; Gleiches gilt für die Sympathikusausschaltung. Nur wenn hohe Phenothiazin-Dosen das Schmerzerleben nicht beeinflussen, kommt die Vorderseitenstrangdurchschneidung in Betracht.

4. Verletzungen der Gefäße

a) Geschlossene arterielle Verletzungen

Man sieht sie nur bei erheblicher direkter Gewalteinwirkung; sie gehen häufig mit Frakturen oder Luxationen und ausgedehnten Weichteilverletzungen einher. Das *Gefäß* kann *von außen komprimiert* werden (z. B. Kompression der A. axillaris bei der Luxatio axillaris, Kompression der A. cubitalis bei der suprakondylären Extensionsfraktur, Kompression der A. femoralis bei der Luxatio pubica). In der Peripherie ist der Puls dann nicht mehr fühlbar; die Extremität fühlt sich kühler an. Die Haut des Versorgungsgebietes wird blaß und kalt, später sieht sie blau marmoriert aus. Durch den Gefäßverschluß stellen sich Schmerzen und Sensibilitätsstörungen ein; schließlich stirbt das ischämische Gewebe in der Peripherie ab, so daß die Amputation erfolgen muß. Wenn durch rechtzeitige Reposition einer Luxation oder Fraktur die Gefäßkompression behoben ist, aber die periphere Durchblutung ungenügend bleibt, so ist an einen inneren Verschluß durch *Intimaschädigung mit lokaler Thrombose* zu denken. Durch sofortige Operation ist die Durchgängigkeit der Arterie wieder herzustellen. Bei Verletzung der Intima mit Media kommt es zur intramuralen Blutung und später zur Bildung eines aneurysmatischen Sackes *(Aneurysma dissecans)*. (Aneurysmen siehe „Allgemeine Chirurgie".) Bei einem totalen Riß aller Gefäßwandschichten rollt sich die Intima ein und verhindert somit die Verblutung in die Weichteile; hier ist die Gefäßkontinuität auf operativem Wege durch End-zu-End-Naht der Gefäßstümpfe herzustellen. — Geschlossene Zerreißungen der Venen führen zu Blutergüssen, welche sich gewöhnlich mit einem Kompressionsverband beherrschen lassen.

b) Offene arterielle Verletzungen

An den Gliedmaßen können sie unversorgt zur tödlichen Verblutung führen. Im günstigsten Fall treten durch Einrollen der Intima und Kontraktion der glatten Muskelfasern Thrombosierung an den Gefäßstümpfen und narbiger Verschluß ein.

Derartige „Spontanheilungen" sind selbst bei großen Gefäßen (z. B. A. axillaris) bekannt. Über den Kollateralkreislauf kann sich ausreichende Blutversorgung in der Peripherie wieder einstellen. Am Unfallort besteht die erste Hilfe in der Gefäßkompression oberhalb der Wunde gegen den darunterliegenden Knochen. Die Wiederherstellung der Blutstrombahn und damit die endgültige Versorgung erreicht man mit der Gefäßnaht oder dem plastischen Ersatz eines Gefäßdefektes. Mit Hilfe des Operationsmikroskops oder mit maschinellen Geräten (Gefäßnaht-instrument) gelingt auch die Naht kleinerer Arterien. In vernachlässigten oder bereits infizierten Wunden muß man die Arterie zentral im gesunden Gewebe unterbinden. Man ist zu diesem Vorgehen auch bei profusen Nachblutungen gezwungen.

Über Lage und Zugang zu den großen Arterien unterrichten die Lehrbücher der topographischen Anatomie. — Nach Ligatur der Stammarterie wie z. B. der A. brachialis, femoralis, poplitea besteht die Gefahr einer peripheren ischämischen Nekrose. Wenn es aber aus dem distalen Gefäßstumpf rhythmisch kräftig blutet, kann man ausreichende Kollateralbahnen annehmen; die Vitalität der Extremität ist dann nicht gefährdet.

c) Offene Venenverletzungen

Die Blutung bei offenen Venenverletzungen läßt sich durch Hochlagerung und Druckverband beherrschen; die Venenunterbindung ist an den Gliedmaßen zu-lässig. Besonders im Halsbereich besteht die Gefahr, daß in eine eröffnete Vene Luft eingesogen wird, weil in den herznahen Venen Unterdruck besteht. Die *Luft-embolie* kann zum Tode führen.

D. Knochenverletzungen der Gliedmaßen

1. Allgemeine Hinweise auf biologische Eigenarten des Knochens

Das Skelett ist so beschaffen, daß es Druck-, Zug- und Schubspannungen standhalten kann. Das Knochengewebe unterliegt einer ständigen Erneuerung. An- und Abbau halten sich dabei die Waage. Überwiegt der Abbau, so verliert der Knochen an Substanz. Ein solcher Knochen wird abnorm zart und brüchig, außerdem wird er für Röntgenstrahlen durchlässiger. Das Röntgenbild zeigt eine verminderte Schattendichte („fleckige Entschattung"). Histologisch sieht man nor-males Knochengewebe, aber der Markraum hat sich auf Kosten der Tela ossea ausgeweitet. Diesen Zustand bezeichnet man als *Osteoporose* oder *Knochenatrophie*. — Auf verschiedene Noxen (Bruch, mechanische Reizung, Entzündung) reagiert der Knochen stets in gleicher Weise, indem zuerst vermehrter Abbau und später stärkerer Anbau erfolgt.

Das **Längenwachstum** des Knochens spielt sich in den *Epiphysen* ab. Wird die Epiphyse gereizt (Fraktur, Entzündung), so kommt es zu vermehrtem Längen-wachstum. Nach Ober- oder Unterschenkelbruch im Kindesalter hat man bei späteren Nachuntersuchungen eine Beinverlängerung von 3—4 cm gemessen. Wenn aber die Wachstumszellen zugrunde gehen und die Epiphysenfuge partiell oder total verödet (z. B. nach Gelenkfraktur oder eitriger Einschmelzung), so bleibt

das Wachstum an dieser Stelle aus. Eine einseitige Wachstumsstörung sieht man
z. B. gelegentlich auf der radialen Seite des distalen Oberarmendes nach Fraktur
des Capitulum humeri. In diesem Fall geht auf der ulnaren Seite des distalen
Humerusendes das Wachstum weiter, so daß eine Gelenkfehlstellung in Form der
ulnaren Abknickung der Armachse (Cubitus valgus) resultiert (Abb. 223).

Das **Dickenwachstum** des Knochens geht vom *Periost* aus. Der jugendliche
Knochen vermag unfallbedingte Fehlstellungen (Achsenknickungen, Verkürzungen)
durch Wachstum auszugleichen. Dagegen bleiben Rotationsfehlstellungen (Dislocatio ad peripheriam [Abb. 226 e]) oder Gelenkstufen nach Gelenkbrüchen mit
ihren nachteiligen Folgen (sekundäre Arthrosis deformans durch Fehlbelastung)
bestehen.

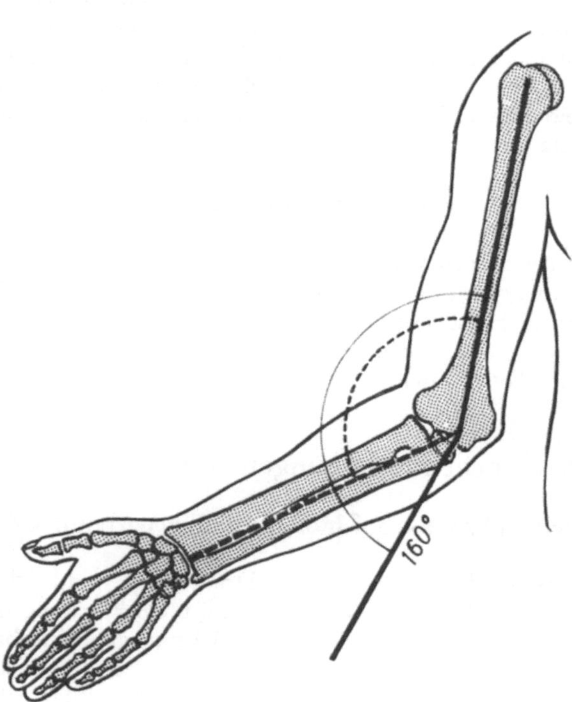

Abb. 223: Cubitus valgus nach alter Knochenverletzung am speichenseitigen Oberarmende
mit nachfolgender Wachstumsstörung. Die physiologische Valgität des Ellenbogengelenkes
beträgt 160°.

Da die **Osteozyten** gegen Ernährungsstörungen recht empfindlich sind, *sterben*
die *im Frakturbereich* liegenden Knochenzellen *ab*, so daß bei der Heilung ein
schmaler nekrotischer Saum an den Bruchflächen erkennbar ist. Wenn größere
Bezirke aus der Vaskularisation ausgeschaltet sind, so wird der gesamte Knochenabschnitt nekrotisch. Nach Belastung bricht ein solcher Knochen zusammen (z. B.
Zusammensinterung eines nekrotischen Hüftkopfes nach medialem Schenkelhalsbruch). Ein gänzlich abgelöstes, devitalisiertes Fragment kann durch lebenden
Knochen substituiert werden (*„schleichender Ersatz"*).

Wird ein Skelettabschnitt weitgehend seiner Funktion beraubt (z. B. Armlähmung nach Poliomyelitis), so werden die Knochen atrophisch oder sie bleiben beim noch wachsenden Skelett in der Entwicklung zurück. Andererseits paßt sich ein dünnkalibriger Knochen nach Transplantation in den Defekt eines dickkalibrigen Knochens (z. B. nach Tumorresektion — Abb. 274) unter dem funktionellen Reiz der erforderlichen Form an; er nimmt an Volumen zu. Ein aus der Ernährung gänzlich herausgelöstes Knochenstück (z. B. ein in die Weichteile verlagertes Fragment) wird abgebaut und resorbiert.

Durch **bakterielle Entzündung** des gebrochenen Knochens *nach offener Verletzung* oder *nach operativer Frakturbehandlung* kann sich eine Osteomyelitis, eine Ostitis oder eine Entzündung des Markraumes einstellen.

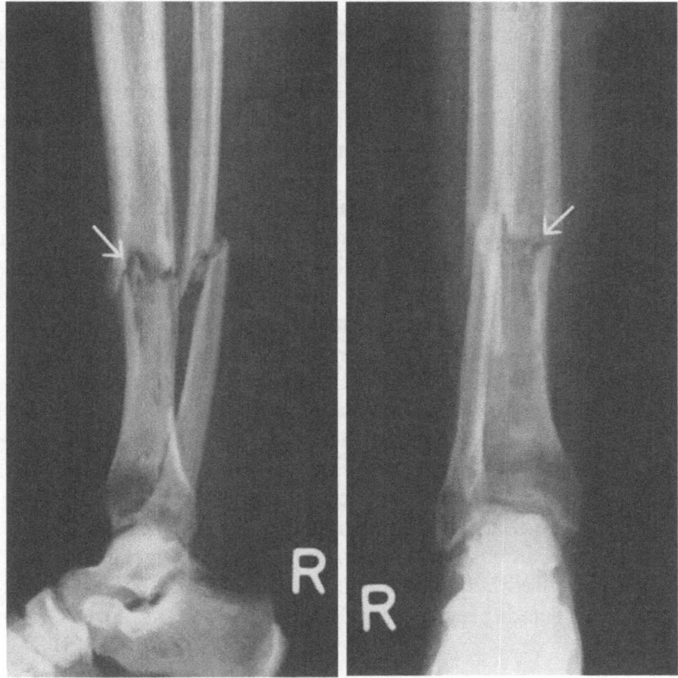

Abb. 224: Ostitis der rechten Tibia nach geschlossenem Unterschenkelbruch und „geschlossen" durchgeführter Marknagelung mit nachfolgender Infektion des Bruchhämatoms. Knochensequester (Pfeil) im alten Frakturbereich. Verzögerte Konsolidierung der Fraktur. Heilung nach Sequestrotomie und Spüldrainage.

Die häufigste Form ist die **Ostitis**, welche sich an den Fragmentenden über Wochen und Monate abspielt. Röntgenologisch finden sich bei der Ostitis kleine Aufhellungsherde durch degenerative Vorgänge, ferner sieht man Verdichtungsräume durch reparatorische Veränderungen. Die Kortikalis verliert ihre normale Struktur und nimmt die des spongiösen Knochens an. Schließlich demarkiert sich das tote Knochengewebe (Sequester). Die proliferativen Vorgänge des Periostes sind gering (Abb. 224).

Die **Osteomyelitis** und die Entzündung des Markraumes sieht man gelegentlich als Folge einer Wundinfektion nach Marknagelung. Die *nagelbedingte Osteomyelitis* entwickelt sich beim wachsenden Knochen. Die Kortikalis stirbt mehr oder
minder ausgedehnt ab und sequestriert, während das Periost außen eine Hülle
neuen Knochens bildet. Dieser *neugebildete* Mantel aus *lebendem Knochen* ist die
„*Totenlade*", welche die abgestorbene Kortikalis umschließt. Der Eiter kann aus
dem Markraum abfließen; wir sehen keine subperiostale Abszeßbildung wie bei
der hämatogenen Osteomyelitis.

Die **Markraumentzündung** des Erwachsenen bleibt lokal begrenzt; sie heilt
später unter bindegewebig-narbiger Auskleidung des Markraumes aus.

Therapie: Die örtliche Anwendung ausgetesteter Antibiotika hat sich zur
Behandlung *infizierter Osteosynthesen* als wirksam erwiesen; sie wird durch besondere Schlauchsysteme mit Zu- und Abfluß in Form einer kontinuierlichen Tropf-
instillation durchgeführt und als „*antibakterielle Spüldrainage*" bezeichnet. Dieses
Vorgehen bewirkt eine bakteriostatische Oberflächenbehandlung und mechanische
Reinigung der infizierten Region. Totes Knochengewebe muß man operativ entfernen *(Sequestrotomie)*, aber das Osteosynthesematerial (z. B. Marknagel) verbleibt bis zum Abklingen der Infektion und bis zur knöchernen Heilung der
Fraktur in situ.

Implantierte **metallische Fremdkörper** können mechanisch, chemisch und
elektrisch auf das Knochengewebe einwirken und die Knochenneubildung beeinträchtigen. Die *mechanische Einwirkung* hängt von Art und Sitz des Fremdkörpers
(Allenthese) ab und die *chemische* von der metallurgischen Zusammensetzung.
Man soll nur chemisch inaktive Stähle (nicht-rostende Chrom-, Nickel-, Molyb-
dän-Stähle wie z. B. V-4 A-Stahl oder chemisch inaktive Kobalt-, Chrom-,
Molybdän-Gußlegierungen wie z. B. Vitallium) verwenden. Werden 2 metallurgisch
verschieden zusammengesetzte Stähle, die an sich chemisch inaktiv sind, in den
Knochen eingesetzt, so wirken sie in den Körpersäften wie ein Element und
erzeugen *elektrische Ströme*. Man darf daher nur hochwertige und metallurgisch
einheitlich zusammengesetzte Stähle benutzen, damit Metallschäden *(exogene Kor-
rosion)* und Materialbruch (Abb. 237) vermieden werden. Je nach Metall kann die
Allenthese verschieden intensive Wirkungen auf das Gewebe ausüben wie Im-
prägnierung mit Metallteilchen, Druckatrophie, Knochendegeneration mit Höhlen-
bildungen um den Fremdkörper; diese Effekte werden in ihrer Gesamtheit als
Metallose bezeichnet.

2. Knochenbrüche

a) Hinweise zur Nomenklatur

Wird ein gesunder Knochen über seine Elastizitätsgrenze hinaus durch äußere
Gewalt und Muskelaktion belastet, so entsteht eine Kontinuitätstrennung des
Knochengewebes. Einen derartigen Knochenbruch bezeichnet man als *traumatische
Fraktur*. Die Bruchstücke weisen an ihren Enden unregelmäßig begrenzte Bruchflächen auf. Einen Bruch im pathologisch veränderten Knochen (z. B. im Bereich
einer osteolytischen Knochenmetastase) nennt man *Spontanfraktur*. Die Spontanfraktur tritt zumeist ohne besondere Gewalteinwirkung auf. Nach ungewohnt
starker Dauerbelastung kann es zum *Ermüdungsbruch* kommen; ein typisches Bei-

spiel für einen derartigen Überanstrengungsschaden ist die *Marschfraktur* oder
„schleichende Fraktur" des Infanteristen im Bereich eines Mittelfußknochens. Unter
Fissur wird eine durch den ganzen Knochen verlaufende Bruchlinie verstanden
und unter einer *Infraktion* eine nur durch einen Teil des Knochens verlaufende
Fraktur. Zieht die Bruchlinie durch die Wachstumszone, so handelt es sich um eine

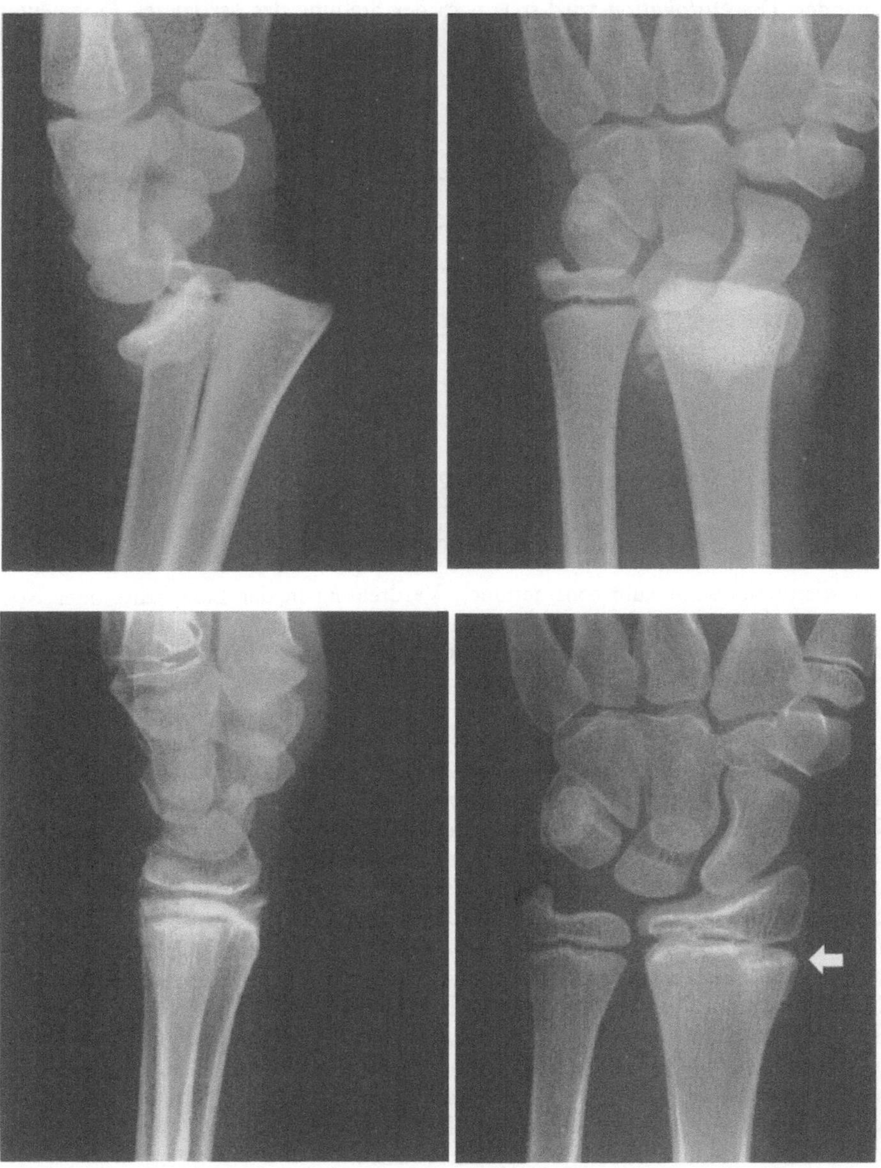

Abb. 225: Osteoepiphysolyse am distalen Radiusende bei einem 14j. Knaben vor und
nach der Reposition. Der Pfeil zeigt auf das mit abgerissene metaphysäre Fragment.

Epiphysolyse. Wenn ein Fragment gleichzeitig aus der Metaphyse mitgerissen wird, so liegt eine *Osteoepiphysolyse* vor (Abb. 225). Bei einer *direkten Fraktur* bricht der Knochen in Höhe der Gewalteinwirkung (z. B. Sternfraktur der Patella nach Auffahrverletzung) und bei der *indirekten Fraktur* an einer anderen Stelle (z. B. Wirbelbruch bei Fall aus großer Höhe auf den Kopf oder das Gesäß). Durch die Gewalteinwirkung und den Muskelzug verschieben sich die Bruchstücke gegeneinander. Die *Dislokation* wird stets nach der Stellung des *peripheren Fragmentes bezeichnet* (Abb. 226): Achsenknickung (Dislocatio ad axim), Seitenverschiebung (Dislocatio ad latus), Verlängerung oder Verkürzung (Dislocatio ad longitudinem

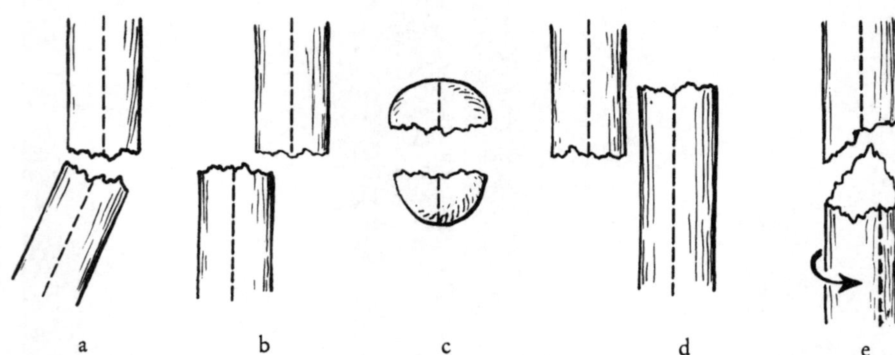

a   b   c   d   e

Abb. 226: Möglichkeiten der Dislokation des peripheren Fragmentes. a) Dislocatio ad axim. b) Dislocatio ad latus. c) Dislocatio ad longitudinem cum distractione. d) Dislocatio ad longitudinem cum contractione. e) Dislocatio ad peripheriam. (Nach einer Darstellung von N. GULEKE.)

cum distractione aut cum contractione), Verdrehung in der Längsachse oder Rotationsverschiebung (Dislocatio ad peripheriam). Nach der *Frakturform* (Abb. 227) werden *Quer-, Schräg-, Schrauben-, Längsbrüche* unterschieden. Bei einem *Stückbruch* liegen mindestens 3 Fragmente vor, bei einem *Splitterbruch* (Geschoßverletzung) sind zahlreiche Fragmente vorhanden. Ist die Diaphyse zweimal gebrochen, so handelt es sich um einen *Doppelbruch.* Der *Verrenkungsbruch* ist durch die Ausrenkung des Gelenkes mit gleichzeitiger Knochenverletzung eines Gelenkanteiles charakterisiert. Der *Kompressionsbruch* findet sich im Bereich spongiöser Knochen (Wirbelkörper, Kalkaneus). An den Gelenkflächen und am Schädeldach kommen *Impressionsbrüche* vor. Wird ein Fragment durch Zugkraft abgerissen, so spricht man vom *Rißbruch.* Ein *Lochschuß* entsteht beim Auftreffen eines Geschosses aus größerer Entfernung auf die Epiphyse eines Röhrenknochens; die Verletzung geht meistens mit nach allen Seiten divergierenden Sprüngen im Knochen einher. Die *Meißel-* und *Wulstbrüche* entstehen durch Längsstauchung. Bei Kindern kann der Periostschlauch — ähnlich dem Bruch grünen Holzes — erhalten bleiben; man spricht dann von einem *Grünholzbruch.* Im Bereich spongiöser Knochenabschnitte können die Fragmente ineinandergestaucht werden. Ein typisches Beispiel einer derartig *eingekeilten Fraktur* ist der eingekeilte mediale Valgusbruch des Schenkelhalses. An den Gelenkenden können die Bruchlinien T- oder Y-förmig verlaufen, daher der Name *T-Bruch* oder *Y-Bruch.*

Je nach Art der Verformungskräfte sprechen wir von *Biegungs-, Stauchungs-, Scher-, Torsions-* oder *Berstungsbrüchen.*

Als *geschlossene Fraktur* bezeichnet man einen Knochenbruch, bei dem zwischen der Außenwelt und der Bruchstelle keine direkte Verbindung besteht. Eine Hautabschürfung oder oberflächliche Platzwunde können von der Bruchstelle so weit entfernt liegen, daß man trotzdem noch von einer geschlossenen Fraktur sprechen

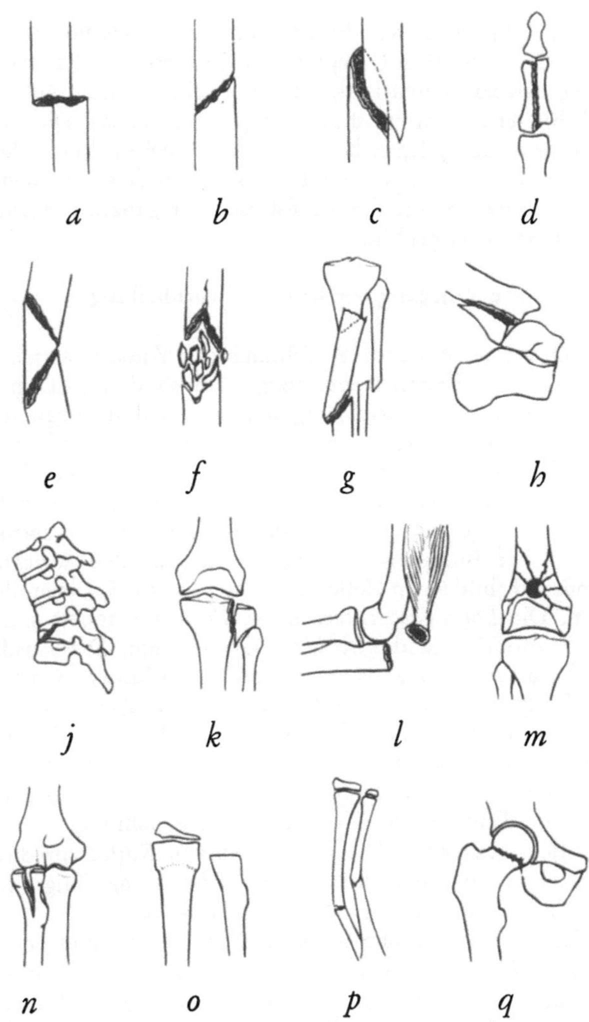

Abb. 227: Frakturformen: a) Querbruch. b) Schrägbruch. c) Schraubenbruch. d) Längsbruch. e) Stückbruch. f) Splitterbruch. g) Doppelbruch. h) Verrenkungsbruch. j) Stauchungsbruch. k) Impressionsbruch. l) Rißbruch. m) Lochschuß mit divergierenden Bruchlinien. n) Meißelbruch. o) Wulstbruch. p) Grünholzbruch. q) eingekeilter Bruch.

kann. Eine *offene Fraktur* (komplizierte Fraktur) liegt bei der Mitverletzung der Haut und direkter Verbindung der Wunde mit der Bruchstelle vor. Der synonyme Begriff *komplizierte Fraktur* besagt lediglich, daß eine Mitverletzung von Geweben

27 Sunder-Plassmann

oder Organen, in diesem Fall der Haut, besteht. Es wäre falsch, einen Trümmerbruch, über dem die Haut und Weichteile intakt sind, als „kompliziert" zu bezeichnen.

b) Klinische Symptome eines Knochenbruches

Die *sicheren Zeichen* eines Knochenbruches sind *Achsenknickung, abnorme Beweglichkeit* und *Knochenreiben* (Krepitation). Das positive Röntgenbild bestätigt
die Diagnose. Zu den *unsicheren* Frakturzeichen gehören Bluterguß, Anschwellung,
Schmerz und behinderte Gebrauchsfähigkeit (Functio laesa). Die sicheren und die
unsicheren Frakturzeichen pflegen bei dem Diaphysenbruch eines langen Röhrenknochens nachweisbar zu sein, während sie beim Bruch eines kleinen spongiösen
Knochens (z. B. Handwurzelknochen) teilweise oder gänzlich fehlen können; hier
entscheidet allein das Röntgenbild.

c) Vorgang der Knochenbruchheilung

Ein Knochenbruch heilt durch Ausfüllung der Knochenwundlücke mit neu-
gebildetem Knochen. Die *Knochenneubildung* (Kallusbildung) ist ein *zellulärer und*
wahrscheinlich auch ein *humoraler Vorgang.* Die Heilung beginnt mit der Ge-
rinnung des Blutergusses zwischen den Bruchenden. Der *Heilvorgang* vollzieht
sich mit den *Kräften der Entzündung.* In den Blutkuchen dringen Kapillarsprossen
des Keimgewebes vor. An der Bildung des Keimgewebes können sich alle Gewebe
mesenchymalen Ursprunges beteiligen wie Periost, Mark, Wandgewebe der Havers-
schen Kanäle und die Bindegewebszellen der umgebenden Weichteile. Alle aus
dem Keimgewebe sich bildenden Zellen können auch zu Knochenbildnern (Osteoblasten) werden. Die *kolloidale Interzellularsubstanz* wandelt sich durch Kalkaufnahme zu *chondroidem* und *osteoidem Gewebe* um. Die Ausdifferenzierung
des pluripotenten mesenchymalen Keimgewebes in Kallusgewebe ist ein noch nicht
ganz geklärter Vorgang, bei welchem vielleicht ein knochenbildender Faktor eine
induzierende Rolle spielt. Dieser Faktor wird wahrscheinlich beim Absterben
des Knochengewebes freigesetzt; er soll auf humoralem Wege wirken. Der *provi-
sorische bindegewebliche Kallus* ist ein noch unregelmäßig aufgebautes Osteoid-
gewebe. Unter dem Einfluß von Zug- und Druckspannungen ordnen sich die
kollagenen Fibrillen. Man kann erst vom *definitiven Kallus* sprechen, wenn nach
funktionellem Umbau der neugebildete Knochen belastungsfähig ist. Die Wiederherstellung der *Knochenform* erfolgt *durch die Funktion.*
Die mechanische Beanspruchung ist bei der Differenzierung der pluripotenten
Mesenchymzellen in Osteoblasten oder Bindegewebszellen mitbestimmend: Unter
Druck (Kompression) verwandeln sich die Mesenchymzellen in *Osteoblasten,* unter
Zug (Distraktion) in *Bindegewebszellen* und unter Scherung sowie *Biegung* in
Knorpelzellen.
Wenn es durch operative Maßnahmen (Marknägel oder durch an der Kortikalis angreifende Schrauben oder Druckplatten) gelingt, die Bruchstücke permanent
fest aufeinanderzustellen, so sieht man einen direkten Durchbau des Bruches ohne
sichtbare Kallusbildung im Röntgenbild. Diese *per-primam-Heilung des Knochens*
bezeichnet man als *angiogene Ossifikation.* Diese kalluslose Konsolidierung ist die
erstrebenswerteste Bruchheilungsform. Bei unzulänglicher Fixierung besteht Unruhe

im Frakturspalt. Die Zugkräfte führen dann zur *desmalen Ossifikation;* der im Röntgenbild sichtbare *Kallus* muß als eine Art *Keloid des Knochens* angesehen werden.

d) Ablauf der Knochenbruchheilung

Bei ungestörter Frakturheilung konsolidiert ein Bruch innerhalb von 3 bis 12 Wochen. Diese Zeitspanne variiert erheblich; sie hängt davon ab, ob es sich um einen spongiösen oder um einen kompakten Knochen handelt, ferner von der Lokalisation der Fraktur und von der Form der Bruchflächen. Ein Speichenbruch an typischer Stelle — also am distalen Speichenende — verläuft durch spongiösen Knochen. Das junge Knochengewebe kann die Fragmentenden direkt miteinander verbinden; es entfällt eine spongiöse Umwandlung von Kortikalis. Die jungen Knochenbälkchen werden in diesem Fall nur gering mechanisch belastet. Da auf das periphere Fragment keine dislozierenden Muskelkräfte einwirken, verbleiben die relativ großen Bruchflächen formschlüssig in ihrer Lage. Ein Speichenbruch in loco typico ist nach 3 Wochen bereits soweit gefestigt, daß er nicht mehr eines fixierenden Verbandes bedarf. — Die Zeitspanne von mindestens 12 Wochen bis zur Konsolidierung müssen wir für einen glatten Querbruch im Bereich der Femurdiaphyse bei rein konservativer Behandlung veranschlagen, weil hier relativ schmale Bruchflächen mit dicker Kortikalis vorliegen und enorme Biegekräfte den Kallus beanspruchen. — Bei *längerer Ruhigstellung* können besonders bei Verletzten nach dem 45. Lebensjahr die *bindegewebigen Gleitbahnen veröden* und dadurch die *Gelenke versteifen* und die *Muskeln* durch Inaktivität *atrophieren.* Durch funktionelle Übung läßt sich meistens Rückbildung dieser Schäden erreichen.

e) Mitverletzungen

Unter den Mitverletzungen von Geweben und Organen kommt denen der *Haut* größte Bedeutung zu, weil bei der *offenen Fraktur* die Keime bis in die Bruchstelle vordringen und hier zur Infektion führen können. Periphere *Nerven* werden bisweilen durch Druck oder Dehnung *primär geschädigt.* Das Lähmungsbild geht dann gewöhnlich nach einiger Zeit wieder zurück, während es bei Zerreißung eines Nerven bestehen bleibt (siehe Kapitel Nerven). Eine *sekundäre Nervenlähmung* tritt erst nach etwa 3 Wochen auf (z. B. Radialisparese bei Oberarmschaftbruch), wenn der Nerv vom jungen Knochengewebe eingemauert wird. Nach Neurolyse und Verlagerung in ein Muskellager erholt sich der Nerv. — Ebenso können größere *Blutgefäße* durch ein Fragment komprimiert oder abgequetscht werden (siehe Kapitel Gefäße).

Stets ist nach diesen Mitverletzungen zu fahnden und *Puls, Motorik und Sensibilität in der Peripherie zu untersuchen.* (Die Volkmannsche ischämische Muskelkontraktur wird bei der suprakondylären Humerusfraktur abgehandelt.) Größere *Muskelzerreißungen* sind keine Seltenheit. Am Oberschenkel kann dann das Hämatom im Frakturbereich 1—2 l Blut enthalten. Bei Verletzungen des Beckens können die Fragmente *innere Organe* eröffnen oder abreißen (Harnblase, Darm, Harnröhre usw.). Im Vordergrund steht dann die drohende Peritonitis oder Urinphlegmone. Zu den primären Komplikationen gehören schließlich der *Schock* (siehe Allgemeine Chirurgie) und die *Fettembolie.*

27*

f) Fettembolie

Die alte Vorstellung, daß die Fettembolie Folge einer Einschwemmung von Fett in die Venen des Markraumes eines frakturierten Knochens sei, ließ sich experimentell widerlegen. Fettembolie sieht man auch bei schweren Erschütterungen (Absturz). Bei der Fettembolie fließen die feinstemulgierten Serumfette zu groben Tröpfchen zusammen, welche ausgedehnte Kapillarverstopfungen bedingen. Die pulmonale Fettembolie kann bereits zum Tode führen; besonders gefährlich ist die generalisierte Form der Fettembolie.

Symptome:

Gehirn: Bewußtlosigkeit, tiefes Koma, Streckstarre, zentrale Hyperthermie, zentrales Kreislaufversagen (Augenhintergrund untersuchen!).

Haut: Petechien am Oberkörper.

Lungen: Bronchopneumonie.

Herz: Tachykardie, Blutdruckabfall, im EKG Zeichen einer Überbelastung des rechten Ventrikels.

Nieren: Fettnachweis im Urin, Eiweiß positiv, im Sediment granulierte Zylinder, Harnstoffanstieg, Oligurie.

Leber: Leberschwellung, Ikterus.

Blut: Erhöhung der Serum-Transaminasen, Erhöhung der Serum-Lipasen.

Die **Therapie** der Fettembolie ist rein symptomatisch: Zentrale Dämpfung, Schockbekämpfung, Intubation oder Tracheotomie mit Sauerstoffbeatmung, intensiver antibiotischer Schutz wegen der Pneumoniegefahr. In desolaten Fällen hat man mit tiefer Äthernarkose oder Alkohol-Infusion versucht, das Fett im Plasma rein physikalisch zu lösen. Diese nicht ganz ungefährlichen Verfahren hat man in einigen Fällen mit Erfolg angewandt. Man kann auch intravenös Cholinphospholipide (Lipostabil) geben; bei dieser Substanzgruppe handelt es sich um einen physiologischen Emulgator und Stabilisator der Serumfette.

g) Lokale Komplikationen

Unter den lokalen Komplikationen wirkt sich die bereits erwähnte **Infektion** der Bruchstelle besonders nachteilig aus. Zur Infektion kann es nach offener Fraktur oder nach operativer Knochenbruchbehandlung kommen. Selbst die Infektion einer geschlossenen Fraktur ist möglich, wenn die bedeckenden Weichteile nekrotisch werden (z. B. Drucknekrose nach Hautquetschung, Druck einer Fragmentspitze, Gipsverband- oder Schienendruck). Zu den seltenen Fällen gehört die hämatogene Infektion des Bruchhämatoms bei geschlossener Fraktur; wir haben dieses Ereignis bei purulenter Cholezystitis, bei Pyonephrose und bei Angina phlegmonosa gesehen. *Die knöcherne Heilung wird durch die Infektion verzögert oder* gänzlich *unterbunden.* Besonders verhängnisvoll wirken sich anaerobe Infektionen aus; sie stellen die Erhaltung der Extremität in Frage oder bedrohen sogar das Leben des Verletzten.

Bei der **verzögerten Bruchheilung** werden die durchschnittlichen Heilungszeiten erheblich überschritten. Die Bruchstelle bleibt dann bei mechanischer Belastung nachgiebig und schmerzhaft. Hält dieser Zustand an und zeigen die Röntgenbilder bei weiteren Kontrollen eine Verbreiterung des Bruchspaltes, Sklerosierung der Fragmentflächen und Abdeckelung des Markraumes, so liegt eine **Pseudarthrose** vor. Solange beide Fragmente durch feste bindegewebige Brücken vereinigt werden und bei mechanischer Prüfung nur geringe Wackelbewegungen ausführbar sind, spricht man von *straffer Pseudarthrose;* sie beeinträchtigt mehr oder minder stark die Funktion. Fehlen diese Verbindungen, dann besteht eine *schlaffe Pseudarthrose* mit schweren Funktionsstörungen durch unbehinderte pathologische Beweglichkeit in Höhe der Knochenverletzung (zumeist am Oberarm, Abb. 228). Bei einem größeren Defekt zwischen den Knochenenden (Schußbruch, offener Stückbruch) spricht man von *Defektpseudarthrose* (Abb. 241). Eine Pseudarthrose wird zur

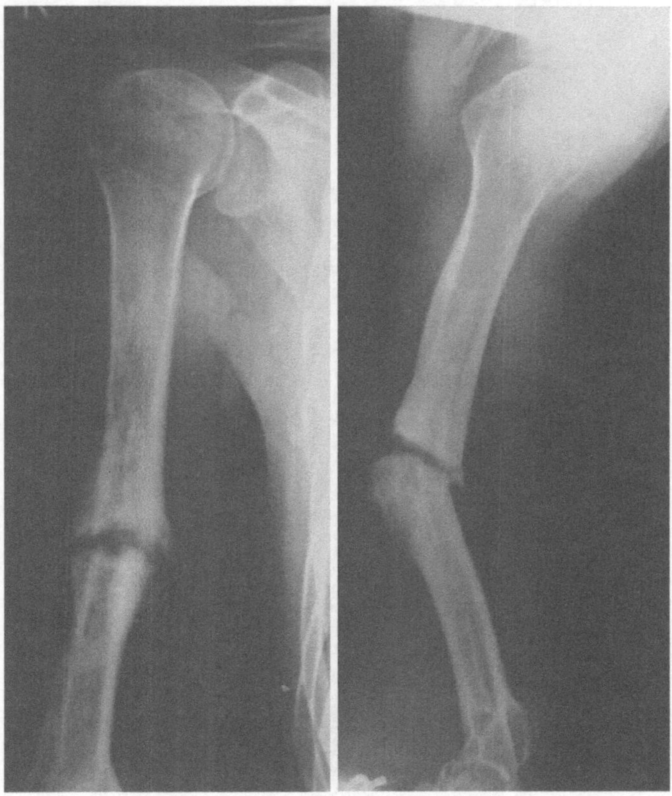

Abb. 228: Oberarmpseudarthrose re. bei einem 46j. Mann nach Querbruch vor 4 Jahren (Sammlung Chir. Univ.-Klinik München).

Nearthrose, wenn sich ein Falschgelenk ausbildet mit „Gelenkkopf" (Umformung des zentralen Fragmentendes) und „Gelenkpfanne" (Umformung des peripheren Fragmentendes), Synovia und Synovialflüssigkeit sowie mit Knorpel an den Gelenkflächen. Außer der Infektion sind als weitere Ursachen verzögerter oder ausbleibender knöcherner Heilung *mangelhafte Blutversorgung* eines Fragmentes (siehe medialer Schenkelhalsbruch) oder mechanische Belastung des provisorischen Kallus durch *Schubkräfte* (siehe Unterschenkelbruch) zu nennen.

Eine in vielen Fällen vermeidbare Spätkomplikation ist die **Heilung in Fehlstellung** (*Fractura male sanata);* dabei handelt es sich um eine Abweichung von der normalen Knochenform mit relativer Verkürzung durch Verbiegung der Achse. Am Oberarm wirkt sich eine Fehlstellung weniger nachteilig aus als am Ober- oder Unterschenkel, weil hier Fehlbelastungen der Gelenke zum vorzeitigen Verschleiß und somit zur sekundären Arthrosis deformans führen. Eine Beinverkürzung über 3 cm hat Beckenschiefstand und stärkere Krümmung der Wirbelsäule (Skoliose

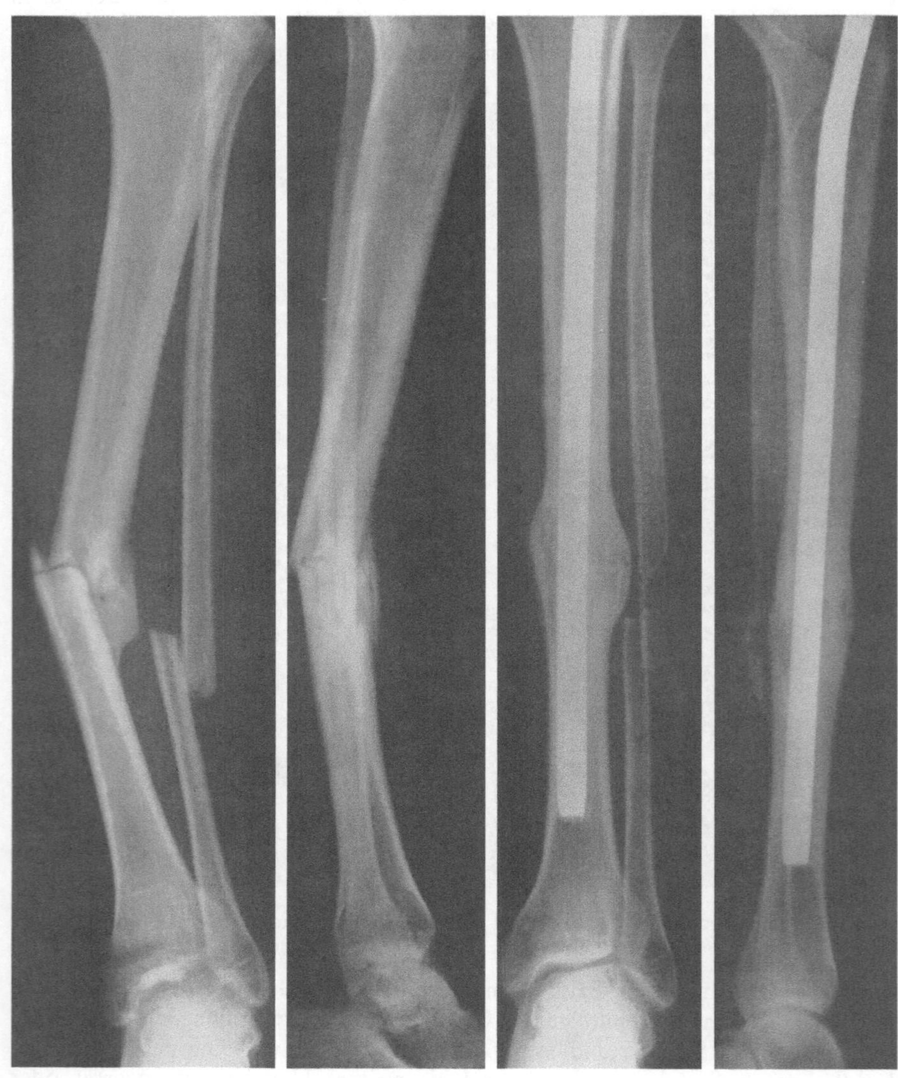

a   b   c   d

Abb. 229: Mehrfachverletzung eines 24j. Motorradfahrers: Schädel-Hirn-Verletzung, Schlüsselbeinbruch li., offener Ober- und Unterschenkelbruch li. Korrekturoperation wegen Bruchheilung in deformer Stellung: Osteotomie der Tibia, Aufbohrung der Markhöhle und Marknagelung, Kontinuitätsresektion der Fibula. Röntgenkontrolle nach 14 Monaten. (Der Nagel hätte 3 cm länger sein können!)

mit Spondylosis deformans) zur Folge. Wenn Knochenbrüche in Fehlstellung verheilt sind, so streben wir die Wiederherstellung der normalen Knochenform durch Osteotomie an. Anschließend muß die korrigierte Stellung der Fragmente durch stabile Osteosynthese (z. B. Marknagel, Abb. 229) aufrechterhalten werden.

Eine weitere Komplikation betrifft den Kallus; so sieht man **übermäßige Kallusbildung** *(Callus luxurians)* bei mangelhafter Ruhigstellung (z. B. an der Klavikula), ferner bei Mitverletzung der Muskulatur oder Periostablösung und bei der Tabes dorsalis. Der Callus luxurians ist weich und minderwertig. Findet sich Knochenneubildung in der Muskulatur und im interstitiellen Bindegewebe, so handelt es sich um eine *Myositis ossificans.* (Diese Bezeichnung ist unkorrekt; denn es besteht keine Entzündung!). In der Ellenbeuge Jugendlicher tritt nach Gelenkverletzungen und gewaltsamen passiven Bewegungsübungen die Myositis ossificans bevorzugt auf. — Zwischen den gebrochenen Unterarmknochen kann sich ein *Brückenkallus* entwickeln und die Unterarmdrehbewegung gänzlich blockieren. — Eine Fraktur des Kallus bei erneutem Unfall wird *Refraktur* genannt.

h) Sudeck-Syndrom

Eine praktisch bedeutsame Komplikation, die sich auf die ganze Extremität — besonders auf die peripheren Abschnitte — auswirkt, ist das Sudeck-Syndrom. Es tritt nicht nur nach Knochenverletzungen, sondern gelegentlich auch nach Thrombosen, Nervenläsionen, Entzündungen, nach Operationen, Weichteilschädigungen, durch strangulierende Verbände, Erfrierungen, Verbrennungen u. a. auf. In einigen Fällen spielt wahrscheinlich auch die individuelle Disposition eine Rolle. Das Leiden ist *Ausdruck einer Durchblutungs- und Stoffwechselstörung an Knochen und Weichteilen der Gliedmaßen.*

Es werden **3 Stadien** beobachtet: In der **Phase I** kommen 2 neurovaskuläre Reaktionsformen als Ausdruck des unterschiedlichen Verhaltens der peripheren Vasomotoren vor: Entweder die spastische Gefäßverengung (graublasse Zyanose) oder die Erweiterung der Kapillarlumina (rote oder rotblaue Zyanose). Das Ödem des Hand- bzw. Fußrückens entsteht durch Plasmaaustritt bei erhöhter Kapillarpermeabilität und verminderter Kapillarresistenz. Die Phase I ist ferner charakterisiert durch *Spontanschmerzen* in den kleinen Gelenken, erhöhte Hauttemperatur infolge peristatischer Hyperämie, Hyperidrose, bisweilen gesteigertes Haar- und Nagelwachstum, Muskelschwund durch schmerzbedingte Inaktivität der Gelenke. Röntgenologisch findet sich der akute kollaterale Umbau, wie er bei fast allen Knochenbrüchen als Ausdruck der „physiologischen Heilentzündung" angetroffen wird. So zeigt sich in der Phase I frühestens 14 Tage nach der Verletzung herdfern eine *kleinfleckige Entschattung* (Abb. 230) in den peripheren spongiösen Knochenabschnitten. Die Knochenveränderungen stellen sich erst nach Abbau des Mukopolysaccharidgerüstes ein. Wenn das erste oder akute Stadium (Phase I) nicht nach Wochen oder Monaten unmittelbar in Heilung übergeht, so kommt es zur Entgleisung in das zweite oder dystrophische Stadium (Phase II).

In der **Phase II** tritt ein Schwund der Kapillaren ein, dadurch wird der periphere interstitielle Stoffwechsel insuffizient. Zum klinischen Bild gehören in erster Linie Gelenkkontrakturen mit Schmerzen in den kleinen Gelenken. Im Röntgenbild findet man stärkere, *fleckige Entschattung* in den *Epi- und Metaphysen mit Auflockerung der Kortikalis* (Abb. 231). Die Dystrophie kann nach einigen Monaten

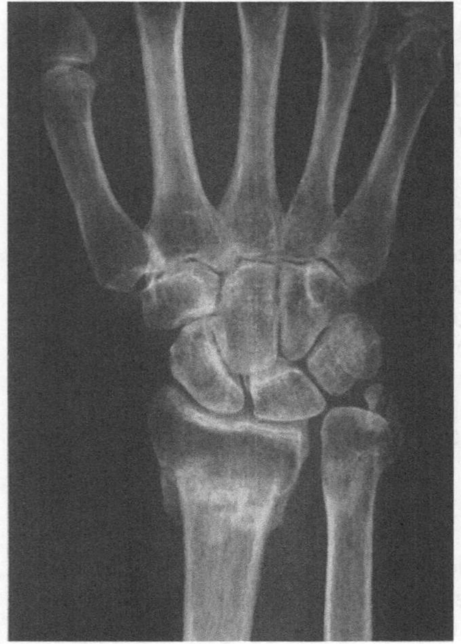 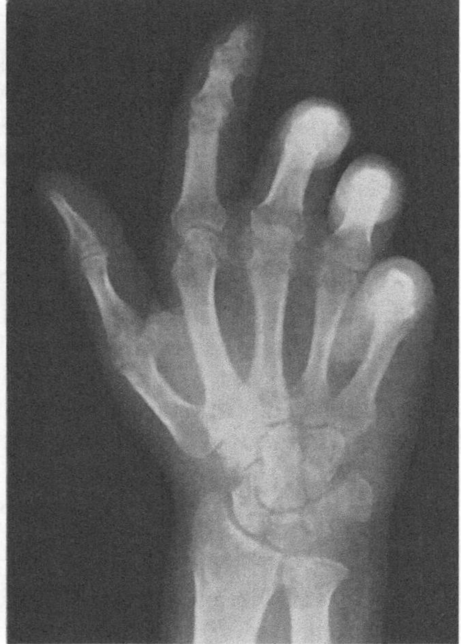

Abb. 230   Abb. 231

Abb. 230: Sudeck-Syndrom. Phase I oder Stadium der gesteigerten Heilentzündung. Kleinfleckige Entschattung in den peripheren spongiösen Knochenabschnitten (Unterarmbruch vor 7 Wochen).

Abb. 231: Sudeck-Syndrom. Phase II oder Stadium der Dystrophie. Fleckige Entschattung in den Epi- und Metaphysen mit Auflockerung der Kortikalis (vor 6 Monaten Aponeurektomie wegen Dupuytrenscher Kontraktur).

mit trophischen Veränderungen an Weichteilen und Knochen (grobsträhnige Struktur der Spongiosa) ausheilen oder in das dritte oder atrophische Stadium (Phase III) übergehen.

In der **Phase III** klingen die Gefäß- und Stoffwechselveränderungen ab. Es resultiert fibröse Umwandlung vor allem des Bindegewebes; die Muskulatur ist atrophisch, die Phalangen sind verschmächtigt und die Gelenke in Beugestellung versteift. In diesem Stadium zeigt das Röntgenbild *hochgradige Kalkarmut*, zarte *Knochenbälkchen*, und wie *mit Bleistift nachgezogene Zeichnung* der Kortikalis und Gelenkflächen (Abb. 232). Die Endatrophie bedeutet Defektheilung mit verminderter Anpassungsfähigkeit und Belastbarkeit.

Prophylaxe: Das Sudeck-Syndrom läßt sich bei Beachtung folgender prophylaktischer Maßnahmen weitestgehend vermeiden: Schonende Reposition von Frakturen und Luxationen, keine schnürenden Verbände, Fixierung der Gelenke in Mittelstellung, Hochlagerung, Ausschaltung des Wundschmerzes in den ersten Tagen (z. B. mit Dolantin), Verhütung des posttraumatischen oder postoperativen Ödems vom ersten Tage an durch i. v. Injektion des Antiödemwirkstoffes Aescin (z. B. Reparil), frühzeitiger Beginn mit *aktiven* Bewegungsübungen aller nicht fixierten Gelenke zur Verbesserung des Blut- und Lymphrückflusses.

Therapie: Die gleichen Maßnahmen wie bei der Prophylaxe kommen auch therapeutisch zur Anwendung. Zusätzlich ist in der Phase II die Sympathikusblockade mit Novocain wirksam (Ganglion stellatum für den Arm oder Ganglia lumbalia für das Bein). In der Phase III ist ein wesentlicher funktioneller Erfolg nicht mehr zu erreichen.

i) Allgemeine Komplikationen

Durch Bettlägerigkeit hervorgerufen, können bisweilen Störungen von seiten des Herzens, des Kreislaufes und der Atmung (Pneumonie) eintreten. Dekubitus läßt sich bei guter Verbandtechnik und Pflege zumeist vermeiden. Psychosen, Delirium tremens und Bildung von Nierenbeckensteinen sind seltenere Komplikationen.

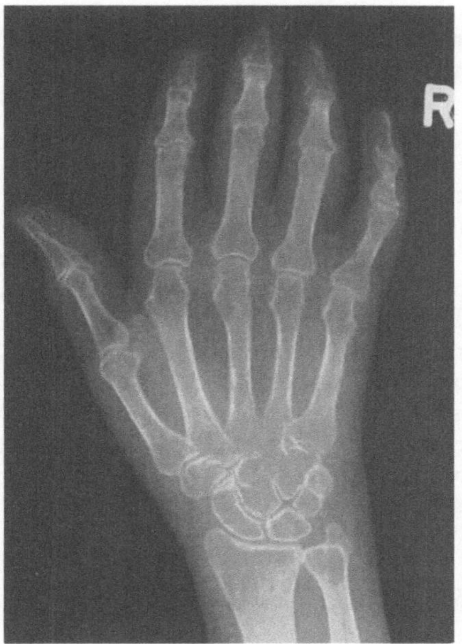

Abb. 232: Sudeck-Syndrom. Phase III oder Stadium der Endatrophie. Hochgradige Kalkarmut, zarte Knochenbälkchen und wie mit Bleistift nachgezogene Zeichnung der Kortikalis und der Gelenkflächen (Osteochondrosis cervicalis; Handversteifung nach zwölfmonatiger [!] Ruhigstellung).

k) Röntgendiagnostik

Bei jeder Knochenverletzung (auch beim Verdachtsfall!) müssen *Röntgenaufnahmen in 2* senkrecht aufeinander stehenden *Ebenen* so angefertigt werden, daß sowohl das *benachbarte periphere* als auch das zentrale Gelenk mit zur Darstellung kommen. Es ist falsch, sich mit nur einer Aufnahmeebene, einem kleinen Bildausschnitt oder mit der Durchleuchtung allein zu begnügen; dadurch sind bereits verhängnisvolle Irrtümer unterlaufen (Haftpflichtansprüche!). In Zweifelsfällen sind

Vergleichsaufnahmen von der unverletzten Seite — besonders bei Kindern — zur Sicherung der Diagnose erforderlich. Besondere Schwierigkeiten bietet der frische Kahnbeinbruch, welcher oft als Distorsion verkannt wird. Hier sind bisweilen *Spezialaufnahmen*, Funktions- und Vergrößerungsbilder (Feinfokusaufnahmen) und nochmalige *Kontrollen* nach 8- und 14tägiger Beobachtung heranzuziehen. Die einzelnen Schichten des Knochens lassen sich durch *Tomographie* darstellen (z. B. Wirbelkörperbrüche). Durch regelmäßig durchzuführende Kontrollaufnahmen (etwa alle 14 Tage) ist die Stellung der Fragmente und die Konsolidierung zu überwachen. Die *Gonaden* muß man *mit Bleiplatten abdecken*, um sie vor den keimschädigenden Röntgenstrahlen zu schützen. Jede erneute Dislokation muß sofort beseitigt werden, damit es nicht zur Heilung in Fehlstellung kommt.

l) Knochenbruchbehandlung

Zur Behandlung der Knochenbrüche kommen 3 Methoden in Betracht, welche ihre bestimmten Indikationen haben.

α) *Funktionelle Knochenbruchbehandlung*

Die funktionelle Behandlung eignet sich für eingekeilte Frakturen, Fissuren, Infraktionen. Bei diesem Vorgehen wird der verletzte Knochenabschnitt langsam steigernd *aktiv* bewegt. Die funktionelle Behandlung wendet man in erster Linie bei Brüchen im Bereich des Oberarmkopfes an. POELCHEN hat gezeigt, daß die frühzeitig einsetzende aktive Muskelarbeit reponierend und durchblutungsfördernd wirkt, so daß die Frakturheilung in kürzester Frist erfolgt (Oberarmkopf 3 bis 4 Wochen). Bei dem sog. *Poelchen-Verband* zur Behandlung der Oberarmkopfbrüche wird ein Trikotschlauch um den Arm festgeklebt (Mastisol), damit dieser während der Nacht mit einem Gewicht von 2 kg über einen Rollenzug extendiert werden kann. Am Tage werden mit einer Hantel (1,5—2 kg) aktive Pendelübungen ausgeführt. Das Pendelgewicht entspannt die Muskulatur und nimmt den Bruchschmerz.

β) *Konservative Knochenbruchbehandlung*

Die konservative Behandlung in einem ruhigstellenden Verband ist eine weitgehend ungefährliche Methode, mit der es gelingt, *die meisten Brüche* in befriedigender Stellung *zur Ausheilung zu bringen*. L. BÖHLER hat sich große Verdienste in der konservativen Knochenbruchbehandlung erworben. Am Unfalltag erfolgt die **Reposition** der Fragmente unter Zug und Gegenzug. Bisweilen reicht die manuelle Kraft nicht aus, so daß man mit Spindelschrauben arbeiten muß. Der Leitsatz lautet: *Man muß bei der Reposition das periphere Fragment auf die Achse des zentralen einstellen und die Retention der Bruchstücke bis zur knöchernen Heilung aufrechterhalten* (Abb. 233).
Zur Retention oder Fixation der Bruchstücke benutzt man bevorzugt erhärtende Verbände wie z. B. den **Gipsverband.** Diese Verbände müssen so bemessen sein, daß sie das benachbarte zentrale und periphere Gelenk ruhigstellen. Am geeignetsten ist der anmodellierte Gipsverband, welcher auf den holländischen Militärarzt MATHYSEN (1852) zurückgeht. Bei *frischen Verletzungen* ist ein *gepolsterter Gips-*

verband anzulegen und *sofort* bis auf den letzten Faden der Länge nach *zu spalten*, weil noch mit einer Schwellung der verletzten Extremität gerechnet werden muß. Durch Umwickeln einer Mullbinde erhält der aufgeschnittene Verband genügend Halt. Die Polsterung (Schaumstoff, Filz, Watte) schützt vor Hautdruckstellen und Nervenläsionen (N. peronaeus!). An Stelle des zirkulären aufgeschnittenen Gips-

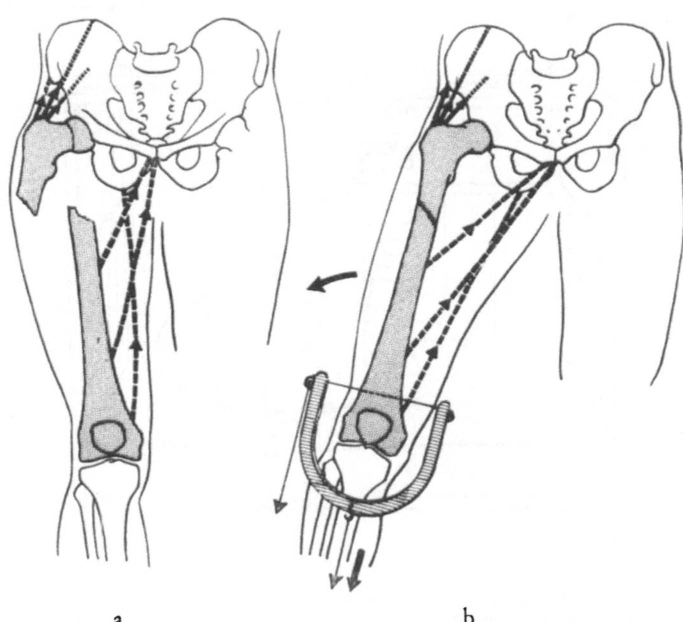

a   b

Abb. 233: Oberschenkelschaftbruch im zentralen Drittel. Schema in Frontalebene nach KLAPP und RÜCKERT. a) Verlagerung des proximalen Bruchstückes im Sinne der Abduktion und Außenrotation durch die Glutäalmuskulatur. Verlagerung des distalen Bruchstückes medialwärts und im Sinne der Verkürzung durch den Zug der Adduktorengruppe. b) Ausgleich der Verschiebungen. Suprakondylärer Drahtzug in Abduktionsrichtung, um das untere Bruchstück in Verlängerung des oberen zu bringen. Rotationszug am lateralen Bügelende, um dem Zug der Adduktoren entgegenzuwirken.

verbandes kann man bei frischen Knochenverletzungen auch einen *Gipsschienenverband* legen, dabei bedecken Gipslonguetten jeweils die halbe Zirkumferenz des Gliedes. *Nach Abklingen der Schwellung* gibt der *ungepolsterte zirkuläre Gipsverband* einen guten Halt; nur Knochenvorsprünge und Verbandränder erhalten ein Polster. Schienen (Arm-Abduktionsschiene, Volkmann-Schiene oder Braunsche Schiene für das Bein [Abb. 235]) dienen lediglich der Lagerung. Nach genügender Festigung der Fraktur können Beingipse durch Anbringen einer Gehrolle, eines Gehbügels oder Gummistopfens in einen *Gehgipsverband* umgewandelt werden.

Bei Schrägbrüchen langer Röhrenknochen führt der Muskelzug zur Verkürzung. Durch einen **Streckverband** läßt sich die Verkürzung ausgleichen. Wir streben diesen Ausgleich besonders am Bein an, weil sich hier eine Verkürzung von mehr als 3 cm funktionell nachteilig auswirkt. Streckverbände können entweder an der Haut und damit an den Weichteilen oder am Knochen angreifen; sie bewirken

gleichzeitig Reposition und Retention der Fragmente. Den *Heftpflasterstreck-
verband* nach BARDENHEUER wenden wir auch heute noch zur Behandlung der
Oberschenkelfraktur des Kleinkindes an, dabei wird ein U-förmiger Heftpflasterstreifen mit seinen Schenkeln in ganzer Beinlänge auf die Haut der Innen- und
Außenseite aufgeklebt und unter der Fußsohle durch ein Querholz gespreizt gehalten (Abb. 234). Man darf nur mit geringen Gewichten extendieren und muß den
Verbandsitz ständig überprüfen, weil die Pflasterstreifen leicht wegrutschen und

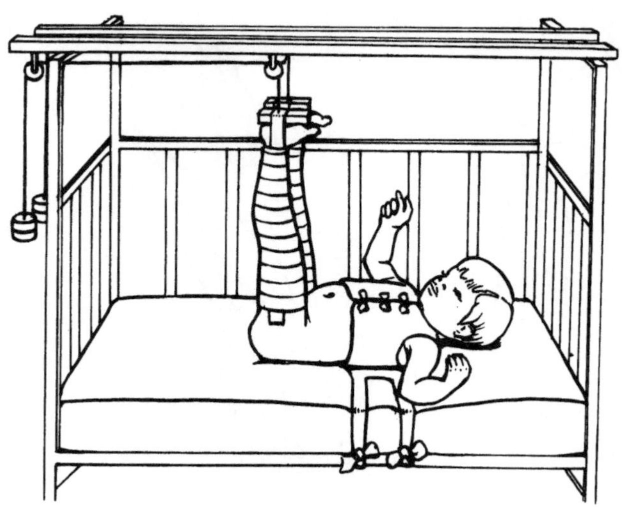

Abb. 234: Vertikale Extension nach BARDENHEUER bei Oberschenkelbruch des Kleinkindes. Die Extension erfolgt an beiden Beinen. BLOUNT empfiehlt, beim Schwebestreck
den Oberkörper durch ein Mieder an das Bett zu fixieren.

ischämische Nekrosen entstehen können. Bei Erwachsenen läßt man die Extension
am Knochen angreifen; sie ist dann wirkungsvoller. Zur *knöchernen Extension* be-
nützt man starre Nägel (Steinmann-Nagel für spongiösen Knochen) oder Kirschner-
Drähte, die mittels Spannbügel gespannt werden. Der Kirschner-Draht wird mit
Spezialgeräten entweder eingebohrt oder nach einem Vorschlag von ZENKER besser
eingeschlagen, um thermische Schädigungen der Gewebe zu vermeiden. Der Ex-
tensionsverband (Abb. 235) in Kombination mit Gipsschiene und Hochlagerung
auf Braunscher Schiene eignet sich besonders zur Behandlung der Unterschenkel-
drehbrüche im distalen Drittel. Die Angriffspunkte für knöcherne Extensionen sind
so zu wählen, daß Gelenke nicht perforiert und Gefäße oder Nerven nicht irritiert
werden (am Oberschenkel richtiger Sitz suprakondylär, am Unterschenkel in Höhe
der Tuberositas tibiae, am Fuß im dorsalen Anteil des Fersenbeins, an der Elle im
proximalen Drittel, an der Mittelhand durch die Diaphysen der Metakarpalia 2—4;
bei Halswirbelverletzungen kann man die knöcherne Extension an den Scheitel-
beinen mit Hilfe der Crutchfield-Klammer — Abb. 286 — anbringen). Streckverbände dürfen die Gelenke nicht überdehnen (Schlottergelenke!). Streckverbände
sollen nicht zu lange liegen, weil bei Distraktion der Fragmente Pseudarthrosen
entstehen können.

Bei jeder Verbandbehandlung muß man auf Klagen des Patienten achten und den Ursachen der Beschwerden durch Überprüfung des Verbandsitzes sofort nachgehen. Schmerzstillende Mittel und Zuwarten wirken sich in solchen Fällen immer verhängnisvoll aus. Aktive Bewegungen aller nicht ruhiggestellten Gelenke fördern die Durchblutung und die Bruchheilung, verhindern Kontrakturen (gefährdet sind Finger- und Zehengelenke!) und wirken der Muskelatrophie entgegen.

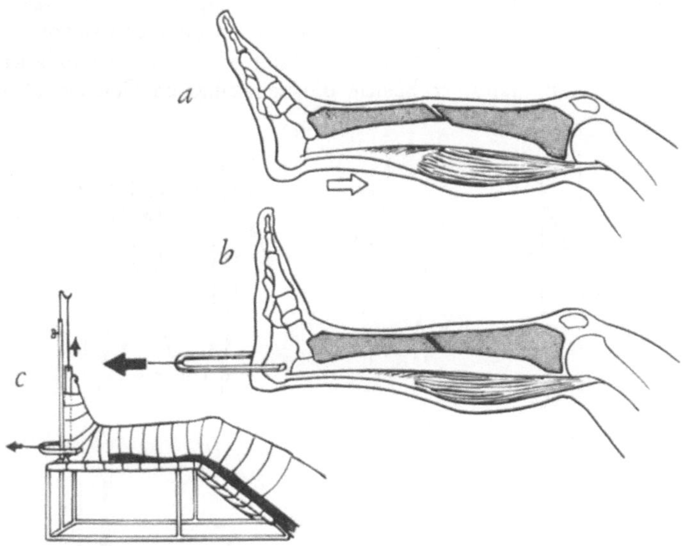

Abb. 235: Unterschenkelschrägbruch. Schema in seitlicher Ansicht nach KLAPP und RÜCKERT. a) Durch Zug der Wadenmuskulatur wird das distale Bruchstück nach vorn gehebelt, der Fuß gerät in Spitzfußstellung. b) Extensionsverband an richtiger Stelle durch den hinteren Fersenbeinfortsatz nahe dem Ansatz der Achillessehne und Längszug mit 2—3 kg Gewicht. Durch den unmittelbaren Gegenzug in Fortsetzung der Achillessehne entsteht richtige Hebelwirkung mit Drehpunkt im oberen Sprunggelenk. Der Fuß stellt sich von selbst in Winkelstellung von 90°. Das distale Bruchstück sinkt in die richtige Stellung zurück. c) Lagerung auf Gipsschiene und Braunscher Schiene. Der Fuß ist bis zum Sprunggelenk bereits mit einer Binde angewickelt.

Pflasterverbände sind Behelfsmaßnahmen, weil sie die Fragmente nicht genügend fixieren. Bei Rippenbrüchen wird ein dachziegelartig von unten nach oben jeweils im Exspirium angelegter Heftpflasterverband als angenehm empfunden, weil er die Atemexkursionen der verletzten Thoraxseite einengt und somit den Bruchschmerz lindert.

γ) *Operative Knochenbruchbehandlung*

Die operative Knochenbruchbehandlung ist indiziert:
a) bei Brüchen, welche sich konservativ nicht einstellen oder fixieren lassen;
b) bei mehreren Knochenbrüchen an einer Extremität, weil hier die konservative Behandlung auf erhebliche technische Schwierigkeiten stößt (z. B. einseitiger Ober- und Unterschenkelbruch);

c) bei nicht korrigierbaren Dislozierungen (z. B. Olekranon- oder Patellarfraktur mit Distraktion der Fragmente);

d) bei interponierten Weichteilen (z. B. Periostfetzen oder Gelenkbänder im Frakturspalt eines abgebrochenen Malleolus medialis, welche die Reposition verhindern);

e) bei Gelenkbrüchen mit Verlagerung der Gelenkflächen (z. B. Tibiakopf);

f) bei Nebenverletzungen (Gefäße, Nerven);

g) bei alten Menschen zur Abkürzung des Krankenlagers (z. B. frühzeitige Nagelung des Schenkelhalsbruches alter Menschen aus vitaler Indikation).

Mit der operativen Knochenbruchbehandlung will man eine möglichst *stabile Osteosynthese* erzielen, damit frühzeitig die benachbarten Gelenke aktiv bewegt

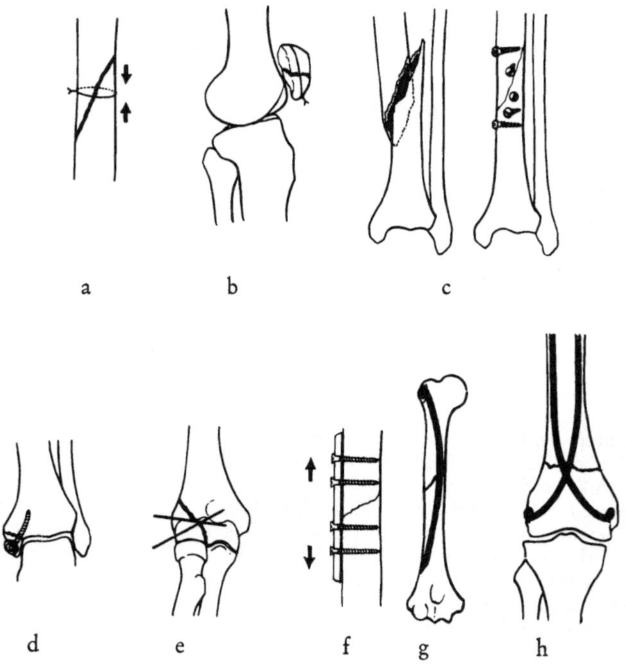

Abb. 236: Möglichkeiten der operativen Knochenbruchbehandlung, welche nur zur *relativen* Stabilität führen. a) Die Drahtumschlingung bei einem Schrägbruch soll lediglich adaptieren und nicht strangulieren. Die Pfeile bedeuten, daß noch eine Verkürzung möglich sein soll. b) Cerclage bei Kniescheibenquerbruch. c) Verschraubung eines Unterschenkelschrägbruches. d) Längselastische Spongiosafeder bei Abbruch des Innenknöchels. e) Bohrdrähte zur Fixation des abgebrochenen Condylus radialis humeri. f) Die Lanesche Platte unterhält eine Sperrwirkung und verhindert die knöcherne Konsolidierung. g) Rush-Pin am Oberarm, richtig geschränkt eingeführt, ergibt einen Dreipunktedruck und festen Sitz. h) Metaphysärer Oberschenkelbruch, mit 2 Rush-Pins versorgt.

werden können und alle Schädigungen unterbleiben, welche sonst an Weichteilen und Gelenken nach längerer Ruhigstellung auftreten („Frakturkrankheit"). Durch die **Osteosynthese** erreicht man lediglich eine übungsstabile Festigung des Bruches, aber *keine Belastungsstabilität.* Jede operative Frakturbehandlung bringt Gefahren mit sich; sie soll daher nur dort ausgeführt werden, wo alle operationstechnischen Voraussetzungen bestehen und die speziellen Operationstechniken sicher beherrscht werden.

Kontraindiziert ist die *operative Frakturbehandlung* bei *noch bestehender Schockbereitschaft*, bei *Hautdruckstellen im Frakturbereich* und bei komplikationslosen *Schaftbrüchen im Kindesalter.*

Unter den verschiedenen *Osteosynthesearten* führen einige Verfahren nur zur **relativen Stabilität** (Abb. 236), so daß noch zusätzlich ein fixierender Verband benötigt wird. Hierzu gehören Drahtnaht, Drahtligatur (Cerclage), Schrauben, Bohrdrähte, kurze Metallschiene (Lanesche Platte) ohne Kompressionswirkung auf den Bruchspalt und die Rush-Pins. Die Drahtumschlingung (z. B. an der Tibia beim Unterschenkeldrehbruch im distalen Drittel) gibt nur dann gute Resultate, wenn die schräg verlaufenden Bruchlinien lediglich mit *einem* Draht oder höchstens mit 2 Drähten adaptiert werden. Es ist falsch, mehr als 2 Drahtumschlingungen strangulierend anzulegen. Die Röntgenbilder zeigen zwar anfänglich eine ideale Reposition, aber das Spätergebnis ist schlecht, weil ausbleibende Kallusbildung und zirkuläre Knochenresorption zur Pseudarthrosenbildung führen. Die Cerclage gibt beim Kniescheibenbruch gute Ergebnisse, wenn die Gelenkfläche der Patella stufenlos ausheilt. Schrauben (besonders die Federkopfschraube und die längselastische Spongiosafeder) sowie kurze Bohrdrähte eignen sich zur Fixation kleinerer Gelenkfragmente, welche nicht unter Muskelzug oder Gelenkflächendruck stehen. Die Lanesche Platte hat den Nachteil der Sperrwirkung; man hat nach ihrer Anwendung recht häufig Pseudarthrosenbildung gesehen. Die intramedulläre Metallschienung zur Frakturfixation geht auf RUSH (1926) zurück. Mit dem Rush-Pin läßt sich ein gebrochener Röhrenknochen vom Markraum aus durch längselastische Verklemmung versorgen. Mitunter benötigt man für metaphysäre Frakturen 2 sich kreuzende Rush-Pins. Wenn der Rush-Pin nicht korrekt mit dem Schränkeisen gebogen wird und somit eine Verklemmung im Markraum ausbleibt, unterliegt er den Scher- und Biegekräften; es kann zum Materialbruch kommen (Abb. 237).

Andere Verfahren führen zur **absoluten Stabilität,** so daß die Fraktur von Anfang an übungsstabil ist. Aber eine operativ versorgte Fraktur ist *nicht* etwa *vorzeitig belastungsfähig;* denn die Heilungszeiten lassen sich nicht verkürzen. Eine wirklich *stabile Osteosynthese* ist mit der *Marknagelung* nach KÜNTSCHER (1939) erreichbar; dabei wird der Markraum großzügig aufgebohrt und ein großkalibriger Nagel formschlüssig in ganzer Länge des Markraums eingeschlagen (Abb. 238 a). Die Einschlagstellen liegen in Gelenknähe; so wird z. B. der Tibianagel dicht oberhalb der Tuberositas tibiae eingeführt. Wenn die Bruchstelle nicht durch Hautschnitt eröffnet und freigelegt wird, spricht man vom „geschlossenen Verfahren" und im anderen Falle vom „offenen Verfahren". Der Küntscher-Nagel ist im Querschnitt etwa kleeblattförmig, so daß durch elastische Verklemmung im Knochenrohr fester Sitz gewährleistet ist. Ein auf diese Weise versorgter Ober- oder Unterschenkelquerbruch im mittleren Schaftdrittel ist im Gegensatz zu den anderen Osteosyntheseverfahren sogar frühzeitig belastungsfähig. Eine Weiterentwicklung der Laneschen Platte ist die *AO-Druckplatte* (AO — Arbeitsgemeinschaft für Osteosynthesefragen — Schweiz —), die mit Spannvorrichtung und Schrauben so angebracht wird, daß beide Fragmente permanent unter Kompression stehen (Abb. 238 b und 255). Der Bruchspalt ist kaum sichtbar. Es erfolgt „Primärheilung" der Knochenwunde (angiogene Ossifikation); daher sieht man bei den ideal reponierten und sicher stabilisierten Frakturen keinen Kallus. Die *AO-Winkelplatte* dient zur Versorgung gelenknaher Frakturen oder von Gelenkbrüchen (Abb. 238 c). Der rostfreie *Dreilamellennagel* von SMITH-PETERSON (1925 erstmalig angegeben) bewährte sich zur Nagelung des gebrochenen Schenkelhalses. Als besonderer Vorteil erwies sich der laterale Zugang ohne Freilegung der Bruchstelle. Weiterentwicklungen für diese Bruchform sind Laschennägel, Laschenschrauben und Winkelplatten (Abb. 238 d und e). Überprüfung der Fragmentstellung und Lage

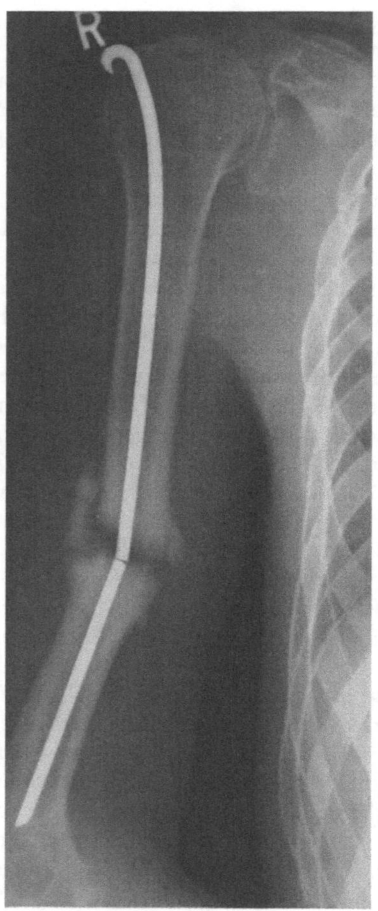

Abb. 237: Materialbruch des Rush-Pin in Höhe des Oberarmquerbruches mit nachfolgender Pseudarthrose. (Bei Oberarmschaftbrüchen soll man der konservativen Behandlung den Vorzug geben!)

der Allenthese werden durch Bildverstärker-Röntgeneinrichtung mit Fernsehübertragung wesentlich erleichtert. — Eine Allenthese wird nach knöcherner Heilung der Fraktur (spätestens jedoch nach 1 Jahr) entfernt. Bei alten Menschen mit nur noch kurzer Lebenserwartung kann man z. B. einen Marknagel belassen. — Osteosynthese-Material aus heteroplastischen Knochen wird bisweilen in Form von

Knochenschrauben oder Knochenstiften (z. B. bei Gelenkbrüchen) benutzt. Dieses Material wird abgebaut und gelegentlich im knöchernen Lager nicht toleriert.

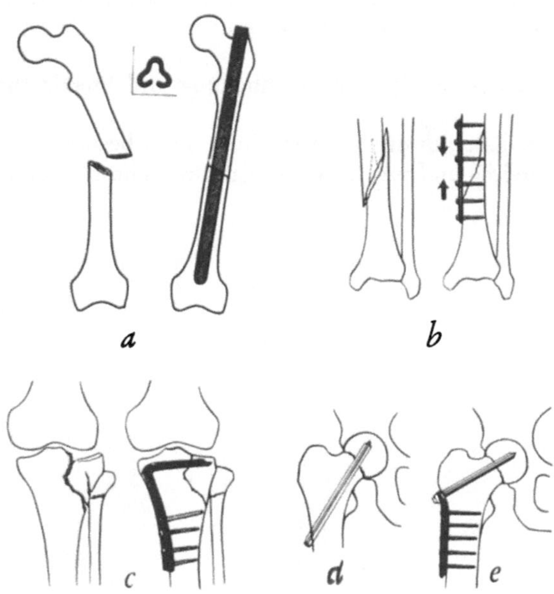

Abb. 238: Möglichkeiten der operativen Knochenbruchbehandlung, welche zur *absoluten* Stabilität führen. a) Intramedulläre Frakturfixation durch dicken Marknagel (z. B. Nagel nach KÜNTSCHER mit kleeblattförmigem Querschnitt — siehe Insertbild) mit vorangegangener Aufbohrung der Markhöhle. b) Unterschenkelbruch mit AO-Druckplatte versorgt, so daß beide Fragmente unter Kompression stehen. c) Schienbeinkopfbruch, mit AO-Winkelplatte versorgt. d) Dreilamellennagel nach SMITH-PETERSON bei medialem Schenkelhalsbruch. c) Laschennagel nach McLAUGHLIN.

m) Offene Knochenbrüche

Auf die Gefahren der offenen Fraktur wurde bereits in den Abschnitten „Mitverletzungen" und „Lokale Komplikationen" hingewiesen.

Therapie: Die Platz-, Riß-, Quetsch-, Lappen- oder Defektwunden müssen genau ausgeschnitten (Wundtoilette nach LEXER) und spannungslos verschlossen werden; dazu sind bisweilen Entlastungsschnitte oder Hautplastiken erforderlich (siehe Kapitel: Plastiken und Transplantationen). Nachdem die offene Fraktur in eine geschlossene verwandelt ist, kann die weitere Bruchbehandlung konservativ im Gips- und Streckverband (Abb. 234 und 235) oder mit einem der bereits geschilderten Osteosyntheseverfahren erfolgen. Selbst nach glatter Wundheilung festigt sich die Fraktur häufig verzögert, so daß man mit längeren Heilungszeiten rechnen muß. Auf Komplikationen durch Wundeiterung im Bruchbereich wurde bereits hingewiesen. Sind danach Korrekturoperationen wegen Heilung in Fehlstellung oder Pseudarthrosenbildung erforderlich, so müssen diese auf $^1/_2$ Jahr oder noch länger zurückgestellt werden. Vor der Korrekturoperation kann man als Test lokale

Überwärmung (Kurzwellen-Diathermie) vornehmen. Bleiben danach lokale Reaktionen (Schmerzen, Rötung) aus und zeigen Körpertemperatur und Leukozyten
gleichbleibend Normalwerte, so ist ein Aufflackern der Infektion nach der Korrekturoperation wenig wahrscheinlich. — Schußbrüche sind offene Knochenbrüche,
bei denen die Prognose besonders ernst zu stellen ist.

n) Behandlung bei verzögerter Bruchheilung und Pseudarthrosenbildung

Medikamentös läßt sich die Frakturheilung *nicht* beeinflussen. Günstig wirken
sich aus: Vitaminreiche und proteinreiche Nahrung, Phosphorpräparate, Kalksalze

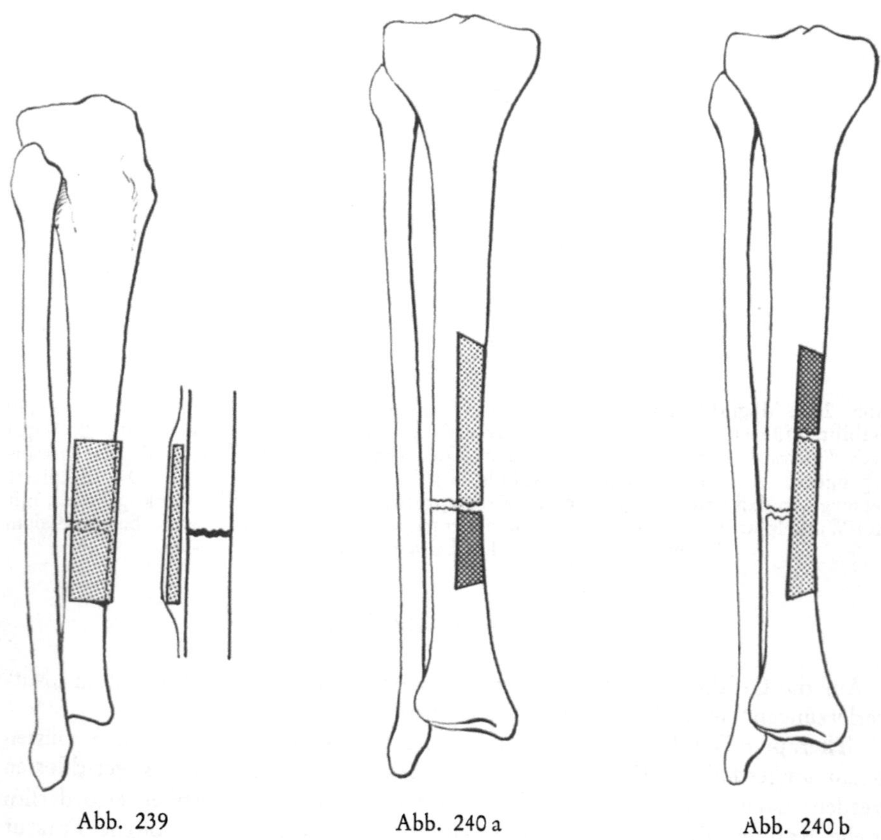

Abb. 239   Abb. 240 a   Abb. 240 b

Abb. 239: Subperiostale Spananlagerung nach PHEMISTER (autoplastischer oder hetero-
plastischer Span = sog. KIELER-Knochenspan). Die Pseudarthrose wird nicht reseziert.

Abb. 240: Verriegelungsplastik nach LEXER. Beispiel: Tibiapseudarthrose. Zwei Kortikalisblöcke werden im Längenverhältnis 1 : 2 aus beiden Knochenenden entnommen (a)
und nach Austausch eingesetzt, so daß das größere Knochenstück den Pseudarthrosenspalt
überbrückt und das kleinere Knochenstück die Verriegelung vervollständigt (b). Das
Bindegewebe im Pseudarthrosenspalt ossifiziert.

und lokale Maßnahmen wie z. B. Beseitigung von Störfaktoren (unzureichende Ruhigstellung). Lokale Reize zur Bildung eines neuen Frakturmilieus können die Konsolidierung fördern.

α) Verzögerte Bruchheilung

Becksche Bohrung: Mit feinem Bohrer werden perkutan Bruchstelle und beide Bruchenden mehrfach in verschiedenen Richtungen perforiert.

Gehgipsverband: z. B. bei verzögert heilendem Querbruch des Schienbeins. Unterstützend wirkt die Kontinuitätsresektion des Wadenbeins (Abb. 229).

β) Straffe Pseudarthrose

Subperiostale Spananlagerung nach PHEMISTER (Abb. 239): Der Span hat eine biologische Aufgabe zu erfüllen. Das transplantierte Knochengewebe wirkt induzierend, so daß das Bindegewebe im Bruchspalt ossifiziert. Die Pseudarthrose wird nicht reseziert.

Verriegelungsplastik nach LEXER (Abb. 240): Das Prinzip beruht auf dem Austausch zweier verschieden großer Kortikalisblöcke in Höhe des Pseudarthrosenspaltes.

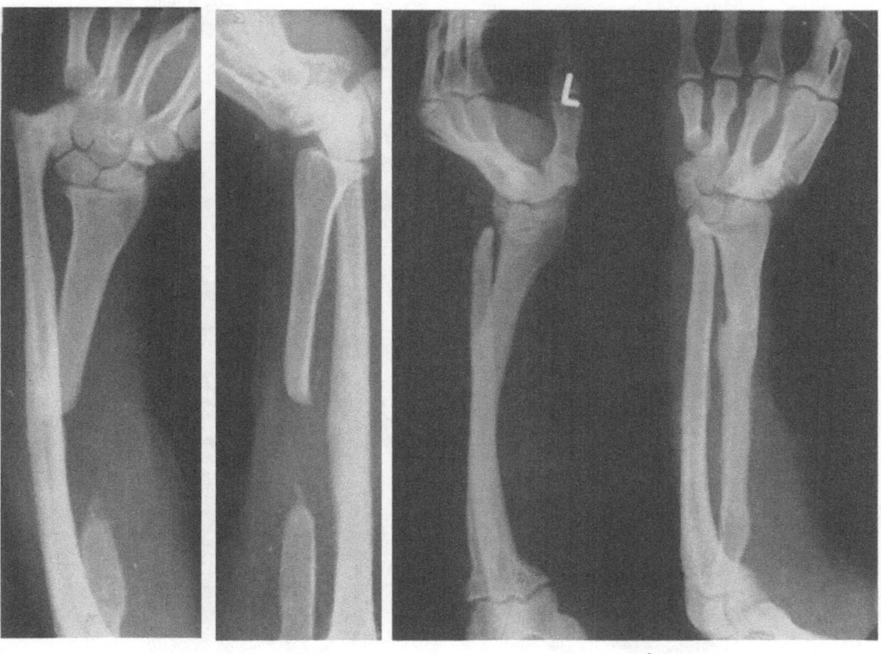

a   b

Abb. 241: Defektpseudarthrose der li. Speiche mit relativer Verlängerung der Elle (Ulnavorschub) bei einer 42j. Frau (a). Überbrückung des Defektes durch ein autoplastisches Knochentransplantat (Fibula) und Verkürzung der Ulna. Spätergebnis nach 7 Jahren (b). (Sammlung Chir. Univ.-Klinik München.)

28*

Längsaufsägung des Frakturbereiches nach BRANDIS.

Aufsplitterung nach KIRSCHNER: Diese Aufsplitterung in Längsrichtung mit dem Meißel setzt einen sehr wirksamen Reiz im alten Frakturbereich.

Marknagelung nach KÜNTSCHER mit geschlossener Aufbohrung des Markraumes durch die Pseudarthrose hindurch. Das Vorgehen ist sehr erfolgssicher und daher zur Methode der Wahl geworden.

γ) Defektpseudarthrosen

Bei Defektpseudarthrosen sind sparsame Anfrischung der Enden, tischlermäßiger Einbau größerer Überbrückungstransplantate und deren sichere Fixation erforderlich (Abb. 241). Bleibt die knöcherne Heilung aus, so muß ein Schienenhülsenapparat getragen werden (Abb. 242).

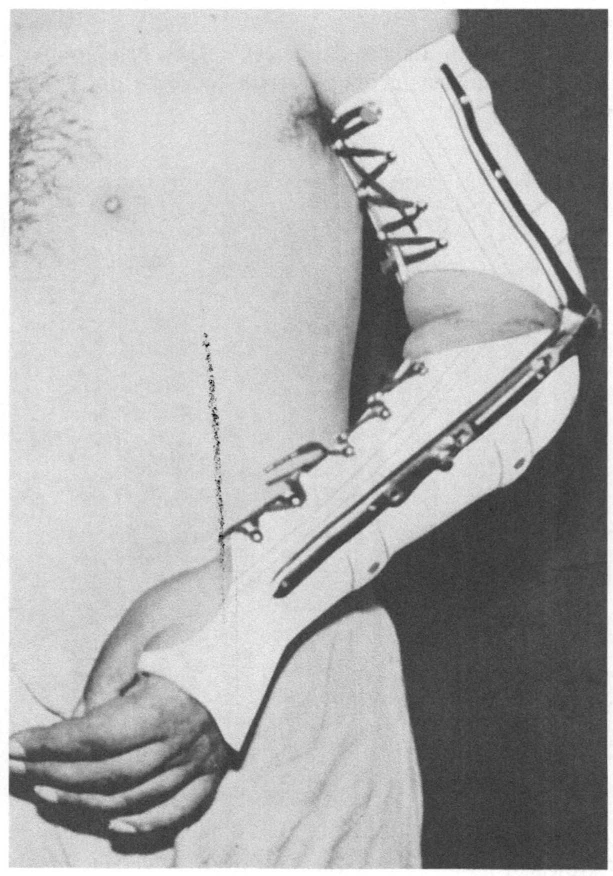

Abb. 242: Schienenhülsenapparat zur Fixation des Ellenbogengelenkes bei einer Defektpseudarthrose.

Die Schwierigkeiten der Osteosyntheseverfahren darf man nicht unterschätzen; sie verlangen Erfahrung, Geschick, dreidimensionales Denken und strengste Asepsis vom gesamten Personal.

o) Übungsbehandlung

Die durch die Verletzung aufgetretenen primären und sekundären Schäden sollen durch die Übungsbehandlung möglichst vollständig beseitigt werden (*Rehabilitation*); diesem Ziele dienen *Krankengymnastik* und *physikalische Therapie*. Mit *aktiven Übungen* unter Aufsicht einer Krankengymnastin bessern sich die Durchblutung, die Beweglichkeit der Gelenke und der Kräftezustand der Muskulatur. Der Leitsatz von L. Böhler lautet: *„Keine Übung darf Schmerzen bereiten."* Gewaltsam durchgeführte passive Übungen, welche gegen diesen Leitsatz verstoßen, setzen schädliche Reize. Der Zustand verschlechtert sich durch Zunahme der Schwellung, Verstärkung der Schmerzen und Progredienz der Gelenksteife (viel Unheil ist durch zu forsches Vorgehen bereits angerichtet worden — besonders an verletzten Händen!). — Unter den *physikalischen Maßnahmen* sind Wechselbäder zur Förderung der Durchblutung und Beseitigung der Schwellungsneigung besonders wirksam. Verletzte Hände läßt man im warmen Handbad üben (Schwammkompression!). Je weniger die Übungsbehandlung die Gelenke reizt, desto schneller kehrt die freie Beweglichkeit zurück, deshalb ist der aktive Gebrauch in gewohnter Arbeit ohne zusätzliche Maßnahmen zumeist die beste „Nachbehandlung".

E. Spezielle Knochenverletzungen der oberen Extremität

1. Brüche im Bereich des Schultergürtels

a) Schlüsselbein

Das S-förmig gekrümmte Schlüsselbein liegt wie eine Verstrebung zwischen Arm und Brustkorb; es ist häufig direkten und indirekten Gewalteinwirkungen ausgesetzt. Der indirekte Bruch erfolgt beim Fall auf den ausgestreckten Arm oder auf die Schulter (z. B. Sturz vom Pferd). Man sieht Biegungsbrüche (bisweilen mit Bruchkeil), Quer-, Schräg- und Stückbrüche. Die Brüche liegen zumeist im mittleren Drittel, seltener am sternalen oder akromialen Ende. Durch den Zug des M. sternocleidomastoideus und das Gewicht des Armes ergibt sich die typische Dislokation der Fragmente: Verschiebung des zentralen Fragmentes kranialwärts und des peripheren kaudalwärts (Abb. 243). Da die Pektoralismuskulatur das laterale Bruchstück gegen den Brustkorb zieht, entsteht eine Verkürzung mit Überlagerung der Fragmente und Verminderung der Schulterbreite auf der verletzten Seite. — Zu den selten einmal auftretenden Komplikationen zählen Mitverletzung der Gefäße (A. und V. subclavia), des Plexus brachialis, der Pleura, der Lunge und das Anspießen der Haut durch eine Fragmentspitze.

Therapie: Für die Behandlung des Schlüsselbeinbruches genügt in den meisten Fällen — besonders bei Kindern — ein Rucksackverband (Abb. 244). Bei starkem Bruchschmerz kann bei Erwachsenen für die ersten Tage ein Desault-Verband in Betracht kommen, weil er den Schultergürtel besser fixiert (Abb. 245). Da bei älteren Menschen die Versteifungsgefahr des Armes in Adduktionsstellung beträchtlich ist, muß nach wenigen Tagen der Desault-Verband abgenommen werden. Die Fraktur ist gewöhnlich nach etwa 4 Wochen konsolidiert. Liegt eine der zuvor

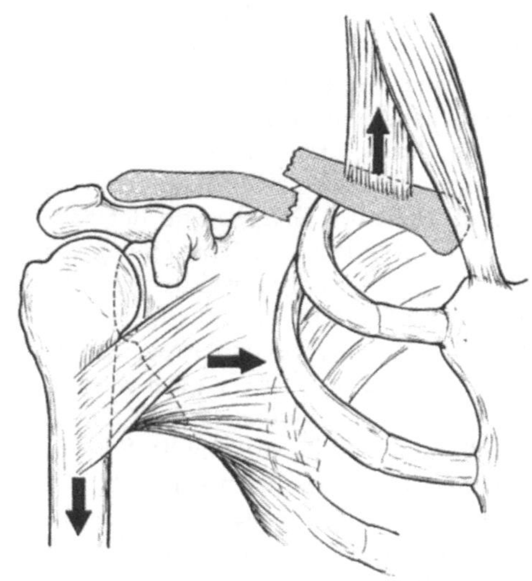

Abb. 243: Die typische Dislokation der Bruchstücke beim Schlüsselbeinbruch: Das zentrale Fragment wird durch den M. sternocleidomastoideus hochgezogen, das periphere Fragment steht durch das Eigengewicht des Armes tiefer. Die Verkürzung kommt durch Zug der Pektoralismuskulatur zustande.

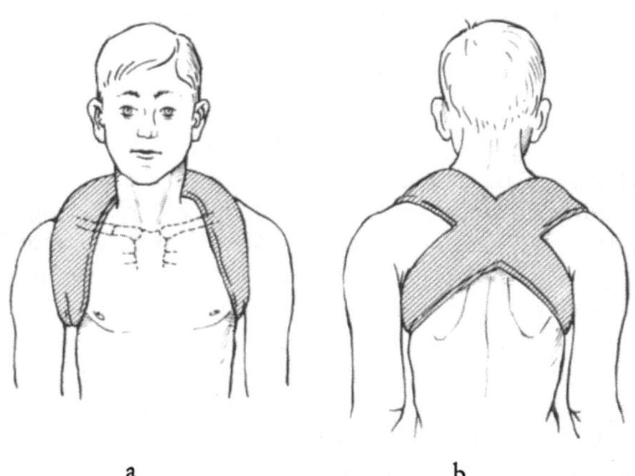

a   b

Abb. 244: Der Rucksackverband ist beim Schlüsselbeinbruch (a) so anzulegen, daß die Schultern nach hinten geführt werden, um die Verkürzung auszugleichen (b).

genannten Komplikationen vor, so genügt nach deren Versorgung häufig als einfachste Maßnahme die Fixation der Bruchstücke durch einen Kirschner-Draht. Damit der Draht nicht wandert und ein Gefäß verletzt, muß die Drahtspitze umgebogen und in den Knochen versenkt werden. Ein kurzer Rush-Pin paßt sich der Knochenform gut an. Nach mangelhafter Ruhigstellung der Fraktur kann sich eine stärkere Kallusbildung einstellen und kosmetisch störend wirken; sie schwindet nach einigen Monaten spontan.

b) Schulterblatt

Brüche der Scapula sind selten. Man unterscheidet Frakturen des Schulterblattkörpers, -halses, der Gelenkpfanne und der Fortsätze (Proc. coracoideus, Akromium).

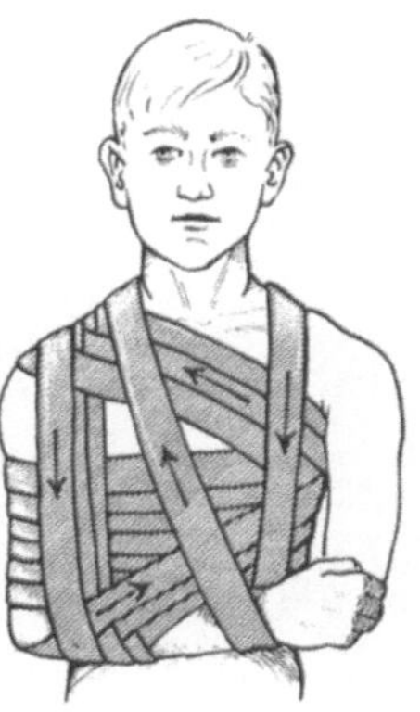

Abb. 245: Verband nach DESAULT. Die Pfeile weisen die Richtung der Bindentouren: von der *A*chsel über die *Sch*ulter zum *E*llenbogen (Merkwort: Asche). Den Verlauf der Schlinge für die Hand zeigen ebenfalls Pfeile an. Bei alten Menschen ist wegen der Gefahr der Schultersteife der Verband spätestens nach einer Woche zu entfernen.

An **Korpusfrakturen** kommen Spaltbrüche, Splitterbrüche, Querbrüche, Längsbrüche und Abrißbrüche der Schulterblattwinkel vor (Abb. 246). Man achte auf Begleitverletzungen an Brustkorb, Rippen und Schultergelenk. Konsolidierung ist nach 6—8 Wochen zu erwarten. Bereits nach der 2. Woche kann aktive Übungsbehandlung einsetzen. — Falls sich ein exostosenartiger Kallus auf der Gleitfläche des Schulterblattes gegenüber der Brustwand ausbilden und zum traumatischen Schulterblattkrachen führen sollte, so ist Resektion des Kallus anzuraten.

Bei den **Kollumfrakturen** verläuft die Bruchlinie extra- oder intraartikulär. Das kleine periphere Fragment ist durch das Gewicht des Armes kaudalwärts verschoben, dadurch vergrößert sich der Abstand zum Akromium. Die Bewegungen im Schultergelenk sind schmerzhaft. Man achte auf Begleitverletzungen und prüfe den N. axillaris und den Plexus brachialis.

Therapie: Sie ist konservativ; ein stärker disloziertes Fragment wird durch Druck von der Achselhöhle aus reponiert. Die Dauer der Ruhigstellung in Abduktion des Armes (Abb. 247) beträgt bei unverschobenen Brüchen 3 Wochen und sonst 6 Wochen. Statt des Gipsverbandes kommt auch ein Heftpflaster-Extensionsverband in Betracht.

Brüche der Schultergelenkpfanne finden sich zumeist bei der Schulterverrenkung. Die Diagnose ergibt sich erst aus dem Röntgenbild.

Therapie: Die Verletzung wird wie ein Schulterblatthalsbruch behandelt.

Unter den *Brüchen der Schulterblattfortsätze* bedarf der **Abbruch des Akromion,** der zumeist durch direkte Gewalt entsteht, keiner besonderen Behandlung.

Nach Reposition durch direkten Druck wird die Fragmentstellung durch einen Pflasterverband aufrechterhalten.

Beim Abriß des **Processus coracoideus** direkt durch Schlag oder indirekt durch plötzlichen Muskelzug ziehen der kurze Bizepskopf, der M. coracobrachialis und der M. pectoralis minor das kleine Fragment kaudalwärts.

Therapie: Zur Verhütung einer Kraftminderung bei Beugung im Ellenbogengelenk sollte man besonders bei Sportlern das Fragment operativ mit einer Schraube fixieren und nach 3 Wochen aktiv den Arm bewegen lassen.

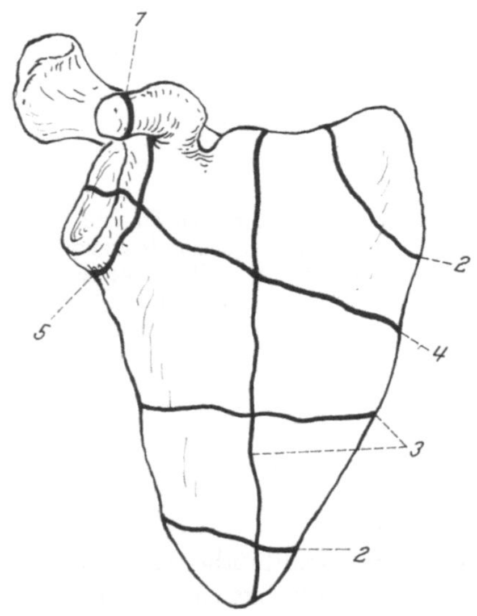

Abb. 246: Brüche im Schulterblatt. Abbruch des Rabenschnabelfortsatzes (1); Abbrüche der Schulterblattwinkel (2); Quer- oder Längsbrüche des Körpers (3); Querbruch bis in die Gelenkfläche (4); Bruch im Schulterblatthals (5).

2. Brüche des Oberarms

Es werden 3 Abschnitte unterschieden: Brüche am proximalen Oberarmende, Schaftbrüche, Brüche am distalen Oberarmende. Die Frakturen des letzten Abschnittes — also in Ellenbogengelenknähe — bieten eine Vielzahl von Eigenheiten und haben besonders bei Kindern große praktische Bedeutung.

a) Brüche am proximalen Oberarmende

Hier werden unterteilt: Abbruch des Kopfes im anatomischen Hals, der pertuberkuläre Bruch, der Kollumbruch im chirurgischen Hals und der Ausriß des Tuberculum majus (Abb. 248). Mischformen sind häufig: die ausgeprägteste Form ist der Trümmerbruch. Der Abbruch des Kopfes im anatomischen Hals erfolgt vorwiegend intrakapsulär, und zwar in Begleitung einer Schultergelenkverrenkung.

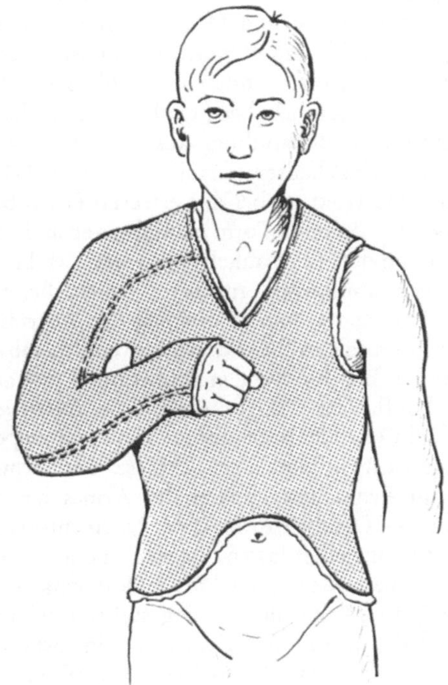

Abb. 247: Der Abduktionsgips muß an den Darmbeinen Halt finden und hier gut anmodelliert werden. Der Arm soll 60° seitlich erhoben sowie 30° nach vorn und die Hand in Mittelstellung stehen. Die Sägelinie zur Abnahme der Armschale für die Übungsbehandlung ist gestrichelt eingezeichnet.

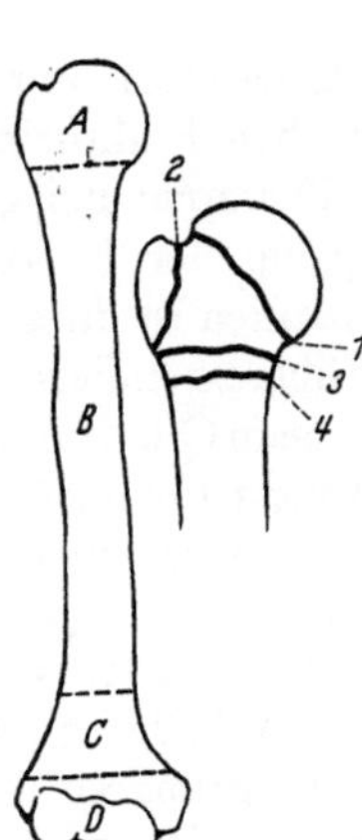

Abb. 248: Die Bruchregionen am Oberarm. Brüche am proximalen Oberarmende (A); Schaftbrüche (B); supra- bis perkondyläre Brüche (C) und Brüche am distalen Oberarmende (D). Insertbild: Kopfbruch im anatomischen Hals (1); Abbruch des Tuberculum majus (2); pertuberkulärer Bruch (3) und Bruch des chirurgischen Halses (4).

Hier droht die Gefahr der Kopfnekrose mit nachfolgender Bewegungsbehinderung. Beim isolierten Ausriß des Tuberculum majus ziehen die Auswärtsrotatoren (M. supraspinatus, M. infraspinatus und M. teres minor) das Fragment nach oben und hinten. Mißlingt die unblutige Reposition, so ist operative Fixierung des Tuberculum (Schraube!) angezeigt; anderenfalls bleiben Auswärtsrotation und seitliches Heben des Armes deutlich beeinträchtigt. Für den Ausriß ohne Verschiebung reicht funktionelle Behandlung aus. Je nach Lage der Bruchflächen unterscheidet man bei den eingekeilten pertuberkulären Brüchen die **Abduktionsfraktur** von der **Adduktionsfraktur;** bei der ersteren Form bohrt sich das Schaftfragment lateral und bei der letzteren Form medial tiefer in die Spongiosa des Oberarmkopfes. Eine Einkeilung darf man annehmen, wenn sich bei entspannter Muskulatur passive Bewegungen schmerzfrei ausführen lassen. Bei fehlender Einkeilung wird die Stellung der Fragmente vom Muskelzug der Auswärtsrotatoren und der am Tuberculum minus ansetzenden Einwärtsrotatoren (M. subscapularis) bestimmt.

Therapie: Eingekeilte Brüche werden funktionell behandelt. — Bei allen Formen der Oberarmkopfbrüche führt die *einfache Extensionsbehandlung nach* POELCHEN zu guten funktionellen Ergebnissen: Ein leichter peripher angreifender Gewichtszug (Hantelgewicht) nimmt den Schmerz und ermöglicht zunehmende Übungen im Stand und Pendelbewegungen des Armes bei zur verletzten Seite gebeugtem Oberkörper. — Deutlich dislozierte Fragmente (Luxationsfrakturen!), die sich nicht konservativ einstellen lassen, werden operativ eingerichtet und durch schräg eingeführte Schrauben oder einen kurzen Spreiznagel fixiert und im Abduktionsgips (Abb. 247) für 4 Wochen ruhiggestellt. Entfernt man danach den oberen Teil der Gipsschale, so soll der Arm aktiv im Schultergelenk angehoben werden. Wenn dies schmerzfrei bis zur Horizontalen gelingt, ist die Abnahme des Gipsverbandes zulässig.

Bei Kindern sieht man **Epiphysolysen.** Diese heilen nach Reposition und Fixation zumeist *ohne Wachstumsstörungen* aus. Zur *Behandlung kindlicher subtuberkulärer Frakturen* eignet sich der *Hängegips*. Das Kind muß in den ersten Nächten eine halbsitzende Stellung im Bett einnehmen. Das Eigengewicht des Verbandes übt eine ideale Zugwirkung aus (Abb. 249).

b) Oberarmschaftbrüche

Querbruch, kurzer Schrägbruch, langer Schrägbruch und Spiralbruch sind die typischen Frakturformen.

Therapie: Bei geeignetem Habitus (nicht fettleibige Männer) wird nach Einrichtung der Fraktur ein Abduktionsgips (Ab. 247) angelegt. Durch Röntgenkontrollen ist darauf zu achten, ob etwa das Eigengewicht des Verbandes die Fraktur überextendiert. Eine Distraktion würde nämlich die knöcherne Heilung besonders beim Querbruch oder kurzen Schrägbruch verzögern. Der Abduktionsgips eignet sich nicht für fettleibige Patienten und Frauen (Mammae!). Hier kommt der Heftpflasterextensionsverband in Betracht; das bedeutet aber mindestens 3 Wochen Bettruhe. — Operative Maßnahmen sind selten indiziert; diese verzögern die Konsolidierung, wenn der mechanische Störfaktor nicht gänzlich ausgeschaltet wird (Abb. 236 g und 237).

Die primären und sekundären Schädigungen des N. radialis sind im Abschnitt Nervenverletzungen bereits erwähnt.

c) Brüche am distalen Oberarmende

Die supra- und perkondylären Brüche sowie die Abrisse der Epikondylen sind extraartikuläre Verletzungen, während die restlichen Bruchformen (Abb. 250) intraartikulär verlaufen.

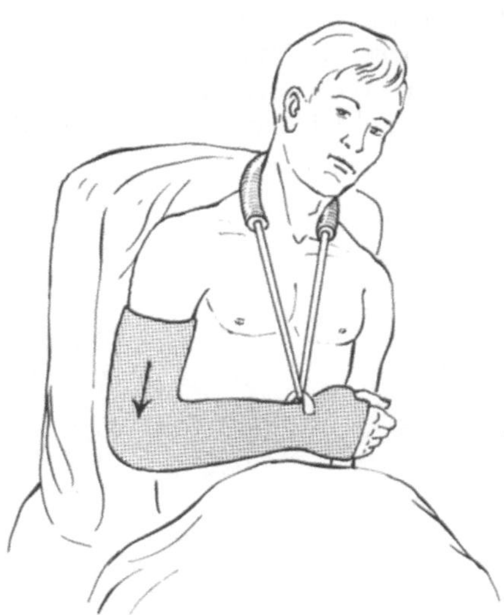

Abb. 249: „Hängegips" nach BLOUNT zur Behandlung einer verschobenen subtuberkulären Humerusfraktur im Kindesalter. Der hängende Gipsverband bewirkt die Extension (Pfeil).

Abb. 250: Brüche am unteren Oberarmende. Suprakondylärer Bruch (1); perkondylärer Bruch (2); Abbruch des Epicondylus medialis (3); Abbruch des Epicondylus lateralis (4); Abbruch des Condylus medialis (5); Abbruch des Condylus lateralis (6); Abbruch des Capitulum humeri (7); Abbruch der Trochlea (8). (Laufen die Bruchlinien 5 und 6 zusammen, so entsteht ein diakondylärer oder Y-Bruch.)

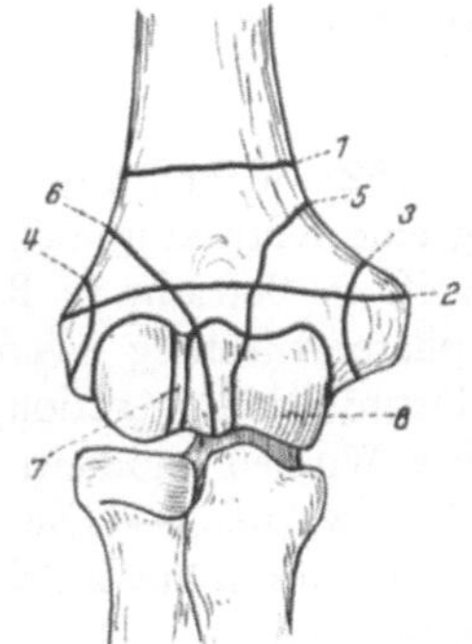

Der **suprakondyläre Bruch** ist eine besonders im Kindesalter typische Frakturform. Je nach Entstehungsmechanismus führt Sturz bei Überstreckung im Ellenbogengelenk zur *Extensionsfraktur* (häufig!) und Sturz auf das stark gebeugte Ellenbogengelenk zur *Flexionsfraktur* (selten!). Charakteristisch ist der Verlauf der Bruchflächen (Abb. 251 a und b). Besonders bei der Extensionsfraktur müssen

Durchblutung und Sensibilität in der Peripherie geprüft und überwacht werden, weil sich eine Falte der Bizepsfaszie unter das vorstehende proximale Schaftfragment legen und die Gefäße der Ellenbeuge teilweise oder gänzlich abklemmen kann. Die spitze vordere Kante des Schaftfragmentes kann auch den N. medianus gefährden.

Therapie: Durch Reposition und Extensionsbehandlung (Baumann-Züge in 3 Richtungen!) (Abb. 251 c) tritt rasche Besserung ein; anderenfalls ist Fasziotomie mit Freilegung der Gefäße und Nerven erforderlich. Greift man nicht rechtzeitig ein, so geht die Unterarmbeugemuskulatur zugrunde und vernarbt. Es resultiert das Krankheitsbild der von R. VON VOLKMANN beschriebenen *ischämischen Kontraktur* mit maximaler Beugung des Handgelenkes und Krallenstellung der Finger

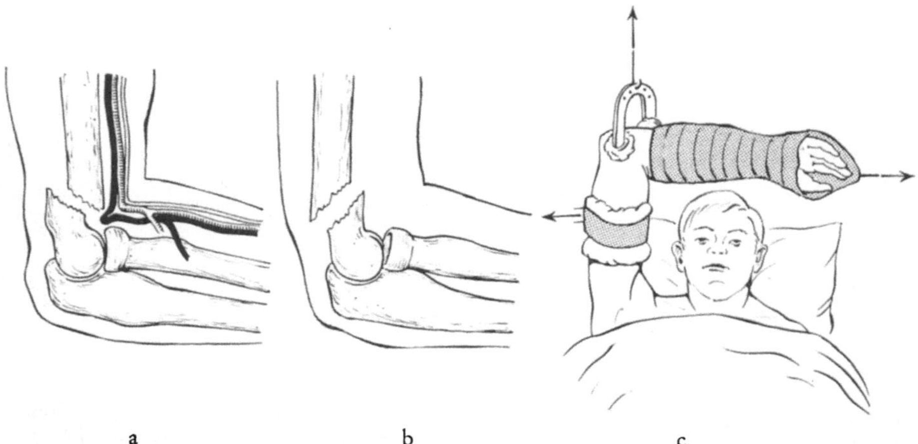

a   b   c

Abb. 251: Suprakondyläre Oberarmbrüche: Extensionsfraktur mit Kompression der Gefäße und des N. medianus (a). Flexionsfraktur (b). (Beachte den Verlauf der Bruchlinien!) Extensionsbehandlung nach BAUMANN mit 3 langen Zügen (c) beseitigt die Gefäß- und Nervenkompression.

(Abb. 252). Während in den Anfangsstadien durch Schienen- oder Quengelbehandlung eine Korrektur möglich ist, kommt für das Spätstadium nur ein plastischer Eingriff in Betracht (z. B. Ablösung aller Muskelursprünge und Verlagerung in peripherer Richtung zwecks relativer Verlängerung der Beugesehnen — bekannt als Desinsertionsoperation). — Die suprakondyläre Humerusfraktur des Kindes ist nach 4 Wochen knöchern geheilt. Vor einer „Massage-Nachbehandlung" ist dringend zu warnen. — Die suprakondyläre Humerusfraktur des Erwachsenen kann nach Reposition mit 2 sich kreuzenden Kirschner-Drähten oder mit dem Rush-Pin versorgt werden.

Abbruch des Epicondylus medialis oder lateralis, des Condylus medialis oder lateralis, des Capitulum humeri oder der Trochlea betreffen zumeist das Kindesalter.

Therapie: Wenn sich ein disloziertes Fragment nicht reponieren läßt, so muß man es operativ mit Schraube oder Bohrdrähten in richtiger Lage fixieren (Abb. 236 e). Schlecht reponierte kindliche Kondylusbrüche führen zu Wachstumsstörungen; es resultiert dann ein Cubitus varus nach Abbruch des Condylus medialis oder ein

Cubitus valgus mit Ulnaris-Spätlähmung nach Abbruch des Condylus lateralis (Abb. 223). Durch keilförmige Osteotomie läßt sich eine Achsenknickung korrigieren.

Die **diakondylären Brüche** (Y- und T-Brüche) Erwachsener entstehen durch Fall auf den gebeugten Ellenbogen.

Therapie: Man muß sich um eine exakte Wiederherstellung der Gelenkflächen bemühen. Im Falle einer Versteifung des Ellenbogengelenkes nach schwerem Gelenkbruch ist die Arthroplastik des Ellenbogengelenkes anzuraten. Gerade an diesem Gelenk sind die Resultate recht befriedigend.

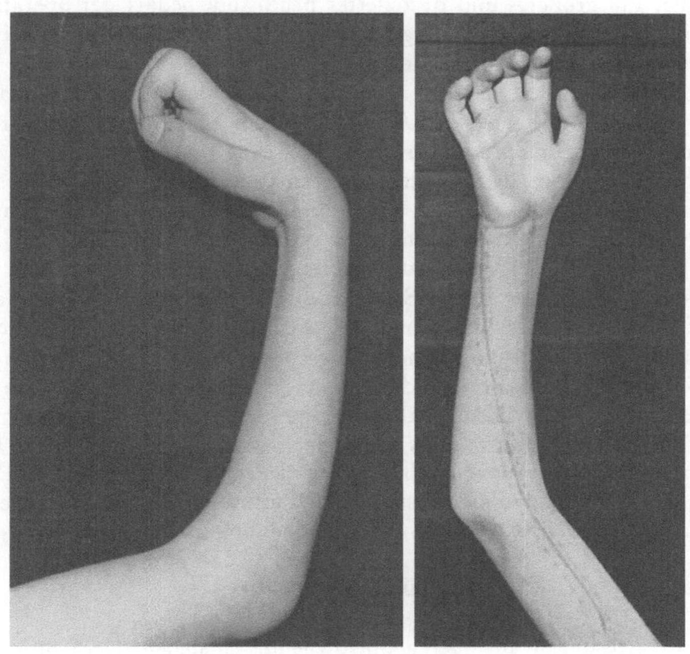

a   b

Abb. 252: Volkmannsche ischämische Muskelkontraktur bei einem 11j. Knaben nach rechtsseitiger suprakondylärer Humerusfraktur. Dorsalansicht (a). Deutliche Funktionsverbesserung nach Desinsertionsoperation mit Verlagerung aller Muskelursprünge der Fingerbeuger in periphere Richtung. Palmaransicht (b).

3. Brüche des Unterarms

a) Brüche der Elle

Der **Olekranonbruch** entsteht durch direkte Gewalt (Sturz auf den gebeugten Ellenbogen) oder indirekt bei Fall in Hyperextension. Es handelt sich zumeist um Querbrüche, kurze Schrägbrüche oder seltener um Stückbrüche. Die Trizepssehne verzieht das proximale Fragment in kraniale Richtung, so daß der Frakturspalt zumeist deutlich tastbar ist (Delle!). Erhebt man den verletzten Arm seitlich bis zur Horizontalen, so kann der rechtwinkelig gebeugte Unterarm nicht aktiv gestreckt werden.

Therapie: Bei fehlender Streckfunktion und Diastase der Fragmente ist die *Osteosynthese* absolut indiziert (Abb. 236). In Betracht kommen Drahtnaht, Schraube, Spongiosafeder u. a.; dabei muß die Gelenkfläche stufenlos wiederhergestellt werden. Nach 3wöchiger Ruhigstellung kehrt die Gelenkfunktion alsbald wieder zurück. Verbietet sich ein Eingriff (schlechte Hautverhältnisse), so bildet sich eine bindegewebige Pseudarthrose mit genügender Funktion.

Der **Kronenfortsatz** frakturiert bei der dorsalen Unterarmverrenkung oder reißt isoliert durch Zug des M. brachialis ab.

Therapie: Ein größeres und disloziertes Bruchstück bedarf der operativen Reposition und Fixation sowie 3wöchiger Ruhigstellung; bei einem kleinen Fragment ohne Verlagerung reicht funktionelle Behandlung aus.

Schaftbrüche der Elle entstehen als Parierfraktur durch direkte Gewalt, wenn z. B. der schützend hochgehaltene Arm von einem Schlag getroffen wird. Beide Bruchstücke knicken zur Speiche hin ein.

Therapie: Wenn sich die Fragmente aufeinanderstellen und im Gipsverband reponiert halten lassen, so kann man mit einer Konsolidierung in 6 Wochen rechnen. Mißlingen Reposition und Retention, so ist die intramedulläre Nagelung oder die Versorgung mit einer AO-Druckplatte angezeigt.

Die **Monteggia-Fraktur** ist ein Schaftbruch der Elle (etwa in Höhe des proximalen Drittelpunktes) mit Luxation des Speichenköpfchens nach der Beugeseite. An der Ulna kann ein Biegungsdreieck ausgesprengt sein. Die Monteggia-Fraktur ist durch Varusstellung der Bruchstücke, Unterarmverkürzung und Flexion des zentralen Ulnafragmentes sowie das tastbar verlagerte Radiusköpfchen gekennzeichnet. Bei dieser Verletzung muß man stets nach einer peripheren Radialisparese fahnden.

Therapie: Nach operativer Stabilisierung der Ulna (Nagel oder AO-Druckplatte) gelingt ganz leicht die Reposition des Radiusköpfchens. Bei stabiler Osteosynthese darf der Arm mit Abschluß der Wundheilung aktiv bewegt werden.

b) Brüche der Speiche

Knochenverletzungen am oberen Speichenende entstehen durch Sturz auf die Hand. Am **Speichenköpfchen** brechen der vordere Anteil bei Beugung und der hintere Rand bei Streckung ab; in Abduktion kommt es zum Meißelbruch (Abb. 227 n), indem der laterale Anteil des Speichenköpfchens abgeschert wird. Bei diesen Verletzungen bestehen Gelenkerguß, Bewegungseinschränkung und lokaler Druckschmerz.

Therapie: Geringfügige Absprengungen sind bedeutungslos, aber bei stärkerer Verlagerung ist operative Reposition des Fragmentes erforderlich. Wenn sich die anatomische Form nicht wiederherstellen läßt (z. B. bei Trümmerbrüchen) oder das verletzte Speichenköpfchen später die Unterarmbeugung blockiert, so erreicht man durch Resektion des Radiusköpfchens Besserung der Gelenkbeweglichkeit. Dafür muß man jedoch eine Minderung der Seitenfestigkeit des Gelenkes in Kauf nehmen. Nach Resektion des Radiusköpfchens kann sich später ein Ellen-Vorschub (siehe traumatische Manus radioflexa, Abb. 254 a) einstellen. Diese Spätkomplikation beobachtet man zumeist nach Radiusfraktur am distalen Ende (Loco typico).

Brüche im Bereich des **Speichenhalses** sieht man öfter bei Kindern. Wenn das Köpfchen um mehr als 20° nach lateral und vorn gekippt ist, so muß man es operativ einrichten und fixieren.

Schaftbrüche der Speiche kommen in jeder Höhe vor. Durch Sturz auf die Hand entstehen Querbrüche oder kurze Schrägbrüche. Die an der Speiche ansetzenden Beugemuskeln bedingen die Verschiebung der Fragmente. So steht nach Speichenbruch im distalen Drittelpunkt das periphere Bruchstück ulnarwärts weggezogen. Bei deutlicher Verkürzung der Speiche wird das distale Radio-Ulnar-Gelenk gesprengt, wiederum kommt es zum Ellen-Vorschub (Galeazzi-Fraktur).

Therapie: Wenn sich die Fragmente gut aufeinanderstellen lassen, so muß der Gipsverband etwa 8 Wochen belassen werden. Zeigen die Röntgenkontrollen ein Abrutschen des peripheren Fragmentes, so soll man sich zur offenen Reposition und Osteosynthese (Marknagel, AO-Druckplatte oder Rush-Pin) entschließen. — Zur Überbrückung eines Defektes eignet sich die Fibula (siehe Defektpseudarthrose der Speiche, Abb. 241).

Der Bruch am unteren Speichenende (Colles-Fraktur) ist die häufigste Knochenverletzung. Wegen des Sitzes an typischer Stelle — etwa 1—3 cm vom Handgelenk entfernt — spricht man von der *Fractura radii loco typico.* Der Bruch entsteht durch Sturz auf die ausgestreckte Hand. Die Speiche erscheint verkürzt. Da das kleine Fragment zumeist dorso-radial disloziert und im Sinne der Supination gedreht ist (97% der Fälle), entsteht dicht vor dem Handgelenk eine Stufe *(Bajonettstellung).* Entweder ist ein dorsaler Biegungskeil oder sogar eine dorsale Trümmerzone vorhanden (Abb. 253 a und b). Häufig bricht gleichzeitig der Griffelfortsatz der Elle ab. Bewegungen von Hand und Fingern sind schmerzhaft. In seltenen Fällen (3%) ist bei Sturz auf die gebeugte Hand das periphere Fragment beugeseitenwärts verschoben (Abb. 253 d und e). Gewöhnlich handelt es sich bei den Speichenbrüchen an „typischer Stelle" um extraartikuläre Frakturen. Reichen aber Bruchlinien bis in das Gelenk, so kann sich nach diesen intraartikulären Brüchen eine schmerzhafte Arthrosis deformans einstellen.

Therapie: Die *Einrichtung eines Speichenbruches* nimmt man manuell oder im Extensionsgerät vor. Die manuelle Reposition *der typisch dorso-radial geknickten Fragmente* geschieht durch gleichmäßigen kräftigen Zug am Daumen in Verlängerung der Speichenachse und an den Fingern 2—4, die gleichzeitig ulnarwärts abduziert werden. Der Gegenzug setzt am Oberarm bei rechtwinkeliger Beugung im Ellenbogengelenk an. Die Bajonettstellung des peripheren Bruchstückes verschwindet unter Palmarflexion der Hand. Diese darf bei der Einrichtung nicht proniert werden, sonst verdrehen sich die Bruchstücke. Erst wenn die dorsale Gipsschiene angelegt und erhärtet ist, endet der Zug. Die streckseitige Unterarmgipsschiene reicht vom Ellenbogengelenk bis in Höhe der Zwischenfingerfurchen; sie muß noch auf der Beugeseite den I. und V. Mittelhandknochen umfassen. Der Daumen steht in Verlängerung der Unterarmachse; die Hand ist leicht ulnarwärts abduziert, Unterarm und Handgelenk stehen in Mittelstellung. Die Bindentouren müssen so gelegt werden, daß die distale quere Hohlhandfurche frei bleibt, damit alle dreigliedrigen Finger bis zum vollen Faustschluß eingebeugt werden können (Abb. 253 c). Wegen der Neigung zur Redislokation sind Röntgenkontrollen nach der 1. und 2. Woche erforderlich.

Besteht eine *atypische palmare Verschiebung* des peripheren Bruchstückes oder Abscherung der Gelenkfläche (3% der Fälle), so muß das periphere Bruchstück nach dem Längszug durch Dorsalbiegung der Hand eingerichtet werden. In dieser Position legt man die Gipsschiene auf der palmaren Seite an (Abb. 253 f).

Bei *Trümmerbrüchen* des peripheren Fragmentes versagen manchmal die konservativen Behandlungsversuche. Handelt es sich um einen jüngeren Verletzten, so legen wir den Doppel-Draht-Gipsverband an: Ein Kirschner-Draht wird quer durch die Mittelhandknochen II—IV gebohrt, einen zweiten Kirschner-Draht führt man 4 cm von der Olekranonspitze entfernt quer durch die Ulna. Jeder Kirschner-Draht wird in einen Spannbügel eingespannt und bei noch einwirkender Extension in den zirkulären Gipsverband einbezogen. Besonders für ältere Menschen kommt ferner das Einschießen von 2 sich kreuzenden Bohrdrähten in Betracht, die in zentraler Richtung durch das periphere Bruchstück hindurch bis in den Speichenschaft eingebohrt und dicht am Knochen abgeschnitten werden.

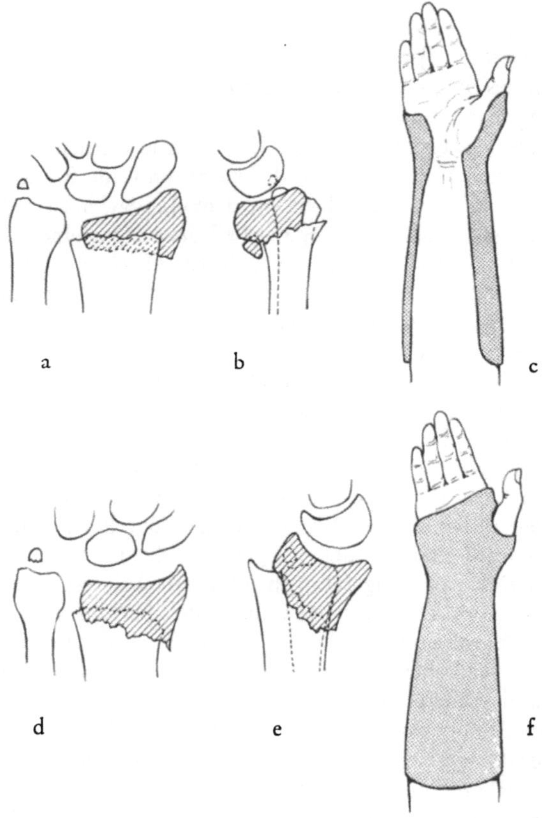

a   b   c

d   e   f

Abb. 253: Bruch der Speiche an „typischer Stelle" mit *typischer dorsaler* und *radialer Knickung* (97%) und Abbruch des Ellengriffels (a, b). Nach der Reposition wird die gering ulnarabduzierte Hand mit dorsaler Gipsschiene ruhiggestellt (c). — Bruch der Speiche an „typischer Stelle" mit *atypischer palmarer Verschiebung und Knickung* (3%) sowie Abbruch des Ellengriffels (d, e). Nach der Reposition wird die Hand in leichter Dorsalflexion mit palmarer Gipsschiene ruhiggestellt (f).

Die *Dauer der Ruhigstellung nach Bruch am unteren Speichenende* richtet sich nach Bruchform und Lebensalter. Der jugendliche Knochen zeigt nach einer Epiphysolyse oder Osteoepiphysolyse (Abb. 225) bereits nach 3 Wochen ausreichende Festigkeit, falls keine erhebliche Dislokation vorlag. Dies gilt ebenfalls für den Wulstbruch bei Kindern (Abb. 227 o). Dieser Zeitfaktor von 3 Wochen gilt auch für den eingekeilten Bruch bei älteren Menschen; denn es handelt sich hier um spongiösen Knochen. Bei stärkerer Splitterung oder Verschiebung der Bruchstücke ist der Verband für 4—5 Wochen zu belassen. Wenn der gleichzeitig abgebrochene Processus styloideus ulnae pseudarthrotisch heilt, so entstehen dadurch keine Beschwerden und funktionelle Störungen.

Komplikationen: Eine seltene Komplikation ist die *Parese des N. medianus* oder das Kompressionssyndrom durch Blutung in den Canalis carpi (siehe Nerven). — Schließlich kennen wir als Spätkomplikation — nach Monaten oder Jahren — den *Riß der langen Daumenstrecksehne* mit Streckunfähigkeit des Daumenendgliedes. Die Auffaserung der Sehne am scharfen dorsalen Knochengrat der Speiche führt schließlich zum Sehnenriß. Durch Verpflanzung der Sehne des M. extensor indicis auf den peripheren Stumpf der langen Daumenstrecksehne läßt sich die ausgefallene Funktion wiederherstellen. — Eine häufig nicht erkannte Komplikation wird durch Resorption an den Frakturenden und der daraus sich ergebenden Verkürzung der Speiche hervorgerufen. Da die intakte Elle wie vorgeschoben erscheint (Ulna-Vorschub), besteht das Bild der *Manus radioflexa* (Abb. 254). Pronation und Supination sind behindert und die Bewegungen im Handgelenk (Ulnarabduktion!) schmerzhaft. Durch Kontinuitätsresektion der Ulna in Höhe des M. pronator quadratus um das Ausmaß des Vorschubes und Osteosynthese der Ulnafragmente mit einer AO-Druckplatte erzielt man Schmerzfreiheit und Wiederherstellung der normalen Funktion.

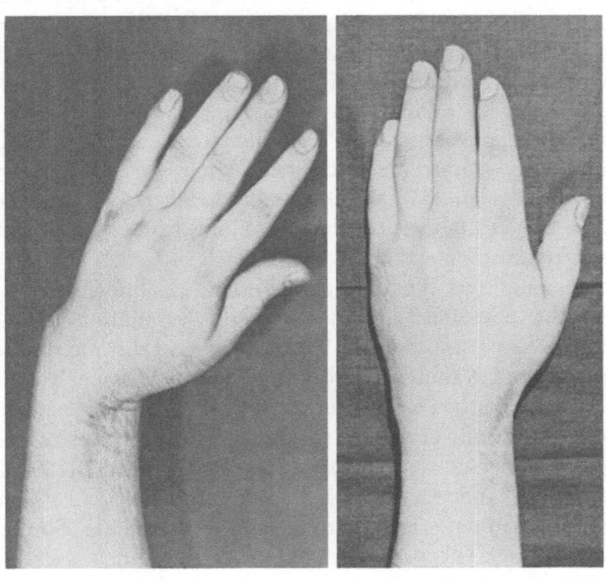

a   b

Abb. 254: Ulnavorschub nach Heilung eines Unterarmbruches im distalen Drittel (a). Verkürzungsosteotomie der Elle und Osteotomie der Speiche mit Anlagerung von Phemister-Spänen. Wiederherstellung der Unterarmachse und der normalen Funktion (b).

c) Brüche beider Unterarmknochen

Die Fractura antebrachii entsteht entweder durch direkte Gewalt oder durch indirekte Gewalt bei Sturz auf die Hand. Beide Vorderarmknochen brechen etwa im mittleren Drittel, und sekundär stellt sich durch Muskelzug eine Verkürzung ein. Bei Kindern kann der Periostschlauch erhalten bleiben (Grünholzbruch), so daß zwar Achsenknickung, aber keine seitliche Verschiebung oder Verkürzung der Bruchstücke eintritt (Abb. 227 p).

Therapie: Die Behandlung des Grünholzbruches besteht in Korrektur der Achsenknickung und Anlegen eines Armgipsverbandes in Mittelstellung für 6 bis 8 Wochen. Bei Erwachsenen ist die Reposition schwierig und die Gefahr des Wiederabrutschens der Bruchstücke groß. Hier ist die *operative Bruchbehandlung* indiziert; man erreicht eine *stabile Osteosynthese beider Knochen* durch Marknagelung (Küntscher-Nagel) oder AO-Druckplatten (Abb. 255). Ein Schienenverband erübrigt sich bei stabiler Osteosynthese. Da die Speiche der Stützknochen des Unterarmes ist, würde sich eine eventuell auftretende periphere Pseudarthrose der Elle nicht nachteilig auswirken. — Operative Korrektur erfordert die synostotische Verwachsung der Bruchstelle in Form des *Brückenkallus,* weil dieser die Unterarmdrehbewegung behindert.

4. Brüche der Handwurzelknochen

a) Kahnbeinbruch

Von den Handwurzelknochen bricht das Kahnbein (Os scaphoideum) am häufigsten, weil es als relativ großer und gut beweglicher Knochen eigentlich beiden Karpalreihen angehört und auf Stauchung, Biegung und Abscherung am stärksten beansprucht wird. Nach Fall auf die Hand sprechen folgende Symptome für einen Kahnbeinbruch: Schmerz in der Handwurzel bei Druck und Zug am 1. oder 2. Fingerstrahl, Bewegungsschmerz bei Dorsalflexion des Handgelenkes, umschriebene Schwellung und Druckschmerzhaftigkeit. Diese Verletzung wird häufig als „Distorsion des Handgelenkes" fehlgedeutet und daher zu kurze Zeit immobilisiert. Dies führt zur Kahnbein-Pseudarthrose mit schmerzhafter Bewegungseinschränkung und Arthrose des Handgelenkes.

Die **Diagnose** muß stets durch Röntgenbilder („Kahnbeinserie") in 4 Handstellungen (Aufsicht, Seitenbild, Pronation, halbe Supination) bestätigt werden. Sind am Unfalltag keine knöchernen Veränderungen erkennbar, so soll man bei klinischem Verdacht auf Kahnbeinbruch nach 2 und 4 Wochen Röntgenkontrollen anfertigen; nicht selten machen erst spätere Resorptionsvorgänge eine Fissur sichtbar.

Um Verwechslungen mit einem *Os scaphoideum bipartitum* zu vermeiden, soll man Vergleichsaufnahmen der unverletzten Hand anfertigen. Die Fehlbildung eines „geteilten Kahnbeines" findet sich fast immer doppelseitig. Es kommen häufig Querbrüche und horizontale Schrägbrüche, selten vertikale Schrägbrüche oder der isolierte Abbruch der Tuberositas vor.

Therapie: Auf jeden Fall muß man die verletzte Hand sofort mit einem Gipsverband ruhigstellen, als wäre eine Fraktur bereits verifiziert. Der Gipsschienenverband bringt eine Distorsion zur Ausheilung und verhindert im Falle eines Kahnbeinbruches die nachträgliche Verschiebung der anfangs ideal stehenden Fragmente. Die Behandlung des Kahnbeinbruches besteht in ununterbrochener Ruhigstellung bis zur knöchernen Konsolidierung. Bei Abbruch der Tuberositas genügt eine Unterarmgipsschiene für 4 Wochen. Querbrüche stellt man im Faustgipsverband (vom Ellenbogengelenk bis zu den Fingerendgelenken reichend) für mindestens 6 Wochen und horizontale Schrägbrüche sogar für 12 Wochen ruhig. Bei vertikalen Schrägbrüchen ist die Verlängerung des Faustgipsverbandes bis zum Oberarm zu empfehlen und die Ruhigstellung bis auf 16 Wochen auszudehnen. Die Vereinigung der Bruchstücke geschieht durch Markkallus; denn im Bereich der überknorpelten Gelenkflächen fehlt periostale Knochenneubildung. Wird zu früh mobilisiert, so bewegen sich die Fragmente scherend gegeneinander; dies verhindert

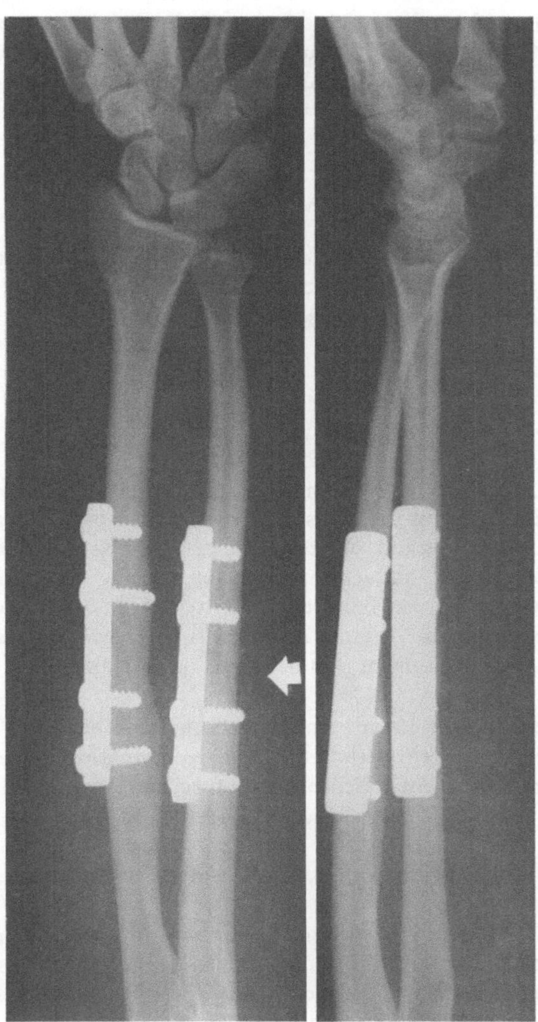

Abb. 255: Versorgung eines Unterarmquerbruches (Pfeil) mit AO-Druckplatten. Knöcherne Heilung in idealer Stellung. Abschlußbild 12 Monate nach dem Unfall.

29*

das Einwachsen neuer Gefäßsprossen und damit die Kallusbildung. Es kommt dann entweder zu einer fibrösen Vereinigung der Fragmente oder zur Pseudarthrose. Von einer **Kahnbeinpseudarthrose** sprechen wir erst dann, wenn die Verletzung ein Jahr zurückliegt. Vor Ablauf dieser Frist läßt sich bei verzögerter Heilung häufig noch durch konsequent durchgeführte Ruhigstellung knöcherne Heilung erzielen. Da die A. centralis dorsalis von der Streckseite in das Kahnbein eindringt, operiert man die Kahnbeinpseudarthrose mit palmarem Zugang. Nach Aushöhlung der Fragmente wird Spongiosa implantiert. Die Ruhigstellung beträgt 3—4 Monate. Besteht eine Kahnbeinpseudarthrose bereits viele Jahre und hat sich eine Arthrosis deformans des Handgelenkes entwickelt, so bringt die alleinige Resektion des Proc. styloideus radii Schmerzfreiheit, weil dadurch der scherende Zug des Lig. collaterale radiale auf das periphere Fragment ausgeschaltet wird. Ferner kann die Gelenkdenervation zur Schmerzausschaltung in Betracht kommen. In desolaten Fällen muß man die Arthrodese des Handgelenkes oder die Versorgung mit einer Lederwalkbandage vorschlagen. Vor der Resektion eines Handwurzelknochens ist zu warnen.

b) Brüche anderer Handwurzelknochen

Andere Handwurzelknochen brechen viel seltener als das Kahnbein. Die Dauer der Ruhigstellung mit dorsaler Gipsschiene schwankt je nach Sitz und Form der Fraktur (Fissur oder Bandausriß) zwischen 4 und 6 Wochen.

5. Brüche der Mittelhandknochen

a) Bruch des I. Mittelhandknochens

Bei einer in Längsrichtung auf den Daumenstrahl einwirkenden Gewalt bricht der I. Mittelhandknochen an der Basis oder im Schaft. Epiphysentrennungen sieht man bei Jugendlichen. Verläuft die Bruchlinie bis in das Sattelgelenk, so ergibt sich durch den Zug des M. abductor pollicis longus eine mehr oder minder ausgeprägte radio-dorsale Verschiebung des I. Mittelhandknochens von der Gelenkfläche des Os trapezium. Bei diesem *Bennettschen Verrenkungsbruch* (Abb. 256a) bleibt ein kleines Gelenkfragment von der Basis des Metakarpale I auf der Beugeseite stehen.

Therapie: Diese Brüche lassen sich gut reponieren, aber die Verhütung einer Redislokation stößt beim Gipsverband auch in Kombination mit einem Drahtzug auf Schwierigkeiten. Wir entschließen uns sofort zur perkutanen Drahtbohrung (Abb. 256 b) und stellen 6 Wochen lang im Gipsverband ruhig.

b) Schaftbrüche des II. bis V. Mittelhandknochens

Die Fragmente weisen eine typische Dislokation auf. Die kräftigen Beugemuskeln, insbesondere die kurzen Hohlhandmuskeln, bedingen stets einen dorsalen Knick, so daß die Bruchstücke einen hohlhandwärts offenen Winkel bilden. Ferner kommen Abbrüche des Köpfchens und Brüche an der Basis vor.

Therapie: Wird die Dislokation der Fragmente nicht beseitigt, so bleiben Faustschluß und Gebrauchsfähigkeit der Finger beeinträchtigt. Querbrüche aller

4 Mittelhandknochen kommen vor. Nach Reposition sorgen perkutan eingeschossene Fingerbohrdrähte und der Schienenverband (Abb. 216) für eine dauerhaft gute Fragmentstellung. Auch der Rush-Pin kommt bei glattem Querbruch in Betracht. Schaftbrüche konsolidieren innerhalb von 6 Wochen; Frakturen im Bereich spongiöser Abschnitte sind bereits nach 3—5 Wochen fest.

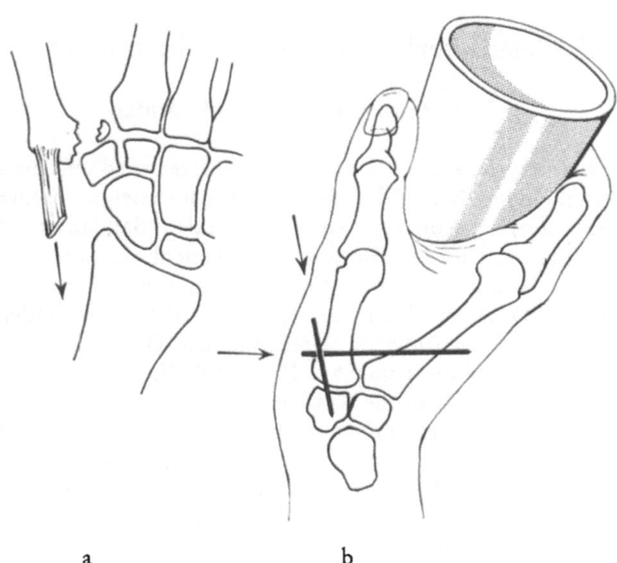

a   b

Abb. 256: Verrenkungsbruch nach BENNETT. (Das kleine Gelenkfragment bleibt stehen.) Der I. Mittelhandknochen folgt dem Zug des M. abductor pollicis longus (a). Ein zylindrischer Gegenstand in der Hohlhand bildet das Widerlager bei der Reposition und beim Einbohren der 2 Kirschner-Drähte in den II. Mittelhandknochen und in das Os trapezium (b).

6. Brüche der Fingerglieder

Beide Hände sind gleich oft von Knochenbrüchen betroffen. Da die radiale Handhälfte beim Zugreifen stärker exponiert ist als die ulnare, sind Zeigefinger, Mittelfinger und Daumen bevorzugt verletzt und hier wiederum die peripheren Abschnitte. Durch direkte Gewalt kommt es gewöhnlich zu einem queren Schaftbruch und durch indirekte zu einem Schrägbruch. Die Bruchstücke bilden entweder einen nach dorsal oder einen nach palmar offenen Winkel; dies hängt vom Kräfteverhältnis der Beuge- und Streckmuskeln ab.

Therapie: Die Reposition der Bruchstücke geschieht durch Zug am Finger und Druck gegen das periphere Fragment. Bei Gelenkbrüchen wird das funktionelle Ergebnis um so besser sein, je achsengerechter die Einstellung der Fragmente mit anatomisch genauer Wiederherstellung der Gelenkflächen vorgenommen wird. Dies gelingt nicht immer mit konservativen Maßnahmen, so daß die Fixation mit kurzen Fingerbohrdrähten angezeigt ist. Das gilt besonders für den Sehnenausriß mit Gelenkfragment an der Basis des Endgliedes (Streck- oder Beugeseite).

Es ist falsch, bei Brüchen der Fingerglieder einen Drahtzugverband anzulegen, weil er die Konsolidierung verzögert. Der Tennisschlägerverband (Struwwelpeterverband) hat ebenso wie die Holzspatelschiene bereits viel Unheil angerichtet (Gelenkversteifungen!). Die Dauer der Ruhigstellung ist wie bei den Mittelhandknochen zu veranschlagen; lediglich für die Schaftbrüche der Mittelglieder benötigen wir eine 8wöchige und bisweilen noch längere Fixation, weil hier die Diaphysen elfenbeinhart sind.

F. Gelenkverletzungen der Gliedmaßen

1. Verletzungen der Gelenkbänder

Wenn ein Scharniergelenk gewaltsam seitlich belastet wird und die einwirkende Gewalt die Festigkeit des Kapsel-Band-Apparates übersteigt, so kommt es zum *Bandeinriß* oder *-abriß* am proximalen oder distalen Bandansatz. Gelegentlich wird ein *Knochenstück mit ausgerissen*. Ein solches Gelenk ist unstabil und schmerzhaft. Nach örtlicher Betäubung zeigen die in seitlicher Aufklappung „gehaltenen Röntgenaufnahmen" das Ausmaß der Schädigung an. Bänderrisse finden sich bevorzugt an den Fingergelenken (ulnares Seitenband des Daumens), am Kniegelenk (Seitenbänder und Kreuzbänder) und am Fußgelenk (Lig. deltoideum).

Therapie: Unbehandelt bleibt die Kraft gemindert, die Funktion eingeschränkt und die Stabilität des Gelenkes gestört. Unter *konservativer Behandlung* im gut anmodellierten Gipsverband heilt nach längerer Ruhigstellung ein verletztes Band oft mit Verlängerung aus, weil eine Narbe den Defekt überbrückt; dann resultiert ein *Schlotter-* oder *Wackelgelenk*. Zur Wiederherstellung zerrissener Bänder gibt es spezielle Nahttechniken und Plastiken. — Die *Kontusion* (Prellung) oder *Distorsion* (Zerrung) eines Gelenkes heilt unter konservativer Behandlung komplikationslos aus.

2. Verrenkungen

Bei einer **Luxation** sind die gelenkbildenden Knochenenden vollständig voneinander gelöst, während bei der **Subluxation** sich die Gelenkflächen nur teilweise voneinander trennen. Die Verrenkung wird meistens nach dem verrenkten distalen Gliedabschnitt benannt; so spricht man von der Luxatio antebrachii, wenn Radius und Ulna aus ihrer Gelenkverbindung mit dem Humerus heraustreten. Die *Luxation* eines Scharniergelenkes beruht häufig auf einer *Überstreckung* und die eines Kugelgelenkes auf einer *Überdrehung*. Die Ursache einer Verrenkung ist entweder eine direkte oder indirekte Gewalteinwirkung. Pathognomonisch für eine Luxation ist die *federnd fixierte Zwangshaltung in anormaler Stellung*. Diese Verletzung geht mit Kapsel-Band-Zerreißungen, Schmerzen, Funktionsausfall und Hämatombildung einher. Findet sich gleichzeitig noch ein Knochenbruch, so liegt eine **Luxationsfraktur** vor (z. B. subkapitale Humerusfraktur mit Luxation des Oberarmkopfes). An *Komplikationen* kennen wir *Hauteinrisse* (offene Luxation), *Nervenlähmungen* und *Gefäßkompression*.

Therapie: Wie beim offenen Knochenbruch wird auch bei der offenen Luxation zuerst die Wunde versorgt, danach folgen Reposition und Ruhigstellung. Narkose und Muskelrelaxantien erleichtern die Einrenkung, die ohne Zeitverlust rasch und schonend vorgenommen werden soll. Mißlingt die Reposition, so muß das Hindernis (eingeschlagene Teile der Gelenkkapsel, Gelenkband, Sehne) operativ beseitigt werden. Die Dauer der Ruhigstellung richtet sich nach dem Ausmaß der Bandverletzung und der Größe des Gelenkes (Kniegelenk bis 16 Wochen!). Die Luxationen haben bei sachgemäßer Behandlung eine gute Prognose. An Spätkomplikationen werden nach Verrenkungen mit Kapsel-Band-Zerreißungen *habituelle Luxationen* (Schultergelenk), *Schlottergelenke*, das *Sudeck-Syndrom* und die *Myositis ossificans* beobachtet. Die operative Einstellung einer veralteten Luxation stößt bei stärkerer Schrumpfung der Weichteile auf operationstechnische Schwierigkeiten, so daß man sich oft mit einer Arthrodese (Gelenkversteifung) begnügen muß.

3. Spezielle Gelenkverletzungen der oberen Extremität

a) Verrenkungen des Schlüsselbeines

α) *Verrenkung am sternalen Schlüsselbeinende*

Das Sternoklavikulargelenk besitzt einen Discus articularis und straffe vordere Bandverstärkungen (Ligg. interclaviculare, costoclaviculare und sternoclaviculare), welche bei der *Luxatio sternoclavicularis* reißen. Die Verrenkung entsteht bei Sturz auf den Arm oder die Schulter. Die Klavikula kann nach *ventral* und *kranial* luxieren. Bei direktem Stoß (Auffahrverletzung) ist eine Verrenkung nach *dorsal* (mediastinalwärts) möglich, wobei die Gebilde des vorderen Mediastinum mitverletzt werden können. Die Gelenkkontur ist deutlich verändert.

Therapie: Die Behandlung besteht im Anlegen eines Druckverbandes (4 Wochen); selten ist operatives Vorgehen (Drahtnähte, Faszienstreifen, Bohrdrähte) erforderlich.

β) *Verrenkung am akromialen Schlüsselbeinende*

Diese Verrenkung geht mit Riß der Ligg. acromioclaviculare, coracoacromiale und coracoclaviculare einher. Sie entsteht direkt durch Schlag oder häufiger indirekt durch Sturz auf den adduziert ausgestreckten Arm. Bei der *Luxatio acromioclavicularis* springt das Schlüsselbeinende deutlich kranialwärts hervor. Das Schultergelenk ist frei beweglich und das Schultereckgelenk druckschmerzhaft. Die Stufenbildung ist bei Subluxation mit unvollständiger Bandzerreißung nur angedeutet vorhanden.

Therapie: Es genügt funktionelle Behandlung. Die Reposition einer Luxatio acromioclavicularis gelingt mühelos; die Retention ist problematisch, so daß man sich von Anfang an auf funktionelle Behandlung einstellt. Selbst die operative Behandlung (Federkopfschraube durch die Klavikula in den Proc. coracoideus, Kirschner-Draht oder Rush-Pin) ist nicht immer erfolgssicher, weil die Allenthesen den Schubkräften nachgeben und sich lockern. Wenn bei veralteten Verrenkungen stärkere Beschwerden bestehen, so kommt Ersatz der zerrissenen Bänder durch Faszientransplantate kombiniert mit Schienung (Verschraubung) der Articulatio acromioclavicularis in Betracht. Der Eingriff ist nur bei jüngeren Menschen erfolgreich. Eine traumatische Arthrosis deformans dieses Gelenkes ist recht schmerzhaft; die Arthrodese läßt sich hier nicht ausführen.

b) Verrenkung des Schultergelenkes

Die Häufigkeit der Schulterverrenkung erklärt sich aus dem anatomischen Bau; denn der große Oberarmkopf hat in der kleinen Gelenkpfanne großen Spielraum. Durch Sturz auf die Schulter oder den ausgestreckten Arm bei gleichzeitiger Außenrotation und Abduktion stemmt sich das Tuberculum majus an das Akromium an. Der Humerusschaft schiebt den Humeruskopf aus der Gelenkpfanne; dabei kommt es zur Zerreißung des Labrum glenoidale. Man unterscheidet je nach der Stellung des Humeruskopfes nach *unten, vorn* und *hinten* 3 Formen: *Luxatio axillaris, Luxatio subcoracoidea (infraclavicularis)* und *Luxatio posterior (infraspinata)*. Der Arm ist federnd fixiert und die Pfanne leer. Bei der Luxationsfraktur fehlt die federnde Fixation. Wird bei der frischen Luxatio axillaris (häufigste Form) der Arm senkrecht hochgehalten, so spricht man von der *Luxatio erecta*.

Nur *Röntgenaufnahmen in 2 Ebenen* schützen vor einer Fehldiagnose. Bei Schulterverrenkungen kommen Nervenlähmungen (N. axillaris) und Verletzungen der A. und V. axillaris vor.

Therapie: Die *Reposition* muß sofort vorgenommen werden; durch Zuwarten stößt man bereits nach wenigen Tagen auf unüberwindbare Schwierigkeiten. Es gibt mehrere Einrenkungsmethoden: HIPPOKRATES beschrieb den Zug am Oberarm mit Einstemmen des entblößten Fußes in die Achselhöhle. Von KOCHER stammt die *klassische Repositionsmethode bei der vorderen Luxation* (Abb. 257): I. Phase — Adduktion des Armes an den Brustkorb und rechtwinkelige Beugung des Unterarmes; II. Phase: — Außenrotation; III. Phase — Elevation des Armes nach vorn; IV. Phase — Innenrotation. Mit dieser Bewegung geht der Kopf rückläufig jenen Weg, den er beim Luxationsvorgang durch die Kapsellücke nahm. Der Oberarm-

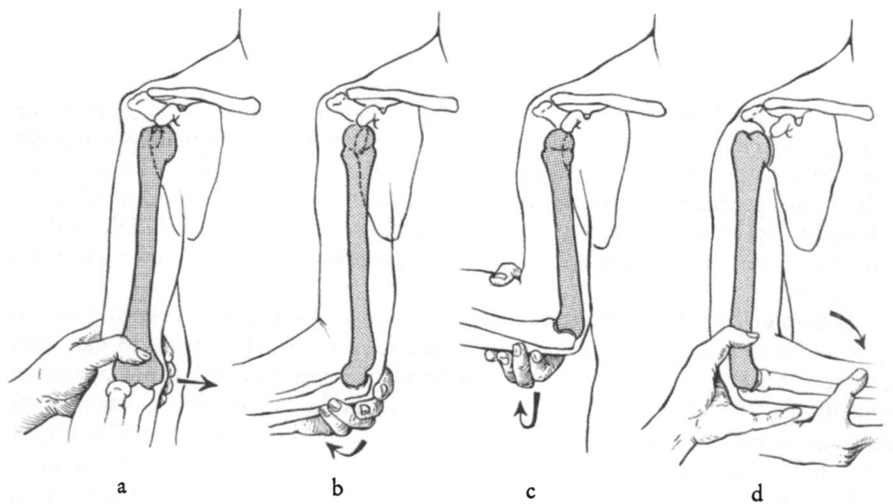

a   b   c   d

Abb. 257: Die Reposition nach KOCHER bei der Schulterverrenkung nach vorn: I. Phase: Adduktion des Armes an den Brustkorb und Beugung des Unterarmes (a); II. Phase: Außenrotation (b); III. Phase: Elevation des Armes nach vorn (c); IV. Phase: Innenrotation (d); dabei führt der Unterarm eine Halbkreisbewegung vor dem Gesicht aus. (Beachte die rückläufige Drehung des Oberarmkopfes!)

kopf springt mit hör- und sichtbarem Ruck in die Pfanne. Das Ergebnis muß durch Röntgenbilder bestätigt werden. Nach 8 Tagen ist der Desault-Verband (Abb. 245) wegen der Gefahr der Adduktionssteife zu wechseln. Die aktive Übungsbehandlung muß dosiert erfolgen.

Veraltete Luxationen führen nach offener Reposition zu bescheidenen funktionellen Resultaten. Bei einer **Luxationsfraktur** läßt sich die Exstirpation des Oberarmkopfes manchmal nicht umgehen; danach bleibt das Bewegungsausmaß erheblich eingeschränkt. — Die *posttraumatische Schultersteife* mit dem Bild der *Periarthritis humero-scapularis* ist Folge des Ausrisses einer degenerativ veränderten Supraspinatussehne.

Die **habituelle Schulterluxation** kann sich nach Abriß des Labrum glenoidale einstellen. Es kommt zur Reluxation, wenn der Arm in Abduktion und Außenrotation beansprucht wird. Häufig auftretende Luxationen beeinträchtigen die Arbeitsfähigkeit, so daß die Operation indiziert ist. Es gibt 2 Möglichkeiten, um dem Oberarmkopf den Verrenkungsweg zu verlegen:

Therapie: Fesselung des Oberarmkopfes durch *Kapsel-Band-Plastiken* oder die *Spanverriegelung nach* EDEN HYBINETTE: Durch Einpflanzen eines großen Knochenspanes (3,5 cm × 2,5 cm) am vorderen unteren Pfannenrand und Verlagerung der Sehne des M. subscapularis läßt sich ein sicheres Widerlager herstellen.

c) Verrenkungen des Ellenbogengelenkes

Die Luxation beider Unterarmknochen nach hinten — *Luxatio antebrachii posterior* — kommt bei Kindern und Erwachsenen vor. Sie entsteht bei Fall auf den gestreckten Arm. Auf Knochenabrisse und begleitende Frakturen ist zu achten.

Therapie: Die Technik der Einrenkung ist aus Abb. 258 zu ersehen. Bei Neigung zur Redislokation schießt man 2 sich kreuzende Kirschner-Drähte transartikulär ein. Wegen der stets vorhandenen vorderen Kapselzerreißung und Muskelschädigung (M. brachialis) ist Ruhigstellung im Gipsschienenverband (3 Wochen) erforderlich.

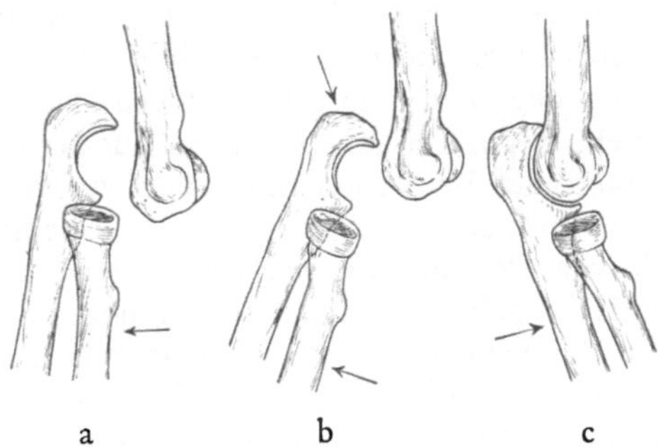

a   b   c

Abb. 258: Verrenkung des Unterarmes nach hinten. Die Reposition beginnt mit Überstreckung des Unterarmes (a), Vorschieben der Elle (b) und endet mit der Beugung (c).

Die *kindliche Myositis ossificans* ist Folge der Muskelzerreißung; sie tritt auf bei brüsker Einrenkung oder gewaltsam durchgeführter passiver Nachbehandlung. Durch Ruhigstellung und Röntgentherapie verschwinden die heterotopen Knochenneubildungen. Verbleibt eine Strecksperre, so darf man erst nach einem Vierteljahr das verknöcherte Gewebe resezieren.

Die *Luxatio antebrachii anterior* und die *divergierende Luxation* (Elle nach vorn, Speiche nach hinten) kommen äußerst selten vor. Bei *Kindern* sieht man die isolierte *Luxation des Speichenköpfchens* mit oder ohne Riß des Ringbandes. Mißlingt die Einrichtung, so ist die offene Reposition mit Naht des Lig. anulare erforderlich. In der Wiederherstellungschirurgie veralteter Luxationen haben wir aus einem gestielten Streifen der Trizepssehne das Ringband plastisch gebildet und bei gleichzeitig bestehender *Radialisparese* die Perthes-Plastik ausgeführt.

d) Verrenkungen im unteren Speichen-Ellen-Gelenk

Die Luxation im distalen Radioulnargelenk ist bereits bei den Speichenbrüchen an typischer Stelle erwähnt worden.

Therapie: Nach Reposition (notfalls Fixation mit Kirschner-Draht) und 3wöchiger Gipsschienenbehandlung sind die funktionellen Ergebnisse gut.

e) Verrenkungen der Handgelenke

In den 3 Hauptgelenken der Handwurzel (Articulatio radiocarpea, Art. intercarpea und Art. carpometacarpea) kommen nur selten einmal Verrenkungen der Hand nach dorsal und noch seltener nach palmar vor. Der Unfallmechanismus ist der gleiche wie beim Speichenbruch an typischer Stelle.

Therapie: Nach Reposition ist die Dauer der Ruhigstellung wegen der Kapsel-Band-Zerreißungen mit 4—6 Wochen zu veranschlagen.

f) Perilunäre Verrenkung der Hand

Bei Sturz auf das Handgelenk in extremer Dorsalflexion kann eine *perilunäre dorsale Verrenkung* der Hand eintreten. Vor dem distalen Speichenende imponiert dann das verlagerte Mondbein als druckempfindliche Vorwölbung. Im Versorgungsbereich des *N. medianus* kann *Parästhesie* bestehen. Röntgenologisch ist die Verlagerung des Mondbeines besonders im Seitenbild erkennbar.

Therapie: Die Einrenkung gelingt im gleichmäßigen Dauerzug (10 Minuten!); anderenfalls ist die offene Reposition mit palmarem Zugang indiziert. Die Dauer der Ruhigstellung beträgt nach Reposition eines Handwurzelknochens 3 Wochen.

Geht die perilunäre Luxation der Hand mit einem *Kahnbeinbruch* einher, so handelt es sich um die von *De Quervain beschriebene transscaphoideo-perilunäre Luxation.* Bei diesem interkarpalen Verrenkungsbruch luxiert das proximale Bruchstück des Kahnbeins im Zusammenhang mit dem Mondbein in palmarer Richtung. Nach Reposition erfolgt die Nachbehandlung wie bei einem Kahnbeinbruch. In den von uns beobachteten Fällen trat später keine Knochennekrose ein.

g) Verrenkung der Fingergelenke

An den Fingergelenken kommen unvollständige und vollständige Verrenkungen in dorsaler und palmarer Richtung vor; an den Mittel- und Endgelenken gibt es außerdem seitliche Verrenkungen. Mißlingt die Reposition, so ist die operative

Beseitigung des Repositionshindernisses erforderlich. Ein solches Hindernis sind z. B. bei der Dorsalluxation des Daumens im Grundgelenk die um das Metakarpalköpfchen verlagerte lange Daumenbeugesehne oder bei der Dorsalluxation des Kleinfingers die um das Metakarpalköpfchen verlagerten Beugesehnen.

Therapie: Nach der Einrenkung soll die Dauer der Ruhigstellung 2—3 Wochen betragen. — Restbeschwerden nach einer Fingerverrenkung beruhen auf Mitverletzung der beugeseitigen Faserknorpelplatte (Fibrocartilago volaris). — Verbleiben *nach* erheblichen *Gelenkverletzungen* Bewegungseinschränkungen, Unstabilität oder Schmerzen, so wird man sich nach Ausschöpfung der konservativen Behandlungsmöglichkeiten für eine *stabilisierende Gelenkoperation (Arthrodese =* Gelenkversteifung) oder eine *mobilisierende Gelenkoperation (Arthroplastik =* künstliche Gelenkbildung nach Resektion der Gelenkflächen) entschließen müssen. Das sicherste Verfahren ist stets die Arthrodese. (Diese Hinweise gelten nicht nur für die Fingergelenke!)

G. Spezielle Knochenverletzungen der unteren Extremität

Am Arm sind vordringlich die Bewegungsfunktionen wiederherzustellen; am Bein steht die Statik (Gang- und Standfestigkeit) im Vordergrund.

1. Brüche des Oberschenkels

Die Oberschenkelbrüche am proximalen Ende, im Schaft und am distalen Ende weisen in jeder Region durch Zug kräftiger Muskeln typische Verschiebungen der Bruchstücke auf (Abb. 233). Die Bezeichnung der Oberschenkelbrüche geht aus Abb. 259 hervor.

a) Medialer Schenkelhalsbruch

Vorwiegend Frauen (nach dem 60. Lebensjahr) erleiden nach Sturz auf die Hüfte oder Verdrehung des Beines einen medialen Schenkelhalsbruch. Es gibt 2 Bruchformen — den *Varus- oder Adduktionsbruch* und den *Valgus- oder Abduktionsbruch* (Abb. 260). Der Varusbruch ist die weitaus häufigste Bruchform. Der wegen seiner Einkeilung prognostisch günstigere Valgusbruch kommt wesentlich seltener vor. Beim Varusbruch steht der Oberschenkelschaft — und damit das Bein — nach außen rotiert und außerdem kranialwärts verschoben (Glutäalmuskulatur!). Der mediale Schenkelhalsbruch verläuft vorwiegend *intrakapsulär*. Da die Blutgefäße (Äste der A. circumflexa femoris medialis et lateralis) bei dieser Fraktur abreißen, ist die Ernährung des Kopffragmentes auf die Dauer ungenügend. Die A. ligamenti capitis femoris versorgt nur einen Sektor um den Bandansatz, so daß sich später — nach 1 oder 2 Jahren — eine partielle oder totale Kopfnekrose einstellen kann. Den alten Menschen drohen an Frühkomplikationen Pneumonie, Thrombose, Embolie und Dekubitus. Eine prognostische Beurteilung ist durch die Einteilung nach Pauwels in *3 Schweregrade* möglich. Je nach dem Winkel, den die Frakturebene mit der Horizontalen bildet, kann man den I. Grad (30°) als prognostisch günstig, den II. Grad (50°) als mäßig günstig und den III. Grad (70°) als ungünstig ansehen (Abb. 260). Während beim I. Grad vorwiegend Druckkräfte einwirken, sind es beim III. Grad ungünstige Scherkräfte, die das Entstehen einer Schenkelhalspseudarthrose begünstigen.

Therapie: Sie ist beim *eingekeilten Valgusbruch konservativ:* Bettruhe, nach 2 Wochen aktive Bewegungen des verletzten Beines, nach 4 Wochen Aufstehen und Laufen im Gehwagen ohne Beinbelastung. Im Gegensatz dazu ist der *Varusbruch*

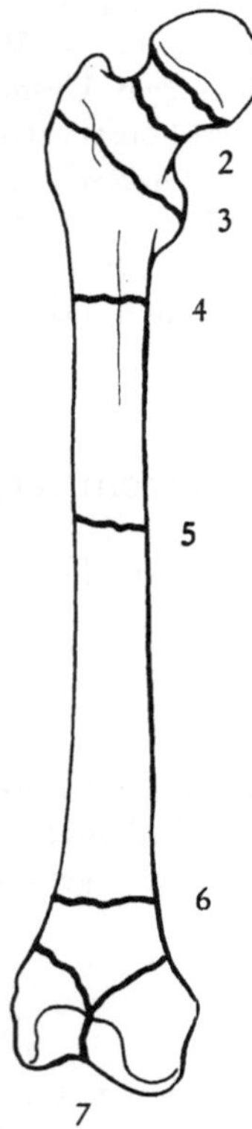

Abb. 259: Bezeichnung der Oberschenkelbrüche: Medialer Schenkelhalsbruch (1); lateraler Schenkelhalsbruch (2); pertrochanterer Oberschenkelbruch (3); subtrochanterer Oberschenkelbruch (4); Oberschenkelschaftbruch (5); suprakondylärer Oberschenkelbruch (6); diakondylärer Oberschenkelbruch (7).

frühzeitig *operativ* — am 1. oder 2. Tag — (Nagel, Laschennagel, Schraube, AO-Winkelplatte u. a.) auf extraartikulärem Wege zu versorgen (Abb. 238 d, e). Dadurch wird das Krankenlager abgekürzt, die Pflege erleichtert und das Aufstehen nach 4 Wochen ermöglicht. Regelmäßige Röntgenkontrollen sind erforderlich, damit *2 Störungen* — die *Pseudarthrose* und die *Kopfnekrose* — welche jede für sich allein oder kombiniert auftreten können, rechtzeitig erkannt werden. In dem oft porotischen Knochen wird der Nagelsitz durch Schubkräfte gelockert; er gleitet dann aus dem Kopffragment in peripherer Richtung heraus. Bei zunehmender Verkleinerung des Schenkelhalswinkels und Beinverkürzung kommt es zur Schenkelhalspseudarthrose. Wenn sich eine Kopfnekrose anbahnt, so dringt die Nagelspitze durch den Kopf in das Os ileum vor, und die Hüftbewegungen werden schmerzhaft.

Die Behandlung der *Schenkelhalspseudarthrose* ohne Kopfnekrose besteht in Schaffung einer stabilen Osteosynthese durch Doppelnagelung (Einschlagen von 2 parallel verlaufenden Smith-Peterson-Nägeln) oder in der subtrochanteren Umlagerungsosteotomie nach PAUWELS (Abb. 261). Durch Resektion eines Knochenkeiles werden die schädlichen Scherkräfte ausgeschaltet und nunmehr Druckkräfte erzeugt; die Fixation erfolgt mit einer AO-Winkelplatte. Ferner kommen in Betracht die Kopfexstirpation und Implantation einer Vitallium-Prothese nach MOORE oder die Einstellung des Halsrestes in die Pfanne.

Die Behandlung der *Kopfnekrose* besteht entweder in einer Arthrodese des Hüftgelenkes oder in einer Alloplastik (Moore-Prothese).

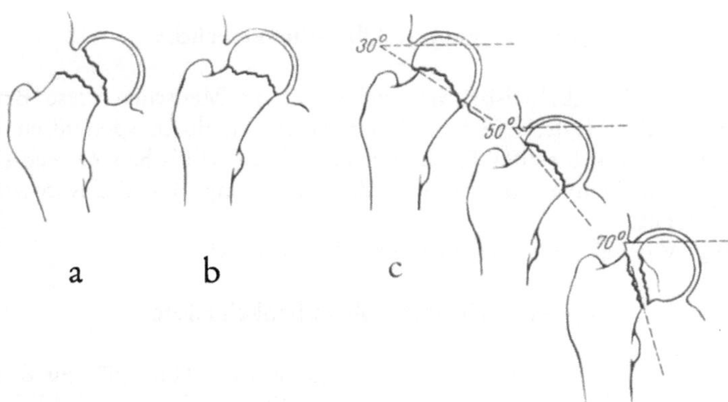

Abb. 260: Medialer Schenkelhalsbruch: Varus- oder Adduktionsbruch (a) und Valgus- oder Abduktionsbruch (b). Einteilung in 3 Schweregrade (30°, 50°, 70°) nach PAUWELS, die abhängig sind von dem Winkel zwischen Frakturlinie und der Horizontalen (c).

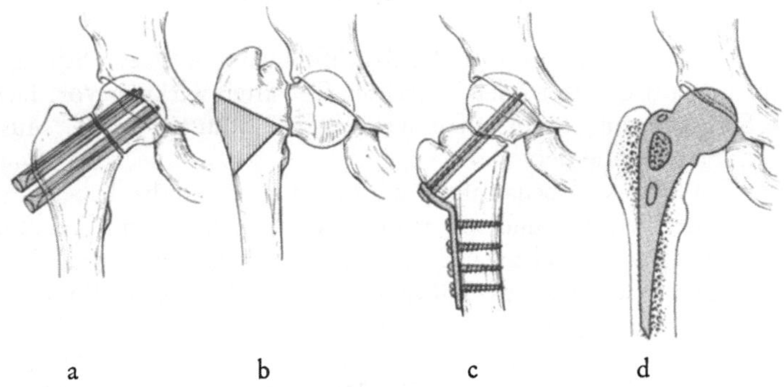

Abb. 261: Behandlung der Schenkelhalspseudarthrose ohne Kopfnekrose: Osteosynthese durch Doppelnagelung nach K. H. BAUER (a); subtrochantere Umlagerungsosteotomie nach PAUWELS mit Resektion eines Knochenkeiles und Fixation durch Winkelplatte (b und c); Kopfexstirpation und Implantation einer Vitallium-Prothese nach MOORE (d).

Bei *Kindern* kommen mediale Schenkelhalsbrüche äußerst selten, eher einmal eine *traumatische Epiphysenlösung* vor. Die Behandlung ist konservativ (8 Wochen Extension).

b) Lateraler Schenkelhalsbruch

Der Bruchspalt liegt beim lateralen Schenkelhalsbruch extrakapsulär; die Blutversorgung der Fragmente ist nicht gefährdet.

Therapie: Sowohl die konservative Behandlung (Drahtextension durch die Femurkondylen für 8 Wochen) als auch die operative Therapie (Nagel, Laschennagel — Abb. 238 d, e) führen zur knöchernen Heilung.

c) Pertrochantere Oberschenkelbrüche

Wie bei den Schenkelhalsbrüchen zeigen ältere Menschen diese Bruchform nach Sturz auf die Hüfte. Die Bruchlinien verlaufen durch spongiösen Knochen vom Trochanter major bis zum Trochanter minor. Die klinischen Zeichen sind Trochanterhochstand, Beinverkürzung und Außenkippung des Fußes sowie ausgedehnter Bluterguß.

Therapie: Wie bei einem lateralen Schenkelhalsbruch.

d) Subtrochantere Oberschenkelbrüche

Man muß die subtrochanteren Oberschenkelbrüche (Abb. 259) zu den Schaftbrüchen zählen. Sie finden sich vorwiegend bei Männern. Durch erhebliche direkte Gewalt kommt es zum Biegungsbruch und durch indirekte zum Drehbruch mit starker Verkürzung und Dislokation der Fragmente.

Therapie: Gelingt die Reposition nicht oder zeigen die Röntgenkontrollen bei konservativer Behandlung erneute stärkere Dislokation, so ist operatives Vorgehen mit langer AO-Druckplatte oder Marknagelung erforderlich.

e) Oberschenkelschaftbrüche

Im Bereich des Schaftes kommen alle Bruchformen wie Quer-, Schräg-, Dreh- und Stückbrüche nach direkter oder indirekter Gewalteinwirkung vor. Der häufig vorhandene Schockzustand kann auf einer massiven Blutung in die Muskulatur oder auf einer Fettembolie beruhen.

Therapie: Die Extensionsbehandlung wird anfangs durch die Tuberositas tibiae (mit $^1/_7$ des Körpergewichtes) und später suprakondylär am Femur vorgenommen, um nicht die Kniegelenkkapsel zu überdehnen (Schlottergelenk); danach folgt ein Becken-Bein-Gipsverband bis zur knöchernen Konsolidierung. Da dieses Vorgehen langwierig und die Versteifungsgefahr der Gelenke groß ist, hat sich die operative Behandlung durchgesetzt (dicker formschlüssiger Marknagel — Abb. 238 a — oder AO-Druckplatten). Die Dauer der Arbeitsunfähigkeit beträgt nach Marknagelung durchschnittlich 3 Monate und nach konservativer Behandlung 6 Monate.

Der *kindliche Oberschenkelschaftbruch* soll *grundsätzlich konservativ* mit Heftpflasterextension behandelt werden; für das Kleinkind (bis zum 5. Lebensjahr) eignet sich die vertikale Extension (Schwebestreckverband siehe Abb. 234). Infektionen nach Drahtextension oder operativer Bruchbehandlung haben bei Kindern verheerende Folgen, deshalb die Mahnung zum konservativen Vorgehen.

f) Suprakondyläre Oberschenkelbrüche und Kondylenbrüche

Nach Sturz auf das gebeugte Knie zieht beim **suprakondylären Oberschenkelbruch** der M. gastrocnemius das periphere Fragment nach hinten (kniekehlenwärts) weg. Die Spitze dieses Fragmentes kann Gefäße (A. femoralis) und Nerven (Nn. tibialis und peronaeus) verletzen.

Therapie: Bei einfacher Extensionsbehandlung muß man den Zug des M. gastrocnemius ausschalten; dies gelingt durch vermehrte Kniebeugung und Lagerung auf Braunscher Schiene (Abb. 235 c). Für die operative Behandlung eignen sich die AO-Winkelplatte oder 2 Rush-Pins (Abb. 236 h).

Bei *Kindern* sieht man an dieser Stelle die *traumatische Epiphysenlösung*, welche konservativ behandelt wird und in 5—6 Wochen ausheilt.

Kondylenabbrüche, V-, Y- oder T-förmige Brüche sind *Gelenkbrüche*, daher findet sich zumeist ein *blutiger Kniegelenkerguß*.

Therapie: Durch genaue Einrichtung der Fragmente mit Wiederherstellung der Gelenkfläche beugt man am ehesten einer sekundären Arthrose vor. Mißlingen Reposition oder Retention, so verbleibt ein Schlottergelenk mit Varus- oder Valgusstellung. Starke Schmerzen machen einen Schienenhülsenapparat oder die Kniegelenkarthrodese erforderlich. Bei operativem Vorgehen läßt sich mit Spongiosaschrauben eine Kondylenfraktur gut fixieren.

2. Brüche der Kniescheibe

Querbrüche oder Sternbrüche der Kniescheibe entstehen durch direkte Gewalt (Autofahrer!) oder indirekt durch Zug des M. quadriceps beim Sturz rücklings. Bleibt der seitliche Reservestreckapparat erhalten, so wird bei einem Querbruch keine Distraktion der Fragmente eintreten. Wenn der *Reservestreckapparat* beiderseits zerreißt, dann findet sich ein breitklaffender Bruchspalt mit tastbarer Delle. Da es sich um einen *Gelenkbruch* handelt, besteht immer ein *Hämarthros*. Das gestreckt gehaltene Bein kann nicht aktiv angehoben werden. Röntgenologisch darf man die Patella partita nicht als Kniescheibenbruch fehldeuten.

Therapie: Solange der Reservestreckapparat intakt ist und die Fragmente stufenlosen Kontakt haben, kann man konservativ mit einer Beingipshülse (Tutor) behandeln. Nur bei gesicherter Asepsis ist die Punktion des Gelenkergusses zulässig. Bei Distraktion der Fragmente führt man die Drahtnaht (Cerclage) oder eine andere Form der Osteosynthese mit Naht des seitlichen Streckapparates aus (Abb. 236 b) und setzt später die Behandlung mit einem Tutor fort. Die zweckmäßigste Behandlung der Sternbrüche ist die Entfernung der Kniescheibe. Der Verlust der Patella führt nur zu einer leichten Streckschwäche. Infiziert sich das Operationsgebiet, so ist bei einem Empyem das Gelenk oder das Bein in Gefahr (Gelenkresektion Abb. 262). Stufenbildung auf der Rückfläche der Patella führt zur *Arthrose* und bei älteren Menschen zur muskulären *Strecksteife*.

3. Brüche des Unterschenkels

Bei den **Schienbeinkopfbrüchen** reicht die Bruchlinie bis in das Kniegelenk. Der Condylus medialis oder tibialis bricht bei seitlicher Belastung des in Streckstellung fixierten Kniegelenkes ab; Abbrüche beider Kondylen sind Stauchungs-

oder Trümmerbrüche. Die *Menisken* und auch die *Seitenbänder* können *mitverletzt* sein. Die Zeichen des Schienbeinkopfbruches sind Hämarthros, lokaler Druckschmerz und in Streckstellung fehlende seitliche Festigkeit des Kniegelenkes.

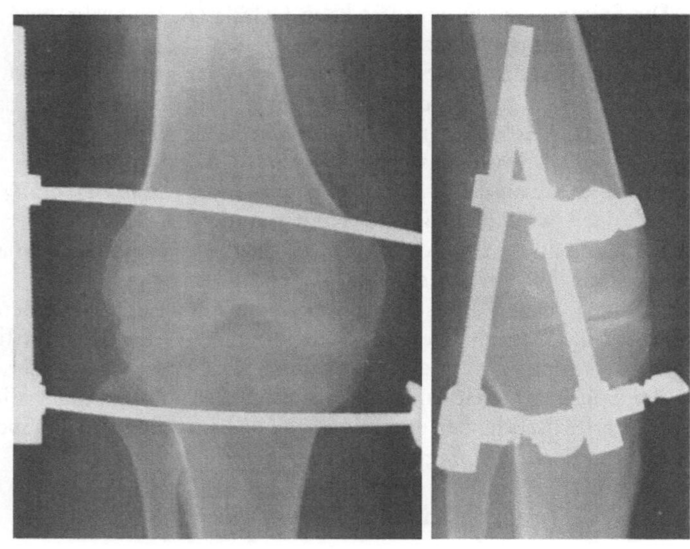

a   b

Abb. 262: Kniegelenksresektion wegen Gelenkinfektion. Mit Hilfe des angelegten AO-Kompressionsspanners ist die Arthrodese nach 8 Wochen eingetreten.

Therapie: Leichtere Fälle werden konservativ und schwere Fälle mit zerstörter Gelenkfläche operativ behandelt (Federkopfschraube, AO-Winkelplatte u. a., Abb. 238 c), dabei muß zerdrückte Spongiosa durch Verpflanzung von Knochenspänen aufgefüllt werden. Knöcherner Ausriß der *Eminentia intercondylaris* wird wie eine *Kreuzbandverletzung* mit Beingipshülse behandelt.

Den **Ausriß der Tuberositas tibiae** behandelt man konservativ (Gipshülse für 6 Wochen) oder schraubt offen das Fragment an.

Der **isolierte Bruch des Schienbeinschaftes** zeigt keine besondere Verschiebung der Fragmente, weil das *intakte Wadenbein* über die Membrana interossea wie eine Schiene wirkt. Darüber hinaus besteht auch eine *Sperrwirkung der Fibula,* welche die knöcherne Heilung der Tibiafraktur verzögern kann. — Bei den isolierten Brüchen des Wadenbeinköpfchens ist der N. peronaeus gefährdet.

Je nach der Gewalteinwirkung unterscheidet man bei den **Unterschenkelbrüchen** (Fraktur der Tibia *und* Fibula) den Querbruch, Spiralbruch, Trümmerbruch und Stückbruch (Abb. 227).

Therapie: Bei der konservativen Behandlung wird nach der Einrichtung im Extensionsgerät (Spindelzug) die Drahtextension mit dem Gipsverband kombiniert (Abb. 235). Man hüte sich vor einem Rotationsfehler, Spitzfuß oder Hackenfuß. Dislokationen am Wadenbein haben keine praktische Bedeutung. Geringgradige Achsenknickung (z. B. Rekurvation) läßt sich bis zur 5. oder 6. Woche im Gipsverband ausgleichen, indem der Gips bis zur Mitte quer eingesägt, aufgebogen und mit einem Holzkeil verklemmt wird. Verbleibt eine Achsenknickung von mehr als 10°, so wirkt sich die nicht achsengerechte Belastung der Gelenke später nachteilig aus (Arthrose). Spina iliaca ant. sup., Mitte der Patella und Großzehe müssen eine gerade Linie bilden. Eine Verkürzung bis zu 2 cm wird durch Beckenschiefstellung kompensiert; darüber hinausgehende Werte erfordern Erhöhung der Schuhsohle und des Absatzes. Bei der konservativen Behandlung achte man auf aktive Zehenbewegungsübungen, um irreparable Gelenkversteifungen zu verhüten. Belastung ohne Gipsverband ist nach 12 Wochen zulässig, bei Querbrüchen bereits früher. — Es gibt zahlreiche Operationsmethoden (Abb. 236 c und 238 b), von denen die Marknagelung und die AO-Druckplatte zu einer stabilen Osteosynthese führen. Das Vorgehen bei Heilung in Fehlstellung oder bei einer Pseudarthrose ist aus Abb. 229 zu ersehen.

Bei *Kindern* wird eine traumatische Epiphysenlösung am proximalen oder distalen Schienbeinende reponiert und für 6—8 Wochen im Gipsverband ruhiggestellt.

Knöchelbrüche

Knöchelbrüche entstehen beim Umknicken des Fußes und somit durch indirekte Gewalt. Es gibt den Knöchelbruch durch *Einwärtsknicken* des Fußes (Supinations-Adduktionsfraktur), durch *Auswärtsknickung* des Fußes (Pronations-Abduktionsfraktur) und schließlich mit *gleichzeitiger Auswärtsdrehung der Fußspitze* (Supinations-Eversionsfraktur und Pronations-Eversionsfraktur)*. Die Abbrüche des Innen- und Außenknöchels gehen je nach dem Schweregrad mit *Bandverletzungen* und bei gleichzeitiger Auswärtsdrehung der Fußspitze mit Abbruch der hinteren Tibiagelenkfläche (Volkmannsches Dreieck) einher. Die häufigste Frühkomplikation ist die Drucknekrose der überdehnten Haut.

Therapie: Knöchelbrüche lassen sich mit gutem Erfolg *konservativ behandeln;* die Dauer der Ruhigstellung (4—12 Wochen) richtet sich nach dem Schweregrad, also dem Ausmaß der Bandzerreißungen. Zur Nachbehandlung gehören der *Zinkleimverband* (Schwellungsneigung des Unterschenkels!) und später *Einlagen* nach Gipsabdruck des Fußes (Verhütung des posttraumatischen Plattfußes!). *Beide Maßnahmen sind auch ein Teil der Nachsorge bei allen anderen Verletzungen der unteren Extremität mit langem Krankenlager.* Mißlingt die Reposition, so ist nach operativer Beseitigung des Hindernisses der Innenknöchel zu verschrauben, das Wadenbein zu stabilisieren und die Bandnaht — soweit möglich — vorzunehmen. Bisweilen muß die tibiofibulare Syndesmose verschraubt werden, damit die Malleolengabel nicht durch den Talus auseinandergedrängt wird. Nimmt das *Volkmannsche Dreieck* mehr als ein Drittel der hinteren Tibiagelenkfläche ein, so ist bei Stufenbildung operative Reposition und Fixation (Kirschner-Draht, Spon-

---

* Hinweise zur Nomenklatur:
Supination = Drehung des Vorfußes um die Fußachse nach innen
Adduktion = Drehung des Rückfußes um die Fußachse nach innen
Pronation = Drehung des Vorfußes um die Fußachse nach außen
Abduktion = Drehung des Rückfußes um die Fußachse nach außen
Inversion = Drehung der Fußspitze um die Unterschenkelachse nach innen
Eversion = Drehung der Fußspitze um die Unterschenkelachse nach außen

giosaschraube) indiziert. Da es sich bei den Knöchelbrüchen um Gelenkbrüche und zum Teil sogar um Verrenkungsbrüche mit Bandzerreißungen handelt, sind Spätschäden recht häufig (Arthrose, Bewegungseinschränkungen, Fußdeformitäten, Gehbehinderung).

4. Brüche der Fußwurzelknochen

a) Sprungbeinbrüche

Beim Sprungbeinbruch unterscheidet man Frakturen durch den hinteren Sprungbeinfortsatz, den Hals und den Körper. Zu diesen seltenen Verletzungen kommt es nur bei starker indirekter Gewalteinwirkung (z. B. Sturz aus dem Fenster auf weichen Sandboden). Nach Brüchen des Sprungbeinhalses sieht man bisweilen eine *Osteonekrose*, weil hier die in den Knochen eintretenden Gefäße zerrissen sind. Ergibt die Untersuchung fehlenden Puls der A. tibialis posterior und Ausfall des N. tibialis, so ist an Aussprengung der Talusrolle in dorsaler Richtung zu denken.

Therapie: Die Dauer der Ruhigstellung beträgt im Liegegipsverband 8 Wochen; danach Gehgipsverband für weitere 4 Wochen. Erheblich dislozierte Fragmente muß man operativ verschrauben. Wenn bei einer offenen Verletzung der Talus herausgesprengt wurde, so läßt sich das Fersenbein in die Knöchelgabel einstellen und Gehfähigkeit erreichen. Nach Frakturen des Talus bleiben oft über längere Zeit vermehrte Schwellungsneigung und statische Beschwerden bestehen; dann wird man älteren Menschen *orthopädische Schuhe* verordnen oder jüngeren die *Arthrodese des oberen und unteren Sprunggelenkes* anraten.

b) Fersenbeinbrüche

Die Fersenbeinbrüche entstehen durch Sturz von Leitern oder aus größerer Höhe auf die Füße; die Bruchformen sind äußerst mannigfaltig. Von praktischer Bedeutung ist die Unterscheidung in *Brüche ohne und* solche *mit Gelenkbeteiligung*. So haben Brüche durch das Tuber calcanei (sog. Entenschnabelbrüche) eine bessere Prognose als Brüche des Fersenbeinkörpers mit Verrenkung einer Gelenkfläche (besonders gegenüber dem Sprungbein). Durch die komprimierende Gewalt wird die Spongiosa zusammengedrückt; der gebrochene Knochen ist abgeflacht. Den Grad der Kompression kann man mit der Bestimmung des *Tubergelenkwinkels* nach L. Böhler erfassen (Abb. 263). Der Winkel wird durch 2 Verbindungslinien gebildet, die einerseits durch den höchsten Punkt der vorderen oberen Gelenkkante und den höchsten Punkt der hinteren Gelenkfläche und andererseits entlang der oberen Fläche des Tuber calcanei gezogen werden. Der Normalwert des Tubergelenkwinkels ist 30° (20°—40°), er sinkt beim Fersenbeinbruch ab bis auf 0° oder wird sogar negativ (Abb. 263 b).

Therapie: Die manuelle Reposition nimmt man bei Kniebeugung und Spitzfußstellung vor mit dem Ziel der Wiederherstellung des Tubergelenkwinkels und der Gelenkflächen. Der Gipsverband (bei Abschwellung Gipswechsel erforderlich) wird je nach Schwere der Verletzung 6—8 Wochen getragen und dann für weitere 4—6 Wochen gegen einen Gehgipsverband ausgewechselt. Bei Mitverletzung einer Gelenkfläche (unteres Sprunggelenk) kann eine schmerzhafte Gelenksteife zurückbleiben mit starker Einschränkung der Pro- und Supination, so daß man bei jüngeren Menschen die *subtalare Arthrodese* ausführen muß; ältere Menschen versorgt man mit *orthopädischen Schuhen.* Nach dieser Versteifungsoperation des unteren Sprunggelenkes ist der Gang schmerzfrei.

Brüche der übrigen Fußwurzelknochen sind selten; sie werden konservativ im Gipsverband behandelt.

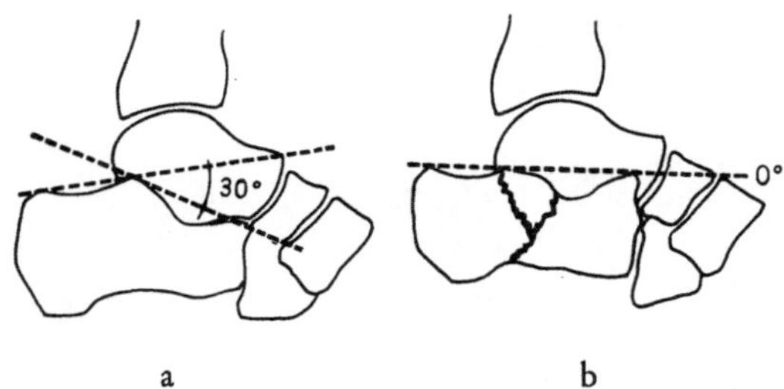

Abb. 263: Der Normalwert des Tubergelenkwinkels beträgt 30° (a). Beim Fersenbeinbruch geht der Wert auf 0° zurück (b) oder wird sogar negativ.

5. Brüche der Mittelfußknochen und der Zehen

Die **Mittelfußknochen** brechen durch direkte Gewalteinwirkung (z. B. Fall eines schweren Gegenstandes auf den Vorfuß). Der Fußrücken ist geschwollen und der verletzte Strahl druckschmerzhaft.

Therapie: Sie ist konservativ. Nach 14 Tagen kann der Liegegipsverband gegen einen Gehgipsverband gewechselt werden. Die Fraktur ist nach 6 Wochen konsolidiert. Einlagen nach Gipsabdruck sind zweckmäßig, um das Fußgewölbe zu stützen. — Zur Retention des Fragmentes kann im Ausnahmefall das Einschießen von Bohrdrähten in Betracht kommen.

Der Ermüdungsbruch des II. oder III. Mittelfußknochens (Marschfraktur) entsteht durch Dauerbelastung und heilt im entlastenden Gipsverband.

Zehenbrüche entstehen durch Quetschung; die Haut ist oft mitverletzt. In den meisten Fällen reicht die Schienung mit einem dachziegelförmig angelegten Heftpflasterverband für 3 Wochen aus.

H. Spezielle Gelenkverletzungen der unteren Extremität

1. Verrenkungen der Hüfte

Die Hüftverrenkung entsteht durch Hebelmechanismus, kombiniert mit Drehung oder Stoß (z. B. Auffahrverletzung des Motorradfahrers mit Oberschenkelschaftbruch und Verrenkung des Oberschenkelkopfes nach hinten). Je nach der Gewalteinwirkung werden bei der *Luxatio coxae 4 Formen* unterschieden (Abb. 264):
1. Luxatio iliaca (Verrenkung des Kopfes nach hinten oben)
2. Luxatio ischiadica (Verrenkung des Kopfes nach hinten unten)
3. Luxatio pubica (Verrenkung des Kopfes nach vorn oben)
4. Luxatio obturatoria (Verrenkung des Kopfes nach vorn unten)

30*

Die Hüftverrenkung geht mit einem Riß des Lig. capitis femoris sowie Gelenkkapsel- und Muskelzerreißung einher. Am hinteren oder vorderen Pfannenrand sind oft Knochenabsprengungen vorhanden. Das *Lig. iliofemorale hält stand* und bestimmt den Sitz des verrenkten Kopfes. Bei den *vorderen Verrenkungen* steht das *Bein außenrotiert* und bei den *hinteren Verrenkungen innenrotiert.* Auf Durchblutung und Sensibilität ist zu achten; denn bei den vorderen Luxationen kann die A. femoralis komprimiert sein und bei den hinteren der N. ischiadicus.

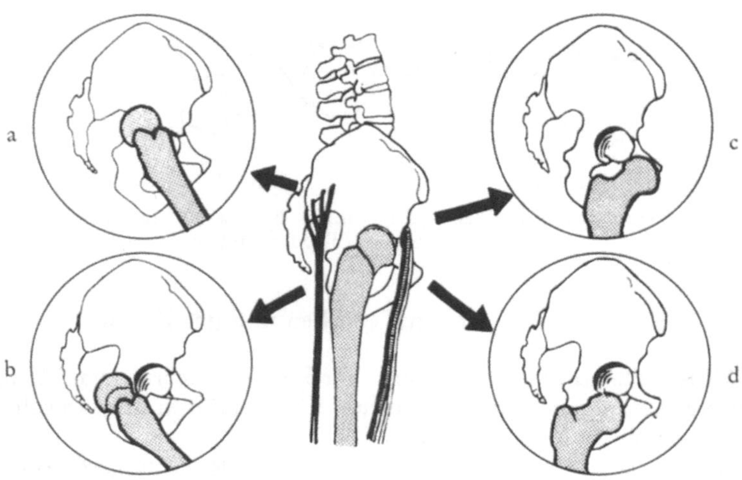

Abb. 264: Dorsale Hüftverrenkungen: Luxatio iliaca (a) und Luxatio ischiadica (b). Das Bein wird innenrotiert gehalten; gefährdet ist der N. ischiadicus. Ventrale Hüftverrenkungen: Luxatio pubica (c) und Luxatio obturatoria (d). Das Bein wird außenrotiert gehalten; gefährdet sind die Vasa femoralia und der N. femoralis.

Therapie: Bleiben die letztgenannten Komplikationen nach der Reposition bestehen, so ist sofortige operative Versorgung der Arterie oder Freilegung des Nerven nötig. Es gibt verschiedene *Repositionsmethoden,* die in Rücken- oder Bauchlage des Patienten ausgeführt werden. Allgemeinbetäubung und Muskelrelaxantien erleichtern die Einrenkung. Bei gewaltsamem Vorgehen droht der Schenkelhalsbruch. Die gelungene Reposition muß röntgenologisch bestätigt werden. Nach 4 Wochen ist zunehmende Belastung des verletzten Beines erlaubt.

Bei einem *Verrenkungsbruch* kann der abgebrochene vordere oder hintere Pfannenrand entweder angeschraubt oder konservativ mit Extensionsverband behandelt werden. Der Verrenkungsbruch erfordert eine *Entlastung* des Hüftgelenkes *für 10—12 Wochen.* An Spätkomplikationen kommen schmerzhafte Arthrosis deformans, Kopfnekrose und Kapsel-Muskel-Schwielen vor, welche die Funktion beeinträchtigen.

2. Verrenkungen der Kniescheibe

Die Kniescheibe verrenkt nach lateral, wenn ein Trauma direkt von der medialen Seite her einwirkt. Eine Verrenkung der Kniescheibe ist auch möglich durch Muskelanspannung bei auswärts gedrehtem Unterschenkel. Prädisponierend wirken Abflachung der Patellargelenkfläche und des Condylus lateralis femoris. Die Kniescheibe bleibt in Frontalstellung oder Drehstellung disloziert stehen; das Kniegelenk ist in mäßiger Beugestellung fixiert.

Therapie: Die Einrenkung gelingt mühelos durch Streckung des Kniegelenkes und manuellen Druck von lateral gegen die Kniescheibe. Wegen des stets vorhandenen medialen Faszienrisses soll eine Gipshülse für 4 Wochen getragen werden. Das Wickeln des Beines mit elastischer Binde ist nur kurzfristig zulässig, um Schwund der Oberschenkelmuskulatur zu vermeiden.

Die *habituelle Kniescheibenluxation* kann man durch eine *Kapselplastik* beseitigen.

3. Verrenkungen des Kniegelenkes

Durch starke direkte Gewalteinwirkung kann die Verrenkung des Unterschenkels gegen den Oberschenkel nach vorn, hinten und seitlich erfolgen. Zumeist bestehen Binnenverletzungen des Kniegelenkes (Gelenkkapsel, Seiten- oder Kreuzbänder).

Therapie: Wenn die Sehnen des Pes anserinus (M. sartorius, M. gracilis, M. semitendinosus) in die Fossa intercondylaris abgleiten oder die Menisken abgelöst sind, so mißlingt die Reposition. Die Beseitigung des Hindernisses muß man dann auf operativem Wege vornehmen. Bleiben nach Reposition einer Luxatio cruris Durchblutung und Sensibilität in der Peripherie gestört, so liegt eine Läsion der Vasa poplitea (und des N. tibialis) vor; nur die sofortige chirurgische Versorgung bietet Aussicht auf Erhaltung des Beines. Geht die Verrenkung mit einer Bandzerreißung einher, so ist Gelenkfestigkeit durch längere ununterbrochene Fixation mit Gipshülse (3—4 Monate) zu erreichen; bisweilen verbleibt ein Schlottergelenk.

4. Seitenbandrisse des Kniegelenkes

Bei Abduktion reißt das innere (tibiale) Seitenband und bei Adduktion das äußere (fibulare). Durch die physiologische Valgusstellung (X-Beine) erklärt sich die häufigere Verletzung des inneren Seitenbandes. Der Unterschenkel läßt sich beim Riß des inneren Seitenbandes vermehrt nach außen abbiegen, dabei verbreitert sich der Kniegelenkspalt auf der tibialen Seite. Umgekehrt kann man beim Riß des äußeren Seitenbandes den Unterschenkel vermehrt nach innen abbiegen, dabei verbreitert sich der Kniegelenkspalt auf der fibularen Seite. Das Ausmaß der Aufklappbarkeit des Kniegelenkes läßt sich im Röntgenbild ausmessen.

Therapie: Nach konservativer Behandlung sind die Ergebnisse gut, wenn die Gipshülse 3—4 Monate getragen wird. In veralteten Fällen wird die Naht des Bandes oder die Plastik ausgeführt.

Alte innere Seitenbandverletzungen des Kniegelenkes können im Röntgenbild an dem *Stieda-Schatten* erkennbar bleiben, der sich am Condylus medialis femoris findet und dem Verlauf des Bandes entspricht.

5. Kreuzbandrisse des Kniegelenkes

Das *vordere Kreuzband* reißt bei Überstreckung des Kniegelenkes und das *hintere Kreuzband* durch Vorschieben des Oberschenkels gegen den rechtwinkelig

gebeugten und fixierten Unterschenkel. Kreuzbandrisse gehen zumeist mit Seitenbandverletzungen, Schienbeinkopfbrüchen und schalenförmigem Knochenausriß am
tibialen Bandende einher. Pathognomonisch für den partiellen oder totalen Abriß
eines oder beider Kreuzbänder ist das *positive Schubladenphänomen;* d. h. es
besteht abnorme passive Verschieblichkeit des Unterschenkels gegenüber dem Oberschenkel nach vorn und hinten in Beugestellung des Kniegelenkes von 90°.

Therapie: Nach Ruhigstellung (Beingipshülse) für 3—4 Monate kann Heilung
des Bandrisses eintreten. Bleibt das Band insuffizient, so wird man ältere Menschen
zur Verbesserung der Standsicherheit mit einem Schienenhülsenapparat versorgen
und nur jüngeren Verletzten eine Bandplastik anraten.

6. Meniskusverletzungen

Der *gesunde Meniskus* reißt nur bei Einwirkung einer starken Gewalt, also bei
einem erheblichen Trauma. Meistens erfolgt der Riß durch schnelle Drehung des
Körpers bei fixiertem und gebeugtem Unterschenkel (z. B. Drehsturz des Fußballspielers). Der *vorgeschädigte Meniskus* (z. B. Degeneration der Menisken durch Arbeit
in knieender Stellung; Berufskrankheiten, siehe „Bergmann-Meniskus") kann beim
Stolpern über eine Stufe, also bei einem belanglosen Gelegenheitstrauma zerreißen.

Der mediale Meniskus ist halbkreisförmig (C-Form) und an seiner Randbegrenzung mit dem tibialen Seitenband verwachsen; er ist fest an der Schienbeinhöckerplatte verankert. Der mediale Meniskus ist größer als der laterale Meniskus,
welcher nahezu rund und wesentlich beweglicher ist. Die Menisken sorgen als verformbare und bewegliche Gebilde in jeder Gelenkstellung für einen regelrechten
Gelenkschluß; dabei wandert der Meniskus bei der Kniebeugung nach hinten. Beim
Drehsturz wird die konkave Seite des Meniskus durch den Condylus femoris gegen
den Tibiakopf fixiert. Der Meniskus kann dann nicht nach hinten wandern, daher
reißt er in Längsrichtung ein. Es gibt verschiedene Rißformen, von denen der
Längsriß des medialen Meniskus die häufigste ist. Das Gehen ist am Tage des Risses
nicht möglich, die Gelenkbeweglichkeit ist beeinträchtigt oder bei Einklemmung
sogar blockiert (Strecksperre). Ein Gelenkerguß kann vorhanden sein. Über dem
verletzten Meniskus ist der Kniegelenkspalt druckschmerzhaft. Der Verletzte
äußert oft ein Fremdkörpergefühl. Außen- und Innenrotation des angebeugten
Unterschenkels löst Schmerzen aus; darauf beruht das *Steinmannsche Zeichen:* Bei
einer Verletzung des inneren Meniskus ist die Außendrehung und bei Verletzung
des äußeren Meniskus die Innendrehung des in Beugestellung gehaltenen Unterschenkels schmerzhaft. Wird anschließend der gebeugt gehaltene Unterschenkel
gestreckt, so wandert der Schmerz im Kniegelenkspalt von hinten nach vorn. Da
die Menisken im Röntgenbild nicht erkennbar sind, läßt sich ein Meniskusriß
röntgenologisch nur durch intraartikuläre Kontrastmittelgabe mit Luftfüllung
(Pneumarthrographie) nachweisen. Die Menisken sind gefäßlos, daher kann eine
Spontanheilung nicht eintreten.

Therapie: Bei Einklemmung wird in Narkose reponiert, indem man den Unterschenkel manuell extendiert und das gebeugt gehaltene Kniegelenk langsam streckt.
Die Behandlung des Meniskusrisses besteht in operativer Entfernung des gelösten
Meniskusanteiles. Die Arthrotomie geschieht durch vorderen Schrägschnitt etwas
seitlich vom Lig. patellae. Nach 3 Wochen darf das operierte Bein belastet werden.
Stets ist histologische Präparatuntersuchung zu veranlassen, um den traumatisch

bedingten Riß von dem durch Degenerationserscheinungen aufgetretenen abzugrenzen (wichtig für die Unfallbegutachtung!). Wird der Eingriff rechtzeitig ausgeführt, so ist die Prognose gut. Wartet man zu lange mit der Operation, so entstehen gleichfalls Degenerationserscheinungen an den Menisken mit Zeichen des Gelenkverschleißes. — Einen vorgeschädigten Meniskus (Meniskus des Bergmanns) soll man nicht partiell, sondern vollständig entfernen.

7. Verrenkungen des Fußes und der Zehengelenke

Die *Verrenkungen im oberen Sprunggelenk, im unteren Sprunggelenk* (beachte die Bezeichnung: Luxatio pedis sub talo), *im Chopartschen Gelenk* (Articulatio tali transversa) *und im Lisfrancschen Gelenk* (Articulationes tarso-metatarseae) sind nur einige Formen der an sich seltenen Verrenkungen des Fußes. Die Verrenkungen sind zumeist offen und durch Deformierung des Fußes gekennzeichnet. Gefäße und Nerven können geschädigt sein.

Therapie: Der Einrenkungsmechanismus hat sich den Besonderheiten des Falles anzupassen. Wenn offene Reposition zur Beseitigung eines Hindernisses erforderlich ist, soll anschließend der zerrissene Kapsel-Band-Apparat mit genäht werden. Liegegipsverband für 4 Wochen Dauer und Gehgipsverband für weitere 4 Wochen sind bis zur Heilung nötig. Wegen der Neigung zur Redislokation bedürfen diese Verletzungen regelmäßiger Röntgenkontrollen.

Die *Verrenkungen der Zehengelenke* sind bisweilen offen und pflegen mit Knochenabsprengungen einherzugehen. Wenn die Reposition durch Zug und Druck erreicht ist, genügt Schienung mit einem dachziegelförmig angelegten Heftpflasterverband für 2 Wochen.

J. Krankheiten der Gliedmaßen-Weichteile

1. Pyogene Infektionen der Haut und deren Folgen

a) Furunkel

Der Furunkel ist ein Staphylokokkeninfekt des Haarbalges und der Talgdrüse; er imponiert je nach Schweregrad als kleines Eiterbläschen, nekrotischer Eiterpfropf oder als Furunkelabszeß. Gefahren drohen beim digitalen „Ausdrücken" des Pfropfes. Der Furunkelabszeß wird inzidiert. An Komplikationen kommen Lymphangitis, Lymphadenitis, lymphangitischer Abszeß, Thrombophlebitis, metastatischer Abszeß u. a. vor. An den Gliedmaßen sieht man Furunkel bevorzugt in der behaarten Haut des Handrückens (Abb. 265).

b) Karbunkel

Als Karbunkel bezeichnet man ein Konglomerat von Furunkeln. Die Infektion breitet sich bei Diabetes mellitus, Ikterus oder Kachexie rasch aus. Rechtzeitig muß der Herd breit gespalten oder elektrochirurgisch exzidiert und später der Defekt plastisch gedeckt werden. Seit Einführung der Antibiotika (Keim- und Resistenzbestimmung!) sind Komplikationen recht selten geworden.

c) Subkutaner Abszeß

Der subkutane Abszeß ist eine scharf begrenzte pyogene Infektion (meist Staphylokokken) des Unterhautzellgewebes. Bevorzugter Sitz für pyogene Infekte ist u. a. die Achselhöhle. Der **Schweißdrüsenabszeß** wird in querer Richtung — parallel zu den Langerschen Hautspaltlinien — gespalten; anderenfalls würde bei einem Längsschnitt später ein funktionell störender Narbenzug entstehen. Durch Röntgentherapie kann man die Schweißdrüsensekretion ausschalten und somit Ausbreitung des Prozesses und Rezidive vermeiden. — Die **subkutane Phlegmone** (meist Streptokokken) breitet sich flächenhaft und rasch fortschreitend aus. Bei der Palpation läßt sich meistens *Fluktuation* nachweisen. Durch breite Inzision — gegebenenfalls Gegeninzisionen — muß für Eiterabfluß nach außen gesorgt werden.

d) Hand-Finger-Eiterungen

Besondere praktische Bedeutung kommt den Hand-Finger-Eiterungen zu, welche verschiedene Gewebe betreffen wie Epidermis, Nagelbett, Kutis, Sehnenscheiden, Knochen, Gelenke und unter dem Sammelbegriff „Panaritium" zusammengefaßt werden (Abb. 265). Nach einem Vorschlag von Lexer kann man die einzelnen Krankheitsbilder auch mit den sonst chirurgisch allgemein gebräuchlichen Namen versehen. Die Fingerinfektion entsteht häufig aus einer unbeachtet gebliebenen Bagatellverletzung. Der Eiter kann bei verschwielter Haut nicht nach außen durchbrechen, vielmehr folgt der Infektionsweg den Bindegewebszügen in radiärer Richtung in die Tiefe bis in den Knochen oder im Bereich der Sehnenscheiden in proximaler Richtung bis zur Hohlhand (2.—4. Finger) oder bis zum Unterarm (1. und 5. Finger). Wenn Sehnenscheiden oder Faszienräume ergriffen sind, kann

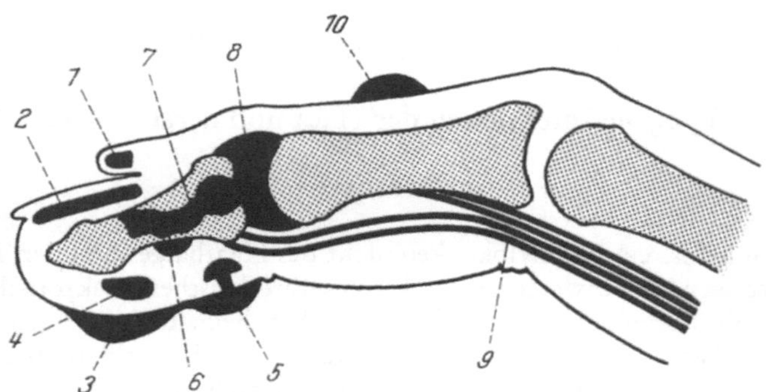

Abb. 265: Die eitrigen Entzündungen an den Fingern mit ihren Ausbreitungsmöglichkeiten. (Eingeklammert die Bezeichnungen nach Lexer):
 1 = Paronychie (Eiterung im Nagelwall)
 2 = Panaritium subunguale (Eiterung im Nagelbett)
 3 = Panaritium cutaneum (kutane Eiterung)
 4 = Panaritium subcutaneum (subkutaner Abszeß)
 5 = Knopflochpanaritium (Kragenknopfabszeß)
 6 = Panaritium parossale (parossaler Abszeß)
 7 = Panaritium ossale (Osteomyelitis)
 8 = Panaritium articulare (Gelenkeiterung)
 9 = Panaritium tendinosum (Sehnenscheidenphlegmone)
10 = Furunkel

die Infektion weiter fortschreiten. Da am Daumen und Kleinfinger durchgehende Sehnenscheiden bis zum Unterarm bestehen, können Sehnenscheidenphlegmonen an Daumen und Kleinfinger rasch unter Einschmelzung der Trennungswand im Canalis carpi von der einen zur anderen Handhälfte übergreifen; man spricht dann von der **V-Phlegmone.** Da außerdem der ulnare Sehnenscheidensack über dem Os hamatum mit den Handwurzel-Mittelhand-Gelenken kommuniziert, ist wechselseitiger Übertritt der Infektion zwischen Sehnenscheide und Handgelenk möglich. Solange die Eiterung auf das Unterhautfettgewebe und die Faszienräume beschränkt bleibt, ist nach operativer Freilegung und Ausheilung des Prozesses gewöhnlich keine Funktionsbehinderung zu erwarten. *Infektionen der Sehnenscheiden* und Gelenke führen durch Sehnennekrosen oder *Zerstörung der Gelenkflächen* zu Funktionsbehinderungen. Im ungünstigsten Fall verbleibt eine versteifte, gebrauchsunfähige und gefühllose Hand („Handruine"), welche praktisch den Handverlust bedeutet. In der Hohlhand kommen **Schwielenabszesse** mit kollateralem Handrückenödem vor; die eitrige Entzündung liegt volar von der Aponeurosis palmaris. Die **oberflächliche Hohlhandphlegmone** breitet sich zwischen Aponeurosis palmaris und den Beugesehnen aus, die **tiefe Hohlhandphlegmone** zwischen den Beugesehnen und den Mittelhandknochen. Die Kranken berichten, daß die Nachtruhe durch den klopfenden Spontanschmerz gestört sei. Über dem entzündeten Bezirk finden sich Rötung, Schwellung und erhöhte Hauttemperatur. Beim Abtasten mit der Knopfsonde (Sehnenscheidenverlauf!) wird im Bereich des Herdes ein intensiver Schmerz angegeben. Die Finger werden in mittlerer Beugung entspannt gehalten. Schmerzzunahme bei passiver Fingerstreckung spricht für Infektion der Sehnenscheide. Da entzündete Finger in kurzer Zeit erheblich anschwellen, wirken Fingerringe strangulierend; man muß sie rechtzeitig entfernen.

Differentialdiagnostisch muß man an das *Erysipel* und das *Erysipeloid* denken: Beim **Erysipel** besteht initialer Schüttelfrost; das Allgemeinbefinden ist stark beeinträchtigt, und der örtliche Prozeß schreitet rasch fort. Der erkrankte Bezirk ist tiefrot verfärbt und scharf begrenzt. Beim **Erysipeloid** sieht man eine dunkelrote Hautschwellung; in diesem Bereich wird über Jucken und Brennen geklagt. Das Allgemeinbefinden ist nicht gestört. Beide Krankheiten werden konservativ mit Antibiotika behandelt; beim Erysipeloid gibt man außerdem Rotlaufserum.

Therapie: *Pyogene Infektionen* der Hand werden *operativ behandelt.* Antibiotika und Chemotherapeutika werden unterstützend eingesetzt; sie machen niemals den chirurgischen Eingriff überflüssig. Vorbedingungen für die Behandlung von Handinfektionen sind ausreichende Schmerzausschaltung (niemals Vereisung durch Chloräthylspray!), Blutsperre (Blutdruckmanschette oder Fingertourniquet), richtige Schnittführung (Abb. 214 — niemals mediane Längsschnitte!) und richtige Verbandtechnik (Abb. 216 — niemals Holzspatelschiene!). Im Anfangsstadium eines Panaritium tendinosum kann die durchgehende Spüldrainage der Sehnenscheide zur Druckentlastung und Ausheilung mit Erhaltung der Funktion führen. Hat die Sehne ihren Glanz verloren, so bedeutet dies Funktionsverlust. Man muß sich zur Resektion der Sehne oder zur Amputation des Fingers entschließen. Greift die Eiterung auf ein Fingergelenk über, so wird man im Anfangsstadium mit wiederholten Gelenkpunktionen und Antibiotika auskommen. Bei Zerstörungen des Knorpels ist die Amputation des betroffenen Gliedabschnittes angezeigt. In zahlreichen Fällen beschränkten wir uns auf die Gelenkresektion und sahen nach Bildung einer Nearthrose gute funktionelle Resultate.

e) Eingewachsener Zehennagel

Der eingewachsene Zehennagel *(Unguis incarnatus)* macht schmerzhafte Entzündungserscheinungen im Nagelwall. Durch Keilresektion des Nagels mit Nagelwall und Nagelbett wird der Herd beseitigt und gleichzeitig der Nagel verschmälert (sog. Emmet-Plastik).

2. Entzündungen und Krankheiten der Sehnen, Sehnenscheiden und Schleimbeutel

a) Tendovaginitis crepitans

Die Tendovaginitis crepitans entsteht durch einseitige Überbeanspruchung. Bei der nichtinfektiösen Form finden sich zelluläre Infiltrate im lockeren Gleitgewebe zwischen Sehnenscheidenoberfläche und Muskel-Bindegewebe, so daß die Gleitfähigkeit der Sehne beeinträchtigt ist. Am häufigsten erkranken die Fingerstrecker. Die Kranken klagen über ein Schwächegefühl; man hört bei Bewegungen Knistern. Die aufgelegte Hand fühlt ein Reiben.

Therapie: Durch Ruhigstellung und Wärme gehen die Beschwerden zurück.

b) Tendovaginitis stenosans

Die Tendovaginitis stenosans (de Quervainsche Krankheit) betrifft das erste Sehnenscheidenfach unter dem Retinaculum extensorum, in dem die Sehnen des M. abductor pollicis longus und M. extensor pollicis brevis verlaufen. Es ist ein Überanstrengungsschaden der Hausfrauen. Abspreizen und Strecken des Daumens sind schmerzhaft. In Höhe des Griffelfortsatzes der Speiche ist das verdickte Sehnenscheidenfach druckempfindlich. Hier finden sich Auflagerungen, welche die Stenosierung bewirken.

Therapie: Durch Spaltung des Faches erzielt man Beschwerdefreiheit und normale Funktion.

c) Schnellender Finger

Der schnellende Finger ist auf ein Passagehindernis der Fingerbeugesehnen zurückzuführen. Die Verengerung der Sehnenpassage kann auf einer echten schwieligen Einschnürung des Sehnenscheidenkanals oder auf einer kleinen umschriebenen Sehnenverdickung beruhen. Beim Überschreiten eines bestimmten Bewegungswinkels tritt ein schnappendes Geräusch auf. Bevorzugt findet sich diese Krankheit im Bereich des Ringbandes vom Daumengrundgelenk.

Therapie: Nach Resektion des verdickten Sehnenscheidenanteiles oder eines kleinen spindelförmigen Sehnenknötchens können die Fingerbeugesehnen wieder ungehindert gleiten.

d) Chronisch traumatisches Handrückenödem

Als chronisch traumatisches Handrückenödem bezeichnet man eine kissenartige, teigige bis harte Schwellung des Handrückens mit Behinderung der Fingerbeugung in den Grundgelenken. In den meisten Fällen liegt eine Selbstbeschädigung vor; sie läßt sich nicht immer beweisen.

e) Ganglion

Das Ganglion ist eine rundliche, derbe, zystische, mit gallertigem Inhalt gefüllte Geschwulst, die eine Bindegewebshülle besitzt. Häufig ist eine schmale Verbindung zum Gelenk oder zu einer Sehnenscheide nachweisbar. Diese gutartigen Neubildungen befinden sich auf der Streckseite oder Beugeseite des Handgelenkes und können multipel auftreten. Man bezeichnet eine solche Anschwellung auch als *„Überbein"*.

Therapie: Die Exstirpation des Ganglion bringt Beschwerdefreiheit.

f) Sehnenscheidenhygrom

Als Sehnenscheidenhygrom wird eine beutelartige Schwellung der Sehnenscheidensäcke im Bereich des Handgelenkes bezeichnet. Da die Sehnenscheidensäcke auf der Beugeseite unter dem Retinaculum flexorum oder auf der Streckseite unter dem Retinaculum extensorum eingeengt werden, nennt man die Zweiteilung (Anschwellung in der Hohlhand und am Unterarm) *Zwerchsackhygrom*. Die Kommunikation beider Anschwellungen läßt sich durch Kompression eines Sehnenscheidenanteiles feststellen. Oft ist eine *Tuberkulose (Typus bovinus)* nachweisbar. Bevorzugt erkranken landwirtschaftliche Gehilfen, Tierärzte und Fleischer. Der Beginn der Krankheit ist schleichend und der gutartige Verlauf durch die geringe Virulenz der Erreger bedingt. Anfangs findet sich in den Sehnenscheidensäcken seröses Exsudat; später können sich durch Fibrinniederschläge Reiskörperchen (Corpora oryzoidea) bilden. Ein granulomatöser Fungus bricht bei Verkäsung zumeist durch die Haut nach außen durch. Der Prozeß kann auf Gelenkbänder, Handgelenk und Handwurzelknochen übergreifen.

Therapie: Die Therapie ist zunächst konservativ, da nach Operation im floriden Stadium lokale Ausbreitung und Generalisation zu befürchten sind. Neben allgemein roborierenden Maßnahmen gibt man Tuberkulostatika (PAS, Isoniazid) und stellt die Extremität ruhig. Streptomycin behalten wir uns für die prä- und postoperative Phase vor. Die Exstirpation des ganzen verdickten Sehnenscheidensackes *(Synovektomie)* führt zu ausgezeichneten funktionellen Ergebnissen.

g) Dupuytrensche Kontraktur

Die *Kontraktur der Palmarfaszie* (Dupuytrensche Kontraktur) kommt ein- oder doppelseitig, überwiegend bei Männern nach dem 40. Lebensjahr vor. Die Ätiologie ist unbekannt. KROGIUS nimmt eine Neubildung von echten Sehnensträngen innerhalb der Blätter der Aponeurosis palmaris an, die aus Keimen eines muskulotendinösen Bindegewebes entstehen. Nach anderen Autoren kommen hereditäre, traumatische und vegetative Faktoren in Betracht. Kombinationen mit Fingerknöchelpolstern, Plantarfaszienkontraktur und Induratio penis plastica sind beschrieben. Die Krankheit ist schmerzlos; sie beginnt gewöhnlich mit einer kleinen subkutanen Knotenbildung in der Hohlhand etwa in Höhe des IV. oder V. Strahls (I. Grad). Die Haut verwächst mit dem Knoten unter Verlust des Unterhautfett-

gewebes, so daß es zu tieferen Einziehungen kommt. Da die Palmaraponeurose
Fortsätze bis in die Subkutis der Phalangen aussendet, wird das Grundglied allmählich in Beugestellung gezogen (II. Grad). Später kommt es zur Beugekontraktur
im Mittelgelenk (III. Grad). Wenn das Dupuytrensche Gewebe die Sehnen der
Interossei und Lumbricales umwächst, tritt Überstreckung im Endgelenk und rechtwinkelige Beugekontraktur im Mittelgelenk ein (IV. Grad). In dieser Stellung
schrumpfen Gelenkkapseln und Bänder und behindern die Fingerfunktion. Histologisch sieht man im Dupuytrenschen Gewebe Hyalinisierung des Bindegewebes
und Fibroblastenwucherungen. Im Anfangsstadium kann die Röntgenbestrahlung
erfolgreich sein; sonst haben konservative Maßnahmen keine Wirkung auf die
geschrumpfte Palmarfaszie.

Therapie: Bereits bei Ausbildung des II. Grades soll man die Aponeurektomie
vorschlagen. Der Eingriff ist schwierig und führt nur bei richtiger Schnittführung
und genauer Kenntnis der Handanatomie zum Erfolg (Abb. 266). Verhängnisvoll
wirken sich Nervenverletzungen und das postoperative Sudeck-Syndrom aus.

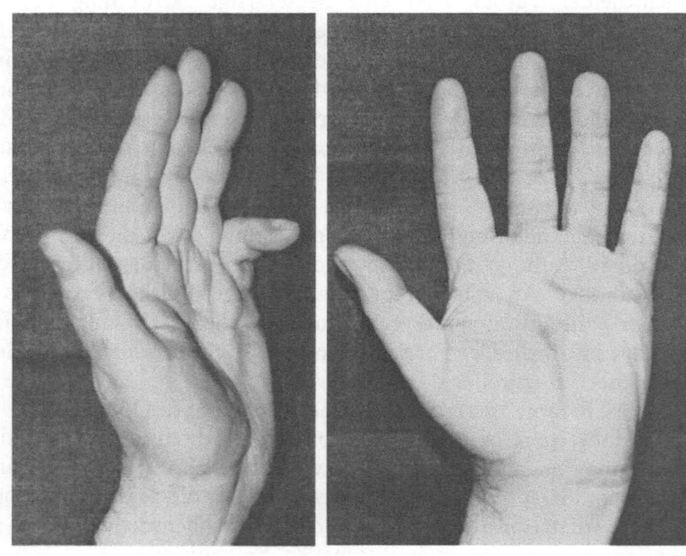

a   b

Abb. 266: Dupuytrensche Kontraktur III. Grades, 5. Finger (a). Nach Aponeurektomie
Wiederkehr der vollen Streckfähigkeit (b).

Differentialdiagnostisch ist auch an die **Kamptodaktylie** zu denken, bei der es
sich um eine angeborene Beugekontraktur des Mittelgelenkes mit Subluxation am
5. oder auch 4. Finger handelt. Bei der Operation zeigt sich bisweilen, daß die
Lumbricalissehne an falscher Stelle beugeseitig am Mittelglied ansetzt.

h) Epikondylitis

Reizzustände an Sehnenansatzstellen finden sich bevorzugt im Ellenbogen-
bereich über dem lateralen oder medialen Epikondylus. Eine solche Epikondylitis
tritt nach Überbeanspruchung auf („Tennisarm").

Therapie: Die Behandlung besteht in Schonung, Ruhigstellung, örtlicher Betäubung und Einspritzung von Hydrocortison. Für chronisch rezidivierende Fälle hat HOHMANN die Einkerbung der am Epicondylus lateralis ansetzenden Extensoren angegeben, um den schmerzhaften Zug auszuschalten.

i) Bursitiden

Die akuten *Entzündungen der Schleimbeutel* (**Bursitis acuta**) entstehen entweder durch Verletzung oder fortgeleitet von der Umgebung und schließlich metastatisch auf hämatogenem Wege. Bei *serösem Exsudat* wird punktiert und ein elastischer Kompressionsverband angelegt (bevorzugter Sitz: Bursa olecrani).

Die **Bursitis purulenta** mit Schwellung und Rötung der Haut muß inzidiert und nach Entleerung des Eiters drainiert werden (bevorzugter Sitz: Bursa praepatellaris).

Die **Bursitis chronica** kann Kalkablagerungen enthalten (bevorzugter Sitz: Bursa subdeltoidea); bei stärkeren Beschwerden ist die Exstirpation anzuraten.

Die **Bursitis tuberculosa** kommt meistens sekundär, also mit Knochen- oder Gelenktuberkulose vergesellschaftet vor. In Gelenknähe besteht eine teigige, schmerzlose Anschwellung (bevorzugter Sitz: Bursa trochanterica). Unter tuberkulostatischem Schutz ist die Exstirpation vorzunehmen. Das aufgeschnittene Hygrom enthält Reiskörperchen; bakteriologische und histologische Untersuchung sind zur Bestätigung der Diagnose zu veranlassen.

3. Entzündungen der Gefäßwände

a) Arteriitis

Als Arteriitis bezeichnet man eine Infektion der Arterienwand, welche meistens von außen (Phlegmone) auf das Gesäß übergreift und zur letalen Arrosionsblutung führen kann.

Therapie: In der Notsituation besteht die Behandlung zunächst lokal in provisorischer Kompression des Gefäßes und definitiv in Unterbindung der Arterie proximal im gesunden Gewebe (am Ort der Wahl).

b) Phlebitis — Thrombophlebitis

Die Phlebitis ist eine Entzündung der Venenwände. Sie wird anfangs mit Hochlagerung der Extremität, Alkoholumschlägen (30%) und Antikoagulantien, dann mit elastischen Kompressionsverbänden behandelt. Oft kommt eine Venenthrombose hinzu, dann liegt eine *Thrombophlebitis* vor. Sie ist erkennbar an den verdickten, schmerzhaften Venenwänden und der geröteten Umgebung. Durch Ablösung eines bakteriell infizierten Thrombus führt die eitrige Thrombophlebitis zur Allgemeininfektion mit metastatischen Abszessen.

Therapie: Hochlagerung, Alkoholumschläge (30%), Antibiotika und evtl. hohe Venenligatur. Nach Besserung müssen noch längere Zeit elastische Kompressionsverbände angelegt werden.

4. Weitere Krankheiten der Blutgefäße

a) Periphere Durchblutungsstörungen

Krankheiten der Blutgefäße führen zur peripheren Minderdurchblutung, Ischämie, Nekrose oder zur venösen Stauung. Diagnostisch verwertbar sind: Art und Verhalten des *Schmerzes* (Schmerzen beim Gehen oder Ruheschmerz), Länge der *Gehstrecke* bis zum Schmerzeintritt (intermittierendes Hinken), *Hautfarbe* (Blässe, Zyanose), *Ödeme, Geschwürsbildungen, Hautwärme* (elektrische Hauttemperaturmessung), vergleichende *Prüfung der peripheren Pulse, Blutdruckmessung, Oszillographie* (die Oszillogramme vom Ober-, Unterschenkel und Fuß werden vergleichend mit der anderen Seite unter Beachtung des Beginns der Pulswelle und der Höhe der Amplituden ausgewertet).

Die *Lagerungsprobe nach* Ratschow ist eine leicht ausführbare Untersuchung, die ohne Hilfsmittel in wenigen Minuten Auskunft gibt, ob eine Durchblutungsstörung vorliegt: In Rückenlage erhebt der Patient die Beine und führt in jeder Sekunde mit den Füßen eine Kreisbewegung aus. Bei Gefäßverschluß wird die Fußhaut blaß, außerdem stellt sich Wadenschmerz ein. Eine Durchblutungsstörung kann man ausschließen, wenn weder deutliche Blässe noch Wadenschmerzen auftreten. Nun folgt der 2. Teil der Lagerungsprobe: Der Patient wird mit hängenden Füßen aufgesetzt. Beim Gesunden zeigt sich in 5—8 Sekunden eine deutliche reaktive Hyperämie der Füße, und die leergelaufenen Venen füllen sich rasch wieder auf. Ist die Zeit verlängert, so muß man eine Durchblutungsstörung annehmen. Beim peripheren Gefäßverschluß sieht man Venenfüllung vor Eintritt der Hyperämie als Ausdruck einer gestörten Funktion der arteriovenösen Anastomosen.

Weitere diagnostische Untersuchungsmethoden sind: *Angiographie* (Aortographie oder Arteriographie mit einem jodhaltigen Kontrastmittel). Mit Hilfe der Serienangiographie kann man den Abtransport des Kontrastmittels verfolgen sowie den anatomischen Verlauf und die organischen Wandveränderungen der Gefäße erkennen. Schließlich gibt es die *Phlebographie* (Kontrastmitteldarstellung eines größeren Venengebietes).

Ratschow unterscheidet bei den peripheren Durchblutungsstörungen 3 Krankheitsgruppen: Angiolopathien, Angioneuropathien, Angioorganopathien.

b) Angiolopathien

Die kleinsten arteriellen und venösen Gefäße der Haut zeigen eine ungenügende oder überwertige Kontraktionsbereitschaft. Vorwiegend bei jungen Mädchen oder bei Frauen in der Menopause sieht man die Angiolopathien, wahrscheinlich spielen hormonelle Einflüsse hier eine Rolle. Ein Beispiel ist die *Akrozyanose* an den distalen Abschnitten der Gliedmaßen, die auf einer dauernden Erschlaffung der kleinsten venösen Gefäße beruht.

c) Angioneuropathien

Primär erkrankt sind wahrscheinlich die paravertebralen Ganglien des sympathischen Nervensystems. Es besteht eine gesteigerte Erregbarkeit des Gefäßnervensystems mit überwertiger Beantwortung normaler Impulse. Die Gefäße zeigen keine organischen Veränderungen. Hierher gehört die *Raynaudsche Krankheit*. Bei diesem Leiden bewirken Kälte oder seelische Erregung einen Gefäßkrampf, so daß es zum Blaßwerden beider Hände und seltener auch der Füße kommt. Der Anfall ist schmerzhaft. Bei gehäuft auftretenden und langanhaltenden Gefäßkrämpfen sieht man Ernährungsstörungen und Nekrosen der Fingerkuppen.

d) Angioorganopathien

In diese Gruppe der peripheren arteriellen Verschlußkrankheiten gehören die *Endangiitis obliterans* (v. Winiwarter-Burger) und die *Atherosclerosis obliterans*. Es handelt sich bei beiden Krankheiten um Systemkrankheiten des Gefäßapparates mit morphologisch faßbaren Gefäßveränderungen (oft auch an den Hirngefäßen und Koronarien). Auch die Venen pflegen am Krankheitsprozeß beteiligt zu sein. Die Endangiitis betrifft jüngere Männer zwischen 20 und 40 Jahren und die Atherosklerosis ältere Männer nach dem 50. Lebensjahr. Bei beiden Krankheiten wird das Gefäßlumen durch polsterartige Verdickungen der Intima oder durch eine aufgepfropfte Thrombose verlegt. Die wichtigsten Symptome sind das *„intermittierende Hinken"* (Wadenschmerz), Geschwürsbildungen und Nekrosen an den Zehen. Man unterscheidet den peripheren Verschlußtyp (Abb. 267), den Oberschenkelverschlußtyp, den Beckenverschlußtyp (Aortenbifurkations-Syndrom von Leriche) und höhere Aortenverschlüsse.

Therapie der peripheren Durchblutungsstörungen: Es kommen konservative Maßnahmen, Eingriffe am sympathischen Nervensystem und Eingriffe an den Gefäßen in Betracht.

Zu den *konservativen Maßnahmen* gehören gefäßerweiternde und somit durchblutungsfördernde Präparate und die intraarterielle Sauerstoffinsufflation nach Lemaire, bei welcher nach Punktion der Femoralarterie 60—80 ccm gasförmigen Sauerstoffs in das Gefäß eingeblasen werden. Die Gasembolie bewirkt eine kurze anämische Phase und danach eine langandauernde Hyperämie im peripheren arteriellen Versorgungsgebiet.

Eingriffe am sympathischen Nervensystem bezwecken, den krankhaften Innervationszustand der Gefäße zu beeinflussen. Sie sind in erster Linie bei der Raynaudschen Krankheit indiziert. Vor Resektion am oberen thorakalen Grenzstrang (bei Durchblutungsstörungen der oberen Extremität) oder vor Resektion der oberen Lumbalganglien (bei Durchblutungsstörungen der unteren Extremität) muß durch Novocain-Blockade des Sympathikus getestet werden, ob überhaupt eine Besserung eintritt.

Eingriffe an den Gefäßen soll man nur vornehmen, wenn das vorgeschaltete Stromgebiet intakt und das periphere Stromgebiet genügend aufnahmefähig ist. Bei kurzstreckigem Gefäßverschluß schält man das Intimapolster aus *(Thrombendarteriektomie)*. Wenn die Gefäßnaht das Lumen einengen würde, ist das Einnähen eines Kunststoffflickens (patch graft aus Dacron oder Teflon siehe Abb. 300) vorteilhaft. Es bildet sich später eine Ersatzintima. — Ferner kann man einen verschlossenen *Gefäßabschnitt resezieren und* die Wegstrecke *durch* ein *neues Gefäßrohr ersetzen*. Autoplastisches Arterienmaterial ist gewöhnlich nicht vorhanden. Autoplastisches Venenmaterial (V. saphena magna) ist nicht immer kaliberadäquat und dem höheren arteriellen Druck nicht gewachsen. Autoplastisches Material wäre am geeignetsten, weil es unter Erhaltung der Strukturen reaktionslos einheilen

würde. Konserviertes homoioplastisches Arterienmaterial verliert seine Elastizität
und wird allmählich ab- und umgebaut; noch nach Jahren kann es an den Nahtstellen zur Bildung eines Aneurysma kommen. Vorteilhaft ist die *Alloplastik,*
dabei verwendet man Gefäßprothesen aus Dacron oder Teflon. Ein solches Kunst-
stoffröhrchen wird in ein fibröses Flechtwerk eingehüllt; der Organismus bildet

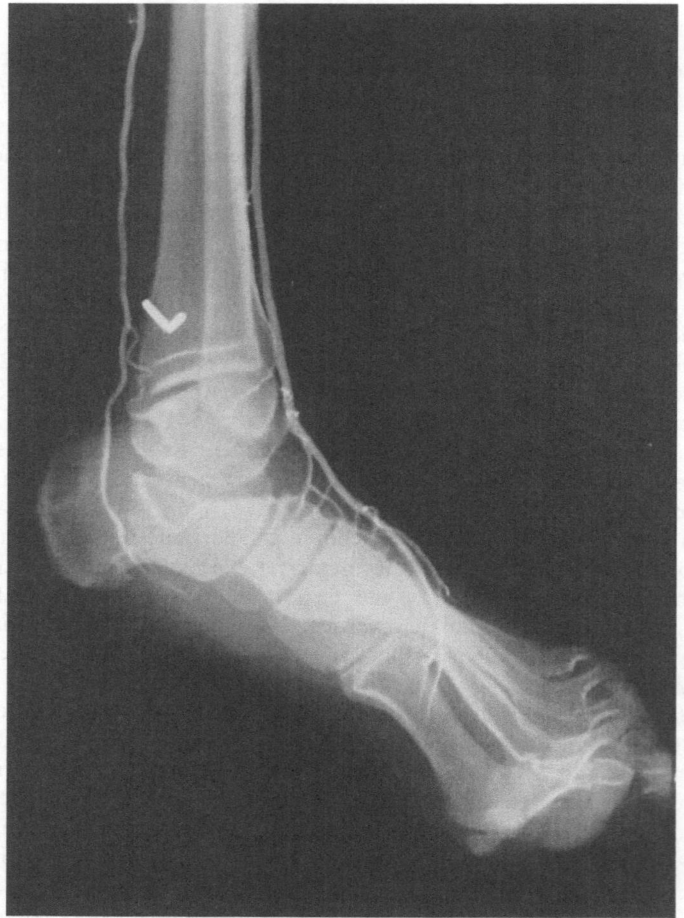

Abb. 267: Arteriographie bei peripherem Verschlußtyp mit Ausfall der Vasa plantaria
(54j. Mann).

eine neue Intima. — Weit weniger aufwendig ist der „*Bypass*", hier wird die verschlossene Gefäßstrecke in situ belassen und eine Kunststoffprothese nach stumpfer
Tunnelierung eingezogen. Oberhalb und unterhalb des Gefäßverschlusses wird
das Ersatzgefäß durch Seit-zu-End-Anastomosen an die arterielle Strombahn angeschlossen. Nicht in allen Fällen lassen sich mit diesen Eingriffen über Jahre
anhaltende Erfolge erzielen, weil das Grundleiden fortschreitet und Spätthrom-
bosen in der Prothese entstehen können (vgl. Kapitel Gefäß-Chirurgie).

e) Akute Gefäßverschlüsse

Der Verschluß der Arterie kann durch **Embolie** oder durch **arterielle Thrombose** erfolgen. Wenn das Krankheitsbild nicht rasch erkannt und behandelt wird, stirbt der periphere Gliedabschnitt ab. Der Embolus stammt meistens aus dem linken Herzohr (Mitralvitium). Häufig bleibt er an einer Gefäßgabel hängen und verschließt die Arterie. Über vasovasale Reflexe kommt es zum Gefäßspasmus und zur Einschränkung des Kollateralkreislaufes. Pathognomonisch sind der blitzartige Schmerz, die Blässe der Extremität, die Pulslosigkeit, die zunehmenden Gefühls- und Bewegungsstörungen.

Therapie: Wenn sich durch Spasmolytika, Sympathikolytika und Sympathikusblockade keine Besserung erzielen läßt, muß man in örtlicher Betäubung die *Embolektomie* innerhalb der ersten 4 Stunden vornehmen. Der Sitz des Embolus läßt sich durch Aortographie oder Arteriographie genau bestimmen. Bei peripherem Sitz des Embolus (distal der Kniekehle) beschränkt man sich auf fibrinolytische Fermente (Streptokinase).

Im Bereich eines Endothelschadens (z. B. im Anschluß an ein Trauma) kann sich eine **arterielle Thrombose** entwickeln. Die Symptome gleichen denen der arteriellen Embolie, nur ist der Verlauf weniger stürmisch.

Therapie: Fibrinolytische Fermente (Streptokinase i.v.) scheinen wirksam zu sein, jedoch erfordert ihre Applikation genaue klinische Kontrolle des Gerinnungsstatus (tägliche Bestimmung der Plasma-Thrombinzeit) (vgl. Kapitel „Gefäß-Chirurgie").

f) Varizen

Den **primären Krampfadern** liegt eine konstitutionelle Bindegewebsschwäche zugrunde. Die Venenklappen verlieren ihre Schlußfähigkeit, so daß durch den Druck der Blutsäule eine Ausweitung der Venenwand mit Schlängelung entsteht. Es kommt beim stehenden Patienten zur Umkehr des Blutstromes in den Krampfadern. Die Gewebe werden nur noch mit sauerstoffarmem Blut versorgt; dies führt zu Ernährungsstörungen der Haut (Ekzem, Ulcus cruris varicosum) und zu Ödemen.

Die *Funktionstüchtigkeit* der tiefen Hauptvenen ist durch folgende Untersuchungen zu prüfen: Beim *Perthesschen Versuch* wird dem stehenden Kranken ein Stauschlauch am Oberschenkel angelegt. Er soll umhergehen. Wenn die tiefen Venen funktionstüchtig sind, entleert sich nach einigen Schritten das Blut aus den strotzend gefüllten Varizen. Ist dies nicht der Fall, so sind die tiefen Venen insuffizient. Beim *Trendelenburgschen Versuch* streicht man dem liegenden Patienten die Varizen in zentraler Richtung aus. Bei noch anhaltendem Fingerdruck auf den Venenstamm läßt man den Patienten aufstehen. Füllen sich sofort wieder die Varizen, so sind die tiefen Beinvenen und Vv. communicantes funktionsuntüchtig (positives Zeichen). Bei intakten Hauptvenen würden sich die Varizen erst rückläufig nach Fortnahme der zentralen Venenkompresssion füllen. — Die Abflußverhältnisse kann man auch röntgenologisch klären (Phlebographie).

Therapie: Die Varizenausschaltung ist nur zulässig, wenn die tiefen Venen funktionstüchtig sind. Sie geschieht entweder durch Injektion eines Verödungsmittels (ungesättigte Fettsäuren oder hochprozentige Traubenzuckerlösungen) oder auf operativem Wege (Exstirpation der Venenpakete oder subkutane Venenextraktion mit der Babcockschen Sonde). Das **Ulcus cruris varicosum** heilt bei längerer Hochlagerung des Beines ab. Bessere Narbenverhältnisse erreicht man durch eine Spalthauttransplantation (siehe Plastiken und Transplantationen).

Nach einer *Phlebothrombose* können **sekundäre Krampfadern** entstehen; sie sind Folge einer Funktionsuntüchtigkeit der Hauptvenen. In diesem Fall darf man keine Varizenausschaltung vornehmen.

5. Entzündungen der Lymphgefäße und Lymphknoten

Greift eine Staphylokokken- oder Streptokokkeninfektion auf Lymphgefäße und Lymphknoten über, erkennbar an den roten Streifen und der entzündlichen Schwellung der regionalen Lymphknoten, so können lymphangitische oder lymphadenitische Abszesse entstehen. Man sieht z. B. gelegentlich einen Leistendrüsenabszeß als Folge einer Zeheninfektion.

Therapie: Die Lymphangitis behandelt man konservativ mit Alkohol-Umschlägen (30%) und Hochlagerung (Schienenverband). Ein lymphadenitischer Abszeß wird inzidiert und ein noch nachweisbarer Infekt im Quellgebiet saniert. Unterstützend wirken ausgetestete Antibiotika.

Bedrohlich wäre ein Übergreifen des Infektes auf retroperitoneale oder mediastinale Lymphknoten. An der oberen Extremität sieht man gelegentlich nach schwerem Streptokokkeninfekt an den Fingern eine Ausbreitung der hämolytischen Streptokokken bis in die subpektoralen Lymphknoten mit Bildung einer **Subpektoralphlegmone.** Die Krankheit kann, falls nicht rechtzeitig breit inzidiert wird, lebensgefährlich sein. — Eine weitere Komplikation entsteht durch Übergreifen des lymphangitischen Infektes auf die begleitenden Venen unter Ausbildung einer **Thrombophlebitis.** Nach rezidivierenden Lymphangitiden und Lymphadenitiden können **chronisches Lymphödem** und die **erworbene** Form der **Elephantiasis** zurückbleiben.

Bei der **angeborenen Elephantiasis** liegt eine Unterentwicklung des Lymphgefäßapparates in der Kutis und Subkutis vor mit starker Anschwellung und Verunstaltung der Extremität; zumeist sind Fuß und Unterschenkel betroffen. Rezidivierende Erysipele verschlimmern den Zustand.

Therapie: De Gaetano hat die Resektion des ödemreichen Unterhautzellgewebes mit der Faszie empfohlen, um auf diese Weise den Lymphabfluß auf die tiefen Lymphbahnen abzuleiten. Die wie ein fettfreies Hauttransplantat abpräparierte Haut wird zum Wundschluß benutzt. Die kosmetischen Ergebnisse sind nicht immer befriedigend.

6. Geschwülste der Weichteile

a) Gutartige Geschwülste

Unter den gutartigen Geschwülsten im Bereich der Gliedmaßen spielen die **Naevi** und besonders die ausgedehnten *„Tierfellnaevi"* wegen der kosmetischen Entstellung (z. B. am Handrücken) eine Rolle. Nach Exzision wird die zumeist große Wundfläche plastisch verschlossen (siehe Plastiken). — **Epithelzysten** kommen an den Händen zumeist nach Verletzungen vor. Sie liegen im Korium und sind auf verlagerte Epidermisteilchen zurückzuführen; ihre Ausschälung gelingt mühelos.

Die aus der allgemeinen Chirurgie bekannten gutartigen Tumoren wie *Hämangiome, Lymphangiome, Fibrome, Lipome, Myxome, gutartige Riesenzellgeschwülste* der Sehnen und Sehnenscheiden einschließlich der *xanthomatösen Riesenzellgeschwülste* des paratendinösen Gewebes an der Hand lassen sich operativ entfernen.

Der **Glomustumor** (Knäueltumor) ist ein kleiner, etwa erbsgroßer, bläulich durch die Epidermis schimmernder Knoten, der subungual oder zumeist im Bereich der Fingerbeeren gelegen ist. Das Leitsymptom ist der heftige umschriebene Schmerz. Häufig wird nicht die richtige Diagnose gestellt und Aggravation angenommen. Exzision des Tumors führt zur völligen Schmerzfreiheit. Histologisch finden sich großblasige Glomuszellen, welche zu marklosen Nervenfasern in Beziehung stehen.

b) Bösartige Geschwülste

Zu den bösartigen Tumoren der Haut gehört das **Basaliom.** Es wächst lediglich in der Oberfläche infiltrierend und metastasiert nicht. Der derbe, bisweilen leicht erhabene Rand ist bei der Palpation nicht schmerzhaft. Der Tumor kann im Zentrum ulzerieren (Ulcus rodens). Im Gegensatz dazu wächst das **Plattenepithel-**

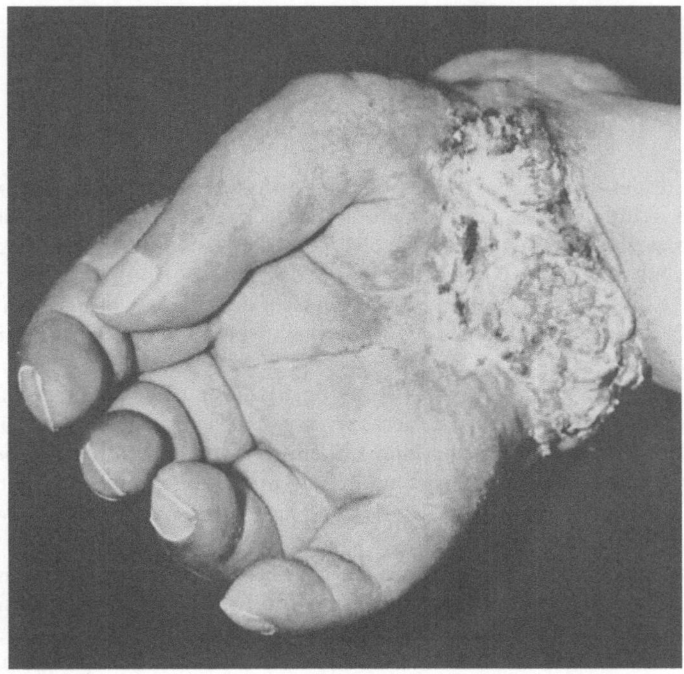

Abb. 268: Hautkarzinom (Carcinoma spinocellulare) über der Beugeseite des re. Handgelenkes auf dem Boden eines Strahlenulkus entstanden. (Röntgentherapie vor 40 Jahren angeblich wegen Hautwarzen.)

karzinom infiltrierend in die Umgebung und in die Tiefe (Abb. 268). Es kommt zur Ulzeration und Metastasenbildung im regionären Lymphabflußgebiet. Jedes therapieresistente Geschwür mit hartem Rand ist tumorverdächtig und soll mit dem elektrischen Messer im Gesunden entfernt und bei histologischer Bestätigung der Diagnose nachbestrahlt werden. Das **Melanokarzinom** (malignes Melanom, Melanoblastom, Melanomalignom) entwickelt sich aus *Naevuszellnaevi* der Epidermis. Viel seltener liegt ein *bindegewebiges Melanom* und somit ein echtes **Melanosarkom** vor. Meistens hat das Melanoblastom einen tintenschwarzen bis bläulichen Farbton; es gibt aber auch amelanotische Formen. Aktivitätszeichen sind Juckreiz, Nässen, Dissemination, bisweilen auch Blutung. Das Melanomalignom kommt an Füßen und Händen auch mit subungualem Sitz vor. Wegen der raschen lymphogenen Metastasierung ist die Prognose zumeist schlecht; das Leiden führt nach Monaten, selten erst nach Jahren zum Tode. Die Melaninprobe im Urin pflegt positiv zu sein.

Therapie: Vor Beginn der Behandlung ist ein Dermatologe zu konsultieren. Die Probeexzision soll angeblich die Metastasierung propagieren; deshalb ist es sinnvoller, stets die elektrochirurgische Totalexzision weit im Gesunden vorzunehmen. Bei Tumorsitz in der Peripherie kann auch die Amputation (z. B. der Zehe) in Betracht kommen. Radikale Eingriffe (wie hohe Amputationen oder Exartikulationen) haben die Überlebensaussichten nicht überzeugend gesteigert. Regionale Metastasen sind en bloc zu exstirpieren; bei Fernmetastasen ist keine Hilfe mehr möglich.

K. Krankheiten der Gliedmaßen-Knochen

1. Physiologie — Pathophysiologie — Pathologie

Während des ganzen Lebens findet ein *physiologischer Knochenumbau* in Form eines ständigen An- und Abbaues statt; dabei ist der Knochenanbau an die Osteoblasten und der Knochenabbau an die Osteoklasten gebunden. Bei diesem Umbau spielen das Vitamin D und das Parathormon der Nebenschilddrüse eine Rolle. Vom Vitamin D ist der *Kalzium-Phosphat-Stoffwechsel* abhängig, der aber auch hormonell vom Epithelkörperchenhormon (Parathormon) gesteuert wird.

Am Knochengewebe kennen wir folgende **pathologische Vorgänge:** Der An- oder Abbau kann gesteigert oder herabgesetzt sein; es kann ein qualitativ verändertes Knochengewebe vorliegen und schließlich ist eine Verdrängung oder Zerstörung des Knochengewebes durch Entzündung oder Tumorgewebe möglich. Nach HELLNER ergeben sich für die im Röntgenbild sichtbaren pathologischen Veränderungen folgende *Definitionen:*

Osteoporose bedeutet Verringerung des Knochengewebes unter Erhaltenbleiben der Gesamtform. Der Schwund von Spongiosa und Kompakta ist auf verminderten Anbau oder gesteigerten Abbau zurückzuführen.

Osteolyse ist eine lokale Defektbildung an Kompakta und Spongiosa infolge gesteigerten osteoklastischen Abbaus. Die äußere Knochenform kann z. B. bei einer Zystenbildung noch erhalten oder — z. B. bei einer Karzinommetastase — bereits zerstört sein.

Im Gegensatz dazu handelt es sich bei der **Osteosklerose** um vermehrten Anbau (z. B. osteoplastische Metastase eines Prostatakarzinoms) oder um verminderten Abbau.

Als **Periostose** bezeichnet man die periostale Knochenneubildung verschiedener Genese (z. B. durch Trauma, bei kongenitaler Lues, Akromegalie u. a.).

Osteonekrose bedeutet Absterben des Knochens. Wenn sie durch Strahlen hervorgerufen wird, so spricht man von Radionekrose (z. B. Radionekrose des Schenkelhalses bei Frauen nach Bestrahlung eines Genitalkarzinoms).

Diese pathologischen Grundvorgänge, die den Knochen ganz oder nur teilweise betreffen, können allein oder kombiniert vorkommen. Sie führen schließlich sekundär zu Deformitäten. In dem erkrankten Knochen kann ein einziger (monotoper) Herd vorliegen, oder es bestehen mehrere (polytope) Herde. In bezug auf den Querschnitt spricht man von peripherem (periostal, kortikal) oder zentralem (medullärem) Sitz des Herdes im Knochen. Die Knochenkrankheit befällt entweder nur einen Knochen (monossär) oder wahllos viele Knochen (generalisierter Befall). Je nach den 3 Systemen unterscheidet man **osteogene, myelogene** und **retikuloendotheliale Systemkrankheiten.**

Die **Diagnostik** der Knochenkrankheiten, insbesondere der Knochentumoren, stützt sich auf Anamnese, klinischen Untersuchungsbefund, Röntgenbefund, Laborbefunde und den histologischen Befund der Probebiopsie (Heraussägen eines Knochenklötzchens). Zu den wesentlichen Laboruntersuchungen gehören: Bestimmung des Blutstatus, des Serum-Kalziums (normal 5 mval = 10 mg%), des anorganischen Phosphors im Serum (normal 2 mval = 4 mg%), der alkalischen und sauren Phosphatase, die Sulkowitsch-Probe (Trübung bei normalem Serum-Ca-Wert; milchiger Niederschlag spricht für Hyperkalzämie), die Elektrophorese und die histologische Untersuchung des Knochenmarkes (Myelotomie bei Verdacht auf Myelose, Plasmozytom).

Die **Knochenentkalkung** ist als Symptom einer Mineral- und Eiweißstoffwechselstörung aufzufassen. Der Kalkmangel kann verschiedene Ursachen haben. Entweder beruht er auf mangelhafter Kalkzufuhr (z. B. bei der alimentären Osteoporose) oder auf unzureichender Kalkaufnahme (z. B. Kalkresorptionsstörungen bei Achylie). Phosphatmangel und Vitamin-D-Mangel bedingen im Säuglingsalter die Rachitis und bei Erwachsenen die Osteomalazie. Bei Skorbut kommt die Osteoporose durch unzureichende Zufuhr an Vitamin C vor, welches die Osteoblastentätigkeit regelt. Bei Hyperfunktion der Nebenschilddrüse entsteht die Skelettentkalkung durch hormonale Störung, weil auf das Knochensystem als Kalkdepot zurückgegriffen wird (siehe Osteodystrophia fibrosa generalisata Recklinghausen). Schließlich kommen Entkalkungen auch bei Durchblutungsstörungen (z. B. Atherosclerosis obliterans), Nervenkrankheiten (Tabes; Syringomyelie) und Azidose (mangelhaftes Säurebindungsvermögen) vor.

2. Erbkrankheiten des Knochen- und Knorpelsystems

Die **Osteochondrome** oder **kartilaginären Exostosen** finden sich multipel in den Metaphysen der Röhrenknochen. Diese angeborenen Mißbildungen werden erst nach Schluß des Wachstums bemerkt (Abb. 269). Sie imponieren als knochenharte Auswüchse und sitzen bevorzugt an der Innenseite des distalen Oberschenkel- oder des proximalen Schienbeinendes.

Bei den angeborenen **Chondromen** finden sich Wachstumsstörungen und Verunstaltungen der Gliedmaßenformen. Sarkomatöse Entartungen kommen vor.

Die **Chondrodystrophie** ist eine angeborene Störung des Knorpelwachstums. Der Chondrodystrophiker ist ein unproportionierter Zwerg mit großem Schädel und muskelstarken, verkürzten Gliedmaßen.

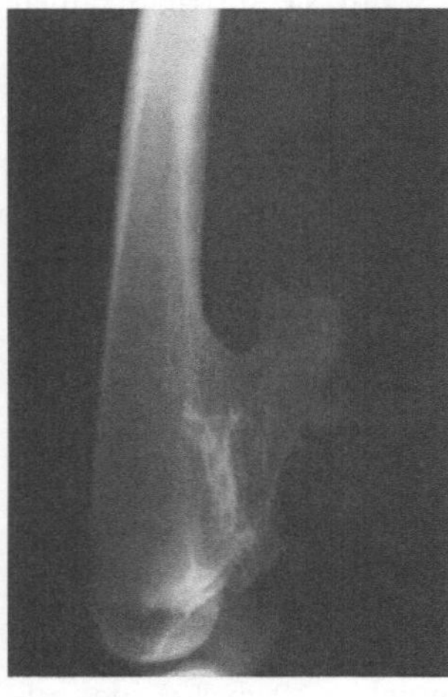

Abb. 269: Kartilaginäre Exostose an der Innenseite des Oberschenkels bei einem 16j. Jungen.

Bei der **Osteogenesis imperfecta** steht die angeborene abnorme Knochenbrüchigkeit im Vordergrund. Zahlreiche Knochenbrüche führen zu erheblichen Verformungen der langen Röhrenknochen. Dieses Erbleiden geht stets mit blauen Skleren und bisweilen auch mit Otosklerose einher. Nach Abschluß des Wachstums kann sich die Knochenstruktur wieder normalisieren.

Ein weiteres Erbleiden ist die **Marmorknochenkrankheit,** bei der das Knochenmark durch fortschreitende Sklerosierung geschädigt wird, so daß es zur Anämie kommt. Im Röntgenbild zeigen sich schmale Verdichtungsbänder, die parallel zur Epiphysenfuge in querer Richtung verlaufen. Bevorzugter Sitz ist das proximale Diaphysenende von Schienbein und Oberarm.

Bei der **Osteofibrosis deformans juvenilis (Uehlinger)** wird das Knochenmark eines oder mehrerer Knochen durch faserreiches Bindegewebe ersetzt. Zuerst erkranken die unteren Extremitäten. Durch Verschmälerung der Knochenrinde kommt es zu Verbiegungen und zu Spontanfrakturen. Pigmentnaevi und Pubertas praecox gehören zu diesem Krankheitsbild.

Therapie: Eine kausale Therapie der genannten Erbkrankheiten läßt sich nicht durchführen; wir können lediglich bei Spontanfrakturen durch symptomatische Maßnahmen stärkere Deformitäten verhüten.

3. Retikulosen

Zu den Krankheiten des retikuloendothelialen Systems mit Knochenbeteiligung gehört das solitäre eosinophile Granulom und dessen multilokuläre Form, die Hand-Schüller-Christiansche Krankheit. Im Röntgenbild zeigt sich bei dem **eosinophilen Granulom** ein scharf begrenzter osteolytischer Herd. Bevorzugter Sitz sind die platten Schädelknochen und die Röhrenknochen. Es erkranken Jugendliche.

Das Allgemeinbefinden ist nicht gestört, der Verlauf protrahiert und die Prognose gut.

Therapie: Das eosinophile Granulom ist strahlensensibel, so daß sich die operative Ausräumung des Herdes erübrigt.

Bei der **Hand-Schüller-Christianschen Krankheit** handelt es sich wahrscheinlich um eine sekundäre Speicherung von Lipoidstoffwechselprodukten im retikulären Gewebe. Zum ausgeprägten Krankheitsbild gehören Schädeldefekte, Diabetes insipidus und Exophthalmus bei orbitalen Herden. Im Gegensatz zum eosinophilen Granulom ist die Prognose ungünstiger.

4. Entzündliche Knochenerkrankungen

a) Akute hämatogene Osteomyelitis

Die akute hämatogene Osteomyelitis ist eine Krankheit des jugendlichen Alters. Es handelt sich um eine septische Allgemeininfektion. Zumeist kann man den Staphylococcus aureus haemolyticus nachweisen. Die isolierte Haftung der Bakterien in der Metaphyse eines langen Röhrenknochens ist vom Stadium der Immunität abhängig. Nur ein sensibilisierter Organismus erkrankt an einer akuten hämatogenen Osteomyelitis bei Einschwemmung von hämolysierenden Staphylokokken in das Knochenmark, das zum retikuloendothelialen System gehört. So stellt sich z. B. die Osteomyelitis nach einer eitrigen Tonsillitis oder nach einem Furunkel als Ausdruck einer septischen Allgemeininfektion ein. Im Stadium der Hyperergie kommt es zur Stase der Erreger in den Endarterien der Metaphyse und zum Durchtritt der Erreger durch die Kapillarwände. Die initialen Symptome sind hohes Fieber, heftige Schmerzen, über dem Knochenherd Schwellung und Hautrötung, Klopf- und Druckschmerz sowie ein „sympathischer" Gelenkerguß. Das schwere Krankheitsbild kann zur Benommenheit durch Bakteriämie und Toxinämie führen, so daß Verwechslungen mit anderen Infektionskrankheiten vorkommen. Anfangs zeigt das Röntgenbild nur geringe Veränderungen im Sinne einer Periostitis (Periostabhebung).

Therapie: In diesem Stadium kann durch Ruhigstellung und allgemeine antibiotische Behandlung der Prozeß zur Ausheilung gebracht werden. Ein subperiostaler Abszeß wird unter aseptischen Kautelen punktiert, damit es nicht zur Mischinfektion kommt. Ein ausgetestetes Antibiotikum kann man am Ende der Punktion in den Herd instillieren.

Wenn das Leiden nicht erkannt und der „sympathische" Gelenkerguß als Gelenkrheumatismus fehlgedeutet wird, so verläuft die akute hämatogene Osteomyelitis wie in der vorantibiotischen Ära: Die Markphlegmone bricht nach außen als subperiostaler Abszeß durch; die Kortikalis wird nekrotisch und sequestriert. Um den toten Knochen (Sequester) bildet sich neues vitales Knochengewebe („Totenlade"). Nach operativer Eröffnung der Markplegmone kommt es zur Mischinfektion von außen. Aus den Fistelgängen sondert sich Eiter ab, bis der Sequester ausgestoßen oder entfernt wird. Das Leiden kann nach Jahren und Jahrzehnten immer wieder aufflackern und chirurgische Behandlung erfordern. Bei der chronischen Verlaufsform (Abb. 270) beobachtet man bisweilen Komplikationen: Narbenkrebs, Amyloidbildung, Spontanfraktur, Defektpseudarthrose und als Folge der langen Gipsverbandbehandlung irreparable Gelenkversteifungen.

Die akute hämatogene Osteomyelitis darf man nicht mit der exogenen (traumatisch bedingten) Osteomyelitis verwechseln, die bei offenen Knochenbrüchen und Wundinfektion oder lymphogen entsteht (siehe Abb. 224). Da es sich in diesen Fällen nicht um eine septische Allgemeininfektion handelt, ist ein blander Krankheitsverlauf die Regel.

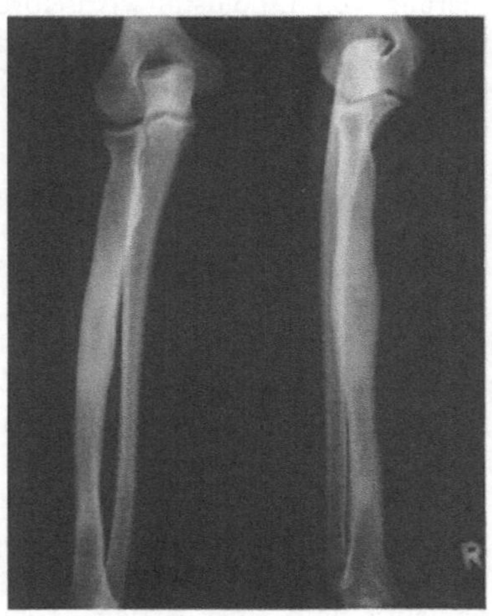

Abb. 270: Chronische Osteomyelitis des re. Radius bei einem 15j. Mädchen.

Zu den *abgeschwächten Formen* der hämatogenen Osteomyelitis, wie man sie bei Erwachsenen infolge veränderter Immunitätslage oder bei wenig virulenten Erregern sieht, gehören umschriebene kortikale Herde *(Kortikalisosteoid)* oder Osteoidosteom) und der *Brodiesche Abszeß*. Ein solcher Abszeß liegt abgekapselt in der Metaphyse; er enthält Granulationsgewebe und Eiter (oft steril!) (Abb. 271). Die Kranken klagen über nächtlichen Ruheschmerz. Das Röntgenbild zeigt eine metaphysär gelegene runde Verdichtung mit zentraler Aufhellung.

Die chronischen Verlaufsformen können nur durch radikales chirurgisches Vorgehen mit Erfolg behandelt werden, dabei müssen Höhlen durch Muskulatur ausgefüllt und Hautdefekte durch Plastiken verschlossen werden.

Bezüglich der Kinder- und Säuglingsosteomyelitis wird auf das Kurze Lehrbuch der Kinderheilkunde, J. F. Lehmann Verlag, München 1962, verwiesen.

b) Knochentuberkulose

Die Knochentuberkulose entsteht sekundär auf hämatogenem Wege; der Primärherd kann z. B. in der Lungenspitze sitzen. Art und Ausbreitung der Knochenveränderungen hängen von der Immunitätslage ab. Jugendliche erkranken bevorzugt. Die Knochentuberkulose sitzt im Bereich der Epiphyse und Metaphyse; die Infektion erfolgt durch Embolisierung bazillenhaltigen Materials in das Gebiet der stärksten Blutgefäßversorgung. Bei kurzen Knochen (z. B. Phalangen) erkranken die Diaphysen (Spina ventosa). Nicht selten liegt ein kombinierter Befall in Form der Knochen-Gelenk-Tuberkulose (Abb. 280) vor. Bei der tuberkulösen Spondylitis ist das Auftreten eines paravertebralen *„kalten"* *Abszesses* eine fast regelmäßige

Begleiterscheinung. Wenn sich ein *Senkungsabszeß* entwickelt, der unter dem Leistenband als fluktuierende Anschwellung erscheinen kann, so ist die größte Gefahr ein Durchbruch durch die Haut mit nachfolgender Mischinfektion. Das Röntgenbild spiegelt die pathologisch-anatomischen Veränderungen der Knochentuberkulose wider: Keilförmiger Herd im Bereich der Epiphyse oder Metaphyse oder größere Sequester bei verkäsender Osteomyelitis.

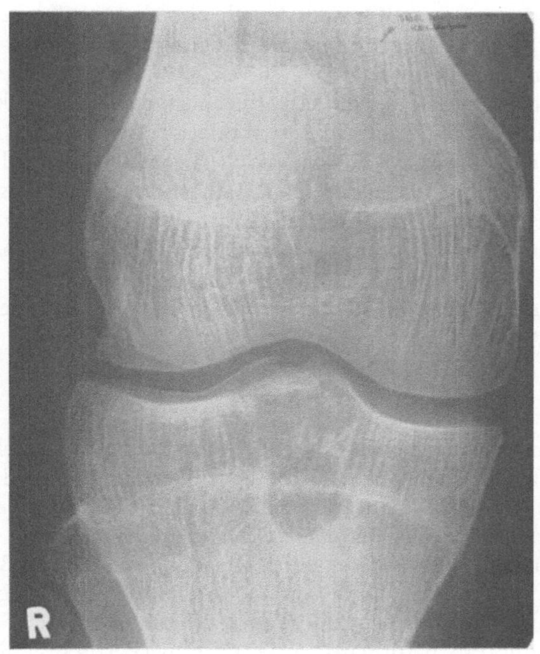

Abb. 271: Brodie-Abszeß im re. Schienbeinkopf bei einem 18j. Mann.

Therapie: Die Behandlung erfolgt in klimatisch günstig gelegenen Spezialheilstätten: Allgemeinbehandlung, Tuberkulostatika (PAS, Isoniazid), Ruhigstellung (Gipsschale) und Punktion tuberkulöser Abszesse (mit langer Nadel zur Verhütung einer Mischinfektion). Operative Therapie (z. B. Gelenkresektion, Arthrodese) kürzt die Krankheitsdauer ab. Streptomycin behält man sich für die prä- und postoperative Phase vor.

c) Knochenlues

Die konnatale Syphilis kommt als Osteochondritis, Periostitis und Osteomyelitis luica vor. Die Knochen zeigen eine umschriebene Auftreibung, das Röntgenbild eine starke periostale Reaktion. Die Seroreaktionen sind positiv. Bei Erwachsenen sieht man die Periostitis luica und die gummöse Osteomyelitis. Auch hier ist der Verlauf blande. Geklagt wird über bohrenden nächtlichen Knochenschmerz.
Therapie: Nach antiluischer Behandlung erübrigen sich zumeist chirurgische Maßnahmen.

d) Ostitis deformans Paget

Diese Krankheit ordnet man in die Gruppe der entzündlichen Knochenerkrankungen mit ein, weil ein entzündliches Geschehen bei dem chronischen Knochenumbau vermutet wird. Wir kennen den mono- und den polyostotischen Befall. Es handelt sich um keine generalisierte Krankheit, sondern um lokalisierte Knochenumbauvorgänge. Männer erkranken häufiger als Frauen. Die Kranken klagen über rheumatische Beschwerden und je nach Knochenbefall über Kreuzschmerzen oder Kopfschmerzen. Meistens liegen multiple Knochenverbiegungen und Knochenauftreibungen vor. Der Paget-Knochen ist verdickt und zeigt eine unregelmäßige Sklerose. In typischer Weise pflegt das Schienbein nach vorn gekrümmt zu sein (Säbelscheiden-Tibia). Die Wirbelsäule ist skoliotisch deformiert. Die Verformung des Gesichtsschädels führt zum „Löwengesicht" (Leontiasis ossea). Die Laboruntersuchungen fallen normal aus; lediglich die alkalische Phosphatase pflegt erhöht zu sein. Der Verlauf ist protrahiert; jahrelange Remissionen werden beobachtet. Spontanfrakturen kommen vor und in einigen Fällen nachfolgende sarkomatöse Umwandlung.

Therapie: Die Osteopathia deformans Paget läßt sich therapeutisch nicht beeinflussen.

e) Aseptische Knochennekrosen

Knochennekrosen entstehen an umschriebenen Stellen des Skeletts, und zwar dort, wo die Belastungsfähigkeit des Knochens überschritten wird. Außer mechanischer Überbeanspruchung kann ätiologisch auch eine konstitutionelle biologische Minderwertigkeit des Skeletts vorliegen. Die Knochennekrosen haben anfangs Inselform; sie vergrößern sich später durch Resorptionsvorgänge. Beim noch wachsenden Skelett erkranken die Epiphysen und Apophysen. Ferner gehören in diese Gruppe die Osteochondrosis juvenilis dorsi (SCHEUERMANN), Vertebra plana (CALVÉ), Osteochondrosis deformans coxae juvenilis (Perthessche Krankheit), Epiphysolysis capitis femoris (SCHINZ), Osteonekrose der Tibiaapophyse (OSGOOD-SCHLATTER), die aseptische Nekrose des Os naviculare pedis (KÖHLER I) (Abb. 272)

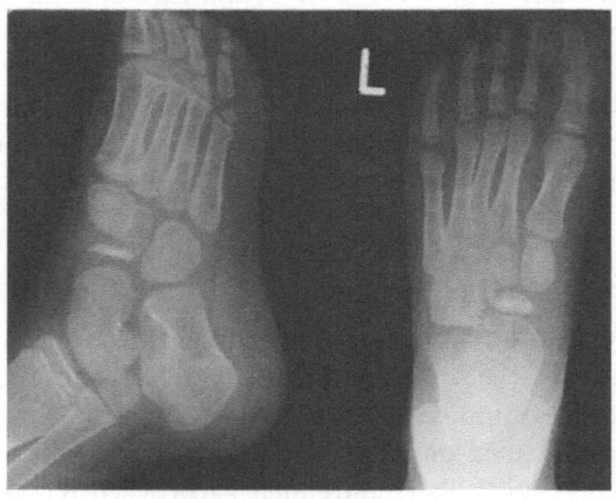

Abb. 272:
Aseptische Knochennekrose des Os naviculare pedis bei einem 5j. Mädchen (KÖHLER I).

u. a. Bei Erwachsenen kennen wir die Spondylolysen, die Lunatummalazie (KIEN-
BÖCK), die Osteonekrose des zweiten Metatarsalköpfchens (KÖHLER II) u. a. Hierher gehören auch jene Abnützungserscheinungen, die als „schleichende Fraktur"
oder „Ermüdungsbruch" bezeichnet werden. (Der Begriff Materialermüdung ist
aus der Technik bekannt.) Ausdruck der physiologischen Anpassung an den Über-
lastungsschaden sind die im Röntgenbild nachweisbaren Looserschen Umbauzonen,
die z. B. an den Metatarsalia (bei der Marschfraktur) beobachtet werden.

5. Knochentumoren

Die Einteilung der Knochengeschwülste nach HELLNER berücksichtigt deren
Herkunft aus einem der 3 morphologischen Systeme. Somit unterscheidet man
osteogene Geschwülste, myelogene Knochengeschwülste und retikulohistiozytäre
Knochengeschwülste. In jeder Gruppe gibt es gutartige und bösartige Geschwülste.
Von Semimalignität kann man bei Tumoren sprechen, welche gelegentlich maligne
entarten (z. B. Beckenchondrom, Riesenzellgeschwulst). Das von HELLNER angegebene Einteilungsschema ist nach zelligen und geweblichen Entwicklungsmöglich-
keiten geordnet:

A. *Osteogene Geschwülste.*
   Gutartig: Fibrom, Chondrom, Osteochondrom, Osteom.
   Semimaligne: Chondrome des Beckens, Riesenzellgeschwulst, Skelett-
                   synovialom (Adamantinom).
   Bösartig: Osteogenes Sarkom (Fibrosarkom, chondroplastisches Sarkom,
                   osteoplastisches Sarkom), osteolytisches Sarkom, Chordom.
B. *Myelogene Knochengeschwülste.*
   Gutartig: Hämangiom, Hämangio-Endotheliom.
   Bösartig: Hämangio-Endothelsarkom, Hämoblastosen, Lymphosarkom,
                   Ewing-Sarkom, Plasmozytom.
C. *Retikulohistiozytäre Knochengeschwülste.*
   Gutartig: Eosinophiles Granulom.
   Semimaligne: Lipoidgranulomatose (Hand-Schüller-Christiansche Krankheit).
   Maligne: Retikulosarkom des Knochenmarkes, im Rahmen einer System-
                   krankheit (Lymphogranulomatose).

a) Osteogene Geschwülste

α) Gutartige osteogene Geschwülste

Das **Knochenfibrom** Jugendlicher liegt metaphysär; es imponiert im Röntgenbild als ein scharf begrenzter runder Defekt mit geringer Randsklerose. Fibrome
in den Diaphysen langer Röhrenknochen sind semimaligne und bedürfen der
Kontinuitätsresektion mit nachfolgender Knochentransplantation.

Chondrome sind angeborene Geschwülste, welche multipel vorkommen und erst
im 3. Lebensjahrzehnt in Erscheinung treten (Spontanfraktur!). Jedes Beckenchondrom und jedes rezidivierende Chondrom ist potentiell bösartig. Ein gut-
artiges Chondrom des Wirbelbogens kann bei diesem ungünstigen Sitz zu Lähmungen führen. Die Chondrome der Phalangen (Abb. 273) sind fast immer gutartig
und heilen nach Auskratzung und Ausfüllung mit Knochengewebe aus. Ein semi-

malignes Chondrom muß im Gesunden reseziert werden. *Osteochondrome* und
kartilaginäre Exostosen sind zuvor unter den Erbkrankheiten des Knochensystems
beschrieben worden.

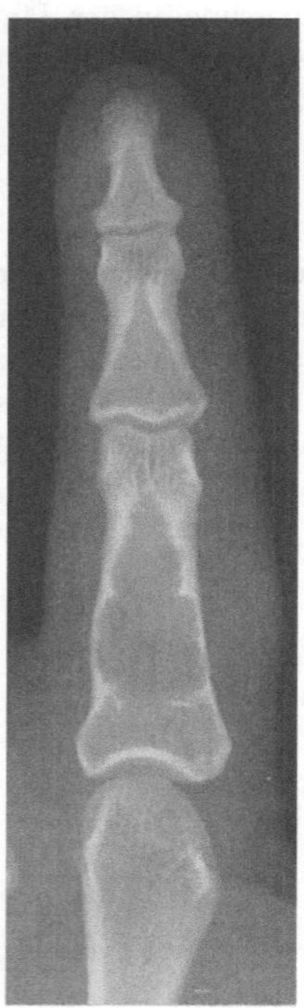

Abb. 273: Chondrom des Zeigefingergrundgliedes.

Das **Osteom** des Schädels darf man nicht mit einem Meningeom verwechseln.

Knochenzysten bei Jugendlichen beruhen auf einer angeborenen mesenchymalen
Fehlbildung (Hamartom). Bevorzugter Sitz ist die Metaphyse langer Röhrenknochen. Durch Verschmälerung der Rinde kommt es zur Spontanfraktur. Wenn
Auskratzung und Implantation von Knochengewebe nicht zur Heilung führen, so
muß die Kontinuitätsresektion erfolgen (Abb. 274).

β) Semimaligne osteogene Geschwülste

In diese Gruppe gehören die *Riesenzellgeschwülste;* sie kommen in erster Linie
in der Epiphysengegend der langen Röhrenknochen und seltener an den platten
Knochen (z. B. Rippen) vor. Die Epiphyse ist aufgetrieben und von dünnen
Knochenzwischenwänden durchzogen, so daß der Vergleich mit Seifenblasen nahe-
liegt. Es findet sich ein sklerotischer Randwall. Da die Rinde verschmälert ist, kann
es zur Spontanfraktur kommen (Abb. 275). An platten Knochen sieht man bisweilen
eine gänzliche Knochenauflösung. Diese echten Geschwülste sind *potentiell bösartig*
und entarten in etwa $^1/_5$ der Fälle.

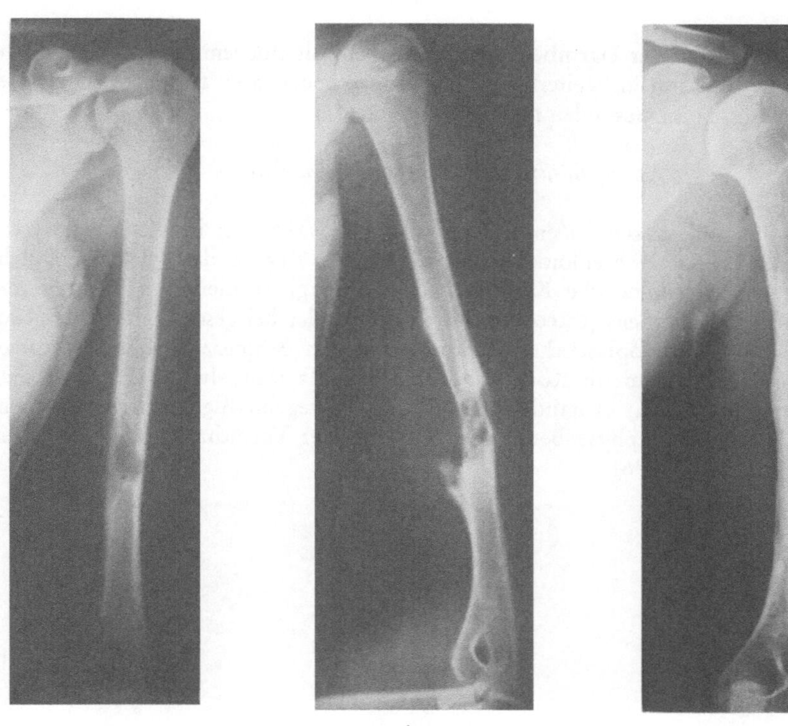

a   b   c

Abb. 274: Aneurysmale Knochenzyste bei einem 14j. Mädchen (a). 4 Monate später Spontanfraktur (b), deshalb Kontinuitätsresektion und Defektüberbrückung mit 2 großen Tibiaspänen. Glatte Heilung, normale Funktion. Kontrollbild nach 5 Jahren mit Wiederherstellung der Knochenform (c).

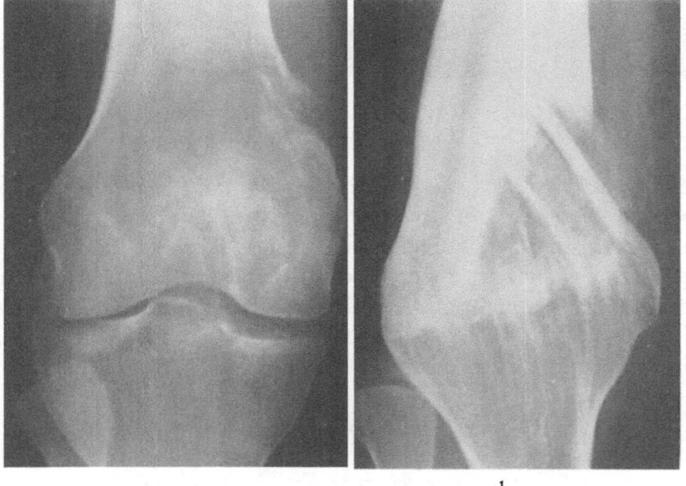

a   b

Abb. 275: Riesenzellgeschwulst mit Spontanfraktur im Condylus medialis femoris bei einer 19j. Frau (a). Resektion des Condylus medialis und Kniegelenksresektion. Auffüllung des Defektes mit autoplastischem Knochen vom Beckenkamm. Heilung. Abschlußbild nach 3 Jahren (b). (Sammlung Chir. Univ.-Klinik München).

Das **Chondrom der Darmbeinschaufel** ist ebenfalls eine semimaligne bis maligne Geschwulst, weil sich im weiteren Verlauf Lungenmetastasen einstellen. Diese Geschwülste müssen im Gesunden reseziert werden.

γ) Bösartige osteogene Geschwülste

Bevorzugt erkranken Jugendliche. Typische Lokalisation ist die Metaphysengegend der langen Röhrenknochen und damit die Region der stärksten Durchblutung. Das physiologische Knochenwachstum entgleist hier zum Sarkom. Bei Zerstörung des Knochens (**osteolytisches Sarkom**) oder bei geschwulsteigener Knochenneubildung (**osteoplastisches Sarkom**) bestehen Schmerzen. Für das osteoplastische Sarkom sind im Röntgenbild die Spikula (Spiculum = Pfeil, Stachel, Speer) charakteristisch; es handelt sich um eine unregelmäßig strahlige Knochenspießbildung im Metaphysenbereich mit grobfleckiger Verdichtung im destruierten Rindengebiet (Abb. 276).

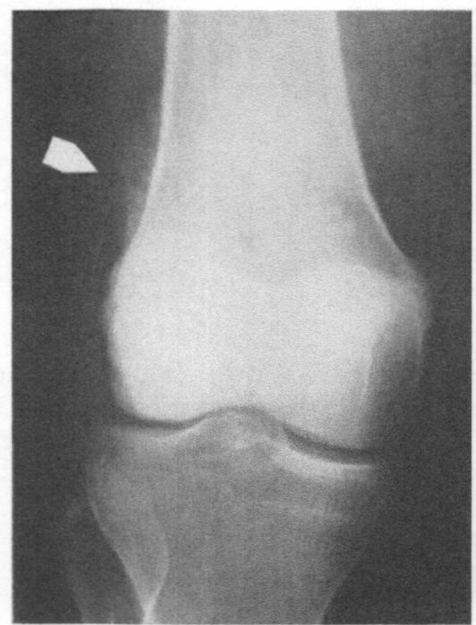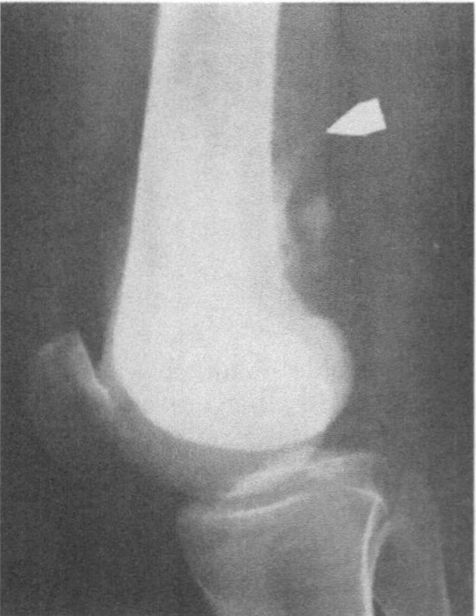

Abb. 276: Osteogenes osteoplastisches Sarkom re. Oberschenkel bei einer 25j. Frau
(Pfeil zeigt auf die Spikula.)

Die **Chordome** leiten sich von der Chordaanlage ab. Es gibt Schädelchordome, Wirbelchordome, Kreuz- und Steißbeinchordome. Die meistens sehr heftigen Schmerzen beruhen auf einer Wurzelneuritis.

Therapie: Die Behandlung dieser Geschwülste besteht in intensiver Vorbestrahlung, anschließender Amputation oder Exartikulation und Nachbestrahlung des Lymphabflußgebietes. Im Falle einer Spontanfraktur oder drohenden Fraktur bei langen Röhrenknochen ist die Marknagelung indiziert.

b) Myelogene Knochengeschwülste

α) Gutartige myelogene Knochengeschwülste

Unter den gutartigen, vom Knochenmark ausgehenden Geschwülsten steht das **Hämangiom** an erster Stelle, welches bevorzugt in Wirbeln und im Schädeldach vorkommt. Im Röntgenbild erkennt man das *Wirbelhämangiom* an der gitterartigen, vergröberten Zeichnung der Wirbelspongiosa. Je nach Sitz (Wirbelkörper, -bogen, -fortsätze) stellen sich Wurzelschmerzen oder Druckerscheinungen auf das Rückenmark ein. Bei einer Operation muß man mit starker Blutung aus dem Tumor rechnen.

β) Bösartige myelogene Knochengeschwülste

Unter den bösartigen, vom Knochenmark ausgehenden Geschwülsten hat das **Ewing-Knochensarkom** eine besonders schlechte Prognose. Es erkranken Kinder und Jugendliche. Bevorzugter Sitz sind die metaphysennahen Diaphysenabschnitte der langen Röhrenknochen und platte Knochen; der Tumor bildet sich vermutlich aus unreifen Retikulumzellen (Abb. 277). Die klinischen Symptome wie Schmerzen, Schwellung und Fieber lassen bei den jugendlichen Kranken zunächst an eine Osteomyelitis denken. Das Röntgenbild ist charakteristisch: Man sieht eine zentral gelegene, unscharf begrenzte Aufhellung, ferner streifenförmige Auflockerung der Rinde in Längsausdehnung und periostale Reaktionen. Es kommt niemals zur Sequesterbildung. Im Zweifelsfall werden der bakteriologische Befund und die histologische Untersuchung nach Probebiopsie Klärung bringen.

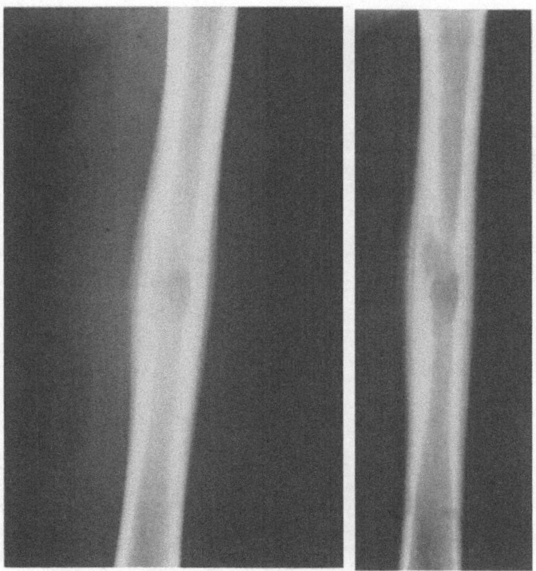

Abb. 277: Ewing-Sarkom des li. Oberschenkels bei einem 10j. Mädchen
(Sammlung Chir. Univ.-Klinik München).

Therapie: Chirurgische Maßnahmen bringen meistens keine Hilfe. Wegen der hohen Strahlenempfindlichkeit dieser Geschwulst soll Bestrahlung mit der Kobaltbombe erfolgen.

Das **Plasmozytom** *(multiple Myelome* oder *Kahlersche Krankheit)* ist die häufigste bösartige myelogene Knochengeschwulst bei Erwachsenen. Bei dieser polytopen Knochenkrankheit sieht man häufig pathologische Frakturen (Abb. 278).

Da eine Paraproteinämie als Produkt der vermehrten Plasmazellen vorliegt, erhält man hohe Serumproteinwerte. Es bestehen Verschiebungen innerhalb der Globulinfraktionen und Nephrosen mit Reststickstofferhöhung. Bei Wirbelkörperbefall

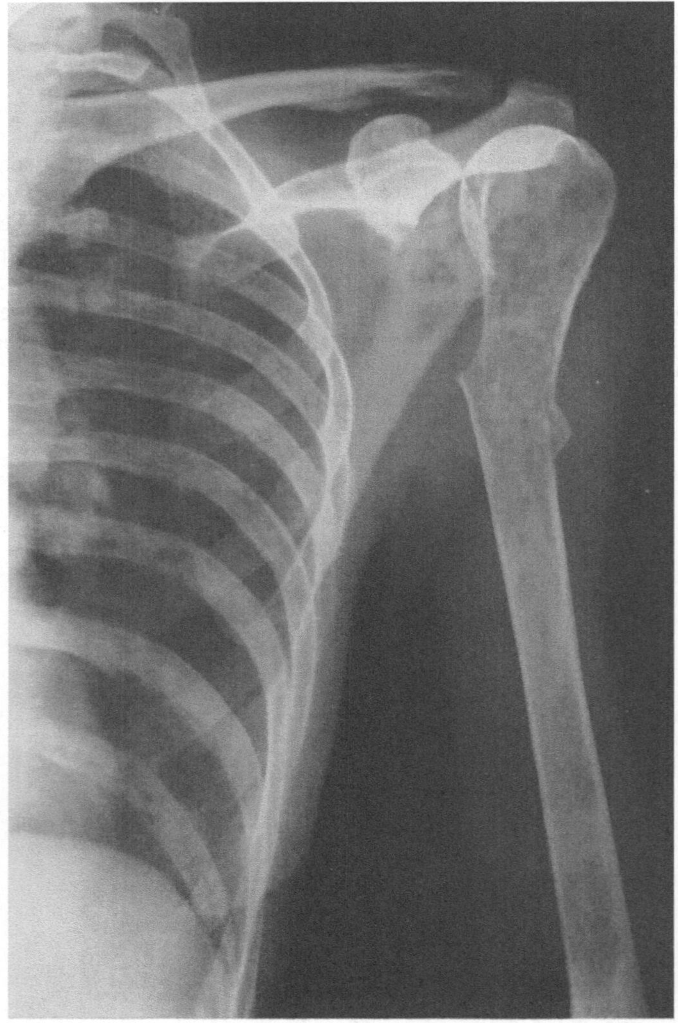

Abb. 278: Multiple Myelome (Plasmozytom) bei einem 49j. Mann. Herde in den Rippen und im li. Oberarm mit Spontanfraktur.

deuten Kreuzschmerzen auf eine sich anbahnende Fraktur hin. Das Röntgenbild zeigt zahlreiche kleine, scharf begrenzte herdförmige Entkalkungen, die wie ausgestanzt erscheinen. Es fehlen periostale Reaktionen. Die Prognose ist infaust. Strahlentherapie und Zytostatika lindern die Beschwerden.

c) Retikulohistiozytäre Knochengeschwülste

Das eosinophile Granulom und die Hand-Schüller-Christiansche Krankheit sind zuvor (siehe Retikulosen) geschildert worden.

d) Sekundäre Knochengeschwülste (Metastasen)

Jedes Karzinom und jedes Weichteilsarkom kann zu Knochenmetastasen führen; gehäuft sieht man sie beim Mamma-, Prostata-, Bronchus- und Schilddrüsenkrebs sowie beim Hypernephrom. Wenn sich bei einem älteren Menschen eine Spontanfraktur mit Knochenzerstörung findet, so ist an eine Metastase zu denken und nach dem Primärtumor zu fahnden. Gewöhnlich handelt es sich um osteolytische Metastasen (Abb. 279) und nur beim Prostatakrebs um osteoklastische. Krebsmetastasen können überall auftreten; man sieht sie in langen Röhrenknochen, Wirbelsäule, Becken, Rippen u. a.

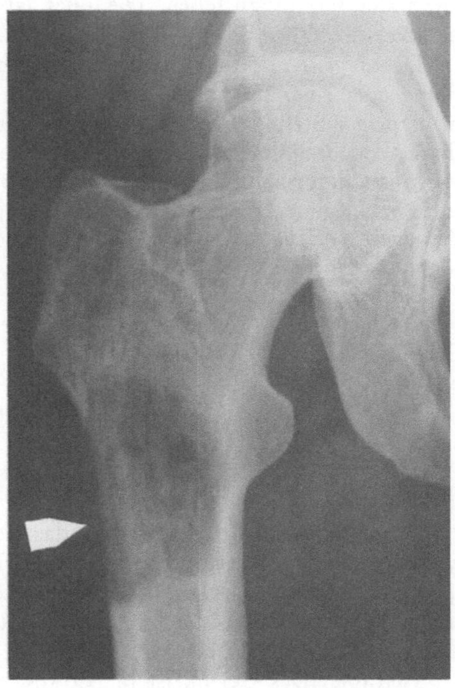

Abb. 279:
Osteoklastische Metastase eines Mammakarzinoms bei einer 43j. Frau
(typische subtrochantere Lokalisation)

Therapie: Mit palliativen Maßnahmen (Bestrahlung und Gipsbett bei Wirbelmetastasen) will man Schmerzlinderung erreichen. Dauerhormontherapie kommt bei Mamma- oder Prostatakarzinommetastasen in Betracht. Bei Spontanfraktur ist die Markraumosteosynthese mit dem Marknagel nach Küntscher vorzunehmen, obgleich die Gefahr einer Verschleppung von Tumorzellen im Markraum besteht. Durch die Marknagelung wird die Extremität wieder gebrauchs- und belastungsfähig.

L. Krankheiten der Gliedmaßen-Gelenke

Die entzündliche Gelenkerkrankung nennt man *Arthritis*, den degenerativen Gelenkschaden *Arthrose* und die Gelenkerkrankung bei Nervenleiden *Arthropathie*.

Bei den *entzündlichen Gelenkerkrankungen* gibt es die *akute* und die *chronische Arthritis*. Die akute Monarthritis entsteht meistens als *sekundäre, metastatische Gelenkinfektion* z. B. bei einer infizierten Wunde oder im Gefolge einer Tonsillitis. Wenn das Gelenk sofort erkrankt und sich kein weiterer Eiterherd nachweisen läßt, so liegt eine *primäre eitrige Arthritis* vor. — Bei der *chronischen Arthritis* unterscheidet man zwischen *rheumatischen* und *spezifischen* Entzündungen. Es gibt das monarthritische Rheumatoid als Reaktion eines umgestimmten Gewebes auf bakterielle Toxine und die Reaktion mehrerer Gelenke wie z. B. das polyarthritische Rheumatoid nach Scharlach. Mit den spezifischen Gelenkentzündungen sind die Tuberkulose durch den Erregernachweis (Tierversuch mit dem Punktat) zu sichern oder die typischen histologischen Veränderungen (Probeexzision aus der Gelenkkapsel) festzustellen. Die Lues läßt sich durch die serologischen Befunde nachweisen.

Der *degenerative Gelenkschaden* beruht auf einer chronischen Überbeanspruchung oder einer statischen Fehlbelastung, wie sie z. B. nach Knochenbruchheilung in deformer Stellung, insbesondere bei einem Bruch mit Inkongruenz der Gelenkflächen beobachtet wird. Die wichtigsten degenerativen Gelenkschäden sind die *Arthrosis deformans* und die *Osteochondrose*. Sowohl bei den entzündlichen als auch bei degenerativen Gelenkerkrankungen können im ungünstigsten Fall die Knorpelzerstörungen so ausgedehnt sein, daß schließlich das Gelenk fibrös oder sogar knöchern versteift.

Bei den *Arthropathien*, wie man sie bei der *Tabes dorsalis* und bei der *Syringomyelie* beobachtet, stellen sich infolge der *Analgesie* unbemerkt die schwersten Gelenkveränderungen ein (Abb. 283).

1. Entzündliche Gelenkerkrankungen

a) Monarthritis

Bei der **akuten Monarthritis** ist das Gelenk sehr schmerzhaft. Es bestehen Gelenkschwellung, Hautrötung und Fieber. Das Gelenk steht in Semiflexion (Entspannungshaltung); jeglicher Bewegungsversuch wird ängstlich vermieden. Die eitrige Synovitis führt zur Knorpelschädigung und schließlich zur Destruktion der knorpeligen Gelenkflächen.

Therapie: Das Gelenk ist in Narkose zu punktieren. Das Punktat wird bakteriologisch untersucht, damit eine gezielte antibiotische Therapie einsetzen kann. Man soll das Antibiotikum *nicht* lokal, sondern parenteral verabfolgen. Ein gefensterter Gipsverband sorgt für absolute Ruhigstellung; er soll die beiden benachbarten Gelenke einschließen. So muß z. B. bei einer eitrigen Kniegelenkentzündung auch das Hüftgelenk im Becken-Bein-Gipsverband fixiert werden. Gewöhnlich läßt sich die Gelenkinfektion auf diese Weise beherrschen. In ungünstigen Fällen wird man auf die früher häufig geübte Gelenkdrainage mit Dauerspülung zurückgreifen oder sich sogar zur Gelenkresektion entschließen müssen (Abb. 262).

Bei der **chronisch-rheumatischen Monarthritis (Infektarthritis)** lassen sich im Gelenk keine Bakterien nachweisen. Differentialdiagnostisch ist stets an die Gelenktuberkulose zu denken und der Tierversuch anzustellen.

Therapie: Nach einem Fokus (z. B. Zahngranulome, Nebenhöhlenentzündungen, chronische Tonsillitis usw.) soll man fahnden und diesen sanieren. Am Kniegelenk läßt sich der Abfluß des Ergusses in die Weichteile durch *Synovialfensterung* erreichen, indem man bei ventralem Zugang aus dem oberen Rezessus ein Fenster aus der Synovialis exzidiert. — Die rheumatischen Gelenkerkrankungen sind Grenzgebiete des Internisten und Orthopäden.

b) Gelenktuberkulose

Unter den **spezifischen Gelenkentzündungen** hat die Tuberkulose die größte Bedeutung. Die Gelenktuberkulose bildet sich erst im Gefolge eines tuberkulösen *Primärinfektes* (Primärkomplexes), und zwar entweder im *Generalisationsstadium* und somit nach der Bakterienstreuung in die Blutbahn oder erst im *Stadium der isolierten Organtuberkulose.* — Je nach der Immunitätslage wird sich in dem einen Fall eine Organtuberkulose (z. B. im Kniegelenk) einstellen und im anderen Fall eine sekundär-chronische tuberkulöse Polyarthritis. — Die Wirbelsäule (Spondylitis tuberculosa) und die großen Gelenke (Hüft-, Knie-, Schulter-, Handgelenk) (Abb. 280) erkranken bevorzugt. Konstitution, Organdisposition und Immunitätslage bestimmen das Krankheitsbild. — Wir kennen den **Hydrops** (Gelenkerguß)

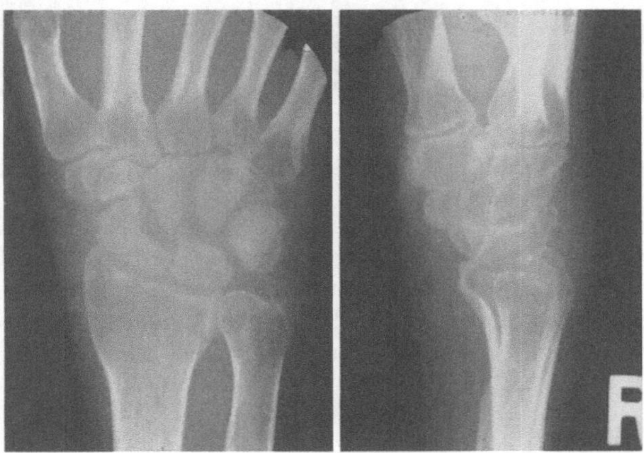

Abb. 280: Handgelenktuberkulose bei einem 32j. Mann.

bei der serofibrinösen Gelenktuberkulose. Ferner gibt es den **Fungus,** bei dem die Verdickung der Synovialis zum Bild des „Tumor albus" führen kann und schließlich als ungünstigste Form die **käsig-eitrige Gelenktuberkulose** mit Übergreifen auf die Weichteile, Fistelbildung und Mischinfektion.

Therapie: Bei der Behandlung der Tuberkulose sind alle Maßnahmen zu vermeiden, welche zu einer Mischinfektion mit Eiterkokken führen könnten (z. B. Inzision einer käsig-eitrigen Tuberkulose). Die Grundsätze der Therapie sind bei der Knochentuberkulose geschildert.

2. Degenerative Gelenkerkrankungen

a) Osteochondrosis dissecans

Die Osteochondrosis dissecans (keine „itis"!) tritt unabhängig von Unfällen oder funktioneller Beanspruchung auf. Innerhalb einer Gelenkfläche (z. B. Condylus femoris) kommt es zur umschriebenen *Ablösung eines Knorpel-Knochen-Bezirkes,* der auf einer Ernährungsstörung des Knochens unterhalb des Gelenkknorpels beruht. Der Gelenkknorpel ist anfangs noch intakt oder zeigt nur einen feinen Sprung; erst später löst er sich ab und wird nun zum freien Gelenkkörper (Corpus librum). Ein Knorpelbelag überzieht das Mausbett und umhüllt auch den freien Gelenkkörper („Gelenkmaus"). Bevorzugt betroffen sind Ellenbogen-, Knie- oder oberes Sprunggelenk. Auf dem Röntgenbild (Abb. 281) ist der in

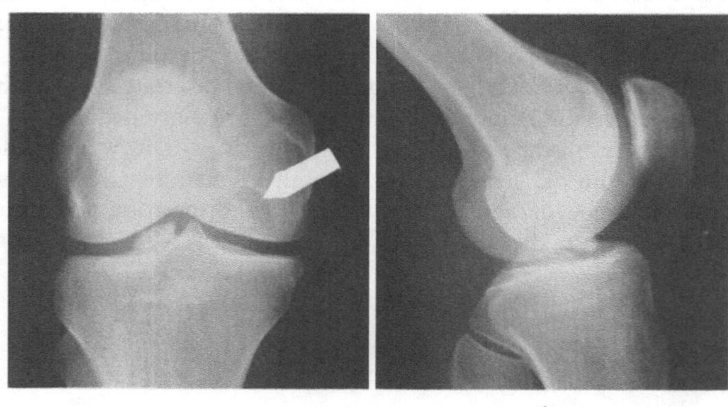

a   b

Abb. 281: Osteochondrosis dissecans bei einem 63j. Mann (Pfeil zeigt auf das Mausbett).

Ablösung begriffene oder bereits *freie Gelenkkörper* sichtbar. Der Kranke klagt entweder über *Einklemmungserscheinungen* oder nur über eine *Streckbehinderung.*
Therapie: Im Zustand der beginnenden Lösung kann man beim kindlichen Kniegelenk konservativ durch längere Ruhigstellung Heilung erzielen. In allen anderen Fällen ist die *Arthrotomie* zur Entfernung des freien Gelenkkörpers erforderlich.

b) Arthrosis deformans

Die Arthrosis deformans (keine „itis"!) nimmt vom Knorpel und den subchondralen Knochenabschnitten ihren Ausgang. Das Leiden spielt sich entweder an einem Gelenk oder an symmetrischen Gelenken ab. Es bestehen Schmerzen, Gelenkschwellung und Ergußbildung. Altersbedingte Störungen der Trophik, konstitutionelle Momente (Knieschmerz der übergewichtigen Frau im Klimakterium) und statische Überbeanspruchung kommen ätiologisch in Betracht. Im Röntgenbild sieht man Verschmälerungen des Gelenkspaltes durch Knorpeldefekte, knöcherne Randwulstbildungen und bisweilen Geröll- oder Schuttzysten (Abb. 282). Das Ausmaß der röntgenologischen Veränderungen braucht keineswegs der Stärke der klinischen Beschwerden zu entsprechen.

Therapie: Die konservative Therapie kann sich nur auf symptomatische Maßnahmen beschränken, weil der Knorpelschaden irreparabel ist. Wärme- und Bäderbehandlung kann für einige Zeit die Schmerzen lindern. Röntgenbestrahlungen wirken vorübergehend bei stärkeren Beschwerden günstig. Auch nach intraartikulären Novocain- und Hydrocortison-Injektionen hat man Besserungen gesehen.

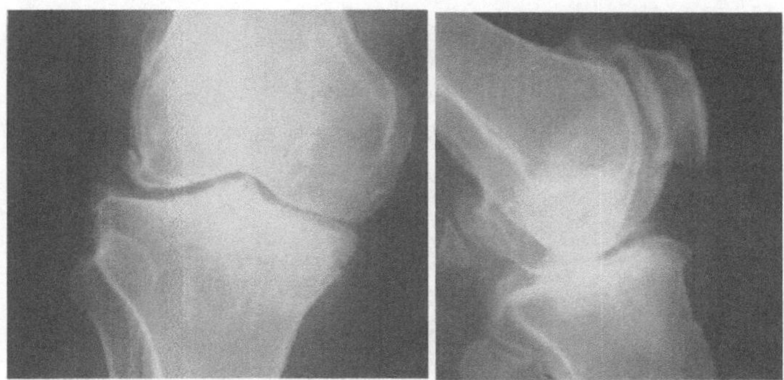

Abb. 282: Arthrosis deformans des re. Kniegelenkes bei einer 58j. Frau.

In schwersten Fällen führt nur die Arthrodese zur Schmerzfreiheit und Arbeitsfähigkeit. Bei der schweren fortschreitenden Arthrosis deformans des *Hüftgelenkes* (Malum coxae senile) bringt die Voss'sche „Hängehüfte" Erleichterung. Bei dieser einfachen Operation wird für längere Zeit die Muskelspannung im Hüftgelenk durch Abtrennung des trochanter major und Tenotomie der Adduktoren und des M. rectus femoris aufgehoben.

Schwere Grade der Arthrosis deformans sieht man bei Blutern: Die wiederholten Blutungen führen zur chronischen Schädigung der Synovialis, zu Knorpelschäden und zu Deformierungen. Bei der *Hämophilie* verbieten sich chirurgische Maßnahmen, so daß an Blutergelenken bei einer frischen Blutung nur vorsichtige Kompression mit Fixation angezeigt ist.

3. Neuropathische Gelenkerkrankungen

Schwerste deformierende Gelenkveränderungen, die mit Analgesie (Nadelstichprobe!) einhergehen, sind immer auf **Tabes dorsalis** oder **Syringomyelie** verdächtig. Für die Diagnose bedarf es der neurologischen — einschließlich Liquoruntersuchung. Die *tabische Arthropathie* findet sich bevorzugt an der unteren Extremität (Abb. 283). Dagegen sind bei der Syringomyelie eher die Gelenke der oberen Extremität verändert.

4. Gelenktumoren

Die primären Gelenktumoren entstehen in der Synovialmembran, in der Gelenkkapsel, im Gelenkknorpel oder in den Sehnenscheiden. Zumeist handelt es sich um gutartige Gelenktumoren, von denen die *benigne Chondromatose* am häufigsten vorkommt. Zu den selteneren bösartigen Gelenktumoren gehört das *maligne Synoviom (Synovialom)*, welches vom desmalen Epithel der Gelenke seinen Ausgang nimmt und als Bindegewebsgeschwulst auch epithelartige Strukturen bildet. (Es gibt auch das maligne Synoviom der Sehnenscheiden und der Schleimbeutel.)

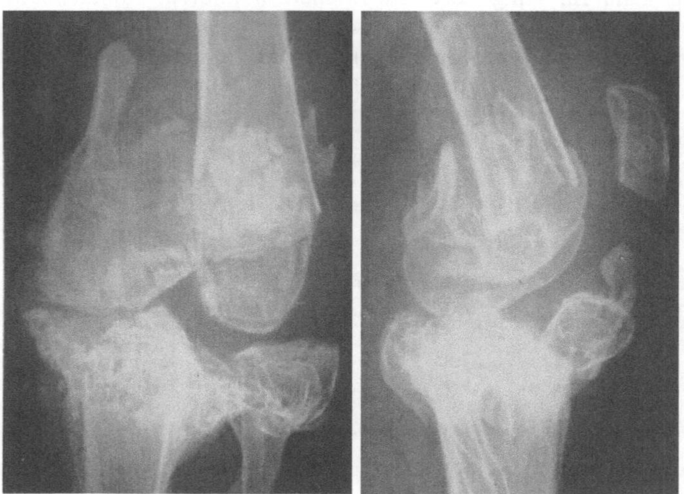

Abb. 283: Tabische Arthropathie bei einer 65j. Frau mit schwerer Zerstörung der Gelenkflächen (Heilung einer suprakondylären Femurfraktur in deformer Stellung).

Bei der **benignen Chondromatose** handelt es sich um eine angeborene Hypertrophie der Synovialmembran mit Zottenbildung, bei der die Verkalkung der Villi zu multiplen Gelenkmäusen in und um den Gelenkspalt Anlaß gibt (Abb. 284). Bevorzugt betroffen sind Knie- oder Ellenbogengelenk. Operative Behandlung ist bei Einklemmungen anzuraten.

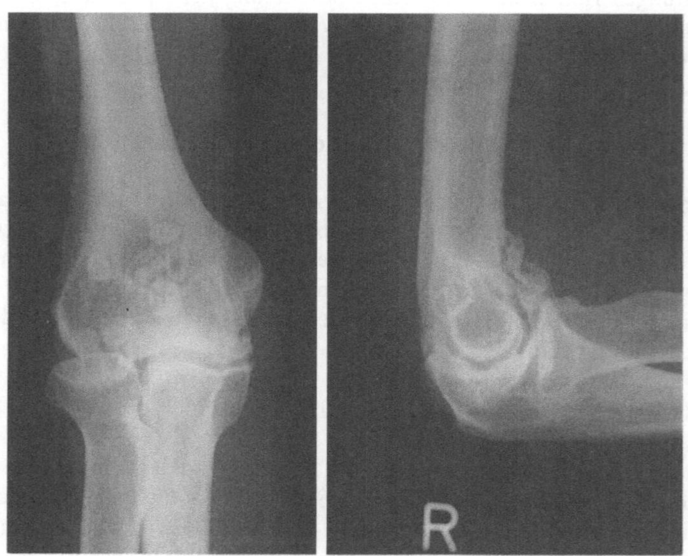

Abb. 284: Chondromatose des re. Ellenbogengelenkes bei einem 60j. Mann.

Das **maligne Synoviom** ist ein Sarkom der inneren Gelenkkapselscheide. Wenn die Diagnose durch Probeexzision (Schnellschnitt!) gesichert ist, muß man sich sofort zur Amputation entschließen.

M. Gelenkpunktionen

Eine Gelenkpunktion darf nur unter gesichert aseptischen Verhältnissen erfolgen. Die Vorbereitungen (Rasur, Haut- und Handdesinfektion), sterile Handschuhe und Abdecktücher entsprechen denen einer aseptischen Operation. Örtliche Betäubung ist ausreichend. Die Punktion der Flüssigkeitsansammlung hat diagnostischen Wert und zur Verhütung einer Kapselüberdehnung auch therapeutischen Nutzen.

Schultergelenk: Punktion von vorn bei hängendem Arm. Einstich unterhalb vom Proc. coracoideus und medial vom Oberarmkopf in leicht kaudaler Richtung. — Punktion von hinten bei etwas abduziert und innenrotiert gehaltenem Arm. Einstich dicht unterhalb der Basis der Schulterhöhe durch den M. deltoides und durch die Sehne des M. infraspinatus in Richtung auf den Proc. coracoideus. Dieser Weg ist gefahrlos und führt direkt in das Gelenk.

Ellenbogengelenk: Bei Gelenkergüssen mit Ausbuchtung der Gelenkkapsel über dem Olekranon erfolgt die Punktion von dorsal und außen. — Punktion von lateral über dem Speichenköpfchen bei Gelenkerguß im vorderen Anteil. Durch Pro- und Supination vergewissert man sich über die Lage des Speichenköpfchens.

Handgelenk: Die Punktion des proximalen Handgelenkes geschieht von dorsal zwischen den Sehnen des M. extensor pollicis longus und des M. extensor indicis. Die Nadel gleitet am distalen Speichenende vorbei in ulnarer Richtung. — Ellenseitig gelingt die Punktion zwischen den Sehnen des M. extensor carpi ulnaris und dem M. extensor digiti minimi. Die Nadel wird schräg radialwärts eingeführt. — In der Fovea radialis erfolgt die Punktion zwischen der A. radialis und der Sehne des M. extensor pollicis longus neben dem Proc. styloideus radii.

Hüftgelenk: Bei Punktion des ventralen Kapselabschnittes sticht man die Nadel von vorn fingerbreit lateral von der A. femoralis und unterhalb der Mitte des Leistenbandes ein.

Kniegelenk: Punktion des äußeren oberen Rezessus durch lateralen Einstich oberhalb vom oberen Kniescheibenrand. Punktion von vorn unterhalb der Kniescheibe bei rechtwinklig gebeugtem Kniegelenk durch das Lig. patellae.

Sprunggelenk: Das obere Sprunggelenk wird über dem Malleolus medialis oberhalb der Sehne des M. extensor hallucis longus punktiert.

N. Amputationen und Exartikulationen

Bei einer **Amputation** steht der Operateur seitlich von der Extremität, damit das Glied nach seiner rechten Seite hin abfällt. Pneumatische Blutsperre am Oberarm oder Oberschenkel ermöglicht blutsparendes Operieren. Haut, Muskeln und Knochen werden in 3 zentralwärts jeweils verschieden hoch gelegenen Ebenen so durchtrennt, daß die Weichteile den Amputationsstumpf spannungslos bedecken. Der Knochen wird gewöhnlich in Höhe des mittleren Schaftdrittels durchsägt, um guten Prothesensitz und richtige Prothesenführung zu ermöglichen. Dies setzt voraus, daß man mit dem Hautschnitt weit genug peripher beginnt; denn die Retraktionsneigung der Weichteile wird vom Ungeübten unterschätzt. Die Gefäße werden einzeln aufgesucht, unterbunden und durchtrennt. Die Nerven sind soweit zu kürzen, daß sie sich weit genug in die Muskelzwischenräume retrahieren können. Auf diese Weise lassen sich schmerzhafte Narben, adhärente Stumpfneurome am ehesten vermeiden. Die Muskulatur vereinigt man mit einzelnen Catgutnähten über der Knochenstumpffläche und legt vor dem Wundschluß in den inneren und äußeren Wundwinkel je einen Drain zur Ableitung der Wundsekrete. — Wird die Amputation wegen einer Infektion notwendig, so bleibt die Amputationswunde zunächst kompromißlos offen und wird erst später geschlossen (z. B. durch primär verzögerte Nähte). — An Schnittführungen kommt der *Zirkelschnitt* in Betracht, welcher senkrecht zur Gliedachse verläuft. Am Unterarm und Unterschenkel werden dem Zirkelschnitt 2 Längsschnitte — medial und lateral — senkrecht zur Schnittebene hinzugefügt, um einen guten konischen Stumpf bilden zu können. Ferner gibt es *Lappenschnitte,* die aus Haut oder aus Haut und Muskulatur bestehen und als vorderer und hinterer zungenförmiger Lappen den Amputationsstumpf bedecken.

Nach **Exartikulationen** ist die prothetische Stumpfversorgung schwieriger, so daß Exartikulationen im wesentlichen nur noch im Bereich der Fußwurzelgelenke (Exarticulatio tarso-metatarsea nach LISFRANC und Exarticulatio intertarsa nach CHOPART) in Betracht kommen.

XXII. Chirurgie der Verletzungen von Brustkorb, Wirbelsäule und Becken

Von W. SCHINK, Köln

Da in den anderen Kapiteln die Verletzungen der Knochen und Gelenke mit Ausnahme des Schädels nicht erwähnt sind, sollen an dieser Stelle noch Brustkorb, Wirbelsäule und Becken geschildert werden.

A. Brustkorbverletzungen

1. Brüche des Brustbeins

Brüche des Brustbeins können durch das Manubrium, Corpus oder den Proc. xiphoideus verlaufen. Gewöhnlich entstehen sie durch direkte Gewalt (z. B. Lenkrad des Kraftfahrzeuges bei Aufprall), so daß es zur Impression oder zum Übereinanderschieben der Fragmente kommt. Indirekt kann das Brustbein brechen, wenn bei Hyperflexion der Wirbelsäule das Kinn gegen das Sternum gepreßt wird. Es bestehen Bruchschmerz, Atemeinschränkung und Bluterguß; man muß auch an die Möglichkeit einer Mitverletzung von Rippen, Wirbeln, Pleura, Lungen und der Organe des vorderen Mediastinum denken.

Therapie: Die Behandlung mit einem *Hemicingulum* (Heftpflaster-Dachziegelverband) oder mit dem *Rucksackverband* (Abb. 244) lindert den starken Bruchschmerz. Bei starker Impression kann in seltenen Fällen die Hebung des imprimierten Fragmentes in Betracht kommen. Die Fraktur ist nach 4 Wochen gefestigt.

2. Kompressionen des Brustkorbes

Sie können zu schweren Störungen des Kreislaufes führen mit akuter Einflußstauung im Venenbereich und Blutaustritten in die Konjunktivalgefäße (*Perthessche Stauungsblutungen*) sowie zur *Commotio* oder *Contusio cordis* (Veränderungen im Elektrokardiogramm!). Eine Verletzung des Ductus thoracicus mit milchigem Pleuraerguß (*Chylothorax*) auf der linken Seite gehört zu den Seltenheiten.

Bei Rippenbrüchen achte man auf *Oberbauchsymptome*, welche durch eine Zwerchfellruptur, Milz-, Leber-, Nieren-, Pankreasruptur oder die Ruptur eines Hohlorganes bedingt sein können. Die Symptome des „akuten Abdomen" muß man erkennen, damit durch eine *rechtzeitig ausgeführte Laparotomie* die akute Gefahr behoben wird.

3. Rippenbrüche

Rippenbrüche sind an sich häufig; nur selten brechen die 1. Rippe (geschützte Lage) oder die letzten freien Rippen (größere Beweglichkeit). Die Brüche liegen parasternal, in der Medioklavikularlinie, in der vorderen oder hinteren Axillarlinie, in der Skapularlinie oder paravertebral. Es können eine oder mehrere Rippen durch direkten Stoß am Orte der Gewalteinwirkung oder indirekt an der Stelle der stärksten Krümmung frakturieren. Wenn eine Rippe zweimal bricht, entsteht ein *Stückbruch*. Der Spontanschmerz ist erheblich; er verstärkt sich bei der Thoraxkompression. Krepitation ist bei *Serienbrüchen* (von 2 und mehr Rippen) sowie bei Stückbrüchen nachweisbar; in diesen Fällen sieht man zumeist eine Deformierung der Thoraxwand (Abflachung, Eindellung). Nicht immer ist auf der Röntgenaufnahme eine Fraktur erkennbar. Der einfache Rippenbruch hat eine gute Prognose.

Therapie: Die Behandlung stößt auf Schwierigkeiten, weil eine ideale Ruhigstellung nicht möglich ist. Als angenehm wird der *Heftpflaster-Dachziegelverband* empfunden, der in Exspiration angelegt wird und die Mittellinie dorsal und ventral bis zur gesunden Seite hin überdeckt (Hemicingulum). Durch ausreichende Schmerzbekämpfung erreicht man freie Atmung und gute Belüftung der Lungen. Nach 4—6 Wochen heilen Rippenbrüche stets knöchern aus.

4. Pneumothorax und seine Komplikationen

Frühkomplikationen nach Rippenbrüchen betreffen die Organe des Brustkorbes (Tafel I). Durch Mitverletzung der Pleura mediastinalis blutet es aus der A. intercostalis oder A. thoracica interna in die Pleurahöhle *(Hämatothorax)*. Wird durch ein Bruchstück die Pleura visceralis und somit das Lungengewebe verletzt, so gelangt Luft in die Pleurahöhle *(Pneumothorax)*. Die Lunge kollabiert *(Lungenkollaps)*. Es kommt zur Spiegelbildung zwischen der ausgetretenen Luft und der Blutansammlung in der Pleurahöhle *(Hämatopneumothorax)*. Infiziert sich der Bluterguß, so kommt es zum *Pleuraempyem*. Bleibt die Infektion aus und resorbiert sich der Bluterguß, so nimmt die Flüssigkeit seröses Aussehen an *(Seropneumothorax)*. Der Rest des Ergusses wird bindegewebig umgewandelt; es entsteht die *Pleuraschwarte* mit Beeinträchtigung der Lungenelastizität. Wenn aber der Hämatothorax zunimmt und die Blutung nicht zum Stillstand kommt, so wird das Mediastinum zur gesunden Seite hin verdrängt *(Mediastinalverdrängung)* und die gesunde Lunge komprimiert. Die Folge ist Einschränkung der Atemkapazität und schließlich Drosselung des venösen Zuflusses zum Herzen.

Eine besondere Form der Gasbrust (Pneumothorax) ist der **nach innen offene Spannungspneumothorax;** er beruht auf einem Ventilmechanismus der Lungenwunde. Bei Inspiration dringt die Atemluft durch die Lungenwunde in die Pleurahöhle ein. Bei Exspiration verschließt sich die Lungenwunde, so daß die Luft nicht aus dem Pleuraraum entweichen kann. Mit jedem Atemzug nimmt der Druck im Pleuraraum zu. *Unbehandelt führt der Spannungspneumothorax zum Tode,* weil das Mediastinum verdrängt und die Hohlvenen komprimiert werden.

Wenn mehrere Rippen zweimal gebrochen sind, so wird ein Brustwandteil beweglich und bewegt sich bei der Atmung im paradoxen Sinne: bei der Inspiration nach innen und bei der Exspiration nach außen. Die paradoxen Bewegungen des

Brustwandteiles *(Brustwandflattern)* bewirken ein Pendeln der Atemluft zwischen gesunder und verletzter Seite sowie ein Hin- und Herschwanken des Mediastinum *(Mediastinalflattern)*.

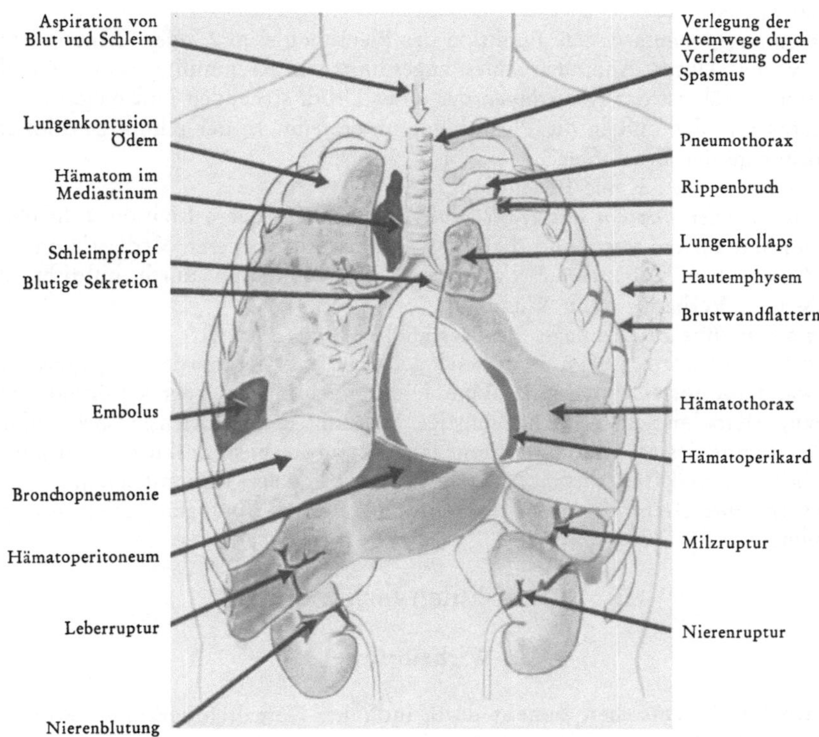

Tafel I: Die Komplikationen nach geschlossenen Thoraxverletzungen.
(In Anlehnung an eine Darstellung von E. CLARKE und A. L. D'ABREU.)

Eine weitere Frühkomplikation entsteht bei Verletzung der Pleura parietalis und des Lungengewebes durch Eindringen von Luft in die Weichteile der Thoraxwand *(Hautemphysem).* — Bestehen nach alten entzündlichen Prozessen Pleuraadhäsionen, so verhindern diese das Entstehen eines Pneumothorax. Der intrathorakale Druck steigt dann nicht an.

Der **offene Pneumothorax** nach offenem Rippenbruch (ohne oder mit Lungenverletzung) führt zu schwersten Störungen der Atemfunktion und zum Mediastinalflattern. Bei offener Rippenverletzung mit penetrierender Thoraxwunde kann diese einen Ventilmechanismus bewirken, indem bei Inspiration Luft durch die Thoraxwunde in die Pleurahöhle eindringt und bei Exspiration die aneinandergelegten Wundränder den Luftaustritt verhindern. Mit jedem Atemzug nimmt der Druck im Thorax zu (ein **nach außen offener Spannungspneumothorax**). — Nach einer Verletzung des Brustkorbes kann — besonders beim älteren Menschen — eine Kontusionspneumonie oder eine hypostatische Pneumonie auftreten.

Therapie der genannten thorakalen Komplikationen: Sie erfolgt nach thoraxchirurgischen Gesichtspunkten.

Hämatothorax: Punktion. Bei starker Blutung Thorakotomie und Gefäß-
umstechung (A. intercostalis, A. thoracica int.). Frühdekortikation bei Gefahr der
Schwartenbildung.

Geschlossener Pneumothorax ohne Druckerhöhung: Spontanresorption der Luft
ist abzuwarten.

Spannungspneumothorax: Punktion der Pleurahöhle im 2. oder 3. Interkostalraum vorne. Durch Anbinden eines angeschnittenen Gummifingerlings auf die
Punktionskanüle ist das Ausströmen der unter Druck stehenden Luft möglich, aber
ein Rückstrom der Luft in die Pleurahöhle unterbleibt. In der Klinik geschlossene
Saugdrainage der Brusthöhle.

Hautemphysem: Keine Behandlung.

Mediastinalemphysem mit Hautemphysem: Kollare quere Inzision dicht oberhalb des Manubrium sterni und digitale Eröffnung des vorderen Mediastinum.

Offener Pneumothorax: Provisorischer Wundverschluß durch luftdicht ab-
schließenden Verband; dann Wundnaht.

Empyem: Buelau-Drainage. Bei Resthöhle Thorakoplastik.

Brustwandflattern: Beim *Stückbruch* gelingt die Fixierung des eingebrochenen
Brustwandabschnittes durch perkutane Drahtumschlingung oder Drahtnaht mit
Bügelzug (Kirschner-Bügel). Die günstige Wirkung dieser Extensionsbehandlung
mit Beseitigung des Mediastinalflatterns läßt sich an Respirationskurven mit unterschiedlich schweren Gewichtszügen (2—3 kg) eindrucksvoll demonstrieren.

Insuffiziente Atemfunktion: Tracheotomie, steriles Absaugen der Atemwege,
Beatmung.

B. Wirbelsäulenverletzungen

1. Wirbelbrüche

Wirbelbrüche entstehen zumeist durch indirekte Gewalteinwirkung, und zwar
durch *Stauchung* in der Längsrichtung. Ein typisches Beispiel ist der Sturz aus
größerer Höhe auf Kopf oder Gesäß. (Der Kopfsprung in seichtes Wasser mit
Aufstoßen des Kopfes auf den Grund kann zu einem Verrenkungsbruch der Halswirbelsäule mit hoher Querschnittslähmung führen.) Bisweilen sieht man multiple
Wirbelkörperfrakturen als Folge tetanischer Anfälle (Ophisthotonus) beim Wundstarrkrampf. — Da die Wirbelsäule physiologische Krümmungen aufweist, wirkt
sich die Stauchung in erster Linie im Sinne der **Flexion** aus. Der Beugungseinfluß
wird an 3 Stellen gebremst, weil an diesen die Beugungsmöglichkeit der Wirbelsäule eingeschränkt ist: Am Übergang der unteren Hals- in die obere Brustwirbelsäule, ferner in der Gegend des 4. und 5. Brustwirbelkörpers und schließlich in der
Gegend des 12. Brustwirbel- und 1. Lendenwirbelkörpers. Dies sind auch die
3 Prädilektionsstellen für **Stauchungsbrüche.** Da die Wirbelkörper sowie die Gelenkfortsätze aus Spongiosa und die Wirbelbögen aus Kompakta bestehen, werden
bei Stauchung die Wirbelkörper stärker komprimiert. Der gestauchte Wirbel nimmt
Keilform an, dabei liegt die Spitze des Keiles vorn (Abb. 227). Bei der ventralen
Erniedrigung und Kippung des Wirbelkörpers gehen Bogen und Dornfortsatz in
die Höhe. Durch die sich dorsal auswirkende Zugwirkung reißt das Lig. interspinale.
Der nun dorsal vorspringende Dornfortsatz imponiert klinisch als Bruchbuckel
(Gibbus).

Bei dem anderen Typ des Wirbelbruches durch Überstreckung (**Hyperextensions-fraktur**) reißt das vordere Längsband durch ventrale Zugwirkung; am Wirbelkörper kommt es zur Druckwirkung im dorsalen Anteil, so daß *kein Bruchbuckel* entsteht. Seitliche Wirbelkompression führt zur seitlichen Wirbelverbiegung *(Skoliose)*. Durch Schubwirkung und Sprengung der Gelenkverbindungen entsteht die **Luxationsfraktur,** dabei kann das Rückenmark mitverletzt sein. Beim Verrenkungsbruch gleitet der nächsthöhere Wirbel über den gebrochenen Wirbel nach vorn — mitunter auch nach der Seite (z. B. luxiert der 6. HWK nach vorn bei Kompressionsbruch des 7. HWK). Aus dem Röntgenbild kann man nicht ersehen, ob die Wirbelverletzung mit Lähmungen einhergeht. Es kommen kaum sichtbare Dislokationen mit Querschnittslähmung (Spontanreposition!) und erhebliche Verschiebungen ohne Lähmungen vor. Das Ausbleiben einer Rückenmarkschädigung ist in diesen Fällen darauf zurückzuführen, daß gleichzeitig Brüche durch Wirbelbögen und Gelenkfortsätze erfolgten. Dadurch blieb die Medulla spinalis vor Abquetschung verschont. Der Frischverletzte soll liegend ohne jede zusätzliche Bewegung der Wirbelsäule abtransportiert werden (Lähmungsgefahr!). — Wirbelbrüche wirken sich auf die Dynamik aus, weil die zwischen den Wirbeln eingelagerten *„Bewegungssegmente"* (H. JUNGHANNS) mitbetroffen werden (Abb. 285).

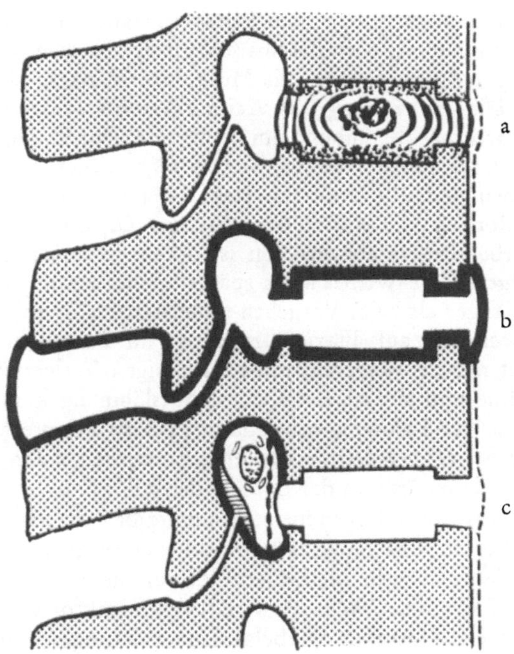

Abb. 285:
Schematische Skizze des „Halbgelenkes Zwischenwirbelscheibe"
(a), des Bewegungssegmentes (b)
und des Inhalts des Zwischenwirbelloches (c) nach
H. JUNGHANNS.

Das Einteilungsschema der Wirbelsäulenverletzungen nach A. LOB, welches vom pathologisch-anatomischen Befund ausgeht, hat H. JUNGE wie folgt ergänzt:
1. Isolierter Wirbelkörperbruch ohne Bandscheibenverletzung
2. Isolierter Wirbelkörperbruch mit Bandscheibenverletzung
3. Schwerer Kompressionsbruch (Trümmerbruch) des Wirbelkörpers mit Beteiligung der Bandscheibe, der kleinen Gelenke, Bögen, Bänder und Muskeln

4. Verrenkungsbruch
5. Reine Wirbelverrenkung (Halswirbelsäule)
6. Isolierter Bogenbruch
7. Isolierter Bruch der Gelenkfortsätze
8. Querfortsatzbruch
9. Brüche und Verrenkungen des Kreuzbeines
10. Brüche und Verrenkungen des Steißbeines

Die Zeit bis zur knöchernen Konsolidierung eines Wirbelkörperbruches schwankt je nach dem Verletzungstyp zwischen 12 und 16 Wochen. Stellt sich als Traumafolge eine spondylotische Spangen- oder Randwulstbildung ein, so beweist dieser abstützende Ausheilungsvorgang die Mitverletzung der Bandscheibe.

Therapie: Die *konservative Behandlung der Wirbelbrüche* besteht entweder in der funktionellen Therapie nach G. MAGNUS oder in der Aufrichtung mit Gipsmieder nach L. BÖHLER.

Bei der *funktionellen Behandlung* nach MAGNUS wird die Fraktur nicht angegangen; der Verletzte wird nur auf einer harten Matratze mit untergelegten Brettern flach gelagert. Unter die physiologischen Krümmungen der Wirbelsäule schiebt man harte Roßhaarkissen. Nach Abklingen der akuten Beschwerden wird der Verletzte in regelmäßigen Abständen im Uhrzeigersinn in Seitenlage, Rückenlage usw. gedreht. Nach 2 Wochen beginnen Massagebehandlung der Rückenmuskulatur und Widerstandsübungen der Gliedmaßen. In der Nachbehandlung wird durch sportliche Betätigung (Schwimmen) die Muskulatur gestärkt (*kein* Gipsbett oder Stützkorsett!).

Die *Aufrichtung des Keilwirbels bei Flexionsfraktur* nach BÖHLER geschieht in örtlicher Betäubung im ventralen Durchhang. Nach der Reposition wird in Lordosierung ein ungepolstertes *Gipsmieder* angelegt. Der Verletzte kann aufstehen und alle nicht fixierten Gelenke bewegen; er trägt das Gipsmieder etwa 5 Monate. Die *Aufrichtung hat ihre Gefahren:* Wenn die hintere obere Ecke des Wirbelkörpers abgebrochen ist, kann es zusätzlich zu Lähmungen kommen. Der aufgerichtete Wirbel kann später wieder zusammensintern. Die Behandlungsdauer ist länger als beim Vorgehen nach MAGNUS. Die Methode nach BÖHLER ist begrenzt anwendbar auf Flexionsfrakturen im Brust-Lenden-Übergang. Das Gipsmieder sitzt nur bei jüngeren, nicht fettleibigen Verletzten einwandfrei. — Verrenkungsbrüche und Brüche mit Querschnittslähmung kann man aufrichten, aber die Prognose der Lähmung wird dadurch nicht gebessert. — Eine *Aufrichtung verbietet sich bei Hyperextensionsfrakturen und bei Luxationsfrakturen mit Verhakung der Gelenkfortsätze* an der BWS und LWS.

Aus dieser Gegenüberstellung ergibt sich, daß man die überwiegende Zahl der Frakturen funktionell nach MAGNUS behandeln kann. — Die *operative Behandlung* der Wirbelbrüche beschränkt sich auf die *Resektion verhakter Gelenkfortsätze* an der BWS und LWS; es wird der Gelenkfortsatz des stehengebliebenen Wirbels reseziert. Unstabile Wirbelsäulenverletzungen werden nicht operiert; lediglich als Späteingriff kann eine Verriegelungsoperation in Betracht kommen.

2. Andere Wirbelsäulenverletzungen ohne Lähmung

Eine **isolierte Bandscheibenverletzung** entsteht als typische Hyperextensionsverletzung der *HWS* bei frontalem Zusammenstoß im Kraftwagen (*Peitschenschlagverletzung, Schleudertrauma*).

Die **Wirbelluxation** im Bereich der *Halswirbelsäule* ohne Rückenmarkverletzung wird in tiefer Narkose durch Zug am Kopf und vorsichtige Drehung nach der einen und dann nach der anderen Seite reponiert; Abstützung im Thorax-Hals-Gipsverband ist für mehrere Monate erforderlich. Luxationen, die sich nicht einrichten lassen, werden mit Extension (GLISSON-Schlinge oder Schädelhalter nach CRUTCHFIELD) behandelt (Abb. 286).

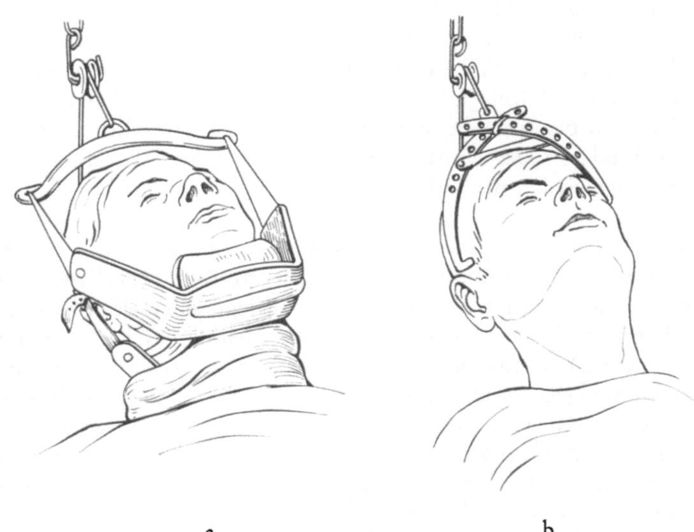

a   b

Abb. 286: Extensionsbehandlung bei Verletzungen der Halswirbelsäule durch Glisson-Schlinge (a) oder Schädelhalter nach CRUTCHFIELD (b).

Durch isolierten **Abbruch eines Gelenkfortsatzes** kann es zur Einengung des Zwischenwirbelloches und damit zur Kompression des N. spinalis kommen. Bei hartnäckigen Beschwerden ist dann die operative Dekompression indiziert.

Brüche der **Querfortsätze** *und* **Dornfortsätze** sind meistens Abrißfrakturen (Muskelzug), die selbst bei pseudarthrotischer Heilung keine Funktionsstörungen hinterlassen.

Brüche des Kreuzbeins und Steißbeins werden konservativ mit Bettruhe behandelt. Verbleibt die Gegend der Kreuz-Steißbein-Verbindung über Monate schmerzhaft (rektale Untersuchung!), so wendet man bei dieser *traumatisch bedingten Kokzygodynie* Novocain-Überflutung, Impletol- oder Hydrocortison-Injektionen an. In hartnäckigen Fällen wird das Fragment reseziert.

3. Wirbelsäulenverletzungen mit Lähmungen (Querschnittslähmungen)

Die Verletzung des Rückenmarks ist bis in Höhe des 2. LWK möglich, unterhalb davon kann die Cauda equina betroffen sein. Die Schädigung erfolgt zumeist durch das hintere obere in den Wirbelkanal hineinragende Bruchstück des frakturierten Wirbelkörpers. Die *Rückenmark- oder Kaudaschädigung* kann *partiell* oder *total* sein. Die *primär partielle Schädigung* mit noch Resten von Funktionen ist *prognostisch günstig*. Nehmen aber die neurologischen Ausfälle nach einigen Tagen allmählich zu (Kontrolle durch den Neurologen!), so muß man eine Kompression durch sekundäre Fragmentverschiebung (z. B. Bogenfragment), Bluterguß, Ödem annehmen und die operative Freilegung (Laminektomie) erwägen. — Bei *primär totaler Querschnittslähmung* ist das Rückenmark zerquetscht mit Ausfall der Motorik und Sensibilität unterhalb der Schädigung sowie Lähmung von Blase, Mastdarm, Genitalfunktion, Vasomotorik und Schweißfunktion. Rückenmarkzerstörung oberhalb des 4. Halssegmentes führt durch Lähmung der Nervi phrenici zum Tode; unterhalb davon sind bei Quetschung des *Halsmarkes* die 4 Gliedmaßen gelähmt *(Tetraplegie)*. Lähmung des *Brust- oder Lendenmarkes* führt zur Lähmung beider Beine *(Diplegie)*. *Markschädigung des Konus* bewirkt *Reithosenanästhesie*. Der neurologische Befund ist in der 1. Woche täglich zu prüfen, weil bei anfänglich totalem Querschnittssyndrom eine teilweise Wiederkehr der Funktionen in einzelnen Fällen beobachtet wurde.

Therapie: Bei *Durchquetschung des Markes sind die Lähmungen irreparabel;* eine *Laminektomie* ist *kontraindiziert*. Die *pflegerische Behandlung* muß *sofort einsetzen,* damit die Gefahren von seiten der Aufliegestellen des Körpers (Druckgeschwüre über dem Kreuzbein, Osteomyelitis, Meningitis) und von seiten der Harnblase (Urosepsis) gebannt werden. Druckgeschwüre verhütet man durch regelmäßigen Lagewechsel (Körperdrehung alle 2 Stunden) und die Harninfektion durch steriles Katheterisieren und Anlegen einer Tidal-Drainage (Ebbe- und Flut-Drainage). Rechtzeitige Überweisung in eine Sonderstation ist sofort zu veranlassen (Hubschrauber), damit die Rehabilitation frühzeitig einsetzt. In vielen Fällen gelingt es durch richtige psychische Führung, körperliches Training, Schienenversorgung zur Fortbewegung, berufliche Umschulung u. a. die Verletzten nach etwa 2 Jahren wieder einer Tätigkeit zuzuführen.

C. Beckenverletzungen

Man teilt die Brüche des Beckens in *Beckenrandbrüche, Beckenringbrüche* und *Brüche der Hüftgelenkpfanne* ein. Diese Verletzungen entstehen durch direkte komprimierende Gewalt von vorn oder von der Seite (Überfahrenwerden). Die Abrißbrüche der Darmbeinstacheln entstehen indirekt durch Muskelzug (Sportverletzung bei jüngeren Menschen).

1. Beckenrandbrüche

Die Stabilität des Beckenringes ist nicht gestört. Hierher gehören (Abb. 287) der Abbruch der Beckenschaufel (Duverneysche Fraktur), Abrißbruch der Spina iliaca ant. sup. (Zug des M. sartorius und M. tensor fasciae latae), Abrißbruch der Spina iliaca ant. inf. (Zug des M. rectus femoris und Lig. iliofemorale) und Abrißbruch des Sitzbeinhöckers (Zug der ischiokruralen Muskeln).

Therapie: Eine besondere Behandlung ist nicht erforderlich, Bettruhe reicht aus. Die Beckenschaufel ist nach 6 Wochen fest; die Abrißbrüche sind nach 4 Wochen konsolidiert.

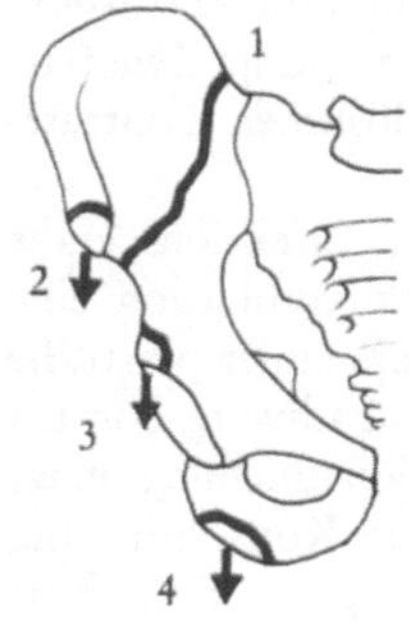

Abb. 287: Beckenrandbrüche. Beckenschaufelbruch (1). Abrißbruch der Spina iliaca ant. sup. (2). Abrißbruch der Spina iliaca
ant. inf. (3). Abrißbruch des Sitzbeinhöckers (4).

2. Beckenringbrüche

Diese Verletzungen sind wegen der hierbei möglichen Komplikationen besonders
gefährlich. Wie aus Abb. 288 hervorgeht, unterscheidet man:

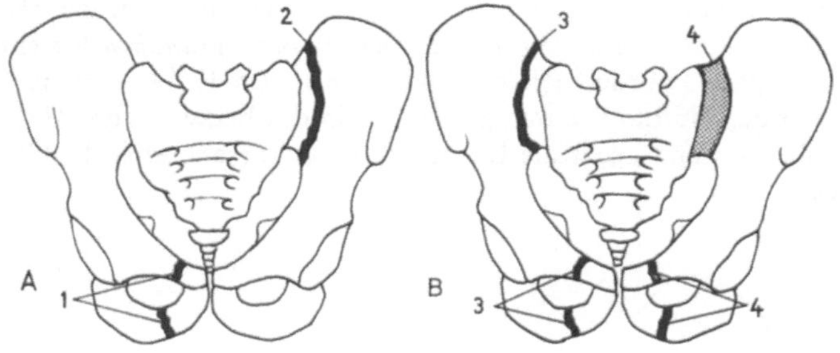

Abb. 288: Beckenringbrüche. A einseitiger Ringbruch des vorderen Beckenringes (1) und
einseitiger Bruch des hinteren Beckenringes (2). B Typischer Vertikalbruch nach MALGAIGNE
(3); Vertikalbruch mit Sprengung der Kreuz-Darmbein-Fuge (4).

1. Den *einseitigen Ringbruch des vorderen Beckenringes* mit vertikalem Frakturverlauf durch oberen und unteren Schambein- oder Sitzbeinast;
2. den *einseitigen Bruch des hinteren Beckenringes* mit vertikalem Frakturverlauf
   durch das Darmbein lateral von der Articulatio sacro-iliaca;
3. den *doppelten vertikalen Ringbruch* (MALGAIGNE); dies ist eine Kombination
   der beiden erstgenannten Bruchformen. Wenn die abgebrochene Beckenhälfte
   nach kranial verzogen wird, entsteht eine relative Beinverkürzung;
4. den *doppelseitigen Vertikalbruch* (doppelseitige Malgaigne-Fraktur);
5. *Mischformen:* Bruchverlauf durch die Foramina intervertebralia des Kreuzbeines oder Kombination mit Luxationen wie Sprengung einer Articulatio
   sacro-iliaca oder Ruptur der Symphyse.

Bei diesen Verletzungen kann das Bein der verletzten Seite nicht mehr aktiv
hochgehoben werden. Es bestehen zumeist Schock, Kompressionsschmerz, einseitiger
Beckenhochstand und Bluterguß. Gefährdet sind die Verletzten durch *Fettembolie,*
Crush-Syndrom, Gefäßzerreißung und durch *Komplikationen* von seiten der *Harn-*
blase, Harnröhre oder des *Rektum.* Begleitende Wirbelsäulenverletzungen und
Nervenschädigungen darf man nicht übersehen.

Die Harnblase kann extra- oder intraperitoneal rupturieren und die Harnröhre in der Pars membranacea abreißen. Stets ist die Miktion zu prüfen und im Zweifelsfall (Blutharn) die Harnröhre und Harnblase mit einem wasserlöslichen Kontrastmittel darzustellen.

Therapie: Bei Organverletzungen muß wegen der großen Infektionsgefahr *(Urinphlegmone)* sofort operiert werden. Bildet sich als Spätkomplikation eine traumatische Harnröhrenstriktur, so muß man diese durch Bougieren oder plastische Eingriffe beseitigen. — Beckenringbrüche sind nach 6 Wochen und schwere Formen mit Verschiebungen nach 12 Wochen geheilt. Bei kranialer Verschiebung einer Beckenhälfte ist suprakondyläre Oberschenkelextension bis zur Konsolidierung erforderlich. Luxation der Kreuz-Darmbein-Fuge oder Sprengung der Symphyse behandelt man konservativ mit einem hängemattenähnlichen Tuchverband, der wie ein Hüfthalter angelegt wird und durch Belastung mit Gewichtszügen eine beidseitige Kompression ausübt.

3. Brüche der Hüftgelenkpfanne

Abbrüche am hinteren oder vorderen Hüftpfannenrand wurden bei den Verrenkungen der Hüfte bereits geschildert. Den *Pfannengrundbruch* sieht man bei den lateral gelegenen vorderen Beckenringbrüchen. Im Falle einer starken Kompression dringt der Hüftkopf durch die Pfanne in das Becken (Abb. 289); die dafür angegebene Bezeichnung „zentrale Luxation" ist unkorrekt, weil die Gelenkkapsel nicht zerreißt.

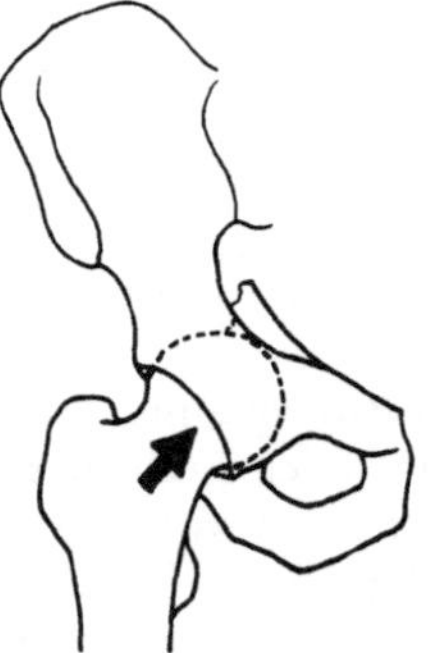

Abb. 289: Pfannengrundbruch (zentrale Luxation siehe Pfeil).

Therapie: Durch sofortige starke Extension mit Kirschner-Bügel und -Draht durch den Trochanter major gelingt es, in Seitenlage und tiefer Narkose den Kopf regelrecht einzustellen; die Fragmente der Pfanne folgen nur in geringem Umfang. Anschließend muß der Trochanter-Draht wegen erhöhter Infektionsgefahr entfernt und gegen einen suprakondylären Dauerzug ausgewechselt werden. Das Bein darf erst nach 12 Wochen belastet werden. In den meisten Fällen tritt später eine Koxarthrose auf. — Die operative Behandlung des Pfannengrundbruches führt nur dann zu besseren Resultaten, wenn sich die Hüftgelenkpfanne anatomisch genau wiederherstellen läßt. Dieser technisch schwierige Eingriff ist mit erhöhter Infektionsgefahr belastet.

XXIII. Verbandtechnik

Von W. Schink, Köln

Der auf die Wunde aufgelegte Verbandmull wird entweder durch Heftpflaster, Klebestoff (Mastix) oder durch Binden fixiert. Die Bindentouren dürfen keinesfalls schnürend wirken. Jede Kompressionswirkung bedarf der ärztlichen Überwachung.

A. Bindenverbände

Der zusammengerollte Teil der Binde ist der Bindenkopf; er wird mit der rechten Hand so gehalten, daß man in die Binde hineinsehen kann. Die linke Hand hält das Bindenende fest. Wir kennen 3 Bindenführungen: Kreisgang, Schraubengang und Kreuzgang. Der zirkuläre *Kreisgang* fixiert das Bindenende. Der *Schraubengang* wickelt den Gliedabschnitt zunehmend ein, dabei überdecken sich die Bindengänge zur Hälfte. Bei diesem Vorgehen würden an konischen Gliedabschnitten die Bindenränder tütenförmig abstehen, deshalb schlägt man nach jedem Schraubengang die Binde um 180° um. (Ein solches Renversé ist bei Gipsbinden verboten!) Schließlich gibt es noch den *Kreuzgang* zum Einschluß von Gelenken. Auf spezielle Verbände wurde bereits hingewiesen (siehe z. B. Desaultscher Verband, Abb. 245).

B. Stützverbände

Sie wirken komprimierend auf die Weichteile und entlastend auf den Bandapparat verletzter Gelenke. Als Verbandmaterial eignen sich Idealbinden (elastische Binden), Elastoplast (Idealbinde mit Klebeschicht), Zinkleimbinden (für den Zinkleimverband am Unterschenkel), Klebrobinden u. a. Für die Behandlung von Distorsionen des Sprunggelenkes eignet sich der Heftpflasterverband nach Gibney, der mit 2,5 cm breiten Heftpflasterstreifen U-förmig am Unterschenkel und Fuß abwechselnd angelegt wird. (Die 1. Tour verläuft steigbügelartig vom Wadenbeinköpfchen über die Außenseite des Unterschenkels, dann die Fußsohle senkrecht kreuzend über die Innenseite des Unterschenkels aufwärts. Die 2. Tour verläuft vom Fußrücken über die Achillessehne zurück zum Fußrücken.)

C. Extensionsverbände

Der Heftpflaster-Extensionsverband wurde bei der Behandlung kindlicher Oberschenkelbrüche erwähnt (Abb. 234). Nagel- oder Drahtextensionen kommen bei der

Knochenbruchbehandlung in Betracht (siehe Abb. 233, 235, 251). Zur Extensionsbehandlung bei Verletzungen der Halswirbelsäule verwendet man die Glisson-
Schlinge oder den Schädelhalter nach Crutchfield (Abb. 286).

D. Ruhigstellende Verbände

Für kleinere Gelenke eignen sich gebogene Metallschienen (Abb. 216). Für größere Gelenke verwendet man gebogene Drahtleiterschienen nach KRAMER. So kann
man aus Kramer-Schienen z. B. eine Abduktionsschiene für den Arm herstellen.
Es gibt auch fabrikmäßig gefertigte Lagerungsschienen aus Schaumgummi oder
Metall (z. B. die Volkmannsche Schiene oder die Braunsche Schiene — Abb. 235 c).

E. Gipsverbände

Der Gipsverband ermöglicht eine nahezu ideale Ruhigstellung. Wir wenden
ihn in Form des gepolsterten oder ungepolsterten Verbandes an und legen die
Touren entweder zirkulär (Abb. 247), oder für den Longuettengips in Längsrichtung
(Gipsschienen siehe Abb. 216 und 253 c u. f). In jedem Fall ist in den ersten Tagen
auf Zirkulationsstörungen zu achten.

XXIV. Besondere Anästhesieformen bei Eingriffen an den Gliedmaßen

Von W. Schink, Köln

Für die Wahl der Anästhesie bei Eingriffen an den Gliedmaßen sind Alter, Allgemeinzustand des Patienten sowie Art, Ausdehnung und Dauer der geplanten Operation entscheidend. Neben der Allgemeinbetäubung finden lokale und regionale Anästhesien breite Anwendung, welche einer sorgfältigen Indikation bedürfen und unter genauer Beachtung der Asepsis auszuführen sind. Das Einverständnis des Patienten muß für die vorgesehene Betäubungsart eingeholt werden. Als Lokalanästhetika stehen Novocain, Hostacain, Xylocain und Scandicain in Konzentrationen von 0,5—2% mit und ohne Adrenalin-Zusatz zur Verfügung; ihre Wirkungsdauer beträgt in der genannten Reihenfolge 1—3 Stunden. Für die Infiltrations- und Umspritzungsanästhesien ist die 0,5%ige Lösung ausreichend, für Leitungsanästhesien wendet man die Konzentrationen von 1—2% an. Bei der Applikation muß die toxische Grenzdosis des Lokalanästhetikums sowie des Adrenalin-Zusatzes beachtet werden. Vor einer intravasalen Injektion muß man sich hüten. Eine perivasale Injektion kann schmerzhafte Reizzustände auslösen und das umgebende Gewebe schädigen. Wie bei den Allgemeinbetäubungen ist vor allen größeren Lokalanästhesien und bei regionalen Anästhesien eine Prämedikation zumindest mit Atropin erforderlich. Im Schockzustand darf ein Patient nicht anästhesiert und operiert werden. Bei allen lokalen und regionalen Anästhesien müssen ein intravenöses Barbiturat, Kreislaufmittel, ein Intubationsbesteck und ein Beatmungsgerät zur Beherrschung von Komplikationen bereitstehen.

Im übrigen vergleiche Kapitel Anästhesie, S. 10.

A. Infiltrationsanästhesie — rhombische Umspritzung

Die Infiltrationsanästhesie und die rhombische Umspritzung des Operationsgebietes sind für kleinere Eingriffe an den Weichteilen zu bevorzugen. Bei Gelegenheitswunden soll das Anästhetikum nicht von den Wundrändern her injiziert werden. Entzündliche Prozesse schließen diese Betäubungsarten aus. — Eine Sonderform der Infiltrationsanästhesie ist die Injektion des Lokalanästhetikum in ein Frakturhämatom. Die Reposition von Frakturen — in erster Linie der typischen Radiusfraktur — kann auf diese Weise schmerzfrei gelingen. Peinliche Einhaltung der Asepsis ist dabei notwendig; denn Infektion des Bruchhämatoms würde zur traumatischen Osteomyelitis führen.

B. Finger-Anästhesie nach OBERST

Bei der Finger-Anästhesie nach OBERST werden die Nn. digitales dorsales und volares proprii im Bereich der Fingergrundgelenke oder der Mittelhandknochen blockiert. Das Verfahren eignet sich besonders für Eingriffe an den Fingern und Fingergrundgelenken (Abb. 290 a). Die Blutsperre erreicht man hier durch ein Tourniquet (z. B. Gummischlauch) am Fingergrundglied. Adrenalin-Zusatz ist im Bereich der Finger und Zehen kontraindiziert, weil durch Gefäßkontraktion Gliednekrosen beobachtet worden sind. Bei bereits bestehenden trophischen Störungen der Peripherie soll man die Oberstsche Anästhesie nicht anwenden.

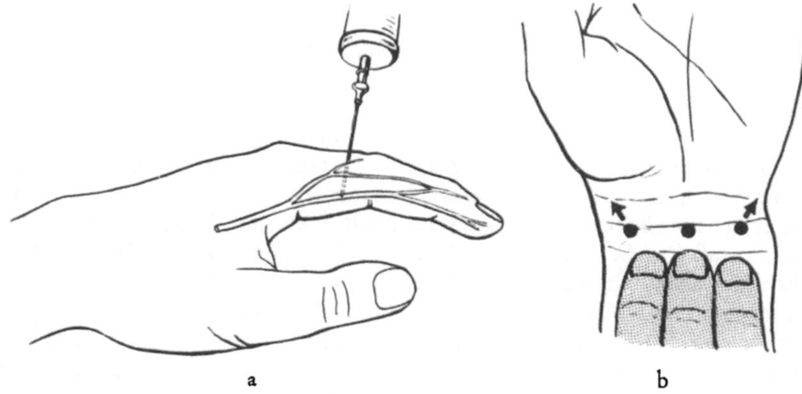

a   b

Abb. 290: Anästhesie eines Fingers nach OBERST. Dorsaler Einstich an der Mittelhand oder am Grundglied und Blockade der dorsalen und palmaren Fingernerven (a). Am Handgelenk ist die Technik des „Hand-Block" dargestellt mit Ausschaltung des Ramus superficialis n. radialis, N. medianus und N. ulnaris (b).

C. Handgelenk-Block

Der Handgelenk-Block wird vom volaren Handgelenksbereich her ausgeführt (Abb. 290 b). Von 3 Einstichpunkten aus umspritzt man die Nn. radialis, medianus und ulnaris und erzielt somit Schmerzfreiheit der Hand. Besondere Beachtung erfordert bei dieser Anästhesieform die Aufteilung des N. ulnaris in den superfizialen und dorsalen Ast.

Die isolierte oder kombinierte Blockade der Nn. medianus, radialis und ulnaris im Kubitalbereich kommt gewöhnlich nur als Ergänzung bei unvollständigen anderen Leitungsanästhesien am Arm in Betracht.

D. Axilläre Plexusblockade

Die axilläre Blockade des *Plexus brachialis* nach HIRSCHEL kann für Eingriffe bis in Höhe des Ellenbogengelenkes gewählt werden. Die Nn. medianus und ulnaris verlaufen hier oberflächlich in unmittelbarem Kontakt mit der A. und V. axillaris.

Das Anästhetikum muß weit proximal in der Axilla lateral und medial des Gefäßbündels injiziert werden, um auch die abzweigenden Nn. musculocutaneus und radialis zu erfassen. Soll eine pneumatische Blutsperre angelegt werden, so ist zusätzlich das Anästhetikum subkutan in die innere Armseite einzuspritzen („Armring"), um den N. intercostobrachialis zu blockieren.

E. Supraklavikuläre Plexusblockade

Die supraklavikuläre Blockade des *Plexus brachialis* nach KULENKAMPFF führt zu einer guten Anästhesie bis fast in Schultergelenkshöhe. Leitpunkte für die erfolgreiche Applikation des Lokalanästhetikum sind die Mitte der Klavikula, die A. subclavia und die 1. Rippe. Eine kurze Kanüle, die bereits mit der Rekordspritze verbunden ist, wird direkt lateral der Arterie nach hinten, innen und unten vorgeschoben (Abb. 291). Erst nach Auslösen der Parästhesien wird das Anästhetikum in Kontakt mit der 1. Rippe keilförmig injiziert. Wie bei der axillären Blockade ist die Anästhesie nach 20—30 Minuten vollständig eingetreten und hat je nach Wahl des Anästhetikum eine Wirkungsdauer bis zu 2—3 Stunden. Als Nebenerscheinungen können der Hornersche Symptomenkomplex und eine gleichseitige temporäre Lähmung des N. phrenicus auftreten. Wird die Pleurakuppel bei falscher Technik punktiert, so kann ein Pneumothorax entstehen. Die supraklavikuläre Blockade des Plexus brachialis ist kontraindiziert bei ateminsuffizienten Patienten und bei kontralateraler Einschränkung der Respirationsfläche wie z. B. nach Lungenresektion oder Thorakoplastik.

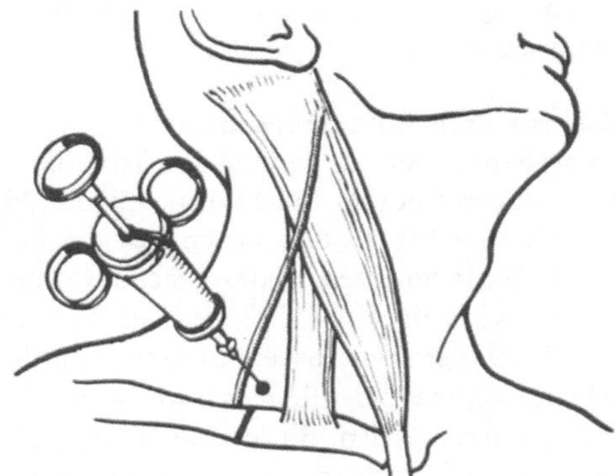

Abb. 291: Supraklavikuläre Anästhesie des Plexus brachialis nach KULENKAMPFF. Der Einstich liegt innerhalb des Dreieckes zwischen lateralem Rand des M. sternocleidomastoideus, V. jugularis und Schlüsselbein.

F. Intravenöse Anästhesie

Die intravenöse Anästhesie nach BIER hat neuerlich wieder Beachtung in der Handchirurgie gefunden. Nach Punktion einer Vene auf dem Handrücken oder im distalen Unterarmbereich wird der Arm mit einer Esmarch-Binde ausgewickelt und zentral davon eine pneumatische Blutsperre durch Aufpumpen einer Blutdruckmanschette auf 250—300 mm Hg angelegt. Nach Abnahme der Esmarch-Binde werden bei Belassen der Blutsperre 40—50 ml einer 0,5%igen Lokalanästhetikum-Lösung in die bereits punktierte Vene injiziert. Die Anästhesie setzt rasch ein und endet mit Öffnen der Blutdruckmanschette.

Wie an der oberen können an der unteren Extremität *Infiltrations-, Umspritzungs-, Oberstsche und intravenöse Anästhesien* zur Anwendung kommen. Für die intravenöse Anästhesie sind am Bein bis zu 80—100 ml der 0,5%igen Anästhesielösung erforderlich.

Die isolierte Blockade der Nn. ischiadicus, femoralis und cutaneus femoris führt ebenfalls zu vollständiger Schmerzfreiheit. Umlagerung und mehrfache Einstiche sind aber für den Patienten unangenehm. Für größere Eingriffe an der unteren Extremität ist in erster Linie die Allgemeinbetäubung zu wählen.

G. Peridural- und Spinalanästhesie

In besonderen Fällen können die Peridural- oder die Spinalanästhesie zur Anwendung kommen. Vor Beginn dieser Anästhesien muß immer eine Verweilkanüle in eine Vene eingelegt werden, um jederzeit wirksam eine Infusion (mit oder ohne Kreislaufmittel) verabreichen zu können.

Bei der *Periduralanästhesie* nach DOGLIOTTI erfolgt die Punktion des extraduralen Raumes im Sitzen oder in Seitenlage in Höhe L 3 / L 4 oder L 4 / L 5. Nach Kontrolle der korrekten Lage der graduierten Kanüle (LEE) werden in 3 Dosen insgesamt 16—20 ml des Lokalanästhetikum fraktioniert injiziert, damit eine unbeabsichtigte subarachnoidale Punktion sofort bemerkt wird. Anästhesie ist nach 30 Minuten eingetreten.

Für die *Spinalanästhesie* nach BIER finden heute wegen ihrer besseren Steuerbarkeit vornehmlich hyperbare Lösungen der Lokalanästhetika Anwendung. Durch die Einführung feinster Subarachnoidal-Punktionskanülen (26 Gauge) mit Vorstichkanüle (22 Gauge) bis zum Lig. flavum lassen sich die bei dieser Anästhesieform häufig auftretenden Kopfschmerzen weitestgehend vermeiden. Die Punktion des Subarachnoidalraumes wird in Höhe L 2 / L 3 in Seitenlage vorgenommen. Injiziert werden 1,2—1,5 ml der hyperbaren Lösung. Blutdruck, Puls, Atmung und Höhe der Anästhesie müssen bei allen extraduralen und subarachnoidalen Anästhesien sorgfältig registriert werden. Blutdrucksenkung, oft angekündigt durch Gähnen und Übelkeit, muß sofort durch Infusionen blutisotonischer Lösungen unter Zusatz von Kreislaufmitteln (Arterenol, Novadral, Effortil usw.) und unter gleichzeitiger Gabe von Sauerstoff behoben werden. Lagerung und Anästhesiehöhe sind zu kontrollieren; so kann 30 Minuten nach Anlegen der Anästhesie mit der Operation begonnen werden. Der Patient bedarf kontinuierlicher Überwachung wie bei einer Allgemeinbetäubung und psychischer Betreuung. — Die spinalen, extraduralen und subarachnoidalen Anästhesien sind *kontraindiziert* bei Patienten im Schock, bei Kranken mit schweren Kreislaufschäden, Infektionen der Haut oder septischen Prozessen, neurologischen Schäden und schweren Deformitäten der Wirbelsäule.

XXV. Chirurgische Berufskrankheiten

Von W. Schink, Köln

Ein Arzt, der bei einem Versicherten eine Berufskrankheit oder Krankheits-erscheinungen feststellt, welche den begründeten Verdacht auf Vorliegen einer Berufs-krankheit rechtfertigen, hat diese Feststellung dem Versicherungsträger oder dem Gewerbearzt unverzüglich anzuzeigen. Seit gesetzlicher Einführung der **ärztlichen Meldepflicht** gibt es für diese Anzeige entsprechende Vordrucke.

A. Definition

Die Definition des Begriffes Berufskrankheiten lautet: Bei **Berufskrankheiten** handelt es sich um Erkrankungen infolge schädigender Einwirkung durch berufliche Tätigkeit, ohne Rücksicht darauf, ob die Krankheit durch einen Unfall oder durch eine schädigende Einwirkung verursacht ist, die nicht den Tatbestand des Unfalls umfaßt, also länger als eine Arbeitsschicht anhält.

Die Definition des Begriffes Unfall lautet: Ein **Unfall** liegt vor, wenn eine Schädigung der körperlichen oder geistigen Integrität des Organismus durch ein einmaliges, plötzliches, kurzdauerndes oder bis auf eine Arbeitsschicht zeitlich begrenztes, von außen her einsetzendes Ereignis verursacht wird. Dabei ist es gleichgültig, ob es sich um einen chemischen, physikalischen oder chemisch-physi-kalischen Schadensfaktor handelt oder um eine Schädigung durch einen parasitären Giftstoff. In der deutschen Sozialversicherung wird zur Betriebsarbeit auch der Hin- und Rückweg zur Arbeitsstelle gerechnet, so daß hierbei auftretende Unfälle des täglichen Lebens ebenfalls als Betriebsunfall anerkannt werden.

B. Entschädigungspflichtige Berufskrankheiten

Nach der 6. Verordnung über Ausdehnung der Unfallversicherung auf Berufs-krankheiten haben für den Chirurgen folgende entschädigungspflichtige Berufs-krankheiten besondere Bedeutung:

Lfd. Nr.	Krankheiten
22	Chronische Krankheiten der Schleimbeutel durch ständigen Druck.
23	Drucklähmungen der Nerven.
25	Erkrankungen durch Erschütterung bei Arbeit mit Preßluftwerkzeugen oder gleichartig wirkenden Werkzeugen oder Maschinen sowie bei der Arbeit an Anklopfmaschinen.

42   Meniskusschäden nach mindestens dreijähriger regelmäßiger Tätigkeit
            unter Tage.
43   Erkrankungen der Sehnenscheiden oder des Sehnengleitgewebes sowie
            der Sehnen- oder Muskelansätze, die zur Aufgabe der beruflichen Be-
            schäftigung oder jeder Erwerbsarbeit gezwungen haben.
45   Abrißbrüche der Wirbelfortsätze.

C. Chirurgische Begutachtung

Für die Erstattung eines Gutachtens ist eine völlig objektive Einstellung unbedingte Voraussetzung. Das ärztliche Gutachten bringt nur die Grundlagen für die vom Versicherungsträger oder vom Richter zu treffende Entscheidung. Die wissentliche Erstellung eines unrichtigen Zeugnisses über den Gesundheitszustand eines Menschen ist strafbar. Der behandelnde Arzt muß Aufzeichnungen über Behandlung und Krankheitsverlauf anfertigen und diese auf Verlangen dem Versicherungsträger zur Kenntnis bringen. Somit ist der Arzt gegenüber der Sozialversicherung und den Gerichten zur Auskunftserteilung verpflichtet; er kann sich hier nicht auf die ärztliche Schweigepflicht berufen. In Zweifelsfällen und besonders in der Privatversicherung sichert sich der Arzt am besten durch eine schriftliche Einverständniserklärung zur Auskunftserteilung.

Bei der Erstellung eines freien Gutachtens hält man sich wie beim Abfassen einer Krankengeschichte an die *Reihenfolge:*

> Vorgeschichte,
> subjektive Beschwerden,
> Untersuchungsbefund,
> Röntgenbefund,
> Diagnose,
> zusammenfassende Beurteilung.

Die Untersuchung beginnt erst nach gänzlicher Entkleidung des zu Begutachtenden, damit dem Arzt für den *Allgemeinbefund* keine wichtigen Nebenbefunde entgehen. Für den *Lokalbefund* hält man sich an eine systematische Gliederung. Dies sei am

Beispiel einer *Kniegelenkuntersuchung* erläutert:

Inspektion: Betrachtung beider Beine im Gehen, Stehen und Liegen. Form des verletzten Gelenkes, Hautfarbe, Verletzungsnarben, Schwellungen, Verschmächtigungen der Muskulatur, Durchblutungsstörungen. Diese Angaben werden mit der anderen Seite verglichen.

Palpation: Ergußbildung, Verschieblichkeit der Kniescheibe, Kapselverdickung. Knieumfangmaß. Oberschenkelumfang 20 und 10 cm oberhalb des oberen Kniescheibenrandes und größter Wadenumfang. Abtasten des Kniegelenkspaltes. Prüfung auf Festigkeit der Seiten- und Kreuzbänder.

Bewegungsprüfung: Objektiver Wert mit dem Winkelmesser nach MÖLTGEN bei aktiver und passiver Streckung und Beugung. Prüfung der Unterschenkel-Kreiselung. Prüfung auf Belastungs- und Stauchungsschmerz (Schlag gegen die Ferse des gestreckten Beines).

Standsicherheit: Einseitiges Hüpfen.

Für die Beurteilung der Minderung der Erwerbsfähigkeit (MdE) ist die Rechtsprechung des RVA richtungweisend. Das RVA hat keine Mindestsätze aufgestellt, stets ist die durch einen Unfall verursachte MdE nur nach den besonderen Gegebenheiten des Einzelfalles zu bewerten. Damit die Einschätzung nach einheitlichen Gesichtspunkten erfolgt, gibt es in der gesetzlichen Unfallversicherung gebräuchliche Rentensätze wie z. B.

Verlust des Oberschenkels bis zur Mitte	$66^2/3\%$
Verlust des Beines im Unterschenkel	50%
Verlust des Oberarmes in der Mitte rechts	70%
Verlust des Oberarmes in der Mitte links	60%
Verlust der Hand rechts	60%
Verlust der Hand links	50%
Verlust des Daumens rechts	20%
Verlust des Daumens links	15%

Diese Sätze dienen als Richtlinien für die Festlegung der Dauerrente (2 Jahre nach dem Unfall). Liegt die Verletzung erst kürzere Zeit zurück, so ist bis zum Eintritt des Dauerzustandes eine höhere Einschätzung oder eine Übergangsrente anzusetzen. Bei Festsetzung der Höhe der MdE ist von der individuellen Erwerbsfähigkeit des Verletzten *vor* dem Unfall auszugehen (Vorschädigungen sind zu beachten!). Es herrscht der Grundsatz der abstrakten Schadensberechnung; es wird daher die MdE auf dem allgemeinen Arbeitsmarkt geschätzt und nicht nach dem bisherigen Beruf.

Der Verletzte hat sich einer zumutbaren Maßnahme der Heilbehandlung zu unterziehen, anderenfalls kann der Unfallversicherungsträger die Leistung versagen. Als nicht zumutbar gilt eine Maßnahme der Heilbehandlung, die mit einer Gefahr für Leben oder Gesundheit des Verletzten verbunden ist; eine Operation auch dann, wenn sie einen erheblichen Eingriff in die körperliche Unversehrtheit bedeutet. Die Amputation eines versteiften dreigliedrigen Fingers gilt z. B. als zumutbar, wenn hierdurch die Gebrauchsfähigkeit der übrigen Finger verbessert werden kann.

XXVI. Plastiken und Transplantationen

Von H. J. Hernández-Richter, Köln

A. Übersicht

In vorchristlicher Zeit wurden Hautplastiken bereits von den Ägyptern durchgeführt. Die gestielte Lappenplastik nach Nasenverlust wird um 1000 v. Chr. von den Indern erwähnt. Celsus und Galen kannten örtliche Verschiebeplastiken. Im Mittelalter beschäftigte sich 1450 Branca in Sizilien mit der Wangen- und Stirnlappenplastik. In Venedig erschien 1597 die erste wissenschaftliche Darstellung eines plastischen Nasenersatzes durch gestielte Armhautplastik.

Die moderne plastische Chirurgie beginnt in der 1. Hälfte des 19. Jahrhunderts; ihr Begründer ist Dieffenbach. Er wies 1822 erstmals auf die Möglichkeit einer freien Hauttransplantation hin; seine eigenen Versuche blieben noch ohne Erfolg. Erst 1869 konnte der Schweizer Arzt Reverdin über eine gelungene freie Hauttransplantation am Arm einer Patientin berichten. Danach führten Lawson, Ollier und Thiersch mit Erfolg Insel- und Flächenplastiken der Haut durch. Die freie Verpflanzung von fettfreien Vollhauttransplantaten propagierten Wolfe 1875 und Krause 1876. Nach der Jahrhundertwende entwickelte Carell die Technik der Gefäßnaht und führte Gefäßanastomosen und -transplantationen durch. Die erste Übertragung einer Kornea glückte Zirm (1906). Der periostgedeckte autoplastische Knochenspan wurde von Lexer 1915 in die Chirurgie eingeführt. Im Jahre 1942 verwendete Inclan konservierte, homologe Knochenspäne. Heteroplastisches Knochenmaterial wurde nach entsprechender Vorbereitung von Maatz, Lenz und Graf erstmals am Menschen erfolgreich eingesetzt.

Die plastische Chirurgie befaßt sich mit der Verbesserung zerstörter oder entstellender Formen und mit der Wiederherstellung ausgefallener Funktionen durch Verpflanzung oder Resektion von Geweben. Diesem Ziel kann auch die Implantation von Prothesen aus Metallen oder Kunststoffen (Alloplastik) dienen. Zerstörte oder entstellende Formen können durch Narbenzug, Gewebelücken, Deformitäten bedingt oder Folgen einer Verletzung, Operation, einer Krankheit, angeborenen Mißbildung u. a. sein. Hierher gehört auch die Hypertrophie eines Organes (z. B. Brustdrüse) oder die Deviation eines Körperteiles (z. B. Nasenkrümmung, abstehende Ohren). Alle korrigierenden Eingriffe nennt man **plastische Operationen**. Weitere Beispiele sind: Sehnenersatzoperationen nach irreparablen Nervenlähmungen, Rekonstruktionen verletzter Sehnen, Beseitigung von Pseudarthrosen, Exzision von Fisteln, Korrektur der Verletzungsfolgen im Bereich des Schließmuskels von Mastdarm oder Harnblase, Korrektur von Operationsverletzungen im Bereich der Gallengänge oder der Harnleiter, Beseitigung von Defekten nach ausgedehnten Tumorresektionen oder von Hautkontrakturen nach Verbrennungen.

B. Methoden

Zur Durchführung einer Plastik wird in erster Linie körpereigenes und somit lebendes Gewebe benutzt. Das Gewebe kann frei oder gestielt verpflanzt werden. Bei der **freien Transplantation** wird das Transplantat aus einer Region herausgeschnitten und in eine andere Region eingesetzt (z. B. freie Hautplastik vom Gesäß auf den Arm). Bei der **gestielten Plastik** bleibt das Transplantat über einem Stiel ernährungsmäßig mit der Entnahmestelle in Kontakt; hier unterscheidet man zwischen *Nahplastik* und *Fernplastik*.

Zur *gestielten Nahplastik* wird Gewebe aus der Nachbarschaft abgelöst und in den Defekt eingefügt. Bei gestielter Nahplastik der Haut soll der gebildete Hautlappen im Verhältnis Länge zu Breite wie 2 : 1 bemessen werden. Wird das Verhältnis größer, so besteht für einen schmalen langen Lappen erhöhte Nekrosegefahr. Die Entnahmestelle muß verschlossen werden — durch Naht oder Hautplastik —, um eine Infektion zu vermeiden. Eine verbleibende Wundfläche würde sich in jedem Fall infizieren. Eine gestielte Nahplastik kann auch mit anderen Geweben als Haut-Fett-Muskellappen oder einschließlich Knochen, Sehnen und Nerven-Gefäßbündeln wie z. B. bei der Fingerauswechslung zum plastischen Daumenersatz (Abb. 292) erfolgen.

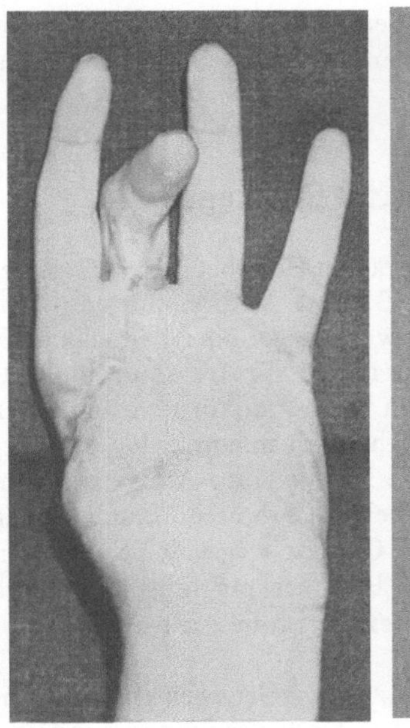
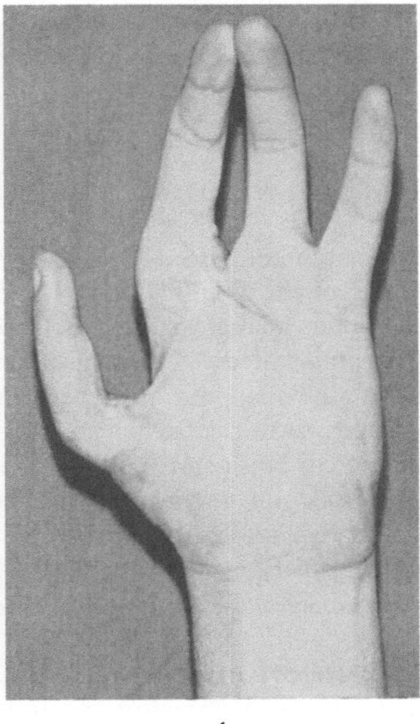

a   b

Abb. 292: Verlust des Daumens mit Verletzung der Mittelhand und des 3. Fingers der li. Hand bei einer 21j. Frau (a). Daumenersatz durch Versetzung des kontrakten Mittelfingers mit Sehnen, Nerven und Gefäßen auf den Stumpf des I. Mittelhandknochens (b).

Bei der *gestielten Fernplastik* bleibt das Transplantat durch den Lappenstiel zunächst mit der Entnahmestelle verbunden, bis ausreichende Vaskularisation am Einpflanzungsort gesichert ist. Dies ist bei einer Hautplastik nach 3 Wochen der Fall.

Bei einer *freien Transplantation* kann man stets nur einzelne Gewebe — Haut, Faszie, Sehnen, Nerven oder Knochen — verpflanzen. Die Voraussetzungen für das Anheilen eines freien Transplantates sind um so günstiger, je weniger differenziert es ist. Daher sind die Überlebensaussichten für Haut, Knochen, Knorpel, Sehnen gut. Der Erfolg einer *gestielten Plastik* hängt von der Vaskularisation des Transplantates und des Pflanzbodens ab. Im Falle einer Infektion muß man mit Transplantatnekrose rechnen.

Freie Transplantationen gelingen in besonders gelagerten Fällen auch von Mensch zu Mensch und sogar von Tier zu Mensch, wenn die Antigenität des Transplantates durch vorbereitende Maßnahmen beseitigt wird. Dagegen können gestielte Plastiken aus immunologischen und biologischen Gründen nicht von Mensch zu Mensch ausgeführt werden.

Die Bezeichnung der Plastik richtet sich nach der Wahl des Spenders. Wird ein Gewebestück auf dieselbe Person übertragen, von der die Entnahme erfolgte, so spricht man von einer **Autoplastik.** Als **Isoplastik** bezeichnet man eine Transplantation zwischen eineiigen Zwillingen oder zwischen Individuen nahezu gleicher genetischer Abstammung (z. B. Inzuchtstämme bei Mäusen). Eine Gewebeübertragung innerhalb der gleichen Art (etwa von Mensch zu Mensch) nennt man **Homoioplastik.**

Die Gewebeübertragung zwischen Lebewesen verschiedener Arten (z. B. von Tier auf Mensch) ist eine **Heteroplastik.** Werden Metalle, Naturstoffe oder Kunststoffe in den Organismus eingebracht, so handelt es sich um eine **Alloplastik.**

C. Immunologische Probleme

Folgende immunbiologische Probleme sind bei Gewebeübertragungen zu berücksichtigen. Bei großen Wundflächen — z. B. nach Verbrennungen — beobachtet man ohne Zusammenhang mit dem Bluteiweißspiegel oder der lokalen Keimflora Phasen guter und schlechter Anheilungstendenz für freie autologe Hauttransplantate. Hier muß man die Existenz von Auto-Antikörpern annehmen, welche durch den Gewebszerfall entstehen; wahrscheinlich nimmt dabei das körpereigene denaturierte Eiweiß Antigen-Charakter an. Da die Auto-Antigene organspezifisch sind, richten sie sich nur gegen die Haut. Bei wiederholten Hauttransplantationen sollte man deshalb zuvor alles nekrotische Gewebe wegen seiner Antigenwirkung radikal fortnehmen. Ferner sollte man die Plastiken möglichst in Intervallen von 3 Wochen vornehmen, weil nur innerhalb dieser Frist die Auto-Antikörper wirksam sein sollen.

Die *Homoiotransplantation von Organen und Geweben* ist bisher noch nicht dauerhaft gelungen, weil Abwehrmechanismen die Einheilung verhindern. Zur Abdeckung ausgedehnter Wundflächen — z. B. nach Verbrennung — kann dennoch eine homologe Hauttransplantation für befristete Zeit von Nutzen sein, um übermäßigen Sekretverlust zu vermeiden und einer Infektion vorzubeugen. Im allgemeinen kommt es nach 10—12 Tagen zum Ablösen homologer Hautinseln. Da der Organismus durch diese Homoioplastik sensibilisiert ist, wird ein zweites homologes Transplantat desselben Spenders beschleunigt schon nach 4—5 Tagen abgestoßen. Diese Sensibilisierung ist nach etwa 3 Monaten abgeklungen.

Fremdhautantigene sind individualspezifisch. Die Antikörper erreichen über die Blutbahn das homologe Transplantat und bewirken den Abbau der Fremdhaut. Das Ausmaß der Abwehrreaktion ist von der Größe des homologen Transplantates abhängig und je nach Gewebe (Kornea, Haut, Knochen, endokrine Drüsen u. a.) unterschiedlich, weil Vaskularisation und Zellreichtum variieren. Am günstigsten für eine Homoioplastik liegen die Verhältnisse bei der sehr zell- und gefäßarmen Kornea.

Bedingt geeignet sind ferner Knochen, Knorpel und Gefäße vor allem nach Abschwächung ihrer antigenen Eigenschaften durch Konservierung, Gefriertrocknung, Unterkühlung. Diese Homoiotransplantate werden allmählich abgebaut und später durch körpereigenes Gewebe ersetzt. Bei monozygoten Zwillingen, in Ausnahmefällen bei heterozygoten, kann eine Homoioplastik erfolgreich verlaufen. Bei Embryonen und Neugeborenen sowie bei Vorliegen einer Agammaglobulinämie sind ebenfalls Homoiotransplantationen möglich; ferner im Tierversuch mit lange gekreuzten Inzuchtstämmen. Das Ziel weiterer Forschungen ist die Verlängerung der Überlebenszeit homologer Transplantate.

Als **immundepressive Maßnahmen** kommen in Betracht: 1. Bestrahlung des Transplantates, 2. Kortikoide, 3. Actinomycin C (Sanamycin), 4. Azathioprine (Imuran), 5. Lymphozytenantiseren.

Am Gehirn sind die Bedingungen für ein homologes Transplantat günstiger, vielleicht weil hier kein Lymphabfluß besteht. Die fehlende Vaskularisation der Augenvorderkammer hat zur Folge, daß sich hier die Überlebenszeit eines homologen Transplantates verlängert. — Die Antigenität des Transplantates ist bei einer Heteroplastik noch erheblich stärker, so daß eine Einheilung unmöglich ist. Aber nach Denaturierung des Eiweißes kann — wie etwa beim Kieler Knochenspan — auch ein heterologes Transplantat toleriert werden. — Durch Einrichtung von *Gewebebanken* will man für den Katastrophenfall gerüstet sein.

Alloplastisches Material wird nach Einbringen in den Organismus gewöhnlich mit einer bindegewebigen Kapsel umschlossen und toleriert, jedoch im Falle einer Infektion ausgestoßen. Eine Alloplastik darf man nur mit einem geeigneten Metall oder Kunststoff unter Verwendung einer geeigneten Form des Implantates ausführen. Voraussetzung sind Kenntnisse der chemischen und physikalischen Eigenschaften der Metalle und Kunststoffe sowie der biologischen Reaktionen des Organismus nach deren Implantation. Ein gebräuchliches Metall ist der V 4 A-Stahl oder die Gußlegierung Vitallium. Es gibt Hunderte von Kunststoffen unterschiedlicher Zusammensetzung, weil sich die einzelnen Monomeren verschieden aneinanderketten können.

Als chirurgisches Nahtmaterial benutzt man die Kunststoffe Supramid, Nylon, Perlon. Nahtlos gewirkte Kunststoffschläuche gibt es aus Teflon und Dacron, welche in der Chirurgie der Arterien eine Rolle spielen. Die Gefäßalloplastik mit Dacron- oder Teflon-Prothesen führen zu Erfolgen, weil von den beiden angrenzenden Gefäßabschnitten aus die Regeneration erfolgt, so daß die Kunststoffprothese in erster Linie als Trägergerüst dient. Kunststoffprothesen für Gelenke bestehen aus Plexiglas. Vollauspolymerisierte Kunststoffe sind für das umgebende Gewebe reizlos.

Zur Umscheidung eines Nerventransplantates dient die feinporöse Kunststoff-Folie Millipore mit einer Porengröße von 0,45 μ. Diese Porengröße verhindert ein Einwachsen von Bindegewebszellen in die Nahtstelle, jedoch kann Plasma die Poren passieren, so daß die Ernährung gewährleistet ist.

In der Herzchirurgie werden heute **Herzklappen** durch **Kunststoffprothesen** ersetzt. Der Verschluß eines Septumdefektes mit einer Teflon-Prothese hat sich vielfach bewährt. Eine abschließende Beurteilung der Spätergebnisse derartiger Fremdimplantate ist noch nicht möglich.

Unter den speziellen Gewebeverpflanzungen steht die *Hauttransplantation* mit an erster Stelle.

D. Hautplastiken

Verbleibt nach Wundexzision ein Substanzverlust der Haut, so läßt sich ein kleinerer Defekt durch Unterminieren der Wundränder oder mit Hilfe von Entlastungsschnitten verschließen. Niemals darf die Wundnaht unter Spannung erzwungen werden, weil die Fäden durchschneiden und sich die Wundränder retrahieren; das führt zur sekundären Wundheilung, Wundinfektion, vermehrten Bindegewebsproliferation und schließlich zu einer breiten unnachgiebigen Narbe. Über Gelenken und an der Hand behindern derartige Narben immer die Funktion (dermatogene Kontrakturen). Daher müssen größere Defektwunden oder granulierende Wundflächen durch eine freie oder gestielte Hautplastik verschlossen werden, vorausgesetzt, daß geeignete Wundverhältnisse vorliegen.

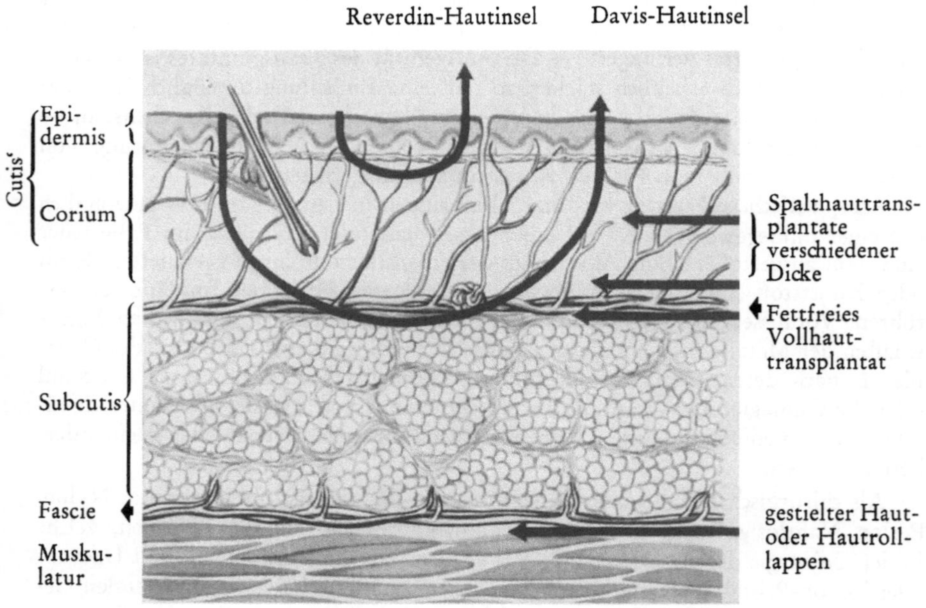

Abb. 293: Schematischer Schnitt durch die Haut. Die Pfeile markieren die Schichtdicke und -tiefe der verschiedenen Hauttransplantate.

1. Freie Hautplastiken (Inseltransplantate, Flächentransplantate)

Mit besonderen Schneideinstrumenten lassen sich Hauttransplantate in beliebiger Schichtdicke und Größe entnehmen und danach frei verpflanzen (Abb. 293).

Diese Hautstücke heilen auf Fett, Faszie, Muskulatur, Sehnenscheide, periost-
gedecktem Knochen und auf Spongiosa ein; sie können noch nach Monaten ihren
Pigmentgehalt ändern. In den ersten Tagen werden sie durch Diffusion und plas-
matische Zirkulation ernährt; durch Revaskularisation und Anschluß an den
Stoffwechsel erfolgt der organische Einbau. Eine Wundfläche kann man durch
kleine Hautinseln oder große Hauttransplantate verschließen. Runde Hautinseln
nach REVERDIN oder DAVIS, die durch Anheben der Haut mit Skalpell oder Schere
entnommen werden, ergeben höckrige und somit kosmetisch auffällige Narben-
flächen. Viereckige Hautinseln in Briefmarkengröße nach GABARRO, die aus einem
Spalthauttransplantat zurechtgeschnitten werden, eignen sich besonders zum Verschluß großer granulierender Wundflächen (Verbrennungen!). — Gewöhnlich verwendet man ein Hauttransplantat, welches die Wundfläche gänzlich bedeckt. Je nach
der Schichtdicke unterscheidet man dünne und dicke Hauttransplantate; sie müssen
in der physiologischen Spannung eingenäht werden. Besteht das Hautstück nur
aus Epidermis und einem schmalen Koriumsaum (THIERSCH-Hauttransplantat),
so sind dessen Überlebensaussichten besonders günstig. Zumeist verwendet man
Spalthauttransplantate von ³/₄ Hautdicke (BLAIR-BROWN). Dabei werden reichlich

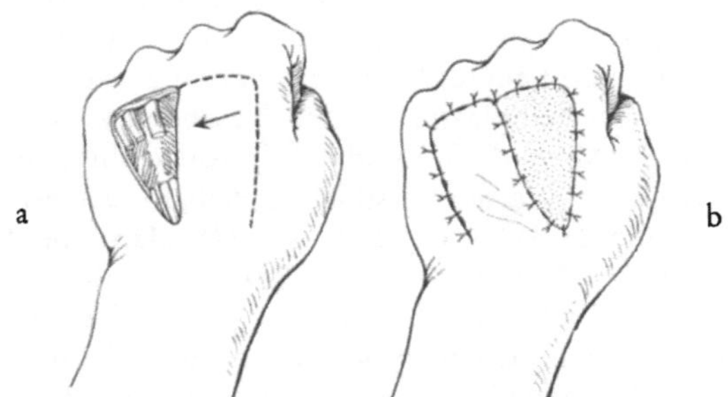

Abb. 294: Nahplastik. Deckung eines Hautdefektes am Handrücken durch einen Verschiebelappen aus der Wundumgebung (a). Verschluß der Entnahmestelle durch freie Hautplastik (Spalthauttransplantat). Das Unterhautfettgewebe des Verschiebelappens dient den
genähten Strecksehnen als Gleitgewebe (b).

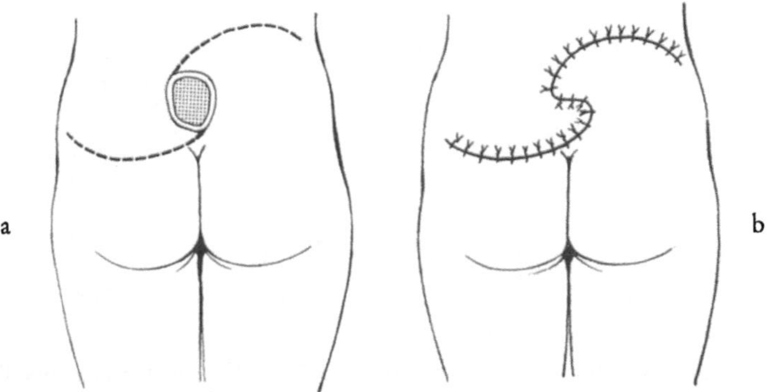

Abb. 295: Doppelter Rotationslappen. Nach Exzision eines Druckgeschwüres (Dekubitus)
über dem Kreuzbein (a) gelingt der Wundverschluß durch Bildung von 2 Rotationslappen (b).

elastische Elemente des Korium mitverpflanzt. Der spendende Hautbezirk heilt
spontan ab, die Epithelisierung erfolgt von den stehengebliebenen Hautanhangsgebilden. Das fettfreie Vollhauttransplantat nach KRAUSE besteht aus dem Korium
in ganzer Dicke und ergibt daher das beste kosmetische und funktionelle Resultat,
aber es heilt nur auf einem gut vaskularisierten Pflanzboden ein. Die Entnahmestelle muß man durch Naht oder ein Spalthauttransplantat verschließen. — Eine
freie Verpflanzung der Kutis *und* Subkutis ist nicht möglich; ein derartiges Transplantat stirbt ab.

2. Gestielte Hautplastiken (Nahplastiken, Fernplastiken)

Defektwunden über periostentblößtem Knochen, einem breit offenen Gelenk,
über scheidenlosen Sehnen oder freiliegenden Nerven sind durch eine gestielte Hautplastik zu versorgen, dabei dient das mitverpflanzte Unterhautfettgewebe am Einpflanzungsort als Gleitgewebe und Schutzpolster. Über die Gefäße des Lappen-
stieles wird der Haut-Fett-Lappen ernährt. Nach 3 Wochen ist die Vaskularisation
über neugebildete Gefäßverbindungen an den Lappenrändern gewährleistet.

Bei den gestielten Hautplastiken unterscheidet man *Nahplastiken* aus der nahen
Wundumgebung und *Fernplastiken* von einer entfernten Körperregion. Bei einer
Nahplastik ist nach Verlagerung des Lappens in den Defekt die Entnahmestelle
durch Naht oder ein frei verpflanztes Hauttransplantat zu verschließen (Abb. 294).
Das älteste Beispiel einer Nahplastik ist der Nasenersatz aus der Wangenhaut
oder Stirnhaut („indische Methode"). Es gibt viele Anwendungsmöglichkeiten einer
Nahplastik; einige Beispiele sind der Verschiebelappen, Rotationslappen, Dehnungslappen, Visierlappen, die Z-Plastik (Abb. 294—298). Man gibt den Nahplastiken
vor den Fernplastiken den Vorzug, weil der Eingriff weniger aufwendig ist und
der Hautersatz in Dicke, Farbe und Aufbau am ehesten der Empfängerstelle entspricht. Die Z-Plastik ist eine besonders wertvolle Methode in der Wiederherstellungschirurgie, um Funktionsbehinderungen zu korrigieren, die durch den Längs-

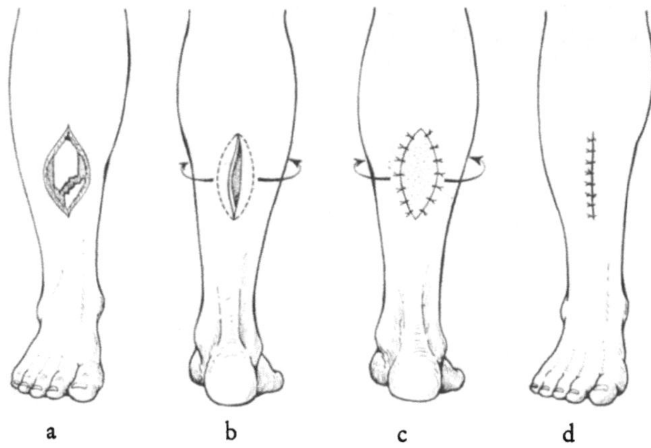

Abb. 296: Dehnungslappen. Breite Defektwunde bei offenem Unterschenkelbruch (a).
Dorsaler Entspannungsschnitt (b). Mobilisieren der Hautbrücken nach vorn und Verschluß
des Defektes mit einem Spalthauttransplantat (c). Primärer spannungsloser Wundverschluß
der Unfallwunde (d).

verlauf einer Narbe über Gelenken entstehen. Man bildet 2 Hautdreiecke und tauscht beide gegeneinander aus; dadurch wird der bisherige Narbenverlauf unterbrochen und ein Gewinn an Länge auf Kosten der Breite erzielt (Abb. 298 und 207). — Bei den Fernplastiken wird ein gestielter Hautlappen von einer anderen Körperregion (Arm, Bein, Hals, Rücken, Brust- oder Bauchwand) in die Defektwunde eingenäht (Abb. 299). Stets muß die Lappenunterfläche mit einem Spalthauttransplantat abgedeckt werden, damit keine freie Wundfläche zurückbleibt; sie würde sich sonst infizieren. Nach 3 Wochen ist die Vaskularisation über neugebildete Gefäßverbindungen an den Lappenrändern gewährleistet und die Stieldurchtrennung möglich. Das älteste Beispiel einer Fernplastik ist der Nasenersatz aus gestielter Oberarmhaut („italienische Methode"). Fernplastiken für die Hand oder den Fuß sind oft mit unbequemen Gelenkstellungen verbunden, die man nur jüngeren Individuen zumuten kann.

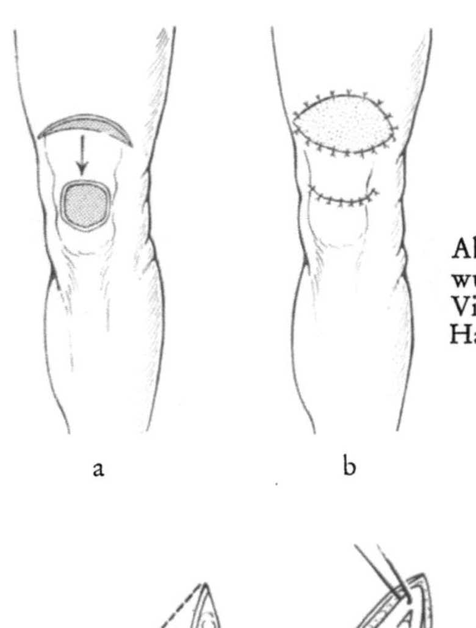

a   b

Abb. 297: Visierlappen. Verschluß einer Defektwunde über einem Gelenk durch Bildung eines Visierlappens (a). Verschluß des entstandenen Hautdefektes durch ein Spalthauttransplantat (b).

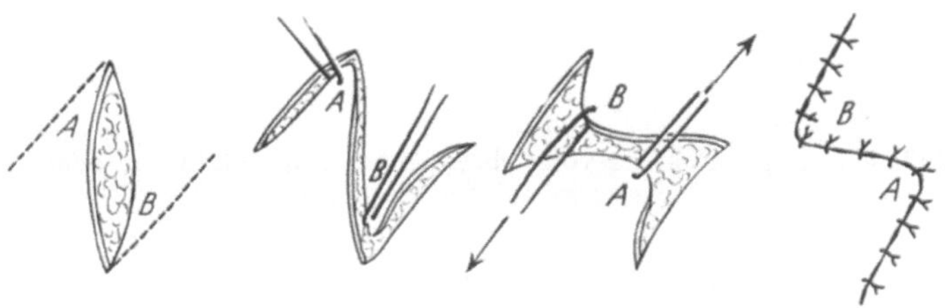

Abb. 298: Mit einer oder mehreren Z-Plastiken kann ein Narbenstrang durch Bildung und Austausch von zwei Hautdreiecken verlängert werden.

Eine besondere Form der Fernplastik ist der *Rundstiellappen* (z. B. für den Gesichtsaufbau), bei dem die Wundränder eines Brückenlappens zu einem zweifüßigen, völlig geschlossenen Rundstiel vernäht werden. Mit einem Lappenfuß kann nun der Rundstiellappen auf Arm oder Bein verlagert und somit an die Stelle des Bedarfs herangeführt, dort ausgebreitet und eingenäht werden. Diese Art der Fernplastik setzt eine mehrwöchige Vorbereitungszeit voraus.

Die Haut bietet schlechte Voraussetzungen für eine Homoioplastik, weil der Zellreichtum letzten Endes für die antigene Wirkung verantwortlich ist.

34*

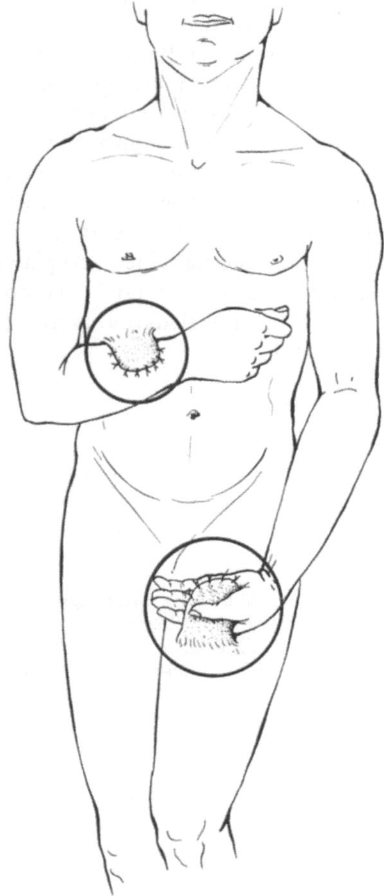

Abb. 299: Flügellappenbildung vom Oberschenkel in die Hohlhand oder von der Brustseite auf den Unterarm.

E. Knochentransplantation

Knochengewebe eignet sich vorzüglich für die **Autoplastik,** besonders bei Verpflanzung in ein knöchernes Lager. LEXER spricht vom *„ersatzstarken Lager"*, weil die osteogenetischen Kräfte vom lebenden Knochengewebe des Lagers *und* von dem in Resorption und Umbau begriffenen Transplantat ihren Ausgang nehmen. Das Periost des Transplantates ist nicht so wichtig wie das des Lagers. Zur Überbrückung großer Kontinuitätsdefekte werden autoplastische Kortikalisspäne aus dem Beckenkamm oder Schienbein entnommen. Zur Anfüllung von Hohlräumen (z. B. bei zystischen Knochentumoren) eignet sich Spongiosa aus dem Beckenkamm. Als *„ersatzschwaches Lager"* bezeichnet LEXER Weichteile, Narben- und Schwielengewebe. Ein solches Lager bildet nur Granulationsgewebe, welches die Resorption des Transplantates bewirkt und eine metaplastische Knochenneubildung verhindert.

Frische homologe Knochentransplantate werden ebenso wie die konservierten vom knöchernen Lager des Wirtes substituiert. Konservierung von Knochengewebe führt zum Absterben der Osteozyten; aus diesem Grund ist die entzündliche Reaktion nach homologer Verpflanzung *konservierter* Knochenspäne nicht stürmisch. Konservierung kann auf chemischem Wege (Merthiolat, Cialit), durch Tiefkühlung (— 25° C) oder durch Gefriertrocknung (Lyophilisation) erreicht werden. Der von MAATZ und BAUERMEISTER entwickelte *Kieler Knochenspan* wird aus mazeriertem Kalbsknochen gewonnen. Dieser enteiweißte **heterologe Span** dient als „Kalluslocker" und wird durch lebendes körpereigenes Knochengewebe allmählich substituiert.

Zur Behandlung einer schlechtheilenden Fraktur oder einer Pseudarthrose kommen **Spanverpflanzungen** in 2 Formen in Betracht:

1. Die subperiostale Anlagerung von autologen Spänen an den Pseudarthrosenspalt nach PHEMISTER, wobei der verpflanzte Knochen nur eine biologische und keine mechanische Aufgabe zu erfüllen hat (Abb. 239). Der Span soll induzierend wirken, damit das Bindegewebe im Pseudarthrosenspalt ossifiziert.
2. Die Verriegelungsplastik nach LEXER führt zur Überbrückung der Pseudarthrose, indem man 2 verschieden große wandständige Knochenstücke miteinander austauscht (Abb. 240).

Eine Verpflanzung von homologem oder heterologem Knochenmark ist bisher nur bei bestrahlten Nagetieren gelungen.

F. Knorpeltransplantation

Knorpelgewebe läßt sich sowohl autolog als auch homolog verpflanzen. Die Einheilung homologen Knorpels ist sicherlich auf die mangelnde Durchblutung des Knorpelgewebes zurückzuführen, außerdem soll die Mukopolysaccharidmatrix gegen Zellantikörper wirksam sein.

G. Sehnentransplantation

Bei ausgedehnter Sehnenverletzung kann man zur Defektüberbrückung ein *freies Transplantat* interponieren. Für diese Autoplastik kommen die Sehnen des M. palmaris longus, des M. extensor digitorum longus pedis, des M. plantaris u. a. in Betracht. Die freiverpflanzte Sehne wird von der Umgebung aus vaskularisiert. Zentral auftretende Nekrosen werden im weiteren Verlauf durch lebende Sehnenzellen und Fasern ersetzt. Nach etwa 3 Wochen sind die Transplantate belastungsfähig. Im Falle eines nur kurzen Kontinuitätsdefektes läßt sich eine Sehne auch Z-förmig verlängern (Abb. 211).

H. Nerventransplantation

Besteht ein größerer Defekt zwischen 2 Nervenenden, so ist eine Möglichkeit zu seiner Überbrückung die Zwischenschaltung eines autologen Nerventransplantates, das aus einem Hautnerven (z. B. N. suralis) gewonnen wird. Nach erfolgter Interposition muß später in einem 2. Eingriff die periphere Nervennahtstelle reseziert werden und nochmals die periphere Nervennaht erfolgen. Die Resektion der peripheren Narbe ist notwendig, weil sie das Auswachsen der Nervenfasern in den peripheren Nervenstumpf verhindern würde. Größere Erfahrung mit der Homoiotransplantation konservierter Nerven liegt noch nicht vor. Bei irreparablen Nervenlähmungen können durch Sehnenersatzoperationen ausgefallene Funktionen wiederhergestellt werden. Hierbei werden nicht gelähmte Sehnen in den Sehnenmuskelbereich gelähmter Muskeln eingepflanzt (z. B. Perthes-Plastik bei Radialisparese (siehe Abb. 221). Neuromuskulär gestielte Hauttransplantate lassen sich nach Verletzung des N. medianus an der Hand austauschen, um einen Spitzgriff mit Sensibilität zu erzielen (Abb. 222). Bei Fazialislähmung kann durch die Muskelplastik nach LEXER-ROSENTHAL die gelähmte Muskulatur von Auge und Mund durch abgespaltene Muskelanteile des intakten M. temporalis für das Auge und des intakten M. masseter für den Mund korrigiert werden. Der Erfolg beruht auf muskulärer Neurotisation der gelähmten Gesichtsmuskulatur. Die Faszienplastik nach LEWIS, kombiniert mit der Gesichtshautstraffung nach JOSEPH kommt bei älteren Personen in Betracht, um die gelähmte Gesichtsseite anzuheben.

J. Faszientransplantation

Zum Verschluß großer Bauchdeckenlücken, Zwerchfell- und Duradefekte können *Autotransplantate* von Faszien zur Anwendung kommen. Ebenso lassen sich zerstörte Gelenkbänder durch Faszienzügel ersetzen. In der Regel entnimmt man das Transplantationsgewebe von der Außenseite des Oberschenkels aus der Fascia lata. Das Transplantat bleibt vital. Auch *homologe* und *heterologe* Faszientransplantate lassen sich verpflanzen; diese werden aber im Gegensatz zu den autologen vom Lager unter Erhaltung der Struktur ersetzt.

K. Gefäßtransplantation

Kommt es zur Verletzung eines größeren **arteriellen Gefäßes,** so ist die Versorgung durch einfache Wandnaht oder bei völligem Durchriß durch End-zu-End-Naht vorzunehmen. Wird das Lumen hierdurch eingeengt oder handelt es sich um einen Wandausriß, so kann ein *Streifentransplantat* (patch graft) aus autologer Venenwand (V. saphena) oder aus Kunststoff (Dacron) in den Defekt eingesetzt werden (Abb. 300). Kleinlumige Gefäße lassen unter Verwendung eines Gefäßnähapparates Intima-auf-Intima nach dem Heftklammernprinzip sich anastomosieren. Bei Kontinuitätsdefekten von Arterien muß der Ersatz entweder durch ein Venentransplantat (Abb. 301) erfolgen, welches wegen der Venenklappen um 180° gedreht eingesetzt werden muß, oder der plastische Gefäßersatz geschieht mit einer Kunststoffprothese (Dacron, Teflon).

Die *Homoioplastik* ist bei großkalibrigen Gefäßen (Aortenisthmusstenose) mit Erfolg ausgeführt worden. Spätere Umbauvorgänge können aber hier noch nach Jahren zur Aneurysmabildung oder zu Einrissen mit massiven Blutungen an der Grenze zwischen Gefäß und eingesetztem Transplantat führen. Chronische, örtlich begrenzte Gefäßverschlüsse lassen sich mit gewebten Kunststoffprothesen umgehen

(By pass). Gute Anfangserfolge werden bisweilen durch nachträglich auftretende Thrombosen im Prothesenbereich beeinträchtigt.

Verletzte großkalibrige **Venen** lassen sich durch die atraumatische Gefäßnaht verschließen. Größere Rekonstruktionen dünnwandiger Venen sind technisch schwierig und nicht immer aussichtsreich, zumeist ist die Unterbindung des Gefäßes die einfachste Maßnahme.

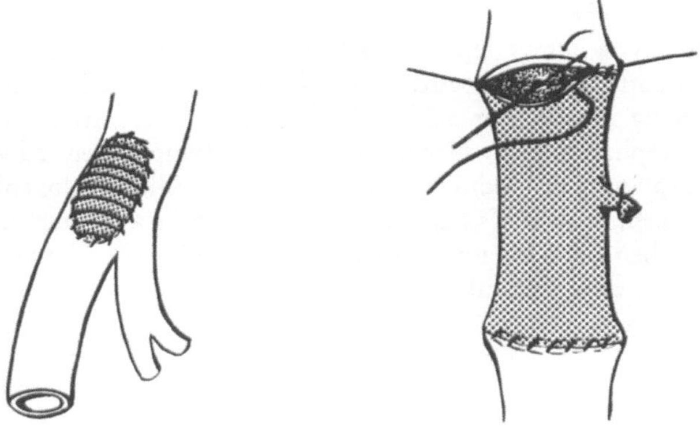

Abb. 300: Streifentransplantat (patch graft) aus Kunststoff (Dacron) zur Versorgung eines Gefäßwanddefektes nach Verletzung oder Thromboendarteriektomie.
Vergl. auch Kapitel Gefäß-Chirurgie.
Abb. 301: Überbrückung eines Defektes zwischen 2 Arterienstümpfen durch Zwischenschaltung eines autologen Venentransplantates (V. saphena magna). Zwischen 2 Ecknähten erfolgt die fortlaufende überwendliche Naht.

L. Korneatransplantation

Eine *homologe* Verpflanzung der Hornhaut führt in der Mehrzahl der Fälle (90%) zum Erfolg, weil hier keine Vaskularisation besteht. Im Laufe der Zeit wird das transplantierte Korneagewebe durch Gewebe des Wirts ersetzt.

M. Fettgewebstransplantation

Eine *autologe* Fettgewebstransplantation ist wegen der beträchtlichen Resorptionsanfälligkeit nur dann sinnvoll, wenn eine Überkorrektur erfolgt. Bei kosmetischen Vergrößerungsoperationen z. B. der Brust kann man einen Korium-Fett-Faszienlappen verwenden. Frische *homologe* Fetttransplantate werden stets nach einiger Zeit durch körpereigenes Bindegewebe ersetzt.

N. Zahntransplantation

Der nach einem Unfall ausgesprengte Zahn heilt in etwa der Hälfte der Fälle nach der Reimplantation wieder ein. Durch die Alloplastik ist das Ersatzproblem bereits gelöst.

O. Organtransplantationen

Im Tierexperiment wurden Transplantationen von Organen (Niere, Nebenniere, Milz, Pankreas, Lungenflügel, Leber, Herz u. a.) zum Teil erfolgreich vorgenommen. Homologe Verpflanzungen bleiben jedoch nur wenige Tage (ca. 4 bis 8 Tage) funktionstüchtig, dann geht das Transplantat infolge der Abwehrreaktion des Wirtsorganismus zugrunde. Eine Ausnahme besteht bei monozygoten und heterozygoten Zwillingen.

Bei Vornahme von immundepressiven Maßnahmen wie Ganzkörperbestrahlung des Empfängers und pharmakologischer Vorbehandlung mit 6-Merkaptopurin und Kortikoiden gelang in mehreren Fällen die homologe Nierentransplantation nach doppelseitiger Nephrektomie. Neben der akuten lymphoiden Abwehrreaktion gegen das Transplantat beobachtete man in der Folge Glomerulonephritiden und Allgemeinreaktionen, welche bis zum Ablauf des 1. Jahres anhielten und nur durch hohe Kortikoidgaben abgeschwächt werden konnten; vgl. auch: SUNDER-PLASSMANN: Umschau i. Wissensch. u. Technik 7, 220 (1966).

XXVII. Chirurgie und Strahlentherapie

Von E. Schnepper, Münster i. Westf.

Chirurgie und Strahlentherapie sind in der Krebsbehandlung eng miteinander verknüpft. In den letzten Jahrzehnten wurden ihre Behandlungsmöglichkeiten durch technische Fortschritte wesentlich verbessert. Um die Strahlentherapie im Rahmen der Gesamtbehandlung eines Krebskranken sinnvoll und nutzbringend anwenden und die Vorteile der chirurgisch-radiologischen Kombinationstherapie voll ausnutzen zu können, sind einige grundlegende Kenntnisse für jeden Arzt erforderlich.

Welche Bedeutung die Strahlentherapie in der heutigen Tumorbehandlung hat, zeigt die Tatsache, daß nur ¹/₃ aller Patienten trotz stark verfeinerter Diagnostik in einem *operablen* Zustand zur Behandlung kommt. Alle übrigen Krebskranken werden fast ausschließlich radiotherapeutisch behandelt, wobei allerdings die Chirurgie durch Palliativoperationen in vielen Fällen unterstützend eingreifen kann. So lassen sich häufig noch optimale palliative und in einigen Fällen kurative Ergebnisse erzielen. Wenn auch die günstigen Palliativerfolge der Strahlentherapie inoperabler Tumoren ärztlich und menschlich gesehen von allergrößter Bedeutung sind, so muß doch das Bemühen dahin gehen, die Heilungsquote operabler Tumoren durch optimalen Einsatz von Chirurgie und Strahlentherapie zu verbessern. Solange die Krebskrankheit nicht mit absolut neuen Mitteln und Methoden überwunden werden kann, ist und bleibt die operative Entfernung einer Geschwulst in Kombination mit der modernen Strahlentherapie die beste und zuverlässigste Behandlungsart. Es lag daher nahe, die operative Tumorbehandlung durch einen Beitrag über praktische Möglichkeiten der Strahlentherapie zu ergänzen. Dabei kann im Rahmen des Lehrbuches natürlich nur über die Strahlentherapie derjenigen Tumoren berichtet werden, die in einer chirurgischen Klinik zur Behandlung kommen. Die teilweise hervorragenden Ergebnisse der Strahlenbehandlung bösartiger Tumoren im gynäkologischen, dermatologischen, ophthalmologischen und otologischen Bereich bleiben an dieser Stelle unberücksichtigt.

A. Historischer Überblick

Während in der 2. Hälfte des 19. Jahrhunderts die erfolgreiche chirurgische Behandlung der Krebskrankheiten nicht nur in ihren bis heute gültigen Grundlagen entwickelt, sondern auch systematisch ausgebaut wurde, stand die Medizin der Jahrhundertwende stark unter dem Einfluß der Entdeckung der Röntgenstrahlen (1895) durch Wilhelm Conrad Röntgen (1845—1923) und des Radiums (1898) durch Marie (1867—1934) und Pierre Curie (1859—1906).

Bereits um 1900 wurden die ersten therapeutischen Erfahrungen mit Röntgen- und Radiumbestrahlungen gewonnen und in den folgenden Jahren durch Verbesserung der Bestrahlungsmethoden und -geräte ausgebaut. Jahrzehntelang dauerten die Bemühungen, hohe Strahlendosen an den Tumor zu bringen und dabei das gesunde Gewebe und die Haut zu schonen. Trotz deutlicher Fortschritte durch die Bewegungs- und Siebbestrahlung konnte eine wesentliche Verbesserung erst in den letzten 20 Jahren durch die Einführung der Supervolttherapie mit Elektronenbeschleunigern und Kobaltteletherapiegeräten erreicht werden. Es war vor allem der Aufschwung der Kernphysik nach 1945, der durch die Erzeugung großer Mengen künstlich radioaktiver Isotope eine mit technisch sehr geringem Aufwand zu betreibende Supervolttherapie ermöglichte. Heute liegen die Grenzen der Strahlentherapie nicht mehr im technischen oder physikalischen, sondern nur noch im biologischen Bereich.

B. Physikalisch-technische Grundlagen *

In der Strahlentherapie finden verschiedene Strahlenarten Anwendung. Bei den *Röntgen- und Gammastrahlen* handelt es sich um einen elektromagnetischen Wellenvorgang, dem Energiequanten (Photonen) zuzuordnen sind. Elektromagnetische Strahlung, die bei der Umwandlung von Atomkernen entsteht, beispielsweise beim radioaktiven Zerfall, bezeichnet man als Gammastrahlung und unterscheidet sie damit von den prinzipiell gleichartigen, aber anders erzeugten Röntgenstrahlen. *Alpha-* und *Betastrahlen* sowie *Elektronenstrahlen* sind schnellfliegende Teilchen *(Korpuskel)*. Alphastrahlen bestehen aus Heliumkernen, die bei Kernumwandlungen frei werden. Als Betastrahlen werden Elektronenstrahlen bezeichnet, die bei Kernumwandlungen entstehen. Die Verwendung weiterer Teilchen, wie *Protonen, Deuteronen, Neutronen und Mesonen* wäre denkbar, hat aber bislang keine große Bedeutung. Eine Strahlung wird charakterisiert durch Angabe der Strahlenart und der Energie ihrer Photonen oder Korpuskel.

1. Radioaktiver Zerfall

Beim radioaktiven Zerfall erfolgen spontane Kernumwandlungen, in deren Verlauf Korpuskel und Photonen ausgestoßen werden. Dabei ist Strahlenart und -energie durch die Eigenart des zerfallenden Stoffes, genauer des radioaktiven Isotops, gegeben. Alphateilchen und Gammaquanten haben jeweils eine bestimmte, für das betreffende Isotop typische Energie (diskretes Energiespektrum, Abb. 302), während Betastrahlen aus Elektronen verschiedener Energie bestehen (kontinuierliches Energiespektrum, Abb. 303). Die größte vorkommende Betaenergie ist hierbei typisch für das betreffende Isotop.

Wenn der radioaktive Zerfall eines Stoffes als Strahlenquelle dienen soll, dann besteht die Wahl von Strahlenart und -energie im Aussuchen eines geeigneten

---

* Die Abschnitte „Physikalisch-technische Grundlagen", „Bestrahlung" und „Strahlenschutz" wurden von Dipl.-Physiker Dr. med. Jürgen Schütz bearbeitet.

Isotops. Ein reiches Angebot ist dadurch gegeben, daß es heute neben den natürlich radioaktiven Stoffen künstlich hergestellte radioaktive Isotope der meisten Elemente gibt.

Der radioaktive Zerfall eines Stoffes spielt sich in der Weise ab, daß in einem bestimmten Zeitraum jeweils ein bestimmter, für das betreffende Isotop charakteristischer Teil der zerfallsfähigen Atome zerfällt. Dank dieser Eigenart kann man den Verlauf des Zerfalls allein durch die anschauliche **Halbwertzeit** kennzeichnen. Das ist die Zeit, in der jeweils die Hälfte der noch zerfallsbereiten Atome zerfällt. Da ein radioaktiver Strahler dauernd strahlt und seine Strahlung nur abgeschirmt, nicht aber „abgeschaltet" werden kann, sind bei der Anwendung radioaktiver Stoffe ständige Strahlenschutzmaßnahmen erforderlich, deren Umfang gesetzlich geregelt ist.

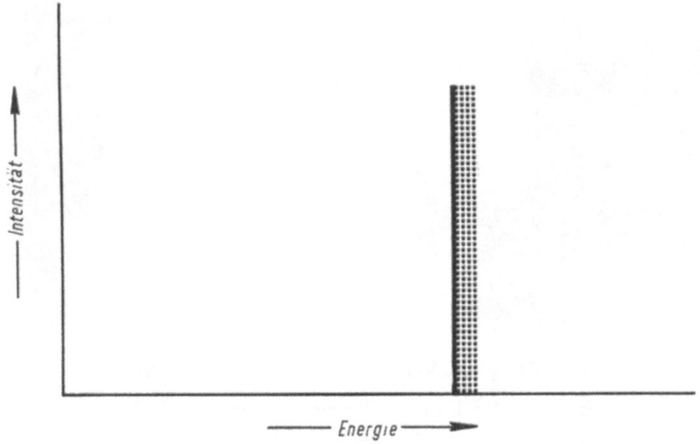

Abb. 302: Diskretes Spektrum.

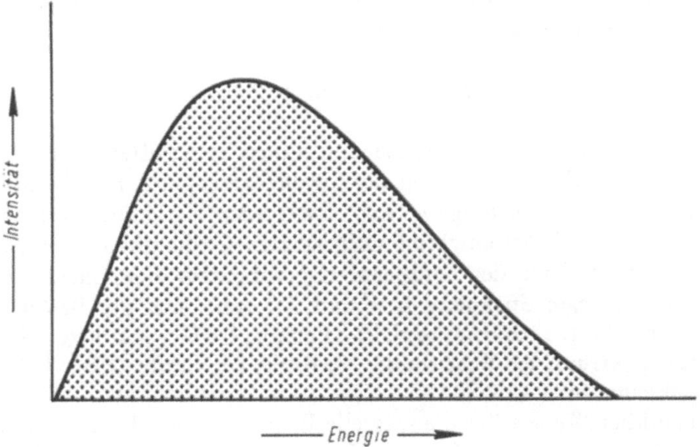

Abb. 303: Kontinuierliches Spektrum.

Die **Intensität**, mit der eine radioaktive Strahlenquelle strahlt, ist durch ihre **Aktivität** gegeben. Die Anzahl der in einem bestimmten Zeitraum freiwerdenden Photonen oder Korpuskel (Intensität) entspricht der Anzahl der in diesem Zeitraum erfolgenden Zerfallsakte (Aktivität), nimmt also wie die Zahl der zerfallsfähigen Atome mit der Zeit ab. Die Aktivität eines radioaktiven Strahlers (Zerfallsakte pro Zeit) wird in der Einheit „Curie" (Ci) angegeben, wobei $1\ Ci = 3{,}7 \times 10^{10}$ Zerfälle/sec bedeutet.

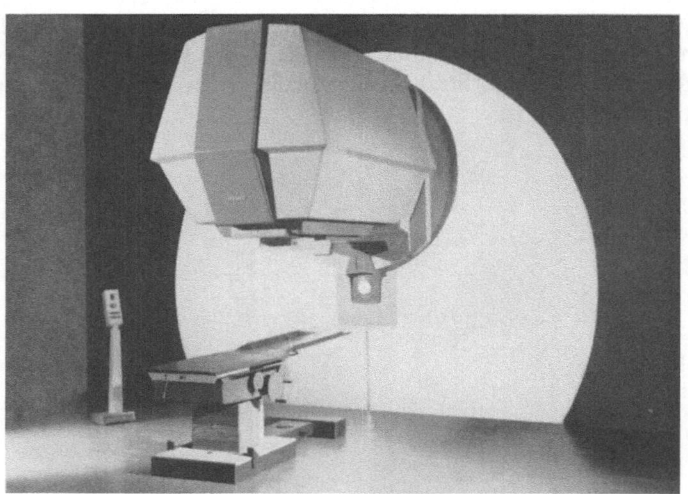

Abb. 304: 42-MeV-Betatron der Fa. Siemens AG.

1 Ci ist die Aktivität von 1 g Radium. Unterteilungen der Einheit: 1000 mCi (Millicurie) = 1 Ci, 1000 μCi (Mikrocurie) = 1 mCi. Für die Anwendung ergibt sich die Konsequenz, daß eine Gammastrahlenquelle mit dem radioaktiven Kobaltisotop der Massenzahl 60 (^{60}Co), das eine Halbwertzeit von 5,3 Jahren besitzt, nach einigen Jahren gegen eine neue Quelle von ausreichender Aktivität ausgetauscht werden muß. Andererseits kann radioaktives Gold (^{198}Au) mit einer Halbwertzeit von 2,7 Tagen im Körper verbleiben, da nach kurzer Zeit die Aktivität abgeklungen ist.

2. Elektronenstrahlen

Die Beschleunigung elektrisch geladener Teilchen im Kraftfeld einer elektrischen Spannung ist eine andere Möglichkeit der Strahlenerzeugung. Für die Medizin hat bisher lediglich die *Beschleunigung von Elektronen* Bedeutung erlangt. Diese werden aus einer durch Stromwärme aufgeheizten Glühkathode freigesetzt. Den Elektronen wird im Zuge des Beschleunigungsvorganges eine Energie mitgeteilt, die durch die angelegte Spannung bestimmt ist. Am Ende des Beschleunigungsvorganges haben alle Elektronen die gleiche Energie. Im Gegensatz zum kontinuierlichen Energiespektrum der Betastrahlen radioaktiver Stoffe (Abb. 303) liegt ein diskretes Spektrum vor (Abb. 302).

In anschaulicher Weise trägt die spezielle Energieeinheit „Elektronenvolt" (eV) diesem Vorgang Rechnung. 1 eV ist die Energie, die ein Elektron aufnimmt, das ein Spannungsgefälle von 1 V (Volt) durchläuft.

Vielfache der Einheit Elektronenvolt: 1000 eV = 1 keV (Kiloelektronenvolt), 1000 keV = 1 MeV (Megaelektronenvolt). In einer Beschleunigungsstufe können aus technischen Gründen Elektronen nur bis auf ca. 300 keV beschleunigt werden. Zur Erzeugung energiereicherer Elektronen müssen mehrere Beschleunigungsstufen hintereinandergeschaltet werden. Beim *Linearbeschleuniger* erfolgt die Beschleunigung auf einer geraden Bahn, beim *Kreisbeschleuniger* werden die Elektronen durch ein Magnetfeld auf eine Kreisbahn gezwungen. Mit einem Kreisbeschleuniger vom Typ des Betatron (Elektronenschleuder, Abb. 304) lassen sich bei tragbarem Aufwand Elektronen mit einer Energie bis zu 50 MeV erzeugen.

3. Röntgenstrahlen

Elektronen, die auf einen Auffänger (Target, Antikathode, Anode) treffen, werden abgebremst und bilden einen Brennfleck (Fokus). Ihre Energie wird zum größten Teil in Form von Wärme, der Rest als elektromagnetische Strahlung (Röntgenstrahlen) frei. Ein Elektron liefert jeweils ein Photon. Dessen Energie kann nicht größer sein, als die des Elektrons, ist aber meist kleiner. Das Energiespektrum der *Röntgenbremsstrahlung* ist ein kontinuierliches Spektrum (Abb. 305).

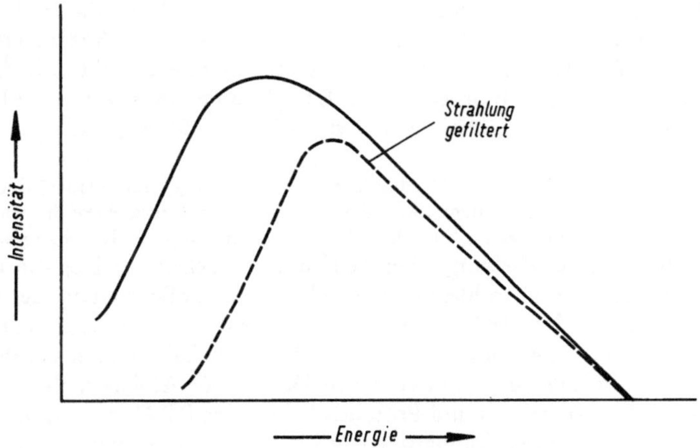

Abb. 305: Röntgenbremsspektrum.

Die größte vorkommende Photonenenergie ist durch die Spannung bestimmt, mit der die Elektronen beschleunigt werden. Bei einer Röntgenröhre ist das die an die Röhre angelegte Spannung, die *Röhrenspannung*. Die Intensität der Strahlung ist durch die Anzahl der beschleunigten Elektronen, den Elektronenstrom oder *Röhrenstrom* gegeben, der wiederum von der Heizung der Glühkathode abhängt. Da sowohl Spannung als auch Strom in gewissen Grenzen regelbar sind, lassen sich bei Röntgenstrahlen Energie und Intensität variieren. Schutzmaßnahmen sind nur während des Betriebs erforderlich, da man die Strahlung abschalten kann.

Praktisch wird die Röntgenbremsstrahlung nur gefiltert verwendet. Dabei wird durch ein in den Strahlengang gebrachtes Metallblech, das energiearme Photonen besonders stark absorbiert, der energieärmere Teil des Spektrums unterdrückt (vgl. Abb. 305).

4. Strahlenwirkung

Die wesentliche Strahlenwirkung ist primär die *Ionisation* von Atomen und
Molekülen der durchstrahlten Materie. Geladene Teilchen ionisieren in der Weise,
daß sie mit den Atomen längs ihrer Bahn in Wechselwirkung treten und ihnen
Elektronen entreißen. Photonen werden im Zuge bestimmter Prozesse absorbiert.
Dabei treten Sekundärelektronen auf, die ihrerseits ionisieren. Für niedrige Photonenenergien (bis etwa 200 keV) ist der *Photoeffekt* der vorherrschende Absorptionsprozeß. Dabei verschwindet das Photon und es wird ein Elektron aus
der Atomhülle freigesetzt. Die Energie des Sekundärelektrons ist gleich der des
Photons, vermindert um die Ionisationsenergie (Bindungsenergie). Im Energiebereich von 200 keV bis 5 MeV (vgl. Abb. 309) kommt dem *Compton-Effekt* die
entscheidende Rolle zu. Auch hierbei wird ein Elektron freigesetzt, dazu kommt
ein neues Photon mit einer gegenüber dem primären Photon verminderten Energie.
Beginnend mit Energien oberhalb 1 MeV gewinnt die *Paarbildung* zunehmend an
Bedeutung. Das primäre Photon verschwindet, an seiner Stelle erscheinen ein
Elektron und ein Positron (Materialisation der Strahlung).

Der Bedeutung der Ionisation entspricht die Wahl des „**Röntgen**" (**R**) als
Einheit der Strahlendosis. 1 Röntgen ist eine Strahlendosis, die in 1 cm³ Luft
unter Normalbedingungen (0° C, 760 mm Hg) eine bestimmte Anzahl von Ionen-
paaren ($2,1 \times 10^9$) erzeugt. Auf die freigesetzte Energie bezieht sich die Dosis-
einheit „**rad**" (radiation absorbed dose). Eine Strahlendosis von 1 rad setzt in
1 g Materie Energie in der Höhe von 100 erg ($62,5 \times 10^{12}$ eV) frei.

1 R setzt in 1 g Weichteilgewebe durchschnittlich 100 erg frei. Daher sind vielfach
Dosisangaben in R und rad zahlenmäßig gleichzusetzen. Im Energiebereich von 200 keV
bis 5 MeV gilt bei Photonenbestrahlung diese Vereinfachung auch für Knochengewebe.

Für die **biologische Wirkung** einer Strahlung ist neben der Dosis in den oben
angeführten Einheiten die Strahlenart von Bedeutung. Zur Beurteilung der **relativen
biologischen Wirksamkeit** (RBW) vergleicht man die zur Erzielung einer gleichen
biologischen Wirkung notwendigen Dosen bei Röntgen- oder Gammastrahlung mit
den bei anderen Strahlenarten notwendigen Dosen. Für Alphastrahlen ergibt sich
eine RBW von 20. Neutronen und Protonen haben eine RBW von 10, Betastrahlen
unterscheiden sich in ihrer biologischen Wirksamkeit nicht von Röntgen- oder
Gammastrahlen (RBW = 1).

Der Intensität einer Strahlung entspricht die **Dosisleistung,** d. h. die Dosis pro
Zeit. Einheiten der Dosisleistung: Röntgen pro Sekunde (R/s), pro Minute (R/min)
und pro Stunde (R/h). Aus geometrischen Gründen nimmt die Dosisleistung mit
zunehmender Entfernung von der Strahlenquelle ab.

Alle Strahler werden durch eine **Dosisleistungskonstante** charakterisiert. Bei
radioaktiven Stoffen gibt diese an, welche Dosisleistung in einem bestimmten Abstand von einer bestimmten Aktivität auftritt; bei Röntgenstrahlen entsprechend,
welche Dosisleistung in einem bestimmten Abstand vom Fokus bei einem bestimmten Röhrenstrom vorliegt.

Tabelle 1 gibt die Dosisleistungskonstanten einiger radioaktiver Isotope wieder, und
zwar in R/h pro mCi in 1 cm Abstand ($\frac{R\,cm^2}{h\,mCi}$).

Tab. 1: *Dosisleistungskonstanten für die Gammastrahlung einiger radioaktiver Isotope* (mit Folgeprodukten)

Element		Massenzahl	Halbwertzeit	Dosisleistungskonstante für 1 cm Abstand
Kobalt	Co	60	5,3 Jahre	$13 \; \dfrac{R \; cm^2}{h \; mCi}$
Radium	Ra	226	1590 Jahre	8,4 „
Caesium	Cs	137	30 Jahre	3,4 „
Jod	J	131	8 Tage	2,5 „
Gold	Au	198	2,7 Tage	2,3 „

Bei Röntgenstrahlen wird in 50 cm Abstand vom Fokus (Brennfleck) bei 200 kV Spannung und 1 mm Cu-Filter eine Dosisleistung von ca. 3 R/min pro mA erzielt, bei 100 kV und 1 mm Cu-Filter sind es etwa 0,3 R/min pro mA und bei 100 kV, 1 mm Al-Filter, rund 7 R/min pro mA.

Strahlenquellen zur Fernbestrahlung werden durch die Angabe des **Röntgenwertes** charakterisiert. Das ist diejenige Dosisleistung, die in 50 cm Abstand von der Strahlenquelle (bei Röntgenstrahlen vom Fokus) frei in Luft vorliegt.

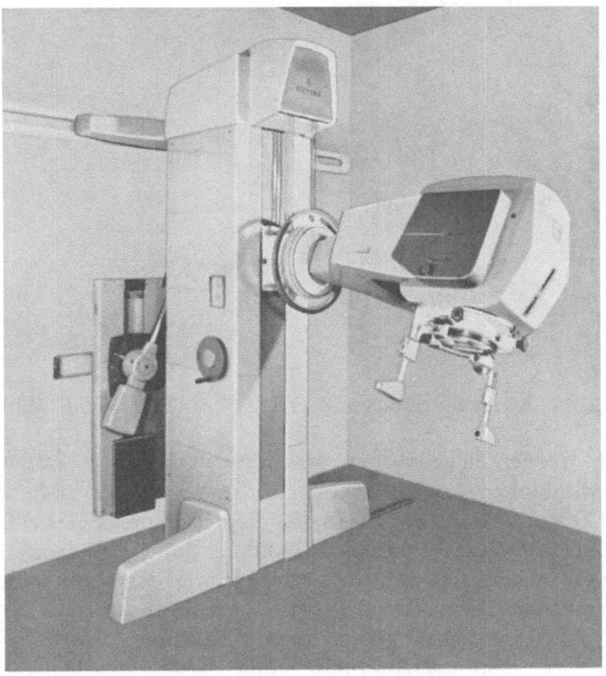

Abb. 306: Kobalt-Teletherapiegerät „Gammatron I" der Fa. Siemens AG.

Radiokobalt mit einer Anfangsaktivität von 2000 Ci, wie es etwa in einem Kobalt-
bestrahlungsgerät vom Typ des Gammatron (Abb. 306) als Strahlenquelle dient, liefert
einen Röntgenwert von theoretisch 170 R/min (der tatsächliche Wert liegt wegen der
räumlichen Ausdehnung der Quelle unter dem theoretischen Wert). Der Röntgenwert
nimmt entsprechend der Aktivitätsverringerung der Quelle monatlich um ungefähr 1%
ab. Für ein Röntgentherapiegerät (Abb. 307) beträgt der Röntgenwert bei einer mit
1 mm Cu gefilterten 200 kV-Strahlung und einer Stromstärke von 20 mA (Milliampere)
etwa 60 R/min.

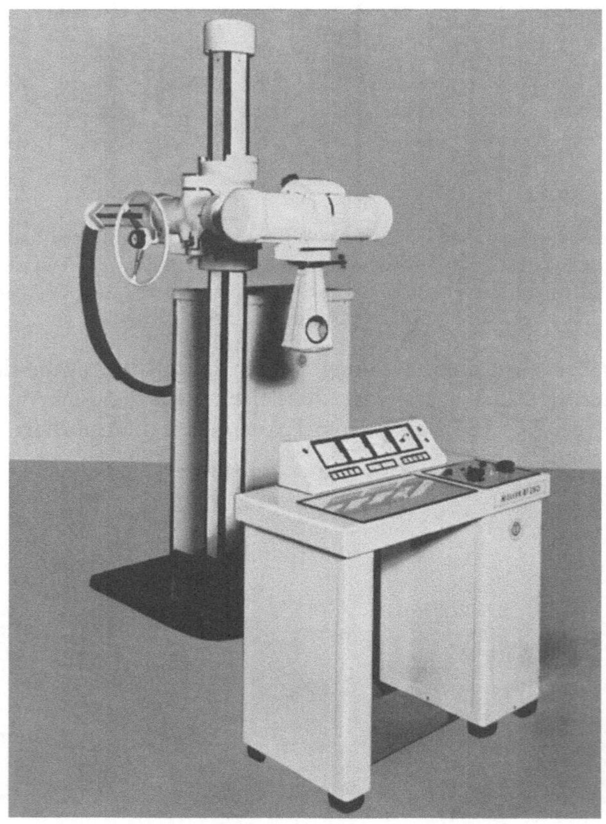

Abb. 307: Röntgentherapiegerät „RT 250" der Fa. C. H. F. Müller.

Bei in den Körper eingebrachten radioaktiven Strahlern lassen sich genaue
Dosisangaben nicht ohne weiteres machen. In unmittelbarer Nähe der Strahlenquelle fällt die Dosisleistung stark ab, so daß die umliegenden Gewebsschichten sehr
unterschiedlichen Dosen ausgesetzt sind. Bei Radium dosiert man nach „**Milligramm-
elementstunden**" (mgeh). Die Angabe besagt, wieviel mg Radiumelement (Aktivität) wieviele Stunden einwirken. Für jede spezielle therapeutische Anwendung
sind die zur Erzielung einer gewünschten biologischen Wirkung notwendige
Radiummenge, ihre räumliche Anordnung und Anwendungsdauer empirisch bekannt. Auf eine Dosisangabe in R kann daher verzichtet werden. Bei Radium

ändert sich infolge der langen Halbwertzeit von 1590 Jahren die Aktivität eines Präparates praktisch nicht. Bei anderen Strahlern, wie z. B. Radiojod (Halbwertzeit 8 Tage) und Radiogold (Halbwertzeit 2,7 Tage) ändert sich die Aktivität rasch. Man gibt wiederum auf Grund von Erfahrung an, welche Aktivität im Einzelfall appliziert werden soll und muß bei Bereitstellung solcher Präparate die Substanzmenge so wählen, daß die Aktivität zum Zeitpunkt der Applikation den gewünschten Wert hat. Da die genannten Stoffe im Körper verbleiben, ist ihre Strahlenwirkung allein durch die eingebrachte Aktivität bestimmt.

Die Gammastrahlung einer Radiogoldmenge der Aktivität 1 mCi ergibt beispielsweise beim vollständigen Zerfall in 1 cm Abstand frei Luft eine Gesamtdosis von 210 R, die Betastrahlung des gleichen Präparats bewirkt in unmittelbarer Nähe eine sehr viel höhere Dosis.

5. Strahlenausbreitung

Im Zuge der Ausbreitung wird eine Strahlung durch verschiedene Faktoren geschwächt. Die Abnahme der Strahlenintensität mit zunehmender Entfernung von der Strahlenquelle ist rein geometrisch bedingt. Handelt es sich um punktförmige Strahler, so sinkt mit einer Verdoppelung des Abstandes die Dosisleistung auf ein Viertel des ursprünglichen Wertes. Dieser geometrische Effekt wirkt sich in unmittelbarer Nähe eines Strahlers besonders stark aus. Daher resultiert der Unterschied zwischen **Nahbestrahlung** mit raschem Dosisabfall und geringer Tiefenwirkung und **Fernbestrahlung** mit langsamem Dosisabfall und großer Tiefenwirkung.

Streuung und *Absorption* sind Schwächungsfaktoren, die bei der Strahlenausbreitung in Materie eine Rolle spielen. Man spricht von Streuung, wenn Korpuskel oder Photonen ihre Fortpflanzungsrichtung ändern, wobei dieser Vorgang mit oder ohne Energieverlust vor sich gehen kann. Absorption bedeutet ein Verschwinden von freien Korpuskeln oder Photonen.

Geladene Teilchen verbrauchen beim Durchgang durch Materie ihre Energie schrittweise in der Wechselwirkung mit Atomen und Molekülen, die sie ionisieren bzw. dissoziieren. Sie kommen zur Ruhe, wenn ihre ganze Energie verbraucht ist und sind damit am Ende ihrer *Reichweite* angelangt. Die Reichweite ist für Teilchen bestimmter Art und Energie eine für die jeweilige Materie typische Größe. Sie nimmt mit wachsender Energie zu. Wegen ihrer Masse werden *Alphateilchen* wenig gestreut, so daß ein Bündel von Alphastrahlen gleicher Energie praktisch ungeschwächt bleibt, bis an der Grenze der Reichweite die Intensität auf Null abfällt. Sie werden aber sehr stark absorbiert, so daß ihre Reichweite gering ist. *Elektronen* haben eine erheblich größere Reichweite, doch wird ein Elektronenstrahl durch Streuung stark geschwächt. Von energiearmen Elektronen erreichen nur wenige die ihrer Reichweite entsprechende Eindringtiefe.

Alphastrahlen des Radium und der Folgeprodukte seines Zerfalls mit einer Energie von rund 5 MeV haben in Luft eine Reichweite von 30 mm, in Wasser dagegen von nur 0,04 mm. 5 MeV-Elektronen dringen in Luft bis zu 20 m und in Wasser bis zu 3 cm vor. 40 MeV-Elektronen eines Betatron haben in Luft eine Reichweite von 150 m, in Wasser von 17 cm, erreichen also im Körper auch tiefgelegene Herde.

Die Alpha- und Betastrahlen radioaktiver Präparate können nur auf kurze Distanz wirken. Eine Suspension von radioaktivem Gold, in die Bauchhöhle oder den Pleuraspalt eingebracht, vermag die serösen Oberflächen sehr wirksam zu bestrahlen. Die Betastrahlung des [198]Au hat eine Maximalenergie von 0,96 MeV; damit haben die energiereichsten Elektronen eine größte Eindringtiefe von 4 mm in Wasser oder Gewebe. Radioaktives Strontium wird für die Bestrahlung von Oberflächen verwendet. [90]Sr und sein Folgeprodukt [90]Y (Yttrium—90) sind reine Betastrahler. Der Maximalenergie von 2,2 MeV entspricht in Wasser oder Gewebe eine größte Eindringtiefe von 1 cm.

Bei geschlossenen radioaktiven Präparaten wird die Alphastrahlung vollständig und die Betastrahlung weitgehend in der Edelmetallhülle absorbiert. So ist beispielsweise bei Radiumnadeln und bei Radiogoldseeds vorwiegend die Gammastrahlung dieser Präparate wirksam.

Den verschiedenen Absorptionsprozessen, denen Röntgen- und Gammastrahlen unterliegen (Photoeffekt, Compton-Effekt und Paarbildung), ist gemeinsam, daß die Strahlung in der Weise geschwächt wird, daß in einer bestimmten Schichtdicke jeweils ein bestimmter Prozentsatz der Strahlung absorbiert wird. Als **Halbwertschicht** (HWS) bezeichnet man diejenige Schichtdicke, nach deren Durchlaufen die Intensität der Strahlung auf die Hälfte abgenommen hat. Für Photonen einer bestimmten Energie ist die Halbwertschicht eine Materialkonstante des absorbierenden Stoffes.

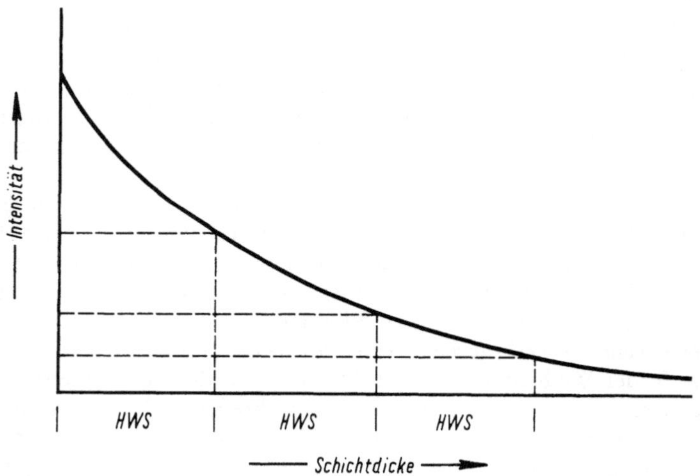

Abb. 308: Schwächung eines Photonenstrahls durch Absorption. HWS — Halbwertschicht.

Tabelle 2 gibt einen Überblick über den Zusammenhang zwischen Strahlenenergie und Halbwertschicht. Wasser entspricht in seinem Absorptionsverhalten etwa Weichteilgewebe, Blei wird vorwiegend zur Strahlenabschirmung verwendet.

Tab. 2: *Halbwertschichten in Wasser und Blei für Röntgenbremsstrahlung verschiedener Erzeugerspannung bei üblicher Filterung*

Spannung	HWS Wasser	HWS Blei
50 kV	2,4 cm	0,03 mm
100 kV	4,4 cm	0,12 mm
1 MV	13 cm	5,1 mm
10 MV	28 cm	20,0 mm

Für Röntgen- und Gammastrahlen läßt sich keine Reichweite angeben. Jede Schutzwand kann die Strahlung nur auf einen bestimmten Prozentsatz abschwächen (drei Halbwertschichten schwächen auf ⅛, sieben Halbwertschichten auf weniger als 1% der ursprünglichen Intensität).

Eine Strahlung ist um so durchdringender oder härter (d. h. ihre HWS ist um so größer), je höher die Energie ist. Röntgenbremsstrahlung besteht aus Photonen verschiedener Energie, denen im gleichen Stoff verschiedene Halbwertschichten zukommen. Das hat zur Folge, daß eine solche Strahlung beim Durchgang durch Materie härter wird, denn die energieärmeren (weichen) Anteile werden stärker geschwächt. **Röntgenstrahlenfilter** beruhen auf diesem Effekt (vgl. Abb. 305).

In der Röntgendiagnostik arbeitet man mit Aluminiumfiltern von einigen mm Stärke, in der Therapie meist mit stärker absorbierenden Kupferfiltern und höheren Spannungen. Dadurch ergibt sich eine gegenüber der Diagnostik durchdringendere Strahlung, der wenig weiche Strahlungsanteile beigemischt sind.

Photonen zeigen in Abhängigkeit von ihrer Energie ein unterschiedliches Absorptionsverhalten, von dem Abb. 309 einen Eindruck vermittelt.

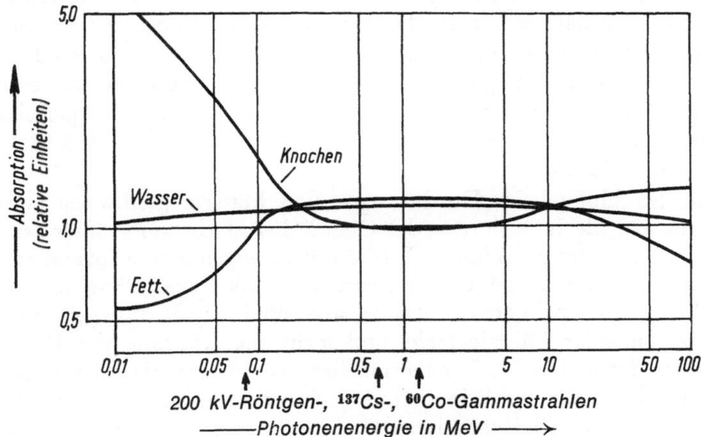

Abb. 309: Absorptionsverhalten verschiedener Stoffe in Abhängigkeit von der Photonenenergie. Beide Achsen sind logarithmisch geteilt. Die Ordinate gibt das Absorptionsverhalten in relativen Einheiten an. (Modifiziert nach F. WACHSMANN und A. DIMOTSIS: Kurven und Tabellen für die Strahlentherapie, S. Hirzel Verlag, Stuttgart 1957.)

Bei niedrigen Energien im Bereich des Photoeffekts werden Röntgenstrahlen in Knochen sehr viel stärker absorbiert als in Wasser oder in Fett. Wegen dieser Absorptionsunterschiede lassen sich verschiedene Gewebe bei gleicher Schichtdicke auf der Röntgenaufnahme differenzieren.

Zu Abbildung 309 ist anzumerken, daß bei Röntgenstrahlen eine mittlere Photonenenergie einzusetzen ist. Ihr entspricht eine zahlenmäßig mehr als doppelt so hohe Erzeugerspannung, denn von den Photonen der Röntgenbremsstrahlung (vgl. Abb. 305) haben nur wenige die durch die Beschleunigungsspannung gegebene Maximalenergie. Wie aus Abbildung 309 zu erkennen ist, wird der Unterschied im Absorptionsverhalten verschiedener Gewebe beginnend mit einer Photonenenergie von 20 keV kleiner und ist bei 200 keV aufgehoben. Diesen mittleren Photonenenergien entsprechen Röhrenspannungen von etwa 50 kV bzw. 500 kV. In der Röntgendiagnostik wird mit Spannungen von 50—125 kV gearbeitet.

Für die **Strahlenbehandlung tief liegender Herde** ist das im Bereich niedriger Energien vorliegende Absorptionsverhalten unerwünscht. Knochen, der beispielsweise bei Herden im Schädel, Thorax oder Becken durchstrahlt werden muß, schirmt Strahlung ab und wird selbst durch die übermäßige Strahlenabsorption geschädigt. Im Herdbereich ergibt sich eine ungleichmäßige, nicht homogene Verteilung der Strahlenwirkung auf verschiedene Gewebearten. Man arbeitet daher nur in der **Oberflächentherapie** (Hautbestrahlungen) mit niedrigen Spannungen und strebt für die **Tiefentherapie** eine Photonenenergie im Bereich von 200 keV bis 5 MeV an. In diesem Bereich ist der Compton-Effekt, bei dem die Gewebsart wenig Einfluß hat, der vorherrschende Absorptionsprozeß. In Röntgenröhren lassen sich für den praktischen Betrieb nur Spannungen bis 300 kV erzeugen; das ergibt eine Bremsstrahlung mit einer mittleren Photonenenergie von rund 120 keV, die damit noch nicht in dem für die Therapie günstigsten Bereich liegt. Auch das Durchdringungsvermögen läßt bei dieser Energie noch zu wünschen übrig; die Halbwertschicht im Wasser beträgt 10 cm. Günstig hinsichtlich des Absorptionsverhaltens der Gewebe wie auch der Halbwertschicht liegt die Gammaenergie einiger radioaktiver Strahler. Besondere Verbreitung hat Kobalt-60 gefunden, das Photonen mit einer Energie von 1,17 und 1,33 MeV abstrahlt. Bei einer Halbwertschicht in Wasser von 14 cm kann die Strahlung tief in den Körper eindringen. Weiter findet Caesium-137 Anwendung, dessen Photonenenergie 0,66 MeV beträgt (HWS in Wasser 12 cm).

Da eine Strahlung beim Durchdringen von Materie geschwächt wird, wäre anzunehmen, daß die Intensität in der Oberflächenschicht am größten ist und mit zunehmender Tiefe stetig abnimmt. Tatsächlich bedingen **Streuprozesse** eine erhebliche Modifikation dieses Bildes. Gestreute Korpuskel und Photonen haben bei niedriger Energie der primären Strahlung alle möglichen Richtungen und nehmen erst mit zunehmender Energie mehr und mehr die Richtung des Primärstrahls an. Das führt dazu, daß bei konventionellen Röntgenstrahlen die *Rückstreuung* (entgegen der Richtung des Primärstrahls) eine zusätzliche Belastung der Oberflächenschicht bewirkt. Bei energiereicher Strahlung ist die Streustrahlung überwiegend vorwärts gerichtet und das Dosismaximum wird erst in einiger Tiefe unterhalb der bestrahlten Oberfläche erreicht (*Aufbaueffekt* oder build-up-Effekt). Bei der Gammastrahlung des Kobalt-60 (rund 1,25 MeV) liegt das Dosismaximum in 4 mm Tiefe, bei 40 MeV-Elektronen in 5 cm Tiefe. Da das Unterhautgewebe weniger strahlenempfindlich ist als die Oberhaut, wirkt sich der „Aufbaueffekt" energiereicher Strahlung in der Strahlentherapie günstig aus.

C. Bestrahlung

Für die praktische Strahlentherapie sind verschiedene Dosisangaben von Bedeutung. Die *Planung einer Bestrahlung* beginnt damit, daß die **Herddosis** (HD) festgelegt wird; das ist diejenige Dosis, die am Ort des Herdes appliziert werden soll. Sie hat den Charakter einer Sollgröße, die selten im Verlauf der Bestrahlung durch Messungen kontrolliert werden kann. Es wird vielmehr von der **Tiefendosis** (TD) auf die Herddosis geschlossen. Tiefendosen werden für bestimmte Strahlenquellen und bestimmte Bestrahlungsbedingungen durch Messungen in geeignet aufgebauten Phantomen ermittelt. In vielen Fällen, insbesondere bei energiereichen Photonen (vgl. Abb. 309), genügt es, die Tiefendosen in Wasser zu kennen. Zu den Bestrahlungsbedingungen gehört der Abstand von der Strahlenquelle bis zur Körperoberfläche (**Fokus-Haut-Distanz, FHD**) und die **Feldgröße.** Tiefendosiswerte lassen sich anschaulich in Isodosenschaubildern (Abb. 310, 311) zusammenfassen. Längs aller Punkte einer Isodose ist die Tiefendosis gleich. Meist werden Tiefendosen nicht in absoluten Einheiten angegeben, sondern in Prozent der Dosis im Dosismaximum. Man spricht dann von *relativer Tiefendosis.* Weitere Dosisangaben betreffen die **Einfalldosis (ED),** die am Ort der Körperoberfläche ohne irgendwelche Streuungseinflüsse frei Luft gemessen wird und die **Oberflächendosis (OD).** In der Oberflächendosis sind Streueffekte berücksichtigt; sie gibt die in der Oberflächenschicht des Körpers wirksame Dosis an, die für die Hautbelastung entscheidend ist. Im Falle überwiegender Rückwärtsstreuung, wie sie bei energiearmer Strahlung vorliegt, ist die Oberflächendosis erheblich größer als die Einfalldosis. Für die Strahlentherapie wird zunächst die gewünschte Herddosis festgelegt. An Hand von Tiefendosistabellen wird die Dosis ermittelt, die im Dosismaximum eingestrahlt werden muß, um diese Herddosis zu erzielen. Daraus ergeben sich dann die anzuwendenden Strahlungsparameter (Bestrahlungszeit, Stromstärke usw.).

Eine weitere Dosisgröße ist die **Volumendosis.** Sie errechnet sich, indem man die Dosis mit dem Körpervolumen multipliziert, das dieser Dosis ausgesetzt ist. Einheit: $R \cdot Liter$ oder $rad \cdot Liter$. Da die Dosis definiert ist als Ionisationsakte pro cm^3 oder freigesetzte Energie pro cm^3 (vgl. S. 520), gibt die Volumendosis die Anzahl der insgesamt gebildeten Ionenpaare bzw. die insgesamt im Körper freigesetzte Energie an. Erstrebt wird eine hohe Herddosis bei möglichst kleiner Volumendosis, denn mit der Volumendosis nehmen die Nebenwirkungen (Strahlenkater usw.) zu.

Nach der Lokalisation des zu bestrahlenden Herdes unterscheidet man **Oberflächen-, Halbtiefen- und Tiefentherapie.** Der Bereich der Halbtiefentherapie reicht von etwa 2—6 cm Herdtiefe. Bei jeder Strahlentherapie geht es darum, den Herd mit einer ausreichenden Dosis zu treffen und dabei die übrigen Körperpartien so weit wie möglich zu schonen. Dazu müssen Strahlenqualität und Bestrahlungsart zweckmäßig gewählt werden. Hinsichtlich der Strahlenqualität stehen zur Wahl: Korpuskel oder Photonen, harte (energiereiche) oder weiche (energiearme) Strahlung, hinsichtlich der Bestrahlungsart: Nah- und Fernbestrahlung.

Nahbestrahlung und weiche Strahlen entsprechen den Forderungen der **Oberflächentherapie.** Der erwünschte rasche Dosisabfall ist bei Nahbestrahlung (FHD klein) geometrisch bedingt, bei weicher Strahlung wird er durch die starke Absorption bewirkt. Für die **Tiefentherapie** sind durchdringende, also energiereiche Strahlen notwendig.

Bei Fernbestrahlung (Telebestrahlung) wirkt sich der geometrisch bedingte Dosisabfall nur wenig aus. Bezüglich der Strahlenart ist bedeutungsvoll, daß Korpuskelbestrahlung am Ende der Reichweite einen raschen Dosisabfall hat. Durch geeignete Wahl der Energie läßt sich eine Reichweite erzielen, bei der das Gewebe hinter dem Herd geschont wird (vgl. Abb. 310 und 311). Photonen werden allmählich geschwächt (vgl. Abb. 308), so daß ein merklicher Strahlenanteil durch den ganzen Körper hindurchgeht. Im Gegensatz zu Elektronen werden aber energiereiche Photonen in verschiedenen Geweben gleichermaßen absorbiert (vgl. Abb. 309), was im Sinne einer gleichmäßigen Strahlenwirkung erwünscht ist.

Die Abbildungen 310 und 311 zeigen typische Isodosenbilder für die Oberflächen- und Tiefentherapie. Wesentlich ist die Lage der 75%- und 50%-Isodose. Eingestrahlt wird aus Richtungen, bei denen die Herdtiefe (d. h. der Abstand des Herdes von der Körperoberfläche) klein ist, so daß der Herd möglichst im Bereich dieser Isodosen gelegen ist.

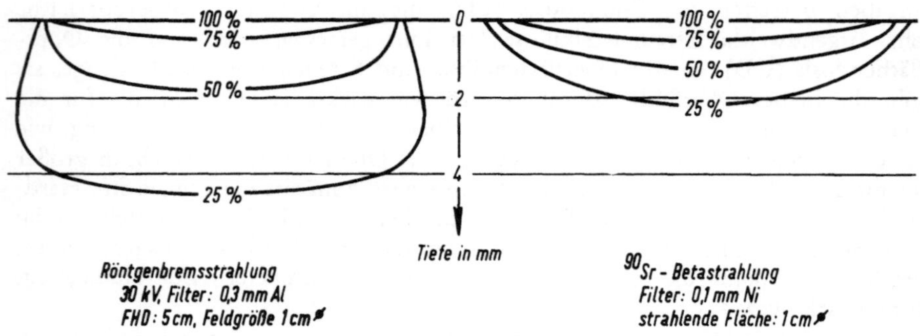

Abb. 310: Isodosen in Wasser bei Oberflächenbestrahlung. (Schematische Darstellung, 75%-Isodosen in gleicher Tiefe.)

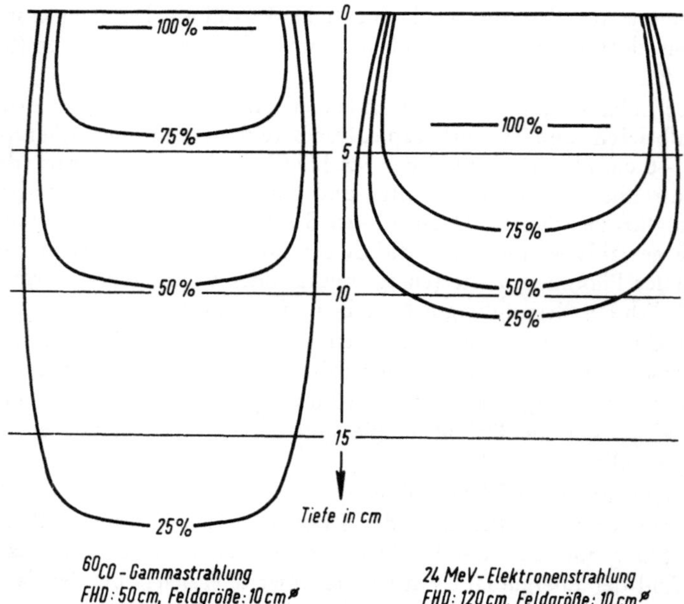

Abb. 311: Isodosen in Wasser bei Tiefenbestrahlung. (Schematische Darstellung, 50%-Isodosen in gleicher Tiefe.)

D. Strahlenschutz

Bei der Anwendung ionisierender Strahlen müssen Vorsichtsmaßregeln beachtet werden. Auftretende Schäden können die der Strahlung ausgesetzten Personen betreffen **(somatische Schäden)** sowie deren Nachkommenschaft **(Fruchtschäden, genetische Schäden).**

Strahlendosen über 50 R, die den ganzen Körper treffen **(Ganzkörperbestrahlung),** lösen Krankheitssymptome aus **(Strahlenkrankheit).** Dosen über 500 R führen zum Tode. Bei Teilkörperbestrahlung werden wesentlich höhere Dosen vertragen; 600 R etwa bewirken ein charakteristisches Hauterythem. Fruchtschäden sind in der Frühschwangerschaft bereits bei Strahlendosen von wenigen R zu befürchten. Für genetische Schäden gibt es keine untere Schwelle, auch kleinste Strahlendosen können Mutationen auslösen. Dabei handelt es sich um zusätzliche Mutationen, die zu den ständig spontan erfolgenden Mutationen hinzukommen.

Strahlenschutzmaßnahmen für beruflich strahlenexponierte Personen sind darauf abgestellt, daß jegliche Strahlenbelastung möglichst klein zu halten ist. Ein *absoluter Schutz* vor Strahlen ist weder möglich noch notwendig. Röntgen- und Gammastrahlung dringt auch durch dicke Schutzwände (vgl. Abb. 308), während andererseits Strahlen aus dem Weltraum und dem Erdinneren eine **natürliche Strahlenbelastung** zur Folge haben, der die Menschheit schon immer ausgesetzt ist und die daher nicht als schädlich angesehen werden kann. Für den Kreis beruflich strahlenexponierter Personen ist in erster Linie die Möglichkeit genetischer Schäden von Bedeutung. Somatische Schäden lassen sich bei entsprechender Arbeitstechnik vermeiden, ebenso Fruchtschäden. Bei der Festlegung der mit Rücksicht auf die Gefahr genetischer Schäden vertretbaren *höchstzulässigen* Dosis hat man sich an der natürlichen Strahlenbelastung orientiert und eine zusätzliche Strahlenbelastung des ganzen Körpers von maximal 5 R jährlich für zulässig erklärt. Geht man von der Annahme aus, daß die spontanen Mutationen durch die natürliche Strahlenbelastung bedingt sind, so bewirken zusätzliche 5 R jährlich etwa eine Verdoppelung der natürlichen Mutationsrate, was hinsichtlich der genetischen Folgen als vertretbar angesehen wird. **Gesetzliche Vorschriften** stellen die ständige Überwachung strahlenexponierter Personen und die Einhaltung der angegebenen Höchstdosen sicher.

In der **Röntgendiagnostik** können Abschirmungen aus Bleiblech und Bleischürzen einen ausreichenden Schutz bieten. Eine 100-kV-Röntgenstrahlung mit einer Halbwertschicht in Blei von rund 0,12 mm wird in einer Bleischürze mit 0,25 mm Bleiäquivalent bereits auf ¼ ihrer ursprünglichen Intensität abgeschwächt. Gegenüber der in erster Linie vom Patienten und weiter auch von strahlengetroffenen Gegenständen ausgehenden Streustrahlung ist das ausreichend, so daß nur gegen die direkte Strahlung noch ein besonderer Schutz erforderlich ist. Gegen energiereiche Strahlung, wie sie in der **Therapie** Anwendung findet, bieten Schürzen und Abschirmungen keinen Schutz (vgl. Tab. 2, sowie Angaben über verschiedene HWS im Text). Teletherapieanlagen werden von einem strahlengeschützten Raum aus bedient, während der Patient durch ein dickes Bleiglasfenster oder durch Fernseheinrichtungen beobachtet wird. Bei Manipulationen mit **radioaktiven Stoffen** wird die Strahlenbelastung durch Arbeiten auf Distanz (Pinzetten, Greifwerkzeuge) und Schnelligkeit niedrig gehalten.

Patienten kann eine gewisse Strahlenbelastung nicht erspart werden. *In jedem Falle muß die Gefährdung gegen den Nutzen einer Bestrahlung zu diagnostischen oder therapeutischen Zwecken abgewogen werden.* Übliche Röntgenaufnahmen ergeben eine Teilkörperdosis bis zu einigen R, bei Durchleuchtungen muß mit einer Dosisleistung von etwa 10 R/min gerechnet werden. In der Strahlentherapie sind die applizierten Dosen naturgemäß sehr viel höher, so daß die Möglichkeit zumindest genetischer Schäden immer gegeben ist.

Dem Schutz unbeteiligter Personen dient die Vorschrift, daß räumliche Bereiche, in denen Personen durch ionisierende Strahlen einer jährlichen Dosis von mehr als 1,5 R ausgesetzt sind, als „radioaktive Kontrollbereiche" gekennzeichnet werden müssen. Angrenzende Bereiche mit einer Jahresdosis von mehr als 0,15 R gelten als „Überwachungsbereiche".

E. Indikation zur Strahlenbehandlung

Eine optimale Tumorbehandlung kann nur dort durchgeführt werden, wo die Stellung der Diagnose und der Indikation zur Strahlenbehandlung sowie die Durchführung der Strahlentherapie von erfahrenen Ärzten vorgenommen wird. Eine enge Zusammenarbeit zwischen den einzelnen Fachvertretern und dem Strahlentherapeuten — insbesondere zwischen dem Chirurgen und dem Radiologen, denen ein Großteil der Tumorbehandlung zufällt — ist daher von allergrößter Bedeutung. Sicherlich gibt es eine große Zahl von Fachärzten, die neben ihrem Arbeitsgebiet auch die zu ihrem Fach notwendige Strahlentherapie beherrschen. Im allgemeinen ist es aber so, daß sie weder die Einrichtungen noch die Zeit haben, ihre Patienten selbst zu bestrahlen. Von *allen* Ärzten muß aber zumindest verlangt werden, daß sie über die Möglichkeiten und Erfolgsaussichten der Strahlenbehandlung auf ihrem Fachgebiet vollkommen orientiert sind. Erst dann können sie zusammen mit dem Radiologen die für eine erfolgreiche Strahlenbehandlung notwendige richtige Indikation stellen.

Die Aufstellung des Bestrahlungsplanes erfordert ein großes Maß an Erfahrung und biologischem, technischem und physikalischem Wissen. Der Strahlentherapeut muß die örtliche und zeitliche Dosisverteilung sorgfältig planen, die Toleranzwerte aller Organe kennen und die Strahlenbelastung besonders gefährdeter Körperregionen klein halten. Die rechnerische Planung und das zusätzliche medikamentöse und psychotherapeutische Vorgehen muß jedem Einzelfall individuell angepaßt werden.

F. Bestrahlungsmethoden

Das Ziel, eine hohe Dosis an den Krankheitsherd heranzubringen, wird durch die Verwendung einer geeigneten Strahlenqualität und einer günstigen zeitlichen und räumlichen Dosisverteilung erreicht.

1. Strahlenqualität und Bestrahlungsart

a) Oberflächentherapie

Bestrahlung von oberflächlich gelegenen und freigelegten Geschwülsten mit Röntgenbremsstrahlung von 10 kV (Grenzstrahlen) bis 60 kV bei kleiner Fokus-

Haut-Distanz (Nahbestrahlung), oder mit Elektronen bis 6 MeV bzw. Betastrahlen radioaktiver Isotope.

b) Halbtiefentherapie

Bestrahlung von Prozessen, die dicht unter der Haut liegen und zur Tiefe hin gut abgrenzbar sind (z. B. Hautmetastasen) mit Röntgenstrahlen von ca. 120 kV Erzeugerspannung bei mittlerer Fokus-Haut-Distanz und Elektronen bis 15 MeV.

c) Tiefentherapie

α) *Konventionelle Röntgentherapie:* Bestrahlung von tiefgelegenen Tumoren mit einer Röntgenstrahlung von 200—300 kV Erzeugerspannung.

β) *Supervolt- oder Hochvolttherapie:* Bestrahlung von tiefgelegenen Tumoren mit Elektronen und Röntgenbremsstrahlung von Elektronenbeschleunigern (Betatron, Linearbeschleuniger) und Gammastrahlen von Telecuriegeräten (verwendete radioaktive Isotope: Kobalt-60 und Caesium-137).

Die Bestrahlung tiefgelegener Tumoren mit Röntgenstrahlen, die durch Spannungen von 500—1000 kV erzeugt werden, wird nur vereinzelt durchgeführt. Die verwendeten Geräte sind unhandlich, störanfällig und erfordern einen hohen Aufwand an Strahlenschutz. Der Gewinn an relativer Tiefendosis gegenüber der konventionellen Röntgentherapie ist gering.

2. Zeitliche Dosisverteilung

a) Einzeitbestrahlung

Die ganze Dosis wird auf einmal verabfolgt. Diese Methode wird nur gelegentlich bei der Bestrahlung oberflächlicher Tumoren angewendet. Im allgemeinen kann eine volle Tumordosis nicht auf einmal eingestrahlt werden, ohne bleibende Hautschäden zu verursachen.

b) Fraktionierte Bestrahlung

Die Gesamtdosis wird in mehr oder minder zahlreiche Einzeldosen (ca. 10—30), die täglich verabfolgt werden, unterteilt. Wegen der Steigerung der Hautbelastbarkeit und der biologischen Vorteile wird die fraktionierte Bestrahlung heute allgemein angewendet.

c) Protrahierte Bestrahlung

Die Dosis wird mit einer sehr kleinen Dosisleistung von 3—5 R/min eingestrahlt. Wegen des Zeitaufwandes stundenlanger Bestrahlungszeiten wird diese Methode kaum noch angewendet.

3. Räumliche Dosisverteilung

a) Stehfeldbestrahlung

Der Krankheitsherd wird von einem (Einzelfeldbestrahlung, Abb. 312) oder mehreren Feldern (Kreuzfeuerbestrahlung, Abb. 313) aus bestrahlt. Zur Applikation hoher Dosen an einen tiefgelegenen Tumor muß immer von 2 oder mehreren Feldern aus konzentrisch auf den Herd eingestrahlt werden, damit das oberhalb des Tumors gelegene gesunde Gewebe optimal geschont wird. Durch Kompression geeigneter Körperstellen (z. B. Abdomen) mit einem an der Strahlenaustrittsöffnung des Therapiegerätes angebrachten Tubus lassen sich mehrere Zentimeter Herdtiefe einsparen, so daß mit einer kleineren Oberflächendosis die notwendige Herddosis erreicht werden kann.

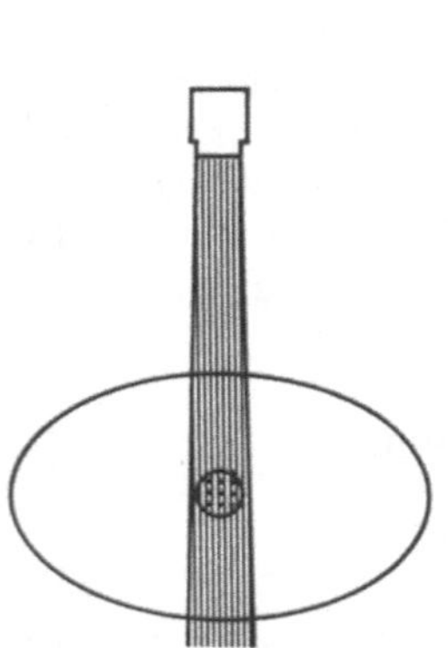 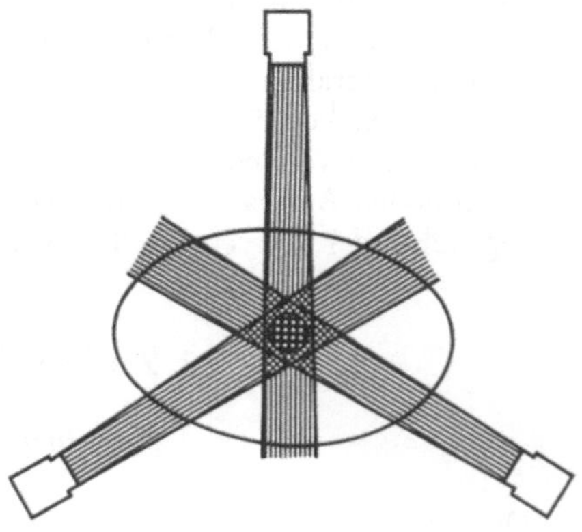

Abb. 312: Einzelfeldbestrahlung.   Abb. 313: Kreuzfeuerbestrahlung.

b) Siebbestrahlung

Eine mit runden oder eckigen Löchern versehene Bleifolie wird zwischen Bestrahlungstubus und Körperoberfläche gebracht. Dadurch erhöht sich die Toleranzdosis der Haut, da ein Teil ihrer Fläche nicht bestrahlt wird. In einiger Tiefe wird die Strahlung durch Streuvorgänge wieder homogen. Auf diese Weise können Herddosen von 15 000—20 000 rad appliziert werden. Diese Methode hat sich in der konventionellen 200—250-kV-Röntgentherapie sehr bewährt. Man verwendet dabei Bleifolien von ca. 2 mm Dicke.

c) Bewegungsbestrahlung

Ziel dieser Methode ist die Erhöhung der Tiefendosis am Herd bei gleichzeitiger Verringerung der Dosis an der Körperoberfläche und dem oberhalb des Tumors gelegenen gesunden Gewebe. Dies wird erreicht, indem eine um den zu bestrahlenden Körperteil rotierende Strahlenquelle (Röntgenröhre, Kobalt-60-Quelle) radiär auf das Objekt strahlt und somit einen großen Teil der Hautoberfläche als Strahleneintrittspforte ausnützt. Je nach der Art, in der das eng ausgeblendete Strahlenfeld auf der Körperoberfläche wandert, unterscheidet man die *Rotationsbestrahlung, Pendelbestrahlung* (Abb. 314), *Konvergenzbestrahlung* und *Pendelkonvergenzbestrahlung*.

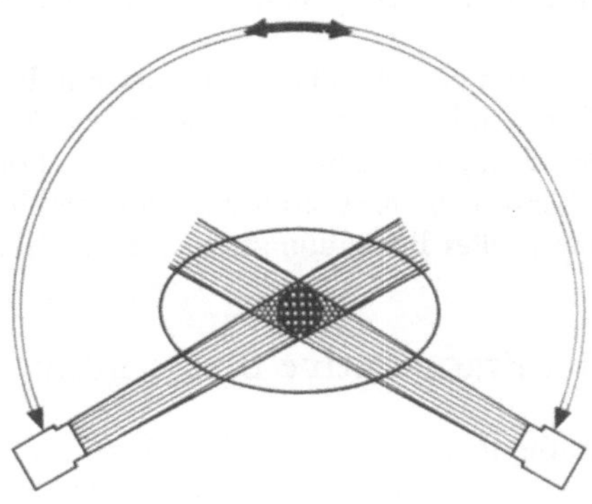

Abb. 314: Pendelbestrahlung.

G. Dosierung

Die an malignen Tumoren applizierte Gesamtdosis muß so hoch sein, daß sie zur vollständigen Geschwulstzerstörung ausreicht. Die kurative Herd- oder Tumordosis liegt bei 4000—7000 rad. Das Überschreiten dieser Dosis kann zu ausgeprägten Strahlenschäden, das Unterschreiten zu einer ungenügenden Tumorbeeinflussung führen. Die Tumordosis wird im allgemeinen über einen längeren Zeitraum fraktioniert eingestrahlt. Eine einmalige oder kurzfristige Applikation führt zu schweren Strahlenschäden. Die Applikation von 5 × 200 rad = 1000 rad in der Woche wird von Patienten in ausreichendem Allgemeinzustand vertragen. Bei ausgedehnten Tumoren und hinfälligen Patienten muß mit kleineren Dosen fraktioniert bestrahlt werden. Allgemein gültige Regeln gibt es nicht. Die Dosierung muß jedem Patienten individuell angepaßt werden und richtet sich nach dem Grad der Tumorzerstörung und den lokalen und allgemeinen Nebenwirkungen. Die für notwendig erachtete Tumordosis kann stark fraktioniert mit kleinen Einzeldosen über einen Zeitraum von 6—10 Wochen oder in 2 nicht so stark fraktionierten Serien mit höheren Einzeldosen und einem mehrwöchigen bestrahlungsfreien Zeitraum gegeben werden.

Als zeitliches Intervall bei fraktionierter Bestrahlung ist der 24-Stunden-Rhythmus gebräuchlich, wobei wöchentlich 1 oder 2 bestrahlungsfreie Tage eingelegt werden. Die zeitliche Verteilung der Gesamtdosis ist nicht nur zur Vermeidung stärkerer Nebenreaktionen und Strahlenschäden wichtig, sondern soll auch eine Erhöhung der bestehenden Unterschiede in der Strahlenempfindlichkeit gesunden und krebskranken Gewebes bewirken.

Strahlendosen unter 4000 rad werden zur präoperativen Bestrahlung und bei einer Palliativ- oder Schmerzbestrahlung gegeben. Im Falle einer Siebbestrahlung sind Strahlendosen von 9 000—10 000 rad für eine Tumorzerstörung oder zumindest für ein gutes Palliativergebnis erforderlich. Zur Behandlung von Oberflächentumoren wird bis zum Auftreten einer Epidermitis exsudativa bestrahlt. Je nach dem Grad der Fraktionierung sind Gesamtdosen von 8 000—12 000 R erforderlich.

Alle aufgestellten Richtlinien sind aber keine starren Regeln. Oft lassen sich mit den angeführten Strahlendosen keine ausreichenden Wirkungen erzielen. Es bleibt daher immer dem therapeutischen Geschick des Radiologen überlassen, mit welcher zeitlichen oder räumlichen Dosisverteilung und Strahlenqualität eine bessere Tumorbeeinflussung ohne großes Behandlungsrisiko zu erzielen ist.

H. Präoperative Bestrahlung

Ziel der **Vorbestrahlung** ist es, die Krebszellen soweit zu schädigen, daß sie bei einer durch die Operation eventuell verursachten hämatogenen oder lymphogenen Aussaat nicht mehr zu Metastasen anwachsen können. Dieses Ziel wird bei den malignen Melanomen, die nur nach einer hochdosierten Vorbestrahlung operiert werden dürfen, erreicht. Bei allen anderen Tumoren ist eine Verbesserung der kurativen Ergebnisse durch eine präoperative Bestrahlung statistisch nicht gesichert.

Bei **inoperablen Tumoren muß** durch eine Vorbestrahlung versucht werden, den Tumor in ein operables Stadium zu bringen. Durch Verkleinerung der Geschwulst und Besserung des Allgemeinzustandes nach erfolgreicher Strahlenbehandlung gelingt das in nicht wenigen Fällen.

Operable Tumoren müssen aus folgenden Gründen sofort operiert werden: 1. kann die durch die Bestrahlung verursachte Haut- und Bindegewebsreaktion die Operation erschweren, 2. muß unmittelbar im Anschluß an die für die Diagnostik unbedingt erforderliche Probeexzision radikal operiert werden, 3. ist der Zeitraum zwischen Vorbestrahlung und Operation (3—6 Wochen) für den Patienten psychisch sehr belastend und 4. lehnen einige Patienten nach einer Strahlenbehandlung unter dem Eindruck der oft deutlichen Tumorrückbildung die unbedingt notwendige Operation ab.

J. Postoperative Bestrahlung

Ziel der **Nachbestrahlung** ist es, Reste nicht radikal operierter Tumoren und lymphogen in die nähere Umgebung des Tumors ausgeschwemmte Zellabsiedlungen zu vernichten. Es muß daher bei ausreichendem Allgemeinzustand des Patienten eine kurative Bestrahlung mit hohen Dosen durchgeführt werden. Dabei sollen nicht nur der Operationsbezirk, sondern auch eine Randzone von ca. 3 cm und die abführenden Lymphbahnen erfaßt werden.

K. Supervolttherapie (Hochvolttherapie)

Zu den Supervoltstrahlungen rechnet man alle Photonen- und Korpuskelstrahlungen, deren Energie höher als 0,5 MeV liegt. Als Strahlenarten kommen in Frage: Elektronenstrahlen, Gammastrahlen und Röntgenbremsstrahlen. Die für die Tiefentherapie maximal erforderliche Strahlenenergie liegt bei etwa 50 MeV. Für den genannten Energiebereich, der sich wie 1 : 100 verhält, gibt es heute marktgängige Generatoren: Bandgeneratoren (1—2 MeV Maximalenergie), Linearbeschleuniger (4—6 MeV Maximalenergie), Betatron (bis 50 MeV Maximalenergie). Die weitaus meisten Geräte sind mit künstlich radioaktiven Strahlenquellen geladen (Kobalt-60 mit einer mittleren Photonenenergie von 1,25 MeV; Caesium-137 mit einer Photonenenergie von 0,66 MeV).

In den letzten Jahren haben die Supervolttherapieanlagen die konventionellen Röntgentherapiegeräte vielerorts verdrängt. Ein Hindernis zu ihrer generellen Anwendung liegt noch in den hohen Anschaffungskosten. Die stärkste Verbreitung haben die **Kobaltteletherapiegeräte** gewonnen, da sie die stabilsten und betriebssichersten Strahlengeneratoren sind, die es je in der Strahlentherapie gab. Gegenüber Caesium-137 zeichnet sich Kobalt-60 durch eine doppelt so große Strahlenenergie aus. **Betatron** und **Linearbeschleuniger** sind Geräte mit noch größeren therapeutischen Möglichkeiten, erfordern allerdings auch eine viel aufwendigere Apparatur und stellen sehr hohe Anforderungen an das Bedienungspersonal. Sie werden daher vorwiegend für schwierige Sonderfälle eingesetzt, während die weitaus meisten Fälle mit dem für die Routine geeigneten Kobaltgerät bestrahlt werden.

1. Teletherapie mit Kobalt-60

Die Hochvolttherapie mit Kobalt-60 hat sich gegenüber der konventionellen Röntgentherapie als vorteilhaft erwiesen. Das hat folgende Gründe:

a) Hautwirkung

Die radiosensitive Hautschicht ist 3 mm unter der Oberfläche lokalisiert. Die hier wirksam werdende Dosis bestimmt den Grad der Hautreaktion. In dieser für die Strahlentherapie so wichtigen Schicht wird von der ^{60}Co-Gammastrahlung nur ein Teil der Maximaldosis absorbiert. Das hat folgenden Grund: Die bei Eindringen der Photonen in das Körpergewebe entstehenden Sekundärelektronen sind wegen der hohen Ausgangsenergie gerichtet und dringen 4—5 mm in Richtung der direkten Strahlung in das Gewebe ein. Daher bildet sich das Dosismaximum erst ca. 5 mm unter der Körperoberfläche aus. Bei der 200—300-kV-Röntgenstrahlung dagegen ist die Photonenenergie und damit auch die Reichweite der entstehenden Sekundärelektronen gering. Sie werden nach allen Seiten gestreut und das Dosismaximum liegt in der Oberflächenschicht. Die auftretenden Hautreaktionen (kutane und subkutane Ödeme und Nahtdehiszenzen) zwingen in nicht wenigen Fällen zu einer Unterbrechung der Strahlenbehandlung, wodurch die Applikation einer zur Tumorzerstörung notwendigen hohen Herddosis unmöglich gemacht wird. Da bei der Kobaltteletherapie keine Behinderung der Strahlenbehandlung durch Hautreaktionen auftritt, können Tumoren, die bis zur Toleranzdosis der Haut mit Röntgentiefentherapiegeräten bestrahlt wurden, mit Kobaltbestrahlungsgeräten weiterbehandelt werden.

b) Wirkung auf gesundes Gewebe

Die im Gewebe durch Absorption erzeugte energiereiche Sekundärstrahlung ist gerichtet und weicht nur wenig von der Richtung des Primärstrahles ab. Es entsteht ein relativ scharf begrenzter Strahlenkegel mit nur geringer Seitenstreuung (Abb. 315). Das um den Tumor gelegene gesunde Gewebe wird nur wenig von der nutzlosen Streustrahlung belastet, während bei den konventionellen Röntgenstrahlen um den Tumor herum ein diffus begrenztes Streustrahlenfeld entsteht (Abb. 316), das eine hohe Strahlenbelastung des Tumorbettes mit sich bringt. Das ist unerwünscht, da vom Tumorbett aus die Regeneration des Gewebes erfolgt.

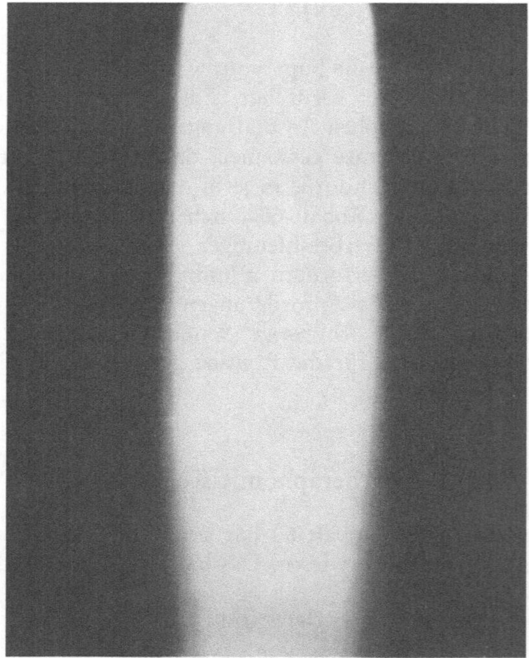

Abb. 315: Filmschwärzungsaufnahme. ^{60}Co-γ-Strahlung. Feldgröße 4 $\times$ 4 cm^2.

c) Allgemeinverträglichkeit

Die energiereiche Gammastrahlung ergibt bei gleicher Herdraumdosis eine geringere Volumendosis, da das neben dem Strahlenkegel gelegene gesunde Gewebe infolge der geringen Streustrahlung nur wenig belastet wird und die Bestrahlungsfelder bei gleicher Herdraumdosis reduziert werden können. Die außerhalb des Tumors applizierte Dosis ist eine der Hauptursachen für das Entstehen des „Strahlenkaters". Die Kobaltteletherapie erfüllt damit die Forderung nach einem Minimum an Volumendosis, die Grundprinzip einer jeden strahlentherapeutischen Behandlung ist. Strahlenbedingte Allgemeinwirkungen (s. S. 541) entfallen oder haben einen wesentlich milderen Verlauf als bei der konventionellen Röntgentherapie.

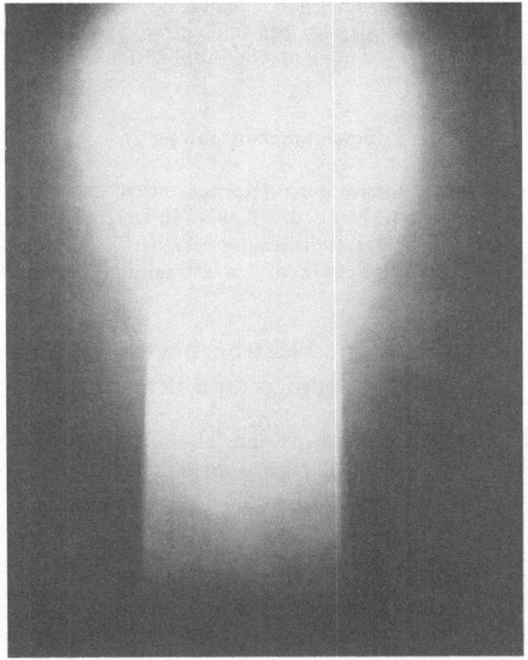

Abb. 316: Filmschwärzungsaufnahme. 200-kV-Röntgenstrahlung. Feldgröße 4 × 4 cm².

d) Wirkung auf Knochen

Die ^{60}Co-γ-Strahlung hat gegenüber der konventionellen Röntgenstrahlung den Vorteil einer stark verringerten Knochenabsorption (s. Abb. 309). Während bei der konventionellen Röntgenstrahlung die Knochenabsorption 2—3mal so groß ist wie die der Weichteile, wird das Absorptionsverhalten des Knochens bei Quantenenergien oberhalb 1 MeV (entsprechend etwa 2 MeV Energiespannungen von einem kontinuierlichen Bremsspektrum) gleich dem des Muskel- und Fettgewebes. Es können daher hinter Knochen gelegene Tumoren (Becken, Schädel) mit hoher Dosis unter Vermeidung von Knochenradionekrosen und pathologischen Frakturen bestrahlt werden.

e) Relative Tiefendosis

Mit der Kobaltteletherapie kann eine viel höhere Dosis an einen tiefgelegenen Tumor herangebracht werden als mit der konventionellen Röntgentherapie. In 10 cm Gewebstiefe wird eine relative Tiefendosis von 50⁰/o und mehr gegenüber 30—35⁰/o bei der konventionellen Röntgentherapie erreicht. Die relative Tiefendosis steigt mit zunehmender Feldgröße und größerem Quellen-Haut-Abstand an.

f) Bestrahlungsfelder

Die Reduzierung der Anzahl der Bestrahlungsfelder wird durch die höhere relative Tiefendosis, die dosismäßige Entlastung der Oberfläche und das in Knochen und Weichteilen annähernd gleiche Absorptionsverhalten ermöglicht und bietet den Vorteil, daß nur relativ wenig gesundes Gewebe bei größtmöglicher Schonung der Haut und Knochen durchstrahlt wird. In den meisten Fällen kommt man mit 2 oder 3 Einfallsfeldern aus, um Herddosen zu erreichen, die mit der konventionellen Stehfeldbestrahlung nur mit Hilfe von 4 bis 6 Feldern unter starker Belastung der Haut und Applikation einer hohen Volumendosis zu erzielen sind.

g) Bewegungsbestrahlung

Die Vorteile der Bewegungsbestrahlung (Konzentration der Dosis auf den Herd) werden mit denen der Gammastrahlung der Kobalt-60 vereinigt. Übersichtliche Dosisverteilungsverhältnisse erweitern das Indikationsgebiet der Bewegungsbestrahlung. Auch ausgedehnte Tumoren können ohne stärkere Unverträglichkeitserscheinungen behandelt werden.

2. Teletherapie mit Elektronenbeschleunigern
(Linearbeschleuniger und Betatron)

Elektronenbeschleuniger ermöglichen eine Therapie mit schnellen Elektronen und ultraharten Röntgenstrahlen. Zwischen beiden Behandlungsmethoden muß streng unterschieden werden.

a) Therapie mit schnellen Elektronen

Der entscheidende Vorteil der Elektronentherapie besteht darin, daß die Eindringtiefe der Strahlung über die Elektronenenergie geregelt werden kann. Der rasche Dosisabfall am Ende der Elektronenreichweite ermöglicht eine bessere Schonung des hinter dem Tumor gelegenen, für die Regeneration wichtigen gesunden Gewebes, als dies bei anderen Methoden möglich ist. Nachteilig ist das unterschiedliche Absorptionsverhalten der verschiedenen Gewebe gegenüber Elektronen, das zu inhomogenen Dosisverteilungen führen kann.

Die Hochvolttherapie mit schnellen Elektronen eignet sich besonders gut für die Behandlung oberflächlich und halbtief gelegener Tumoren. Für die Elektronen-Tiefentherapie sind Energien von 30—50 MeV, die nur mit Hilfe einer aufwendigen und sehr teuren Apparatur (s. Abb. 304) erzeugt werden können, erforderlich.

b) Therapie mit ultraharten Röntgenstrahlen

Die Vorteile der Hochvolttherapie mit Röntgenstrahlen sind die gleichen wie bei der Kobalttteletherapie (s. S. 535). Biologische Differenzen zwischen einer mit 10—50 MeV erzeugten Röntgenstrahlung und der Gammastrahlung des Kobalt-60 sind, wenn überhaupt vorhanden, zu vernachlässigen. Da mit verschiedener Strahlenenergie gearbeitet werden kann, ist eine bessere Anpassung der Dosisverteilung an die jeweilige Tumortiefe möglich. Die Gewebe zeigen allerdings für Photonen über 10 MeV ein zunehmend unterschiedliches Absorptionsverhalten (s. Abb. 309), so daß mit der Energie der Elektronen, die zur Erzeugung der Röntgenstrahlen dienen, im allgemeinen nicht über 20 MeV hinausgegangen wird.

L. Kontakttherapie mit Radium und radioaktiven Isotopen

1. Oberflächenapplikation

Während die Oberflächenapplikation von Radium und radioaktiven Isotopen in der Dermatologie und Gynäkologie eine große Rolle spielt, wird sie im chirurgischen Bereich nur selten angewendet. Der geometrisch bedingte starke Abfall der Strahlungsintensität gestattet nur die Behandlung flacher Tumoren oder Tumorschichten. Indiziert ist die Bestrahlung oberflächlich gelegener Hämangiome und ausgedehnter Keloide mit Strontium-90.

2. Intrakavitäre Applikation

Auch bei der intrakavitären Applikation von Radium und Radioisotopen in Körperhöhlen wird der Anwendungsbereich durch den starken Dosisabfall eingeschränkt. Sicherlich ist die lokale intrakavitäre Applikation bei allen flachen und gut zugänglichen Tumoren hervorragend wirksam und durch keine andere Bestrahlungsart zu ersetzen, wenn die strahlende Substanz einwandfrei am Tumor fixiert werden kann, z. B. mittels Moulagen (formbares Material, in das die strahlende Substanz eingebettet wird), und genügend für die Regeneration notwendiges gesundes Gewebe vorhanden ist (wie z. B. bei der gynäkologischen Radiumtherapie). Die guten Ergebnisse, die man von der intrakavitären Bestrahlung von Blasentumoren, Ösophaguskarzinomen und der Einlage von Strahlern in Operationshöhlen (z. B. bei Hirntumoren) erwartete, haben sich keineswegs erfüllt. Der Grund ist, daß diese Tumoren und ihre Tumorausläufer im allgemeinen schon ausgedehnt und für eine Kontaktbestrahlung nicht mehr geeignet sind. Häufig sind die Wandschichten von Ösophagus und Harnblase ganz vom Tumor durchsetzt. Bewährt hat sich die Instillation von *kolloidalem radioaktivem Gold* bei Pleura- und Peritonealkarzinosen. Es gelingt sehr häufig, das Endothel der Körperhöhlen zu veröden und die Ergüsse zurückzubilden.

3. Interstitielle Applikation

Unter der interstitiellen Applikation von Radium und radioaktiven Isotopen versteht man das direkte Einbringen der Strahler in das Gewebe. Sie ist die Methode der Wahl bei allen oberflächennahen Tumoren, deren Ausdehnung gut feststellbar ist, die aber infolge ihres infiltrativen Wachstums in der Nähe großer Gefäße nicht mehr sicher operabel sind. Auch postoperativ ist die interstitielle Anwendung von Strahlern bei nicht radikal entfernten Tumoren von Nutzen. Das gilt besonders für die Geschwülste im Mund- und Kieferbereich, die relativ spät metastasieren.

Verwendet werden 1—3 cm lange Hohlnadeln aus Platin-Iridium oder Neusilber, die mit Radiumsulfat gefüllt sind. Sie lassen sich leicht in den Tumor einstechen, ohne ein größeres Trauma zu setzen, und müssen so verteilt werden, daß die Tumorrandgebiete eine ausreichende Strahlendosis erhalten. Die Abstände zwischen den mit 1—3 mg Radium geladenen Nadeln sollen 0,5—1,0 cm betragen, um eine homogene Durchstrahlung des Tumors zu erreichen. Dabei lassen sich Dosisspitzen an den Nadeln natürlich nicht vermeiden. Nach Applikation der gewünschten Dosis werden die Nadeln wieder entfernt.

Ein wesentlicher Fortschritt der interstitiellen Strahlentherapie ist die Verwendung der gegenüber dem Radium mancherlei Vorteile bietenden radioaktiven Isotope. Bei ihnen ist man nicht an wenige unveränderliche Nadellängen gebunden, die beim Radium wegen des gasdichten Abschlusses notwendig sind. **Radiokobalt** kann z. B. in Form von kleinen Zylindern vorrätig gehalten und bei Bedarf in beliebige Nadelformen oder Nylonröhren eingefüllt und appliziert werden. Bewährt hat sich auch die Verwendung von **radioaktiven Tantaldrähten,** die in den Tumor eingestochen und nach 6—10 Tagen wieder entfernt werden. Die Implantation von **Radiogold-Seeds** mit einer Länge von 2,5 mm (Durchmesser 0,8 mm) und einer Aktivität von 10—15 mCi ist leicht durchführbar und ermöglicht eine sehr genaue Lagerung des Strahlers. Da die Halbwertzeit (HWZ) des gewebsinaktiven Radiogolds 2,7 Tage beträgt und damit bereits nach 10 Tagen weniger als 10⁰/o der Anfangsaktivität vorhanden ist, kann das Isotop im Körper belassen werden.

Eine optimale Lokalisation der Strahler im Tumor bietet die Applikation inaktiver Träger, die anschließend mit radioaktivem Material gefüllt werden. Die so gegebene Möglichkeit, ohne Strahlengefährdung subtil und ohne Zeitdruck eine dem Tumor genau angepaßte Verteilung der Strahlenträger (Hohlnadeln, Hohldrähte) zu erreichen, stellt einen eindeutigen Fortschritt dar und ermöglicht eine perfekte Technik und einwandfreie Dosierung.

Für die Gewebsinfiltration mit **flüssigen radioaktiven Stoffen** eignen sich nur kurzlebige Strahler, da die injizierte Substanz nicht mehr entfernt werden kann. Man verwendet Lösungen von *Gold-198* (HWZ 2,7 Tage) oder *Phosphor-32* (HWZ 14 Tage) in kolloidaler Form, damit die Substanz nicht mit dem Blutstrom abtransportiert wird. Der nicht zu vermeidende Abtransport auf dem Lymphwege ist sogar erwünscht, um die Metastasierungsbahnen des Tumors mitzuerfassen.

Bei der Behandlung der Schilddrüsenerkrankungen mit *Jod-131* wird die *selektive Speicherung* dieses Strahlers im erkrankten Organ unter völliger Schonung des umgebenden Gewebes ausgenutzt. Schilddrüsenkarzinome werden mit einer fraktioniert gegebenen Aktivität bis zu 1000 mCi Jod-131 behandelt (s. S. 564).

4. Hypophysenausschaltung durch Implantation radioaktiver Strahler

Bei inoperablen und metastasierenden Karzinomen der hormonabhängigen Organe (Mamma- und Prostatakarzinom, maligner Hodentumor, Ovarialkarzinom und maligne Struma) ist neben der strahlentherapeutischen und zytostatischen Behandlung eine günstige Beeinflussung des Krankheitsbildes durch Eingriffe in das hormonale System zu erwarten. In Betracht kommen die Kastration, Adrenalektomie, die Behandlung mit Nebennierensteroiden, Androgenen, Östrogenen, Progesteron und als radikalste endokrine Behandlung die Ausschaltung des Hypophysenvorderlappens. Die Ausschaltung kann durch einen chirurgischen Eingriff oder durch paranasale, transethmoidale Implantation eines kleinen radioaktiven Strahlers in die Hypophyse erreicht werden. Während die operative Hypophysektomie ein offener langzeitiger Eingriff mit einer hohen Letalität (10—25⁰/o) ist, stellt die radiologische Hypophysenausschaltung kein Problem dar und wird selbst von kachektischen Patienten durchaus gut vertragen.

Zur radiologischen Ausschaltung der gesunden Hypophyse sind Strahlendosen von 20 000—30 000 rad erforderlich. Mit dieser Dosis, die bei einer externen Röntgen- oder Kobalttelebestrahlung ohne schwere Schädigung der in der Nähe der Hypophyse liegenden Nerven und des Chiasma opticum nicht appliziert werden kann, läßt sich eine zwar unvollständige, doch für die Erzielung subjektiver und objektiver Erfolge völlig ausreichende Nekrose der Drüse erzielen. Von den vielen radioaktiven Isotopen sind das *Gold-198* und das *Yttrium-90* (HWZ

65 Std.) wegen ihrer niedrigen Halbwertzeit und ihrer hohen spezifischen Aktivität besonders gut für die Implantation geeignet. Die Gammastrahlung des Radiogolds, das in Form von Seeds am Boden der Sella turcica implantiert wird (Abb. 68), hat eine Reichweite von mehreren Millimetern, so daß die Randgebiete der Hypophyse eine ausreichende Dosis abbekommen. Bei Verwendung von Yttrium-90 muß wegen des steilen Dosisabfalls der Betastrahlung die Sella turcica ganz mit Radioyttriumkugeln ausgefüllt werden.

Die Implantation der genannten radioaktiven Isotope erfolgt unter direkter Sicht mittels eines Bildverstärkergerätes. Das hat den Vorteil, daß die Seeds oder Kügelchen exakt an die vorgesehene Stelle der Sella turcica implantiert werden können und der verhältnismäßig kleine Eingriff innerhalb von wenigen Minuten durchgeführt werden kann. Damit bleiben die Operations- und Narkosebelastung des Patienten und die Strahlenbelastung des Operationsteams sehr gering.

Die Ergebnisse der Hypophysenausschaltung werden von der Hormonabhängigkeit des Karzinoms und der Ausbreitung der Metastasen entscheidend beeinflußt. Etwa $^1/_3$ aller Mammakarzinome sind z. B. eindeutig hormonunabhängig. Bei ihnen ist keine Beeinflussung des Tumorgeschehens zu erwarten. Heilungen werden nicht erreicht. Bei Patienten mit manifesten Organmetastasen sind subjektive und objektive Besserungen selten. Bei Vorliegen von Knochenmetastasen kommt es in einigen Fällen zu einer temporären Rekalzifizierung und damit Besserung der Beschwerden. Relativ häufig sind schlagartig nach der Implantation auftretende, aber nur 1—2 Wochen anhaltende subjektive Besserungen mit völliger Schmerzfreiheit ohne röntgenologisch nachweisbare Beeinflussung der Metastasen. Die Ursache hierfür wird noch diskutiert. Man nimmt an, daß durch den „Hypophysenstich" über hypophysär-dienzephale Regulationen für kurze Zeit Allgemeinbefinden und Schmerzen gebessert werden.

Bei einwandfreier Technik und guter Lagerung der Strahler ist die Gefahr des Auftretens von *Komplikationen* gering. Sehstörungen und Erblindungen durch Schädigung des Chiasma opticum treten bei zu hoher Dosierung auf. Die Zahl der Liquorrhoen und Meningitiden ist gering. Der sich häufig ausbildende Diabetes insipidus hält nur 1—4 Wochen an.

M. Strahlenreaktionen und Strahlenschäden

Alle in der Tumortherapie verwendeten Strahlungen schädigen bei genügend hoher Dosis die lebende Zelle. Abhängig von der Höhe der applizierten Dosis vergehen Tage oder Wochen bis zum Auftreten nachweisbarer *Strahlenreaktionen,* die sich in Allgemein- und lokale Wirkungen unterteilen lassen.

1. Allgemeinwirkungen

Die unter dem Namen „*Strahlenkater*" bekannten Allgemeinwirkungen werden wahrscheinlich durch die als Folge der Bestrahlung entstandenen Eiweißzerfallsprodukte ausgelöst. Typische Symptome sind Schwäche und Abgeschlagenheit, Schlaflosigkeit und Appetitmangel, Brechreiz und Erbrechen, kolikartige Bauchschmerzen und Durchfälle. Sie sind am stärksten ausgeprägt nach Einstrahlung hoher Dosen in den Bauchraum, wobei allerdings große individuelle Unterschiede der Reaktionsstärke bestehen. Bei der üblichen Fraktionierung mit kleinen Dosen läßt sich der Strahlenkater bei der Supervolttherapie fast immer vermeiden.

2. Lokale Wirkungen

Die lokalen Wirkungen (Reaktionen) der Bestrahlung sind bei verschiedenen Geweben unterschiedlich. Die stärksten Reaktionen finden sich an den Schleimhäuten des Intestinaltraktes und am entzündeten Gewebe. Die am häufigsten auftretenden Reaktionen sind Stomatitis, Tracheitis, Ösophagitis, Strahlenpneumonie, Blasen- und Darmentzündungen sowie Hautreaktionen unterschiedlichen Grades. Die Stärke der *Frühreaktionen* (während der Bestrahlung bis wenige Wochen danach) und *Spätreaktionen* (ab 6 Monate nach der Bestrahlung) ist abhängig von der individuellen Strahlenverträglichkeit des Patienten, der jeweiligen Bestrahlungsmethode, Dosishöhe und Dosisverteilung sowie der Größe des bestrahlten Körpervolumens. Zu den oft vermeidbaren, sich im Verlauf von Wochen bis Monaten oder sogar Jahren zurückbildenden lokalen Reaktionen gehört auch die *Unterhautinduration* (Abb. 318) und das postradiologische *Stauungsödem*. Letzteres ist eine Stauung im Arm oder Bein nach Bestrahlungen der abführenden Lymphwege im Bereich der Achsel und der Leiste oder des Unterleibs. Ursache sind strahlenbedingte Lymphgefäßverschlüsse durch Obliteration oder Abknickung durch Vernarbungen.

Während gewisse Strahlenfolgen bei jeder therapeutischen Bestrahlung in Kauf genommen werden müssen, lassen sich ausgeprägte *Strahlenschäden* vermeiden. Ursache von Strahlenschäden kann eine fehlerhafte Bestrahlungstechnik oder Überschreitung der zulässigen Toleranzdosis sein. Durch Fraktionierung der Strahlendosis läßt sich die Toleranzdosis erhöhen. Tabelle 3 gibt einen Überblick über mögliche Strahlenschäden nach Überschreiten der Toleranzdosis bei einer Fraktionierung über 8—9 Wochen.

a) Haut-, Schleimhaut- und Unterhautreaktionen

Die **Strahlenempfindlichkeit der Haut** ist bei allen Menschen ziemlich gleich und nur wenig von konstitutionellen Merkmalen abhängig. Sie ist bei erhöhter Durchblutung und entzündlichen Veränderungen (z. B. im frischen Narbenbereich) deutlich gesteigert. Die hohe Strahlenempfindlichkeit der Haut der Achseln und Leisten ist durch die Schweißdrüsentätigkeit dieser Regionen verursacht.

Bis zu einer Dosis von 300 R treten an der normalen Haut keine makroskopisch erkennbaren Veränderungen auf. Bei 350 R kommt es zu einem temporären Haarausfall. Eine einzeitig gegebene Strahlendosis von 800 R führt zu einer kräftigen Hautrötung, die nach wenigen Wochen in eine manchmal jahrelang anhaltende Pigmentierung übergeht. Diese Dosis (HED = Hauteinheitsdosis) war lange Zeit das Hauptdosismaß in der Strahlentherapie. Sie ist gleichzeitig die Toleranzdosis der Haut. Bei Überschreiten der Toleranzdosis kann es zu bleibenden Spätschäden (Hautinduration, Teleangiektasien, Pigmentstörungen, Rissigkeit, Strahlenulzera und Strahlenkrebs) kommen.

Die Strahlentoleranz der Haut steigt mit zunehmender Fraktionierung und Protrahierung der Bestrahlung stark an und ist außerdem noch von der Dosisleistung abhängig. In der Strahlentherapie gibt man daher täglich ca. 200 R auf jedes Hautfeld bei einer Dosisleistung von 100—150 R/min. So läßt sich die Toleranzdosis der Haut leicht auf 3000—4000 R steigern. Die auftretende Epitheliolyse heilt innerhalb weniger Wochen aus und führt zu geringen Spätveränderungen, von denen vor allem die Teleangiektasien bekannt sind.

Tab. 3: *Toleranzdosis verschiedener Organe bei einer Fraktionierung der Tumordosis über 8—9 Wochen*

Organ	Herddosis in rad (Toleranzdosis)	Art der Strahlenschädigung nach Überschreiten der Toleranzdosis
Hirn	ca. 5 500	Hirnödem, Gefäßschädigungen, Nekrosen der weißen Substanz
Rückenmark	ca. 4 800	Schädigung der Leitungsbahnen, Nekrosen der weißen Substanz
Nasen-Rachen-Raum und Larynx	ca. 6 000	stärkste Schleimhautreaktionen, Perichondritis
Lunge	ca. 6 000	Pneumonitis, Lungenfibrose
Ösophagus	ca. 4 500	temporäre massive Schleimhautschwellungen, Perforation
Magen	ca. 5 000	Obstruktion, Gastritis, Ulkus, Perforation
Dünndarm u. Kolon	ca. 5 500	partielle Obstruktion, Konstriktion, Perforation
Blase	ca. 5 000	starke Zystitis, Wandnekrosen, Fisteln, Ulzeration, Perforation, starke Darmreaktionen, Ureterstrikturen
Extremitäten	ca. 7 000	Knochennekrosen, pathol. Frakturen, Markschädigung

Bei der Oberflächentherapie können die Strahlendosen unbedenklich auf das Vier- bis Fünffache gesteigert werden, da der oberflächlich gelegene, meist kleine Tumor ohnehin die Haut zerstört hat und eine Ausheilung des kleinen Defektes von der gesunden Umgebung aus leicht möglich ist.

Bei der Kobaltteletherapie wird die Haut infolge des „Aufbaueffektes" (s. S. 526) nur mit 35—50% der Einfalldosis belastet, wenn die im Blendensystem und in den Bestrahlungstuben des Gerätes entstehenden Sekundärelektronen durch Elektronenfilter oder 10 cm Luftschicht abgefiltert werden. Man verwendet daher heute außerhalb des Strahlenkegels angebrachte Kompressionsrahmen ohne Bodenplatte oder verzichtet ganz auf eine Kompressionsmöglichkeit des Bestrahlungsfeldes. Die Hauterythemdosis ist gegenüber der konventionellen Röntgentherapie verdoppelt.

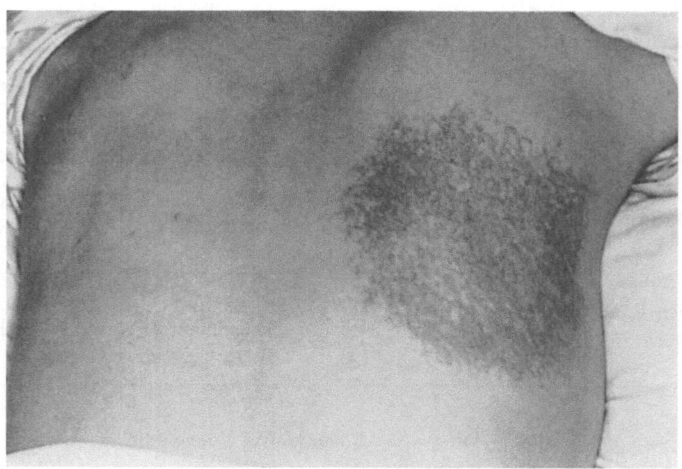

Abb. 317: Hauterythem. Li. Rückenfeld mit 3600 R Kobalt-60 bestrahlt, re. Rückenfeld mit 3200 R röntgenbestrahlt.

Wegen der fehlenden oder nur sehr geringen Hautreaktionen bei der Kobaltteletherapie (Abb. 317) darf man sich nicht zu Überdosierungen verleiten lassen. Es kommt in solchen Fällen ohne sichtbare Hautreizung zu schweren Schleimhautreaktionen an inneren Organen (Blase, Darm, Vulva, Trachea, Ösophagus, Pharynx) und zum Auftreten von Unterhautindurationen.

Die **Strahlenreaktion der Schleimhäute** entspricht weitgehend der Hautreaktion. Sie ist allerdings unterschiedlich stark und tritt verschieden rasch auf, je nachdem, ob es sich um Plattenepithel, Übergangsepithel oder Zylinderepithel handelt. Die Strahlenempfindlichkeit des Intestinums nimmt vom Dünndarm über Magen, Kolon, Rektum und Ösophagus ab. Während relativ kleine Strahlendosen am Dünndarm zu schweren zellulären Veränderungen mit frühzeitigem Auftreten von Durchfällen mit Schleim- und Blutabgängen, Nekrosen und Perforationen führen können, treten histologische Veränderungen am Magen und Ösophagus erst nach hohen Dosen auf. Der Dickdarm ist zwar strahlenresistenter als der Dünndarm, doch finden sich auch hier oft starke Reizerscheinungen (Tenesmen, Schleim- und Blutabgänge) und bei Überschreiten der Toleranzdosis (s. Tab. 3) Fibrosen, Obstruktionen und Perforationen. Ulzerationen, Perforationen und Wandnekrosen der Blase lassen sich bei ausreichender Fraktionierung der Bestrahlung im allgemeinen vermeiden. Die oft stürmischen Reaktionen im Bereich der Mundhöhle und des Hypopharynx sowie die lästigen Funktionsstörungen der Speicheldrüsen klingen relativ rasch ab und führen kaum zu Spätschäden. Die Reaktionen nach Kobalt-60-Teletherapie unterscheiden sich hier nicht von denen der Röntgentherapie. Ihr früheres Auftreten ist auf die hohe relative Tiefendosis zurückzuführen.

Ursache auftretender **Unterhautfibrosen** (Abb. 318) sind zu hohe Strahlendosen, ungenügende Fraktionierung, ungünstige Felderwahl, Vorbelastung durch konventionelle Röntgentherapie, Rezidivbestrahlungen und trophisch-nervale Störungen der Haut und Unterhaut. Die Unterhautfibrosen entwickeln sich stufenweise. Wenige Wochen nach der

Bestrahlung (meist Kobalttetherapie) stellt sich eine intensive, dunkelbraune bis tiefrot-livide Hyperpigmentierung ein, die nach 2—3 Monaten in eine Verdickung des Unterhaut-gewebes übergeht. Die eigentliche derbe Unterhautfibrose hat sich 6—7 Monate nach der Strahlenbehandlung voll entwickelt, zeigt aber eine Tendenz zur Rückbildung.

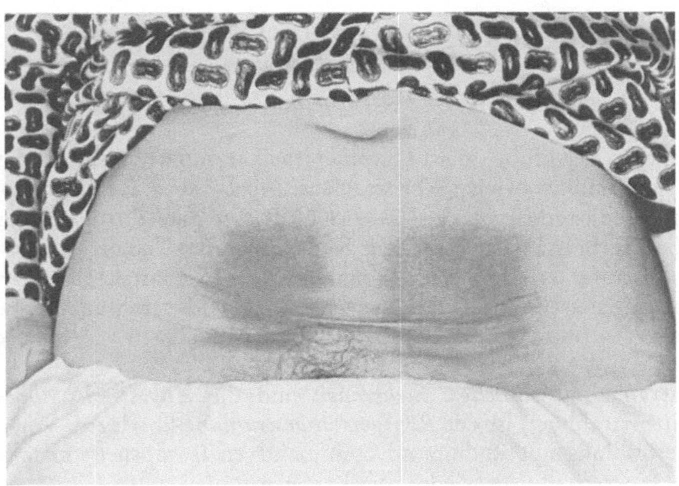

Abb. 318: Unterhautfibrose nach Rezidivbestrahlung mit Kobalt-60.

b) Strahlenpneumonie und Lungenfibrose

Klinisch und röntgenologisch wird die nach Strahlendosen über 5000 rad auftretende Strahlenpneumonie von der im Spätstadium ausgebildeten Lungenfibrose unterschieden. Subfebrile Temperaturen, Reizhusten und zunehmende Dyspnoe etwa 3—6 Wochen nach Bestrahlungsbeginn geben den ersten Hinweis. Nach Durchstrahlung großer Lungen-abschnitte kann es zu einem schweren Verlauf der Strahlenpneumonie mit erheblichen Störungen des Allgemeinbefindens und später auftretender Lungenschrumpfung und media-stinalen Verziehung kommen. Die röntgenologischen Zeichen sind anfangs gering und führen erst später zu strangförmigen Zeichnungen, Zwerchfelldeformierungen und pleu-ralen Ergüssen. Schließlich kommt es durch Überlastung des kleinen Kreislaufs zu Insuffi-zienz und Zyanose.

Die Abhängigkeit der Ausbildung einer Strahlenpneumonie nicht nur von der Höhe der Gesamtstrahlendosis, sondern vor allem auch von der Verteilung und Größe der Einzeldosen macht eine ausreichende Fraktionierung der Strahlenbehandlung über ca. 6—10 Wochen erforderlich.

c) Leukozytenreaktion

Die hohe Strahlenempfindlichkeit des Knochenmarks war im Laufe der letzten Jahr-zehnte Gegenstand zahlreicher Untersuchungen. Es hat sich inzwischen herausgestellt, daß der Organismus in der Lage ist, Strahlenschädigungen lokaler Knochenmarksabschnitte durch gesteigerte Aktivität nicht bestrahlter Bezirke zu kompensieren. Neben den kom-pensatorischen Vorgängen regenerieren die bestrahlten Abschnitte relativ rasch. Erst bei Ganzkörperbestrahlungen mit hohen Strahlendosen kommt es zu ausgeprägten Störungen der Hämatopoese.

Bei der Strahlenbehandlung ausgedehnter Tumoren findet sich infolge der Durchstrahlung großer Körperabschnitte häufig eine temporäre Knochenmarksdepression mit Absinken der Leukozytenwerte. Zur Behandlung haben sich Steroide gut bewährt. Wichtig ist vor allem das Absetzen der Therapeutika, die von sich aus zu einer Agranulozytose führen können.

N. Anwendungsgebiete der Strahlentherapie

1. Lippen

Die Tumoren der Lippe (meist **Plattenepithelkarzinome,** aber auch **Spinaliome** und **Basaliome)** sind zwar nicht sehr strahlensensibel, haben aber nach Applikation einer hohen Strahlendosis von ca. 6000—8000 R eine gute Prognose. Am günstigsten sind die Ergebnisse nach vorheriger Keilexzision des Tumors, auch wenn nicht alle Tumorausläufer erfaßt werden konnten. Bei den Plattenepithelkarzinomen, die zur lymphogenen Metastasierung neigen, ist die Mitbestrahlung der regionären Lymphbahnen — insbesondere im Bereich des Mundbodens — unbedingt erforderlich.

Die Therapie mit *schnellen Elektronen* und die *Kobalt-60-Nahbestrahlung* (Kurzdistanzbestrahlung) ist der *Röntgennahbestrahlung* überlegen. Von der *interstitiellen* Bestrahlung mit Radium oder radioaktiven Isotopen ist man wegen der unsicheren Dosisverhältnisse wieder abgekommen.

Bei *inoperablen* Fällen ist die alleinige Strahlentherapie keineswegs aussichtslos.

2. Zunge

Die bösartigen Zungentumoren *(Plattenepithelkarzinome,* seltener *Sarkome, Adeno- und Basalzellenkarzinome)* müssen aus therapeutischen und prognostischen Gründen in 2 Gruppen eingeteilt werden: in die Tumoren des *Zungenkörpers* (vordere $^2/_3$ der Zunge) und des *Zungengrundes.*

Bei den kleinen, weit im Gesunden exzidierten randständigen Tumoren des **Zungenkörpers** ist eine Nachbestrahlung der Lumphabflußwege beider Halsseiten wegen der klinisch oft nicht feststellbaren Metastasierung unbedingt erforderlich. Bei größeren Tumoren des Zungenkörpers sind die Ergebnisse der lokalen *Radiumspickung* und der *Implantation von Radiogold-Seeds* besser als die der operativen Behandlung. Bei klinisch festgestellter Metastasierung in die Halslymphknoten muß zusätzlich zur perkutanen Bestrahlung die radikale chirurgische Halsausräumung erfolgen. Am günstigsten sind die Ergebnisse (bis zu 60% 5-Jahres-Heilungen) bei einer Kombination von Operation, interstitieller und perkutaner Strahlentherapie.

Bei den oft inoperablen **Zungengrundmalignomen** sind die Ansichten einheitlich. Zusätzlich zur interstitiellen und perkutanen Strahlentherapie muß eine Elektroexzision oder -koagulation der erreichbaren Tumoranteile durchgeführt werden. Der Enderfolg ist meist nur durch eine außerdem vorgenommene radikale chirurgische Ausräumung der meist metastatisch befallenen Halslymphknoten zu bessern (bis zu 15% 5-Jahres-Heilungen).

Die *Supervolttherapie* (Kobalttheletherapie und schnelle Elektronen) bietet hinsichtlich der Hautschonung und der Höhe der applizierbaren Dosis deutliche Vorteile gegenüber der konventionellen Röntgentherapie, obwohl auch sie ohne zusätzlich durchgeführte lokale Maßnahmen am Primärtumor nicht auskommt.

3. Ösophagus und Kardia

Wegen der fast immer fehlenden Anfangssymptome kommen die meisten Patienten mit einem Ösophaguskarzinom (90%/o sind **Plattenepithelkarzinome**) in einem inoperablen Zustand zur Behandlung. Die Diagnose wird fast immer erst dann gestellt, wenn Schluckstörungen und Passagebehinderungen auftreten. Zu diesem Zeitpunkt finden sich schon häufig Lymphknotenmetastasen. Die hämatogene Ausbreitung ist wegen der spärlichen Blutversorgung der Speiseröhre seltener. Wegen der Dünnwandigkeit des Organs hat der Tumor bei Diagnosestellung schon häufig auf benachbarte Organe (Mediastinum, Wirbelsäule, Herz, große Gefäße, Lungenparenchym, Trachea) übergegriffen.

Von den wenigen operablen Ösophagusmalignomen können durch eine Operation bestenfalls 10%/o geheilt werden. Das entspricht einer absoluten Heilungsziffer von höchstens 2%/o. Die kurativen Ergebnisse der Strahlenbehandlung sind nicht günstiger. Nur selten finden sich Überlebenszeiten von mehr als 5 Jahren. Die meisten Patienten sterben im 1. Jahr. Die immer wieder verbesserten Bestrahlungsmethoden (Pendelbestrahlung, Rotationsbestrahlung, Supervolttherapie) haben zwar die Heilungschancen nicht wesentlich erhöht, aber zu einer deutlichen Verlängerung der durchschnittlichen Überlebenszeit geführt. Fast immer gelingt es, in der 2. Woche der Bestrahlungsserie das Passagehindernis zu beseitigen, und damit den allgemeinen Kräfteverfall aufzuhalten. Diese leider nur temporäre klinische, häufig röntgenologisch nachweisbare Besserung (Abb. 319) ist von großer Bedeutung, da inoperable Patienten noch monatelang beschwerdefrei bleiben können.

Die Ergebnisse der Kobaltteletherapie sprechen nicht dafür, daß sich an der schlechten Prognose des Ösophaguskarzinoms etwas ändern ließe. In vielen Mitteilungen wird aber eine signifikante Erhöhung der mittleren Überlebenszeit bestätigt. Außerdem konnte an zahlreichen Sektionen nachgewiesen werden, daß durch die Supervolttherapie eine völlige lokale Tumorfreiheit zu erreichen ist.

Dauerheilungen können nur durch eine Operation erzielt werden. Ziel der Strahlentherapie ist es daher, die Zahl der operablen Fälle zu erhöhen. Oft ist nicht die Ausdehnung des Tumors maßgebend für die Ablehnung einer Operation, sondern der durch die Störung der Nahrungsaufnahme verursachte schlechte Allgemeinzustand des Patienten, der durch eine Strahlenbehandlung wesentlich gebessert werden kann. Nach Behebung der Kachexie und Exsikkose muß der Patient daher dem Chirurgen vorgestellt werden, um den Versuch einer endgültigen Heilung auf operativem Wege zu unternehmen.

Bei inoperablen Tumoren, die sich durch Bestrahlung nicht wesentlich beeinflussen lassen und zu einem ausgeprägten Passagehindernis geführt haben, kann durch Einlegen einer Endoprothese und nachfolgende Kobaltteletherapie mit hohen Dosen eine eindrucksvolle monatelang anhaltende Beschwerdefreiheit erreicht werden. Die günstigsten Ergebnisse werden durch eine kombinierte chirurgisch-radiologische Behandlung erzielt.

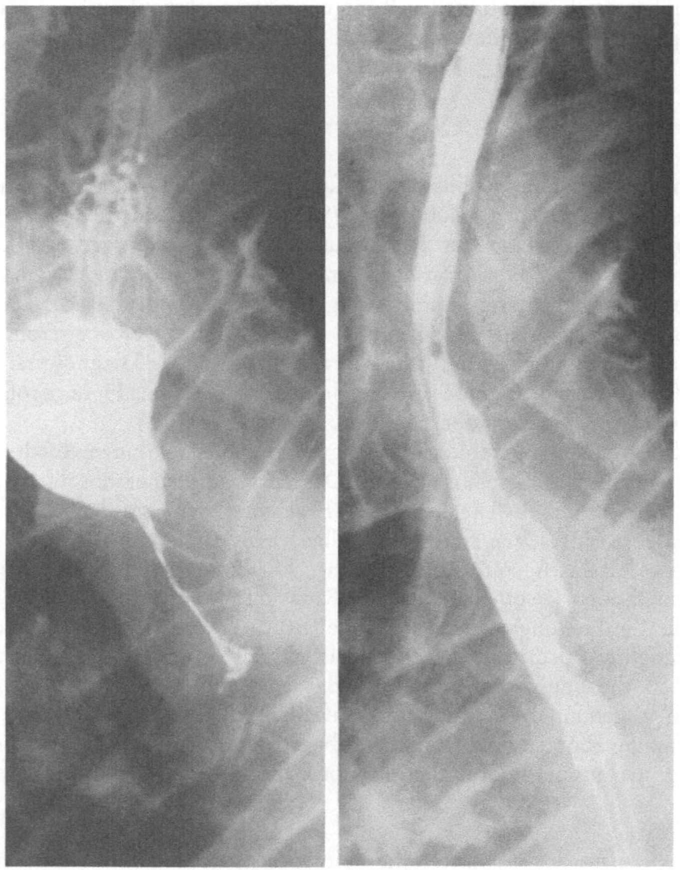

Abb. 319: Rückbildung eines Ösophaguskarzinoms nach Kobaltteletherapie.
Li. — vor Bestrahlung. — Re. — nach Bestrahlung.

4. Magen

Das Magenkarzinom (meist **Adenokarzinom** und **szirrhöses Karzinom**) macht
oft erst dann klinische Erscheinungen, wenn große Abschnitte des Magens erfaßt
sind oder der Tumor schon in benachbarte Organe, vorwiegend in Leber und
Pankreas, eingebrochen ist. Häufig findet sich auch schon eine transperitoneale,
hämatogene oder lymphogene Aussaat. Als kurative Behandlung kommt allein die
radikale Entfernung des Tumors in Frage, womit eine 5-Jahres-Überlebensquote
von ca. 20⁰/₀ aller Radikaloperierten erzielt wird. Daher muß auch bei fortgeschrittenen Fällen die Frage der Operabilität an Hand einer Probelaparotomie geklärt
werden.

Die Indikation zur *Röntgenstehfeldbestrahlung* des Magenkarzinoms ist umstritten, da die Applikation einer kurativen Dosis wegen der Unverträglichkeit
der Bestrahlung nur in seltenen Fällen möglich ist und die meisten Patienten bereits

in einem schlechten Ernährungs- und Kräftezustand zur Behandlung kommen. Eine *Röntgenbewegungsbestrahlung* kann zwar mit ausreichender Herddosis, aber nur unzureichender Flächenausdehnung durchgeführt werden. Wegen der großen Anzahl inoperabler Magenkarzinome kommt daher der *Kobalttteletherapie*, mit der sowohl eine hohe Herddosis als auch eine große Flächendosis gegeben werden kann, eine erhöhte Bedeutung zu. Die kurativen Ergebnisse sind zwar enttäuschend, die palliativen Erfolge — also Besserung des Allgemeinzustandes und der Passage, Hebung des Appetits und Verschwinden der Magensymptome — aber bedeutend eindrucksvoller und häufiger als bei der Röntgenbestrahlung. Außerdem finden sich immer wieder erhebliche Tumorrückbildungen (Abb. 320 und 321), verbunden mit langanhaltenden Remissionen.

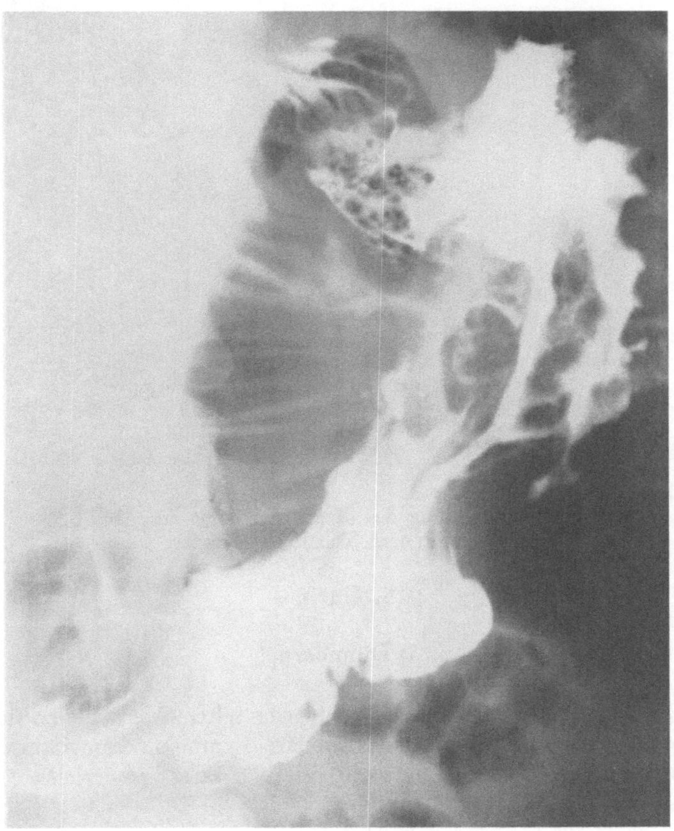

Abb. 320: Magenkarzinom

Allgemein wird daher heute der Standpunkt vertreten, daß man bei ausreichendem Allgemeinzustand des Patienten eine Kobalttteletherapie versuchen soll, wobei die Frage einer Vorbestrahlung noch lebhaft diskutiert wird. Ebenso ist eine *postoperative Bestrahlung* mit Erfassung der abführenden Lymphwege unbedingt zu empfehlen.

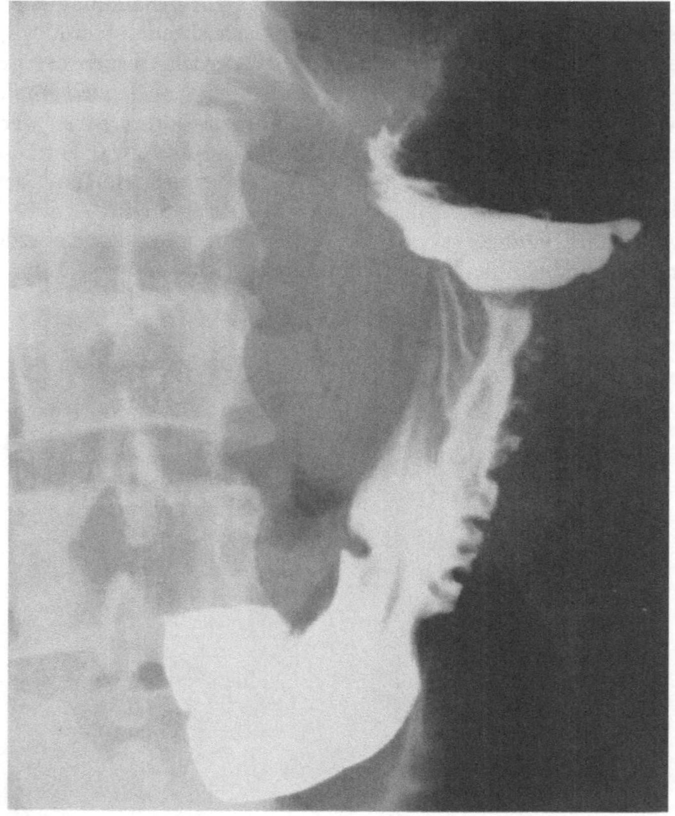

Abb. 321: Rückbildung des Magenkarzinoms der Abb. 320
4 Monate nach Kobaltteletherapie.

5. Darm

a) Dünndarm

Bösartige Tumoren des Dünndarmes sind sehr selten. Meist finden sich bei der Diagnosestellung (Obstruktion) schon regionäre Lymphknotenmetastasen. Durch die postoperative Bestrahlung ist nur ein palliativer Effekt zu erzielen.

b) Dickdarm

Die hohe Heilungsrate von fast 50% 5-Jahres-Heilungen beim Kolonkarzinom ist auf die im letzten Jahrzehnt stark verbesserte Operations- und Narkosetechnik zurückzuführen. Fast alle Tumoren des Dickdarmes sind **Adenokarzinome,** deren metastatische Ausbreitung vorwiegend lymphogen erfolgt. Eine postoperative Strahlenbehandlung des Tumorbereiches und der regionären Lymphwege verlängert die Überlebenszeit der Patienten. Heilungen durch alleinige Bestrahlung sind selten.

Inoperable Kolonkarzinome müssen unbedingt bestrahlt werden, da gute Palliativergebnisse (Lebensverlängerung, Sistieren von Blutungen und Schleimabsonderungen, Tumorrückbildungen, Besserung des Allgemeinzustandes) erzielt werden können.

c) Mastdarm

Die sicherste und beste Behandlung der Rektumkarzinome ist die möglichst radikale Operation. Da aber ca. $^1/_3$ der Patienten inoperabel ist und ein nicht geringer Anteil der operierten Tumoren rezidiviert, kommt der Strahlentherapie große Bedeutung zu. Bei *inoperablen* Rektumtumoren muß vor Durchführung der Strahlenbehandlung ein *Anus praeter* angelegt werden, um die distalen Darmabschnitte aus der Passage (anhaltende Reizung durch Darminhalt) auszuschalten. Ziel der Strahlentherapie ist es, das kleine Becken möglichst *homogen* zu durchstrahlen, um etwa vorhandene Drüsenmetastasen zu erfassen. Bei inoperablen Fällen kann der Tumor durch *intratumorale* (Spickung mit Radiumnadeln oder Radiogold-Seeds) *oder intrarektale Bestrahlung* (Moulagen mit Radium und Radiokobalt oder Röntgennahbestrahlung) zusätzlich mit einer hohen Dosis belastet werden.

Die Kobaltteletherapie ist der konventionellen Röntgentherapie deutlich überlegen, nicht nur wegen der besseren Palliativwirkung, sondern vor allem auch wegen der optimalen Hautschonung, die bei den oft bettlägerigen Patienten von großer Bedeutung ist. Heilungen bei inoperablen Rektumkarzinomen sind auch durch die Supervolttherapie nicht möglich. Ausgezeichnete temporäre Besserungen und Verlängerungen der durchschnittlichen Lebensdauer werden dagegen beobachtet. Der Wert einer *präoperativen* Bestrahlung wird überschätzt.

d) After

Bei den Analkarzinomen (meist oberflächlich gelegene **Plattenepithelkarzinome**) wird eine postoperative oder alleinige *Nahbestrahlung* durchgeführt. Die Prognose ist günstig. Bei Befall der *Inguinaldrüsen* ist aber weder von einer Operation noch von einer Tiefentherapie der von Metastasen befallenen Region eine Heilung zu erwarten.

6. Lunge

Die absolute Zunahme der Lungenkarzinome (Bronchuskarzinome und periphere Lungenkarzinome) in den letzten 50 Jahren bei allen Berufsgruppen und Altersschichten läßt sich nicht allein durch die Verbesserung der diagnostischen Maßnahmen und die Veränderung des Altersaufbaus der Bevölkerung erklären. Das Lungenkarzinom hat bei Mann und Frau vom 40. Lebensjahr an *statistisch gesichert* zugenommen und steht jetzt hinsichtlich der Häufigkeit (12—18% aller Karzinome) gleich hinter dem Magenkarzinom.

Alle differentialdiagnostischen Untersuchungen und Erörterungen haben beim Lungenkarzinom nur dann einen Sinn, wenn sie zu einer **Frühdiagnose** und damit zu einer **frühzeitigen operativen Behandlung** führen. Die Frühdiagnose ist allerdings schwierig, da das Lungenkarzinom in seinem Initialstadium „*stumm*" ist und keine oder nur wenige typische Symptome zeigt. In späteren Stadien kann jede Krankheit des Respirationstraktes vorgetäuscht werden. In diesen Stadien, in denen die meisten Patienten den Arzt aufsuchen, finden sich aber bereits in ca. 80% der Fälle *lokale Metastasen und Fernmetastasen*, so daß jede operative Behandlung zu spät kommt. Daher liegt die Therapie vorwiegend in der Hand des Strahlentherapeuten.

Ein gutes Endresultat ist durch die Strahlentherapie trotz immer neu variierter Techniken (Rotations-, Pendel- und Siebbestrahlung) nicht erreicht worden. Nur 2% der bestrahlten Patienten überleben 5 Jahre. Es ist daher zu fordern, daß jedes diagnostizierte Lungenkarzinom vor Beginn der Strahlenbehandlung einem erfahrenen Lungenchirurgen zur Begutachtung der Operabilität vogestellt wird. Von den **radikal operierten** Patienten erreichen 25% die 5-Jahres-Grenze. Auf die Gesamtzahl bezogen sind das allerdings nur 4% aller Patienten.

Der *histologische Typ* des Lungenkarzinoms bestimmt weitgehend das Bestrahlungsergebnis, da deutliche Unterschiede in der Strahlenempfindlichkeit und der Tendenz zur Metastasierung bestehen. Prognostisch ungünstig sind wegen der fast immer vorhandenen Metastasierung die **undifferenzierten Karzinome** und

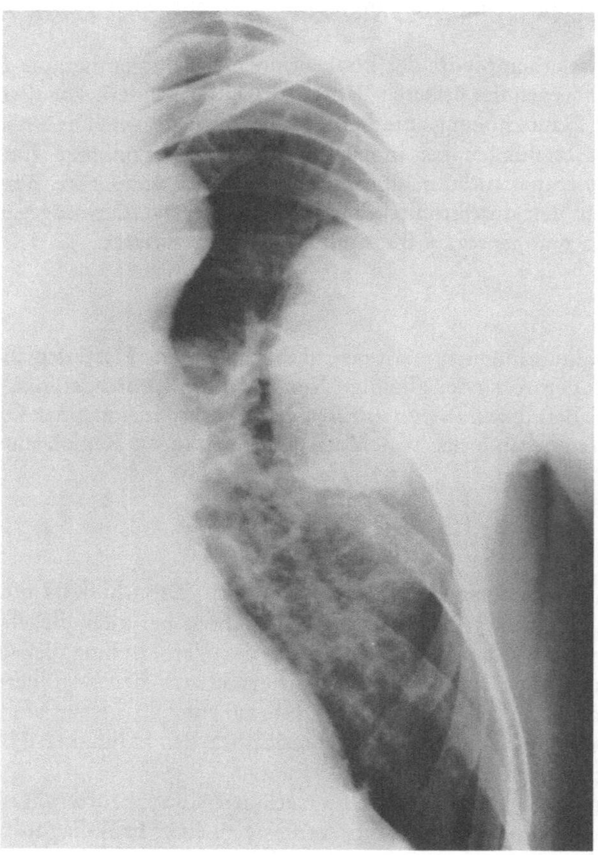

Abb. 322: Histologisch gesichertes inoperables peripheres Lungenkarzinom.

die **Adenokarzinome.** Obwohl die röntgenologischen Zeichen der Rückbildung anfangs oft sehr eindrucksvoll sind (Abb. 322 und 323), kommt es innerhalb weniger Monate zu Rezidiven. Die bessere Lebenserwartung bei Vorliegen eines **Plattenepithelkarzinoms** beruht nicht auf der geringeren lokalen Bösartigkeit, sondern auf dem späteren Einsetzen der Metastasierung.

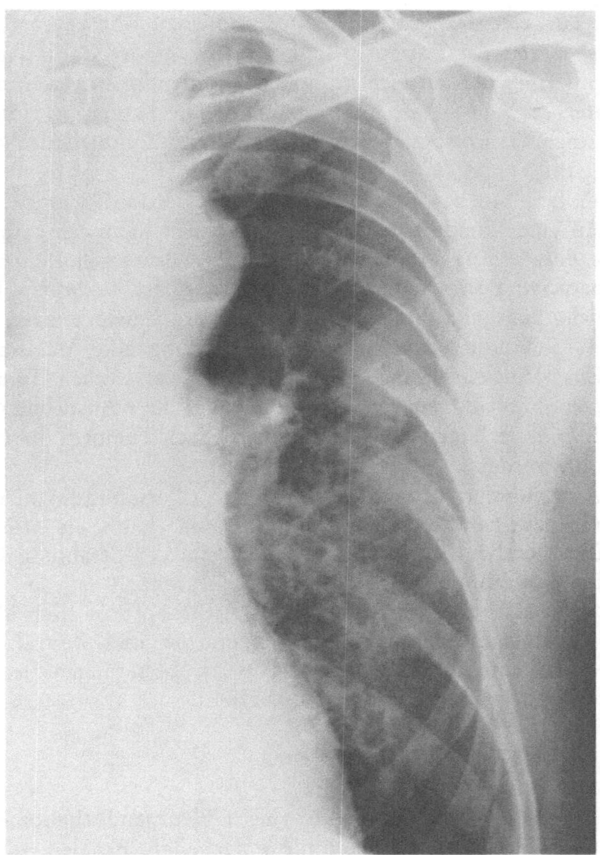

Abb. 323: Restverschattung 3 Monate nach der Strahlenbehandlung.

Die Kenntnis der Lokalisation und Symptome der Metastasen ist von großer Bedeutung. Oft beherrschen die Auswirkungen der Metastasen so sehr das Gesamtbild, daß sie zu Fehldiagnosen führen. Wenn auch diese Fälle therapeutisch infaust sind, so soll doch eine *gezielte Differentialdiagnose* den Patienten vor unnötigen Eingriffen und Belastungen schützen und ihn einer **Palliativbestrahlung** zuführen, die auch bei sehr ausgedehnten Tumorbefunden häufig erstaunliche temporäre subjektive und objektive Besserungen bewirkt. Der Primärtumor und seine *Herdsymptome* (Husten, Schmerzen, Dyspnoe, Hämoptysen, Sputum, Einflußstauung) bilden sich für Monate zurück, und es kommt zu einer erheblichen *Besserung der*

Allgemein- und Fernsymptome (Mattigkeit, Gewichtsverlust, Fieber, Zyanose, Heiserkeit, rheumatische Beschwerden, Magenschmerzen, Schluckbeschwerden). Die Indikation zur Strahlenbehandlung sollte daher nicht zu eng gestellt werden.

Alle Patienten, bei denen die klinischen und physikalischen Untersuchungen keinen Hinweis auf Fernmetastasen geben und bei denen eine Möglichkeit der Heilung besteht, werden einer **kurativen Strahlenbehandlung** (5000—6000 rad Herddosis) zugeführt.

Die *Kobalt-60-Teletherapie* ist der konventionellen Röntgentherapie hinsichtlich der Überlebenszeit der Patienten und der Anzahl der Palliativerfolge überlegen. Die Applikation der ausreichend hohen Strahlendosis ist wegen des *Fehlens des Strahlenkaters* (s. S. 541) fast immer möglich. Die Dosierung richtet sich nicht nach physikalischen Gesichtspunkten, sondern wird individuell dem Zustand des Patienten angepaßt.

Patienten im kachektischen Zustand dürfen nicht bestrahlt werden, da bei ihnen erfahrungsgemäß eine Verschlechterung eintritt. Ihnen kann temporär durch eine *medikamentöse Behandlung* (Analgetika, Infusionen usw.) geholfen werden.

Eine **präoperative Bestrahlung** (Vorbestrahlung) ist bei operablen Lungenkarzinomen nicht angezeigt, da keine besseren Ergebnisse erzielt werden und während der 4—5 Wochen dauernden Vorbestrahlung eine Metastasierung einsetzen kann. Eine Vorbestrahlung wird daher nur bei solchen Tumoren durchgeführt, die wegen ihres infiltrativen Wachstums oder ihrer Ausdehnung nicht mehr sicher operabel sind. In einigen Fällen können diese Tumoren in ein operables Stadium gebracht werden.

Die lokale Anwendung *radioaktiver Isotope* (Instillation radioaktiver Kolloide, Implantation radioaktiver Seeds, Perlen und Fäden) kann die Strahlentherapie unterstützen. Die therapeutisch wirksame Reichweite der Strahlung ist allerdings durch den steilen Dosisabfall der Strahlung sehr begrenzt.

Eine *zytostatische Behandlung* kann nach Ausschöpfung aller Möglichkeiten der gezielten Lokalbehandlungsmethoden (Operation und Bestrahlung) durchgeführt werden. In einigen Fällen kommt es zu Besserungen der Allgemeinsymptome. Heilungen wurden bisher nicht erzielt.

7. Pleura

Die bösartigen Geschwülste der Pleura (meist **Pleuraendotheliome** und **Metastasen**) sind durch die Strahlentherapie nicht zu heilen. Bei den primär zu operierenden Pleuraendotheliomen wird aber durch die Telebestrahlung mit *schnellen Elektronen* und *Kobalt-60* eine deutliche Verlängerung der Überlebenszeit erreicht. Kleine Entzündungsdosen lindern die oft starken Schmerzen.

8. Mediastinum

Die sehr seltenen **primären Tumoren** des Mediastinums (*Teratome, Dermoidzysten, Ganglioneurome*) müssen operiert werden. Sie sind strahlentherapeutisch nicht beeinflußbar. Zur Beseitigung der sehr strahlensensiblen **Thymushyperplasie** reichen schon geringe Strahlendosen bis 1000 rad vollkommen aus. Bösartige **Thymustumoren** (meist *Sarkome*) müssen operativ entfernt und mit hohen Dosen nachbestrahlt werden.

Häufiger finden sich **sekundäre Tumoren** (*Metastasen, Lymphogranulomatose, Lymphosarkom,* atypisch wachsende *Bronchialkarzinome*), deren Behandlung an anderer Stelle besprochen ist. Die durch diese Tumoren verursachte Einflußstauung läßt sich durch eine hochdosierte Strahlenbehandlung in vielen Fällen günstig beeinflussen. Der Versuch einer Strahlenbehandlung sollte daher auch dann unternommen werden, wenn eine ätiologische Abklärung des Prozesses wegen zu schlechten Allgemeinzustandes nicht möglich ist.

9. Mamma

Histologisch finden sich alle Formen von **undifferenzierten Karzinomen** bis zum **hochdifferenzierten Adenokarzinom,** wobei innerhalb eines Tumors das histologische Bild wechseln kann. Sonderformen sind das sehr bösartige *Erysipelas carcinomatosum,* das wie ein Mamma-Ca. zu behandelnde *Paget-Karzinom* und das sehr langsam wachsende *Gallertkarzinom.* Alle diese Formen zeigen nur kleine Unterschiede hinsichtlich der Strahlenempfindlichkeit, die bei allen Mammakarzinomen gering ist. Ein Behandlungserfolg ist daher nur nach Applikation hoher Strahlendosen über 4000 rad zu erwarten.

Die *Metastasierung* erfolgt sehr früh über die Lymphbahnen in die axillären, infra- und supraklavikulären sowie die retrosternalen und intrathorakalen Lymphknoten. Die oft erst nach 3—5 und mehr Jahren einsetzende *hämatogene* Metastasierung findet sich vorwiegend in Lunge, Skelett, Gehirn und Ovarien.

Die **Kombination von Operation und Strahlenbehandlung** ist die optimale Therapie, wobei der Strahlentherapie die Aufgabe zufällt, die lymphogen verschleppten Krebszellen zu vernichten. Die Leistungsfähigkeit der Strahlentherapie ist durch die Erhöhung der absoluten Heilungszahlen um mindestens 10% statistisch gesichert. Durch die *alleinige Strahlenbehandlung* lassen sich allerdings nur Palliativerfolge verzeichnen.

Die Strahlentherapie des operablen Mammakarzinoms erfolgt im allgemeinen **postoperativ.** In 2—3 Bestrahlungsserien mit eingelegten 4—6wöchigen behandlungsfreien Intervallen wird im Operationsbereich und an den abführenden Lymphwegen eine Herddosis von ca. 4500 rad appliziert. Dabei ist darauf zu achten, daß möglichst wenig Lungengewebe durchstrahlt wird (Strahlenpneumonie, Lungenfibrose). Die Durchführung der Therapie richtet sich nicht nach einem Schema, sondern muß in jedem Falle individuell dem Grade der auftretenden Reaktionen und dem Zustand der Patientin angepaßt werden.

Ziel der **präoperativen** Bestrahlung ist es, die Tumorzellen so weit zu schädigen, daß sie sich bei einer während des operativen Eingriffes erfolgenden lymphogenen und hämatogenen Aussaat nicht mehr in anderen Körperregionen ansiedeln können. Ein statistisch gesichertes besseres Ergebnis wurde bisher nicht erreicht, obwohl man den Eindruck hat, daß Hautrezidive im Operationsgebiet weitaus seltener vorkommen. 4—6 Wochen nach der Operation muß in jedem Falle noch eine Nachbestrahlung durchgeführt werden.

Bei den *inoperablen* Mammakarzinomen erreicht man durch Applikation einer hohen Strahlendosis von 6000—7000 rad im Tumor und 5000 rad an den Lymphknotenmetastasen eine starke, manchmal vollständige temporäre Tumorrückbildung. Ein Teil dieser Tumoren wird operabel.

Bei Vorliegen von *Hautmetastasen* und *Lokalrezidiven* können durch die Halbtiefentherapie oder durch Bestrahlung mit *schnellen Elektronen* in einigen Fällen jahrelange Remissionen erreicht werden.

Fernmetastasen, die beim Mammakarzinom immer generalisiert auftreten, werden bestrahlt, sobald sie Beschwerden machen. Der schmerzlindernde Effekt ist oft sehr instruktiv. Ein Teil der osteolytischen Metastasen rekalzifiziert.

Die *Supervolttherapie* bietet bei der Behandlung der Mammakarzinome eine Reihe von Vorteilen (optimale Haut- und Lungenschonung). Bei der Teletherapie mit Kobalt-60 muß die Thoraxwand tangential bestrahlt werden, um die Maximaldosis in die Haut zu legen und die Lunge nicht zu belasten.

Durch die *Hormonbehandlung* kommt es über eine Reihe komplexer und noch nicht genügend bekannter Mechanismen zu einer Wachstumsverlangsamung des Tumors und seiner Metastasen und damit zu einer begrenzten Lebensverlängerung.

Bei sehr ausgedehnter Metastasierung mit starken Schmerzen führt eine *Hypophysenausschaltung* durch Implantation von *Radiogold-Seeds* oder eine Hypophysektomie bei etwa der Hälfte der Patienten zu einer temporären Linderung der Beschwerden und in einigen wenigen Fällen zu einem zeitweiligen Stillstand des Metastasenwachstums (vgl. Mamma-Ca. S. 107).

Bei *karzinomatösen Pleuraergüssen* versucht man, durch *intrapleurale Instillation* von kolloidalen *Radiogoldlösungen* oder *Zytostatika* das Fortschreiten der pleuralen Metastasierung zu hemmen.

Die *zytostatische* Behandlung wird bei allen inkurablen Patienten durchgeführt. Durch eine Kombination chirurgisch-radiologischer Behandlung mit Zytostatika sind bisher keine besseren Heilungsergebnisse erreicht worden.

10. Blase

Das Blasenkarzinom (meist **papillomatöse und undifferenzierte Karzinome,** seltener *Plattenepithel-* und *Adenokarzinome)* gehört zu den therapieresistenten Tumoren. Häufig ist schon bei Diagnosestellung (Blutungen, Schmerzen) ein großer Teil der Zirkumferenz der Blase befallen, so daß eine Elektrokoagulation oder Segmentresektion nicht ausreicht. Viele Tumoren sind inoperabel. Der Strahlentherapie kommt daher eine große Bedeutung zu.

In vielen Fällen entwickelt sich das Blasenkarzinom aus einem zunächst gutartigen, häufig aber rezidivierenden Papillom. Vielerorts ist man daher dazu übergegangen, nach Elektrokoagulation der Papillome eine Nachbestrahlung durchzuführen.

Eine postoperative oder bei Inoperabilität alleinige Strahlenbehandlung der Blasenkarzinome ist immer notwendig und häufig erfolgreich (Abb. 324 und 325). Bei Verdacht auf eine lymphogene Absiedlung muß ein großes, bis zum 5. Lendenwirbelkörper heraufreichendes Gebiet erfaßt werden.

Die Ergebnisse der konventionellen Röntgentherapie sind schlecht, da wegen der unübersichtlichen Dosisverhältnisse mit Ausbildung von Dosisspitzen häufig schwere Veränderungen der Blasenschleimhaut, Schrumpfblasen, Darmblutungen, Ureterfibrosen und Ureterstenosen auftreten. In vielen Fällen mußte man sich daher mit palliativen Strahlendosen begnügen. Erst durch die Supervolttherapie wurde eine wirkungsvolle Strahlenbehandlung möglich. Die eindrucksvolle, gute Verträglichkeit besonders der Kobalt-60-Gammastrahlung mit fast völligem Fehlen der allgemeinen und lokalen Reaktionen erlaubt die Einstrahlung jeder gewünschten Dosis bei ausreichend großen Einstrahlfeldern, durch die das Lymphabflußgebiet miterfaßt wird. Das Ergebnis ist natürlich in hohem Maße von der Ausdehnung des Tumors und seines infiltrativen Wachstums abhängig. Bei Ausschöpfung aller

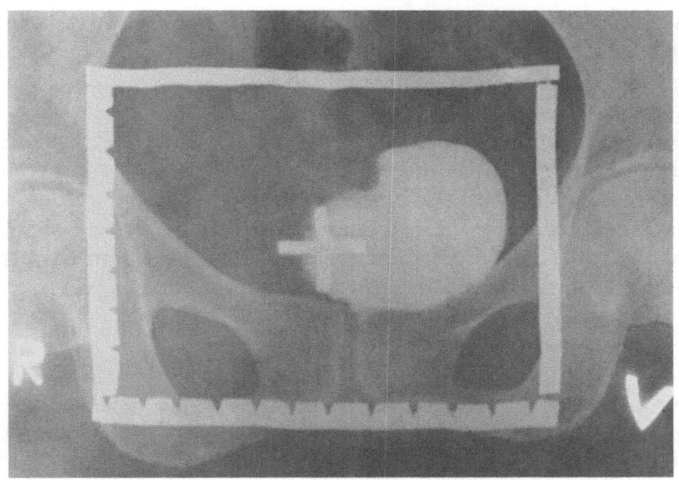

Abb. 324: Histologisch gesichertes, nicht operables Karzinom der re. Blasenhälfte. (Lokalisationsaufnahme)

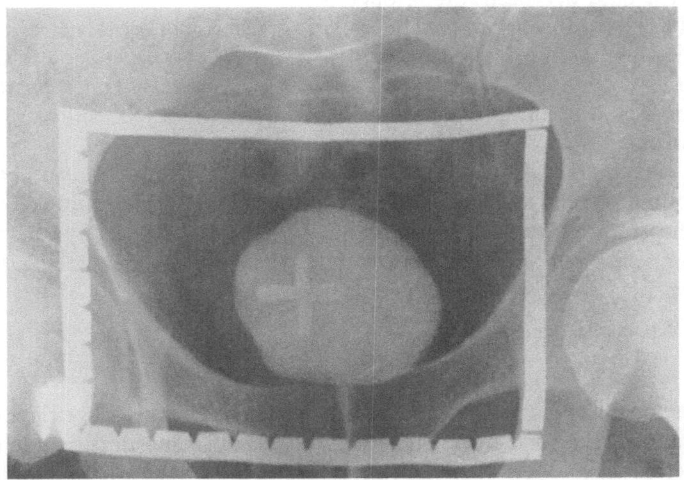

Abb. 325: Deutliche Tumorrückbildung 3 Monate nach Bestrahlung.

chirurgischen und radiologischen Möglichkeiten können etwa 25⁰/₀ der Blasenkarzinome geheilt werden. Bei den inkurablen Tumoren erreicht man durch die Strahlenbehandlung zumindest einen guten Palliativerfolg mit Besserung oder Sistieren der Blutungen und deutlicher Schmerzlinderung sowie eine wesentliche Verlängerung der Überlebenszeit mit oft langer Beschwerdefreiheit.

Die *Nahbestrahlung* nach operativer Freilegung kann bei kleinen Tumoren mit gutem Erfolg durchgeführt werden. Wegen der großen Gefahr einer Infektion und der Ausbildung einer Schrumpfblase darf sie aber nur bei strenger Indikation vorgenommen werden.

Die *intrakavitäre Anwendung* radioaktiver Stoffe (Radium, Kobalt-60-Perlen, mit radioaktiver Flüssigkeit gefüllte Ballonkatheter) hat nur Zweck bei oberflächlichen Schleimhauttumoren, da die Tumorausläufer infiltrierender Karzinome nicht mit einer genügend hohen Dosis erfaßt werden.

Bei begrenzten Tumoren und entarteten Papillomen ist die lokale *interstitielle Applikation* radioaktiver Isotope anwendbar. Als sehr günstig hat sich die perurethrale Implantation von Radiogold-Seeds durch das Zystoskop erwiesen. Die Seeds müssen bis in die Muskelschicht der Blase implantiert werden, da gerade von der Basis der Papillome die maligne Entartung ausgeht und viele Tumoren in die Muskelschicht eingebrochen sind. Tumoren, die bereits in das paravesikale Gewebe infiltriert sind, eignen sich nicht für die Kontakttherapie.

11. Niere

Alle Tumoren des Nierenparenchyms müssen primär operiert werden. Das gilt nicht nur für das häufig vorkommende **Hypernephrom** (Grawitz-Tumor), sondern auch für die selteneren **Karzinome, Sarkome** und **Karzino-Sarkome.** Bei den inoperablen **Wilms-Tumoren** *(embryonale karzino-sarkomatöse Mischgeschwülste)* kann durch eine Vorbestrahlung häufig eine Verkleinerung und Abgrenzung dieser Geschwulst erzielt werden. Ein Teil der Wilms-Tumoren wird 4—6 Wochen nach der Bestrahlung operabel.

Eine Nachbestrahlung sollte bei allen operierten Tumoren des Nierenparenchyms durchgeführt werden, da selbst unter der Operation nicht sicher feststellbar ist, ob der Tumor auf die Niere begrenzt ist. Eine postoperative Bestrahlung des Nierenlagers mit großen Feldern führt zu eindeutig besseren Überlebenszahlen.

Bei den *inoperablen Tumoren* kann durch die Strahlentherapie eine wesentliche Linderung der Beschwerden und längere erträgliche Überlebenszeit erreicht werden. Gute palliative Ergebnisse lassen sich sogar noch bei Vorliegen von *Metastasen* erzielen.

Die sehr selten vorkommenden primären Tumoren des Nierenbeckens und der Ureteren (meist *Karzinome)* haben eine schlechte Prognose.

12. Penis

Das **Plattenepithelkarzinom** des Penis neigt zu einer sehr frühzeitigen lymphogenen Metastasierung in die Leistendrüsen, die daher immer mitbehandelt werden müssen. Bei kleinen oberflächlich gelegenen Tumoren sind die Ergebnisse einer alleinigen Strahlentherapie (Nahbestrahlung) genau so gut wie die einer Operation (ca. 80% 5-Jahres-Heilungen). Der Vorteil der Strahlentherapie liegt darin, daß der psychisch sehr belastende Eingriff der Penisamputation vermieden wird. Bei allen ausgedehnteren Tumoren muß die Amputation und Ausräumung der Leistendrüsen mit nachfolgender Bestrahlung durchgeführt werden. Primär inoperable Tumoren und Rezidive werden durch eine Palliativbestrahlung monatelang beschwerdefrei oder symptomarm gehalten.

Für die Bestrahlung der Tumoren und der Leisten eignet sich die *Elektronentherapie* in hervorragendem Maße. Die Inguinalregion kann auch durch die *Kobaltteletherapie* bei optimaler Hautschonung mit hohen Strahlendosen belastet werden.

13. Hoden

Alle bösartigen Hodentumoren (**Seminom, Sarkom, Karzinom, Chorionepitheliom**) sind sehr strahlenempfindlich. Wegen ihrer oft frühzeitig einsetzenden Metastasierung in die parailiakalen und paraaortalen Lymphdrüsen ist eine Bestrahlung der abführenden Lymphwege auch bei klinisch nicht feststellbarem Befall immer notwendig. Bei dieser „prophylaktischen" Bestrahlung müssen volle Tumordosen appliziert werden. Die Ergebnisse einer kombinierten chirurgisch-radiologischen Behandlung sind um 20% 5-Jahres-Heilungen besser als die einer alleinigen Operation.

Vielerorts ist man dazu übergegangen, eine Vorbestrahlung des Primärtumors und seiner Lymphabflußwege durchzuführen, da sich gezeigt hat, daß es in einigen Fällen postoperativ zu einer schnell einsetzenden ausgedehnten *Metastasierung* kommt.

Die hämatogen sich meist in der Lunge bildenden *Fernmetastasen* sind ebenfalls sehr strahlensensibel und können bei klinischen Beschwerden temporär gut beeinflußt werden.

14. Prostata

Ein großer Teil der Prostatakarzinome (meist **Carcinoma simplex**) wird lange Zeit als Prostatahypertrophie angesehen und behandelt, da die Tumoren über Jahre symptomlos bleiben und häufig erst bei Auftreten von Metastasen erkannt werden. Die *Radikaloperation* des Prostatakarzinoms, die die einzige Möglichkeit einer Heilung bietet, kann daher nur bei wenigen Patienten durchgeführt werden. *Palliative Maßnahmen* stehen ganz im Vordergrund. Die *Röntgen-* und *Radiumbestrahlung* ist durch die *Hormontherapie* (weibliche Keimdrüsenhormone), die auch bei Vorliegen von Metastasen noch erstaunliche Resultate erbringt, weitgehend abgelöst worden. Die *Strahlentherapie* wird nur noch angewendet, wenn hormonresistente Miktionsstörungen und Beschwerden von seiten der Metastasen vorliegen. Der *Kobaltteletherapie* ist wegen der Hautschonung der Vorzug zu geben, da die Haut des Perineums besonders empfindlich ist und leicht heftige Strahlenreaktionen zeigt.

Durch eine *Infiltration* von kolloidalem *Radiogold* in das Tumorgewebe läßt sich häufig eine Verkleinerung der Prostata mit Besserung der Beschwerden erzielen. Die vorherige weitgehende chirurgische Entfernung des Tumors ist ein wichtiger Teil dieser Behandlung.

Bei sehr ausgedehnten therapieresistenten Metastasierungen kann eine *Hypophysenausschaltung* durch Implantation von Radiogold-Seeds deutliche Remissionen erzielen. Bei etwa der Hälfte der Patienten lassen die Beschwerden nach. Rückbildungen des Tumors und seiner Metastasen sind aber sehr selten.

15. Gehirn

Voraussetzung für die Strahlenbehandlung der Hirntumoren ist die Kenntnis der strahlensensiblen und strahlenrefraktären Geschwülste. Durch die Operation werden zweifellos die besten Ergebnisse erzielt, doch kann sie in sehr vielen Fällen nicht radikal durchgeführt werden. Eine zusätzliche Strahlenbehandlung der strahlensensiblen Tumoren sollte immer durchgeführt werden. Bei inoperablen Tumoren lassen sich durch alleinige Strahlenbehandlung langanhaltende Besserungen und sogar Heilungen erzielen, wenn in zwei oder mehr Bestrahlungsserien eine Herddosis von wenigstens 5000 rad appliziert wird.

Die große Anzahl der verschiedenartigen Hirntumoren macht ein Eingehen auf ihre klinische Symptomatologie in diesem Rahmen unmöglich. Es soll daher lediglich eine Einteilung in strahlensensible und strahlenrefraktäre Geschwülste erfolgen. Dabei werden nur solche Tumoren angeführt, von denen diese Eigenschaft bekannt ist.

Strahlensensibel sind das *Astroblastom, Glioblastoma multiforme, Medulloblastom, Melanoblastom, Pinealom, Ganglioneurom, Neuroepitheliom*, der *maligne* und *adenomatöse Hypophysentumor*, der *gliomatöse Akustikustumor* und alle *sarkomatösen Tumoren.*

Strahlenrefraktär sind das *Astrozytom, Neurinom, Akustikusneurinom, Meningeom, Kraniopharyngiom, Fibrom, Chondrom, Chordom, Lipom, Teratom, Dermoid*, der *Lindau-Tumor* und die *Sturge-Webersche Krankheit.*

Unterschiedliche Meinungen gibt es über die Strahlenempfindlichkeit der *Oligodendrogliome, Plexustumoren* und *Ependymome.* Nach nicht radikaler Operation und bei Inoperabilität ist eine Strahlenbehandlung dieser Tumoren angezeigt.

Durch eine Strahlenbehandlung der besonders häufig bei Bronchus- und Lungenkarzinomen auftretenden *Hirnmetastasen* werden nur gelegentlich die Drucksymptome gebessert. Eine Verlängerung des Lebens wird nicht erreicht.

Die *Supervolttherapie* hat einen wesentlichen Fortschritt in der Behandlung der Hirntumoren gebracht. Die Bestrahlung wird in fast allen Fällen ausgezeichnet vertragen, wenn mit kleinen Strahlendosen von ca. 100 rad begonnen wird. Die Applikation der Gesamtdosis ist über 2 Einfallsfelder unter optimaler Schonung des gesunden Hirngewebes und ohne Nebenwirkungen möglich. Die Senkung des *Hirndruckes* tritt oft schon nach wenigen Tagen ein. Der Grad und die Häufigkeit der Tumorzerstörung ist deutlich größer als bei der konventionellen Röntgentherapie.

Die lokale Anwendung *radioaktiver Präparate* kann die übliche Strahlenbehandlung unterstützen. Anwendung finden die Spickung des inoperablen Tumors oder postoperativ des Tumorrandgebietes mit Radiogold-Seeds und die postoperative Einlage von radioaktiven Kobalt-60-Perlen in die Wundhöhle.

16. Rückenmark

Die schon sehr frühzeitig zu Kompressionserscheinungen führenden **extramedullären** Rückenmarkstumoren (*Neurinome, Neurofibrome, Meningeome, Epitheliome*) sind nur wenig strahlensensibel. Ihre Behandlung ist rein chirurgisch. Von den **intramedullären** *Tumoren* sind das *Medulloblastom* und *Spongioblastom* sehr strahlensensibel, während die meisten anderen Geschwülste (z. B. das *Astro-*

zytom, Oligodendrogliom, Ependymom u. a.) eine unterschiedliche Empfindlichkeit aufweisen. Da diese Tumoren aber sehr häufig nicht radikal operiert werden können, empfiehlt sich in jedem Falle eine Nachbestrahlung.

Die nicht vom Rückenmark und seinen Häuten ausgehenden *Sarkome, Metastasen, Wirbelhämangiome, Braune Tumoren* der Wirbelkörper und lokale Herde bei *Lymphogranulomatose* sprechen sehr gut auf die Strahlenbehandlung an. Im allgemeinen lassen sich aber nur gute palliative Ergebnisse erzielen.

Obwohl mit Kobaltbestrahlungsgeräten und Elektronenbeschleunigern hohe Strahlendosen appliziert werden können, werden durch die Strahlentherapie keine Heilungen erzielt. Wegen der manchmal lang anhaltenden Besserungen und der oft sehr instruktiven temporären Rückbildung der neurologischen Ausfälle muß aber bei allen inoperablen und operierten strahlensensiblen Geschwülsten die Strahlentherapie durchgeführt werden.

17. Periphere Nerven

Der maligne Tumor des sympathischen Nervengewebes, das Neuroblastoma sympathicum, hat trotz großer operativer Eingriffe und intensiver Strahlenbehandlung eine sehr schlechte Prognose, da es frühzeitig metastasiert.

Die *Neurinome, Neurofibrome, Ganglioneurome, Paragangliome* und *Glomustumoren* sind nicht strahlenempfindlich und werden chirurgisch mit gutem Erfolg behandelt.

18. Skelett

Für die Therapie und Prognose der **Knochensarkome** eignet sich die Einteilung in *osteogene* (primäre und sekundäre), *medullogene* und *parostale* Sarkome. Alle osteogenen Knochensarkome sind wenig strahlenempfindlich (Ausnahme: *Riesenzellsarkom*) und müssen mit Strahlendosen von wenigstens 6000 rad behandelt werden. Die medullogenen Sarkome (*Retikulosarkom, Ewing-Sarkom* und *Rundzellensarkome*) sind sehr strahlenempfindlich, neigen aber sehr frühzeitig zu einer Metastasierung und haben daher eine schlechte Prognose. Von den parostalen Knochensarkomen ist nur das undifferenzierte **Fibrosarkom** strahlensensibel.

Während die myelogenen Sarkome in der Regel nur bestrahlt werden, müssen alle anderen Knochensarkome kombiniert chirurgisch-radiologisch behandelt werden. Dabei ist die *Vorbestrahlung* in den letzten Jahren immer mehr in den Vordergrund getreten. Die Behandlungsaussichten werden verbessert, da bei der nachfolgenden Operation nur geschädigte Tumorzellen hämatogen verstreut werden und der durch die Strahlentherapie häufig sehr gut abgegrenzte Tumor besser entfernt werden kann.

Da fast alle Knochensarkome nur *hämatogen* metastasieren, hat eine prophylaktische Bestrahlung der abführenden Lymphwege keinen Zweck. Eine Ausnahme bildet das vorwiegend lymphogen metastasierende **Ewing-Sarkom**. Bei den häufig inoperablen Knochensarkomen am Körperstamm können durch eine hochdosierte alleinige Strahlentherapie jahrelange Remissionen erzielt werden (Abb. 326 und 327). Es müssen allerdings sehr große Bestrahlungsfelder verwendet werden, um alle Tumorausläufer, die röntgenologisch und klinisch oft nicht festgestellt werden können, mitzuerfassen. Während bei den sehr ausgedehnten Tumoren des

Körperstammes eine *Stehfeldbestrahlung* angezeigt ist, kann bei den Knochensarkomen der Extremitäten eine *Rotations- oder Pendelbestrahlung* sehr gut durchgeführt werden.

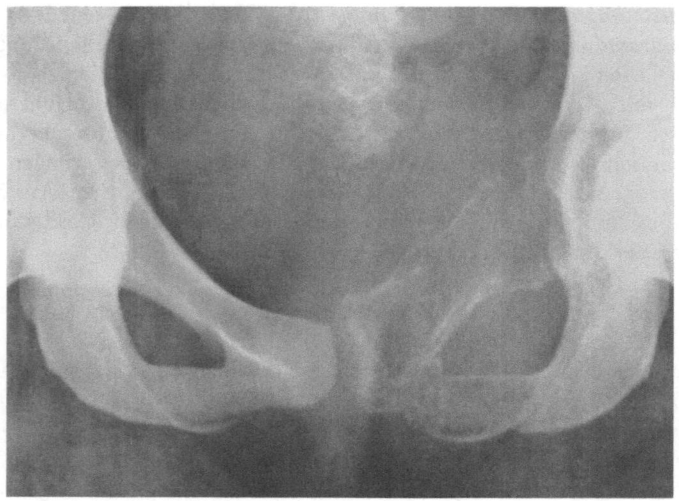

Abb. 326: Osteolytisches Sarkom des li. Sitz- und Schambeinastes.

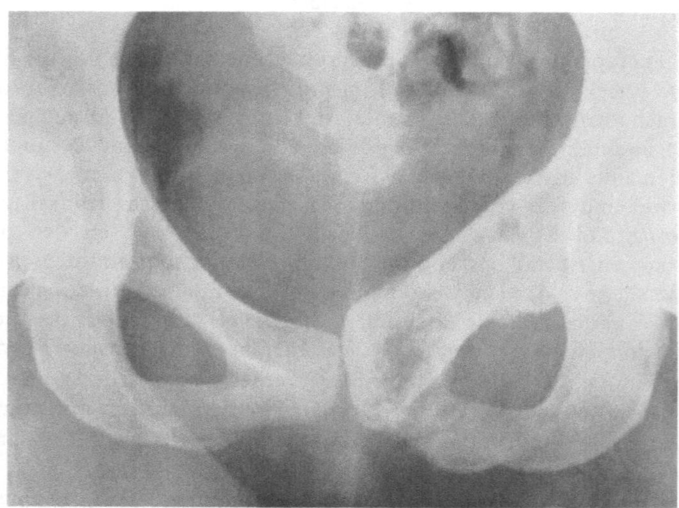

Abb. 327: Rekalzifizierung des Tumors 6 Wochen nach der Bestrahlung.

Die Anwendung der *Kobaltteletherapie* ist wegen der Hautschonung und der
Vermeidung von Knochenradionekrosen sehr vorteilhaft. Für die Strahlenbehandlung oberflächlich gelegener Knochensarkome im Bereich der Rippen, der Scapulae,
des Schädels und des Sternums ist die Therapie mit *schnellen Elektronen* optimal.

Von den *bedingt gutartigen* Knochengeschwülsten sprechen die **Riesenzell-tumoren** (braune Tumoren) sehr gut auf die Strahlenbehandlung an. Nach Aus-löffelung oder Resektion des erkrankten Knochenabschnittes sollte in jedem Falle eine Nachbestrahlung erfolgen, um die Häufigkeit der Rezidive und der malignen Entartung einzuschränken. Auch nach alleiniger Strahlenbehandlung heilt ein hoher Prozentsatz (70—80%) der Riesenzelltumoren vollständig ab, ein vor allem bei Befall der Wirbelsäule wichtiger Faktor.

Sehr gut sind die Ergebnisse der Strahlentherapie bei der Behandlung des **eosinophilen Knochengranuloms,** bei dem sich fast immer mehrere, über verschie-dene Knochenabschnitte verteilte Herde finden. Durch eine Strahlenbehandlung mit der geringen Herddosis von ca. 2000 rad kann in jedem Falle eine vollständige Abheilung erzielt werden. Wenn immer wieder neue Herde auftreten, kann sich die Behandlung über mehrere Jahre erstrecken.

Der Wert der Strahlentherapie bei *Chondromen* und *Chordomen* ist umstritten. Nach nicht radikaler Operation sollte wegen der Rezidivneigung dieser Tumoren eine Nachbestrahlung erfolgen.

19. Parotis

Die meisten Parotistumoren sind **Mischgeschwülste,** deren Wachstum sich über Jahre erstreckt. Eine postoperative Bestrahlung muß immer dann durchgeführt werden, wenn entdifferenzierte Zelltypen festgestellt werden. Von der zur Ver-minderung der Rezidivneigung empfohlenen Nachbestrahlung gutartiger Misch-tumoren muß dringend abgeraten werden, da möglicherweise eine maligne Ent-artung gefördert wird. Parotis-*Zylindrome* dürfen aus dem gleichen Grunde nicht bestrahlt werden.

Die bösartigen Tumoren der Parotis (*Karzinome, Sarkome* und *Adenome)* werden kombiniert chirurgisch-radiologisch oder bei Inoperabilität nur radio-logisch behandelt. Wegen ihrer Neigung zur Metastasierung in die Halsdrüsen muß diese Region mit in das Strahleneinfallsgebiet einbezogen werden. Die Applikation der erforderlichen hohen Tumordosis ist durch die Anwendung der *Elektronen-therapie* und der *Kobaltteletherapie* möglich geworden. Optimal ist die Behand-lung mit der Kobalt-60-Kurzdistanztherapie (Nahbestrahlung), mit der Strahlen-dosen von 5000 rad ohne Hautreaktionen eingestrahlt werden können.

20. Schilddrüse

Bei den bösartigen strahlenempfindlichen Schilddrüsentumoren ist eine post-operative Strahlenbehandlung erforderlich. Radioresistent sind die **ausdifferen-zierten und großzelligen Karzinome.** Am häufigsten kommen das strahlensensible **undifferenzierte Adenokarzinom** und die **Struma maligna** vor.

Da die Schilddrüsentumoren zu einer *lymphogenen Metastasierung* in die Hals- und Mediastinaldrüsen neigen, müssen diese Regionen auf jeden Fall mit-bestrahlt werden. Bei einer *hämatogenen Aussaat,* bei der vorwiegend die Wirbel-säule und die Schädelkalotte befallen werden, kann durch eine intensive Strahlen-behandlung eine lange symptomfreie Zeit erreicht werden.

Für die alleinige Strahlenbehandlung der inoperablen Tumoren und die post-operative Bestrahlung haben sich die Kobalt-60-Teletherapie und die Elektronentherapie als sehr günstig erwiesen, da über wenige große Einfallsfelder hohe Strahlendosen appliziert werden können.

Die *Radiojodtherapie* ist bei allen Schilddrüsentumoren erfolgversprechend, die sich durch ein vermehrtes Jodspeicherungsvermögen auszeichnen. Die Jodaffinität, die allerdings nur bei 15⁰/o der Tumoren und bei einigen Metastasen vorliegt, läßt sich leicht durch einen Radiojodtest feststellen. Nicht selten haben die Metastasen eine andere Speicherungsfähigkeit als der zugehörige Primärtumor, so daß die Kombination der Radiojodtherapie mit der externen Strahlentherapie notwendig wird. Durch operative Entfernung des funktionstüchtigen Schilddrüsengewebes und Gabe von thyreotropem Hormon kann das verbleibende Karzinomgewebe zur Radiojodspeicherung angeregt werden.

21. Metastasen

Vor Beginn jeder Tumorbehandlung muß geklärt werden, ob **lokale Drüsenmetastasen** oder **Fernmetastasen** vorhanden sind. Bei einer Tumorlokalisation im oder am Körperstamm muß auf einen **karzinomatösen Erguß** im Brust- und Bauchraum geachtet werden. Die Klärung dieser Frage ist von ausschlaggebender Bedeutung für die Art der durchzuführenden Therapie und die Prognose. Voraussetzung ist natürlich die Kenntnis der Metastasierungsarten und -wege.

Man unterscheidet zwischen einer *lymphogenen* und *hämatogenen Metastasierung* sowie einer Aussaat von Tumorzellen durch *Überimpfung* (z. B. karzinomatöser Erguß). Prognostisch noch einigermaßen günstig und oft sehr frühzeitig auftretend ist die Metastasierung auf dem Lymphwege, bei der Tumorzellen in die regionären Lymphknoten verschleppt werden. Häufig ist eine operative radikale Entfernung aller befallenen Lymphknoten nicht möglich, da sie teilweise mit größeren Gefäßen verbacken sind. Bei dem geringsten Verdacht müssen sie daher in das Tumorbestrahlungsfeld einbezogen oder durch zusätzliche Felder erfaßt werden. Durch eine hochdosierte Vorbestrahlung können sie sogar in nicht wenigen Fällen in ein

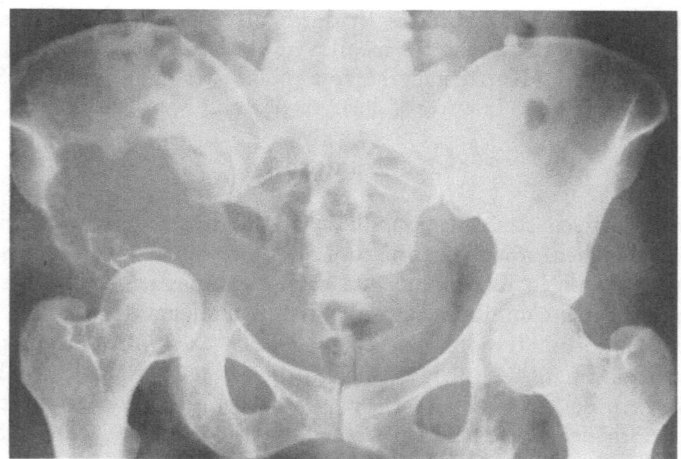

Abb. 328: Osteolytische Metastasen der re. Beckenschaufel und des li. Sitzbeinastes nach Mammakarzinom.

operables Stadium gebracht werden. Absolut ungünstig ist das Auftreten von hämatogen gestreuten Fernmetastasen, die oft erst Jahre nach Beginn der Krankheit als *Organ-* und *Knochenmetastasen* entstehen. In anderen Fällen sind sie schon bei der Erkennung des Tumors vorhanden oder verursachen die ersten Symptome. Ihre Erkennung ist wichtig; da diese Fälle therapeutisch infaust sind, können dem Patienten unnötige Eingriffe erspart werden. Durch eine *Palliativ-* und *Schmerzbestrahlung* können aber wesentliche objektive und subjektive Besserungen mit monatelangen Remissionen erzielt werden. Die Rekalzifizierung von Knochenmetastasen, die zu Spontanfrakturen geführt haben, ist manchmal sehr eindrucksvoll (Abb. 328 und 329).

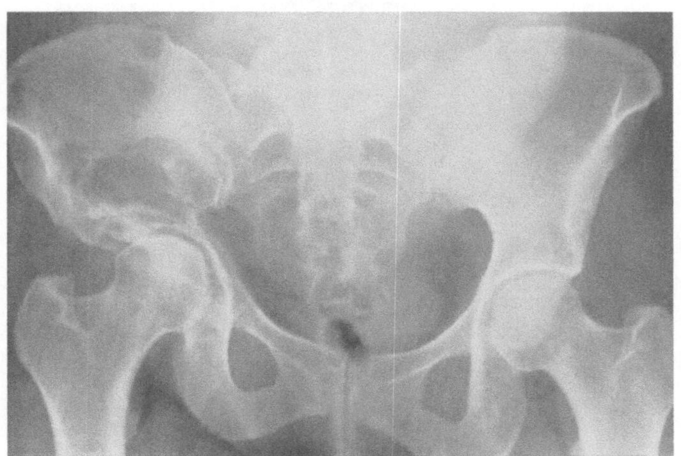

Abb. 329: Rekalzifizierung der Metastasen 6 Wochen nach einer Palliativbestrahlung.

Karzinomatöse Ergüsse können durch *Instillation kolloidalen Radiogolds* für Monate zum Verschwinden gebracht werden. Stärkste Schmerzzustände werden häufig durch geringe Strahlendosen günstig beeinflußt.

Auf andere Behandlungsmöglichkeiten von Fernmetastasen *(Hormonbehandlung, Hypophysenausschaltung, zytostatische Therapie)* wird bei der Besprechung der einzelnen Tumorformen hingewiesen.

22. Maligne Lymphome

Kennzeichen dieser Krankheit sind Lymphknotenschwellungen, die meist in der Halsregion und den Supraklavikulargruben entdeckt werden, sich aber häufig zu diesem Zeitpunkt schon an anderen Organen (Magen-Darm-Trakt, Lungenhilus, Knochenmark, Haut, Lunge) finden.

Das Lymphosarkom ist sehr strahlenempfindlich. Es „schmilzt" schon bei geringen Strahlendosen von 600—800 rad „weg wie Butter an der Sonne" (Abb. 330 und 331) und kann daher im lokalisierten Stadium leicht beherrscht werden. Trotz der hohen Tumordosen kommt es immer rasch zu Rezidiven und zur generalisierten Ausbreitung. Die Behandlung mit Radiophosphor und Stickstofflost hat an der schlechten Prognose nichts geändert.

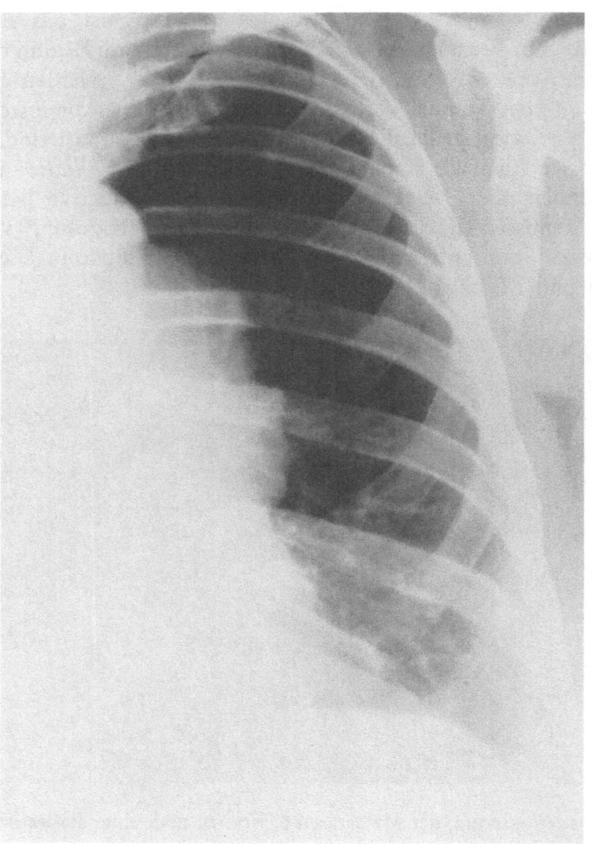

Abb. 330: Lymphosarkom im li. Lungenhilus.

Bei der **Lymphogranulomatose** sind die Drüsenschwellungen zunächst ab-
grenzbar, später verbacken sie zu großen *Konglomerattumoren*. Man unterscheidet
2 Formen der Ausbreitung; die langsam wachsende und sich ausbreitende Form
der Lymphogranulomatose und die foudroyante, sehr bösartige Verlaufsform mit
Ausbreitung über große Teile des Lymphsystems. Lokale Herde können durch die
Strahlenbehandlung sehr gut zurückgebildet und beherrscht werden. Es können
Remissionen über 10 Jahre und länger erzielt werden, wenn neu auftretende
Lymphknotenschwellungen jeweils bestrahlt werden. Die *zytostatische Therapie*
darf erst im generalisierten Stadium durchgeführt werden, da unter dieser Be-
handlung die Strahlensensibilität der Tumoren deutlich abnimmt.

23. Neoplastische Retikulosen

Das sich vorwiegend im Nasen-Rachen-Raum und an den Tonsillen findende
Retothelsarkom spricht sehr gut auf die Bestrahlung an. Leider kommt es meist
zu einer frühzeitigen generalisierten Metastasierung. Nur bei lokalisierten Formen
sind Dauererfolge zu erzielen.

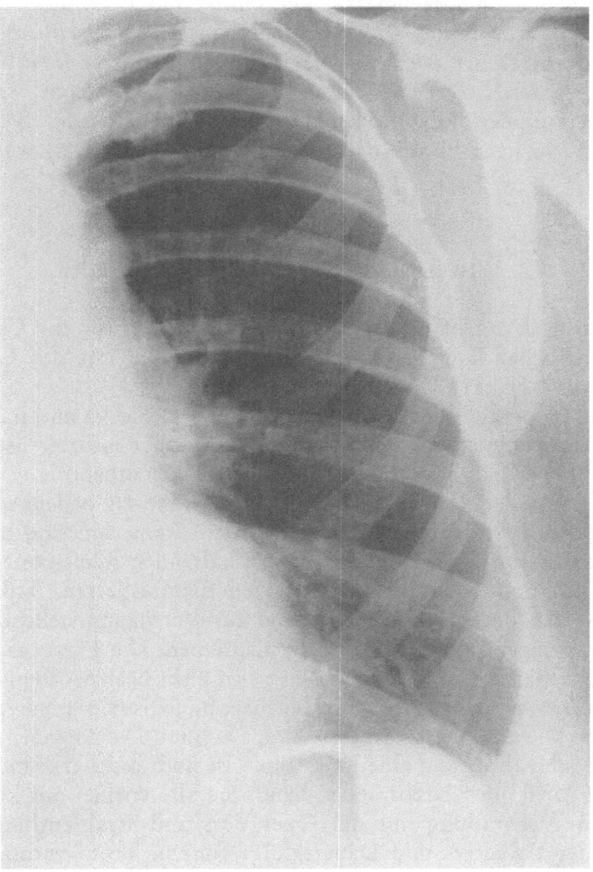

Abb. 331: Rückbildung des Lymphosarkoms 4 Tage nach Applikation von 800 rad Kobalt-60.

Vom **großfollikulären Lymphoblastom** (Brill-Symmers) werden bevorzugt die zervikalen und nuchalen Lymphdrüsen befallen. Lokalisationen in Haut, Unterhaut, Darm und anderen Organen werden gefunden. Bei $^1/_3$ der Fälle ist ein Milztumor tastbar. Trotz des langsamen Wachstums und der meist guten Strahlenempfindlichkeit ist die Prognose wegen der Neigung zur Generalisierung schlecht.

Das **Plasmozytom** (Kahlersche Krankheit) kommt am häufigsten im Knochenmark vor, wird aber auch immer wieder bei Probeexzisionen aus den oberen Luftwegen, der Trachea und in Lymphknoten gefunden. Die Knochenherde können durch die Strahlentherapie über Jahre hinweg günstig beeinflußt werden.

24. Blutbildendes Gewebe

Die **leukämische Myelose** wird gewöhnlich erst im chronischen Stadium durch das Auftreten von Blutbildveränderungen, Milztumor, Infiltraten in Lunge, Nieren, Leber, Hirn, Magen und Darm erkannt. Die Bestrahlung der Milz ist wirksamer als die des Knochenmarks. Die palliativen Ergebnisse sind gut. Heilungen werden nicht erreicht. Eine zusätzliche *chemotherapeutische* Behandlung sollte immer durchgeführt werden. Die Behandlung mit *radioaktiven Isotopen* kann versucht werden, liefert aber im allgemeinen keine besseren Ergebnisse.

Die Teletherapie der **Polycythaemia vera** ist zugunsten der Behandlung mit *Radiophosphor* (flüssiger Phosphor-32 per os oder intravenös) weitgehend verlassen worden.

O. Chemotherapie mit Zytostatika

In der Chirurgie ergeben sich folgende Indikationen für die Chemotherapie:
1. Kombinationsbehandlung Chirurgie-Strahlentherapie mit der Chemotherapie als *Rezidivprophylaxe.*
2. Behandlung inoperabler Tumoren, ausgedehnter Rezidive und multipler Metastasen, bei denen eine Strahlenbehandlung nicht mehr indiziert ist.
3. Kombination der Palliativoperation mit der Chemotherapie.

Bei Beurteilung der Chemotherapie-Ergebnisse ist zu bedenken, daß bisher meist nur inoperable Patienten behandelt wurden. Immerhin sind beachtenswerte Erfolge erzielt worden, die sich in z. T. langanhaltenden Remissionen und temporären subjektiven und objektiven Besserungen manifestierten. Trotzdem zeigen aber alle bisherigen Beobachtungen, daß die zur Verfügung stehenden Präparate nicht den Erwartungen und Bedürfnissen entsprechen. Die Frage nach dem besten zur Verfügung stehenden Zytostatikum läßt sich nicht beantworten, da wegen der Vielfalt der Tumoren mit ihren verschiedenen biologischen Eigenschaften keines der Mittel gegen alle Karzinomformen in Frage kommt. Die Angaben im Schrifttum sind recht unterschiedlich, und eine klare Linie ist noch nicht erkennbar. Sicher ist, daß keines der Mittel den Krebs heilen kann. Sie alle wirken nur krebshemmend, können aber in Verbindung mit der Operation und Strahlentherapie zu einer Verbesserung der Palliativ- und Dauererfolge führen. Trotz nachteiliger Nebenwirkungen (Leukopenie, Übelkeit, Erbrechen, Haarausfall) sollte auf ihre Anwendung nicht verzichtet werden, vor allem dann nicht, wenn der Verdacht auf eine lymphogene oder hämatogene Tumorzellaussaat besteht.

P. Allgemeinbehandlung

Operation und Strahlenbehandlung sind schwere, den Körper sehr belastende Eingriffe, die eine sorgfältige Allgemeinbehandlung notwendig machen. Die Steigerung der körpereigenen Abwehrkräfte ist für die Ausheilung einer Krebskrankheit von allergrößter Wichtigkeit.

1. Ernährung

Eine „krebsfeindliche" Diät gibt es nicht. Zweck der Einhaltung einer bestimmten Kost ist es, den geschwächten Organismus zu kräftigen, wie es bei anderen schweren Krankheiten auch geschieht. Empfohlen werden leichtverdauliche, vitaminreiche Lebensmittel, die aus Gründen der Appetitanregung möglichst vielseitig und schmackhaft zubereitet werden müssen. Zusätzlich soll eine eiweißreiche Kost (vorwiegend Milch und Milchprodukte, aber auch Fleischgerichte) gegeben werden. Auf Räucherwaren und Röstprodukte braucht nicht verzichtet werden.

2. Medikamente

Wichtig ist die Bekämpfung der Tumoranämie durch wiederholte kleine Bluttransfusionen und Eisenpräparate. Die Regulierung der oftmals gestörten Darmtätigkeit wird durch Fermentpräparate und notfalls Einläufe erreicht. Heftige Schmerzen sind mit den üblichen Analgetika zu bekämpfen, wobei im Endstadium häufig hohe Dosierungen und Opiate notwendig werden. Eine Vitamintherapie ist nur bei gestörter Nahrungsaufnahme notwendig.

3. Physikalische Behandlung

Hierzu gehören die Massagebehandlung, balneologische Therapie und Atemübungen. Ihr Wert liegt nicht nur in einer Stärkung des Körpers und seiner Funktionen, sondern auch in einer psychischen Wirkung, da die Patienten den Eindruck gewinnen, an ihrer Genesung mitzuwirken.

4. Erholungskuren

Kuraufenthalte stellen eine wirksame Unterstützung der chirurgischen und radiologischen Karzinomtherapie dar, vor allem dann, wenn sie unmittelbar an die Heilbehandlung angeschlossen werden können. Es ist oftmals entscheidend wichtig, die Patienten nicht sofort in ihr altes Milieu mit seinen Sorgen und Anforderungen zu entlassen. Die körperliche Ruhe und seelische Entspannung bewirken oft in erstaunlich kurzer Zeit eine wesentliche Besserung des Allgemeinzustandes.

5. Invalidisierung

Die Erholungsphase der kurativ behandelten Krebskranken dauert mindestens einige Monate. Während dieser Zeit sollen die Patienten keine dauerhaften körperlichen Arbeiten verrichten, so daß praktisch in den meisten Fällen Erwerbsunfähigkeit besteht. Bei allen Tumorkranken ist eine Invalidisierung von einem, besser noch von 2 Jahren zu befürworten. Ein längerer Zeitraum sollte nicht vorgesehen werden, da sich der Patient dann als unrettbarer Schwerkranker fühlen würde. Eine Verlängerung der Zeitspanne oder Vollinvalidisierung ist ja bei fortschreitendem Tumorwachstum oder Auftreten von Metastasen jederzeit möglich.

6. Nachsorge

Routinemäßige Nachuntersuchungen in 3—6 monatigen Abständen sind für frühzeitige Erfassung von Strahlenreaktionen und -schäden sowie auftretenden Rezidiven oder Metastasen unbedingt erforderlich. Der Patient muß eindringlich darauf hingewiesen werden, daß er 5 Jahre lang zu diesen Untersuchungen kommen muß. Das Hauptgewicht der Untersuchungen ist auf den klinischen und röntgenologischen Befund zu legen. Blutbildveränderungen und Gewichtsabnahme lassen zwar auf ein Rezidiv oder Metastasen schließen, können aber auch bei allen möglichen anderen Krankheiten auftreten.

Q. Schlußbetrachtung

Chirurgie und Strahlentherapie sind bei der Krebsbehandlung an der Grenze ihrer Leistungsfähigkeit angekommen. Die Operations- und Narkosetechnik genügt allen Anforderungen und kann keine wesentliche Steigerung mehr erfahren. In der Strahlentherapie gibt es keine technischen Grenzen mehr; jede beliebige Körperstelle kann bei Ausnutzung der vorhandenen Möglichkeiten mit ausreichend hohen Strahlendosen behandelt werden. Eine wesentliche Verbesserung der Behandlungsergebnisse ist vorläufig nur von einer frühzeitigeren Krebserkennung und damit verbundenen frühzeitigen Behandlung zu erreichen. Chirurgie und Strahlentherapie sind ausschließlich Lokalbehandlungsmethoden, die nur dann voll wirksam sein können, wenn der Tumor noch auf einen engen Raum beschränkt und noch keine Infiltration der regionären Lymphbahnen oder allgemeine Metastasierung aufgetreten ist. Die Früherkennung der Krebskrankheiten ist daher von ausschlaggebender Bedeutung.

Trotz der großen Fortschritte der klinischen und röntgenologischen Diagnostik kommen viele Krebskranke erst zu einem Zeitpunkt, zu dem das Tumorwachstum schon weit fortgeschritten ist, in ärztliche Behandlung. Viele Erstsymptome eines Tumors sind völlig uncharakteristisch und werden für normale Alterserscheinungen gehalten. Die späte Diagnosestellung liegt oftmals nicht nur an der unzureichenden Aufklärung der Bevölkerung und der oftmals erstaunlichen Indolenz einzelner Patienten, sondern häufig auch daran, daß einfache Untersuchungsmethoden, wie rektale und vaginale Untersuchung, Bronchoskopien, Bronchographien, Probeexzisionen usw., unterlassen werden. Es reicht nicht aus, nur bei Verdacht auf einen Tumor die üblichen Untersuchungsverfahren durchzuführen, sondern es müssen im krebsgefährdeten Alter Vorsorgeuntersuchungen stattfinden. Bei den Oberflächenkarzinomen und den der Inspektion leicht zugänglichen Tumorformen (Mundhöhlen-, Kehlkopf-, Rektum- und Portiokarzinome) sind Untersuchungsreihen zwar mit hohem Aufwand an Zeit und Geld, aber doch recht gut durchführbar. Für die Früherkennung der Lungentumoren und der Karzinome der Speiseröhre und des Magens eignet sich in besonderem Maße das Schirmbildverfahren, mit dem die Möglichkeit besteht, in kurzer Zeit bei einem großen Teil der Bevölkerung *Röntgenreihenuntersuchungen* durchzuführen und Verdachtsfälle speziellen Untersuchungsverfahren zuzuführen.

Solange Operation und Bestrahlung die einzigen erfolgversprechenden Maßnahmen gegen den Krebs sind und der rechtzeitige Beginn der Behandlung in hohem Maße über das Schicksal des Kranken entscheidet, muß der **Schwerpunkt des Handelns** auf die **Früherkennung** gelegt werden.

Anmerkung: Die Abbildungen 304 und 306 stellte die Firma Siemens AG in Erlangen, die Abbildung 307 die Firma C. H. F. Müller zur Verfügung.

Sachverzeichnis

Anschriftenverzeichnis

Dr. H. BRÜNNER, Chirurgische Universitäts-Klinik, 65 Mainz, Langenbeckstraße 1

Professor Dr. Dr. K. F. DIETRICH, Chirurgische Poliklinik, 8 München 15, Pettenkoferstr. 8 a

Professor Dr. F. KÜMMERLE, Chirurgische Universitäts-Klinik, 65 Mainz, Langenbeckstraße 1

Privatdozent Dr. G. MENGES, Chirurgische Universitäts-Klinik, 44 Münster/Westf., Jungeblodtplatz 1

Privatdozent Dr. H. J. HERNÁNDEZ-RICHTER, II. Chirurgische Universitätsklinik, 5 Köln-Merheim, Ostmerheimer Str. 200

Professor Dr. W. SCHINK, II. Chirurgische Universitätsklinik, 5 Köln-Merheim, Ostmerheimer Str. 200

Professor Dr. E. SCHNEPPER, Chirurgische Universitäts-Klinik, 44 Münster/Westf., Jungeblodtplatz 1

Professor. Dr. P. SUNDER-PLASSMANN, Chirurgische Universitäts-Klinik, 44 Münster/Westf., Jungeblodtplatz 1